ICU／CCUの
人工呼吸器の考え方，使い方

大野博司

兵庫医科大学社会医学データサイエンス部門
京都医療センター救命救急科 非常勤
医誠会国際総合病院集中治療科 非常勤
龍ケ崎済生会病院救急科 非常勤
株式会社 Vitaars 非常勤

中外医学社

この本を今まで多くのことを教えてくれた洛和会音羽病院，京都医療センター，医誠会国際総合病院集中治療室に入室し人工呼吸が必要となった患者さんたちに，そしてともに協力し希望を失わずベストを尽くす医師，ナース，コメディカルスタッフに捧げる

推薦文

あの大野博司先生が人工呼吸の本を書かれたと聞き，大きな期待を抱きながら拝見した．

本書は著者が2018年に発刊した人工呼吸器の実践的ガイドの発展版として企画された．著者が勤務してきた複数の施設で他職種とともに実践した人工呼吸管理の体験が本書の根幹となっているという．そこには，患者の治療を行いながら，チームの教育もしようとしてきた大野先生の熱い想いと生き様がそのまま描かれているように思える．

前書は，若手医師が臨床現場で使いやすいように箇条書き形式であったようだが，本書では人工呼吸のガイドブックの要素に加えて，大野先生らしく人工呼吸療法のエビデンスを網羅した参考書の性格も併せ持つ．

指南書としては，人工呼吸ケアの思考プロセスを理解しやすいように工夫を凝らし解説している．すなわち，冒頭からいきなり急性呼吸不全症例を提示し，緊急入院→ICU入室→気管挿管人工呼吸開始→ウィーニング→人工呼吸器離脱→ICU退室→独歩退院の流れを読者の脳に叩き込んでいる．その過程では，なぜそのデバイスを選択するのか，なぜその治療法を選択するのか，なぜ選択しないのか，なぜ変更するのか／中断するのか／終了するのか，といった臨床現場での素朴な疑問を中心に，エビデンスを示しながら論理的思考により人工呼吸管理を行わせようとする意図が表れている．

多くの成書は生理学や解剖学などの基礎知識を冒頭に展開するため，とっつきの悪さがあるが，本書ではそれらの参考書的な記述は後のChapterに集める構成としている．逆に，人工呼吸管理を成功させる12のヒントを提示し，読者である医療スタッフがベッドサイドですぐに使える手軽さを追求している．

大野先生のこだわりが随所に散りばめられた良書であり，私の期待通りの作品であった．

本書により，人工呼吸が多くの医療スタッフの得意分野となることを願っている．

2025年2月

昭和大学医学部集中治療医学講座

小谷　透

推薦文

人工呼吸器というと，なんだか画面にあれこれ情報が出ていて，よく分からないけどアラームが鳴ったりして，そうこうしているうちに酸素飽和度が下がり始めたりして，何をどうすればよいのか悩むことがあります．そんな苦手意識を払拭して，むしろ得意になりたい！と思っている方も多いのではないでしょうか．

そこでこの本です．大野博司先生の『ICU/CCU』シリーズのご著書には，『ICU/CCUの薬の考え方，使い方』と『ICU/CCUの急性血液浄化療法の考え方，使い方』があります．書店の集中治療コーナーでもれなく平積みになっていて，手に取ると分厚くずっしり重くて，「コレをほんとに一人で書いたの？」となるあの青と赤の本です．大野先生が満を持して執筆された人工呼吸本がこの本です．中身も実際の重さもずっしり来ます．

これまでの『ICU/CCU』シリーズの例に違わず，本書もとにかく情報が豊富です．人工呼吸器を扱う時には，呼吸生理はもちろん，循環も常に考えないといけないし，鎮静が必要になることもあるし，合併症予防も意識しなければならないし，と常に様々なことを考える必要があります．本書は，ときに「何の本だったっけ？」と思うくらい，人工呼吸器に少しでも関連することならなんでも書いてあります．

生理学や歴史的背景など，それなりに人工呼吸器の経験を積んだ人でも面白く読めて，知識の枝が伸びていく爽快感を感じるかと思います．小手先ではない知識が満載なので，同業者としては「そうだ，そうだ，集中治療医の実力を見せつけてやれ！」と思う一方で，「マジ！？そこまで考えているの？」と大野先生の思考に圧倒されることも多々あります．豊富な引用文献の中には，英語や日本語以外で書かれたものあり，「こういう文献まで読むんだ！？」と驚きを禁じ得ません．

人工呼吸器についても学びつつも，大野先生の頭の中を覗いて，集中治療(大野先生流には『クリティカルケア』)の世界を堪能してください．

2025年2月

Intermountain LDS Hospital 呼吸器内科・集中治療科
田 中 竜 馬

はじめに

2018年に『人工呼吸管理ポケットガイド』を箇条書き形式で市中病院における人工呼吸器の実践的なシンプルガイドとして執筆しました．あれから7年の月日の中で，本書は「こうすれば最新のエビデンスに基づいた素晴らしい治療・呼吸ケアができる」ことを目標にして人工呼吸管理全般についての内容にするつもりで，執筆の機会をいただいておきながら広範囲にわたる内容であり遅々として筆が進みませんでした．

世の中にたくさんの呼吸ケア，人工呼吸器について素晴らしい本があります．しかし日々クリティカルケアの現場で人工呼吸管理を行うにあたり筆者が最も重視することとして，

① 患者ごとの時間経過での病態ーいわゆるフェーズ(原因疾患が改善しているのか増悪しているのか)が呼吸ケアデバイス選択および人工呼吸器管理(自発呼吸の有無，モード選択など)を左右すること，
② 呼吸以外の全身管理ーとくに超急性期・蘇生のフェーズでは循環管理と組織の酸素化こそ優先されるべきであり，組織の酸素化に不利となる呼吸ケア，人工呼吸器管理はむしろ有害となる可能性があること，

の2点があり，集中治療の臨床の視点から内容をまとめようと考えました．

そして2015年以降Hamilton Medical社(国内取り扱い日本光電)の人工呼吸器(Hamilton C1/C2/G5機種)に搭載のASVモードとの出会いにより日常的に行っている呼吸ケア，人工呼吸器管理が大きく様変わりしました．さらに2017年より重症急性呼吸促迫症候群ARDSへの腹臥位療法の実践も大きなブレークスルーとなりました(腹臥位療法の有効性はGuérinらが2013年に報告)．同時に呼吸ケアデバイスとして，① 酸素療法，② 高流量鼻カニュラ，③ 非侵襲的人工呼吸器，④ 挿管・人工呼吸器の4つが年々進歩しています．

2020年以来，新型コロナウイルス感染症COVID-19のパンデミックを経て国内では日本ECMOnetの啓蒙活動とともにVV-ECMOが普及し，一方で医療資源逼迫から欧米では覚醒下腹臥位療法やヘルメットNIVをはじめとする非侵襲的呼吸サポートが深化しました．

本書は実際の臨床現場で，解剖や呼吸生理の知識を踏まえ，呼吸ケアに用いられる4つのデバイスの原理を理解した上で，実際のクリティカルケアでの呼吸をどのような視点に注意するとよいのか，循環や組織の酸素化および病態の時間経過に応じて適切なタイミングで，可能な限り思考プロセスを重視して呼吸ケアのデバイスの選択・処方ができ，処方した設定が適切・効果的かどうか患者をアセスメントできることを目指しています．そして最後に従来のモードと比較し，多忙な市中病院ICUで重宝

するASV/INTELLiVENT ASVモードを理解して使いこなせるよう臨床現場での実践が伝われば幸いです．

はじめてクリティカルケアの現場で呼吸ケアに関わるレジデント，ICUナースの初心者にとっては導入として，そして日々関わっているベテラン医師，ナース，呼吸理学療法士のみなさんには確認として本書が役に立てばと思います．

筆者自身の日々の臨床現場でのプラクティスと，前任の洛和会音羽病院および現在非常勤としての京都医療センター，医誠会国際総合病院集中治療室をはじめ様々な病院のクリティカルケアでの重症患者ケアに24時間365日支え続ける多くの医師，ナース，コメディカルとのベッドサイドでのディスカッションを通した人工呼吸器管理の実践が本書の根幹となっています．

臨床医としての25年間とクリティカルケアの現場に飛び込んだ約20年間の中で実践してきたこと，そして執筆中に考えたことを本文および一部脱線するもののコラムに書き綴ってみました．このささやかな本が今まで以上に日々のクリティカルケアでの診療に役に立ち，ひいては目の前の患者さんの予後になんらかのよい変化が起こることを祈って．

2025年2月

大野博司

目次

第7章 各論③：挿管・人工呼吸器（侵襲的人工呼吸器）IMVとモード 226

第8章 急性呼吸不全 274

第9章 モニタリング，ルーチンケア，アラーム，トラブルシューティング 299

column

略語集

%MV	percent minute ventilation	%分時換気量
2,3-DPG	2,3-diphosphoglycerate	2,3- ジホスホグリセリン酸
ΔAG/ Δ[HCO_3^-]		AG 増加と[HCO_3^-]減少の比率
ΔP	driving pressure	駆動圧
ΔP_{dyn}	dynamic ΔP	動的駆動圧
ΔPCO_2 gap	difference in PCO_2 between venous and arterial blood	中心静脈－動脈血二酸化炭素圧差, 中心静脈・動脈血 CO_2 圧較差
ΔP_{cw}	chest wall driving pressure	胸壁の駆動圧
ΔP_L	lung driving pressure	肺自体の駆動圧, 経肺圧での肺内駆動圧
ΔZ	respiratory variation of impedance	インピーダンス変動
A-aDO_2 (P(A-a)O_2)	alveolar-arterial oxygen difference	肺胞気動脈血酸素分圧較差
AARC	American Association for Respiratory Care	米国呼吸療法学会
ABCDEF バンドル	A: Assess, prevent, and manage pain, B: Both spontaneous awakening trials (SAT) and spontaneous breathing trials (SBT), C: Choice of analgesia and sedation, D: Delirium: assess, prevent, and manage, E: Early mobility and exercise, F: Family engagement and empowerment	A: 痛みの評価と予防, 疼痛管理, B: 毎日の自発覚醒トライアル, 呼吸器離脱トライアル, C: 鎮痛薬・鎮静薬の選択, D: せん妄の評価, 予防と治療, E: 早期離床, F: 患者家族の治療参加・権限付与
ABCDEF-R バンドル	ABCDEF-R: Respiratory drive control	ABCDEF-R: 中枢呼吸ドライブのコントロール
ABG	arterial blood gases	動脈血液ガス分析
ACP	acute cor pulmonale	急性肺性心
ACPE	acute cardiogenic pulmonary edema	急性心原性肺水腫
ACS	acute coronary syndrome	急性冠症候群
ACV	assist-control ventilation	補助調節換気
ADH	antidiuretic hormone	抗利尿ホルモン
AECC	American-European Consensus Conference	
AECOPD	acute exacerbation of COPD	COPD 急性増悪
AF	atrial fibrillation	心房細動
AG	anion gap	アニオンギャップ
AH	absolute humidity	絶対湿度
AHRF	acute hypoxemic respiratory failure	急性低酸素性呼吸不全
AI	asynchrony index	非同調指数
AKI	acute kidney disease	急性腎障害
ALI	acute lung injury	急性肺障害

ANP	atrial natriuretic peptide	心房ナトリウム利尿ペプチド
AOP	airway opening pressure	気道開放圧
APACHE	acute physiology and chronic health evaluation	
APC	adaptive pressure control	
APP	awake prone positioning	覚醒下腹臥位療法
APRV	airway pressure release ventilation	
ARDS	acute respiratory distress syndrome	急性呼吸促迫症候群
ASV	adaptive support ventilation	適応補助換気
ATC	automatic tube compensation	自動チューブ補正
ATPD	ambient temperature and pressure, dry	室温乾燥状態
ATPS	ambient temperature and pressure, saturated with water vapor	室温飽和水蒸気状態
AVAPS	average volume-assured pressure support	
BAL	bronchoalveolar lavage	気管支肺胞洗浄
BCV	biphasic cuirass ventilation	陽陰圧体外式人工呼吸器
BiPAP	biphasic positive airway pressure	
BMI	body mass index	
BNP	brain natriuretic peptide	脳性ナトリウム利尿ペプチド
BP	blood pressure	血圧
BPS	Behavioral Pain Scale	
BT	body temperature	体温
BTPS	body temperature and pressure, saturated with water vapor	体温飽和水蒸気状態
BTS	British Thoracic Society	英国胸部学会
C	compliance	コンプライアンス
CAM-ICU	Confusion Assessment Method for the ICU	
CaO_2	arterial oxygen content	動脈血酸素含有量
CBF	cerebral blood flow	脳血流量
C_{cw}	chest wall compliance	胸壁コンプライアンス
$C_{ec}O_2$	end-capillary oxygen content	毛細血管後酸素含有量
CESAR	Conventional Ventilation or ECMO For Severe Adult Respiratory Failure	
CHF	chronic heart failure	慢性心不全
CICO	cannot intubate, cannot oxygenate	
CICV	cannot intubate, cannot ventilate	挿管不能換気不能
CKD	chronic kidney disease	慢性腎臓病
C_L	lung compliance	肺胞コンプライアンス
CLIP	Checklist for Lung Injury Prevention	肺傷害予防チェックリスト
CLT	cuff-leak test	カフリークテスト
CMV	continuous mandatory ventilation	持続的強制換気
CMV	controlled mechanical ventilation	機械調節換気
CO	cardiac output	心拍出量

CO-Hb	carboxyhemoglobin	一酸化炭素ヘモグロビン
COPD	chronic obstructive pulmonary disease	慢性閉塞性肺疾患
COT	conventional oxygen therapy	酸素療法
COVID-19	coronavirus disease-19	新型コロナウイルス感染症
CPAP	continuous positive airway pressure	持続的気道陽圧
CPIS	The Clinical Pulmonary Infection Score	
CPOT	Critical-Care Pain Observation Tool	
CPP	cerebral perfusion pressure	脳灌流圧
C_{rs}	respiratory system compliance	呼吸器系コンプライアンス
CRT	capillary refilling time	毛細血管再充満時間
CSV	continuous spontaneous ventilation	
CVP	central venous pressure	中心静脈圧
$C\bar{v}O_2$	oxygen content in mixed venous blood, mixed venous oxygen content	混合静脈血酸素含有量
DA	difficult airway	困難気道
DAD	diffuse alveolar damage	びまん性肺胞損傷
DBP	diastolic blood pressure	拡張期血圧
DE	diaphragm excursion	横隔膜移動距離
DIS	daily interruption of sedation	1日1回の鎮静中断
DL	direct laryngoscopy	直視型喉頭鏡
DNI	do not intubate	挿管拒否
DTF	diaphragm thickening fraction	吸気・呼気での横隔膜筋厚変化
DVT	deep venous thrombosis	深部静脈血栓症
$\dot{D}O_2$	oxygen delivery	酸素運搬量
E	elastance	エラスタンス
EAdi	electrical activity of the diaphragm	横隔膜電気的活動　横隔膜活動電位
$ECCO_2R$	extracorporeal CO_2 removal	体外式二酸化炭素除去装置
ECMO	extracorporeal membrane oxygenation	体外式膜型人工肺
E_{cw}	chest wall elastance	胸壁エラスタンス
EELI (EELZ)	end-expiratory lung impedance	呼気終末肺インピーダンス
EELV	end-expiratory lung volume	呼気終末肺容量
EEO	end-expiratory occlusion	呼気終末閉塞テスト
EIT	electrical impedance tomography	電気インピーダンストモグラフィ
E_L	lung elastance	肺エラスタンス
ELSO	Extracorporeal Life Support Organization	
EOLIA	ECMO to Rescue Lung Injury in Severe ARDS	
EPAP	expiratory positive airway pressure	呼気気道陽圧
E_{rs}	respiratory system elastance	呼吸器系エラスタンス
ETA	endotracheal aspirates	気管内吸引
ETI	endotracheal intubation	気管内挿管
ETS	expiratory trigger sensitivity	呼気トリガー感度

EVLW	extra-vascular lung water	血管外肺水分量
f	frequency	呼吸回数
F_IO_2	fraction of inspired oxygen	酸素濃度
FRC	functional residual capacity	機能的残気量
FV カーブ	flow-volume curve	フロー・容量曲線
GCS	Glasgow coma scale	グラスゴーコーマスケール
GEB	gum-elastic bougie	ガムエラスティックブジー
GRV	gastric residual volume	胃残内容量
GSI	graded sedation intubation	鎮静漸増下挿管
HACOR スコア	Heart rate, Acidosis, Consciousness, Oxygenation, Respiratory rate score	
HALI	hyperoxic acute lung injury	高濃度酸素性急性肺傷害
HAP	hospital-acquired pneumonia	病院内肺炎
HCH	hygroscopic condenser humidifier	吸湿性凝縮加湿器
HCHF	hygroscopic condenser humidifier filter	吸湿性凝縮加湿フィルター
HF	high flow	
HFNC	high flow nasal cannula	高流量鼻カニュラ
HFNO	high flow nasal oxygen	
HFO	high flow oxygen	
HFOT	high flow oxygen therapy	
HFOV	high-frequency oscillatory ventilation	高頻度振動換気
HFT	high flow therapy	
HH	heated humidifier	加温加湿器
H-Hb	deoxyhemoglobin	還元ヘモグロビン
HHHF	heated humidified high flow therapy	
HME	heat and moisture exchanger	人工鼻
HMEF	heat and moisture exchanger filter	人工鼻フィルター
HR	heart rate	心拍数
ICC	International Consensus Conference	
ICDSC	Intensive Care Delirium Screening Checklist	
ICP	intracranial pressure	頭蓋内圧
ICU-AW	ICU-acquired weakness	ICU 関連脱力
IMV	intermittent mandatory ventilation	間欠的強制換気
IMV	invasive mechanical ventilation	挿管・人工呼吸器，侵襲的呼吸器管理
IPAP	inspiratory positive airway pressure	吸気気道陽圧
IRDS	infantile respiratory distress syndrome	乳児呼吸窮迫症候群
ISB	isothermic saturation boundary	等温等湿度境界
IVAC	infection-related ventilator associated complication	感染関連人工呼吸器合併症
JN	jet nebulizer	ジェットネブライザー
KBS	Knowledge-Based System	
LIP	lower inflection point	
LIPS	Lung Injury Prediction Score	肺傷害予測スコア

LIS	Murray Lung Injury Score	
LMA	laryngeal mask airway	ラリンジアルマスク
LPV	lung-protective ventilation	肺保護換気
LUS	lung ultrasonography, lung ultrasound	肺エコー
LVEDP	left ventricular end-diastolic pressure	左室拡張末期圧(差)
MACOCHA スコア	M: Mallampati score III/IV, A: Apnea syndrome (obstructive), C: Cervical spine limitation, O: Opening mouth ＜3cm, C: Coma, H: Hypoxia, A: Anesthesiologist non-trained	
MALDI-TOF MS	matrix-assisted laser desorption ionization-time of flight mass spectrometry	
MAP	mean airway pressure	平均気道内圧
MAP	mean arterial pressure	平均動脈圧
MAT	multifocal atrial tachycardia	多源性心房頻拍
Met-Hb	methemoglobin	メトヘモグロビン
MI-E	mechanical insufflation-exsufflation	機械的陽圧陰圧療法
MMAD	mass median aerodynamic diameter	空気力学的直径の正中値
MMV	mandatory minute ventilation	
MODS	multiple organ dysfunction syndrome	多臓器機能不全症候群
MP	mechanical power	メカニカルパワー
mRS	modified Rankin Scale	
MRSA	methicillin-resistant *Staphylococcus aureus*	メチシリン耐性黄色ブドウ球菌
MSFP	mean systemic filling pressure	平均全身充満圧
MSSA	methicillin-sensitive *Staphylococcus aureus*	メチシリン感受性黄色ブドウ球菌
MV	minute volume	分時換気量
NAVA	neurally adjusted ventilatory assist	神経調節補助換気
NHF	nasal high flow	
NINPV	noninvasive negative pressure ventilation	非侵襲的胸郭外陰圧人工呼吸器
NIPPV	noninvasive positive pressure ventilation	非侵襲的陽圧換気
NIV	noninvasive ventilation	非侵襲的換気，非侵襲的人工呼吸器
NIV-CPAP	noninvasive ventilation-continuous positive airway pressure	
NIV-PSV	noninvasive ventilation-pressure-support ventilation	
NMD	normalized maximal distance	正規化最大距離
NNH	number needed to harm	有害必要数
NNT	number needed to treat	治療必要数
NPPV	noninvasive positive-pressure ventilation	非侵襲的陽圧換気
NRS	Numerical Rating Scale	
NT-proBNP	N-terminal pro-brain natriuretic peptide	N 末端プロ BNP
O_2 ER	O_2 extraction ratio	酸素摂取率

O_2-Hb	oxyhemoglobin	酸化ヘモグロビン
ODD	oral and digestive decontamination	口腔内殺菌
OG	osmolar gap	浸透圧ギャップ
OHCA	out-of-hospital cardiac arrest	院外心停止
P/F 比	PaO_2/F_IO_2 ratio	動脈血酸素分圧 / 酸素濃度比
P0.1	airway occlusion pressure at 100 milliseconds	0.1 秒の気道閉鎖圧
PA	pressure assist	圧補助
P_ACO_2	alveolar partial pressure of carbon dioxide	肺胞内二酸化炭素分圧
$PaCO_2$	arterial carbon dioxide tension	動脈血二酸化炭素分圧
PACV	pressure assist/control ventilation	圧補助調節換気
PAD	pain, agitation, delirium	痛み，不穏，せん妄
P_{alv}	alveolar pressure	肺胞内圧
PaO_2	arterial oxygen tension	動脈血酸素分圧
P_AO_2	alveolar oxygen tension	肺胞内酸素分圧
PAV	proportional assist ventilation	
P_{aw}	airway pressure	気道内圧
P_b	barometric pressure	大気圧
PBW	predicted body weight	予想体重
PC	pressure control	圧調節
P_{cap}	pulmonary capillary hydrostatic pressure	肺毛細血管静水圧
PCV	pressure control ventilation	圧調節換気
P_{cw}	chest wall pressure	胸壁圧
PCWP	pulmonary capillary wedge pressure	肺動脈楔入圧
P_{di}	transdiaphragmatic pressure	経横隔膜圧
PDT	percutaneous dilational tracheostomy	経皮的気管切開術
PE	pulmonary embolism	肺塞栓
$P_{ec}CO_2$	end-capillary carbon dioxide partial pressure	毛細血管後二酸化炭素分圧
$P_{\bar{E}}CO_2$	partial pressure of carbon dioxide in mixed, expired gas	平均排出二酸化炭素分圧
$P_{ec}O_2$	end-capillary oxygen partial pressure	毛細血管後酸素分圧
PEEP	positive end-expiratory pressure	呼気終末陽圧
PEEPi	intrinsic PEEP	内因性 PEEP
$PEEP_{tot}$	total PEEP	総 PEEP
P_{el}	elastic pressure	肺と胸壁拡張のため弾性抵抗に打ち勝つための圧
P_{es}	esophageal pressure	食道内圧
$P_{ET}CO_2$	end-tidal partial pressure of CO_2	呼気終末二酸化炭素分圧
PFO	patent foramen ovale	卵円孔開存
P_{ga}	gastric pressure	胃内圧
pH	hydrogen-ion concentration	水素イオン指数
P_{H_2O}	water vapour pressure	水蒸気圧

P_ICO_2	partial pressure of inspired carbon dioxide	吸入ガス二酸化炭素分圧
PICS	post intensive care syndrome	集中治療後症候群
PICS-F	PICS-family	
P_{insp} ($\Delta P_{support}$)	inspiratory pressure	吸気圧
P_IO_2	partial pressure of inspired oxygen	吸入酸素分圧
PIP (P_{peak})	peak inspiratory pressure	吸気ピーク圧，最大吸気圧
P_L (P_{tp})	transpulmonary pressure	経肺圧
$P_{L,\ end\text{-}exp}$	end-expiratory P_L	呼気終末経肺圧
$P_{L,\ end\text{-}insp}$	end-inspiratory P_L	吸気終末経肺圧
pMDI	pressurized metered-dose inhaler	加圧式定量噴霧器
PMI	P_{mus} index	
P_{mus}	respiratory muscle pressure	呼吸筋による吸気圧， 呼吸筋が発生する圧
PO_2	oxygen partial pressure	酸素分圧
P_{occ}	airway pressure during a whole breath occlusion	気道閉塞圧
POP	pulse oximetry plethysmogram	パルスオキシメータプレチスモグラム
PP	pulse pressure	圧波
P_{pl}	pleural pressure	胸腔内圧
P_{plat}	plateau pressure	プラトー圧
PPV	pulse pressure variation	脈圧変動
PRVC	pressure regulated volume control	
PS	pressure support	圧支持，圧サポート
PSB	protected specimen brushing	気管支鏡下の検体保護ブラシ
P-SILI	patient self-inflicted lung injury	自発呼吸誘発性肺傷害
PSIMV, P-SIMV	pressure SIMV	圧換気 SIMV
PSV	pressure-support ventilation	圧支持換気
PTIF	peak tidal inspiratory flow	患者吸気ピーク流量
P_{tm}	transmural pressure	壁内外圧差
PTP	pressure time product	
PVA	patient-ventilator asynchrony	患者・人工呼吸器の非同調
PVI	pleth variability index	脈波変動指標
PVR	pulmonary vascular resistance	肺血管抵抗
PV カーブ	pressure-volume curve	圧・容量曲線
$P\bar{v}CO_2$	partial pressure of mixed venous carbon dioxide	混合静脈血二酸化炭素分圧
$P\bar{v}O_2$	partial pressure of mixed venous oxygen	混合静脈血酸素分圧
R	airway pressure	気道抵抗
R	respiratory quotient	呼吸商
R/I	recruitment-to-inflation ratio	リクルートメント・拡張率比
RA	room air	室内気
RAP	right atrial pressure	右房圧

RASS	Richmond agitation-sedation scale	
R_{aw}	airway resistance	気道抵抗
RCT	randomized controlled trial	無作為化比較試験
RH	relative humidity	相対湿度
ROSC	return of spontaneous circulation	自己心拍再開
ROX index	respiratory rate oxygenation index	
RR	respiratory rate	呼吸数
RSBI	rapid shallow breathing index	
RSI	rapid sequence intubation	迅速導入気管挿管
SA	separation attempt	離脱試行
SaO_2	arterial oxygen saturation	動脈血ヘモグロビン酸素飽和度
SAS	Riker Sedation-Agitation Scale	
SAT	spontaneous awakening trial	自発覚醒トライアル
SBAR	Situation, Background, Assessment, Recommendation	状況，背景，アセスメント，提案
SBP	systolic blood pressure	収縮期血圧
SBT	spontaneous breathing trial	自発呼吸トライアル
$ScvO_2$	central venous saturation	中心静脈血酸素飽和度
SGA	supra glottis airway	声門上エアウェイ
SI	stress index	
SIMV	synchronized intermittent mandatory ventilation	同期式間欠的強制換気
SO_2	oxygen saturation	ヘモグロビン酸素飽和度
SOD	superoxide dismutase	
SpO_2	saturation of percutaneous oxygen	経皮的動脈血酸素飽和度
ST	spontaneous/timed	
STEMI	ST-segment elevation myocardial infarction	ST 上昇型心筋梗塞
SV	stroke volume	1 回拍出量
SVV	stroke volume variation	1 回拍出量変動
$S\bar{v}O_2$	mixed venous oxygen saturation	混合静脈血酸素飽和度
TACO	transfusion-associated circulatory overload	輸血関連循環血液量過剰
TC	time constant	時定数
TCap	time capnography	時間・カプノグラフィ
TF	thickening fraction	吸気呼気時の横隔膜筋厚の変化
TFdi	thickening fraction of the diaphragm	横隔膜厚の変化率
T_{insp}	inspired time	吸気時間
TOF	train of four	
TPEFR	termination peak expiratory flow rate	呼気最大流量フローと呼気終末流量フロー比
TRALI	transfusion-related acute lung injury	輸血関連肺傷害
TRIM	transfusion-related immunomodulation	輸血関連免疫修飾
TSANZ	Thoracic Society of Australia and New Zealand	オーストラリア・ニュージーランド胸部学会

TTE	transthoracic echocardiography	経胸壁心エコー
TVC テスト	tidal volume challenge test	1 回換気量チャレンジテスト
UEI	urgent endotracheal intubation	緊急気管挿管
UIP	upper inflection point	
USN	ultrasonic nebulizer	超音波ネブライザー
$\dot{V}_A$, $\dot{V}_{alv}$	minute alveolar ventilation	分時肺胞換気量
VA	volume assist	量補助
VAC	ventilator associated conditions	人工呼吸器関連状態
VACV	volume assist-control ventilation	量補助調節換気
VAE	ventilator associated events	人工呼吸器関連イベント
VA-LRTI	ventilator associated lower respiratory tract infections	人工呼吸器関連下気道感染症
VAP	ventilator associated pneumonia	人工呼吸器関連肺炎
VAS	visual analogue scale	
VAT	ventilator-associated tracheobronchitis	人工呼吸器関連気管支炎
VC	volume control	量調節
VCap	volumetric capnography	量・カプノグラフィ
VCV	volume controlled ventilation	量調節換気
V_D	volume of dead air space	死腔量
V_D/V_T	dead-space gas volume to tidal volume ratio	死腔換気率
$V_{D\ Bohr}/V_T$	Bohr dead-space gas volume to tidal volume ratio	Bohr の死腔換気率
$V_{D\ Enghoff}/V_T$	Enghoff dead-space gas volume to tidal volume ratio	Enghoff の死腔換気率
V_{Daw}	airway dead-space gas volume	気道死腔
$V_{D\text{-}Phys}/V_T$	physiological dead-space gas volume to tidal volume ratio	生理学的死腔率
$\dot{V}_E$	minute ventilation	分時換気量
$\dot{V}_ECO_2$	minute volume of CO_2 exhaled	分時 CO_2 排出量
VIDD	ventilator-induced diaphragmatic dysfunction	人工呼吸器関連横隔膜機能不全
VILI	ventilator-induced lung injury	人工呼吸器関連肺傷害
VL	video laryngoscopy	ビデオ喉頭鏡
VMN	vibrating mesh nebulizer	振動メッシュネブライザー
VR	venous return	静脈還流量
$\dot{V}O_2$	oxygen uptake	酸素消費量
$\dot{V}/\dot{Q}$	ventilation/perfusion ratio	換気血流比
VSIMV, V-SIMV	volume SIMV	量換気 SIMV
V_T	tidal volume	1 回換気量
V_{Talv}	alveolar tidal volume	肺胞換気量
VTE	venous thromboembolism	静脈血栓塞栓症
V_{TE}	expired tidal volume	1 回呼気換気量，呼気 1 回換気量

VV-ECMO	veno-venous extracorporeal membrane oxygenation	静脈脱血・静脈返血(送血)による体外式膜型人工肺
WIND	Weaning Outcome According to a New Definition	
WOB	work of breathing	呼吸仕事量

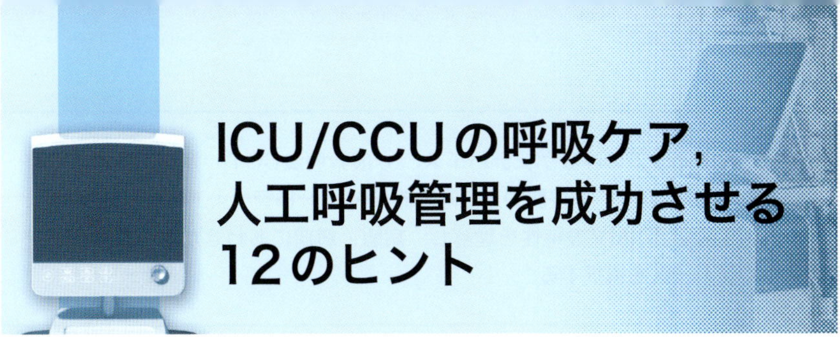

ICU/CCUの呼吸ケア，人工呼吸管理を成功させる12のヒント

ヒント1

- ICU/CCUの呼吸ケア・人工呼吸器管理では手指衛生と飛沫感染予防を必ず行い，必要に応じて接触感染予防策をする

□ クリティカルケアでの呼吸ケア，人工呼吸器管理では，① デバイスを用いること，② 患者の口腔内・気道周囲からの分泌物の飛沫・接触による感染リスクが高い状況のため，患者および医療スタッフを守り，病院内感染伝播の予防には“**手指衛生**”および“**飛沫感染予防策**”が重要になります．

□ 処置前後および患者周囲環境入退室時では常に**手指衛生を行う**ことが最も大切であり，また多剤耐性菌を含む敗血症・敗血症性ショックの頻度も多いため必要に応じて接触感染予防策を行います．

ヒント2

- とくに循環不全を伴う呼吸不全に対して，循環管理と組織の酸素化を優先させる

□ 重症肺炎による敗血症性ショック，そして心臓外科開心術直後の人工呼吸器管理といった“循環不全を伴う呼吸不全”の呼吸ケアでは，呼吸パラメータ改善を優先させる（PaO_2，$PaCO_2$ 正常など）ために1回換気量，PEEP，呼吸数を調整すると平均気道内圧が上昇し前負荷を下げるため，かえって循環が破綻する可能性があります．

□ 呼吸・循環不全合併では，まずは人工呼吸器を“無難な”設定（F_IO_2 1.0，PEEP 5～10）で開始し，循環不全の改善を優先させます（しかし，右心不全の合併には注意が必要です）．

□ つまり前負荷，心収縮能・心拍数，後負荷を適正化するとともに平均動脈圧MAPを維持し，組織の酸素化（酸素運搬量 $\dot{D}O_2$ ⬆，酸素消費量 $\dot{V}O_2$ ⬇）を意識すべきです．

□ その後，呼吸ケアデバイス・人工呼吸器設定を調整します．つまり循環管理を優先した上で呼吸管理の順番で介入することが大切です．

ヒント3

- 呼吸不全での呼吸ケアデバイス：① 酸素療法COT，② 高流量鼻カニュラHFNC，③ 非侵襲的人工呼吸器NIV，④ 挿管・人工呼吸器(侵襲的人工呼吸器)IMVの特性を理解し，病態・病期にあわせた適切な呼吸ケアデバイスを選択する

□ 急性呼吸不全の原疾患にあわせて，4つの呼吸ケアデバイス：① COT，② HFNC，③ NIV，④ IMVのそれぞれのメリットとデメリットを理解した上で選択します．

□ 選択にあたっては，原疾患の病態・病期を理解するとともに，挿管・人工呼吸器管理はそれ自体が延命処置につながる恐れがあり呼吸ケアデバイスを用いた治療強度について患者と家族の希望を優先させます．

ヒント4

- 急性呼吸不全の原疾患として，① 肺気腫/COPD急性増悪，② 急性心原性肺水腫，③ II型慢性呼吸不全(換気不全，高二酸化炭素血症を伴う)急性増悪では，積極的に非侵襲的人工呼吸器NIVの適応を考慮する

□ マスク型NIVは挿管を回避する呼吸ケアデバイスとして重要であり，とくに呼吸性アシドーシスを伴う肺気腫/COPD急性増悪や急性心原性肺水腫(慢性心不全急性増悪)への有効性を示すエビデンスがあります．

□ タイミングを見失うことなく積極的にマスク型NIVを使用し挿管回避，生命予後改善が見込めます．

ヒント5

- 挿管・人工呼吸器管理開始直後の“蘇生期”では，補助調節換気ACV〔量ACV(VACV)または圧ACV(PACV)〕モードで大部分の管理が可能である

□ 補助調節換気ACV，圧支持換気PSVは世界的に最も使われているモードです．

□ 多数の新しいモード(PRVC，APRV/BiBAP，NAVA，PAV+，ASV，INTELLiVENT ASV，SmartCareなど)がありますが，どのモードもACV以上の有効性を示せていません(極端にいえば生命予後を改善する唯一のモードが存在しない)．

□ そのため，まずはオーソドックスな量ACV(VACV)，圧ACV(PACV)に精通し，適切な設定とトラブルシューティング対応できることを第一目標とすべきです．

ヒント 6

- **挿管・人工呼吸器管理中は肺メカニクスの病態に基づき，過度な1回換気量は避け，適切なPEEPおよびプラトー圧P_{plat}，駆動圧ΔPを意識し，人工呼吸器関連肺傷害VILIを予防する**

□ 挿管・人工呼吸器は4つの呼吸デバイスで最も確実な呼吸ケアを可能にする反面，VILIなど重篤な合併症があり，常に肺メカニクスをモニタリングしながら肺保護換気となるよう適切な呼吸器設定を行うべきです．

ヒント 7

- **① 重症急性呼吸促迫症候群ARDSで深鎮静±筋弛緩使用，② てんかん重積状態と③ 頭蓋内圧亢進で深鎮静が必要な病態以外では，原疾患の改善とともに積極的に浅鎮静とし，早期離脱・早期離床につなげる**

□ 深鎮静deep sedationに適宜筋弛緩薬を併用した人工呼吸器管理は，重篤な急性低酸素性呼吸不全初期の強い自発呼吸努力による自発呼吸誘発性肺傷害P-SILIを予防する効果がありますが，一方で人工呼吸器離脱が困難となり，ICU入室期間延長，せん妄増加・廃用症候群進行のリスクがあります．

□ そのため現在では原疾患の改善とともに速やかに浅鎮静light sedationまたは1日1回の鎮静中断DISとし早期人工呼吸器離脱・早期離床を促します．

□ 人工呼吸器管理中の浅鎮静light sedationでは，“鎮痛第一”とし自発呼吸温存可能な鎮静薬(少量プロポフォール，デクスメデトミジン，ケタミン)を用います．

ヒント 8

- **挿管・人工呼吸器管理では原疾患改善し次第，早期離脱が可能かを毎日評価し自発覚醒トライアルSAT・自発呼吸トライアルSBTを行う**

□ 原疾患改善とともに循環・呼吸が安定し次第，鎮静深度スケールに基づき浅鎮静light sedationまたはDISによるSATを毎日行うことで早期人工呼吸器離脱を促します．

□ 早期の人工呼吸器離脱は人工呼吸器関連合併症の低下，人工呼吸器期間短縮，ICU入室期間短縮，せん妄・廃用予防につながります．

ヒント 9

- 循環が安定し肺保護療法を行っても中等症から重症ARDS(PaO_2/F_IO_2比＜150)では，① 腹臥位療法，② 深鎮静±筋弛緩薬使用の2つを考慮する

□ 中等症から重症ARDSの予後改善に腹臥位療法と深鎮静±筋弛緩薬使用があります．

□ 腹臥位療法は肺内部の肺胞均一化により，ARDSでの肺胞虚脱と肺胞過膨張混在による不均一化によるVILI(量肺損傷volutrauma，虚脱肺損傷atelectrauma)を防ぎます．

□ 深鎮静±筋弛緩薬の使用は自発呼吸を消失させることで，強い自発呼吸努力によるP-SILIを防ぎます．

ヒント 10

- 人工呼吸器関連肺炎VAPは疑った時点で広域抗菌薬での早期治療を開始し，循環・呼吸安定と培養結果からde-escalationを行う感染症治療の原則に従う．VAP予防では早期人工呼吸器離脱を重視する

□ VAP発症は① 人工呼吸器期間延長，② 入院期間延長に関係します．

□ VAP診断のゴールドスタンダードがないため，疑った時点で迅速に治療を開始し，臨床経過，培養結果を総合的に判断し治療継続・中止のタイミングを見極めます．

□ 気管挿管自体がVAPのリスクであり，早期人工呼吸器離脱・抜管および気管挿管を回避した呼吸ケアを積極的に行うことが大切です．

ヒント 11

- 大部分の挿管・人工呼吸器管理では，① 蘇生期：人工呼吸器サポート優先と② 安定・離脱期：自発呼吸温存の2つの時期を意識し，呼吸不全となった原疾患の改善とともに早期人工呼吸器離脱・抜管を目指す

□ 長期人工呼吸器管理を要する一部(重症ARDSや神経筋疾患など)を除き，早期人工呼吸器離脱を考慮すべきです．

□ そのためには，① 開始時の十分な人工呼吸器によるサポートの時期(＝“**蘇生期**”)と② 患者自発呼吸を温存した離脱・抜管の2つの時期(＝“**安定・離脱期**”)を意識します．

□ 2つの時期に適した① 人工呼吸器モード設定，② 鎮痛・鎮静薬選択・投与量調整

が大切です.

□①蘇生期を乗りきり原疾患は改善しているか？ ②自発呼吸温存可能か？の視点から人工呼吸器管理の蘇生期，安定・離脱期を臨床判断します.

ヒント12

- 呼吸ケアデバイスは呼吸不全に対する対症療法であり原疾患の治療とは別である

□呼吸ケアデバイスは，呼吸不全の原疾患が改善するまでの対症療法・臓器サポートであるという認識が大切です.

□原疾患改善が見込めない・困難な場合(多臓器機能不全症候群合併の肺炎球菌性敗血症性ショック，進行性の神経筋疾患など)，長期人工呼吸器管理および延命治療が強いられることになります.

□とくに気管挿管・人工呼吸器管理については，医学的な適応だけでなく患者自身(そして家族を含む)長期人工呼吸器管理・延命治療に対する思い・希望も考慮して治療方針を決定すべきです.

□挿管を必要としない呼吸ケアデバイスの適切な使用も症状緩和目的には重要です.

Chapter 0

人工呼吸超入門：人工呼吸器回路の仕組み，どのように理解するか

□ クリティカルケアでの人工呼吸器管理を成功させるためには，人工呼吸器回路の全体像を十分に把握する必要があります（図0-1）．

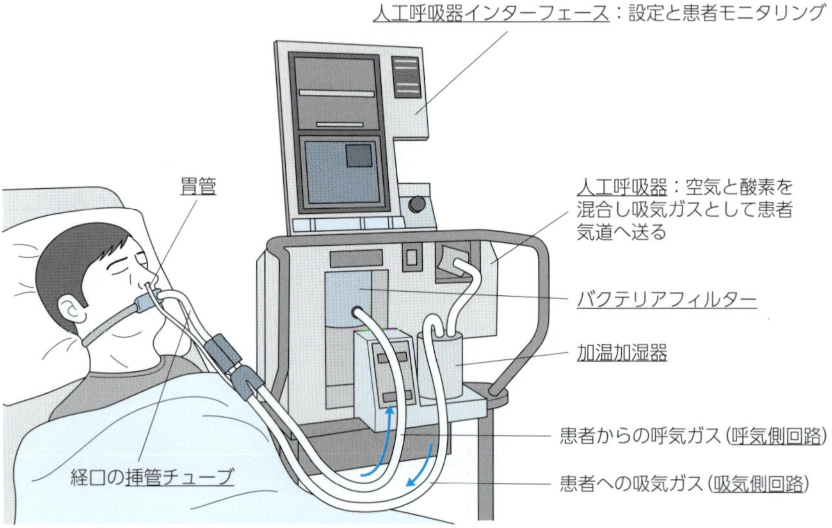

図0-1 実際の挿管・人工呼吸器管理

□ 現在様々な種類の人工呼吸器が使用されており，外観は大きく異なります（図0-15参照）．しかし，人工呼吸器の仕組みは共通しています．

□ 呼吸の主な役割は，酸素を大気から取り込み末梢組織に運搬し，二酸化炭素を末梢組織から肺を通して排出することです．

□ 実際の呼吸生理をみていくと，

① **肺胞換気**：大気と肺胞間での換気（O_2取り込みとCO_2排出），
② **ガス交換・拡散**：肺胞と毛細血管でのガス交換（O_2取り込みとCO_2排出），

③ **酸素・二酸化炭素の運搬**：体循環での肺・心臓と末梢組織間での運搬，
④ **末梢組織でのガス交換・拡散**：末梢組織と毛細血管でのガス交換（O_2取り込みとCO_2排出），
⑤ **換気制御**：末梢化学受容体を介した中枢神経系による換気コントロール

の5つから成り立っています（図0-2）．

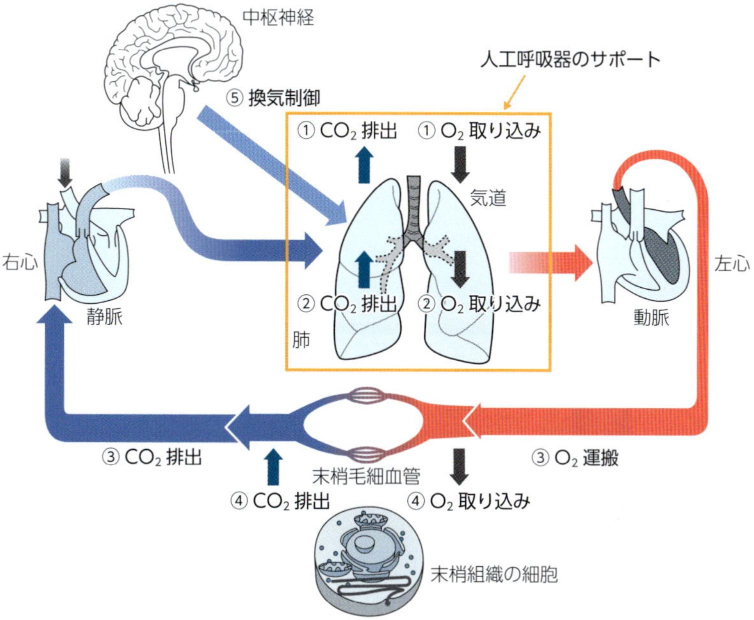

図0-2 呼吸生理：大気⟷肺でのO_2/CO_2ガス交換（外呼吸）と末梢組織でのO_2/CO_2ガス交換（内呼吸）

□ 人工呼吸器は5つの呼吸生理のうち① **肺胞換気**と② **ガス交換・拡散**の2つ（外呼吸）についてサポートします．

ポイント!

- 呼吸は① 肺胞換気，② 肺胞ガス交換・拡散，③ 全身循環での酸素・二酸化炭素運搬，④ 末梢組織ガス交換・拡散，⑤ 換気制御の5つからなる
- 人工呼吸器は① 肺胞換気と② 肺胞でのガス交換・拡散の2つをサポートする

□ 人工呼吸器回路全体の仕組みを理解するために，ストロー付き風船を圧縮ガスでふくらませる・しぼませることを例にして考えてみます．ストロー付き風船を理解した上で，人工呼吸器自体ではなく人工呼吸器“回路”全体の機能が重要である点を強調しながらみていきます．

Section 1 人工呼吸器回路の理解①：ストロー付きの風船をふくらませる・しぼませるには

Step1（図0-3）

□ ストロー付きの風船を圧縮ガスでふくらませてみます．

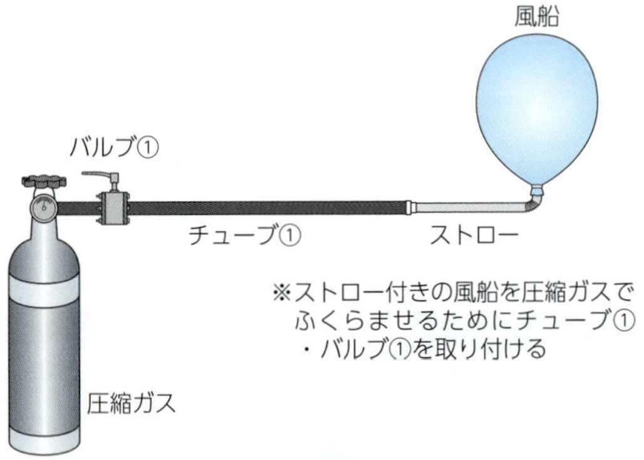

図0-3

□ 最初にストローにバルブ① が閉じた状態の圧縮ガスをチューブ① でつなぎます．きちんと風船がふくらむためには接続部を含め圧縮ガスから風船までの間でガス漏れ・リークを作ってはいけません．また折れ曲がりや閉塞がないことも重要です．

Step2（図0-4）

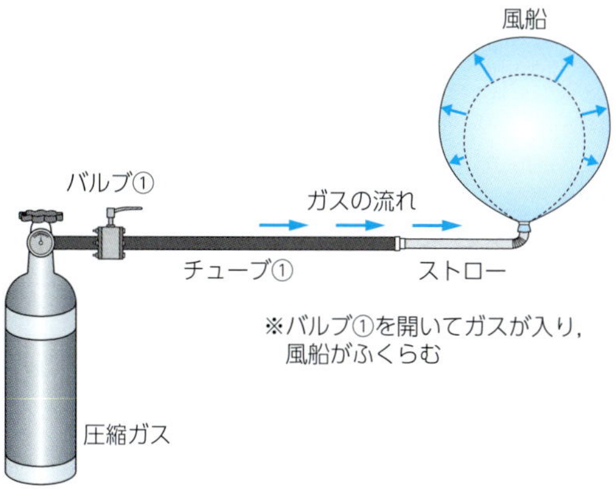

図0-4

□ バルブ① を開くことで圧縮ガスはチューブ①，ストローを介して風船の中にガスが入りふくらみます．

Step3（図0-5）

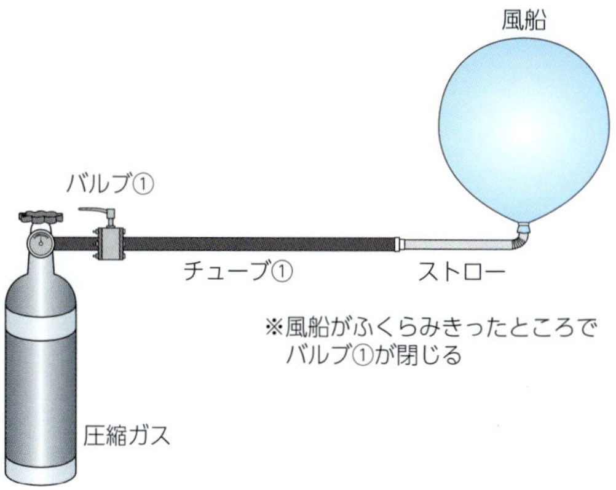

図0-5

□ バルブ① を閉じると風船がふくらんだ状態となります．

Step4（図0-6）

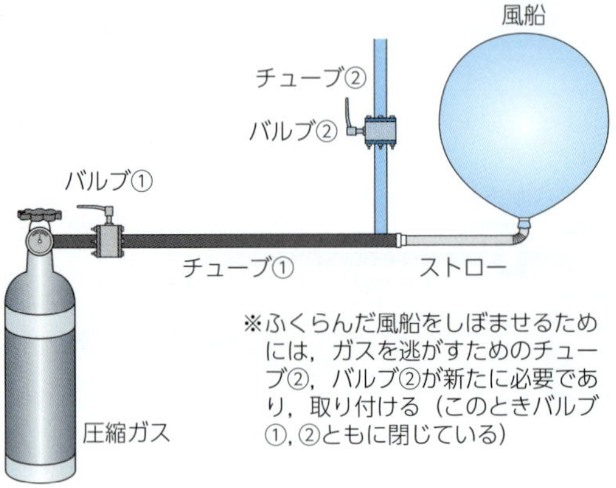

図0-6

□ふくらんだ風船をしぼませるにはどうしたらいいでしょうか．チューブ①とバルブ①のみのリークのない1本の閉鎖回路ではガスを逃がすことができないため，新たにガスを排出させるチューブ②とバルブ②が必要になります．これによってチューブ①と②とストローで“Y字”の回路が形成されます．そしてバルブ①とバルブ②を閉じたままにすることで風船は最大限ふくらんだ状態を保ちます．

Step5（図0-7）

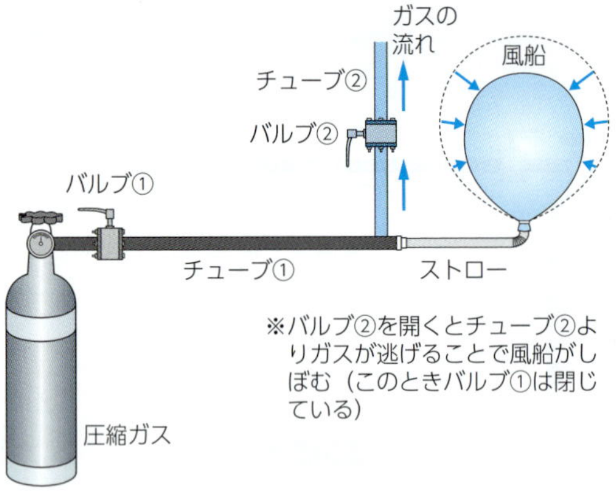

図0-7

□バルブ①は閉じたままで，バルブ②を開くことで風船の中のガスを逃がすことができ，風船はしぼみます．完全に風船が虚脱することもできますが，完全にしぼむ前にバルブ② を閉じることでしぼみきらずに風船内にガスが残った状態を維持させることができます(＝風船が虚脱せずふくらんだ状態を維持＝PEEPの仕組み).

□ ふくらませるときと同様に，きちんと風船がしぼむためには接続部を含め風船からチューブ② までの間でガス漏れ・リークを作ってはいけません．また折れ曲がりや閉塞がないことも重要です．

□ このようにStep1からStep5を繰り返すことで，風船をある一定の大きさの範囲内でふくらませたりしぼませたりできるようになります．人工呼吸器回路も同様の仕組みで動作します．

Section 2 人工呼吸器回路の理解②：実際の人工呼吸器回路の吸気・呼気

□ 図0-3～図0-7でストロー付き風船を圧縮ガスでふくらませる・しぼませる例を考えてみました．

□ これらを，

- 圧縮ガス⇒人工呼吸器(AC電源，酸素・圧縮空気配管あり)
- バルブ① ⇒吸気弁
- チューブ① ⇒吸気回路チューブ
- バルブ② ⇒呼気弁
- チューブ② ⇒呼気回路チューブ
- ストロー付き風船⇒挿管チューブと患者の上下気道・肺

に置き換えて考えると，人工呼吸器回路の原理がストロー付き風船と類似していることがわかると思います(図0-8).

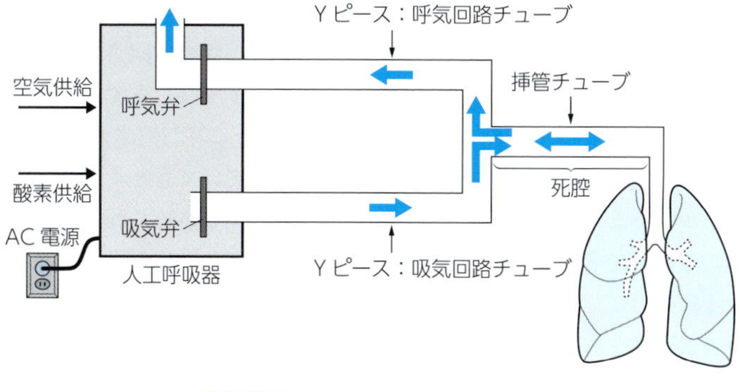

図0-8 一般的な人工呼吸器回路

□ 人工呼吸器回路も吸気回路チューブと呼気回路チューブに分かれ全体として“Y字”になっています.

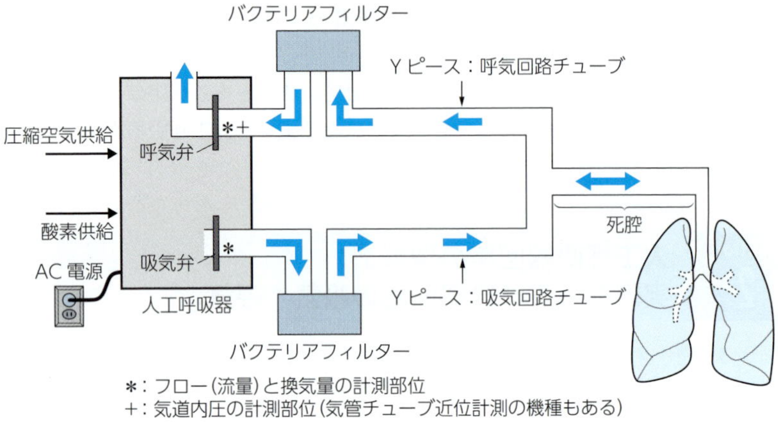

図0-9 一般的な人工呼吸器回路(図0-8にバクテリアルフィルターが装着している)

□ 急性期に使用される人工呼吸器回路は図0-9のようになっています．準備としてまず非常用電源のAC電源に接続し，人工呼吸器に酸素配管から① 酸素と② 圧縮空気を接続します(圧縮空気配管の接続が不要な機種もある．☞MEMO p.18参照)．

□ 人工呼吸器の吸気側と呼気側にそれぞれ別の回路チューブがあり，Y字となって挿管チューブ(ないし気管切開している場合は気切チューブ)を通して患者側につながる構造になっています．

□ 高圧の空気と酸素が人工呼吸器に接続されガスを供給します．そして，設定された酸素濃度F_IO_2になるようにガスが混合されます．

□ 人工呼吸器の中にあるマイクロプロセッサが呼気弁と吸気弁を調整することでガス流量を制御します．またバクテリアフィルターを人工呼吸器回路の吸気側と呼気側につけ，外部および患者内部からの病原微生物をトラップします．ストロー付き風船と同様に，人工呼吸器回路も吸気側・呼気側ともに“閉鎖”された回路であるため，何らかの気道感染や気道に病原微生物が付着していてもとくに呼気側のバクテリアフィルターより患者側で微生物が閉鎖回路内に閉じ込められることになり，飛沫感染の予防ができます(逆に，この“閉鎖”回路内のどこかを開放すると微生物による飛沫感染のリスクにつながる)．

□ 人工呼吸器回路を通して人工呼吸器と患者の間でガスが行き来することで，患者の肺がふくらむ(＝吸気)，しぼむ(＝呼気)こと，つまり換気が可能となります．

□ 人工呼吸回路内で，とくに患者がガスを再呼吸する部分を機械的死腔mechanical

dead spaceといいます(この場合，Y字の患者側から患者の上気道手前の挿管チューブまで)．

① 吸気時のガスの流れ(図0-10)

□ 量換気を選択すると吸気弁がガスの流量と圧力を制御し呼気弁は閉じています(一方，圧換気を選択した場合は吸気時に呼気弁が開閉して気道内圧を調整します)．

- 吸気弁→バクテリアフィルター→Yピース吸気回路→患者

の順に吸気回路チューブ，挿管チューブ(ないし気切チューブ)を通って吸気ガスが流れます．

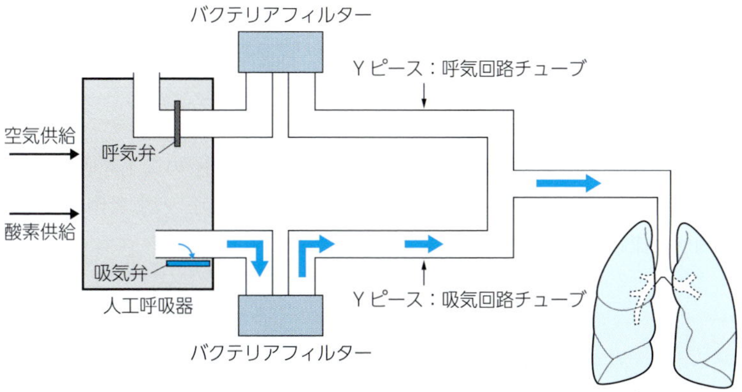

図0-10 吸気時のガスの流れ
吸気弁が開き，バクテリアフィルター，吸気回路チューブを通して患者にガスが流れる．

② 呼気時のガスの流れ(図0-11)

□ 吸気弁が閉じた後，呼気弁が一時的に遅れて開くことでPEEP圧が制御されます．そして呼気時には，

- 患者→Yピース呼気回路→バクテリアフィルター→呼気弁

の順に挿管チューブ(ないし気切チューブ)，呼気回路チューブを通って呼気ガスが大気に放出されます．

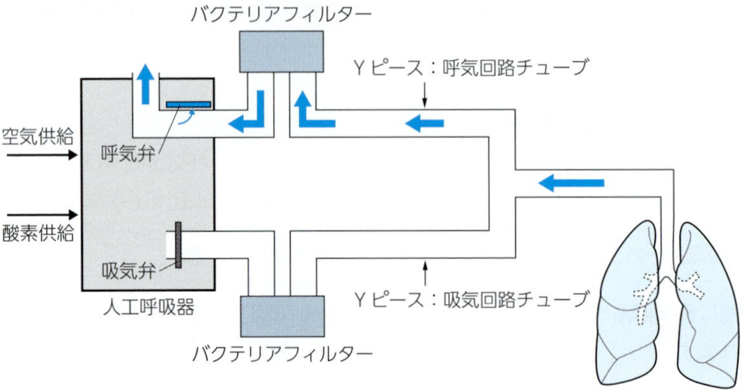

図0-11 呼気時のガスの流れ

呼気弁が開き，患者から呼気回路チューブ，バクテリアフィルターを通して開いた呼気弁の方向にガスが流れる

□ 吸気時は圧縮ガスが人工呼吸器，吸気弁を通して，“高圧”の人工呼吸器側から“低圧”の患者側へと流れます．一方で，呼気時はガスが“高圧”の患者側から“低圧”の大気側へと流れることに注意してください(図0-12)．

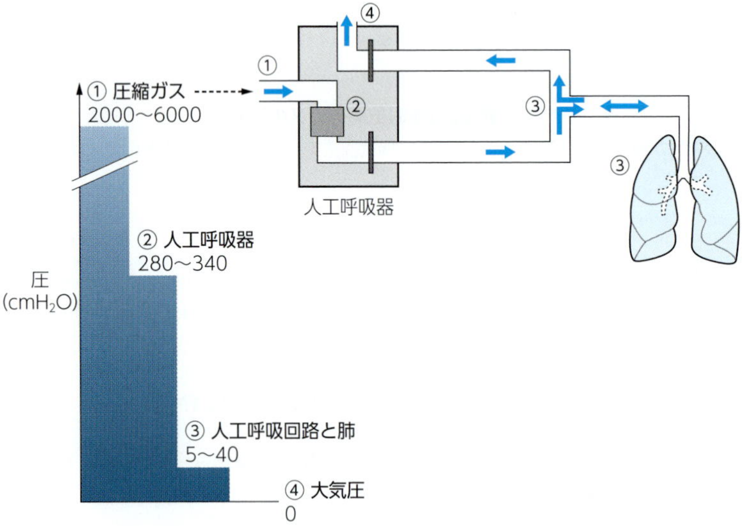

図0-12 人工呼吸器回路内での吸気・呼気時の圧較差

JCOPY 498-06694

□ここで1回ごとの換気量および流量フローが毎回呼気弁側と吸気弁側で計測されます.

□また気道内圧は持続的に呼気弁側で計測されます(機種によってはY字の患者側の近位部で測定するタイプあり).

ポイント!

- 吸気時も呼気時も"高圧"から"低圧"に向かってガスが流れる
- 呼気・吸気1回ごとに流量フローと換気量は呼気弁・吸気弁側の両方でモニタリングされている
- 気道内圧は常時呼気弁側でモニタリングされている

③ 加湿器

□吸気ガスは乾燥しており,また気管挿管(気管切開)によって加温加湿が行われる上気道をバイパスしているため,挿管・人工呼吸器管理中では能動的または受動的に加湿する必要があります(☞14章参照).

□能動的加湿として(熱線付き)加温加湿器(heated humidifier: HH)があります(図0-13).また受動的加湿として人工鼻(heat and moisture exchanger: HME)があります(図0-14).

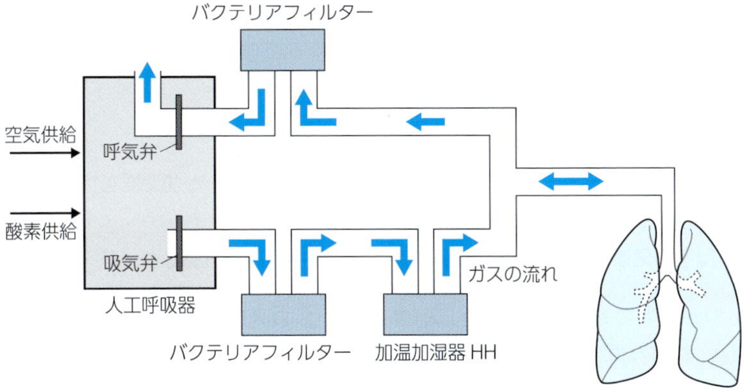

図0-13 人工呼吸器回路:加温加湿器HH付き

加温加湿器HHは吸気回路内に取り付ける.

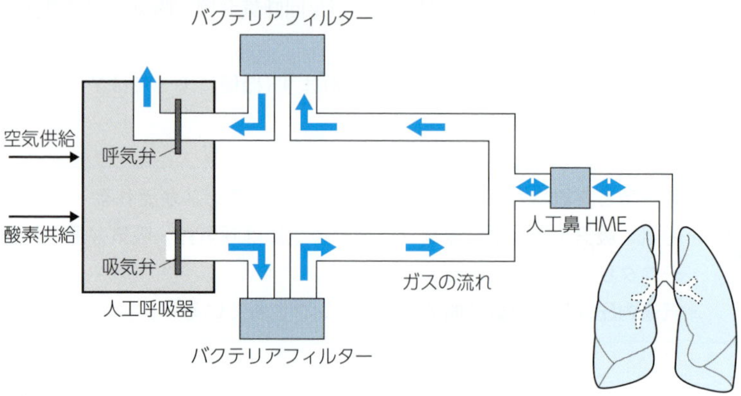

図0-14 人工呼吸器回路：人工鼻HME付き

人工鼻HMEはY字チューブより患者側に取り付ける.

Section 3 人工呼吸器回路の理解③：実際の人工呼吸器回路に必要な条件

□ 吸気時・呼気時に人工呼吸器が換気・ガス交換サポートを適切に行うためには，人工呼吸器回路として，

① 圧縮空気，酸素
② AC電源
③ 人工呼吸器(吸気弁・呼気弁含む)
④ 吸気・呼気チューブのY字回路(バクテリアフィルターと加湿器を含む)
⑤ 挿管チューブ(または気管切開チューブ)
⑥ 患者の気道・肺(挿管・気管切開チューブ使用時は上気道はバイパスされる)

の6つが必要であり，これらが"閉鎖回路"で① **ガスが漏れないようリークがないこと**，また② **ガスが通過できるように閉塞していないこと**の2点が重要です.

ポイント!

- 人工呼吸回路は① 圧縮空気・酸素，② AC電源，③ 人工呼吸器，④ Y字回路，⑤ 挿管チューブ，⑥ 患者気道・肺，の6つから構成される
- 人工呼吸回路は"閉鎖回路"であり，リークがないことと内腔が閉塞していないことの2点が重要である

□最後にクリティカルケアで用いられる代表的な人工呼吸器の最新機種を図0-15にあげます.

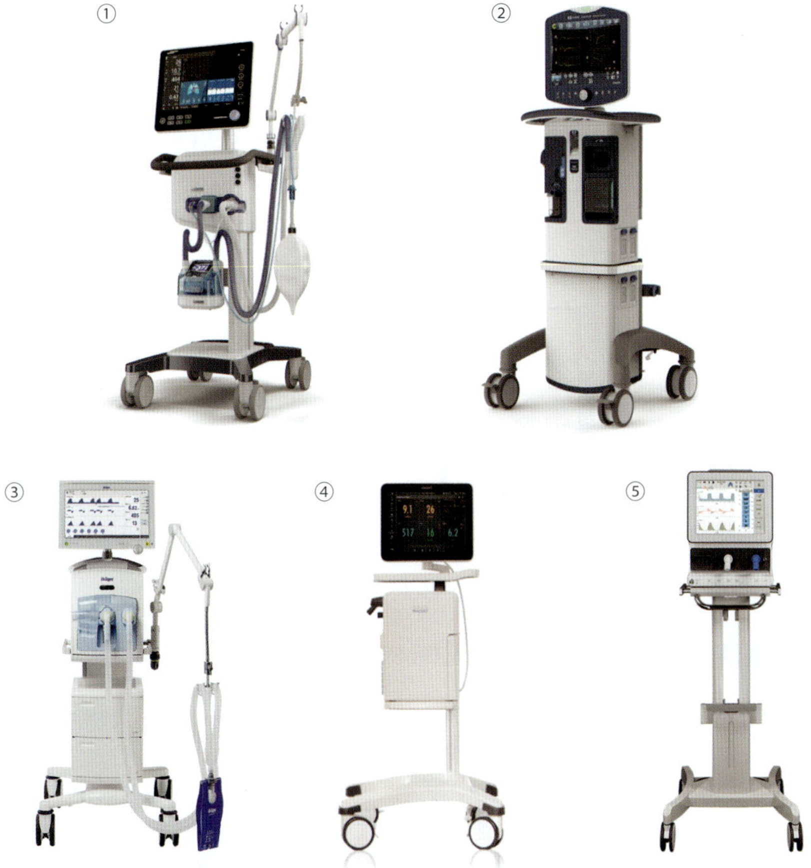

図0-15 クリティカルケアで用いられる代表的な人工呼吸器

①HAMILTON C6(Hamilton Medical, 日本光電工業株式会社), ②Puritan Bennett 980(Medtronic, コヴィディエンジャパン株式会社), ③EVITA V600(Dräger, ドレーゲルジャパン社), ④SERVO U(Getinge, フクダ電子株式会社), ⑤elisa 500(Löwenstein Medical, アイ・エム・アイ株式会社)

□外見は異なりますが人工呼吸器回路の構成は類似しています.

MEMO **ガス駆動源の違いによる人工呼吸器回路の基本構造**

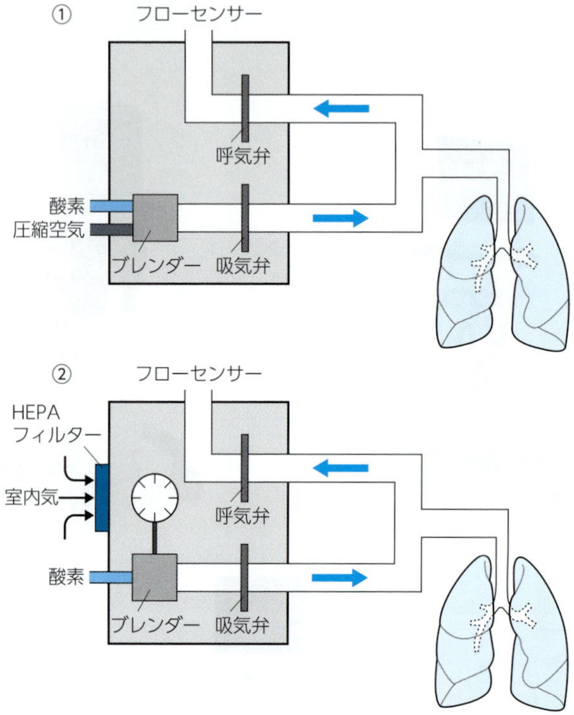

図0-16 ① 酸素・圧縮空気が必要な人工呼吸器回路，② 酸素のみ必要な人工呼吸器回路

□ 人工呼吸器には，① 酸素と圧縮空気の両方を必要とするタイプ，② 酸素のみ必要とするタイプに分かれます(図0-16).

□ ② 酸素のみガス駆動源とするタイプでは高性能ブロワによって室内気を人工呼吸器内に吸い込み適切な酸素濃度F_IO_2を作り出すため，室内気清浄フィルターであるHEPAフィルター(粉塵，ウイルスなど空気中の微少粒子をトラップする高性能な微粒子エアフィルター)をガスインレット部に装着します.

For Further Readings：さらに理解を深めるために

1. Slutsky AS. Mechanical ventilation. American College of Chest Physicians' Consensus Conference. Chest. 1993; 104: 1833-59.
2. Walter K. Mechanical ventilation. JAMA. 2021; 326: 1452.
3. Tobin M, Manthous C. Mechanical ventilation. Am J Respir Crit Care Med. 2017; 196: P3-4.

Chapter 1

クリティカルケアでの人工呼吸器Overview

- 急性呼吸不全・慢性呼吸不全急性増悪では呼吸ケアデバイスとして酸素療法COT（鼻カニュラ，酸素マスクなど），高流量鼻カニュラHFNC，非侵襲的人工呼吸器NIV，挿管・人工呼吸器IMVの4種類を使用します．
- そして酸素化の指標であるパルスオキシメータ酸素飽和度SpO_2値や動脈血酸素分圧PaO_2値で酸素投与量や必要ならPEEPを調整し，循環動態やpH含む酸塩基平衡など総合的に判断し適切な呼吸ケアデバイスの選択を行います．
- クリティカルケアでの呼吸ケアの目的は，全身管理の面では① **末梢組織へ酸素供給ができるように肺での酸素取り込みが適切に行われること**，そして② **適切な換気により動脈血pHの極端な変動が起こらないこと**の2点があり，呼吸管理の面では① **呼吸仕事量を減らすこと**，そして② **適切な換気能の維持・酸素化を改善すること**です．
- そのため酸素化の指標であるSpO_2・PaO_2値の改善だけでなく，とくに末梢臓器・末梢組織への酸素運搬という心・血管系を含めた"呼吸/循環管理"の面からまずは理解することが大切です．

Section 1 クリティカルケアでの呼吸・循環管理と組織の酸素化

- クリティカルケアでの呼吸・循環管理の目的は，末梢臓器・末梢組織の酸素消費量$\dot{V}O_2$にあわせた適切な酸素運搬量$\dot{D}O_2$を送り出すことです．

酸素運搬量$\dot{D}O_2$の考え方

- 肺で取り込まれた酸素は血液中にほとんど溶解しません．そのため酸素の大部分がヘモグロビンと結合し末梢組織に運搬されます．
- そのため酸素運搬量$\dot{D}O_2$は① **心拍出量CO**，② **ヘモグロビン濃度Hb**，③ **動脈血ヘモグロビン酸素飽和度SaO_2**とヘモグロビン酸素運搬能Kより，

• $\dot{D}O_2 = CO \times Hb \times SaO_2 \times K$ ……………………………… (1)式

と表すことができます．

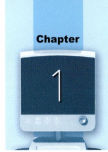

- ヘモグロビン酸素運搬能Kは定数であり1.34〜1.39が用いられます．純粋に酸素運搬能のある酸化ヘモグロビンO_2-Hbのみでは1gあたり1.39mLのO_2が運搬可能ですが，実際の血液中には酸素運搬に関係しないメトヘモグロビンMet-Hbや一酸化炭素ヘモグロビンCO-Hbが含まれているためK 1.34と低値を用いて計算します．
- (1)式から，末梢組織への酸素運搬量$\dot{D}O_2$が3つの因子(CO，Hb，SaO_2)で決定されることがわかります．さらに3つの因子(CO，Hb，SaO_2)のうち，**酸素供給の変動に最も影響を与える因子はCO**です．
- ① COが4→6L/分になれば$\dot{D}O_2$は約50%増加します．しかし，② Hbが7→9g/dLでは約28%増加，③ SaO_2が85→100%で約18%増加であり，COが最も$\dot{D}O_2$に影響を与えることがわかります．
- 酸素運搬量$\dot{D}O_2$に影響を与える因子は図1-1のようになります．

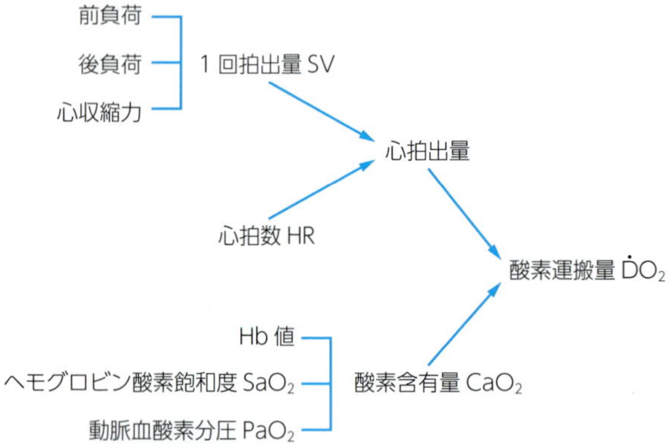

図1-1 **$\dot{D}O_2$に影響を与える因子**

※ヘモグロビン酸素飽和度SaO_2と比べて血中酸素溶解量はわずかであり動脈血酸素分圧PaO_2は無視してよい．

- 末梢組織への酸素供給の面から，クリティカルケアの呼吸ケアのPitfallとして2つのケースを考えてみます．

ケース①

- 肺挫傷，外傷性血気胸，肋骨骨折，上腕骨折で多発外傷による出血性ショックでSaO_2 85%，Hb 7g/dL.

- 急性呼吸不全で酸素化を改善させる目的で挿管・人工呼吸器管理の上，酸素濃度F_IO_2とPEEPを上げてSaO_2を85→92%と上昇しても，**$\dot{D}O_2$としては約8%しか増加しません．**一方で，赤血球輸血RBCによりHb7→9g/dL上昇の場合，**$\dot{D}O_2$は約29%増加します．**

JCOPY 498-06694

ケース②

□ 重症肺炎からの敗血症性ショック，急性呼吸促迫症候群ARDSで挿管・人工呼吸器管理中，SaO_2 85%，CO 8L/分.

□ 呼吸状態改善目的で肺胞リクルートメント手技を行いPEEP 5→15cmH_2OでSaO_2が85→92%と上昇し酸素化改善がみられました．一方，高PEEPによる平均気道内圧上昇・胸腔内圧上昇による前負荷減少でCO 8→6L/分と下がると，**全体として$\dot{D}O_2$は約17%低下します.**

□ この2つのケースから，クリティカルケアの"蘇生期"では常に組織の酸素化の視点を優先し，人工呼吸器による肺の酸素化改善が必ずしも組織の酸素化改善を意味しないことが重要です.

ヘモグロビン酸素解離曲線

□ ヘモグロビン酸素飽和度SO_2と血中酸素分圧PO_2の関係はヘモグロビン酸素解離曲線で表され，ヘモグロビン酸素解離曲線は"S状"の形をしています(図1-2).

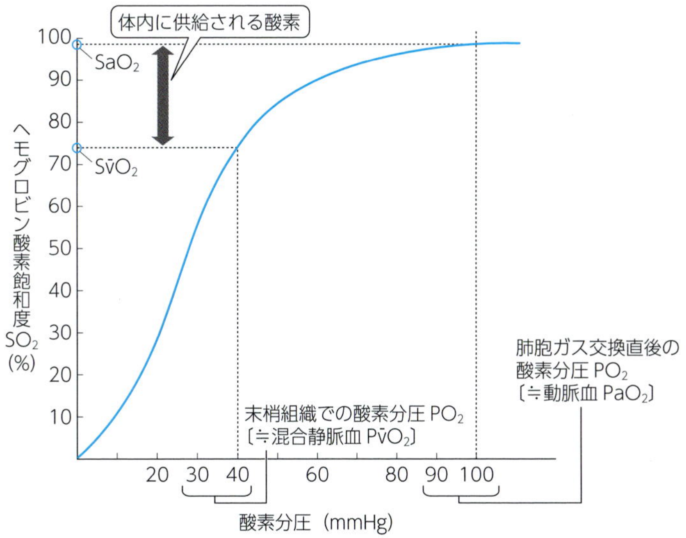

図1-2 ヘモグロビン酸素解離曲線

□ 動脈血酸素分圧PaO_2が60mmHg以下になるまで動脈血ヘモグロビン酸素飽和度SaO_2値にほとんど変化はありません．このPO_2範囲では肺胞レベルのわずかな低酸素でもヘモグロビンに十分量酸素が結合できます．

□一方，血中酸素分圧PO_2 30〜40mmHgの部分が末梢臓器・末梢臓器毛細血管血であり，この部分の曲線の傾きは急峻になっています．わずかな酸素分圧差でSO_2が低下するため，末梢組織でのわずかな低酸素により酸素が放出しやすい状態になっています．

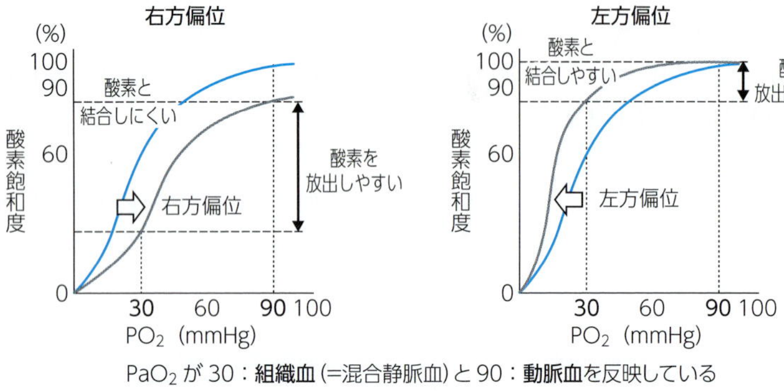

図 1-3 ヘモグロビン酸素解離曲線：右方偏位，左方偏位

□ヘモグロビン酸素解離曲線は発熱，アシドーシス，高CO_2と貧血による2,3-DPG (2,3-ジホスホグリセリン酸) 上昇で右方偏位します (図 1-3)．2,3-DPGは赤血球内にあり，とくに貧血や末梢組織での酸素需要が増加すると2,3-DPGが上昇します．右方偏位することで，ヘモグロビンは末梢組織で酸素放出がしやすい状態となります．

□逆に低体温，アルカローシス，低CO_2と2,3-DPG低下で左方偏位します (図 1-3)．左方偏位することで，ヘモグロビンは末梢組織で酸素放出がしにくい状態となります．日数の経過した赤血球RBC輸血で2,3-DPGが低下することがわかっています．そのため，日数の経過したRBCを“組織の酸素化改善”目的で輸血してもヘモグロビン酸素解離曲線が左方偏位することで期待される組織の酸素化が得られない可能性があります．

ポイント!

- 全身組織への酸素運搬は，① 心拍出量CO，② ヘモグロビン濃度Hb，③ 動脈血ヘモグロビン酸素飽和度SaO_2の3つの因子で決定される
- ヘモグロビン酸素飽和度SO_2は体温，pH，2,3-DPGにより変化する
- とくに心拍出量の変動が酸素運搬に大きな影響を与える
- 肺での酸素化－SaO_2の改善目的での呼吸ケアが酸素運搬量$\dot{D}O_2$にどのように影響を与えるかを常に考える

□ 単純にするため，「心拍出量CO 5L/分，Hb 15mg/dL，動脈血ヘモグロビン酸素飽和度 SaO_2 1.0(=100%)」で計算すると，

• 酸素運搬量 $\dot{D}O_2$=5×1.34×15×1.0×10≒1000mL/分
※上記の $\dot{D}O_2$ の式で"×10"はmL/dL→mL/Lへ換算するため

となります．つまり，1分間に全身へ酸素は1L運搬されることになります．

□ 全身組織での酸素消費量 $\dot{V}O_2$ は安静時約200～250mL/分です．

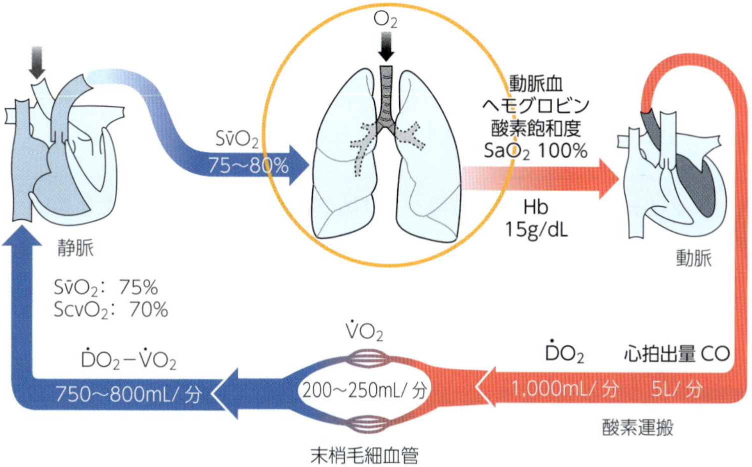

図1-4 組織の酸素化において人工呼吸器が関わるのは"外呼吸：肺での酸素化"の部分であることに注意

□ これらを「肺→左心→動脈→末梢毛細血管→静脈→右心→肺」の全身の循環でみると図1-4のようになります．

末梢臓器・末梢組織での酸素利用を示す酸素摂取率(O_2 extraction ratio： O_2 ER)は，

• $O_2\ ER=\frac{\dot{V}O_2}{\dot{D}O_2}=\frac{SaO_2-S\bar{v}O_2}{SaO_2}$ ………………………………………… (2)式

で表され，0.2～0.25が正常範囲となります．100をかけるとパーセントで表され，20～25%となります．

□ つまり安静時には全身への酸素運搬の20～25%の酸素が消費され，右心・肺へは残りの75～80%の酸素が戻ることを表します(混合静脈血酸素量750～800mL/分)(表1-1)．

表 1-1　酸素運搬・酸素消費量パラメータ正常値

パラメータ	正常値
心拍出量(cardiac output：CO)	5L/分
酸素運搬量(O_2 delivery：$\dot{D}O_2$)	1,000mL/分
酸素消費量(O_2 consumption：$\dot{V}O_2$)	200〜250mL/分
酸素摂取率(O_2 extraction ratio：O_2 ER)	0.2〜0.25(＝20〜25%)

□ 挿管・人工呼吸器を含むクリティカルケアでの呼吸ケアは，あくまで肺での酸素取り込み－末梢組織での酸素取り込みを指す内呼吸に対して外呼吸－という酸素運搬の一部分をサポートするに過ぎないため，常に末梢組織への酸素供給・循環管理の適正化を中心とした全体像を理解することが大切です．

ポイント!

- クリティカルケアでの呼吸ケアは肺での酸素取り込み改善とともに，常に末梢組織の酸素化という循環管理の視点を大切にする

Section 2　ショックでの呼吸ケア：とくに人工呼吸器管理を考える

□ 全身の循環不全であるショック状態での呼吸ケアの考え方についてみていきます．

□ 末梢組織への酸素化を改善させることがクリティカルケアでの循環管理の優先事項です．組織酸素化をよくするためには，図 1-5 の混合静脈血酸素飽和度 $S\bar{v}O_2$，中心静脈血酸素飽和度 $ScvO_2$ モニタリングでわかるように，

① 酸素運搬量 $\dot{D}O_2$ の上昇
② 酸素消費量 $\dot{V}O_2$ の低下

の 2 つが考えられます．

□ とくにショック状態の超急性期の治療方針としては，組織の酸素化をよくするために① **可能な限り酸素運搬量 $\dot{D}O_2$ が最適化するように循環管理を行う**とともに，② **不必要な酸素消費量 $\dot{V}O_2$ を下げる**ことが重要です．

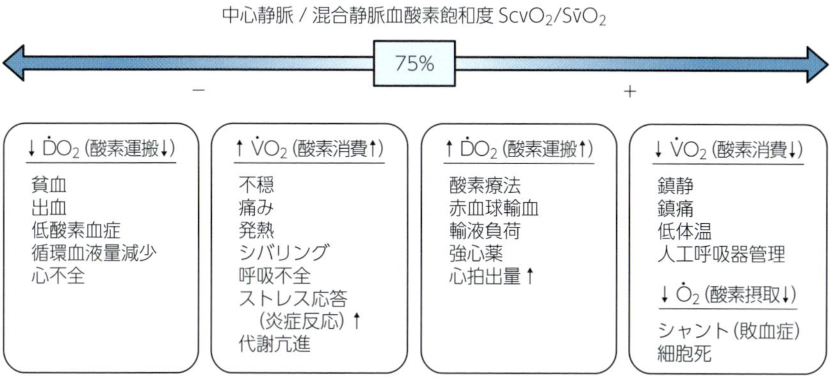

図 1-5 混合静脈血酸素飽和度 $S\bar{v}O_2$，中心静脈血酸素飽和度 $ScvO_2$ モニタリング

□ ショック状態で挿管・人工呼吸器管理されている場合，呼吸管理の面から，

> ① “自発呼吸温存”が重要と考え，頻呼吸でかつ人工呼吸器との同調性が悪く，呼吸仕事量が著明に増加している状態で管理
> ② 自発呼吸温存をいったん諦め，十分な鎮痛・鎮静，状況によっては筋弛緩薬を追加し自発呼吸を落とした上で，ショック状態が落ちつくまでの短期間のみ機械換気補助で呼吸仕事量増加を抑える状態で管理

の2つの人工呼吸器管理のどちらがよいでしょうか．

□ 現在の挿管・人工呼吸器を用いた呼吸ケアの視点からは，① **人工呼吸器関連肺炎 VAP など合併症発生率・ICU 入室期間・死亡率減少のためには早期人工呼吸器離脱が重要であること**，そのために② **可能な限り自発呼吸を温存した呼吸管理を行うこと**が重視されています．

□ しかし，ショック状態で全身循環が危機的状況にある場合は，自発呼吸を温存することで頻呼吸，呼吸仕事量が著明に増加し，横隔膜や呼吸補助筋への血流が全体の30%以上と増加し著明な酸素消費につながります(安静時の呼吸状態では横隔膜・呼吸補助筋への血流は3〜5%程度)．当然，末梢組織への酸素運搬は低下することになります．

□ そのためショックで循環不全や重症患者の超急性期治療開始時点では可能な限り呼吸仕事量を抑え呼吸筋への血流を低下させ組織の酸素化を優先させるために，十分に鎮痛・鎮静し(深鎮静 deep sedation)，筋弛緩薬を適宜使用することで人工呼吸器との非同調や強い呼吸努力を避けて機械換気補助をメインにすることが大切です．

□ 循環不全を脱し血行動態が安定し次第，また超急性期治療が奏効し次第，早期人工呼吸器離脱に向け，鎮痛・鎮静深度を浅くし(浅鎮静 light sedation)，自発呼吸温存での人工呼吸器管理に変更するとよいでしょう.

ポイント!

- ショック状態を含む循環不全では，組織への酸素化を優先させるため呼吸仕事量を低下させる必要がある
- 自発呼吸温存は呼吸仕事量増加につながるため，循環不全では鎮痛・鎮静に適宜筋弛緩薬を併用し(深鎮静deep sedation)，人工呼吸器による完全な機械換気補助で管理するとよい
- 循環不全を脱したら，鎮痛・鎮静薬を減量し速やかに浅鎮静light sedationとして自発呼吸温存での人工呼吸器管理とし，早期人工呼吸器離脱を目指す

ショックでは酸素運搬量$\dot{D}O_2$と酸素消費量$\dot{V}O_2$，酸素摂取率O_2 ERはどうなるか

□肺炎からの急性呼吸不全を合併した敗血症性ショックの場合を考えてみます.

□低酸素血症を伴うショック状態で循環不全が進行すると，動脈血酸素分圧PaO_2低下によるヘモグロビン酸素飽和度SaO_2が下がり酸素運搬量$\dot{D}O_2$全体が減ります.

□生理的な反応として，肺内では換気血流比不均等を改善するために低酸素性肺血管攣縮が起こり，また過換気により肺胞酸素分圧上昇が起こります．また交感神経賦活による心拍出量増加も起こり，またアシドーシスおよび低酸素からの赤血球2,3-DPG増加によるヘモグロビン解離曲線が右方移動し末梢組織での酸素放出が促進されます.

□また$\dot{D}O_2$が減っても全身の末梢組織では酸素摂取率O_2 ERを上げて末梢組織での酸素消費量を一定に保つように働きます($\dot{V}O_2=\dot{D}O_2\times O_2$ ER)(図1-6).

□しかしO_2 ERを上げても全身の末梢組織への酸素が不十分になると酸素消費量も下がらざるを得なくなります．とくに嫌気性代謝が始まるDO_2を臨界点critical DO_2といい，このときの酸素摂取率は最大50%の状態といわれています.

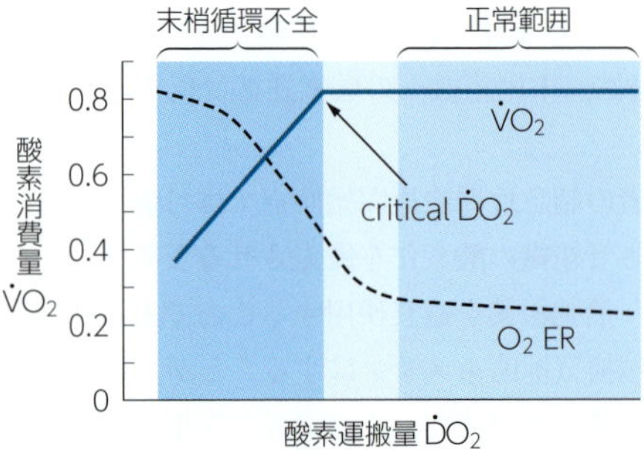

図1-6 酸素運搬量$\dot{D}O_2$，酸素消費量$\dot{V}O_2$，酸素摂取率O_2 ERの関係

$\dot{D}O_2$がある範囲内にあれば$\dot{V}O_2$はほぼ一定の値で維持される(正常状態).
$\dot{D}O_2$がある程度減少しても酸素摂取率O_2 ERが高まって$\dot{V}O_2$は維持されるが，$\dot{D}O_2$がさらに減少し，ある臨界点(critical $\dot{D}O_2$：O_2 ER約50%)以下になると，$\dot{V}O_2$も低下し，組織は低酸素状態になる(嫌気性代謝).

□ 十分に酸素化された動脈血の場合，O_2 ER＝1－$S\bar{v}O_2$のため，混合静脈血（ヘモグロビン）酸素飽和度が0.5（＝50%）をきったときに全身の末梢組織では循環不全が起こり，好気性→嫌気性代謝へ移行します．

□ 正常な$\dot{D}O_2$と$\dot{V}O_2$の関係と比較し，① **心不全の場合（心拍出量CO⬇）**，② **心不全に貧血を合併した場合（CO⬇＋Hb⬇）**，③ **心不全・貧血・多臓器機能不全症候群MODSを合併した場合（CO⬇＋Hb⬇＋$\dot{V}O_2$⬆）**に$\dot{D}O_2$-$\dot{V}O_2$曲線は図1-7のようになります．正常と比較し，臨界点critical DO_2の閾値が低いことがわかると思います．

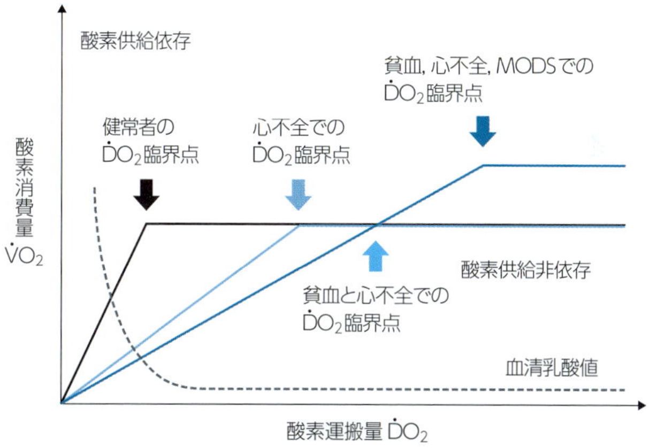

図1-7 心不全，貧血，多臓器機能不全症候群MODSでの酸素運搬量$\dot{D}O_2$，酸素消費量$\dot{V}O_2$の関係

□ 低酸素血症の場合は動脈血ヘモグロビン酸素飽和度SaO_2が下がるため，$S\bar{v}O_2$値ではなく，(2)式でのO_2 ERを計算し評価するほうが全身の組織低酸素の評価には適していると考えられます．

- $O_2\ ER = \dfrac{\dot{V}O_2}{\dot{D}O_2} = \dfrac{SaO_2 - S\bar{v}O_2}{SaO_2}$ …………………………………… (2)式

ショックで末梢臓器・末梢組織の酸素化を改善させるために

□ 末梢臓器・末梢組織の酸素化を改善させるために臨床現場の治療的介入として，① $\dot{D}O_2$上昇と② $\dot{V}O_2$低下の2つがありますが，その期待する効果の反面，無視できない副作用・合併症があります．

① 酸素運搬量$\dot{D}O_2$上昇

- 心拍出量CO→輸液負荷，強心薬投与
  （過剰輸液，不整脈の問題）
- ヘモグロビン酸素飽和度SaO_2→酸素投与，陽圧換気
  （酸素毒性，人工呼吸器関連肺傷害VILIの問題）
- ヘモグロビン値Hb→赤血球輸血
  〔感染症（輸血関連免疫修飾TRIM，免疫力⬇），輸血関連肺傷害TRALI，輸血関連循環血液量過剰TACOの問題〕

② 酸素消費量$\dot{V}O_2$低下

- 痛み→鎮痛薬
  （過鎮痛と減量・中止に伴う離脱症候群，人工呼吸器管理・ICU入室期間延長）
- 不穏→鎮静薬
  （過鎮静と減量・中止に伴う離脱症候群，人工呼吸器管理・ICU入室期間延長）
- シバリング→筋弛緩薬
  （ICU関連脱力ICU-AW，静脈血栓塞栓症VTE，横隔膜筋損傷myotrauma，人工呼吸器離脱困難）
- 発熱→解熱薬，クーリング，低体温療法
  （低体温療法の有効性は不明）
- 人工呼吸器の非同調性→鎮静薬・筋弛緩薬
  （過鎮静と減量・中止に伴う離脱症候群，人工呼吸器管理・ICU入室期間延長）

□ 各パラメータ改善のための各々の治療法自体のメリット・デメリットを考慮すべきであり，ショックで循環不全の場合や超急性期のみにとどめるべきです．

□ また$\dot{D}O_2$について，敗血症性ショックを含むショック状態で血行動態が不安定なケースで，上記治療介入により正常以上（CO⬆，Hb⬆，SaO_2⬆により$\dot{D}O_2$⬆）に保っても生命予後を改善しないことがわかっています．

□ そのため，現時点では嫌気性代謝にさせない臨界点critical $\dot{D}O_2$（ショック状態を含め多臓器機能不全症候群MODSでは正確な値は不明）を最低目標として呼吸・循環管理を行うべきです．

Section 3 急性呼吸不全ケースから クリティカルケアでの呼吸ケア，人工呼吸器を考える

□ 急性呼吸促迫症候群ARDSを合併した重症肺炎・敗血症性ショックのケースから人工呼吸器管理を含めた呼吸ケアで押さえるべきポイントをみていきます．

ケース

- 高血圧，脳梗塞後遺症のある78歳男性．意識レベル低下，呼吸困難で受診．
- JCS II-10，GCS-E4V3M6，BT 38.9 ℃ ↑，HR 110↑，RR 30↑，BP 120/60，SpO_2 88%↓(室内気)，胸部X線で両下肺野浸潤影あり(図1-8)．尿中肺炎球菌抗原陽性．喀痰グラム染色でlancet型のグラム陽性双球菌GPDC(図1-9)．

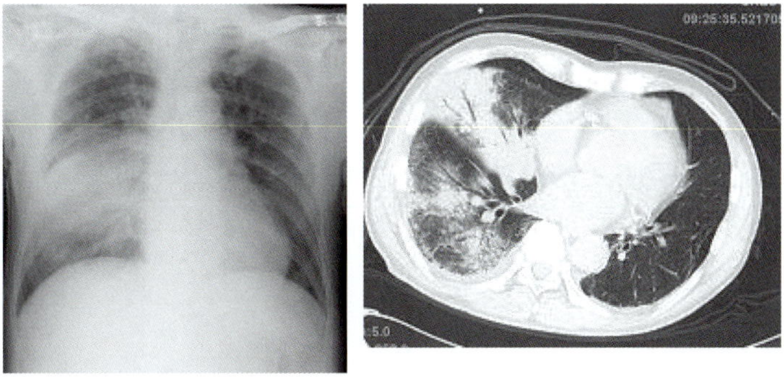

図1-8 胸部X線(左)，胸部CT(右)：右肺野に浸潤影

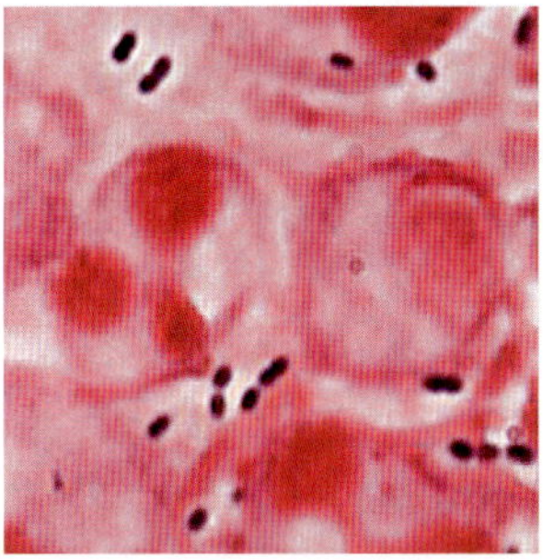

図1-9 喀痰グラム染色：GPDC－肺炎球菌

- 肺炎球菌性肺炎の診断となり，動脈血液ガス分析(室内気)：pH 7.3，PaO_2 55，$PaCO_2$ 30，HCO_3^- 22であった．酸素マスク6L/分投与でSpO_2 99%まで上昇を確認し(頻呼吸は持続)，抗菌薬アンピシリン・スルバクタム投与され救急病棟入院．

- 肺炎球菌性肺炎による急性呼吸不全のケースです．低酸素血症があり急性呼吸不全であること，そして酸素投与によって低酸素血症が改善しています．
- 急性呼吸不全を適切にマネジメントするために，酸素化・呼吸不全と換気について呼吸生理を理解しておかなければいけません．

① 酸素化と換気を含む呼吸生理，そして組織の酸素化（☞2章，3章）

□ 病歴や既往歴，診察・画像・検査データから，

② 急性呼吸不全の総合的な評価とアプローチ（☞8章）

と

③ 呼吸不全の病態に応じた呼吸ケアデバイス選択：酸素療法COT，高流量鼻カニュラHFNC，非侵襲的人工呼吸器NIV，挿管・人工呼吸器IMV（☞4章，5章，6章）

を適切に行うことが大切です．

□ また急性呼吸不全のケースでは挿管・人工呼吸器管理になる可能性も見据えて，

① 身長と予想体重（predicted body weight：PBW）
② 開口時のMallampatiスコア

を前もって確認する習慣をつけておくとよいでしょう．

ケース（つづき）

□ 入院後巡回でSpO_2 80%台となり，リザーバーマスク10L/分まで酸素上げこまめに吸痰行うも低酸素改善せず．口腔内乾燥著明で排痰困難．

□ 酸素10L/分 でSpO_2 95%，BP 140/60，HR 120，RR 25，BT 37.5 ℃，GCS-E4V4M6，喀痰排出困難が持続．病棟当直コールしFull Codeを確認し挿管・人工呼吸器管理することとなった．

□ 身長162cm，体重65kg（PBW 59kg）．酸素10L/分投与しながら，フェンタニル，ミダゾラム，ロクロニウム静注し，ビデオ付き喉頭鏡McGrath™ MAC使用し挿管チューブ7.5mm 21cm固定．カプノグラフィで食道挿管でないこと，胸部X線撮影し挿管チューブ位置を確認した．

□ いったん従来の酸素投与で呼吸ケアを開始するも改善せず最終的に挿管・人工呼吸器管理となっています．しかし，口腔内乾燥著明で排痰困難の状況を考えると，気道の加温加湿を十分に行っていれば挿管まで必要がなかった可能性があります．

□ 鎮痛・鎮静・筋弛緩薬を用いた緊急気管挿管となっており，挿管・人工呼吸器IMVの適応を含む気道確保，直視下挿管に失敗した場合の困難気道への対応について整理しておく必要があります．

④ 気道確保と気管挿管，困難気道（☞10章）

ケース(つづき)

□ 人工鼻HMEでの人工呼吸器で初期設定：VACV(量換気矩形波)－酸素濃度 F_IO_2 1.0，吸気時間 T_{insp} 1.0，呼吸回数f 20，1回換気量 V_T 500，PEEP 5，フロートリガー2で動脈血液ガス分析：pH 7.42，PaO_2 180，$PaCO_2$ 38．集学的治療目的でICU入室．

□ そして挿管後に人工呼吸器管理を開始するにあたって電源や酸素配管などの接続およびモードを含む初期設定とアラーム設定が重要です．

⑤ 人工呼吸器セットアップと初期パラメータとアラーム設定 (☞7章，9章)

□ この際に，人工呼吸器初期設定が適切かどうかを確認するためのモニタリング(肺メカニクス・グラフィック，パルスオキシメータなど)および挿管による上気道バイパスに伴う人工呼吸器回路内の加温加湿についても考慮します(挿管前の口腔内汚染著明の状態から非挿管時の気道浄化・加温加湿も重要)．

⑥ 人工呼吸器の加温加湿 (☞14章)

⑦ 人工呼吸器管理中の呼吸モニタリング(動脈血液ガス分析，パルスオキシメータ，カプノグラフィ，肺メカニクスなど) (☞9章，18章)

ケース(つづき)

□ ICU入室後，動脈ラインFlotrac®・中心静脈カテーテル挿入．最初の8時間は循環を安定させるため乳酸加リンゲル液で輸液負荷および循環作動薬ノルエピネフリン，バソプレシンを使用．FloTrac®を用い呼気終末ポーズで輸液反応性fluid responsivenessを評価しながら輸液負荷2,500mL行い，平均動脈圧MAP＞75を目標として調整．循環安定してから維持液に変更．

□ 抗菌薬アンピシリン・スルバクタム3g 6時間ごとにアジスロマイシン500mg 24時間ごと併用とし，VTE予防でヘパリン皮下注，ストレス潰瘍予防で H_2RA，VAP予防で30度ベッド挙上した．

□ 呼吸モニタリングに加え循環不全がある場合，循環動態モニタリングと治療介入による効果判定のアセスメントを行わなければいけません．その際，挿管・人工呼吸器が循環に与える影響—つまり陽圧換気による影響を理解する必要があります．循環不全と呼吸不全の両方がある場合，まずは循環動態の安定・最適化を優先させます．

⑧ 呼吸と循環の相関（陽圧換気が循環に与える影響，循環モニタリング）と適切な循環管理（☞2章）

□ 循環動態が安定した後に人工呼吸器の“無難な”初期設定を“適切”な設定に変更します．そのためには，① 酸素化と② 換気が妥当であるか（必ずしも正常値を目指すわけではない），③ 病態による肺メカニクスにあっているか，の3点について主に考慮します．その結果，④ 組織の酸素化にとって適切な人工呼吸器設定であるかについて設定変更のたびにアセスメントすることが大切です．

⑨ 酸素化・換気，グラフィックのみかた，リクルートメント手技とその効果判定（☞9章，12章）

⑩ 組織酸素化―とくに“Downstream Endpoint”を意識した呼吸器設定（☞2章）

□ 抗菌薬選択については，市中肺炎による敗血症では肺炎球菌，レジオネラを確実にカバーし，肺炎球菌性肺炎が疑われる場合はマクロライド（アジスロマイシン点滴静注）を併用することが推奨されています．とくにマクロライドの抗炎症作用により死亡率・合併症率減少が指摘されています（図1-10）．

□ レジオネラ肺炎をカバーするためにフルオロキノロンを用いる場合は結核にも有効であるため，結核をマスクする可能性に注意します．

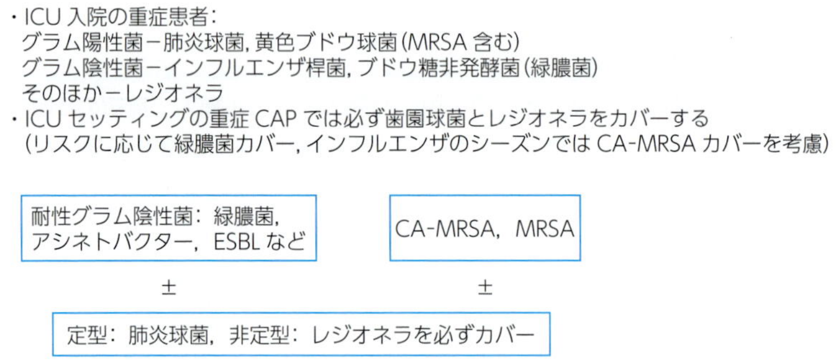

・ICU 入院の重症患者：
グラム陽性菌－肺炎球菌，黄色ブドウ球菌（MRSA 含む）
グラム陰性菌－インフルエンザ桿菌，ブドウ糖非発酵菌（緑膿菌）
そのほか－レジオネラ
・ICU セッティングの重症 CAP では必ず歯園球菌とレジオネラをカバーする
（リスクに応じて緑膿菌カバー，インフルエンザのシーズンでは CA-MRSA カバーを考慮）
耐性グラム陰性菌：緑膿菌，アシネトバクター，ESBL など
CA-MRSA，MRSA
±
±
定型：肺炎球菌，非定型：レジオネラを必ずカバー

図1-10 重症市中肺炎の原因微生物に即した抗菌薬投与の考え方

□ 市中肺炎への抗菌薬の選択については表1-2のようになります．MRSA肺炎，緑膿菌肺炎も考えられる場合には抗MRSA薬，抗緑膿菌活性の抗菌薬2剤併用を適宜考慮します．

表1-2　市中肺炎の抗菌薬の選択

ICU治療を必要としない入院患者の場合 • フルオロキノロン(レボフロキサシン，モキシフロキサシン)を1剤 • βラクタム(セフォタキシム，セフトリアキソンまたはアンピシリン/スルバクタム)に加えマクロライド(クラリスロマイシン，アジスロマイシン)を1剤 ※国内では結核をマスクするリスクを考えると必ずしもフルオロキノロンが第1選択ではない
ICU治療が必要な入院患者の場合 • βラクタムを1剤(セフォタキシム，セフトリアキソンまたはアンピシリン・スルバクタム)に加え， ・アジスロマイシンかまたは ・レボフロキサシンを1剤 ・(ペニシリンアレルギーの患者には，レボフロキサシンとアズトレオナムを用いる)

□ また人工呼吸器管理中は合併症の早期発見と予防についても考慮します.

⑪ 合併症：治療と予防－感染症：人工呼吸器関連肺炎VAP，非感染症：人工呼吸器関連肺傷害VILIなど(☞16章)

ケース(つづき)

□ 挿管時のPaO_2/F_IO_2比(P/F比)より中等症～重症ARDSのリスク高いと判断し，鎮痛薬フェンタニル，鎮静薬プロポフォールに適宜ロクロニウム，ミダゾラム静注し深鎮静deep sedationに筋弛緩併用とし，低1回換気による肺保護換気を行うとともに，循環が安定してから肺胞リクルートメント手技を行い漸減PEEP法(decremental PEEP trial)でPEEP 14に設定した.

□ Day2の時点でF_IO_2漸減するもP/F比150と変化なく両肺野浸潤影，肺コンプライアンス25と著明に低下しており，ARDS合併と考えVACVモードから肺メカニクスに応じた呼吸管理としてHAMILTON C6－ASVモードに変更し(F_IO_2 0.6，PEEP 12，%MV 160)，人工鼻HMEから加温加湿器HH装着とし腹臥位療法を開始した．徐々に酸素化改善しDay3にP/F比250と上昇.

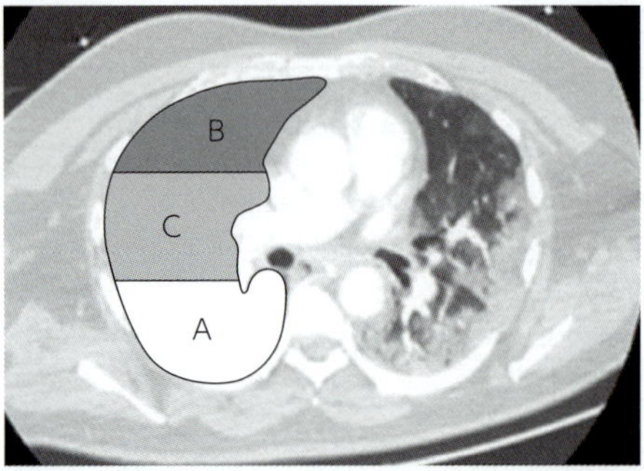

図1-11 ARDS患者のCT：ARDSでみられる肺野不均一性

A：肺胞虚脱，B：肺胞過膨張，C：比較的正常に換気可能な肺胞．

□ ARDSの病態で最も重要なのは肺の不均一性（肺胞虚脱，肺胞過膨張の混在）（図1-11）にともなう換気容量・機能的残気量FRCの低下（いわゆる“baby lung”）であるため，ARDS診断基準に合致する場合，重症度に応じた人工呼吸器設定およびその他の治療オプションを適切なタイミングで実施する必要があります．

⑫ ARDSでの鎮痛・鎮静，筋弛緩薬の使用（☞11章，12章）

⑬ 重症呼吸不全のアプローチ・治療オプション（☞12章）

ケース（つづき）

- □ Day4でP/F比300，F_IO_2 0.4まで下げることができたため腹臥位療法終了した．
- □ ASV変更後も吸気ポーズでプラトー圧測定による駆動圧ΔPは13で推移した．深鎮静deep sedationからRASSで鎮静深度をモニタリングしながら浅鎮静light sedationとしフェンタニル，プロポフォール漸減した．
- □ 呼吸理学療法士によるリハビリテーションをROM中心から積極的な早期離床を行い，循環作動薬漸減しながら経腸栄養投与量をアップさせた．
- □ Day4に自発呼吸温存でΔP<12維持でき，次第に従命で指示が入ることを確認，P0.1は2cmH_2Oであった．

□ 適切な人工呼吸器管理を継続し，重症肺炎の治療が奏効し呼吸状態が改善しています．重症ARDSでは，深鎮静に適宜筋弛緩薬を用いた機械換気による人工呼吸器管理から浅鎮静による自発呼吸温存の変更タイミングが難しく，ARDSを起こした原疾患の改善と循環動態の安定─とくに体液バランスの最適化（薬物的除水・機械的除水を適宜用いる）が必須となります．

□機械換気が長期化した場合は横隔膜の筋力低下が問題となり〔横隔膜筋損傷 myotrauma〕，また自発呼吸努力が非常に強い場合には患者呼吸努力自体が肺傷害を起こすことが認識されるようになっており(自発呼吸誘発性肺傷害P-SILI)，これらのバランスを考えながら実際の臨床現場では呼吸調節のモニタリングと自発呼吸に応じた適切な人工呼吸器設定を行います．

⑭ 自発呼吸温存：メリット・デメリット，非同調性・グラフィックのみかた，自発呼吸のコントロール(☞13章，16章，18章)

⑮ 自発呼吸温存での同調性を改善するモード：PAV+，NAVA(☞13章)

ケース(つづき)

□Day5〜7にかけて朝に鎮静offとしてF_IO_2 0.3，PEEP 8でSAT/SBTを繰り返したが，Day5，6にP0.1は4cmH_2Oで呼吸努力強かったため離脱・抜管は延期としフェンタニル継続しプロポフォール再開した．

□Day7に鎮静offとしてP0.1は1cmH_2Oと呼吸努力強くないことを確認し，F_IO_2 0.25，PEEP 5で2時間SAT/SBTを施行しASVモードで人工呼吸器離脱し抜管．

□離脱後はDay9まで高流量鼻カニュラHFNC使用し呼吸仕事量軽減および加温加湿による気道浄化を行い，Day10に血液・喀痰培養，抗酸菌染色×3はすべて陰性確認し内服抗菌薬へ変更．経腸栄養から食事形態アップし経口摂取再開．抗菌薬14日の治療期間を設定．動脈ライン，尿カテーテル，胃管抜去．

□Day12に血行動態安定し一般病棟転棟．労作時呼吸困難は軽度残存し歩行時室内気でSpO_2 93%に低下あり．メイン終了，リハビリテーション継続しDay21に自宅独歩退院．

□人工呼吸器からの離脱のために，原疾患の改善と循環・呼吸状態の改善を確認しSAT/SBTを施行します．実際のSAT/SBTをどのように評価し，失敗した場合の原因検索，そして現在では自動ウィーニング機能を備えた人工呼吸器機種も国内で使用可能となっており理解を深めておくことが大切です．

⑯ 人工呼吸器離脱・ウィーニング(☞17章)

⑰ 自動ウィーニング(☞17章，20章)

□ 筆者が勤務していたICU/CCUでの人工呼吸器管理の流れを示します(図1-12).

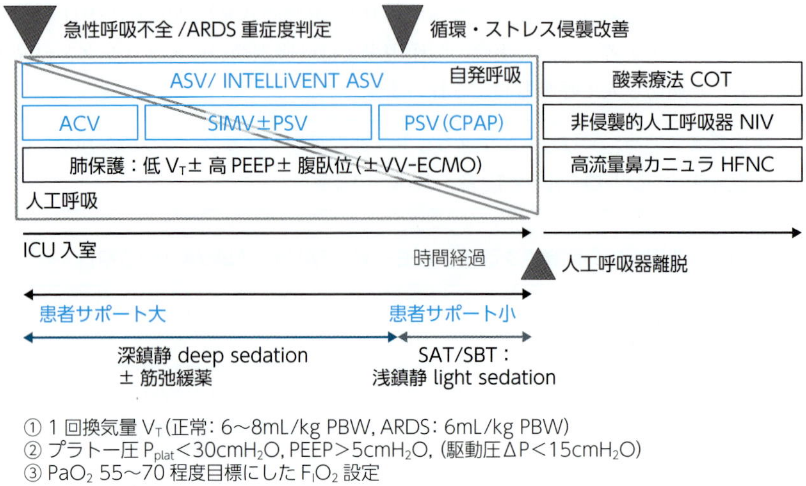

図1-12 クリティカルケアでの人工呼吸器管理

□ 挿管・人工呼吸器管理中の日々のケアとして，鎮痛・鎮静を含めたPADISガイドラインに基づくABCDEFバンドル(ARDSではABCDEF-R)の遵守(図1-13)や，気道浄化および呼吸状態・全身状態のアセスメント，そして挿管チューブ・低酸素血症などのトラブルシューティングが常にできるように準備しておくことも大切です．

⑱ 人工呼吸器ケア：PAD-ISと“ABCDEFバンドル”(ARDSでのABCDEF-Rバンドル)(☞11章)

⑲ 人工呼吸器管理ルーチンケア(☞9章)

⑳ 人工呼吸器管理トラブルシューティング(☞9章)

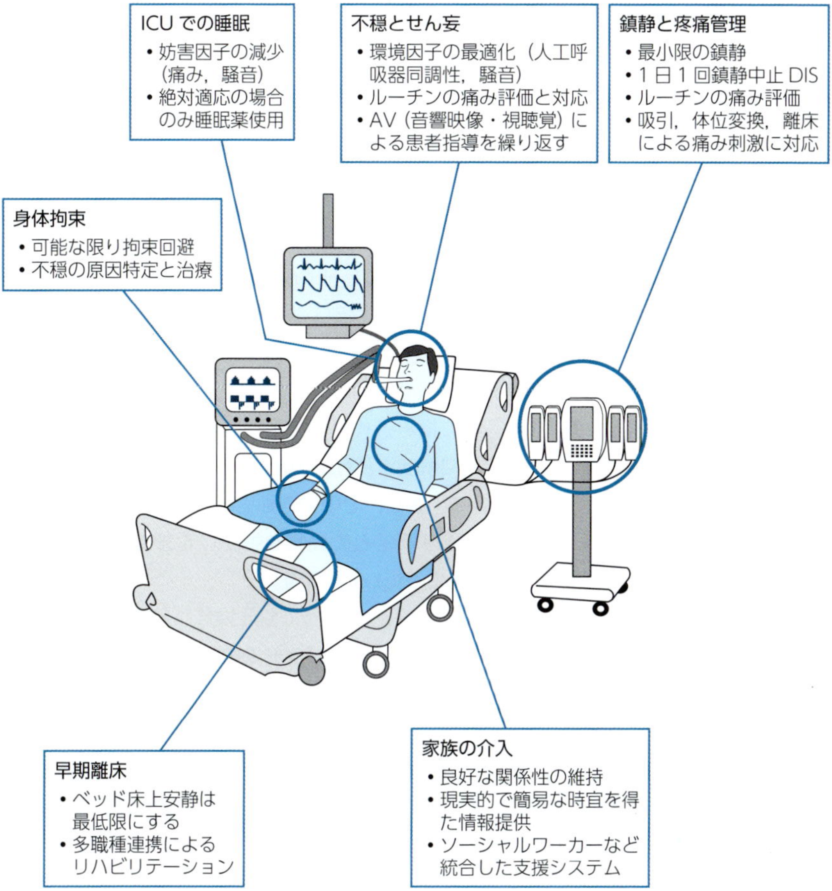

図1-13 人工呼吸器管理中のエビデンスに基づいたルーチンケア・支持療法
（文献8より）

MEMO 人工呼吸器の歴史

- □ 陽圧換気による挿管・人工呼吸器は現在ICUでは広く用いられる生命維持装置であり，人工呼吸器の到来とともに近代ICUが始まったといっても過言ではありません．陽圧換気の歴史を紐解くと16世紀半ばのAndreas Vesaliusに遡ります．
- □ Vesalius登場までは，西暦2世紀に哲学者で医学者のギリシャのGalenによって体系づけられた医学（人体は血液，粘液，黒胆汁，黄胆汁の四体液説によって定義付けられ，四季とも対応関係をもつとしたHippocratesによる古代医学の集大成）が約1300年の間信じられ，人体の解剖・生理について限られた記載しかありませんでした．この間，呼吸は循環に重要であること以外は詳細が触れられず進歩がないいわゆる“暗黒時代”でした．
- □ この限られた知識だけの古代医学に挑み近代医学の解剖学と生理学を切り拓いたのがVesaliusであり，1543年に解剖学書『*De Humani Corporis Fabrica*』〔人体の構造についての七つの書〕を出版し，その中で動物を開胸し気管切開孔から葦の茎を挿入し空気を肺内に送風することで動物を生かしておくことが可能である，と陽圧人工呼吸について初めて記しています．
- □ 一方，19世紀後半1864年にAlfred Jonesによって陰圧換気が発明され，当初は首から下の上半身以下を箱の中に入れプランジャーで中を陰圧にすることで吸気と呼気を繰り返すものでした．
- □ そしてVesaliusから約400年後に1929年Phillip DrinkerとLouis Agassiz Shawの考案したタンク型人工呼吸器が，ボストン小児病院でポリオの患児に用いられ成功し画期的な治療法となり“鉄の肺”と呼ばれ，さらに1931年のポリオの流行を契機としてより軽く安価で操作性に富んだEmerson製タンク型人工呼吸器が作られました（☞図6-2 p.175参照）．
- □ しかし陰圧換気による人工呼吸器“鉄の肺”は機材が大がかりで面倒であり，患者の身体がタンク内のため看護師による患者ケアが困難であり，さらに換気補助は可能であるものの肺実質疾患の治療や気道分泌除去ができないという欠点がありました．
- □ その当時まで陽圧換気は手術室での短時間で使用されているものの，長期にわたる安全性と有効性は不明でした．陰圧換気による“鉄の肺”の欠点・問題点を解決し，陽圧換気による人工呼吸が世界的に普及するきっかけとなった画期的な出来事が1952年に起こります．
- □ 1951年にデンマークのコペンハーゲンで国際ポリオ会議が開催され，世界中のポリオ専門家や患者が一堂に会しました．この会議が現在でいうSuper spreader（超感染拡大）イベントとなり，翌年1952年7月からコペンハーゲンでポリオの大流行が起こりました．

□ 球麻痺ポリオによる呼吸不全患者の死亡率は非常に高い中，感染症を専門とするBlegdams病院には鉄の肺1台と陰圧換気によるキュイラス型人工呼吸器6台で対応に迫られていました．

□ 1952年8月に米国ボストンで手術室での気管切開・陽圧換気による人工呼吸器を学んだ麻酔科のBjørn IbsenがBlegdams病院でポリオ患者の治療に気管切開による陽圧換気を始めたところ，一晩で死亡率が87%から40%まで低下しました（図1-14）．これを契機に陽圧換気が呼吸不全管理の標準となります．

□ Ibsenによる陽圧換気では機械がなかったため人力による手押しに頼らざるを得ず，このとき医学生1,500人が動員され，のべ165,000時間にわたって呼吸管理が行われました．このとき院内の1カ所にすべての呼吸不全患者を集めて治療にあたり，これが現代のICUの礎となりました．

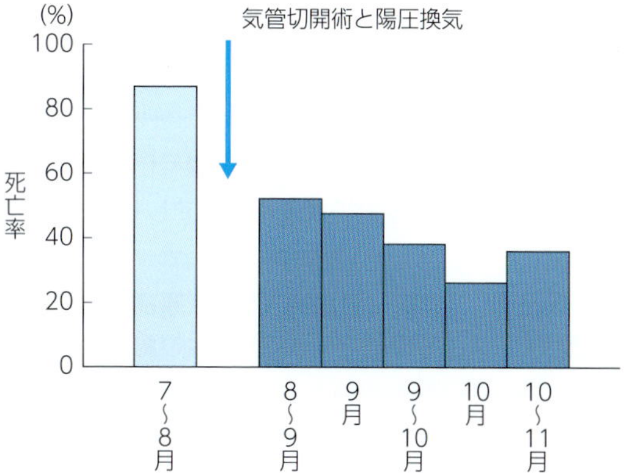

図1-14 球麻痺ポリオによる死亡率の推移（文献12）

1952年7月と8月27日までのBlegdams病院での死亡率は87%だったが，8月27日に気管切開と陽圧換気を開始し，次の月から死亡率は激減し約40%となった．

□ 手動換気の困難さからオランダ医師のClaus Bangとスウェーデン麻酔科医のCarl-Gunnar Engströmにより最初の陽圧換気可能な人工呼吸器が開発されました．まもなく動脈血液ガス分析も可能となりました．

□ 陽圧換気式人工呼吸器第1世代は量換気のみでしたが，PEEP搭載のSERVO 900Aが1972年に発売され，流量制御可能なサーボ弁により圧換気（PACV，PSV）が可能となりました．現在まで人工呼吸器はさらに小型化し使いやすくなり，マイクロプロセッサ制御され様々なモニタリングとモードが開発されています（表1-3）．

表1-3　陽圧人工呼吸器の世代

世代	年	特徴
1	1900年代初期〜1970年半ば	量調節換気のみ
2	1970年半ば〜1980年初期	自発呼吸吸気トリガーによる人工呼吸器の登場
3	1980年初期〜1990年後期	マイクロプロセッサによる換気調整
4	1990年後期〜	様々な人呼吸器モードの登場

□陽圧人工呼吸器を用いた呼吸管理で，現在では肺胞虚脱予防および酸素化改善目的で重要な役割を果たすPEEPについては，人工呼吸器の歴史の中で，1967年にARDSを記載したAshbaughらの報告のときに遡ります．そのため現在までの50年以上にわたるARDS研究がそのままPEEPの歴史であるともいえます．

※詳細については文献11を参照

＊この章でのポイント＊

- ☑ クリティカルケアでの呼吸ケアでは常に組織の酸素化を意識する．
- ☑ 呼吸管理による酸素化改善が組織の酸素化に必ずしもつながらないことを理解する．
- ☑ 循環不全への"蘇生期"，"安定・利尿期"および原疾患の改善など全身管理のフェーズを意識して，人工呼吸器モード設定および離脱に向けた準備を行う．

For Further Readings：さらに理解を深めるために

1. Cheifetz IM. Cardiorespiratory interactions: the relationship between mechanical ventilation and hemodynamics. Respir Care. 2014; 59: 1937-45.
2. Nichols D, Nielsen ND. Oxygen delivery and consumption: a macrocirculatory perspective. Crit Care Clin. 2010; 26: 239-53.
3. Gattinoni L, Brazzi L, Pelosi P, et al. A trial of goal-oriented hemodynamic therapy in critically ill patients. SvO_2 Collaborative Group. N Engl J Med. 1995; 333: 1025-32.
4. MacIntyre NR. Tissue hypoxia: implications for the respiratory clinician. Respir Care. 2014; 59: 1590-6.
5. Marhong J, Fan E. Carbon dioxide in the critically ill: too much or too little of a good thing? Respir Care. 2014; 59: 1597-605.
6. Rose L. Clinical application of ventilator modes: ventilatory strategies for lung protection. Aust Crit Care. 2010; 23: 71-80.
7. Moloney ED, Griffiths MJD. Protective ventilation of patients with acute respiratory distress syndrome. Br J Anaesth. 2004; 92: 261-70.

8. Urner M, Ferreyro BL, Douflé G, et al. Supportive care of patients on mechanical ventilation. Respir Care. 2018; 63: 1567-74.
9. Martin-Loeches I, Torres A, Nagavci B, et al. ERS/ESICM/ESCMID/ALAT guidelines for the management of severe community-acquired pneumonia. Intensive Care Med. 2023; 49: 615-32.
10. Pham T, Brochard LJ, Slutsky AS. Mechanical ventilation: state of the art. Mayo Clin Proc. 2017; 92: 1382-400.
11. Kacmarek RM. The mechanical ventilator: past, present, and future. Respir Care. 2011; 56: 1170-80.
12. Slutsky AS. History of mechanical ventilation. From Vesalius to ventilator-induced lung injury. Am J Respir Crit Care Med. 2015; 191: 1106-15.

Chapter 2

クリティカルケアでの循環・呼吸管理：壁内外圧差を理解する

ケース

Case1

□ 75歳男性．肺炎・敗血症性ショックで挿管・人工呼吸器管理となりICU入室．

□ 挿管直後のPaO_2/F_IO_2比100(酸素濃度F_IO_2 1.0でPaO_2 100mmHg)，重症急性呼吸促迫症候群ARDS合併と判断．ICU入室直後で人工呼吸器F_IO_2 0.6 PEEP 20．酸素化不良で肺胞リクルートメント手技を繰り返し著明な血圧低下を認めた．

□ どうしたらよいか？

① 呼吸器設定そのままでノルエピネフリンNE適宜フラッシュして対応

② 循環不全に対する治療を優先し循環安定するまでF_IO_2 1.0，PEEP 10で管理

③ 呼吸器設定そのまま輸液負荷とNE高用量で血圧維持

※肺胞リクルートメント手技は一時的に高PEEPをかける肺胞虚脱を解除する方法(☞12章p.418参照)

Section 1 クリティカルケア：組織の酸素化を優先させる呼吸ケアとは？

□ 1章でクリティカルケアでの組織の酸素化の重要性とそのための酸素運搬量$\dot{D}O_2$と酸素消費量$\dot{V}O_2$の最適化について考えました．

□ 重症患者では循環管理と呼吸管理は並行して行われますが，ケースのように循環不全と呼吸不全の両方合併した場合の初期蘇生アプローチはどのようにしたらよいでしょうか．

□ 末梢組織への酸素化を改善させることが初期蘇生での循環管理の優先事項であり，組織酸素化をよくするためには，

① 酸素運搬量$\dot{D}O_2$の上昇

※$\dot{D}O_2$は，① 心拍出量，② ヘモグロビン濃度，③ 動脈血ヘモグロビン酸素飽和度で規定

※とくに心拍出量の変動が酸素運搬に大きな影響を与える
② 酸素消費量 $\dot{V}O_2$ の低下

の2つを常に念頭に置きます.

□ そして循環不全では可能な限り呼吸仕事量を抑え呼吸筋への血流低下により組織の酸素化を優先させます.

□ そのため,

・鎮痛・鎮静，筋弛緩薬による人工呼吸器による機械換気補助(→ $\dot{V}O_2$ 低下)

・陽圧換気により動脈血ヘモグロビン酸素飽和度の維持(→ $\dot{D}O_2$ 上昇)

を行います.

□ この① $\dot{D}O_2$ 上昇と② $\dot{V}O_2$ 低下への期待される効果の反面，人工呼吸器による無視できないデメリット・合併症にはなにがあるでしょうか(表2-1)(☞16章p.548も参照).

表2-1 人工呼吸器管理による酸素運搬量と酸素消費量に与えるデメリット・合併症

① 酸素運搬量 $\dot{D}O_2$ 上昇
ヘモグロビン酸素飽和度 SaO_2 →酸素濃度 F_IO_2 上昇，陽圧換気
合併症:
・酸素毒性，人工呼吸器関連肺傷害VILI，陽圧換気・PEEPによる前負荷低下・血圧低下
② 酸素消費量 $\dot{V}O_2$ 低下
痛み→鎮痛薬，不穏→鎮静薬
合併症:
・過鎮痛・過鎮静と減量・中止に伴う離脱症候群，人工呼吸器管理・ICU入室期間延長
シバリング→筋弛緩薬
合併症:
・ICU筋力低下ICU-AW，横隔膜筋傷害myotrauma，人工呼吸器離脱困難

□ 1章で酸素運搬量 $\dot{D}O_2$ は，① 心拍出量，② ヘモグロビン濃度，③ 動脈血ヘモグロビン酸素飽和度で規定され，とくに**"心拍出量"**の変動が酸素運搬に大きな影響を与えることをみてきました(表2-2).

表 2-2　動脈血酸素分圧 PaO_2，ヘモグロビン Hb，心拍出量 CO の酸素運搬量 $\dot{D}O_2$ への影響

	酸素濃度 F_IO_2	動脈血酸素分圧 PaO_2 (mmHg)	ヘモグロビン酸素飽和度 SaO_2(%)	ヘモグロビン Hb (g/L)	血中溶解酸素 (mL/L)	酸素含有量 CaO_2(mL/L)	心拍出量 CO (L/分)	酸素運搬量 $\dot{D}O_2$(mL/分)	酸素運搬量変化率 (%)
① 正常*	0.21	97.5	96	130	3.0	170	5.3	900	0
② 患者**	0.21	45.0	75	70	1.4	72	4.0	288	−68
③ 酸素濃度 F_IO_2 ⬆	0.35	67.5	92	70	2.1	88	4.0	352	+22
④ 酸素濃度 F_IO_2 ⬆⬆	0.60	123.8	98	70	3.8	96	4.0	384	+9
⑤ Hb ⬆	0.60	123.8	98	105	3.8	142	4.0	568	+48
⑥ CO ⬆	0.60	123.8	98	105	3.8	142	6.0	852	+50

*正常：75kg，安静時
**患者：低酸素血症，貧血，心拍出量低下で組織酸素化低下している状態
・$\dot{D}O_2 = CaO_2 \times CO$ (mL/L)
・$CaO_2 = (Hb \times SaO_2 \times 1.34) + (PaO_2 \times 0.03)$ (mL/L)
① 正常→② 患者で 32%⬇
② 患者→③ 酸素濃度 F_IO_2 ⬆で 22%⬆
③ 酸素濃度 F_IO_2 ⬆→④ 酸素濃度 F_IO_2 ⬆⬆で 9%⬆
④ 酸素濃度 F_IO_2 ⬆⬆→⑤ ヘモグロビン Hb ⬆で 48%⬆
⑤ ヘモグロビン Hb ⬆→⑥ 心拍出量 CO ⬆で 50%⬆
※心拍出量 CO 上昇が最も酸素運搬量に影響を与える→『クリティカルケアでは循環管理を優先すべき』
(文献 1 より)

□ 以上からわかるようにクリティカルケアでの重症患者で循環不全と呼吸不全合併の場合，
『人工呼吸器サポート・鎮静で+/−筋弛緩 SaO_2 維持と呼吸仕事量減少』
を行いつつ，
『陽圧換気・PEEP による前負荷低下・血圧低下が起こらない
(=心拍出量を下げない)』
ように循環管理への影響・デメリットを最小限とし，そのなかで陽圧換気による人工呼吸器のメリットを最大限に生かすような呼吸管理がよいと考えられます．

□ 組織の酸素化の改善とショック・循環不全から回復したら，① $\dot{D}O_2$ 上昇と② $\dot{V}O_2$ 低下への介入によって起こるデメリット・合併症を最小限にし肺メカニクス異常へのアプローチに速やかに移行することが重要です．

ポイント!

- クリティカルケアでの循環・呼吸管理で循環不全と呼吸不全合併では，「組織の酸素化」の視点からまずは循環管理を優先させる
- 呼吸管理は「組織の酸素化」の視点から循環不全を増悪させないよう細心の注意を払う

□ケース1では，循環管理を優先するため，筆者ならば② の治療方針を選びます．

□『陽圧換気・PEEPによる前負荷低下・血圧低下』といった副作用・合併症の機序も含め，呼吸が循環に与える影響，そして呼吸と循環の相互作用cardiopulmonary interactionsを考えてみます．

Section 2 壁内外圧差transmural pressureを理解する

□陽圧換気による循環の前負荷・後負荷への影響，そして呼吸管理での経肺圧〔transpulmonary pressure: P_L (P_{tp})〕を理解するため壁内外圧差(transmural pressure: P_{tm})についてまず考えてみます．

□室内で風船をふくらませたときにかかる「風船内の圧力」を10とします(図2-1)．

□次にプールの中，つまり水中で同じ10の圧力が風船にかかるようにふくらませようとします．しかし風船はふくらみません(図2-2)．

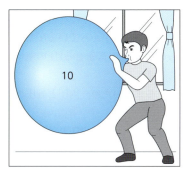

図2-1 室内で風船をふくらませる，このときの風船内の圧を10とする

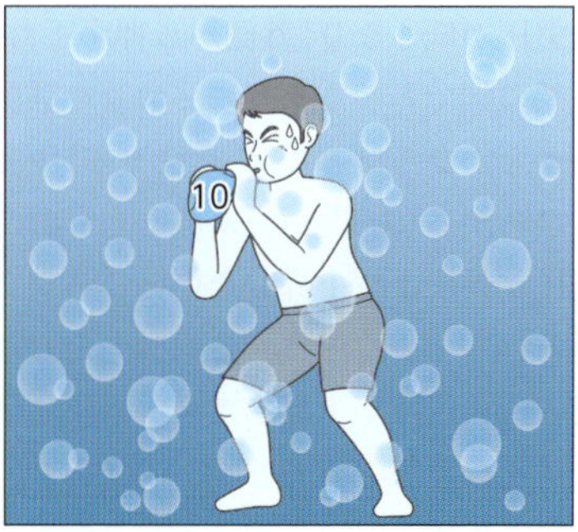

図2-2 室内(大気圧)と同様に水中で風船をふくらませようとするがふくらまない

□風船の中には室内と同じ10の圧力がかかっていますがふくらまずしぼんだままなのはなぜでしょうか？

□それは「水圧がかかっているからふくらまずしぼんだままの状態」とみなさんは答えるでしょう．

□つまり，風船は「内側からの圧力」と「外側からの圧力」の差によってふくらんだ状態やしぼんだままの状態となります(図2-3)．

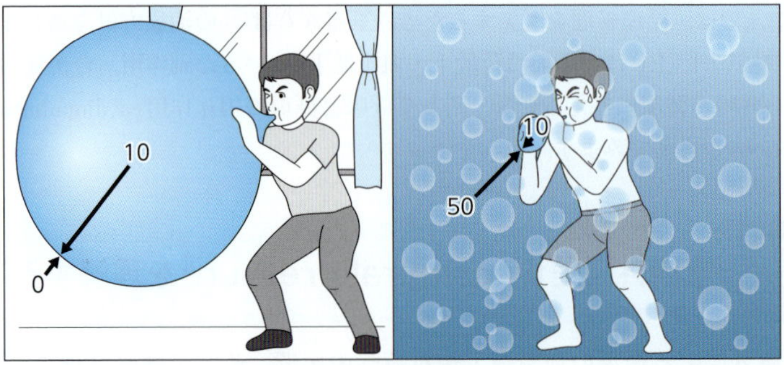

風船内にかかる圧力＝10－0➡10　　風船内にかかる圧力＝10－50➡－40

図2-3 室内での風船を押す大気圧は風船内からの圧10より低いためふくらむ，そして水が風船を押す水圧は風船内からの圧10より高いためしぼんだままである

□ 大気圧は室内などふだんの生活では感じることがありませんが，実際は0の圧力で風船を外側から押していると考えると理解しやすいでしょう．当然，大気圧が低くなる高山では風船は平地よりふくらませやすくなり，その理由として高度が高いと大気圧が低くなり「外側から押す圧力」が低下するからです．

□ 風船の例でわかるように，血管や肺胞など管腔構造自体にかかっている圧力は，内側からのひろげる（ふくらませる）圧と外側からの縮ます（しぼませる）圧の差によってひろがる（ふくらむ）か縮む（しぼむ）かが決まります．

□ 内圧が外圧より上昇しないとひろがらない・ふくらまないため，内圧と外圧の差がひろげる・ふくらませる原動力となります．

□ そのため内圧が上昇しても，外圧も同時に同程度上昇すれば，内圧と外圧差がないためそのままとなります．一方，内圧上昇以上に外圧がはるかに上昇した場合は，内圧と外圧差はマイナスとなり縮む（しぼむ）ことになります．

□ この管腔構造での，「腔の内側の圧（内圧）－腔の外側の圧（外圧）」の差で求められる圧力を壁内外圧差 P_{tm} といいます（図2-4）．

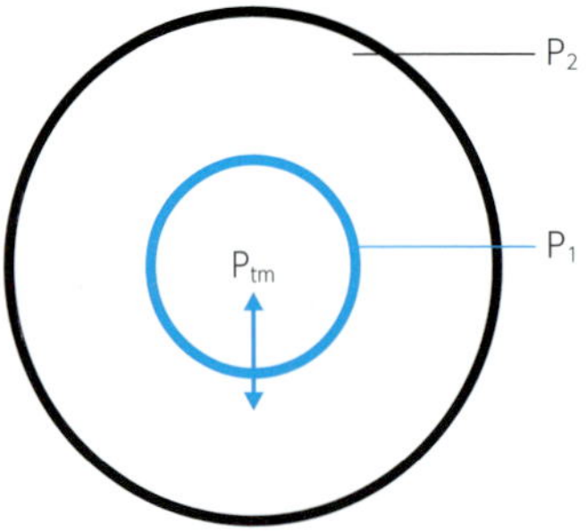

$P_{tm}=P_1-P_2$

図2-4 内側の空間壁にかかる壁内外圧差（transmural pressure：P_{tm}）

P_1：内側の空間による圧，P_2：外側の空間による圧

MEMO 壁内外圧差 P_{tm} としての経肺圧と左室拡張末期圧

□ 呼吸循環相互作用の面から壁内外圧差 P_{tm} を考える場合，

① 胸腔内圧(pleural pressure：P_{pl})

そして壁内外圧差 P_{tm} の差として，

・呼吸→② 経肺圧(差)〔transpulmonary pressure：P_L(P_{tp})〕

・循環→③ 左室拡張末期圧(差)(left ventricular end-diastolic pressure：LVEDP)

の3つのパラメータが重要です(図2-5).

□ 壁内外圧差 P_{tm} は静止時に評価するため，呼吸周期では吸気終末，心周期では拡張末期の一時点で評価します.

□ そのため，経肺圧(差) P_L(P_{tp})は吸気終末，左室拡張末期圧(差)LVEDPは拡張末期での評価が必要です.

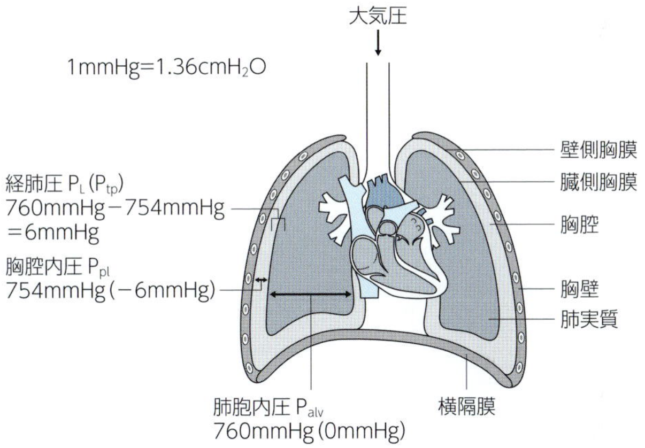

図2-5 胸腔内圧 P_{pl}：－6mmHg(－8cmH_2O)，肺胞内圧 P_{alv} と経肺圧 P_L(P_{tp})

□ 自発呼吸下では胸腔内圧は陰圧になっており約－6mmHg(－8cmH_2O)です.

□ 以前は気道内圧を高くすることで吸気終末の肺胞内圧が上昇し，人工呼吸器関連肺傷害VILIである圧肺損傷barotraumaが起こると考えられていました.

□ しかし肺胞内圧が150cmH_2Oと非常に高くなるトランペット奏者では実際にはVILIが起こりません.

□ それは胸腔内圧 P_{pl} から求められる肺胞の壁内外圧差 P_{tm} である経肺圧 P_L(P_{tp})を考えると理解できます(図2-6D).

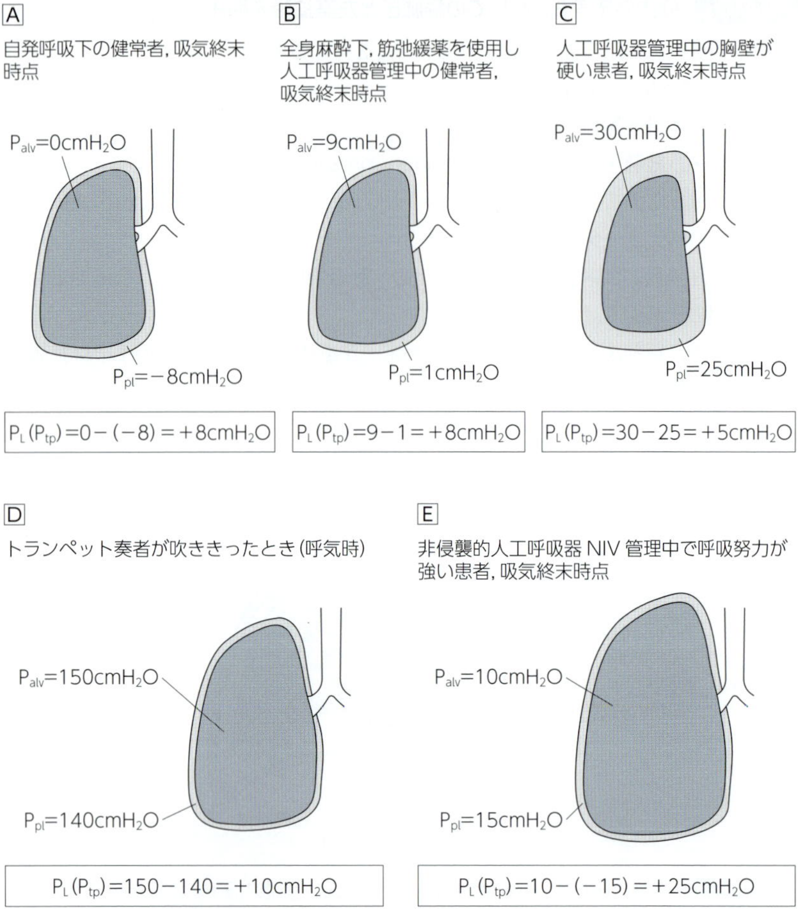

図2-6 様々な病態での胸腔内圧と経肺圧（文献3より）

Aは肺機能が正常で，声門開放で自発呼吸患者の吸気終末．肺胞内圧 P_{alv} 0cmH_2O，胸腔内圧 P_{pl} −8cmH_2O→経肺圧 $P_L(P_{tp})$ +8cmH_2O（$P_{alv}-P_{pl}$）

Bは全身麻酔下に陽圧換気でAと同じ1回換気量の正常肺．肺胞内圧 P_{alv} 9cmH_2O，胸腔内圧 P_{pl} 1cmH_2O→経肺圧 $P_L(P_{tp})$ +8cmH_2O.

Cは重度肥満，大量腹水や胸水の患者の吸気終末．胸壁が非常に硬くなる場合，人工呼吸器の圧の多くが肺ではなく胸壁を膨張させるために使用されプラトー圧 P_{plat} は高くなるが胸腔内圧 P_{pl} も高いため肺過膨張を起こす経肺圧 $P_L(P_{tp})$ 上昇は起こりにくい.

Dはトランペット奏者で気道内圧（=肺胞内圧 P_{alv}）が150cmH_2Oに達することがあるが呼吸筋による胸腔内圧 P_{pl} も同様に高くなるため，肺にかかる圧力〔=経肺圧 $P_L(P_{tp})$〕正常であり圧損傷は起こらない.

Eは非侵襲的人工呼吸器NIV使用中の非常に強い呼吸困難の吸気終末．気道内圧（=肺胞内圧 P_{alv}）が10cmH_2Oと低くても，強い自発呼吸による胸腔内圧 P_{pl} 陰圧変動が大きく経肺圧 $P_L(P_{tp})$ は非常に高い.

□ 左室が後負荷と胸腔内圧に打ち勝つ圧を壁内外圧差P_{tm}の面から考えてみます.

□ 自発呼吸下で左室の壁内外圧差は，左室拡張末期の一時点で評価すると，収縮期血圧100mmHgと胸腔内圧−20mmHgより，100−(−20mmHg)→120mmHgであるため，左室後負荷に打ち勝って拍出するために左室拡張末期圧として120mmHg必要になります(図2-7).

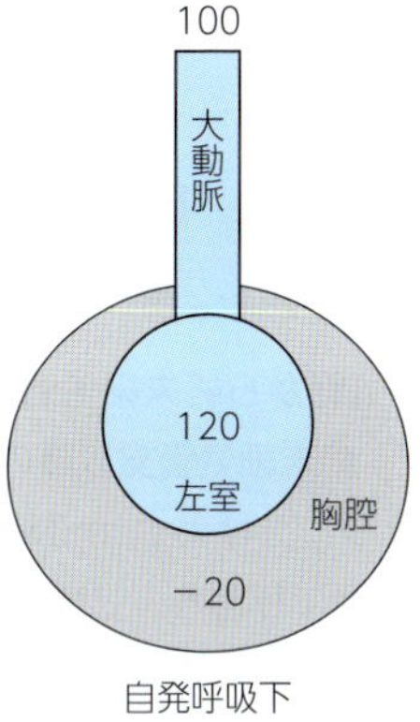

図2-7 自発呼吸努力時(胸腔内圧P_{pl}−20mmHg)での収縮期圧100mmHgに対する左室拡張末期圧(文献4より)

□ 肺と血管が胸腔内圧の影響をどのように受けるかについては(図2-8)，人工呼吸器による陽圧換気では経肺圧P_L(P_{tp})：P_{aw}(P_{alv})−P_{pl}→+20(30−10)となり肺胞がひろがる(ふくらむ)ように作用します.

□ 一方，肺毛細血管圧差：P_{cap}−P_{pl}→+2(12−10)と低値です

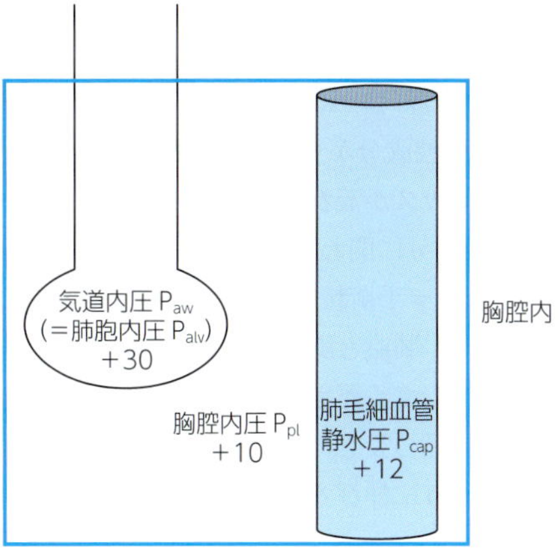

図2-8 人工呼吸器陽圧換気中の肺胞と肺胞毛細血管での壁内外圧差(文献13より)

□ ① 壁内外圧差P_{tm}によって管腔がひろがる(ふくらむ)・縮む(しぼむ)という考え方と② (結果として管腔がひろがる・縮む)前提として圧差によってガス・血液が流れる，つまり高圧側から低圧側に移動することの2点を十分に理解することが呼吸・循環管理を理解するために重要です．

□ また胸腔内圧は直接モニタリングできないため，臨床では食道内圧測定で代用します(☞18章p.649参照)．

Section 3 胸腔内圧が肺・胸郭，循環に与える影響：呼吸循環相互作用

□ 呼吸生理では，呼吸器系を① **気管から終末細気管支までのガスの通過に関わる伝道部位：気道粘性抵抗成分**，② **終末細気管支以降のガス交換に関わる呼吸(肺胞)・換気部位(胸郭)：弾性成分**の2つに分けます(☞3章p.88参照)．

□ ガス交換は肺胞と肺毛細血管の間で行われ，二酸化炭素CO_2は血管内から肺胞間の圧較差で拡散・呼出され，同時に酸素O_2は肺胞から血管内に圧較差で拡散されます．

□ 換気は，ガス交換に関わる① 肺胞換気V_Aと主に伝導部位からなるガス交換に関わらない② 死腔換気V_Dによって1回換気量V_Tが決まります．

$$V_T = V_A + V_D$$

□ 1回換気量V_Tは吸気と呼気のガス交換量であり，健常成人で約7mL/kg PBWです．

□ とくに安静時の呼気終末の肺内に残ったガス量を機能的残気量(functional residual capacity：FRC)といい，体内での主な酸素貯蔵量を示し動脈血酸素分圧PaO_2の維持に関係しています．

□ そのため機能的残気量FRCの低下は低酸素血症につながります．

□ 機能的残気量FRCを示す安静時呼気終末は，呼吸器系の① 伝導部位の気道粘性抵抗成分と② 肺胞・胸郭の弾性成分からみた場合どのような状態でしょうか？

□ 呼気終末は伝導部位に呼気ガスが流れていない状態です(auto-PEEPがない場合)．

□ そして呼気終末の② 弾性成分に関わる力は肺胞と胸郭が釣り合った状態にあります．肺胞と胸郭が釣り合う(＝平衡状態)とはどういうことでしょうか？

□ “弾性”成分といわれる通り，肺胞と胸郭はそれぞれ弾性力があります．弾性力があるというのは「バネ」を想像してください．

□ 肺・胸郭ともに伸ばしたら元の長さに戻るように縮むように働く力があり，逆に縮ませたら元の長さに戻るように伸びるように働く力があります(図2-9)．

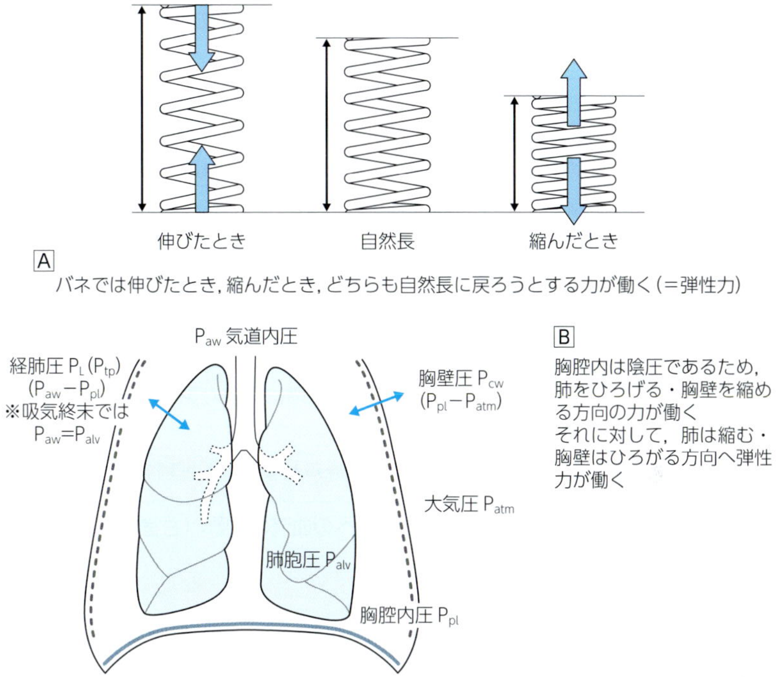

図2-9 肺と胸郭はバネと同じで弾性力がある

□つまり，胸腔内が陰圧であることで縮まろうとする肺胞はひろがる方向に，そしてひろがろうとする胸郭は内部に縮まる方向に力を受けます．

□呼気終末の機能的残気量FRCでは，収縮する肺胞と拡張する胸郭とが平衡状態にあることを示します（図2-10）．

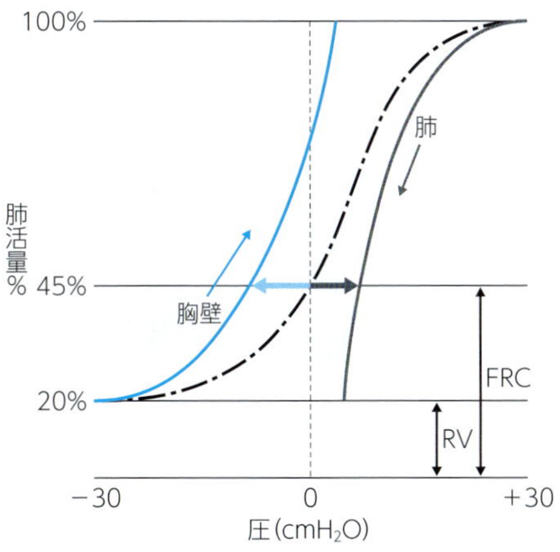

図2-10 肺と胸壁の圧・容量曲線（文献8より）

肺と胸壁の圧変化の和が肺・胸壁含む全呼吸器系の圧・容量曲線となる．肺と胸壁が釣り合う＝機能的残気量FRCでは圧差がゼロ．

FRC：機能的残気量，RV：残気量

ポイント!
- 呼気終末の機能的残気量FRCでは，肺と胸壁を含む呼吸器系全体の圧差がゼロである

□ 次に胸腔内にある① 肺，② 胸壁，③ 心臓についてそれぞれ弾性力があり，自発呼吸下で胸腔内が陰圧の状態で，肺・胸壁は吸気・呼気，そして心臓は収縮・拡張を繰り返しています．肺は心膜を包み，胸壁に囲まれた構造となっています．

□ 容量の違い(心臓：手拳大，肺：3～4L)から，心臓より肺のほうが吸気・呼気サイクルでの容量変化がはるかに大きいため，収縮・拡張による心臓が肺・胸壁に与える影響以上に肺と胸壁(＝胸腔内圧)が心臓に与える影響のほうが非常に大きくなります．

ポイント!
- 肺と胸壁(＝胸腔内圧)の変化は心臓・循環に大きな影響を与える

□ 臨床からみた呼吸と循環の相互作用は4つに分かれます(図2-11)．

① 胸腔外大血管(静脈系)から右心・胸腔内への血流の移動：(右室)前負荷
② 右心室・左心室の心室間相互依存
③ 肺血管(肺循環)：右室後負荷
④ 左心・胸腔内から胸腔外大血管(動脈系，大循環)への血流の移動：後負荷

□ 循環に与える呼吸の影響は① 胸腔内圧の変化，② 肺容量の変化の2点があります．

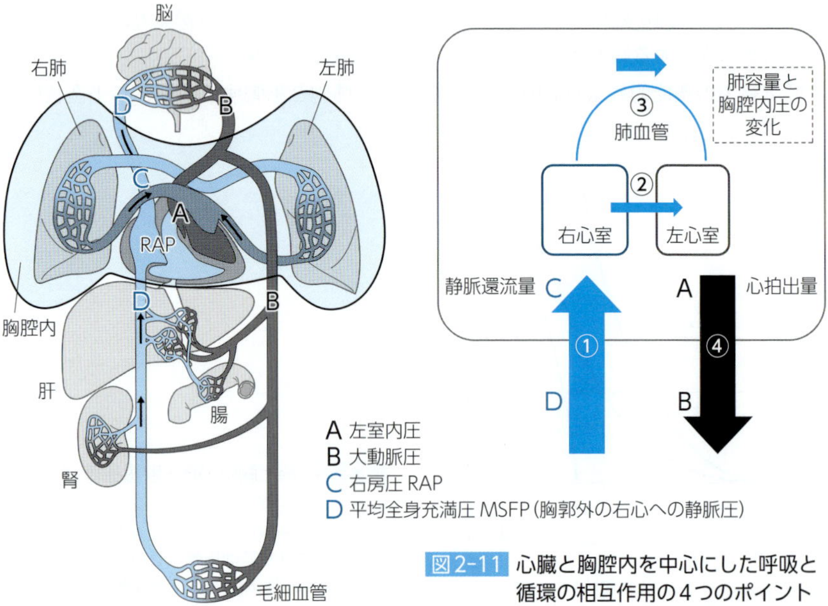

図2-11 心臓と胸腔内を中心にした呼吸と循環の相互作用の4つのポイント

胸腔外大血管（静脈系）から右心・胸腔内への血流の移動：（右室）前負荷

- 心拍出量は左室拡張と左室収縮でのFrank-Starlingの法則と心臓への静脈還流量（venous return：VR）によるGuytonの法則で規定され，心収縮を表すStarling曲線と右房圧（right atrial pressure：RAP）に対する静脈還流量VRを示したGuyton曲線との交点で求められます（図2-12）．

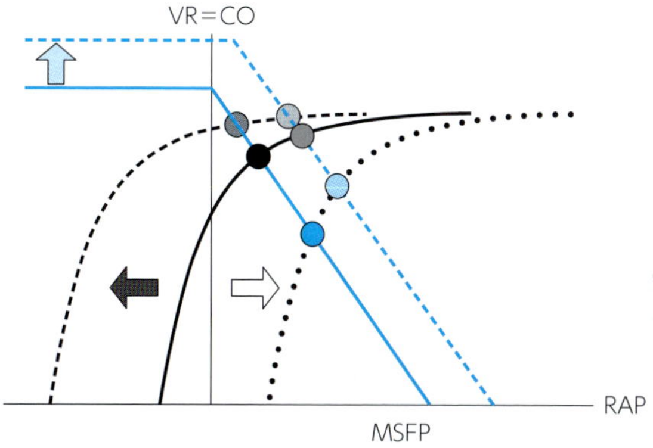

図2-12 Frank-Starling曲線とGuyton曲線

Guyton（静脈還流量）曲線（水色実線—）とFrank-Starling（心拍出量）曲線（黒実線—）を重ね合わせると2つの曲線の交点が右房圧RAPと心拍出量COを示す．
Guyton曲線より右房圧RAPがゼロのときに静脈還流量が最大になり，静脈還流量がゼロのときに平均全身充満圧MSFPを表す．
容量負荷によりGuyton曲線は上方および右方向にシフトする（水色破線---）．
自発吸気では胸腔内圧とRAPが低下し（⬅），Frank-Starling曲線は左にシフトする（黒破線---）．RAPが低下しても心拍出量は上昇する．
人工呼吸器により胸腔内圧が陽圧になると逆のことが起こり（⇨）．右にシフトしRAPが上昇しても心拍出量は低下する（●：水色実線—と黒点線…の交点）．

- これまで述べたとおり，圧差によって血液は全身を循環するため，右心への静脈還流量は，容量血管である全身静脈系の平均全身充満圧（mean systemic filling pressure：MSFP，正常約7mmHg）と右房圧（RAP，正常2mmHg）の圧差で決まります．右心系循環は圧差が小さいことがわかります（約4～8mmHg）．
- 自発呼吸下では胸腔内圧が陰圧（−8cmH_2O）ですが，人工呼吸器管理では陽圧となります．
- 自発呼吸がない挿管・人工呼吸器管理中は吸気時・呼気時で気道内圧P_{aw}は変化しますが，auto-PEEPがなければ，平均気道内圧（mean airway pressure：MAP）は平均肺胞内圧と十分に相関します．
- 高い平均気道内圧MAPは平均肺容量増加，胸郭拡張，その結果として肺血管抵抗上昇，胸腔内圧上昇が起こります．

□ ① 平均気道内圧MAPは心臓を囲む胸腔内圧に大きな影響を与えること，② 右心系循環は圧差が小さいため胸腔内圧の影響を受けやすいことの2点を考えると，人工呼吸器による陽圧換気でとくに循環不全で平均気道内圧MAPに影響する設定変更時は細心の注意が必要であることがわかります(図2-13).

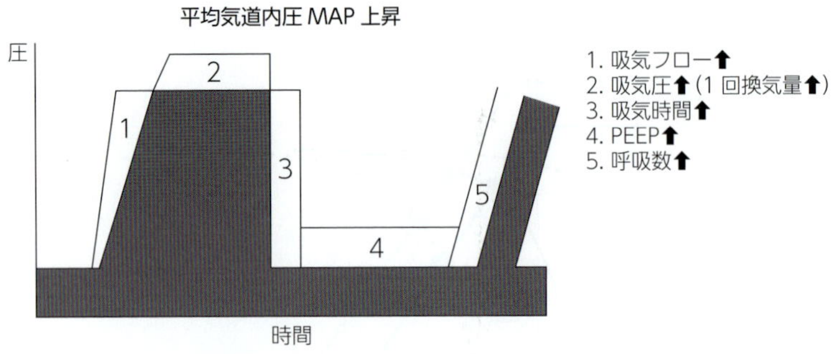

図2-13 平均気道内圧MAPに影響を与える因子

圧・時間曲線での面積増加がMAP上昇と関連するため，これらパラメータ変更時は常にMAP値モニタリングと静脈還流量低下による心拍出量低下・血圧低下からの組織酸素運搬量$\dot{D}O_2$変化に注意する

□ 陽圧換気により，① 肺容量増加での肺血管抵抗上昇と② 平均気道内圧MAP上昇での胸腔内圧上昇が起こり，胸郭入口での大静脈の静脈還流量減少につながります.

□ 自発呼吸では逆に吸気時に胸腔内がさらに陰圧となりRAPが低下し，また横隔膜収縮により腹腔内圧上昇が平均全身充満圧MSFPを上昇させるため胸郭入口での大静脈の静脈還流量増加につながります(強い自発呼吸努力による腹腔内圧上昇は後述する左室後負荷の増加にも寄与します).

右心室・左心室の心室間相互依存

□ 右室壁は左室壁と比較して非常に薄く収縮力も低いため大静脈から血液を肺循環につなぐ一種の“導管”の役割を担っています.

□ そのため，右室後負荷である肺血管抵抗(pulmonary vascular resistance: PVR)の影響を受けやすく，PVR上昇により容易に右室拡張が起こります.

□ 右室と左室は同じ筋膜で覆われており心室中隔を共有する構造をしているため右室拡張は左室拡張不全につながります(心室間相互依存ventricular interdependence)(図2-14).

□ さらに極端な右室拡張になると心筋が薄いため右室灌流低下が起こり右室収縮不全につながります.

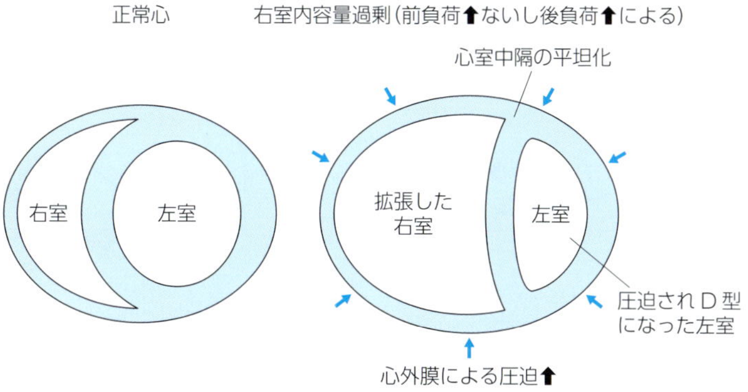

図2-14 心室間相互依存ventricular interdependence

右室は左室に並んだ三日月型であり，心室中隔を共有した構造となっている．
右室内での急激な圧変化では中隔が左室側に移動し〔D型(D-shaped)中隔と呼ばれる〕，
左室コンプライアンス低下(＝拡張不全)につながる．

肺血管(肺循環)：右室後負荷

□肺血管抵抗PVRは，①開存している肺血管数と②肺血管攣縮の2つの影響を受けます．

①開存している肺血管数

□呼吸器疾患，無気肺，肺胞過伸展により虚脱・圧迫され，開存している肺血管数が減少するとPVR上昇につながります．

□とくに呼吸器疾患で虚脱血管・圧迫血管がある状態で，人工呼吸器による陽圧換気での肺胞過伸展が起こるとさらにPVR上昇につながります(肺の一部では虚脱肺による虚脱・圧迫血管PVR⬆，一部では肺過膨張による圧迫血管PVR⬆→さらなる肺血管抵抗PVR⬆⬆・右室後負荷⬆⬆→右心不全と心室間相互依存による左室コンプライアンス低下と心拍出量低下につながる)．

□肺内血管の呼吸・陽圧換気の影響を考える際に，①肺胞外血管(動静脈)と②肺胞内毛細血管に分けて整理します(図2-15，図2-16)．

□肺胞外血管は呼気時に圧迫され，吸気時に肺全体とともに拡張するため，肺胞外血管は肺・胸郭拡張とともにPVRは低下します(図2-15A)．

□肺胞内毛細血管は呼気時に拡張し，吸気時には圧迫されるため，肺胞内毛細血管は拡張とともにPVRが上昇します(図2-15B)．

□①肺胞外血管と②肺胞内毛細血管を含む肺血管全体の肺血管抵抗PVRと肺容量の関係は図2-15Cのようになります．

□とくに肺容量が機能的残気量FRCのときにPVRが最低となることに注意してください．

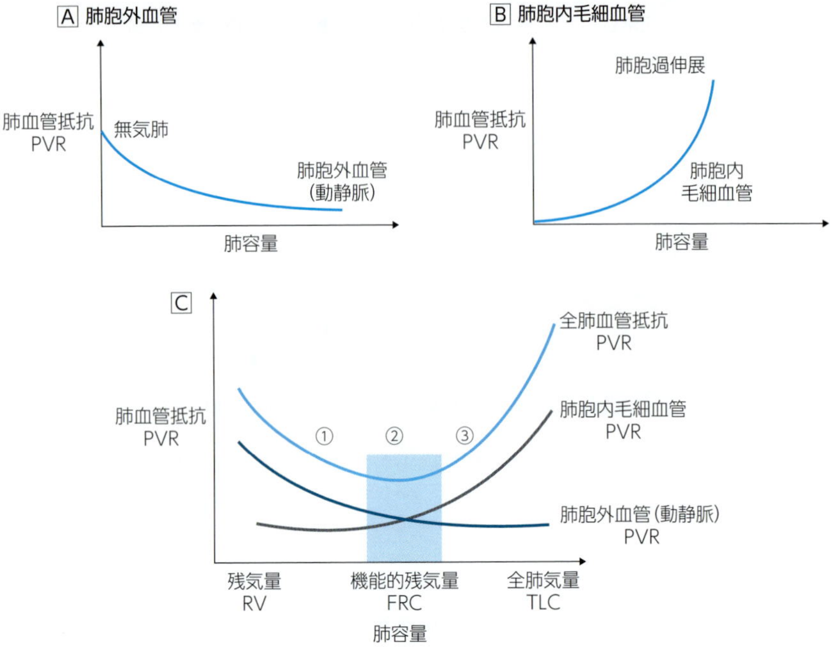

図 2-15 肺容量と肺血管抵抗PVRの関係　A. 肺胞外血管とPVR, B. 肺胞内毛細血管とPVR, C. 肺血管全体とPVR(文献4より)

肺容量が機能的残気量FRCのときにPVRは最低(=右室後負荷⬇)となることに注意.

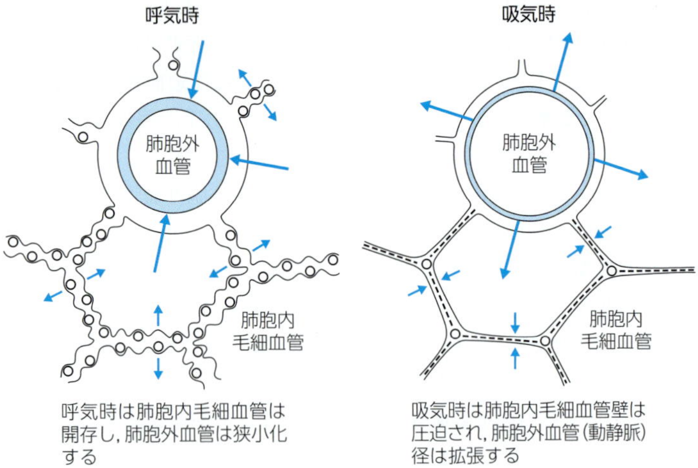

図 2-16 吸気・呼気時の肺胞外血管と肺胞内毛細血管

□急性呼吸促迫症候群ARDSや心原性肺水腫ACPEの呼吸管理で肺の大部分で肺胞虚脱が起こっている場合について考えてみます.

□ARDSやACPEに対し陽圧換気でPEEPをかけると，虚脱肺胞のリクルートメントに伴い肺胞内毛細血管も開通するためPVRは低下します．一方で，一部のすでに開通している肺胞・肺胞内毛細血管は過膨張しますが，新たに開通した肺胞内毛細血管の割合が相対的に高いため，PEEPによるMAP上昇にもかかわらず全肺血管抵抗PVRは低下することになります(図2-15Cの①→②).

□一方，すでに肺胞内毛細血管が過膨張の状態では，わずかなPEEPやMAP上昇により右室後負荷が著明に上昇し右心負荷の影響で卵円孔開存が起こり，右→左シャントとなり著明な低酸素血症につながります(図2-17).

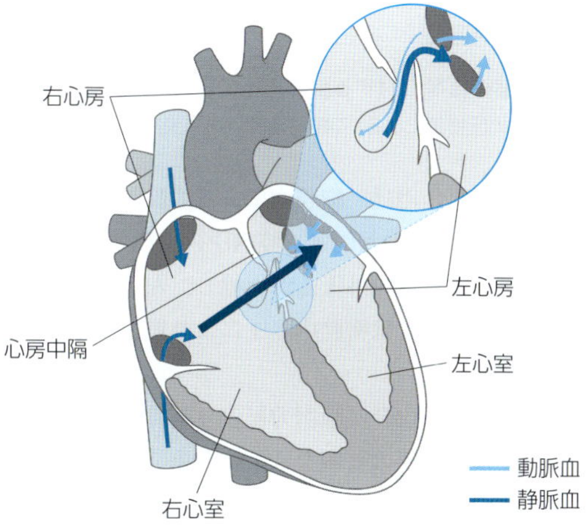

図2-17 ARDSへの高PEEP管理など肺血管抵抗PVR増大による卵円孔開存PFO
著明な右室後負荷による右房圧⬆・右室圧⬆での卵円孔開存PFOと心室間相互依存.

② 肺血管攣縮

□肺血管抵抗PVRに大きな影響を与えるのは肺容量ですが，それ以外に，

- 低酸素血症
- 高二酸化炭素血症
- アシドーシス

で肺血管攣縮が起こりPVR上昇につながります.

□そのため右心不全が考慮される状態(心エコー所見でD型中隔)では，適切な機能的残気量FRCを維持することと低酸素血症，高二酸化炭素血症，アシドーシスへの介入で肺血管抵抗PVRを可能な限り低下させることが重要です.

左心・胸腔内から胸腔外大血管（動脈系，大循環）への血流の移動：後負荷

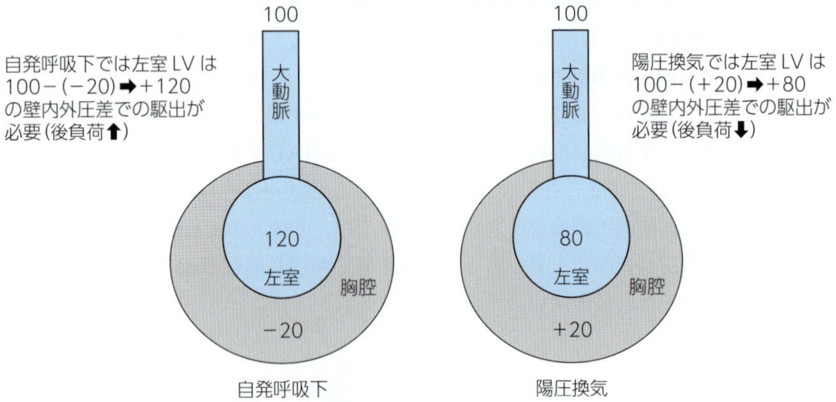

図 2-18 左室後負荷に対する胸腔内圧の影響（文献 4 より）
胸腔内圧上昇（陽圧換気による）で左室後負荷が減少する．

- □ 呼吸による左心系循環との相互作用は，胸腔内にある心臓と胸腔外大血管（動脈系，大循環）について，拡張末期での大動脈圧と胸腔内圧の壁内外圧差で考えます．
- □ 自発呼吸下では胸腔内陰圧により壁内外圧差が上昇し，左室後負荷が増大します．
- □ 一方，人工呼吸器による陽圧換気では胸腔内陽圧により壁内外圧差が低下し，左室後負荷が減少します（図 2-18）．
- □ とくに急性心原性肺水腫では強い自発呼吸努力により胸腔内圧が著明な陰圧変動するため，後負荷増大から左室駆出能の著明な低下と左室充満圧上昇により肺水腫のさらなる増悪が起こります．

- □ 以上をまとめると，呼吸循環相互作用 cardiopulmonary interactions を考える際に，**① (右心)前負荷・静脈還流量，② 心室間相互依存，③ 肺血管抵抗，④ 左心後負荷**の 4 つのパーツに分けて，胸腔内圧が陰圧（自発呼吸下），陽圧（人工呼吸器），肺容量の変化による相互作用を整理するとよいでしょう．
- □ 例として心不全の場合を考えてみます（図 2-19）．
- □ 自発呼吸下の胸腔内圧が陰圧の状態では，静脈還流量が増加し（①），右室の拡張と左室圧迫を起こし（②），左室拡張末期容量低下・心拍出量低下が起こります．また呼吸困難で強い自発呼吸による胸腔内の著明な陰圧変動での左室後負荷増大も左室駆出能低下・心拍出量低下につながります（④）．

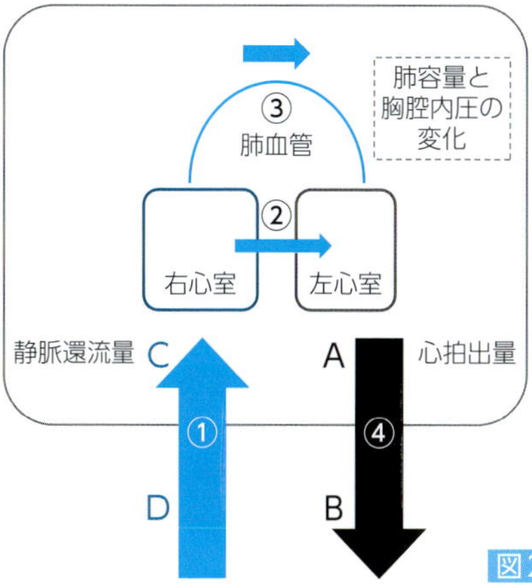

図2-19 図2-13の再掲

□陽圧換気では胸腔内圧が陽圧の状態となるため，静脈還流量が減少し(①)，右室前負荷が低下します．また胸腔内が陽圧のため左室後負荷が減少し左室駆出能が改善し心拍出量が増加します(④)．

□肺過膨張は肺血管抵抗PVRが上昇し(③)，右室後負荷上昇による右室拡張と左室圧迫を起こし(②)，左室拡張末期容量低下・心拍出量低下が起こります(④)．

□自発呼吸下(胸腔内圧陰圧)，人工呼吸器管理(胸腔内圧陽圧)での吸気時と呼気時の各パラメータの変動をまとめると図2-20のようになります．

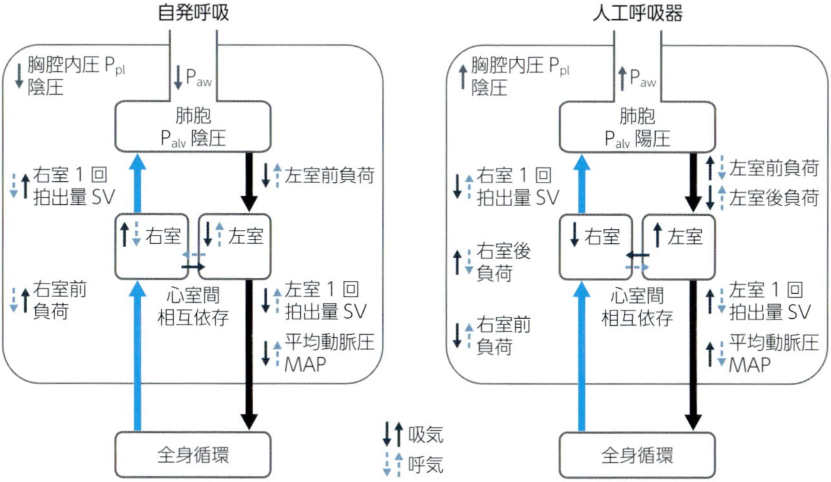

図2-20 自発呼吸下，人工呼吸器管理中の吸気・呼気での呼吸循環相互作用

Section 4 呼吸性変動による輸液反応性と組織の酸素化の指標

□ 自発呼吸(陰圧換気)および人工呼吸(陽圧換気)による吸気・呼気での胸腔内圧の変化が静脈還流量に影響を与えることについて前項でみてきました.

□ 静脈還流量の呼吸性変動を用いることで,(右心)前負荷が評価でき輸液反応性fluid responsivenessと呼びます.

□ 前負荷により1回拍出量(stroke volume: SV)が決まるため,1回拍出量の呼吸性変動として輸液反応性を評価します.

① 1回拍出量SVをなにでモニタリングするか

□ 1回拍出量SVの低侵襲なモニタリングとして,① Pulse contour法(FloTrac®, PiCCO®など),② 経食道ドプラー,③ 経皮ドプラー,④ バイオインピーダンス(経皮,経挿管チューブ),⑤ バイオリアクタンス,⑥ 呼気終末CO_2などがあります.

② 輸液反応性fluid responsivenessをなにで評価するか

□ 前負荷の指標として以前は静的指標static indexである中心静脈圧CVPや肺動脈楔入圧PCWPが用いられていましたが,CVPやPCWPは輸液反応性の指標になりません.なぜならある一時点のCVPおよびPCWP値がそもそもFrank Starling曲線のどこに位置しているかわからず予測できないからです(図2-21のAとC点).

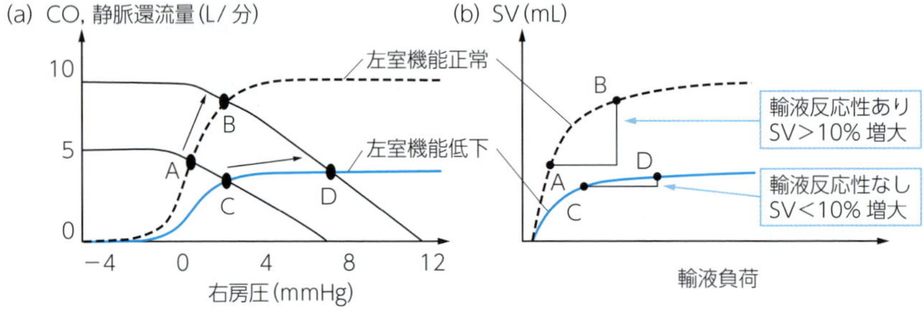

図2-21 心拍出量と静脈還流量の関係,1回拍出量と異なる心収縮力での輸液チャレンジの関係

(a) 左室機能正常では,静脈還流曲線とFrank-Starling曲線の交叉するA点で,心拍出量と静脈還流量が等しく,右房圧は0である.左室機能低下ではC点となる.輸液負荷により平均全身充満圧が上昇し,静脈還流曲線が右上方へシフトする.左室機能正常ではA→B点,左室機能低下ではC→D点にシフトする.左室機能正常では,右房圧上昇はわずかで,心拍出量が著明に増加する.左室機能低下では,心拍出量増加はわずかで,右房圧上昇が著明である.
(b) SVの変化をみると,同じ量の輸液チャレンジを行っても,左室機能が正常(A→B)と低下(C→D)で反応はまったく異なる.

□一方，動的指標dynamic indexであるSVV（stroke volume variation：1回拍出量変動）とPPV（pulse pressure variation：脈圧変動），PVI（pleth variability index：脈波変動指標）は呼吸循環相互作用cardiopulmonary interactionsに基づいた評価法です．

□右心が前負荷依存の状態ならば，吸気終末に静脈還流量が減少し，右心後負荷が増加するために右室拍出量が低下します．右室拍出量低下は，左室前負荷低下となり，2，3心周期後に左室1回拍出量低下につながります．前負荷低下が大きいと吸気終末と呼気終末での呼吸性変動幅が大きくなります．

□この呼吸性変動幅を1回拍出量の変化でとらえる方法がSVVであり，脈圧の変化でとらえる方法がPPVであり，脈波の変化でとらえる方法がPVIということになります（図2-22）．

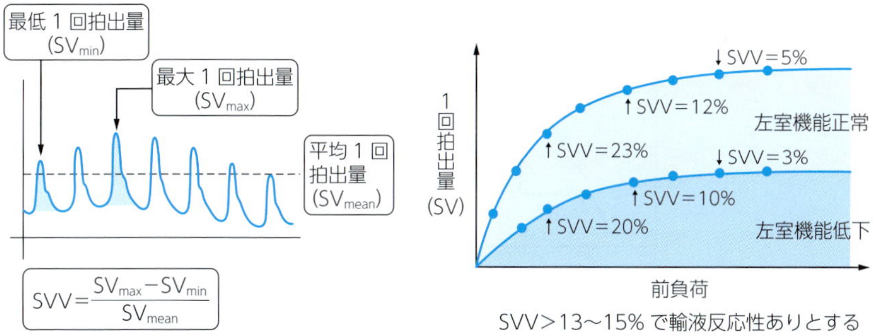

図2-22 1回拍出量呼吸性変動SVV

吸気終末と呼気終末での最大と最小の1回拍出量の変化率から輸液反応性を判断する．

□しかし，吸気終末と呼気終末での明確に変動差が出るような大きな呼吸性変化が与えられないとこれらの動的指標の再現性が悪くなります．

□とくに動的指標の限界として，① 心房細動など不整脈があり1回拍出量の変化がとらえられないとき，② 低1回換気（1回換気量V_T≧8mL/kg PBWでないと優位な呼吸性変動を誘発できない）のとき，③ 自発呼吸（≒1回換気量V_Tは5〜7mL/kg PBW程度である）のとき，④ 開胸により胸腔が開放され吸気・呼気で十分に血流量に変化を与えられないとき，⑤ 高PEEPがかかり十分な吸気時と呼気時の変化を与えられないとき（呼吸器系コンプライアンスC_{rs}＜30mL/cmH$_2$O）には，再現性が悪くなることがわかっています．

ポイント！

- SVV，PPV，PVIは① 自発呼吸なし，② 不整脈なし，③ 1回換気量V_T≧8mL/kg PBW，④ 呼吸器系コンプライアンスC_{rs}≧30mL/cmH$_2$O，⑤ HR/RR＞3.6で再現性がある

□ そのような場合には，輸液チャレンジによる1回拍出量の変動をみることが最も輸液反応性の再現性が高いことがわかっています．

□ 重症患者Critically illの"蘇生期"で実際に輸液反応性fluid responsivenessがあるのは50%といわれています．そして輸液反応性がない場合に輸液ボーラス投与により静水圧上昇および心拡張でのANP分泌増加により血管内皮表層glycocalyxのさらなる破綻につながり間質の浮腫を悪化させます．具体的には肺血管外水分量増加による呼吸不全の進行につながります(図2-23)．

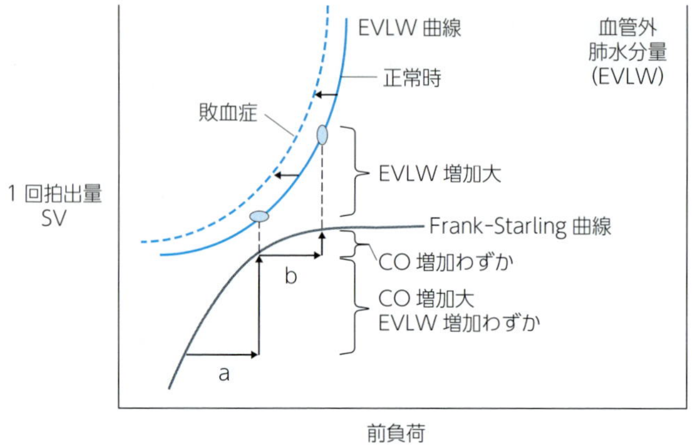

図2-23 Frank-Starling曲線の輸液反応の部分では輸液負荷により1回拍出量SVは増加し肺血管外水分量EVLW増加は少ない(a)，一方，輸液反応性がない部分では1回拍出量は増加せずEVLWの増加が著明となる(b)

(a)輸液反応性あり．(b)輸液反応性なし．敗血症など炎症反応・高サイトカイン血症でEVLW曲線は左にシフトする．輸液反応性が低下するにつれ，EVLWと間質浮腫は増悪する．
(文献15より)

□ 輸液チャレンジの方法として，実際の輸液負荷による① 少量100mLを1～2分ボーラス投与する輸液ミニチャレンジ，そして輸液製剤を用いない② 下肢および腹腔内の自己体液による輸液チャレンジである受動的下肢挙上(passive leg raising: PLR)テストの2つがあります(図2-24，図2-25)．

□ PLRテストでは下肢挙上を戻せば輸液負荷がなくなるため，輸液過剰の高リスク群ではPLRテストを優先させます．

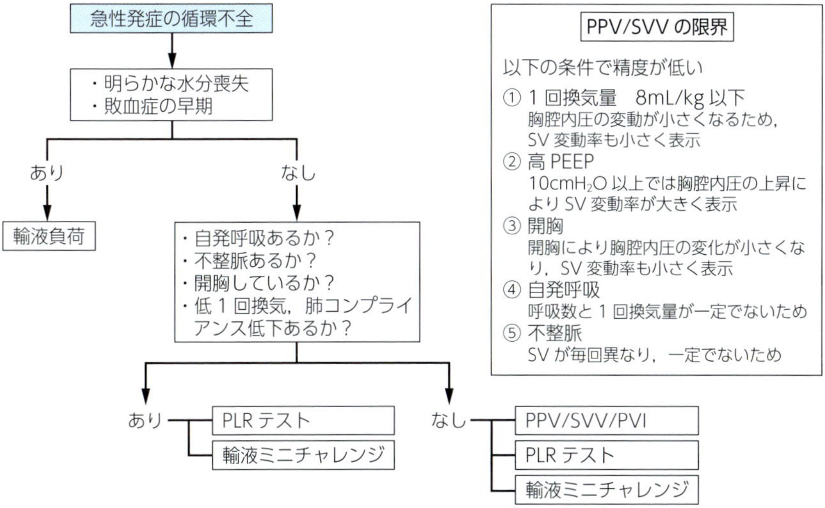

図2-24 輸液反応性fluid responsiveness評価のためのアルゴリズム（文献16より）

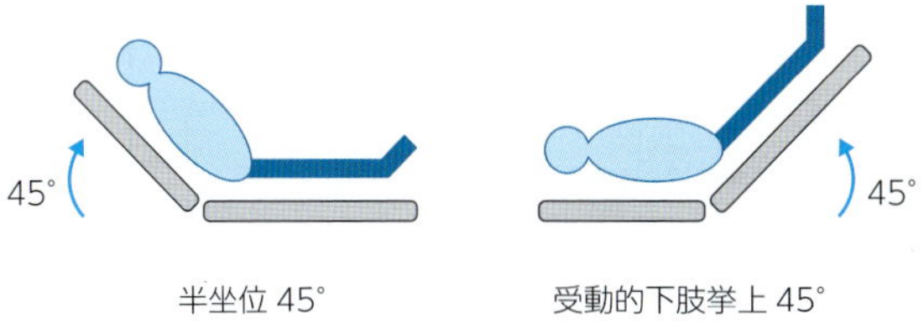

図2-25 受動的下肢挙上PLRテストのポイント

①半坐位45°⇒下肢挙上45°で行う（速やかに行う，電動ベッドが望ましい）.
②血圧ではなくリアルタイムで測定可能なSV，CIで判断（とくに開始2分での反応をみる．5分間まで行う）.
③PLRテスト前後，終了後でのSV/CI変化を確認する.
④痛み，咳，興奮状態は可能な限り避け，交感神経賦活のない状態行う.

□一方，PLRテストができない場合—下肢挙上ができない術後や下肢にデバイスが挿入されている場合，腹腔内圧上昇でPLRテスト偽陰性となる場合があげられます．PLRテストができない状況では，輸液ミニチャレンジで輸液反応性fluid responsivenessをみます（表2-3，図2-24）.

表2-3　輸液反応性fluid responsivenessの評価のまとめ

- 静的指標Static index（中心静脈圧CVP，肺動脈楔入圧PCWP）は輸液反応性を反映しない
- 限界に注意して動的指標Dynamic indexをみる（図2-26）
  ① 1回拍出量呼吸性変動（stroke volume variation：SVV）
  ② 脈圧呼吸性変動（pulse pressure variation：PPV）
  ③ 脈波変動指標（pleth variability index：PVI）
- 動的指標dynamic indexによる評価の限界
  ① 不整脈，② 自発呼吸，③ 低1回換気，④ 開胸，⑤ 高PEEP
- 最も有効な方法は実際の輸液チャレンジによる1回拍出量SVの変化をみる（図2-27，図2-28）
  ① 輸液ミニチャレンジ
  ② 受動的下肢挙上（passive leg raising：PLR）テスト
- 輸液反応性fluid responsivenessは血圧，心拍数，心拍出量ではなく，リアルタイムでの1回拍出量SVの変化（>10%）で判断する

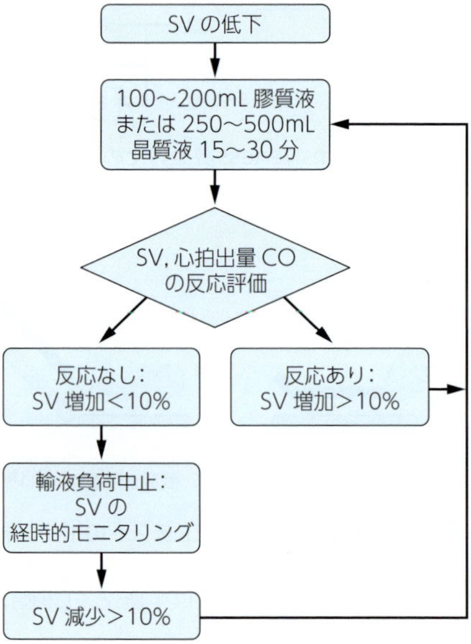

図2-26　1回拍出量の変動による輸液反応性fluid responsivenessのみかた

膠質液：4%・5%アルブミン製剤，晶質液：乳酸加リンゲル液，0.9%食塩水など．

□ 輸液ミニチャレンジ，PLRテストのどちらを行う場合でも，施行2分間での1回拍出量SVの変化で判断します（図2-25，図2-26）．

□ 1回拍出量SVの変動が10%以上あれば輸液反応性ありと考え，実際に輸液負荷として晶質液：乳酸加リンゲル液250～500mL，膠質液：5%アルブミン125～250mL投与を行います．

□ 輸液反応性fluid responsivenessについて挿管・人工呼吸器管理中の呼気終末閉塞テスト（end-expiratory occlusion：EEO）と1回換気量チャレンジテストが最近報告さ

れています．

- EEOテストでは，挿管・人工呼吸器患者の呼気終末に15秒間換気を中断し心拍出量COなど動的指標を計測します(FloTrac®やPiCCO®を用いる)(図2-27)
- EEOテスト中のCO5％増加で輸液反応性ありと判断します．
- EEOテストは低1回換気(V_T 6mL/kg PBW)および自発呼吸温存の人工呼吸器管理でも輸液反応性について評価ができますが，腹臥位療法中は信頼性が低下します．
- 低1回換気人工呼吸器管理中はSVV/PPVによる輸液反応性の信頼性にかけるため，EEOテスト以外に1回換気量チャレンジ(tidal volume challenge：TVC)テストがあります．
- TVCテストは挿管・人工呼吸器管理中の患者で約1分間1回換気量設定を6→8mL/kg PBWとしTVCテスト施行中にSVV 2.5%増加，PPV 3.5%増加で輸液反応性ありと判断します．
- EEOテスト同様，自発呼吸温存の人工呼吸器管理中でも用いることができます．

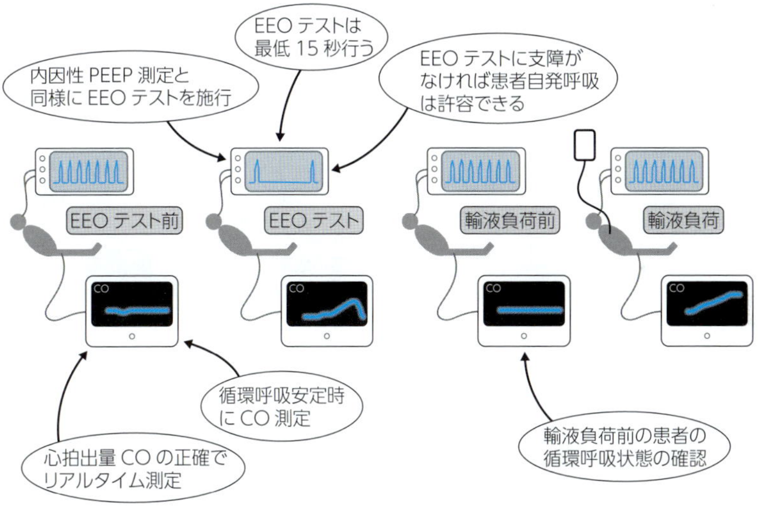

図2-27 EEOテスト(文献17より)

- また輸液反応性fluid responsivenessを含む循環管理モニタリングとしては，心臓の前負荷・後負荷・心収縮力をモニタリングする“Upstream endpoint”と末梢組織の酸素化・循環をモニタリングする“Downstream endpoint”に分けて考えます(図2-28)．
- Downstream endpointとして$ScvO_2/S\bar{v}O_2$，尿量，乳酸値，そして混合静脈血ないし中心静脈血と動脈血CO_2圧較差ΔPCO_2 gapにより末梢組織循環および組織酸素化モニタリングを行います(図2-29)．

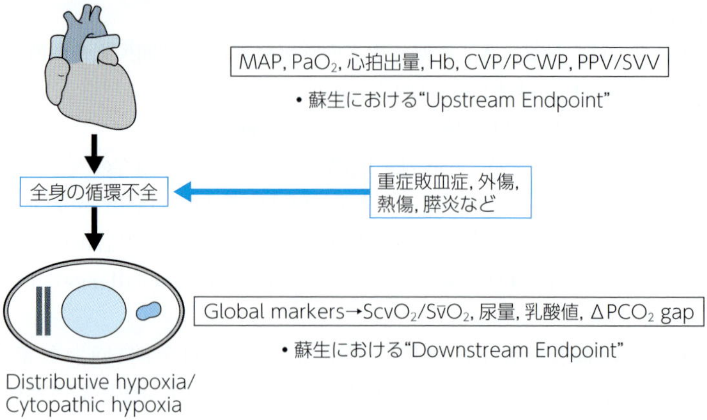

図 2-28 Upstream Endpoint vs. Downstream Endpoint

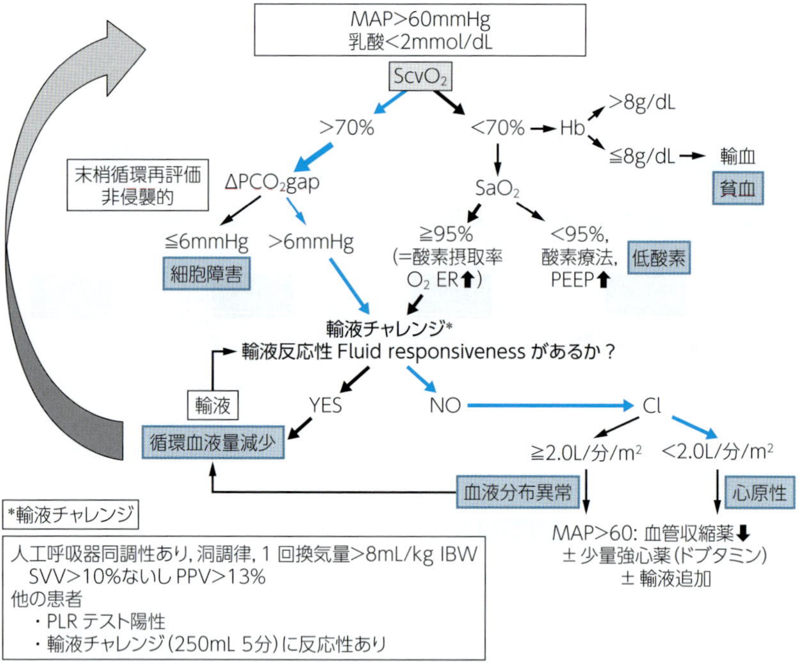

図 2-29 $ScvO_2$とΔPCO_2 gapによる循環管理プロトコル(文献18より)

$ScvO_2$: 中心静脈血O_2飽和度, ΔPCO_2 gap: 中心静脈・動脈血CO_2圧較差, SaO_2: 動脈血O_2飽和度, CI: 心係数, SVV: 1回拍出量呼吸性変動, PPV: 脈圧呼吸性変動

MEMO 人工呼吸器による輸液反応性 fluid responsiveness のその他の評価法と選択

- □ 陽圧換気は胸腔内圧を上昇させ右房圧上昇から静脈還流圧較差を低下させることで呼吸性に心拍出量COが変化します．そしてFrank-Starling曲線をふまえた輸液反応性fluid responsivenessについて1回拍出量変動SVV，脈圧変動PPVでの評価，そして呼気終末閉塞EEO，1回換気量チャレンジTVCでのCO変化率での評価を取り上げました．
- □ それ以外の人工呼吸器管理中の陽圧換気による輸液反応性として，① 下大静脈径変動，② リクルートメントテスト，③ PEEPテストがあります．

下大静脈径変動（IVC径変動）

- □ 下大静脈（inferior vena cava：IVC）径の呼吸性変動でのCO変化率からの輸液反応性は信頼性が低く，またSVV/PPVと同様に低1回換気，呼吸器系コンプライアンス低下，開胸，右心不全・肺性心では評価できない点がポイントです．

リクルートメントテスト

- □ 肺胞リクルートメント手技で胸腔内圧が一時的に上昇することで輸液反応性をみますが，手技に伴うリスクと右心不全・肺性心から積極的に推奨されません（☞12章p.418参照）．

PEEPテスト

- □ PEEP≧10cmH$_2$Oで呼吸管理されている患者でPEEP 5cmH$_2$Oまで下げてCO変化率をみます．
- □ CO変化率（上昇）≧9%で輸液反応性ありとします（PPV変化率も可能）．
- □ PEEPテストは，ARDS患者では肺胞虚脱リスクがあるため注意が必要です．

人工呼吸器・陽圧換気による輸液反応性評価法の選択

- □ SVV/PPV，IVC径変動，EEO，TVC，リクルートメントテスト，PEEPテストの信頼性，メリット・デメリットを考慮し実際の患者状態からの輸液反応性をみる際の選択は次のようになります（図2-30）．

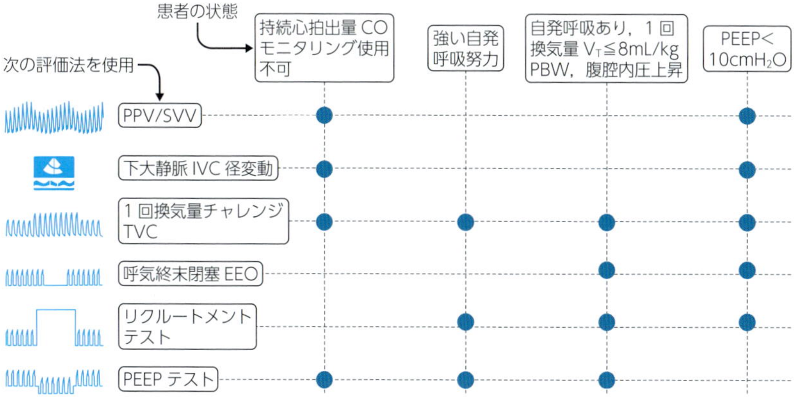

図2-30 人工呼吸器管理中の輸液反応性 fluid responsiveness アルゴリズム（文献19より）

Section 5 呼吸循環相互作用を実際のケースから考える

① 重症喘息重積状態と呼吸循環相互作用

Case2

- □ 20歳男性，重喫煙と気管支喘息の既往.
- □ 自宅で気管支拡張薬β_2刺激薬アルブテロールとステロイド・フルチカゾン吸入するも呼吸困難改善せず，12時間前からの喘息重積状態でER搬送.
- □ BP 120/80(吸気時SBP 100⬇と奇脈)，HR 110，RR 40，BT 36.2℃．息苦しそうで前傾姿勢の起坐位で2，3語しか話せない状態で，胸鎖乳突筋など呼吸補助筋を使用した呼吸パターンで吸気・呼気にかすかに喘鳴あり．ピークフローメーターは正常の30%と低下．胸部X線は肺過膨張あり，心拡大・肺野浸潤影なしの所見．採血ではHb/Ht 16/50%と血液濃縮以外は異常なし.
- □ アルブテロールネブライザー持続吸入，プレドニゾロン60mg内服するも改善がなかったため，硫酸Mg点滴静注，エピネフリン皮下注，メチルプレドニゾロン125mg点滴静注した.
- □ 動脈血液ガス分析ABGでpH 7.32，PCO_2 50mmHg，PaO_2 90mmHg(O_2インスピロンマスク35% 6L/分)のため，挿管・人工呼吸器管理となった.
- □ 鎮静・筋弛緩薬投与し挿管・人工呼吸器管理となりICU入室．挿管直後に量補助調節換気VACVとしBP 70/40と低下したため輸液1L負荷で一時的に改善したが，設定変更繰り返すも換気困難で吸気ピーク圧PIP(P_{peak})>80cmH_2O，プラトー圧P_{plat} 20cmH_2O.
- □ 血圧低下は追加輸液負荷，エピネフリン持続静注するも改善せず，最終的にVACVモードで呼吸回数f 20→12⬇，吸気・呼気時間1：4とし高二酸化炭素血症許容permissive hypercapniaの状態で上昇した.
- □ auto-PEEPは呼気終末ホールドで最初22cmH_2O→最終的に10cmH_2Oと低下した.
- □ 振動メッシュネブライザーVMNでの気管支拡張薬吸入，ステロイド静注，鎮痛・鎮静でケタミン・プロポフォール，硫酸Mg静注を行い24時間後に気道抵抗，吸気ピーク圧，auto-PEEPも改善し，3病日にSBTを行い人工呼吸器離脱した.

＜解説＞

- □ 重度の喘息重積状態では気管支攣縮，気道浮腫，著明な粘液栓による気道狭窄からとくに呼気の流量制限と肺胞過膨張が特徴です.

□呼気流量制限により，努力呼気でも呼気時間内に十分な吸気1回換気量を排出できないため，呼気終末の機能的残気量FRCまで戻らず次の吸気相に入り，エアトラッピングによるdynamic hyperinflation・肺過膨張となります．

□肺内に呼気ガスが残存した状態で次の吸気相となるため，肺胞内に内因性PEEP・auto-PEEPが生じます．気管支攣縮や粘液栓による気道狭窄がさらにエアトラッピング，auto-PEEPを増悪させます．

□auto-PEEPモニタリングをせずに圧調節換気PCVモードで呼吸管理を行うと1回換気量V_T，分時換気量MV（$\dot{V}_E$）を適切に維持できない可能性があり危険です．

□そのため，重度の喘息重積状態やCOPD急性増悪で挿管・人工呼吸器管理となる場合は，気道内圧上昇アラーム設定を吸気ピーク圧上昇に応じて高めに調整しながら，1回換気量V_T，分時換気量MV（$\dot{V}_E$）を維持できる矩形波量調節換気VCVモードを選択したほうが管理しやすいです〔またVCVモードでは吸気・呼気終末ホールドでのプラトー圧・総PEEP（auto-PEEP＝総PEEP－設定PEEP）計測がわかりやすい〕．

□喘息重積状態での肺過膨張・dynamic hyperinflationは肺メカニクスとして気道粘性抵抗成分，弾性成分の両面から呼吸仕事量増加につながるため病態を理解し迅速な対応が必要です．

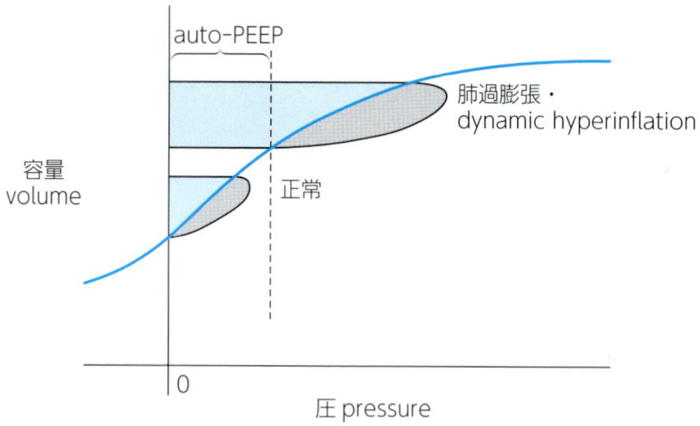

図2-31 肺過膨張・dynamic hyperinflationとauto-PEEPによる重度の閉塞性肺疾患の圧・量曲線（PVカーブ）

正常時と比較して肺過膨張・dynamic hyperinflationでは，①弾性成分に対する呼吸仕事量（水色部分），②気道粘性抵抗成分に対する呼吸仕事量（灰色部分）について，それぞれauto-PEEPとコンプライアンス低下により著明に総呼吸仕事量が増大する．
auto-PEEPにより呼気胸腔内圧は上昇（破線）し肺容量増加により肺血管抵抗PVRが上昇する．

□内因性PEEP・auto-PEEPによる呼出されるガスによる圧差の余計な分だけ吸気努力が必要になることと圧量曲線からわかるように肺コンプライアンスが低下した部分で換気を行う必要があるため正常時に比べ呼吸仕事量が著明に増大します（図

2-31).

□ また肺過膨張・dynamic hyperinflationにより横隔膜が平坦化するため，吸気時に適切な横隔膜収縮ができず十分な1回換気量を得るための呼吸仕事量がさらに増大します.

□ また喘息重積状態はCOPD急性増悪と異なり，広範囲で気管支全体的にわたる気管支攣縮・粘液栓貯留が起こっているため，auto-PEEPを相殺するようPEEPをかける有効性について疑問視されています.

□ 肺過膨張・dynamic hyperinflationによる死腔換気増加は，二酸化炭素CO_2排出のための分時換気量MV($\dot{V}_E$)上昇を必要とするため呼吸仕事量増大につながります.

□ 以上より，喘息重積状態は肺メカニクス(気道粘性抵抗成分，弾性成分)と分時換気量に影響を与え，呼吸仕事量を著明に上昇させます.

□ また喘息重積状態での気道狭窄に対して呼吸仕事量が上昇することで胸腔内圧の陰圧変動が著明となり右室前負荷増加・静脈還流量増加が起こり，また肺容量増加による肺血管抵抗PVR上昇から，吸気時に著明な右室が充満します.

□ 心室間相互依存により左室拡張末期容量低下・心拍出量低下・血圧低下が起こり，とくに吸気時に著明となるため奇脈を生じます.

□ また喘息重積状態が悪化し，低酸素血症，高二酸化炭素血症，アシドーシスとなると肺血管抵抗PVRのさらなる上昇につながります.

□ さらに強い呼吸努力による胸腔内圧の陰圧変動が大きいと，とくに吸気時の左室の壁内外圧差上昇→左室後負荷の著明な上昇につながり心拍出量低下・血圧低下の要因となります.

□ 胸腔内圧の陰圧変動が大きいことで，肺胞内毛細血管から肺胞内への漏出が起こり肺水腫形成につながります.

□ 自発呼吸下の喘息重積状態から挿管・人工呼吸器管理となり陽圧換気になることでどのような変化が起こるでしょうか.

□ 挿管に伴う鎮痛・鎮静・筋弛緩による自発呼吸停止から呼吸仕事量が減少し，陽圧換気による胸腔内圧が陰圧から陽圧へ変化します．また肺過膨張・dynamic hyperinflationが陽圧換気と胸腔内圧が陽圧になることで増悪します.

□ そのため，右室前負荷・静脈還流量が低下し血圧低下が起こります．とくに喘息重積状態で気道確保に伴う合併症として血圧低下，低酸素血症，圧損傷(気胸，縦隔気腫など)，心停止の報告があり注意が必要です.

□ 喘息重積状態への気管支拡張薬β_2刺激薬，抗炎症ステロイド投与，その他の気管支拡張作用がある薬剤投与(マグネシウム，ケタミン，プロポフォールなど)を行うことで気道狭窄による肺過膨張・dynamic hyperinflationに対する治療を行います.

□ 喘息重積状態への呼吸管理としてはauto-PEEPを作らないよう十分な呼気時間を

確保する換気設定が重要になります．

□ 十分な呼気時間を確保するために深鎮静に適宜筋弛緩薬を用いて，1回換気量6〜8mL/kg PBW，呼吸数を減らし吸気時間を短縮した設定を行います．当然，気道狭窄に対する治療自体も呼気時間延長につながります．

② 急性心原性肺水腫ACPEと呼吸循環相互作用

Case3

□ 65歳女性．145cm，75kg，BMI 35.6．3日間で増悪する呼吸困難，発熱，腰痛，排尿時痛でER搬送．

□ 重喫煙者で陳旧性心筋梗塞，高血圧，糖尿病，慢性腎臓病の既往．ARBバルサルタン，β遮断薬ビソプロロール，抗血小板薬バイアスピリン内服中．

□ BP 170/110，HR 120整，RR 30，BT 38.5℃，SpO_2 90%(O_2 2L/分)．

□ 身体所見で労作時呼吸苦強く肩呼吸，頸静脈怒張著明で両下肺野低調性連続性ラ音と心音S3，3/6の汎収縮期雑音を心尖部で聴取．両下腿浮腫著明．

□ 血液・尿検査ではBUN/Cre上昇，白血球増多，BNP値は正常3倍，トロポニン陰性，心筋逸脱酵素上昇なし．尿中白血球・細菌陽性．胸部X線で心拡大，両側胸水貯留あり．肺野浸潤影なし．

□ 動脈血液ガス分析ABGで代謝性・呼吸性アシドーシス，12誘導心電図はII/III/aV_F誘導で陰性T波，PVC多発．心エコーで両心拡大，全周性の壁運動低下，EF25%．

□ 複雑性尿路感染症・腎盂腎炎に抗菌薬静注開始しARB，β遮断薬中止．

□ 急性心原性肺水腫(acute cardiogenic pulmonary edema：ACPE)に対して血管拡張薬ニトログリセリンを使用しフロセミド，アセタゾラミド，スピロノラクトンで利尿および電解質・酸塩基平衡を維持させ，非侵襲的人工呼吸器NIV-PSVモード(IPAP 18，EPAP 10，酸素濃度F_IO_2 1.0)導入したところ，24時間後に循環・呼吸状態安定．3病日にNIV離脱し一般病棟転棟．心不全改善し待機的に冠動脈造影CAG予定となった．

<解説>

□ 慢性心不全に対してβ遮断薬，ARBは長期予後改善に必須な薬剤ですが，感染などストレス侵襲下の急性期には心予備能が制限されるため慢性心不全急性増悪，急性心原性肺水腫ACPEになりやすくなります．

□ とくにβ遮断薬は心収縮力・心拍数を落とし，浮腫形成や気管支攣縮誘発がありACPEでは速やかに中止することが必要です．

□ 自発呼吸下の胸腔内圧が陰圧の状態では静脈還流量が増加し，右室拡張から心室間相互依存により左室圧迫を起こし，左室拡張末期容量低下・心拍出量低下が起こります．

□ また心筋酸素消費量上昇（心筋虚血や僧帽弁逆流，頻脈）による心機能低下も加わります．

□ 肺水腫自体による肺コンプライアンス低下と気管浮腫や迷走神経刺激による心臓喘息から低酸素血症となります．

□ 呼吸困難で強い自発呼吸による胸腔内の著明な陰圧変動での左室後負荷増大も左室駆出能低下・心拍出量低下につながり，また横隔膜や呼吸補助筋使用による呼吸仕事量が増大します．

□ マスク型NIVによる陽圧換気を行うことで胸腔内圧が陽圧の状態となり，静脈還流量が減少し，右室前負荷が低下します．また胸腔内が陽圧のため左室後負荷が減少し左室駆出能が改善し心拍出量が増加します．

□ NIV-CPAPをどの程度高めに設定するかについては，右心系がわずかな圧変化の影響を受けることを考慮すると（☞p.53），

- 数日単位の経過での低左心機能・心原性肺水腫ACPE，体液量著明（前負荷著明⬆⬆）→CPAP10
- 数時間の 急激な経過での心機能正常・心原性肺水腫ACPE（前負荷増大ははっきりしない）→CPAP 5

を目安に設定します．

□ 急性心原性肺水腫ACPEに対する陽圧換気による効果は図2-32のようになります．

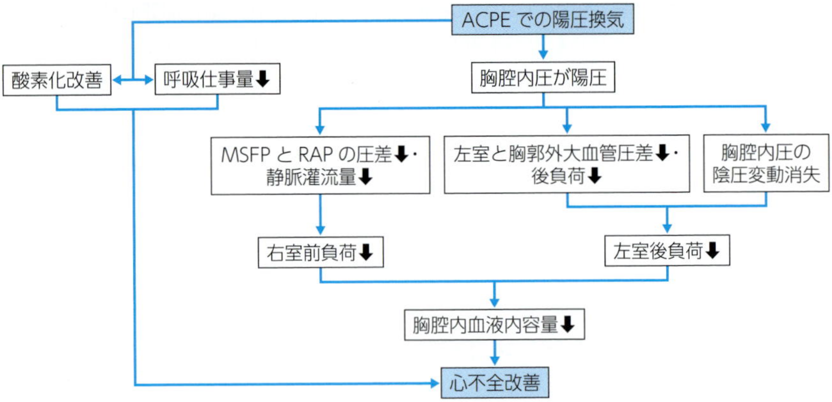

図2-32 急性心原性肺水腫ACPEに対する陽圧換気の効果（文献12より）

□ 心不全患者ではマスク型NIVを含む人工呼吸器離脱に注意する必要があります．

- 人工呼吸器離脱による影響として，① **陽圧から陰圧換気の自発呼吸になり静脈還流量と左室後負荷**が増大する，② **自発呼吸による呼吸仕事量と心筋酸素消費量が増大すること**の2つがあります．
- そのため左室予備能が少ない患者では低血圧，頻脈，ACPE再発リスクがあるため，輸液制限，血管内容量の適正化(利尿薬・血管拡張薬)，左室後負荷調整(血管拡張薬)を行う必要があります．

③ 急性呼吸促迫症候群ARDSと呼吸循環相互作用

Case4

- 60歳男性，未治療糖尿病，高血圧，脂質異常症，BMI 40の肥満の既往．
- 3日前からの発熱，会陰部痛でER搬送．陰嚢蜂窩織炎からのフルニエ壊疽・敗血症性ショックの診断．
- ショックバイタルのためERで局所麻酔下緊急会陰部切開排膿ドレナージ術となり全身管理目的でICU入室．
- 発熱40℃，低血圧，頻脈，代謝性アシドーシス，乳酸高値(50mg/dL)に対し，乳酸加リンゲル液による輸液負荷6L，抗菌薬投与，ノルエピネフリン，非侵襲的人工呼吸器NIV-PSV(F_IO_2 0.9，IPAP 20，EPAP 8)，1回換気量10mL/kg PBW，分時換気量MV($\dot{V}_E$)20L/分．
- 呼吸努力が強く動脈ライン波形で呼吸性変動あり，動脈血液ガス分析ABG: pH7.2，PaO_2 60mmHg，$PaCO_2$ 35mmHg，PaO_2/F_IO_2比(P/F比)100(F_IO_2 0.9，EPAP 8)
- 鎮痛薬フェンタニル持続静注開始し解熱薬投与し，6時間後に輸液負荷さらに6L行いMV($\dot{V}_E$)14L/分まで低下するも呼吸促迫の状態のため鎮静・筋弛緩薬使用し挿管・人工呼吸器管理に移行した．
- 低1回換気，PEEP 15cmH$_2$Oとしたが低酸素血症改善しないため肺胞リクルートメント手技“PEEP 40，40秒”中に著明な血圧低下と手技後に一時的に酸素化改善したが再度増悪あり，PEEP 20⬆としたが徐々に血圧低下あり，血管収縮薬ノルエピネフリンにバソプレシン併用した．
- 中心静脈圧CVP 23mmHgと高値〔このときPEEP 14cmH$_2$O，膀胱内圧15mmHg(20cmH$_2$O)〕であり，中心静脈酸素飽和度$ScvO_2$ 40%と低下．
- 経胸壁心エコーTTEで三尖弁逆流TRありPA圧上昇示唆し，右室はD型中隔で左室圧迫所見を認めた．
- 一酸化窒素NO吸入チャレンジしたが酸素化改善せず，深鎮静・筋弛緩薬を使用したところ動脈圧波形での呼吸性変動消失しP/F比120(F_IO_2 0.9，PEEP 14)とやや改善し，ノルエピネフリン・バソプレシン投与量変わらず血圧低下は認めなかった．

□ 肺内での肺胞虚脱・肺胞過膨張の不均一性改善目的で腹臥位療法を施行したところ，血圧上昇と酸素化が徐々に改善した．

＜解説＞

□ 血圧低下，乳酸上昇，アシドーシスから，フルニエ壊疽による敗血症性ショックの診断であり，感染巣コントロールで局所麻酔下切開排膿ドレナージ，抗菌薬投与および輸液負荷，血管収縮薬投与を行っています．

□ 解熱薬の投与については賛否両論ですが，$ScvO_2$低値から組織酸素消費量を減らす目的で使用しています．

□ ARDSでの蘇生期の呼吸循環管理では**"右心機能の最適化"**が最も重要です．

□ BMI 40の肥満，腹腔内圧上昇や強い自発呼吸では食道内圧モニタリングを行うことで適切なPEEPとプラトー圧P_{plat}設定に役に立ちます(☞18章p.649参照)．

□ 食道内圧とは別に，膀胱内圧モニタリングから約15mmHg($20cmH_2O$)のうち胸腔内に$7.5cmH_2O$の伝導が想定されます(膀胱内圧$5cmH_2O$以上の$15cmH_2O$の約50%である$7.5cmH_2O$)．

□ この場合の補正値ではCVP値は約5mmHgとなり輸液負荷の余地はありそうですが，深鎮静・筋弛緩薬投与下での動脈圧波形での呼吸性変動消失から輸液反応性fluid responsivenessがないと判断できます．

□ また深鎮静・筋弛緩薬投与により強い自発呼吸での腹腔内圧上昇・前負荷増加効果消失後に血圧低下を認めなかったことからも右室前負荷は維持されていると考えられます．

□ ARDSや低酸素血症，高二酸化炭素血症，アシドーシスにより正常の肺胞毛細血管が1/3以下となり肺血管抵抗PVRが上昇すると，敗血症性ショックでの高心拍出量状態では有効な心拍出量の維持が困難となります．

□ そして肺血管抵抗PVR上昇→右室圧上昇で心室間相互依存によるD型中隔・左室圧迫での心拍出量低下・血圧低下→右房圧上昇での卵円孔開存PFOでの右→左シャントでのさらなる低酸素血症の増悪リスクがあります．

□ このケースではTTEでのTRとD型中隔で左室圧迫所見から急性肺性心acute cor pulmonale，肺血管抵抗PVR上昇による右室後負荷の著明な上昇が起こっていると考えられます．

□ それに対して，肺胞リクルートメント手技，高PEEP管理，NO吸入，深鎮静・筋弛緩薬を使用しても一過性の酸素化改善しか認められていません．

□ その理由として，肥満にARDSを合併し仰臥位や30～45°ギャッジアップの逆Trendelenburg体位により，肺胞過膨張と肺胞虚脱が混在した肺内不均一な状態が持続したためと考えられます．

□ 高PEEPによって肺胞リクルートメントで虚脱肺胞内毛細血管の開通による肺血管抵抗PVR低下が起こる以上に，，正常肺胞の過膨張による肺胞内毛細血管圧迫増加による肺血管抵抗PVR上昇が著明なため，血圧低下や低酸素血症と死腔換気増加が起こり，さらに右心不全増悪へつながったと考えられます．

□ 腹臥位療法は背側虚脱肺胞リクルートメントにより肺胞内毛細血管圧迫・虚脱を改善し肺全体の肺胞内圧 P_{alv} を均一化し，局所の肺胞過膨張を減らし肺胞内毛細血管圧迫を減少させて肺血管抵抗PVRを低下させます(図2-33)．

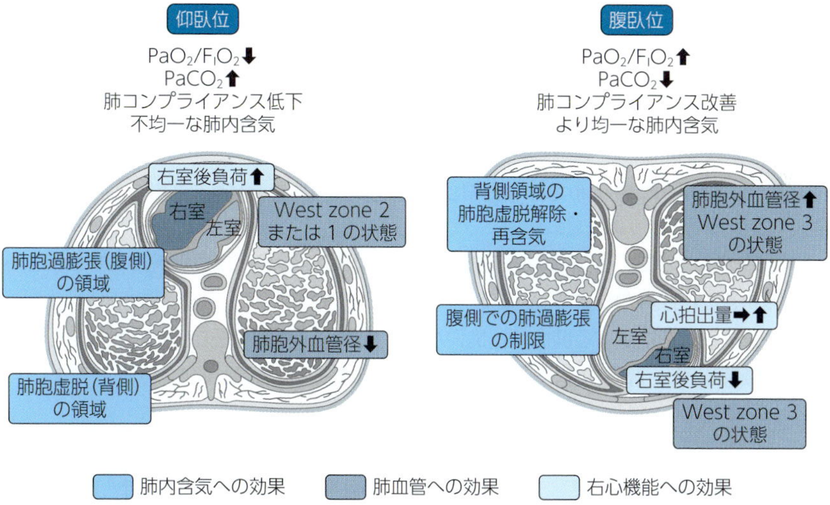

図2-33 肺胞換気，肺血管，右心機能の仰臥位から腹臥位による変化(文献14より)

MEMO West zone分類

□ West zone分類は，肺循環と換気について，重力の影響で肺内血流および肺内換気に不均等分布があるという呼吸生理に基づいています．

□ 立位で肺尖部(肺上部)と肺底部(肺下部)での肺胞換気 $\dot{V}_A$ と血流 $\dot{Q}$ は図2-34のようになります．重力の静水圧により血流は肺底部のほうが肺尖部より相対的に血流が多くなります．血流と比べて肺胞換気は肺底部より肺尖部での換気量は低下するものの血流ほど低下しません．

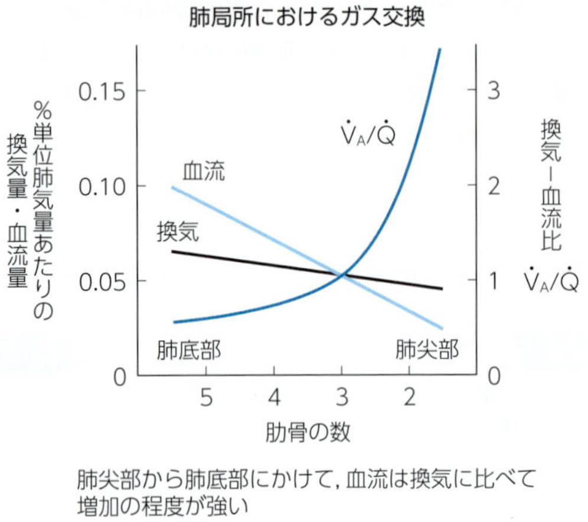

図2-34 立位での肺局所におけるガス交換に重力が与える影響

□その結果として，図2-34から換気血流比$\dot{V}_A/\dot{Q}$は肺底部から肺尖部にかけて上昇することがわかります．

□右室後負荷を規定する肺血管抵抗PVRの面から，肺胞内毛細血管に作用する圧力（肺動脈圧P_a，肺胞内圧P_A，静脈圧P_v）の関係は3つに分類されます（図2-35）．

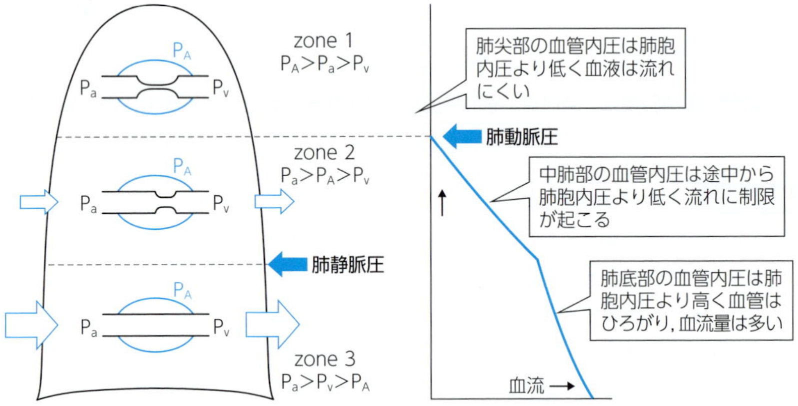

図2-35 毛細血管に作用する圧力に基づく肺内血流の不均等分布

□肺尖部領域（West zone 1）では，肺動脈圧P_aが肺胞内圧P_Aよりも低くなり，毛細血管はつぶれて平坦となり血流がなくなります．しかし，自発呼吸下では一般的にzone 1は起こりません．

□しかし，肺動脈圧P_aが著明に低下したり（出血性ショックなど），肺胞内圧P_Aが上昇すると〔陽圧換気（吸気圧⬆，PEEP⬆）〕，zone 1の状態が起こり，換気はあるが血流がない肺胞死腔が生じます．

□肺の中間（West zone 2）では，肺動脈圧P_aは重力の静水圧から上昇し，肺胞内圧P_Aよりも高くなり，肺胞内圧P_Aは肺静脈圧P_vより高いため，肺血流は肺動脈圧P_aと肺胞内圧P_Aの圧差によって規定されます．

□肺底部領域（West zone 3）では，肺静脈圧P_vが肺胞内圧P_Aより高くなり，肺血流は肺胞の影響を受けず肺動静脈の圧差によって規定されます．

□また肺底部の血流は肺胞内毛細血管拡張によって起こり，これは重力の影響で肺底部血管内圧が高くなるのに対し，肺胞内圧が肺全体で一定のため，血管内外圧差transmural pressureが大きくなるためです．

□ここまでは立位での肺底部と肺尖部における肺内の換気と血流についての不均等について考えてみましたが，仰臥位で陽圧換気を行っている場合，肺尖部が腹側となり肺底部が背側として同じように考えることができます（図2-36）．

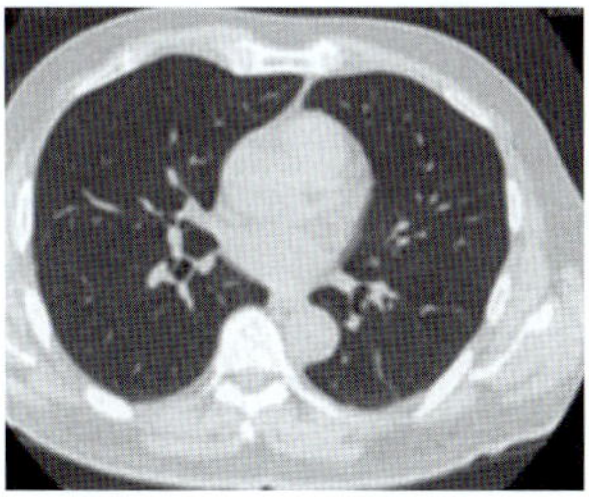

図2-36 陽圧換気された正常肺の重力による影響（仰臥位）

□人工呼吸による陽圧換気ではWest zone 2～1が増え，West zone 3～2は減るため，肺胞内圧P_Aが右心から左心への逆流圧（制止圧）backflow pressureとして作用します．

□このWest zone分類の考え方を用いてARDSでの右室後負荷の上昇である肺血管抵抗PVR上昇の病態と腹臥位療法の作用機序を説明することができます（図2-33，図2-37）．

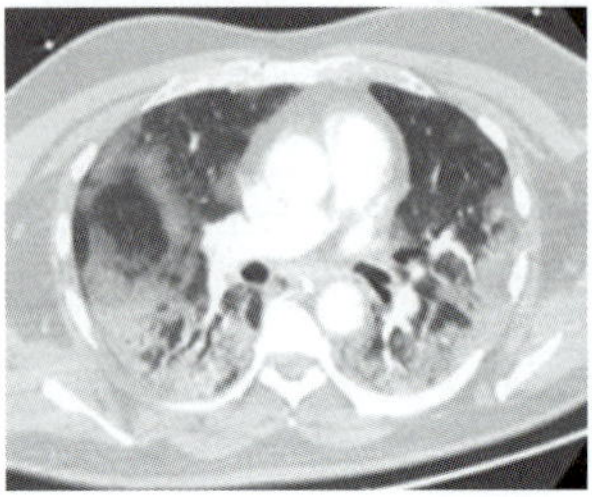

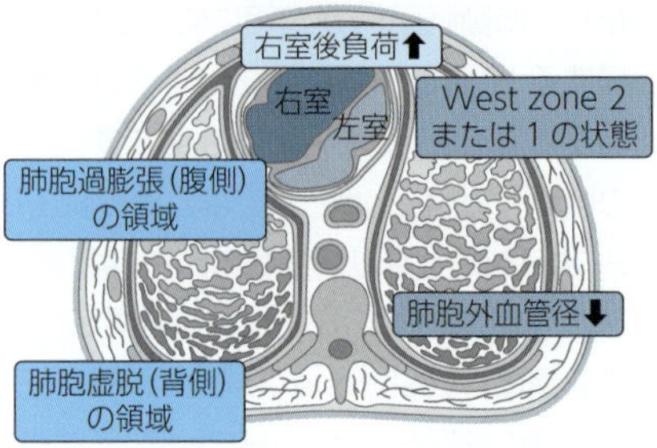

ARDS：

- 肺上部・腹側での肺過膨張による West zone1 により肺胞毛細血管虚脱 →肺血管抵抗 PVR⬆
- 肺下部・背側での従来の West zone3 に加え虚脱肺により血管を取り巻く肺が十分に拡張していないため肺胞外血管径の狭小→肺血管抵抗 PVR⬆

の 2 つが加わり，著明な肺血管抵抗 PVR⬆⬆→右心不全を生じる

図 2-37 急性呼吸促迫症候群 ARDS 病的肺での換気・肺内血流の重力による影響

＊この章でのポイント＊

- ☑ 循環・呼吸不全合併では組織の酸素化を第一に循環管理を優先させる．
- ☑ 呼吸と循環における壁内外圧差 transmural pressure の考え方の重要性を理解する．
- ☑ 呼吸循環相互作用 cardiopulmonary interactions として呼吸が循環に与える影響を① 右室前負荷・静脈還流量，② 心室間相互依存，③ 肺血管抵抗，④ 左室後負荷の 4 つに分類し理解する．
- ☑ 急性呼吸不全でよくみられる閉塞性肺疾患，心原性肺水腫，ARDS での疾患および人工呼吸器による陽圧換気が循環に与える影響を理解する．

For Further Readings：さらに理解を深めるために

1. MacIntyre NR. Tissue hypoxia: implications for the respiratory clinician. Respir Care. 2014; 59: 1590-6.
2. Schmidt GA. Cardiopulmonary interactions in acute lung injury. Curr Opin Crit Care. 2013; 19: 51-6.
3. Slutsky AS, Ranieri VM. Ventilator-induced lung injury. N Engl J Med. 2014; 370: 980.
4. Cheifetz IM. Cardiorespiratory interactions: the relationship between mechanical ventilation and hemodynamics. Respir Care. 2014; 59: 1937-45.
5. Culver BH, Marini JJ, Butler J. Lung volume and pleural pressure effects on ventricular function. J Appl Physiol Respir Environ Exerc Physiol. 1981; 50: 630-5.

6. Mahmood SS, Pinsky MR. Heart-lung interactions during mechanical ventilation: the basics. Ann Transl Med. 2018; 6: 349.
7. Marini JJ. Dynamic hyperinflation and auto-positive end-expiratory pressure: lessons learned over 30 years. Am J Respir Crit Care Med. 2011; 184: 756-62.
8. Corredor C, Jaggar SI. Ventilator management in the cardiac intensive care unit. Cardiol Clin. 2013; 31: 619-36, ix.
9. Vieillard-Baron A, Matthay M, Teboul JL, et al. Experts' opinion on management of hemodynamics in ARDS patients: focus on the effects of mechanical ventilation. Intensive Care Med. 2016; 42: 739-49.
10. Repessé X, Charron C, Vieillard-Baron A. Acute cor pulmonale in ARDS: rationale for protecting the right ventricle. Chest. 2015; 147: 259-65.
11. Suzumura EA, Amato MBP, Cavalcanti AB. Understanding recruitment maneuvers. Intensive Care Med. 2016; 42: 908-11.
12. Monnet X, Teboul JL, Richard C. Cardiopulmonary interactions in patients with heart failure. Curr Opin Crit Care. 2007; 13: 6-11.
13. Yoshida T, Fujino Y, Amato MB, et al. Fifty years of research in ARDS. Spontaneous breathing during mechanical ventilation. Risks, mechanisms, and management. Am J Respir Crit Care Med. 2017; 195: 985-92.
14. Vieillard-Baron A, Boissier F, Pesenti A. Hemodynamic impact of prone position. Let's protect the lung and its circulation to improve prognosis. Intensive Care Med. 2023; 49: 692-4.
15. Marik PE, Lemson J. Fluid responsiveness: an evolution of our understanding. Br J Anaesth. 2014; 112: 617.
16. Monnet X, Teboul JL. Assessment of volume responsiveness during mechanical ventilation: recent advances. Crit Care. 2013; 17: 217.
17. Shi R, Monnet X, Teboul JL. Parameters of fluid responsiveness. Curr Opin Crit Care. 2020; 26: 319-26.
18. Vallet B, Pinsky MR, Cecconi M. Resuscitation of patients with septic shock please "mind the gap"! Intensive Care Med. 2013; 39: 1653-5.
19. Monnet X, De Backer D, Pinsky MR. Using the ventilator to predict fluid responsiveness. Intensive Care Med. 2024; 51: 150-3.

Chapter 3

人工呼吸器管理に必要な呼吸器の解剖・生理

Section 1 呼吸器系の解剖

① 呼吸器系の全体像

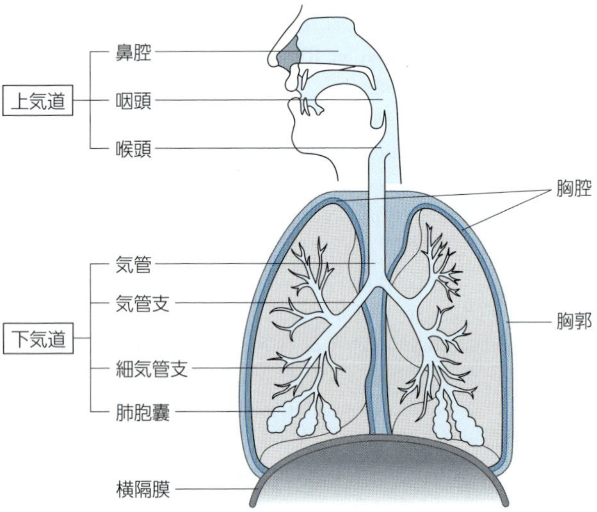

図3-1 呼吸器系の全体像

□ 人工呼吸器管理では肺・呼吸器系を単純に

① ガス通過と加温加湿に重要な上気道(鼻腔・口腔，咽頭，喉頭)
② ガス通過と換気・ガス交換に重要な下気道(気管，気管支・肺胞)と胸郭・横隔膜

に分けて考えるとわかりやすくなります(図3-1).

□ また下気道と胸郭・横隔膜については，

- 加温加湿されたガスの換気伝導路である気管，気管支→**気道・粘性抵抗成分に関係**
- ガス交換を行う肺胞→**換気・弾性成分に関係**
- 自発呼吸で換気に関わる胸郭・横隔膜→**換気・弾性成分に関係**

の3つのパーツに分けて考えます．

② 気道の生理的な機能

□ 体内へのガス通過の入口としての役割と気道の重要な生理的な機能として，**① 加温加湿**，**② 気道浄化（粉塵・微生物などの異物除去）**の2つがあります．

□ 加温加湿，気道浄化機能の75%が上気道で，残りの25%が下気道で行われます．

□ これらの生理的機能が失われると，とくに下気道の気管支および肺胞での気道感染や，気管・肺など下気道の粘膜傷害を起こします．

上気道の加温加湿作用

□ 上気道は，大気の温度差に合わせ鼻腔，口腔内粘膜下の毛細血管の血流量を調整することで加温します．冷気を吸い込むと血流量が増加し加温され，暖気を吸い込むと血流量が低下し下気道への吸気温を調整します．

□ 吸気時に鼻腔，口腔粘膜を通過した大気は，咽頭・喉頭で十分な加温加湿が行われます．上気道での水分蒸発量は200〜300mL/日といわれています．

□ 呼気時には肺胞・気管支からの加温加湿された呼気〔37℃相対湿度100%（44mgH_2O/L）〕が下気道より低温の上気道を通過する際に，結露・凝結水となり鼻腔，口腔粘膜が加湿されます．

□ とくに37℃相対湿度100%（44mgH_2O/L）を等温等湿度境界（isothermic saturation boundary: ISB）といい，正常の鼻呼吸時には気管分岐部での温度，湿度がこのISBとなります（図3-2）．

Chapter 3 人工呼吸器管理に必要な呼吸器の解剖・生理

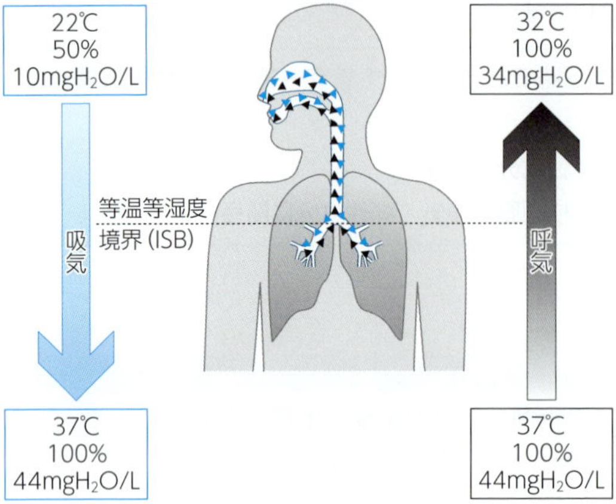

図 3-2 吸気時と呼気時の温度・湿度の違い

吸気時には22℃相対湿度50%（10mgH_2O/L）からISBで37℃相対湿度100%（44mgH_2O/L）となる．一方，呼気時には37℃相対湿度100%（44mgH_2O/L）から上気道到達時には32℃相対湿度100%（34mgH_2O/L）となる．

上気道・下気道浄化作用

- □ 粉塵や微生物など異物除去のために上気道では咳嗽での外部への排出，大きな粒子の鼻腔内での吸着除去と食道・胃への嚥下によって気道浄化が行われます．
- □ 下気道では気管支壁の粘液細胞や杯細胞の粘液分泌・気管支粘膜の線毛運動によって異物が上気道に運ばれて，上気道の咳嗽・嚥下によって除去されます．この線毛運動のために気管支粘膜面が適切に加温加湿されている必要があり，それが37℃相対湿度100%（44mgH_2O/L）ということになります．
- □ また肺胞レベルでは線毛がないため，マクロファージによって貪食されリンパ管・血管内に取り込まれ除去されます．
- □ **気管分岐部で37℃相対湿度100%（44mgH_2O/L）となることにより下気道の気管支粘膜の線毛運動が保証されることになります．**
- □ 挿管・人工呼吸器管理（気管切開チューブ含む）になると，上気道をバイパスするため加温加湿が絶対に必要です．
- □ 挿管なし（＝上気道バイパスしない）の呼吸ケアデバイス（酸素療法，高流量鼻カニュラHFNC，非侵襲的人工呼吸器NIV）であっても，患者自発呼吸努力が強いと口腔内・気道の加湿不十分となります．また高流量の乾燥ガスの使用では，気道が乾燥し低温となるため加温加湿が必要かどうか常に検討する必要があります．

③ 肺の全体像，気管分岐部から肺胞まで：気道断面積と肺胞での拡散によるガス交換

- □ 右肺は上・中・下葉の3つに，左肺は上・下葉の2つの肺葉に分かれています（図3-3）．全体では，右肺が左肺より若干大きいのが一般的（6対4 または5.5対4.5）です．

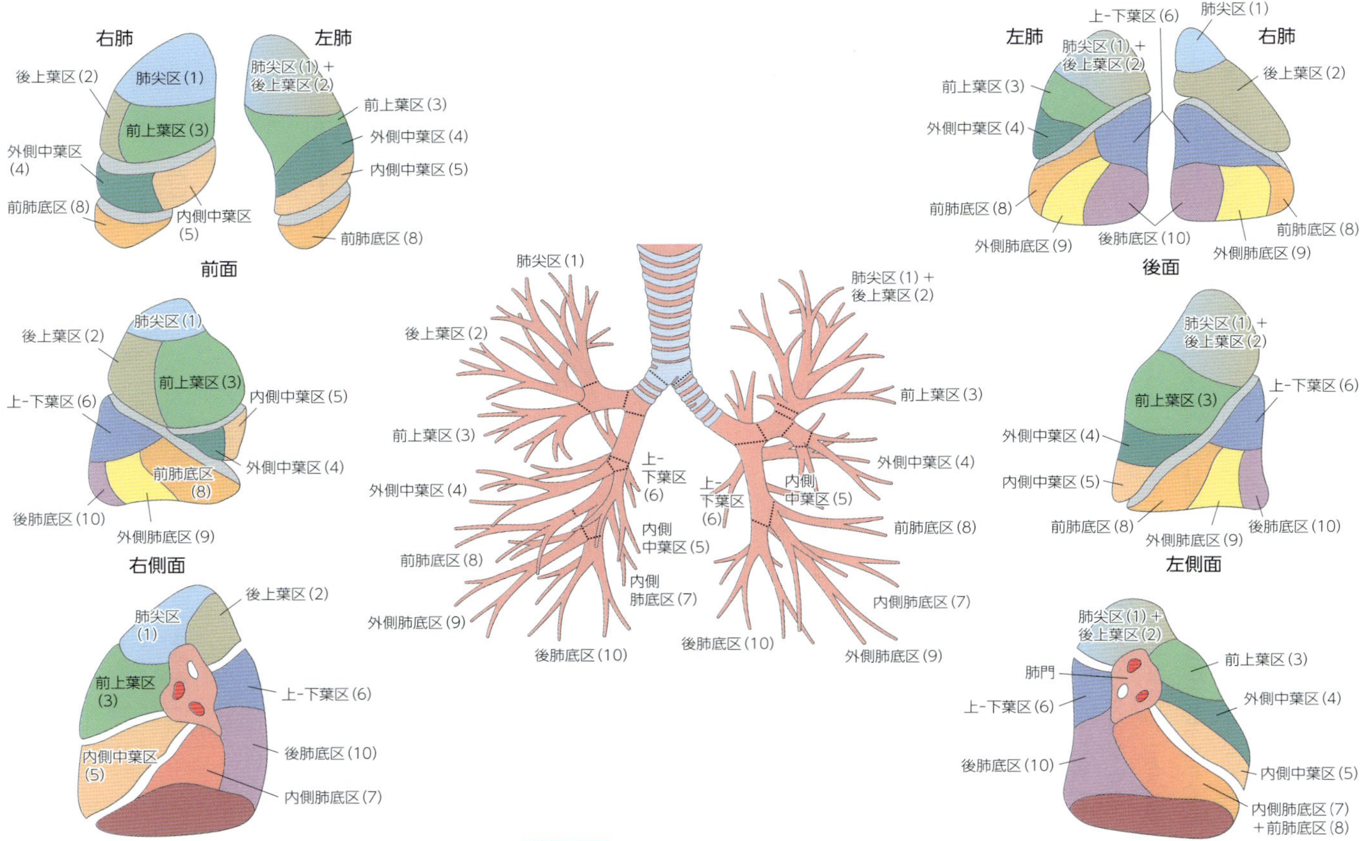

図3-3 気管支分枝と肺葉の関係

JCOPY 498-06694

□右肺はさらに10の区域，左肺は8つの区域に分かれます．とくに気管支鏡検査を行う際には各分枝・肺葉を理解することが重要です．

□下気道である気管は2分岐を繰り返し16分岐までの終末細気管支となります．

□気管から終末細気管支までを伝導気管支といい，酸素・二酸化炭素のガス交換には関わりません（**伝導部位・気道領域**）．

□約150mLの容積であり，ガス交換に関わらないため“**解剖学的死腔anatomical dead space**”と呼ばれます．

□終末細気管支から先は呼吸細気管支となり23分岐の肺胞囊までガス交換に関わります（**呼吸部位**）（図3-4）．この呼吸領域が肺の大部分を構成し2.5～3Lの容量を占めます（図3-5）．

□気管断面積は約3cm^{2}ですが肺胞表面積は約140m^{2}となりおよそテニスコート一面に等しくなります．

□伝導部位・気道領域である気管から終末細気管支までは断面積が小さいため吸気時には“ストローで吸うように”ほぼ真っ直ぐにガスが流れ（層流という），一方，呼吸領域である呼吸細気管支から肺胞までは“風船をふくらませるように”全体的にひろがるようにガスが流れ，肺胞と肺胞毛細血管の間で（ガス圧差による受動的な）“拡散”によって換気が起こります．

気道			気道分岐	内径(mm)
気道領域・伝導部位	気管		0	20
	気管支	主気管支	1	10
		葉気管支	2	7～6
		区域気管支	3	
		亜区域気管支	4	6～2
	細気管支	小気管支	5	
		細気管支	〜	2～0.5
		終末細気管支	16	0.5
呼吸部位	呼吸細気管支		17	
			18	0.3～0.2
			19	
	肺胞管		20	
			21	0.1
			22	
	肺胞囊		23	

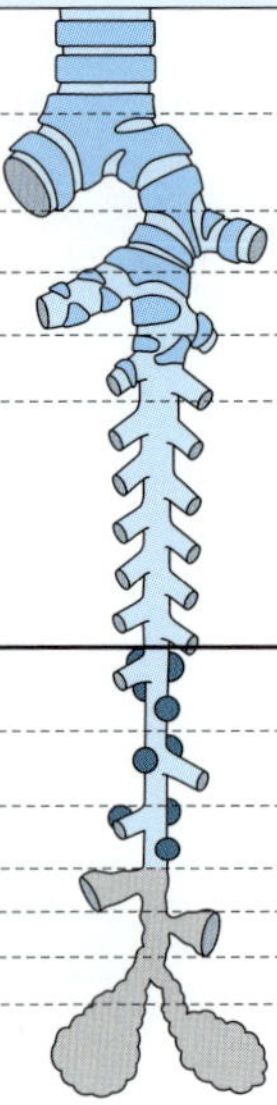

図3-4 気道の名称と分岐（文献1より）

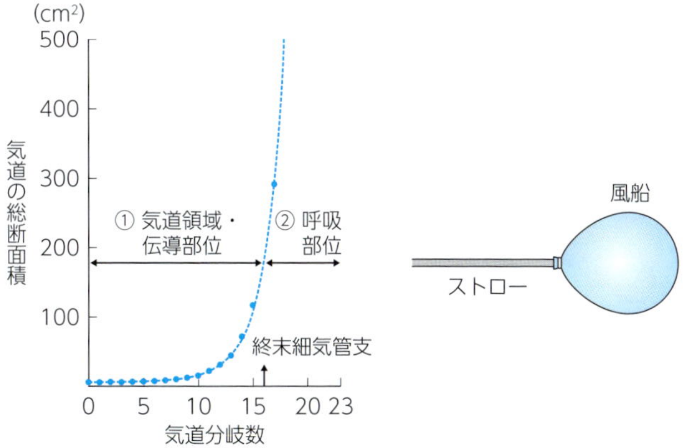

図3-5 下気道の① 気道領域・伝導部位と② 呼吸部位の総断面積（文献1より）

下気道は① 気道領域・伝導部位と② 呼吸部位の2つに分かれ，気道の総断面積は終末細気管支までの伝導部位よりも呼吸細気管支以降の呼吸部位が急激に増加し吸気の移動速度は非常に遅くなりガス拡散が換気の機序となる．
① 気道領域・伝導部位を"ストロー"，② 呼吸部位を"風船"にたとえることができる．

□ つまり，

① 気道領域・伝導部位→"ストロー"としての吸気・呼気ガスの通路（層流）
② 呼吸部位→"風船"としての換気・ガス交換（拡散）

の2つに分けて考えることができます．

□ 実際に吸気ガスはホースの中を流れる水のように空気の塊の流れとして速やかに終末細気管支レベルまで運ばれ，その後，気道内の呼吸部位にひろがるように拡散して換気が起こります．

□ 呼吸部位に拡散されたガスは，肺胞内毛細血管が張りめぐらされた肺胞内に到達します（図3-6）．

□ 肺胞内毛細血管は肺胞表面の約85～95%を覆っており，約1 μmと非常に薄い隔壁で肺胞と毛細血管を分けるため，ガス交換に効率がよい反面，**① 毛細血管内静水圧が上昇する心原性肺水腫や② 人工呼吸器で高い1回換気量での陽圧換気で肺が過膨張する場合**，肺胞壁は容易に障害をうけやすいことがわかります．

□ ① 肺静脈圧上昇と肺胞内毛細血管静水圧上昇から肺胞腔内に血漿成分や赤血球が漏出する心原性肺水腫ACPE，② 誤った人工呼吸器設定では肺胞壁障害での局所炎症反応・毛細血管透過性からの非心原性肺水腫（人工呼吸器関連肺傷害VILI）が誘発されます．

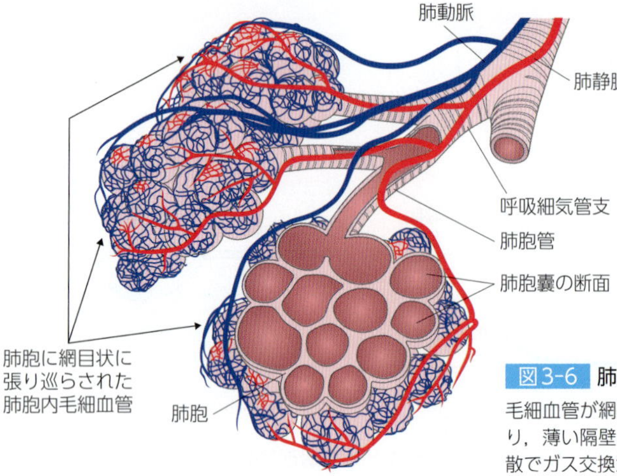

図3-6 肺胞内毛細血管と肺胞

毛細血管が網目状に張り巡らされており，薄い隔壁を介した圧較差による拡散でガス交換が受動的に行われる

□ 肺胞と肺胞内毛細血管の間では圧が高い→低い方向へと**"圧較差"により受動的に拡散**し，酸素と二酸化炭素のガス交換が行われます(図3-7).

- 酸素O_2(肺胞内100mmHg，毛細血管内40mmHg：圧較差60mmHg)
  →毛細血管内(＋ヘモグロビン)に拡散
- 二酸化炭素CO_2(肺胞内40mmHg，毛細血管内46mmHg：圧較差6mmHg)
  →肺胞内に拡散

□ そのため，呼吸停止・息こらえで換気がなくても，肺胞内よりも"低いO_2分圧"，"高いCO_2分圧"の肺胞内毛細血管を通過する血流で肺胞と肺胞内毛細血管の間で圧較差がある限りガス交換が続くことがわかります(→例えば水中潜水でしばらく息こらえをしても低酸素血症が起こらないことが理解できます).

□ 肺胞断面積が十分に確保されることがガス交換の効率化に関係するため，呼吸の1サイクル終了時点である**"呼気終末"での開存している呼吸細気管支〜肺胞嚢の呼吸部位での容量を示す機能的残気量FRCが酸素化にとって重要である**ことがわかります.

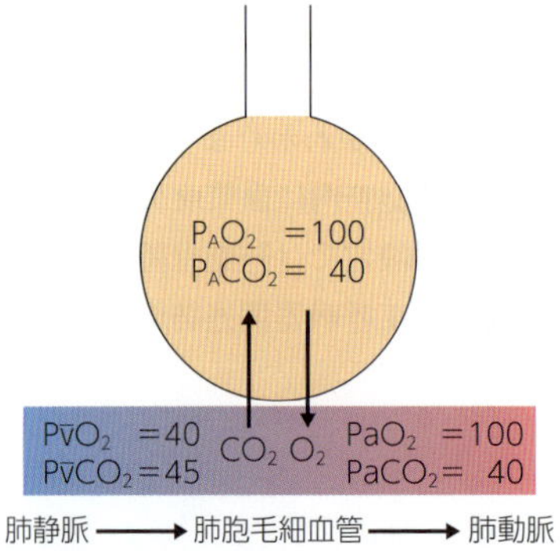

図3-7 肺胞と肺胞内毛細血管でのガス交換

"圧較差"による受動的な拡散で酸素O_2は血管内(＋ヘモグロビン)に拡散，二酸化炭素CO_2は肺胞内に拡散する.

④ 呼吸と横隔膜・呼吸筋の動き

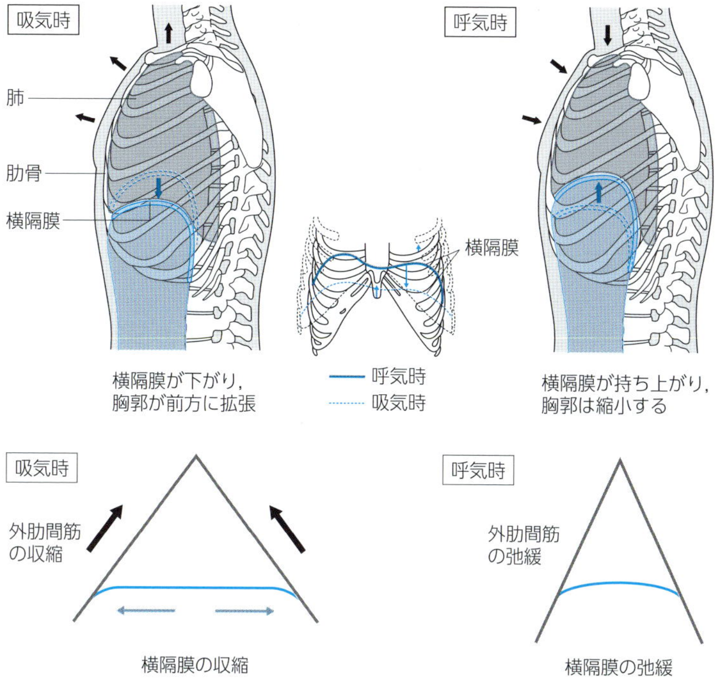

図3-8 吸気・呼気での横隔膜と外肋間筋の動き

吸気：横隔膜と外肋間筋の収縮が重要，呼気：呼吸筋は使用されず受動的な弛緩．
努力呼吸時は呼吸補助筋（胸鎖乳突筋，斜角筋，大胸筋など）が使用される．

- □ 横隔膜は薄いドーム状の筋肉であり（図3-8），肋骨部と右脚・左脚部，そして収縮に関係しない腱中央で構成されています．筋収縮により肋骨と脚部の付着部位で横隔膜が短縮し厚くなり，ドーム状が平坦となることで腹部側に移動します．
- □ 自発呼吸では横隔膜を中心とした呼吸筋が重要であり，強い呼吸努力がない場合，吸気では横隔膜と外肋間筋の収縮が重要であり，呼気では呼吸筋は使用されず受動的な弛緩となります（図3-8）．
- □ 一方，努力呼吸時には呼吸補助筋（胸鎖乳突筋，斜角筋，大胸筋など）が使用され，呼気でも受動的な弛緩でなく内肋間筋を使用した呼吸様式に変化します．
- □ 実際の自発呼吸での吸気の機序は次のようになります．

中枢神経系（延髄呼吸中枢）
↓
横隔神経（頸髄C3-5）
↓

横隔膜の興奮・収縮
↓
胸壁の拡張
↓　　胸腔内陰圧⬆→経肺圧 P_L (P_{tp}) ⬆
肺の拡張
↓　　気道内への吸気流量フロー，気道内圧・換気量変化
吸気の発生

Section 2 解剖をふまえた呼吸生理の理解：呼吸の運動式と時定数

呼吸の運動式equation of motion

□ 前項でみてきたように呼吸器の解剖を呼吸生理からみると，ストローと風船にたとえたように，

① 気道領域・伝導部位→“ストロー”としての気道粘性抵抗成分
② 呼吸部位→“風船”としての弾性成分

の2つに分けて考えることができます(図3-9).

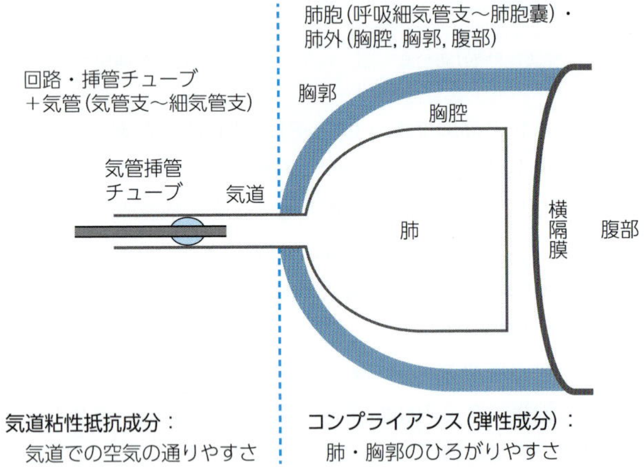

図3-9 患者の肺・呼吸器にかかる圧を① 気道粘性抵抗成分と② 弾性成分に打ち勝つ圧に分ける

□ 人工呼吸による陽圧換気では，① 一定の圧による圧換気，② 一定の流量フローによる量換気の方法で肺にガス送気を行います．

□ 人工呼吸器による気道への圧 P_{aw} と患者呼吸筋よる圧 P_{mus} の和が全体の圧 P_{tot} となります．

- $P_{tot}=P_{aw}+P_{mus}$

□ 患者自発呼吸がない場合，$P_{mus}=0$ のため $P_{tot}=P_{aw}$ となり，一方で人工呼吸器サポートがない場合，$P_{tot}=P_{mus}$ となります．

□ また自発呼吸温存による補助人工呼吸では P_{aw} と P_{mus} の両方の圧により肺へのガスの流れを起こします．

□ 呼吸では全体の圧 P_{tot} が，① 肺と胸壁の弾性成分と② 気管・気管支の気道粘性抵抗成分にそれぞれ作用します．

□ 肺と胸壁の弾性成分に対する圧は，呼吸器系コンプライアンス C_{rs} と1回換気量 V_T によって，

- $V_T \times 1/C_{rs}$

と表せます．

□ コンプライアンス（compliance：C）は肺・胸壁のひろがりやすさを表し，一定の圧変化 ΔP に対する容量変化 ΔV となります．

$C=\Delta V/\Delta P$

例：吸気時に圧変化5→15cmH_2O 上昇（PEEP 5，吸気圧 P_{insp} 10）で，1回換気量 V_T 500mL

⇒$C=500\div(15-5)=50\text{mL/cmH}_2\text{O}$

□ そのため，

- コンプライアンス低下→肺がひろがりにくく，胸部X線で“白い肺”となる
- コンプライアンス上昇→肺がひろがりやすい，胸部X線で“黒い肺”となる

となります．

□ またエラスタンス（elastance：E）はコンプライアンスの逆数（1/C）を表し，コンプライアンスと逆を意味し肺の伸びにくさ（硬さ）・またはしぼみやすさ（＝弾性力，もとの形へと戻るように働く力）の指標です．

- $V_T \times 1/C_{rs}=V_T \times E_{rs}$

とも表します．

- エラスタンス低下→肺が伸びやすい・弾力が弱い(元に戻りにくい)
- エラスタンス上昇→肺が伸びにくい・弾力が強い(元に戻りやすい)

□ 肺と胸壁はそれぞれ弾性力(＝エラスタンス)があり吸気時に肺・胸壁がひろがることは同時にもとの形に戻るように働く力が生じることを意味し(☞図2-9 p.51参照), 肺・胸壁を含むエラスタンスは, 肺と胸壁それぞれの和で求められるため,

・$E_{rs}=E_L+E_{cw}$

という関係が成り立ちます.

ポイント!

- エラスタンス(＝弾性力)はコンプライアンスの逆数で表される
- 呼吸器系の弾性成分である肺・胸壁がひろがるときに同時に弾性力を生じ, 呼吸器系全体の弾性力E_{rs}は「肺の弾性力E_L」と「胸壁の弾性力E_{cw}」の和となる(＝呼吸器系全体のエラスランスは肺エラスタンス成分と胸壁エラスタンス成分に分けることができる)

□ もう一つはガス通過の際に気道で生じる粘性抵抗成分に対する圧で, オームの法則と同様に, 気道抵抗Rとガス流量(フロー)$\dot{F}$によって,

- $R\times\dot{F}$

と表せます.

□ 気道抵抗Rは気道での空気の通りやすさを表し,

- 気道抵抗増加→空気が通りにくい, とくに呼気時間が延長する
- 気道抵抗低下→空気が通りやすい, とくに呼気時間が短縮する

となります.

□ 人工呼吸器管理において気道抵抗を決める因子には, ① 呼吸器回路, ② 挿管チューブ(太い→抵抗低下, 細い→抵抗増加), ③ 気管～細気管支があり, 気道抵抗は長さに比例し, 半径4乗に反比例します(☞ Section5 p.102参照)

□ 以上より,

気道にかかる圧P_{tot}

$=$気道への人工呼吸器による圧P_{aw}＋患者呼吸筋による圧P_{mus}

$=V_T\times 1/C_{rs}+R\times\dot{F}$

$=V_T\times E_{rs}+R\times\dot{F}$

気道への人工呼吸器による圧＋患者呼吸筋による圧
　＝換気量×エラスタンス＋気道抵抗×流量（フロー）

となり，気道への全圧P_{tot}には弾性成分と粘性抵抗成分の合計で求めることができます．これを呼吸の運動式equation of motionといいます．

□ 呼吸の運動式は人工呼吸器管理中に圧，換気量，流量フロー，気道抵抗，コンプライアンスの相互関連を理解するのに役立ちます．

□ また人工呼吸器によって呼気終末に陽圧をかけると（＝呼気終末陽圧PEEP，外因性PEEPという），PEEPが式の右側に追加されます．

気道にかかる圧P_{tot}
　＝気道への人工呼吸器による圧P_{aw}＋患者呼吸筋による圧P_{mus}
　$=V_T \times 1/C_{rs} + R \times \dot{F} + PEEP$
　$= V_T \times E_{rs} + R \times \dot{F} + PEEP$

□ また患者の肺胞内にauto-PEEPが起こると，人工呼吸器による外因性PEEPに追加でP_{tot}が増加します．

□ **総PEEP（外因性PEEP＋auto-PEEP）測定には，呼気終末ホールドを行います．**

□ 呼気終末ホールド中は，患者自発呼吸がなく，容量（換気量）と流量（フロー）がないため（$P_{mus}=0$，$V_T=0$，$\dot{F}=0$），

$P_{tot}=Paw+0$
　$=V_T \times 1/C_{rs} + R \times \dot{F} + PEEP = 0/C_{rs} + R \times 0 +$ 総PEEP

□ つまり，

• P_{aw}＝総PEEP

となり，呼気終末ホールド時の圧が総PEEPであることを示します．

□ この総PEEPが人工呼吸器によって設定したPEEP（外因性PEEP）より高い場合，過剰分がauto-PEEPとなります（☞7章p.232参照）．

時定数（time constant：TC）

□ 自発呼吸のない人工呼吸器管理中，および呼吸努力のない安静時の呼気時には受動的に肺胞内ガスが呼出されます．

□ 呼気時のガス通過にかかる時間は① 肺と胸壁による弾性成分，② 気道粘性抵抗成分の影響を受けます．

□ ストローが付いた風船で考えてみます．

例1：弾力に富んだ風船は，弾性力が強い〔＝コンプライアンス低い（エラスタンス

高い)〕ため速やかにしぼみます(図3-10)

例2: ストローが細い風船は, ストロー内のガス通過に時間がかかるため(気道粘性抵抗が強い)しぼむまで時間がかかります(図3-11).

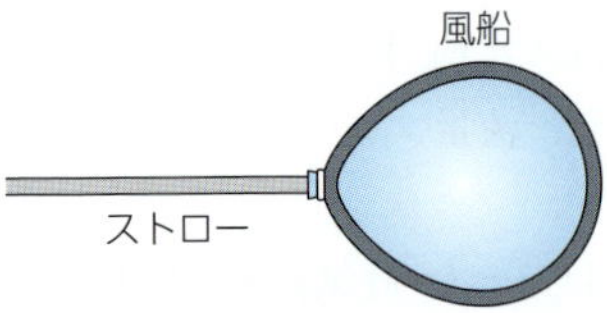

図3-10

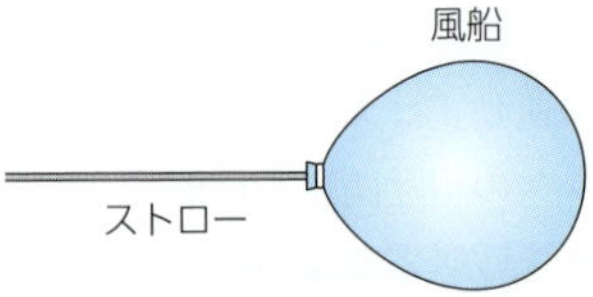

図3-11

□ 肺・胸壁による弾性成分からのコンプライアンスC_{rs}(mL/cmH_2O)と気管・気管支による粘性抵抗成分からの気道抵抗R(cmH_2O・秒/mL)をかけると時定数TCが求められます.

- 時定数TC=R×C(秒)

□ 自発呼吸のない人工呼吸器管理中と安静時の呼気において, 呼気開始後の時間tでの肺内残存ガス容量Vは吸気終末時ガス容量(吸気換気量Vi)と時定数から自然対数で表されることがわかっています.

- $V = Vi \times e^{-(t/TC)}$

※eは自然対数の底で約2.72

□ 1, 2, 3呼気時定数でそれぞれ肺内残存ガス容量は37%, 14%, 5%となります(図3-12).

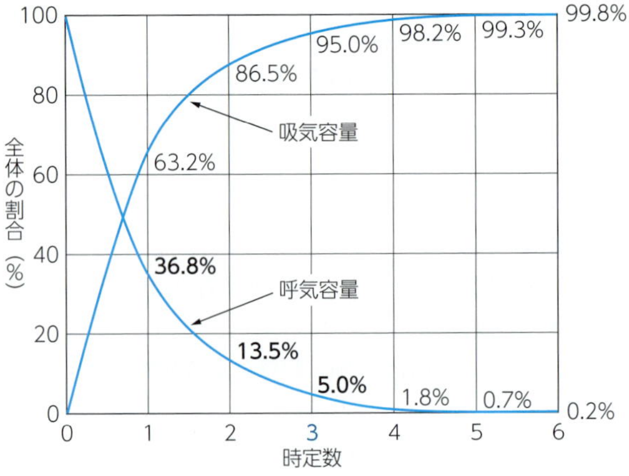

図3-12 時定数と吸気・呼気時の換気量の関係

□現在の人工呼吸器では自動的に呼気コンプライアンスCと気道抵抗Rをモニタリングしているため，CとRそして積である呼気時定数TC_{exp}から，

① 肺メカニクスの分析
② 人工呼吸器の呼気時間の適切な設定
③ 治療効果判定
④ 呼吸状態増悪時の肺メカニクス原因検索

に用いることができます．

① 肺メカニクスの分析

□ 正常な肺では人工呼吸器患者では，呼気時定数TC_{exp}は通常0.5〜0.7秒です．

□コンプライアンスC低下と気道抵抗R増加の混合型では数字上は正常TC_{exp}となるため，CとRも正常範囲内になるため，CとRを個別に評価します(例：COPD急性増悪AECOPDで重症肺炎による急性呼吸促迫症候群ARDS合併)．

□TC_{exp}<0.5秒は肺や胸壁疾患によるコンプライアンスC低下を示し，ARDS，肺線維症や側彎症，胸水・腹水貯留が原因として考えられます．

□TC_{exp}>0.7秒は気道抵抗R増加を示し，COPD急性増悪や喘息重積状態など閉塞性肺疾患，片肺挿管，挿管チューブ屈曲・狭窄が原因として考えられます．

② 人工呼吸器の呼気時間の適切な設定

□呼気時定数TC_{exp}が短い状態(<0.5秒)では拘束性肺障害が考えられ，人工呼吸器関連肺傷害VILI高リスクであるため，1回換気量V_T，駆動圧ΔP，プラトー圧P_{plat}を適切にモニタリングします．

□TC_{exp}が長い状態(>0.7秒)では閉塞性肺障害が考えられ，auto-PEEPを適切にモニタリングします．

□3×TC_{exp}が十分に呼出するためにかかる時間(＝機能的残気量FRCに戻る)であるため，自発呼吸によるモード(圧支持換気PSVモード)では呼気トリガー感度ETS(%)(ターミネーションクライテリア，サイクルオフ設定)を設定する際にTC_{exp}から肺メカニクスが拘束性肺障害パターンか閉塞性肺障害パターンかがわかり設定変更に役立ちます．

呼気時定数	呼気トリガー感度ETS(%)(ターミネーションクライテリア，サイクルオフ設定)
TC_{exp} 0.5〜0.7	25〜40%
TC_{exp}<0.5	5〜25%
TC_{exp}>0.7	40〜70%

③ 治療効果判定

□呼気時定数TC_{exp}の経時的なモニタリングで治療効果判定に使えます．

□ ARDSで腹臥位療法による肺胞リクルートメントが奏効した場合，コンプライアンスC増加と低下したTC_{exp}の増加でわかります．

□ AECOPDで気管支拡張薬，ステロイド，抗菌薬による治療効果判定では，気道抵抗R低下と延長したTC_{exp}の短縮でわかります．

④ 呼吸状態増悪時の肺メカニクス原因検索

□ 酸素飽和度低下や気道内圧上昇などに急激な呼吸状態増悪時には原因検索を迅速に行う必要があります．

□ 呼気時定数TC_{exp}の増加は挿管チューブ閉塞・片肺挿管，挿管チューブ噛み込み，チューブ閉塞，気管攣縮が疑われます．

□ TC_{exp}の減少は気胸，胸水または無気肺が疑われます．

□ 急激な酸素飽和度低下でTC_{exp}変化がない場合は，肺メカニクスの問題ではなく循環不全によるショックや肺塞栓症が原因として疑われます．

ポイント!

- 人工呼吸器でモニタリングされている気道抵抗R，呼吸器系コンプライアンスC，呼気時定数TC_{exp}を理解することは，① 肺メカニクス異常，② 適切な呼気時間設定，③ 治療効果判定，④ 呼吸状態悪化維持の原因検索に役に立つ

Section 3 呼吸仕事量

人工呼吸器による調節換気(自発呼吸なし)での呼吸仕事量

□ 呼吸における仕事—つまり呼吸仕事量は圧Pと容量Vの積で求めることができます(☞MEMO 参照)．

□ 実際には圧・容量曲線(PVカーブ)での面積で呼吸仕事量を評価できます(図3-13)．

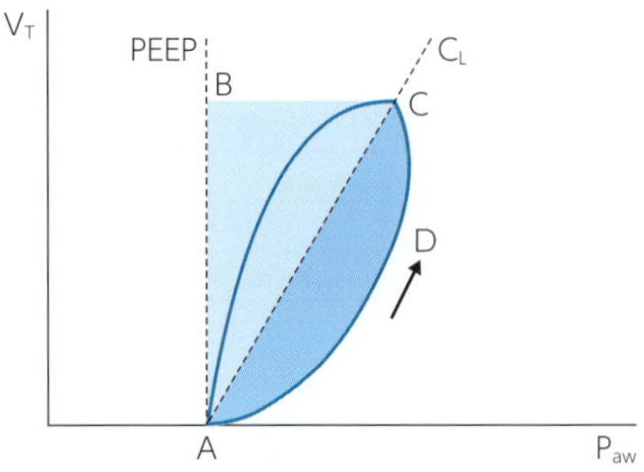

図3-13 筋弛緩による人工呼吸器調節換気や安静呼吸時の圧・容量曲線(PVカーブ)での呼吸仕事量(文献11より)

面積ACBが弾性仕事量(■部分)，面積ADC(■部分)が気道抵抗仕事量を示す．

JCOPY 498-06694

MEMO　物理での仕事量と圧力の定義を呼吸仕事量へ生かす

- 物理学では，物体に力F〔N(力の単位: ニュートン)〕を加え，力の向きに物体をある距離s(m)だけ動かしたとき，力のした「仕事量W(workのW)」は，
  - ・仕事量W＝力F×距離s

  で定義されます．
- また気体の圧力P(pressureのP)は，面を押しつける作用のことで単位面積に垂直に働く力の大きさと定義され，力F〔N(力の単位: ニュートン)〕と面積S(m^2)とすると，
  - ・圧力P＝力F/面積S
- 圧力の単位はPa(パスカル)(＝N/m^2)，mmHg，cmH_2Oが用いられ，その換算は，
  - ・1mmHg→133.3Pa→1.36cmH_2O
  - ・1Pa→0.0075mmHg→0.010cmH_2O
  - ・1cmH_2O→0.735mmHg→98.0Pa

  となります．
- 物理的な意味での「仕事量＝力×移動距離」において，
  - ・力F(N)→圧力P(N/m^2)×断面積(m^2)
  - ・移動距離s(m)→容積変化〔換気量(m^3)〕÷断面積(m^2)

  とみなすことによって，
  - ・呼吸仕事量＝圧力P(N/m^2)×容積変化(換気量m^3)

  で置き換えられるため，「呼吸仕事量＝圧・容量曲線の面積(P×V)」で求めることができます．

- 安静呼吸時には吸気時のみ呼吸筋が収縮し，換気に要する呼吸仕事量(work of breathing: WOB)は，① 弾性成分(肺・胸郭含む呼吸器系エラスタンスE_{rs}に対して肺をひろげる)に対する弾性仕事量WOB_Eと② (肺内に吸気ガスが移動する際の)気道・粘性抵抗Rに対する気道抵抗仕事量WOB_Rの和で求められます(表3-1，図3-14)．
- さらに肺・胸郭の粘性に対する組織抵抗への仕事量と慣性に対する仕事量もありますが，① 弾性仕事量と② 気道抵抗仕事量に比べてごくわずかなため無視してよいとされています．

表3-1　呼吸仕事量WOBを構成する要素

呼吸仕事量WOB＝WOB_E＋WOB_R
WOB_E＝E_{rs}・V
WOB_R＝R・$\dot{V}$
WOB_E: 弾性成分に対する呼吸仕事量
WOB_R: 粘性成分に対する呼吸仕事量
E: エラスタンス，R: 気道抵抗，V: 1回換気量，$\dot{V}$: 吸気フロー

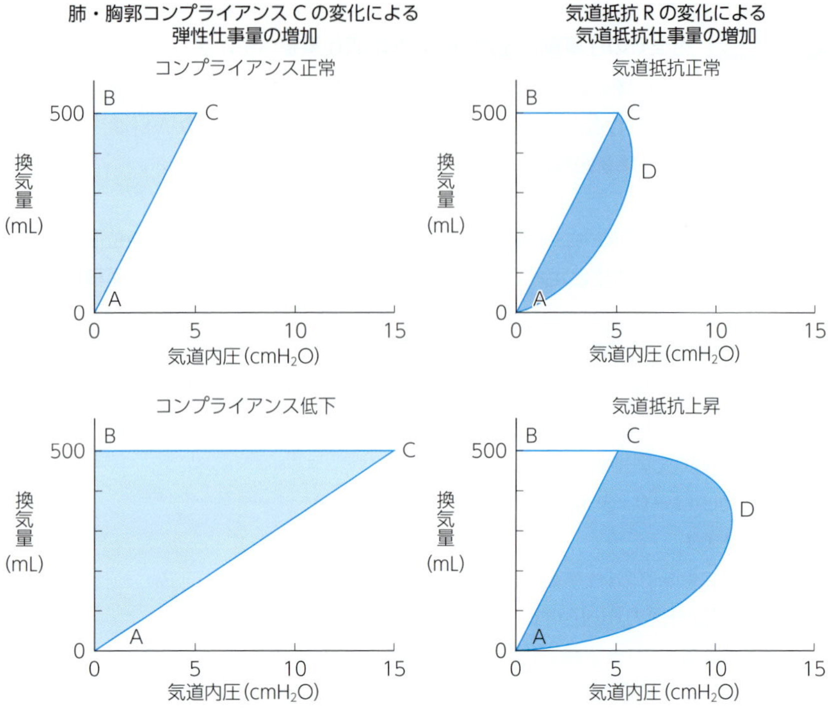

図3-14 肺・胸郭コンプライアンスC_{rs}と粘性抵抗Rの変化による弾性仕事量と気道抵抗仕事量(文献11より)

自発呼吸がある場合の人工呼吸器による補助換気中の呼吸仕事量

□ 自発呼吸時は呼吸筋が行う仕事量は，気道内圧のみで呼吸仕事量を評価することは不可能であり，胸腔内圧(≒食道内圧)測定によるCampbell diagramを用いて計算します(図3-15).

□ 呼吸仕事量WOBは食道内圧を用いた圧・容量曲線(PVカーブ)の面積で求められます.

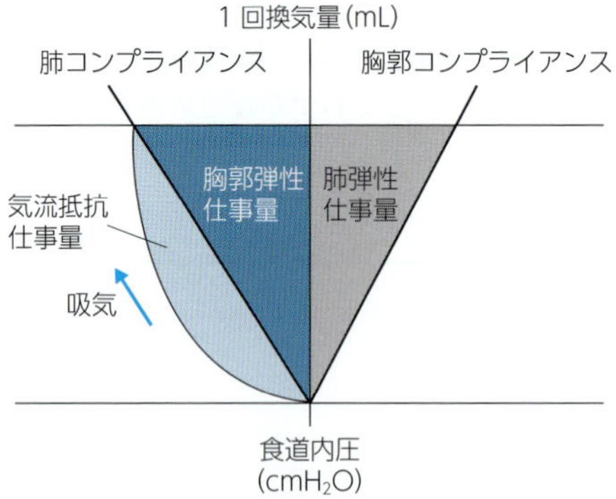

図3-15
食道内圧を用いたCampbell diagramによる仕事量の評価

MEMO 呼吸仕事量に基づいた人工呼吸器換気モード

- □呼吸仕事量WOBを計測することは，とくに① 肺・胸壁弾性成分コンプライアンスCと② 気道粘性抵抗Rを考慮するため，肺メカニクスに基づきより“生理的”な人工呼吸器管理を可能にします．
- □現時点で呼吸仕事量を考慮した換気モードとしてPAV+とASV（INTELLiVENT ASV含む）があります．
- □Medtronicの人工呼吸器Puritan Bennett™ 840/980に搭載されたPAV+は患者の吸気努力・呼吸仕事量に合わせ吸気時のサポートを自動的に増減させる自発呼吸モードです（☞13章p.490参照）．
- □またHamilton Medicalの人工呼吸器HAMILTON G5/C6に搭載されたASV（INTELLiVENT ASV含む）はコンプライアンスCと気道粘性抵抗Rによる時定数・呼吸仕事量が最小となるように1回換気量と呼吸回数の組み合わせを1呼吸ごとに自動調整し自発呼吸のない調節換気から自発呼吸で使用できるモードです（☞20章参照）．

- □分時換気量MV（$\dot{V}_E$）が一定の場合，ゆっくり深い呼吸を行うと1回換気量が大きくなり（肺・胸壁に対する）弾性成分への呼吸仕事量が増大します（WOB_E⬆）（図3-16）．
- □1回換気量が大きくなると，呼吸数は少なくなり吸気時間が延長し吸気流量が小さくなるため気道粘性抵抗成分への呼吸仕事量は減少します（WOB_R⬇）．
- □一方，浅く速い呼吸を行うと1回換気量が小さくなり弾性成分への呼吸仕事量は減少します（WOB_E⬇）．
- □1回換気量が小さくなると，呼吸数が多くなり吸気時間が短縮し吸気流量が大きくなるため気道粘性抵抗成分への呼吸仕事量は増加します（WOB_R⬆）．
- □さらに速い呼吸を行うことで，吸気流量のさらなる増加で吸気ガスが層流から乱流に変化すると気道粘性抵抗成分への呼吸仕事量はさらに増加します（WOB_R⬆⬆）．
- □2つの呼吸仕事量の和が全呼吸仕事量WOBとなり上に凹の曲線となります．
- □上に凹の頂点（最低値）が最小の呼吸仕事量となり，ヒトを含めた動物は，呼吸数を最小の呼吸仕事量になるように調整しています（コンプライアンスCと気道抵抗R・時定数TCを用いたOtisの式により計算されます）（☞20章p.729参照）．

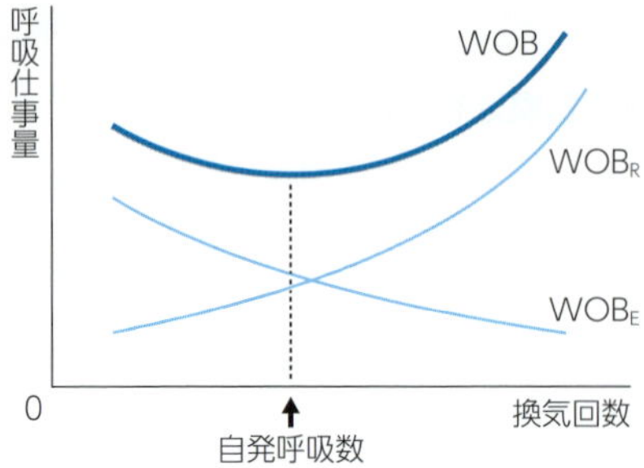

図3-16 呼吸仕事量が最小になるよう自発呼吸数が決まる

- □肺メカニクスが病的な状態では呼吸仕事量が最小になるように自発呼吸および人工呼吸器管理を行うことが適切です.
- □肺・胸壁コンプライアンスCが小さい患者(ARDS, 肥満など)では全呼吸仕事量でWOB_Eの占める割合が大きくなるためWOBの最小値は換気回数が多いほうにシフトします.
- □気道抵抗Rが大きい患者(COPD急性増悪, 喘息重積状態など)では全呼吸仕事量でWOB_Rの占める割合が大きくなるためWOBの最小値は換気回数が少ないほうにシフトすることがわかります(図3-17).

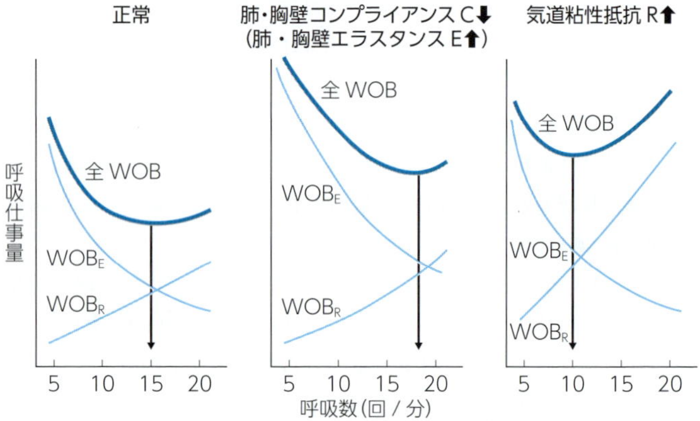

図3-17 肺メカニクスによる呼吸仕事量の変化と最小呼吸仕事量となる呼吸数(文献11より)

Section 4 換気での機能的残気量と肺・胸壁のコンプライアンス

機能的残気量FRC

- □呼気終末の時点で"弾性力のあるバネと同じ"肺と胸壁が, 陰圧の胸腔内でそれぞれが釣り合います(☞2章p.50参照).

- この平衡状態の呼気終末の肺容量が機能的残気量(functional residual capacity: FRC)といい酸素化に重要な指標となります.
- また機能的残気量FRCに対してどの程度吸気時に拡張するか(ひずみstrainという)が人工呼吸器関連肺傷害VILIに相関することがわかっています(図3-18, 18章p.633参照).

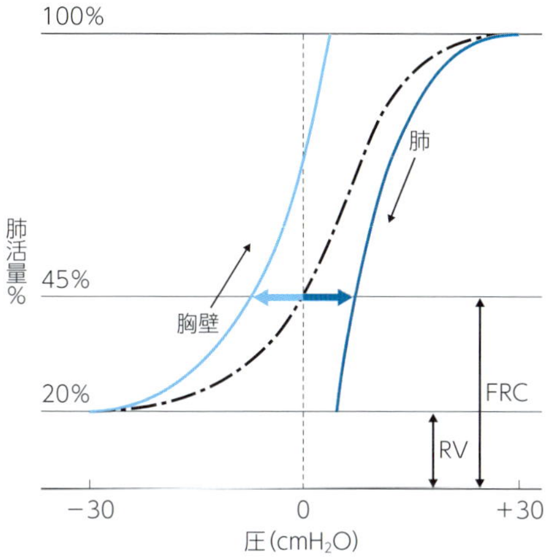

図3-18 肺と胸壁の圧・容量曲線
(文献12より)

肺と胸壁の圧変化の和が肺・胸壁含む全呼吸器系の圧・容量曲線となる. 肺と胸壁が釣り合う=圧0が機能的残気量FRCを示す. FRC: 機能的残気量, RV: 残気量

- 呼吸機能検査でのスパイロメータでの機能的残気量FRCを図3-19に示します.

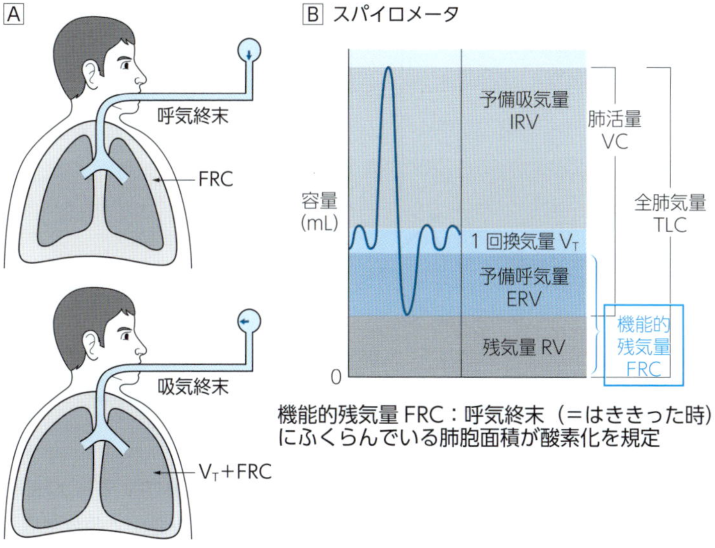

図3-19 機能的残気量FRCとスパイロメータ

肺・胸壁コンプライアンスと肺・容量曲線

□肺と胸壁の弾性成分に対する圧力は，呼吸器系コンプライアンスC_{rs}と1回換気量V_Tによって，

- $V_T \times 1/C_{rs}$

と表せ，エラスタンス(elastance：E)はコンプライアンスの逆数(1/C)を表し肺の弾性力(硬さ)となるため

- $V_T \times 1/C_{rs} = V_T \times E_{rs}$

とも書き換えられます．

□呼吸器系コンプライアンス C_{rs}，エラスタンスE_{rs}は肺と胸壁の和で，

- $E_{rs} = E_L$(肺エラスタンス)$+E_{cw}$(胸壁エラスタンス)

となるため，

- $1/C_{rs} = 1/C_L$(肺コンプライアンス)$+1/C_{cw}$(胸壁コンプライアンス)

と書き換えられます．

□肺の弾性成分と胸壁の弾性成分それぞれにかかる圧を分けるために胸腔内圧が必要であり，臨床では食道内圧で代用します図3-20(☞18章p.649参照)

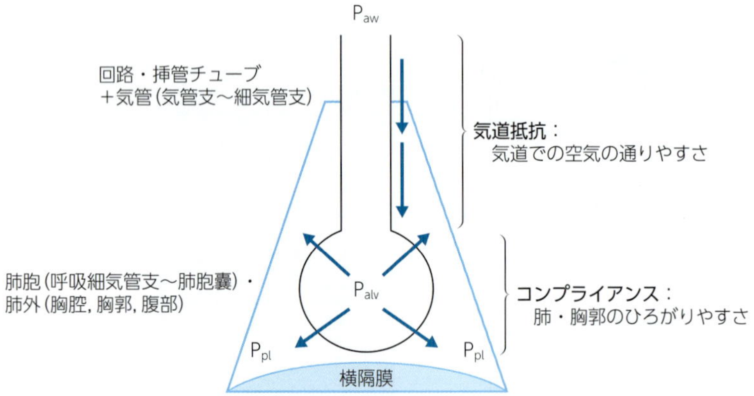

図3-20 気管・気管支と肺・胸壁にかかる圧(文献8より)

□横軸に気道内圧，縦軸に肺容量・肺気量とした圧・容量曲線(PVカーブ)からわかるように，吸気時に肺がふくらむときと呼気時に肺がしぼむときで曲線が異なります(ヒステレシスhysteresisと呼ぶ)．

□ゴム風船をふくらませる場合を考えてみると，最初なかなかふくらみにくく，その後は速やかにふくらむことからもわかります．

□とくに急性呼吸促迫症候群ARDSでは吸気と呼気でヒステレシスが大きくなり，また圧・容量曲線（PVカーブ）には2つの変曲点があり，最初の変曲点は圧を徐々に加えていくことによって肺胞が開き出す点lower inflection point（LIP）と呼ばれ，次の変曲点は換気量が減少していく点upper inflection point（UIP）と呼ばれます（図3-21）．

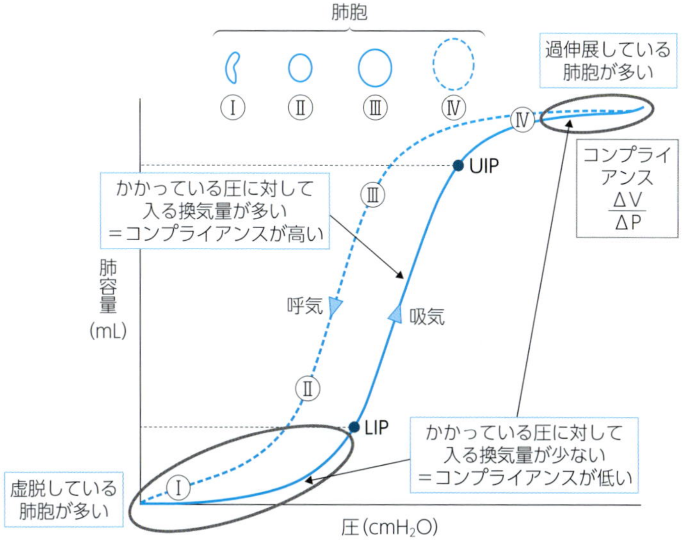

図3-21 圧・容量曲線（PVカーブ）（文献10より）

□圧・容量曲線（PVカーブ）での傾きがコンプライアンスC（＝ΔV/ΔP）となりLIPとUIPの間で換気すると高いコンプライアンスを維持できることがわかります．

ポイント！
- 呼気終末で肺と胸壁は平衡状態になり機能的残気量FRCを表す
- 肺と胸壁のそれぞれのコンプライアンスは食道内圧モニタリングによって評価できる
- 圧・容量曲線（PVカーブ）の傾きがコンプライアンスを示し，吸気と呼気で圧による容量がそれぞれ異なり，ヒステレシスと呼ぶ

Section 5 気道粘性抵抗

□ 気管・気管支に呼吸によりガスが流れると，ガス流量フロー $\dot{V}$ は圧差Pに比例し気道抵抗Rに反比例します．

・$\dot{V} \sim P/R$

□ 低流量では層流となり，このときポアズイユの法則Poiseuille's equation（図3-22）に従い，

・$\dot{V} = \dfrac{k \times P \times r^4}{l \times n}$　　・$R = \dfrac{l \times n}{k \times r^4}$

で表されます（k：比例係数，P：圧，r：半径，l：長さ，n：粘稠度）

□ **抵抗Rは長さに比例し，半径4乗に反比例する**ため気道半径が1/2倍になると気道抵抗Rは16倍と著明に増加します．

□ 肺気腫/COPDや気管支喘息といった閉塞性肺疾患では，気道狭窄が気道粘性抵抗に与える影響が非常に大きいことがわかります．

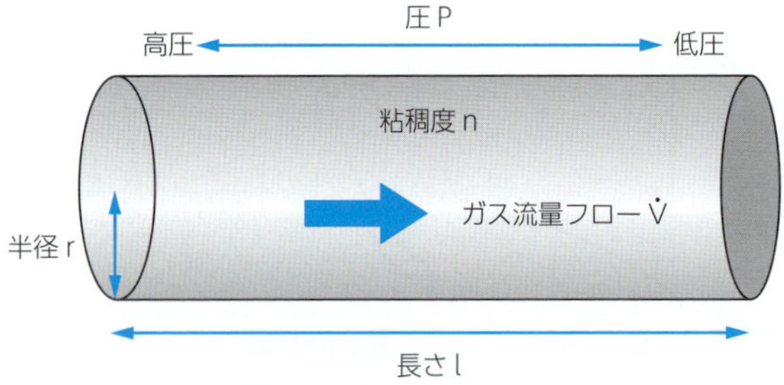

図3-22 ポアズイユの法則

ポイント!
・気道粘性抵抗Rでは気管・気管支半径が大きな影響を与える

Section 6 人工呼吸器波形を呼吸の運動式から考える

□ 気道にかかる圧は呼吸の運動式equation of motionより，

・気道にかかる圧 P_{tot}
　＝気道への人工呼吸器による圧 P_{aw} ＋患者呼吸筋による圧 P_{mus}
　＝$V_T \times 1/C_{rs} + R \times \dot{F}$

で表され，① 肺・胸壁の弾性成分にかかる圧P_{ER}($V_T \times 1/C_{rs}$)，② 気道粘性抵抗にかかる圧P_V($R \times \dot{F}$)に分けることができるため，人工呼吸器の量換気VCV・圧換気PCVモードでの圧・時間曲線で①と②の成分に分けることができます(図3-23, 図3-24).

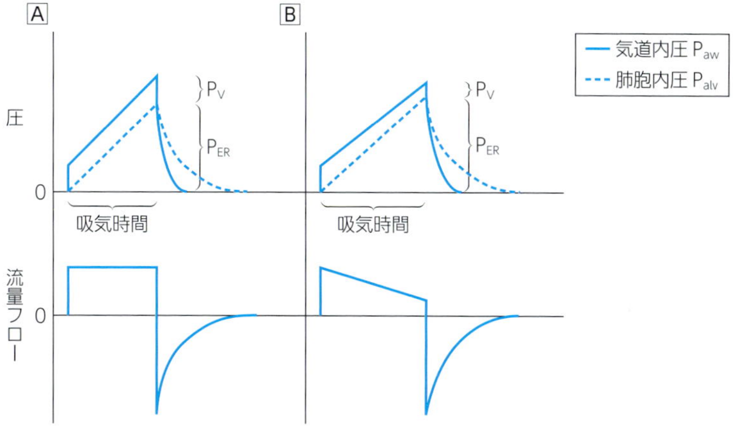

図3-23 矩形波量換気VCV(A)と漸減波量換気VCV(B)の圧波形・フロー波形の違い

P_{ER}: 弾性成分にかかる圧，P_V: 気道粘性抵抗成分にかかる圧

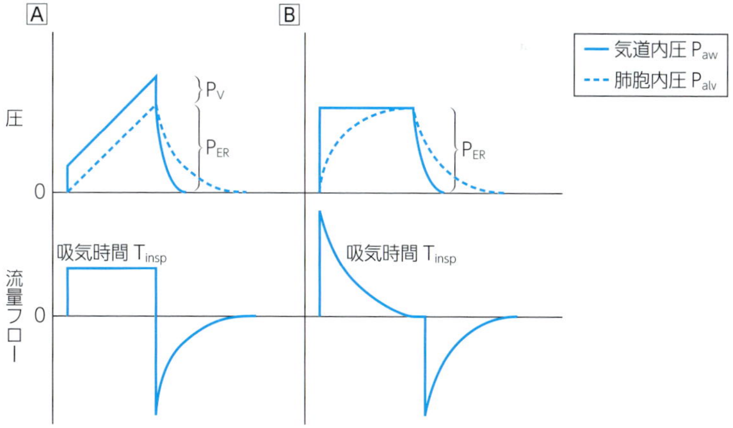

図3-24 矩形波量換気VCV(A)と圧換気PCV(B)の圧波形。フロー波形の違い

P_{ER}: 弾性成分にかかる圧，P_V: 気道粘性抵抗成分にかかる圧

Section 7 酸素運搬と酸素瀑布 O_2 cascade

□ 大気ガスでの酸素が肺・呼吸器系を通して血中に取り込まれ(=外呼吸)，血中から全身の末梢組織の細胞内ミトコンドリアで利用される(=内呼吸)までを酸素瀑布 O_2 cascadeと呼びます(図3-25).

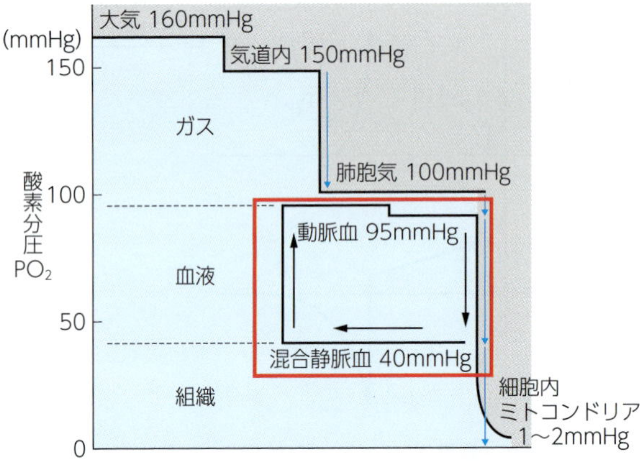

図3-25
酸素瀑布 O_2 cascade

□ 大気圧 P_b は760mmHgであり大気中は酸素濃度21%，窒素濃度79%のため,

・大気中の酸素分圧 PO_2 =大気圧 P_b ×酸素濃度 F_IO_2 =760×0.21=160mmHg

□ ヒトの上気道・下気道に入ると加温加湿され水蒸気圧が加わります.

・水蒸気圧 P_{H_2O} 47mmHg

であるため,

・気管内の酸素分圧 P_IO_2 =(大気圧 P_b −水蒸気圧 P_{H_2O})×酸素濃度 F_IO_2

=(760−47)×0.21=150mmHg

となります.

□ 肺胞内へ酸素が入ると肺胞・肺胞内毛細血管の間で酸素と二酸化炭素のガス交換が起こります.

□ 肺胞内ではさらに血液から二酸化炭素分圧が余分に入るため，肺胞内二酸化炭素分圧は血液中の二酸化炭素分圧から求められ,

・肺胞内二酸化炭素分圧 P_ACO_2 = $PaCO_2$/呼吸商R　(呼吸商：0.8)

• 肺胞内酸素分圧 P_AO_2 =(大気圧 P_b −水蒸気圧 P_{H_2O})×酸素濃度 F_IO_2 − P_ACO_2

=(大気圧 P_b −水蒸気圧 P_{H_2O})×酸素濃度 F_IO_2 −($PaCO_2$/呼吸商R)

=(760−47)×0.21−(40/0.8)=100mmHg

となります.

□ 肺胞内酸素分圧 P_AO_2 は大気圧 P_b と酸素濃度 F_IO_2，動脈血二酸化炭素分圧 $PaCO_2$ によって変動することがわかります(太線部).

□ 肺胞内酸素分圧 P_AO_2 と動脈血酸素分圧 PaO_2 は理想的な換気血流比では一致しますが，正常でも肺内でも換気血流比不均等があり解剖学的な右左シャント(気管支静脈と左室Thebesian静脈，心拍出量の2～3%)の影響により P_AO_2 と PaO_2 では差があり，**肺胞気動脈血酸素分圧較差A-aDO$_2$(P(A-a)O$_2$)**と呼びます.

□ A-aDO$_2$(P(A-a)O$_2$)の正常は10mmHg以下または年齢を考慮して(年齢)/4+4が正常上限となります(酸素濃度 F_IO_2 0.21の条件下，例：60歳で60/4+4=19).

□ **肺胞と肺胞内毛細血管でのガス交換に異常(拡散障害，換気血流比不均等，シャント)があると開大し，P_AO_2 と PaO_2 値の評価は肺でのガス交換障害の程度を示します.**

□ **低酸素血症でも肺胞と肺胞内毛細血管でのガス交換に異常がない病態ではA-aDO$_2$(P(A-a)O$_2$)は正常です.**

Section 8 換気と動脈血二酸化炭素分圧 $PaCO_2$

□ 70kg成人での一般的な呼吸パラメータを図3-26に示します.

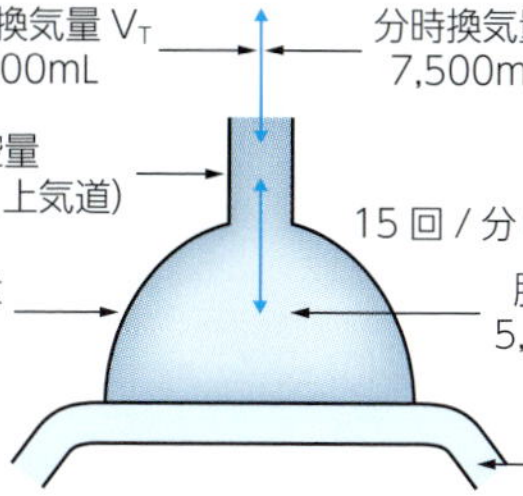

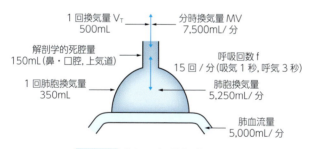

図3-26 成人の呼吸換気パラメータ

□ 二酸化炭素 CO_2 は，① 好気性代謝によって末梢組織内で産生され，② 血中で静脈灌流量(＝心拍出量)によって肺へ運搬されます.

□ そして③ 肺胞での CO_2 拡散と④ 気道を介した換気によって大気中に排出されます.

□ 肺胞内での拡散は酸素よりも速やかに起こるため，

・肺胞内二酸化炭素分圧 P_ACO_2 ＝動脈血二酸化炭素分圧 $PaCO_2$

と等しくなります.

□ そのため，$PaCO_2$(P_ACO_2)値は末梢組織での CO_2 産生量と換気による CO_2 排出量のバランスで決まります.

・$PaCO_2 \propto CO_2$ 産生量/CO_2 排出量 ……………………(1)式

□ CO_2排出量は肺胞換気量によって決まり，(1)式を書き換えると，

・$PaCO_2 \propto CO_2$産生量/肺胞換気量 ……………………… (2)式

□ 分時換気量MV ($\dot{V}_E$) は1回換気量V_Tと呼吸回数fの積になります

・$MV(\dot{V}_E) = V_T \times f$

□ そして1回換気量V_Tは肺胞換気量V_Aと死腔換気量V_Dの和になります，

・$V_T = V_A + V_D$ …………………………………………………… (3)式

□ 上記より(2)式は

・$PaCO_2 \propto \frac{CO_2産生量}{f \times V_A}$ ……………………………… (4)式

となり，CO_2産生量が一定ならば，$PaCO_2$は肺胞換気量に反比例することがわかります(図3-27)．

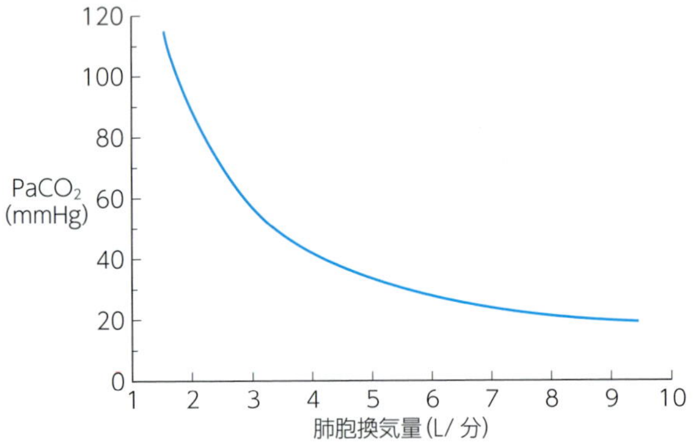

図3-27 $PaCO_2$と肺胞換気量の関係

□ (3)式と(4)式より

・$PaCO_2 \propto \frac{CO_2産生量}{f \times (V_T - V_D)}$ ……………………………… (5)式

となり，CO_2産生量が一定のとき，(5)式は，

$$PaCO_2 \propto \frac{1}{MV \times (1 - \frac{V_D}{V_T})}$$ ……………………………… (6)式

で表せるので動脈血二酸化炭素分圧$PaCO_2$上昇は肺胞換気量低下を意味し，① 分時換気量MV⬇，② 死腔換気量V_D⬆が原因となります．

□ また，動脈血二酸化炭素分圧$PaCO_2$低下は肺胞換気量増加を意味し，① 分時換気量MV⬆，② 死腔換気量V_D⬇が原因となります．

$PaCO_2$上昇は，① 分時換気量MV⬇，② 死腔換気量V_D⬆による
$PaCO_2$低下は，① 分時換気量MV⬆，② 死腔換気量V_D⬇による

□ 動脈血二酸化炭素分圧$PaCO_2$が上昇すると延髄呼吸中枢を刺激し分時換気量を上昇させ$PaCO_2$正常を維持するように作用します．結果として呼吸仕事量が増加し

ます.

□ 人工呼吸器での調節換気では，$PaCO_2$上昇を正常化させるためには分時換気量を上昇させればよいことがわかります(1回換気量V_T⬆ないし呼吸回数f⬆).

□ 自発呼吸温存での陽圧換気(圧支持換気PSVモードなど)で呼吸努力が強く分時換気量上昇がある場合，死腔換気が増大した病態が起こっていることがわかります.

MEMO 体内での二酸化炭素CO_2の動態

□ 末梢組織代謝で産生されたCO_2は水と反応し炭酸H_2CO_3となり，さらに水素イオンH^+と重炭酸イオンHCO_3^-になります.

$CO_2 + H_2O \longleftrightarrow H_2CO_3 \longleftrightarrow H^+ + HCO_3^-$

赤血球によるCO_2の運搬

□ 赤血球内の炭酸脱水素酵素により速やかに上記の反応が起こり血中CO_2上昇に対応します.

□ 血中CO_2は，① ヘモグロビンHb結合$CO_2 + Hb-NH_2 \longleftrightarrow HbNHCOOH$によるカルバミノ化合物，② 血液中に溶解，③ 重炭酸イオンHCO_3^-の3つの形態で運搬され重炭酸イオンが大部分を占めます.

二酸化炭素CO_2解離曲線(図3-28)

□ ヘモグロビン酸素解離曲線と異なりCO_2解離曲線は直線状のため比例し，また酸素飽和度が低下すると上方にシフトし，CO_2含有量が増える方向に変化します.

□ 一方，酸素飽和度が上昇すると下方にシフトし，CO_2含有量が減る方向(＝血中二酸化炭素分圧$PaCO_2$⬆)に変化します(Haldane効果という).

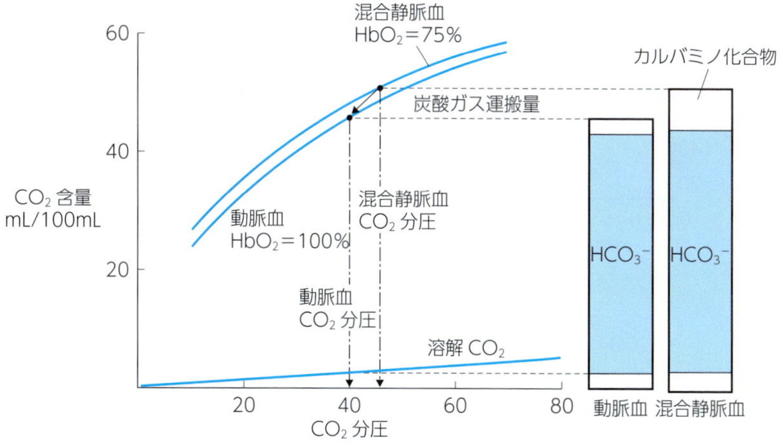

図3-28 二酸化炭素CO_2解離曲線(文献1より)

CO_2排泄量

□安静時は肺でCO_2約4mL/100mL除去されるため，心拍出量5L/分で200mL/分のCO_2排泄量となります．

□とくにCO_2排泄量については量・カプノグラフィ(volumetric capnography: VCap)で計測できます(☞18章p.662参照)．

Section 9 呼吸不全を呼吸生理・ガス交換から読み解く

□肺胞内毛細血管には比較的大量の血流が流入し，肺胞断面積が非常に広いため血流速度は遅くなり，0.25〜0.75秒かけて通過します．正常ではこの時間内に受動的な拡散によって圧差によってガス交換が行われます(図3-29)．

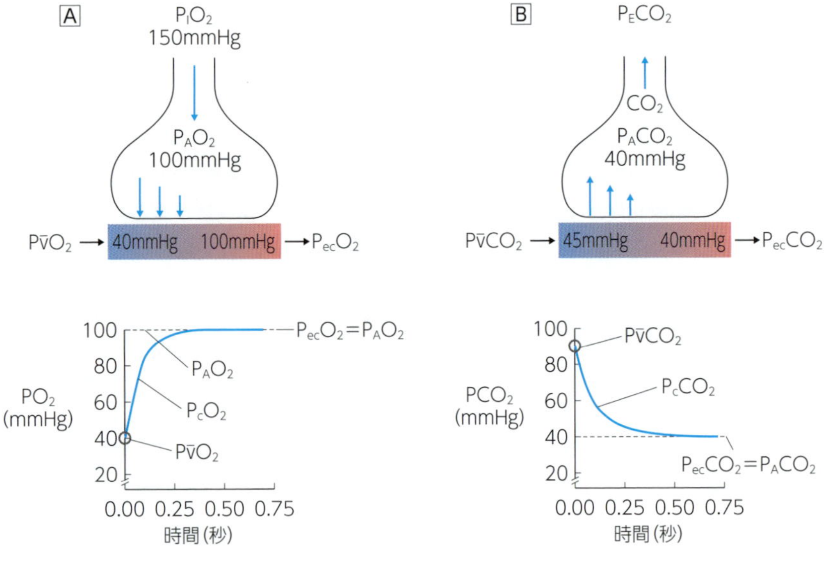

P_IO_2：吸気酸素分圧
P_ECO_2：呼気二酸化炭素分圧
P_AO_2：肺胞酸素分圧
P_ACO_2：肺胞二酸化炭素分圧
$P\bar{v}O_2$：混合静脈血酸素分圧
$P_{ec}O_2$：毛細血管後酸素分圧
$P\bar{v}CO_2$：混合静脈血二酸化炭素分圧
$P_{ec}CO_2$：毛細血管後二酸化炭素分圧
P_cO_2：毛細血管酸素分圧
P_cCO_2：毛細血管二酸化炭素分圧

図3-29 肺胞内毛細血管での酸素分圧の変化(A)と二酸化炭素分圧の変化(B) (文献5より)

肺胞内毛細血管通過後に肺胞内酸素分圧と肺胞内毛細血管酸素分圧が一致することに注意(肺胞気動脈血酸素分圧較差A-aDO_2(P(A-a)O_2)ゼロ)．グラフの横軸は赤血球が肺胞内を通過する時間(正常0.25〜0.75秒)．

□ 血中酸素量の評価では酸素分圧ではなく血中酸素含有量で評価します(図3-30)(☞1章p.19参照).

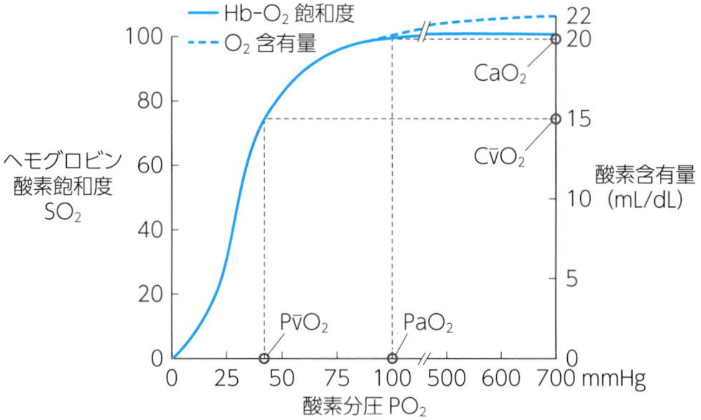

• 混合静脈血酸素含有量 $C\bar{v}O_2$
 ＝1.34×ヘモグロビン濃度 Hb×混合静脈血ヘモグロビン酸素飽和度 $S\bar{v}O_2$
  +0.003× 混合静脈血酸素分圧 $P\bar{v}O_2$

• 動脈血酸素含有量 CaO_2
 ＝1.34×ヘモグロビン濃度 Hb×混合静脈血ヘモグロビン酸素飽和度 SaO_2
  +0.003× 動脈血酸素分圧 PaO_2

※Hb 15g/dL とする

図3-30 ヘモグロビン酸素解離曲線(文献5より)

□ 呼吸不全の病態生理として① 拡散障害, ② 換気不全, ③ 低酸素濃度, ④ 低い換気血流比, ⑤ シャントがあり, P_AO_2, A-aDO2(P(A-a)O2), 酸素投与による反応は次のようになります.

低酸素血症の原因	P_AO_2	A-aDO2 (P(A-a)O2)	酸素濃度上昇での PaO_2 反応
拡散障害	正常	増大	改善
肺胞低換気	低下	正常	改善
吸入酸素分圧 P_IO_2 低下	低下	正常	改善
低い換気血流比 $\dot{V}_A/\dot{Q}$ ⬇	局所で低下	増大	改善
シャント	局所で低下	増大	改善なし

① 拡散障害

Case1

□ 25歳トライアスロン選手が心肺機能検査のため過度な運動負荷後, 動脈血液ガス分析ABGでpH 7.18, $PaCO_2$ 30mmHg, PaO_2 81mmHg, SaO_2 88%.

□ 過度な運動負荷は，末梢組織での酸素消費量が増加し混合静脈血酸素分圧$P\bar{v}O_2$が低下するため，肺での酸素化が正常に起こるためにはヘモグロビンへの酸素取り込みの増大が必要になります．

□ また過度な運動負荷による心拍出量・心拍数増加により肺胞内血流増加と肺胞内通過時間の短縮が起こります．

□ その結果，短時間でヘモグロビンに多くの酸素を取り込まなければならず，通過時間内に肺胞酸素分圧P_AO_2と毛細血管後酸素分圧$P_{ec}O_2$が完全に平衡状態となりません($P_AO_2 \neq P_{ec}O_2$)(図3-31)．

□ これが拡散障害であり，正常では高地での運動負荷，疾患としては肺線維症でみられます．

□ 拡散障害では① 安静時には低酸素血症ははっきりせず，② 労作・運動負荷で低酸素血症が顕在化することが特徴です．

□ P_AO_2と$P_{ec}O_2$が平衡状態とならないため肺胞気動脈血酸素分圧較差A-aDO₂(P(A-a) O₂)が開大します．

□ 拡散障害では高濃度酸素投与で低酸素血症が改善します．

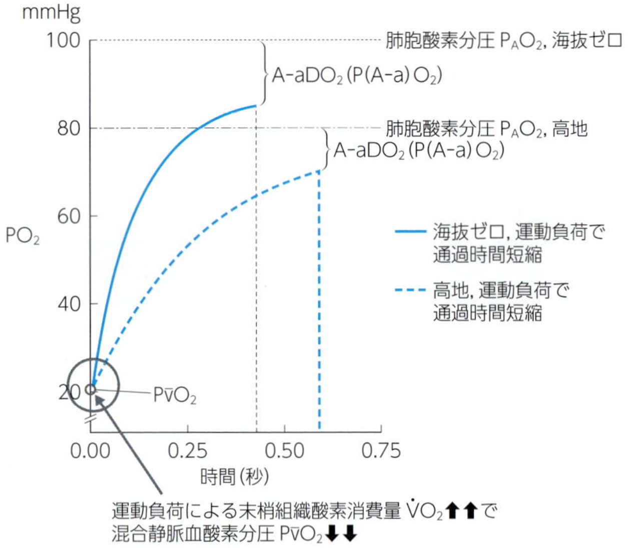

3-31 様々な条件下での肺胞内毛細血管での酸素化と経過時間(文献5より)

海抜ゼロで過度な運動負荷で低い混合静脈血酸素分圧$P\bar{v}O_2$と通過時間短縮で肺胞酸素分圧P_AO_2と毛細血管内酸素分圧$P_{ec}O_2$が平衡状態とならない(実線の曲線)．
高地での運動負荷(破線の曲線)．

② 換気不全

Case2

□ 慢性腎不全・腹膜透析中の82歳女性がひどい咳嗽のため鎮咳薬コデインを内服してから意識障害が進行し，動脈血液ガス分析ABGでpH 7.17，$PaCO_2$ 77mmHg，PaO_2 45mmHg.

□ 肺胞酸素分圧P_AO_2は① 換気と② 血流のバランスによって決まります.

□ Case2のような肺胞低換気では換気が低下し肺血流は正常のため，低い換気血流比$\dot{V}_A/\dot{Q}$となり，肺胞内への酸素流入は低下し血流による酸素除去は変化しないため，肺胞酸素分圧P_AO_2と毛細血管後酸素分圧$P_{ec}O_2$が低下します.

□ 過換気では逆に肺胞内への酸素流入が上昇し血流による酸素除去は変化しないため，P_AO_2と$P_{ec}O_2$が上昇します.

□ 肺胞二酸化炭素分圧P_ACO_2も換気血流比$\dot{V}_A/\dot{Q}$の影響を受け，血流により肺胞内へ運搬され，換気で肺胞内から除去されます.

□ そのため低い換気血流比$\dot{V}_A/\dot{Q}$では肺胞二酸化炭素分圧P_ACO_2と毛細血管後二酸化炭素分圧$P_{ec}CO_2$は上昇します．逆に高い換気血流比$\dot{V}_A/\dot{Q}$ではP_ACO_2と$P_{ec}CO_2$は低下します.

□ 肺胞酸素分圧P_AO_2を計算するために肺胞気式alveolar gas equationがあり，

$$P_AO_2 = P_IO_2 - P_ACO_2 = P_IO_2 - \frac{PaCO_2}{R}$$
$$= F_IO_2 \times (P_B - P_{H_2O}) - \frac{PaCO_2}{R} \quad \cdots\cdots (7)式$$

P_AO_2: 肺胞酸素分圧，P_IO_2: 吸気酸素分圧，P_ACO_2: 肺胞二酸化炭素分圧，F_IO_2: 酸素濃度，P_B: 大気圧，P_{H_2O}: 水蒸気圧，$PaCO_2$: 動脈血二酸化炭素分圧，R: 呼吸商

で求められます.

□ 低換気による低酸素血症は肺胞酸素分圧P_AO_2低下によって起こるため，肺胞と毛細血管の間でのガス交換障害はありません.

□ そのため肺胞気動脈血酸素分圧較差$A\text{-}aDO_2$($P(A\text{-}a)O_2$)は正常となります．Case2ではP_AO_2 53mmHg，$A\text{-}aDO_2$($P(A\text{-}a)O_2$)約7mmHgと正常です.

□ 低換気のままでも，高濃度酸素投与でP_AO_2が上昇し低換気による低酸素血症は改善します．**低換気による低酸素血症では，肺胞気式よりわずかな酸素濃度上昇で著明にP_AO_2が改善することが特徴**です.

□ 室内気の状況下では，低換気による動脈血二酸化炭素分圧$PaCO_2$上昇以前に低酸素血症が進行します(図3-32).

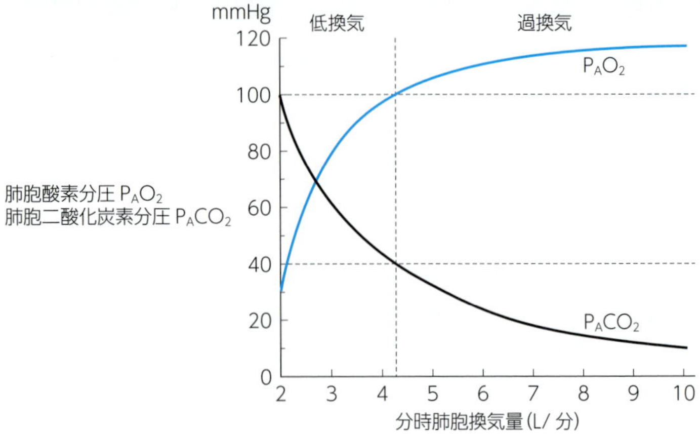

図3-32 低換気と過換気での肺胞酸素分圧P_AO_2と肺胞二酸化炭素分圧P_ACO_2の変化(文献5より)

□低換気による低酸素血症に酸素投与を行うと速やかに改善するため，酸素投与中では低換気による高二酸化炭素血症に気づくのが遅れる可能性があります.

□そのため，**換気不全・低換気リスクがある患者モニタリングでは"室内気"でのパルスオキシメータによる観察が重要です.**

③ 吸入酸素分圧低下

Case3

□ヨーロッパ・アルプス最高峰モンブラン4,810m登山の21歳女性. 指が青白くパルスオキシメータSpO_2で測定し65%.

□大気中の酸素濃度は21%ですが高度による気圧変化により吸入酸素分圧は低下します.

□モンブランのような高地では，気圧420mmHg，換気と呼吸商に変化がなければ($PaCO_2$ 40，R 0.8)，肺胞気式〔(7)式p.111〕より肺胞酸素分圧P_AO_2 28mmHgと低値を示します(図3-31).

□高地での気圧低下による吸入酸素分圧低下や吸入酸素濃度低下(いわゆる酸欠状態，＜21%)はふだんの臨床現場では稀ですが，低酸素血症の原因となります.

□吸入酸素分圧低下・吸入酸素濃度低下による低酸素血症は肺胞酸素分圧P_AO_2低下によって起こるため，肺胞と毛細血管の間でのガス交換障害はありません.

□肺胞気動脈血酸素分圧較差$A-aDO_2$($P(A-a)O_2$)は正常であり，①低酸素血症による呼吸中枢ドライブにより過換気状態となり，また② 高濃度酸素投与により低酸素血症が改善します．

□ 続いて，低酸素血症の原因として，低い換気血流比とシャントについて考える場合，2つの肺胞・毛細血管モデルで考えてみます．

④ 低い換気血流比

Case4

□ 肺気腫/COPDの67歳男性，呼吸困難でER受診．室内気で動脈血液ガス分析ABG：pH 7.35，PaO_2 55mmHg，$PaCO_2$ 55mmHg．3L/分酸素吸入しパルスオキシメータSpO_2 87%から93%に上昇．

□ 血流量は均等である一方で換気量が異なり，① 高い換気血流比2.0と② 低い換気血流比0.1の2つの肺胞モデルを考えます(図3-33)．

□ 低い換気血流比の肺胞では肺胞酸素分圧P_AO_2が低いため，毛細血管後酸素含有量$C_{ec}O_2$と毛細血管後酸素分圧$P_{ec}O_2$は低下します．

□ 高い換気血流比の肺胞ではP_AO_2が高いため，$C_{ec}O_2$と$P_{ec}O_2$はやや上昇します．

□ 結果として，肺胞内毛細血管を通過した後の酸素化された2つの肺胞モデルが合流すると動脈血酸素含有量CaO_2(＝肺静脈血)が高い換気血流比の肺胞によって上昇します．

□ 低い換気血流比の肺胞により動脈血酸素分圧PaO_2は低下し肺胞気動脈血酸素分圧較差A-aDO_2(P(A-a)O_2)は開大します．

□ 低い換気血流比の肺胞での動脈血二酸化炭素分圧$PaCO_2$は増加しても，高い換気血流比の肺胞により代償され，また$PaCO_2$上昇からの呼吸中枢ドライブにより呼吸努力が増大し$PaCO_2$は正常を維持します．

□ 低い換気血流比の肺胞でも換気は行われており，吸入酸素濃度F_IO_2増加で肺胞酸素分圧P_AO_2が上昇するため，換気血流比不均等の病態では高濃度酸素投与で低酸素血症は改善します．

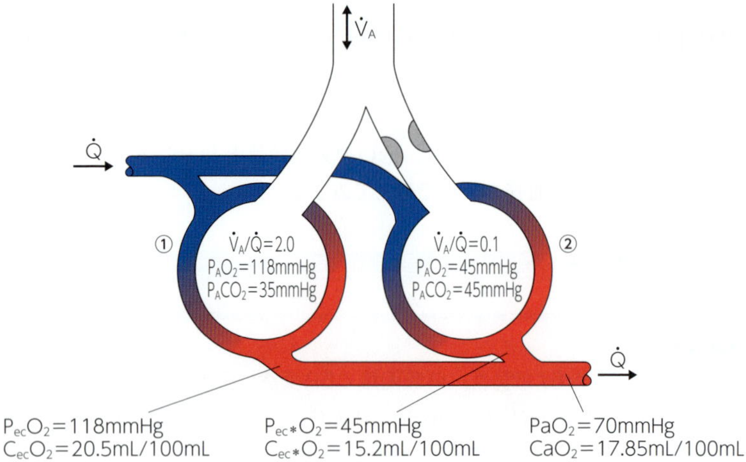

酸素含有量 CO_2=1.34×ヘモグロビン濃度 Hb×ヘモグロビン酸素飽和度 SO_2+0.003×酸素分圧 PO_2
※Hb 15g/dL とする

$\dot{V}_A$：分時肺胞換気量
$\dot{Q}$：血流量
P_AO_2：肺胞酸素分圧
P_ACO_2：肺胞二酸化炭素分圧
$P_{ec}O_2$：毛細血管後酸素分圧 ①
$C_{ec}O_2$：毛細血管後酸素含有量 ①
$P_{ec*}O_2$：毛細血管後酸素分圧 ②
$C_{ec*}O_2$：毛細血管後酸素含有量 ②
PaO_2：動脈血酸素分圧（肺静脈）
CaO_2：動脈血酸素含有量（肺静脈）

図 3-33 異なる換気血流比の2つの肺胞モデル（文献5より）
血流量は等しく，換気が高い換気血流比 $\dot{V}_A/\dot{Q}$⬆（左肺胞①）と低い換気血流比 $\dot{V}_A/\dot{Q}$⬇（右肺胞②）.

ポイント!
- 換気血流比不均等では高濃度酸素投与で低酸素血症は改善する

⑤ シャント

Case5

□ 溺水による急性呼吸促迫症候群 ARDS の 32 歳男性．酸素濃度 F_IO_2 0.8 で動脈血液ガス分析 ABG：pH 7.28，PaO_2 67mmHg，$PaCO_2$ 61mmHg.

□ 血流量は均等である一方で，1つの肺胞で換気がない状態（シャント）による2つの肺胞モデルを考えます（図 3-34）.

□ シャントは極端な低い換気血流比（換気血流比 $\dot{V}_A/\dot{Q}$=0）であり，シャントの肺胞での毛細血管後酸素分圧・酸素含有量は混合静脈血と等しくなります.

□ シャントの肺胞と正常な肺胞を通過した2つの肺胞モデルの肺胞内毛細血管が合流してもシャントの割合によって動脈血酸素含有量 CaO_2（=肺静脈血）の上昇がみられなくなります.

□ このときのシャントの肺胞の割合はシャント血流により求めることができます．CaO_2は全ての肺胞がシャントになる場合（＝混合静脈血酸素含有量$C\bar{v}O_2$）を最低値とし，シャントが全くない場合が最高値となり，この2つの間に実測値が入ります（図3-34右図の縦棒）．

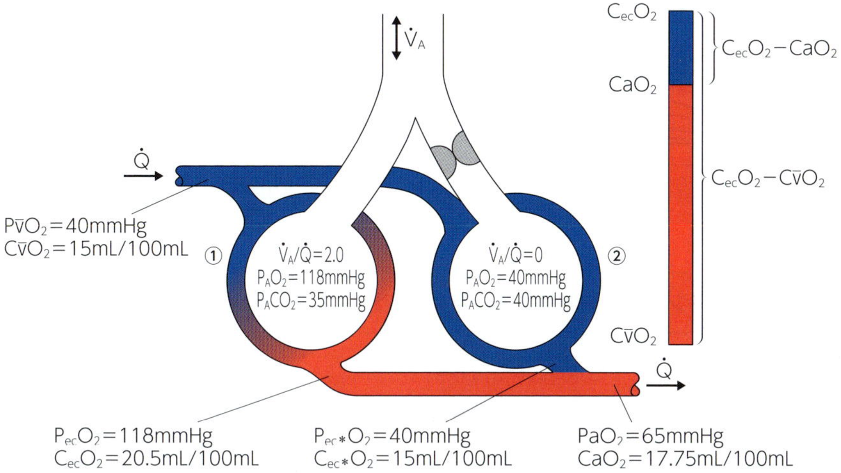

酸素含有量 CO_2=1.34×ヘモグロビン濃度 Hb×ヘモグロビン酸素飽和度 SO_2+0.003×酸素分圧 PO_2
※Hb 15g/dL とする

$\dot{V}_A$：分時肺胞換気量
$\dot{Q}$：血流量
$P\bar{v}O_2$：混合静脈血酸素分圧
$C\bar{v}O_2$：混合静脈血酸素含有量
P_AO_2：肺胞酸素分圧
P_ACO_2：肺胞二酸化炭素分圧
$P_{ec}O_2$：毛細血管後酸素分圧 ①
$C_{ec}O_2$：毛細血管後酸素含有量 ①
$P_{ec*}O_2$：毛細血管後酸素分圧 ②
$C_{ec*}O_2$：毛細血管後酸素含有量 ②
PaO_2：動脈血酸素分圧（肺静脈）
CaO_2：動脈血酸素含有量（肺静脈）

図3-34 1つがシャントの2つの肺胞モデル（文献5より）
血流量は等しく，高い換気血流比$\dot{V}_A/\dot{Q}$⬆（左肺胞①）とシャントで換気血流比$\dot{V}_A/\dot{Q}=0$（右肺胞②）．右図の縦棒は肺内シャント率によってCaO_2が$C_{ec}O_2$から$C\bar{v}O_2$までの値をとることを示す．

シャント式

□肺内シャントSはBerggrenの式で求められ，図3-34の1つがシャントの2つの肺胞モデルから次のようになります．

$$S=\frac{\dot{Q}_S}{\dot{Q}_t}=\frac{C_{ec}O_2-CaO_2}{C_{ec}O_2-C\bar{v}O_2} \quad \cdots\cdots (8)式$$

$\dot{Q}_s$：シャント血流量，$\dot{Q}_t$：心拍出量（静脈還流量），$C_{ec}O_2$：毛細血管後酸素含有量，$C\bar{v}O_2$：混合静脈血酸素含有量，CaO_2：動脈血酸素含有量

□ シャントの肺胞では換気がないため，高濃度酸素投与でも低酸素血症が改善しないことが特徴です（図3-35）．

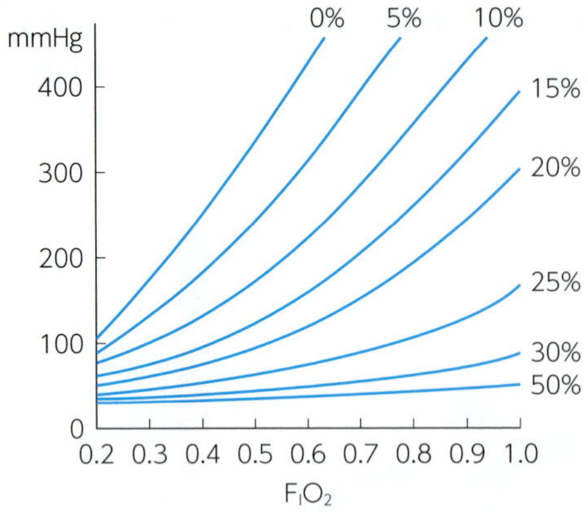

図3-35 様々なシャント率での酸素濃度変化による動脈血酸素分圧 PaO_2 の関係(文献5より)

シャント率0%では酸素濃度と動脈血酸素分圧 PaO_2 は線形で比例関係となり，シャント率>30%で酸素濃度増加でも PaO_2 が変化しないことに注意.

ポイント!

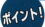

- シャントでは高濃度酸素投与で低酸素血症は改善しない

⑥ 死腔，無効換気・高い換気血流比

Case4つづき

□ 肺気腫/COPDの67歳男性，呼吸困難でER受診．COPD急性増悪の診断で入院となり，浅く速い呼吸努力で呼吸数30回/分，12L/分酸素吸入し動脈血液ガス分析ABG：pH 7.21，PaO_2 67mmHg，$PaCO_2$ 85mmHgと呼吸性アシドーシス進行.

□ 前項(p.106)で取り上げたように動脈血二酸化炭素分圧 $PaCO_2$ の上昇は，① 分時換気量MV⬇，② 死腔換気量 V_D ⬆で起こります.

□ このCase4では分時換気量は増加しており，死腔換気量増加が $PaCO_2$ 上昇の原因と考えられます.

□ 一般的にガス通過の気道領域伝導部位は換気に関わらず死腔と呼ばれます.

□ 正常の成人70kgでは1回換気量500mL，解剖学的死腔150mLのため正常死腔率(V_D/V_T)は約30%です(2〜3mL/kg).

□ 血流量は均等である一方で，1つの肺胞で血流がない状態(死腔)による2つの肺胞モデルを考えます(図3-36).

□ 死腔は極端な高い換気血流比($\dot{V}_A/\dot{Q}=\infty$)であり，解剖学的死腔と肺胞死腔を含めた全体の死腔を生理学的死腔といいます.

□ 死腔となった肺胞は血流がないため，吸入ガスと同じ組成となります(肺胞二酸化炭素分圧 $P_ACO_2=0$mmHg).

□ 死腔増大の無効換気により呼気二酸化炭素分圧P_ECO_2は低下し，その程度は死腔率によって変化し(図3-36右図の縦棒)，Bohrの式より生理学的死腔を求めることができます(☞18章p.662も参照)．

□ P_ECO_2は全ての肺胞が死腔になる場合(＝吸入ガス二酸化炭素分圧P_ICO_2)を最低値とし，死腔が全くない場合(＝肺胞二酸化炭素分圧P_ACO_2)が最高値となり，この2つの間に実測値が入ります．

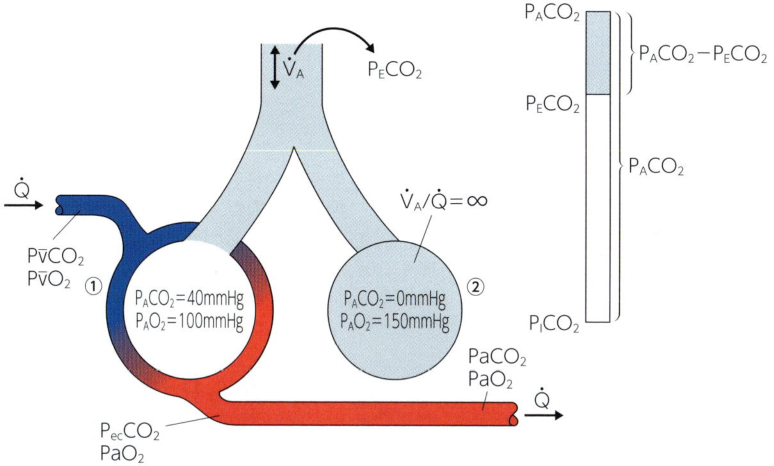

$\dot{V}_A$：分時肺胞換気量
P_ECO_2：呼気終末二酸化炭素分圧
$\dot{Q}$：血流量
$P\bar{v}O_2$：混合静脈血酸素分圧
$P\bar{v}CO_2$：混合静脈血二酸化炭素分圧
P_AO_2：肺胞酸素分圧
P_ACO_2：肺胞二酸化炭素分圧
$P_{ec}O_2$：毛細血管後酸素分圧
$P_{ec}CO_2$：毛細血管後二酸化炭素分圧
PaO_2：動脈血酸素分圧(肺静脈)
$PaCO_2$：動脈血二酸化炭素分圧(肺静脈)
P_ICO_2：吸入ガス二酸化炭素分圧(＝0)

図3-36 1つが死腔の2つの肺胞モデル(文献5より)

2つの肺胞は換気があるが，左肺胞①のみ血流があり，右肺胞②では血流がなくガス交換が起こらないため，酸素・二酸化炭素分圧が吸入ガスと等しい．
CO_2がない死腔によりP_ECO_2は希釈され，死腔増大により$PaCO_2$値より低下する．
右図の縦棒は死腔率(V_D/V_T)によってP_ECO_2がP_ACO_2からP_ICO_2までの値をとることを示す．

Bohrの式(生理学的死腔)

$$\frac{V_D}{V_T}=\frac{P_aCO_2-P_ECO_2}{P_aCO_2} \quad \cdots\cdots (9)式$$

V_D：死腔量，V_T：1回換気量，$PaCO_2$：動脈血二酸化炭素分圧，
P_ECO_2：呼気終末二酸化炭素分圧

□ 換気量は肺胞換気と死腔換気の和であり，死腔量が増加すると生理的反応で，分時換気量が増加し動脈血二酸化炭素分圧$PaCO_2$の維持，つまり有効な肺胞換気を維

持します．

□死腔換気上昇や高い換気血流比（$\dot{V}_A/\dot{Q}$⬆）では血流以上の換気が無効換気となり，呼吸中枢ドライブにより分時換気量の上昇から呼吸仕事量増大につながります．

□肺胞でのガス交換における死腔率と肺内シャント率は図3-37のように表すことができます．

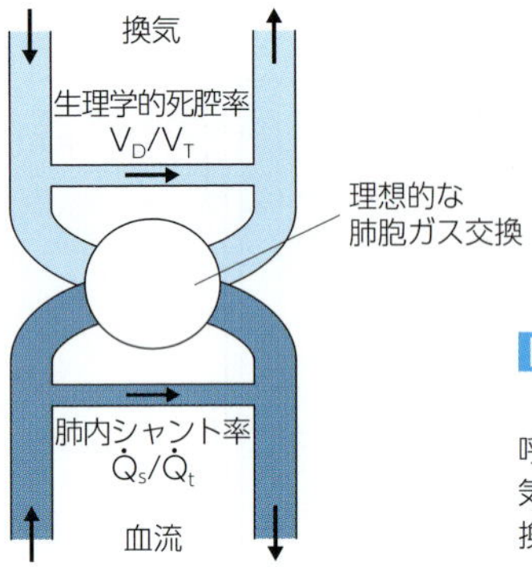

図3-37 生理学的死腔率と肺内シャント率を含む肺胞内ガス交換

呼気ガスは理想的な肺胞ガス交換と（死腔による）吸気ガスの合計となり，動脈血は理想的な肺胞ガス交換と（シャントによる）混合静脈血の合計となる

Section 10 肺での酸素化の評価：呼吸生理からPaO_2/F_IO_2比について考える

□PaO_2/F_IO_2比（P/F比）は容易に計算できるため，急性低酸素性呼吸不全AHRFや急性呼吸促迫症候群ARDSの臨床での重症度判定としてMurrayのLung Injury Score（LIS）やARDSベルリン定義で使用されます．

□肺内シャント率上昇とともにAHRF・ARDSでは重症度が高くなるため，P/F比を用いて評価する注意点として，

① 酸素濃度F_IO_2により肺内シャント率（＝真のシャント＋換気血流比不均等）が変化するため，換気血流比不均等の要素が排除できるF_IO_2 1.0で評価すべきである

② 換気血流比不均等が低酸素血症の主な病態の疾患（COPD急性増悪や喘息重積状態など）では肺内シャント率が低下する（＝P/F比上昇）

③ F_IO_2 1.0で吸収性無気肺が起こり真のシャントが増加（一般的にF_IO_2＞0.6で無気肺によるシャント増加が進行すると考えられています）するため，高濃度酸素は短時間投与とする

の3点があります．そのため，重症のAHRF・ARDSでは短時間（3〜5分）のF_IO_2 1.0条件下で肺内シャント率の評価を行います．

□肺胞でのガス交換を考えると，AHRFやARDSにおける低酸素血症の重症度評価

として，呼吸生理学の視点からはP/F比以外に，肺胞内酸素分圧P_AO_2と動脈血酸素分圧PaO_2の圧較差（肺胞気動脈血酸素分圧較差A-aDO$_2$（P（A-a）O$_2$）や肺内シャント率に注目することが肺胞ガス交換障害を反映すると考えられます．

□ そこで低酸素血症重症度の判定に，① A-aDO2（P（A-a）O$_2$），② 肺内シャント率，③ 呼吸係数（respiratory index：RI）（＝A-aDO$_2$/P_aO_2），④ P_aO_2/P_AO_2比，⑤ P/F比の有用性をそれぞれ検討したところ，線形の比例関係ではなく曲線カーブになるものの$F_IO_2 \geqq 0.5$，$P_aO_2 \leqq 100$mmHgでP/F比が臨床現場では最も簡易に計算でき有用であると報告されています（＝他の指標は計算式が複雑になります）．

□ P/F比はF_IO_2で標準化されるため一見するとF_IO_2値に関係なく酸素化を比較できると考えがちですが，実際は設定F_IO_2値によって異なります（図3-38）．

□ また他にPEEP設定・シャント率・心拍出量・ヘモグロビン値により，重症度が同じ病態でもP/F比が大きく異なることが報告されています．

□ 肺胞内酸素分圧P_AO_2，肺内シャント比，動脈血酸素分圧P_aO_2の呼吸生理の面からP/F比の注意点を考えてみます．

肺胞内酸素分圧P_AO_2

□ 肺胞内酸素分圧P_AO_2は前項でみたように，

$$P_AO_2 = F_IO_2 \times (P_b - P_{H_2O}) - \frac{PaCO_2}{R} \quad \cdots\cdots\cdots\cdots (7)式$$

で求められ，大気圧P_b，動脈血二酸化炭素分圧P_aCO_2，呼吸商Rの影響を受けるため，① 高度が異なる地域で比較できない，② 呼吸商Rが極端に低下する体外式呼吸サポート（ECCO$_2$R，VV-ECMO）ではP_AO_2が極端に低くなるなどの欠点があり，P_AO_2とP_aO_2の分圧較差や比率を低酸素血症の重症度評価に用いることは困難と考えられます．

肺内シャント率・動脈血酸素分圧P_aO_2

□ 肺内シャント率も前項でみたように

$$\frac{\dot{Q}_s}{\dot{Q}_t} = \frac{C_{ec}O_2 - CaO_2}{C_{ec}O_2 - C\bar{v}O_2} \quad \cdots\cdots\cdots\cdots (8)式$$

で表され，肺内毛細血管後酸素含有量$C_{ec}O_2$，動脈血酸素含有量C_aO_2，混合静脈血酸素含有量$C_{\bar{v}}O_2$の3つから求められます．

□ ARDSの病態を考慮すると肺内シャント率は鋭敏な指標ですが，計算が複雑で実践的でないため，とくにF_IO_2 1.0でのP/F比が最も使いやすく実践的です．

□ またヘモグロビン値・呼吸器設定PEEP一定で，① シャント率，② 心拍出量を変動した際のF_IO_2とPaO_2の関係，F_IO_2とPaO_2/F_IO_2比（P/F比）の関係は次の図3-38のようになります．

□ F_IO_2 と PaO_2 の関係からは，

- シャント率が高いと PaO_2 が低下し F_IO_2 により PaO_2 が上昇するが比例はせず非線形である
- 酸素消費量とシャント率一定の場合，心拍出量によって PaO_2 値が大きく異なる

ことがわかります．

□ また F_IO_2 と P/F 比の関係からは，

- シャント率10%，心拍出量10L/分でP/F比は常に300以上でARDSが存在しない
- シャント率20%，心拍出量6L/分で F_IO_2 0.3〜0.7で軽症ARDS，F_IO_2 0.7〜1.0でARDSの定義を満たさない(ARDSが存在しない)
- シャント率30%では心拍出量と F_IO_2 値によりARDS存在しない，軽症ARDS，中等症から重症ARDSのどれもあり得る

ことを示しており，P/F比のみからは肺でのガス交換障害を評価することは限界があることがわかります．

A PaO_2 と F_IO_2 の関係

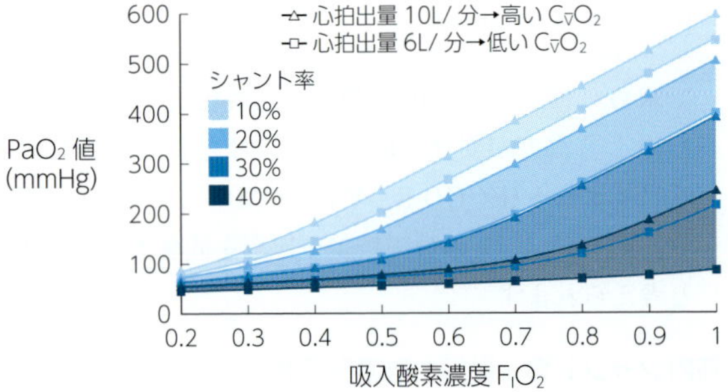

B PaO_2/F_IO_2 比と F_IO_2 の関係

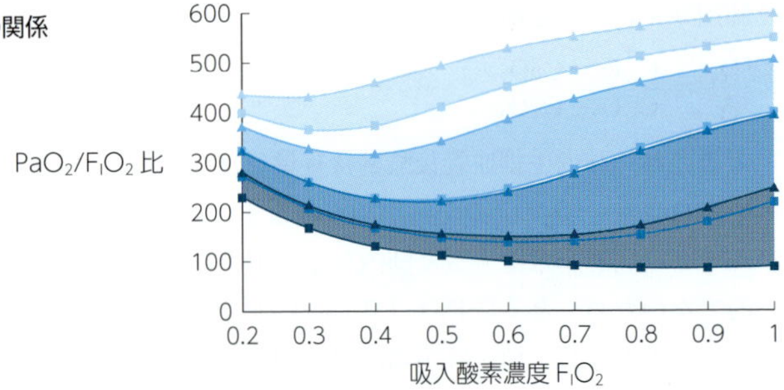

図3-38 シャント率(10%，20%，30%，40%)と心拍出量(10L/分，6L/分)の変化と F_IO_2 と PaO_2，F_IO_2 と PaO_2/F_IO_2 比の関係(文献14より)

□ 肺胞酸素分圧P_AO_2の(7)式，シャント率の(8)式から，

① $C_{ec}O_2$はP_AO_2値，CaO_2はPaO_2値に影響を受ける
② $C_{ec}O_2-C_aO_2$差が同じ値であっても肺内シャント率と$C_{ec}O_2-C_{\bar{v}}O_2$の組み合わせは様々である
③ $C_{ec}O_2$はF_IO_2に依存するため$C_{ec}O_2-C_{\bar{v}}O_2$部分が$C_{\bar{v}}O_2$値の影響を受ける
④ 動脈血酸素含有量CaO_2が一定ならば，$C_{\bar{v}}O_2$は酸素消費量$\dot{V}O_2$と心拍出量Q_tの影響を受ける

ことからも理解できます．

□ 以上より，P/F比をARHFやARDSの重症度モニタリングで肺胞内酸素分圧P_AO_2や肺内シャント率の代用として用いる場合の限界を理解した上で，次の3点に注意して用いるとよいでしょう．

① シャント率一定でも酸素消費量，心拍出量によってP/F比は影響を受ける
② P/F比一定でもF_IO_2値によりシャント率が異なる
そのため，
③ (少なくとも)設定PEEP・F_IO_2値一定の条件下でP/F比を経時的にモニタリングを行う

＊この章でのポイント＊

- ☑ 上気道の加温加湿機能，下気道での気道浄化作用を理解する．
- ☑ 肺・呼吸器系は① 気道領域・伝導部位，② 呼吸部位に分かれ，肺胞では圧較差による受動的な拡散の機序でのガス交換が行われる．
- ☑ 気道粘性抵抗成分と肺・胸壁の弾性成分の2つの要素による，呼吸の運動式equation of motion，時定数TCと呼吸仕事量を理解する．
- ☑ 呼気終末の換気における機能的残気量FRCを理解する．
- ☑ 気道粘性抵抗で気管・気管支半径の重要性を理解する．
- ☑ 動脈血二酸化炭素分圧$PaCO_2$と分時換気量は反比例の関係があることを理解する．
- ☑ 組織の酸素化に重要な酸素瀑布O_2 cascadeと肺胞気式，シャント式，Bohrの式(生理学的死腔)を理解する．
- ☑ 低酸素血症の原因として，① 拡散障害，② 低換気，③ 吸入酸素分圧低下，④ 低い換気血流比，⑤ シャントの5つがあり，それぞれの機序を理解するとともに，肺胞気動脈血酸素分圧較差A-aDO_2($P(A-a)O_2$)と酸素投与に対する反応の違いを理解する．
- ☑ PaO_2/F_IO_2比は急性低酸素性呼吸不全AHRFや急性呼吸促迫症候群ARDSの重症度評価に用いられ簡便であるが使用の際に注意が必要である．

For Further Readings：さらに理解を深めるために

1. West JB, Luks AM. West's Respiratory Physiology: the essentials. 10th ed. Philadelphia: Wolters Kluwer Health/Lippincott Williams & Wilkins; 2015.
2. García-Prieto E, Amado-Rodríguez L, Albaiceta GM. Monitorization of respiratory mechanics in the ventilated patient. Med Intensiva. 2014; 38: 49-55.
3. Hess DR. Respiratory mechanics in mechanically ventilated patients. Respir Care. 2014; 59: 1773-94.
4. Robertson HT. Dead space: the physiology of wasted ventilation. Eur Respir J. 2015; 45: 1704-16.
5. Petersson J, Glenny RW. Gas exchange and ventilation-perfusion relationships in the lung. Eur Respir J. 2014; 44: 1023-41.
6. Murias G, Blanch L, Lucangelo U. The physiology of ventilation. Respir Care. 2014; 59: 1795-807.
7. Dhulkhed VK, Dhulkhed PV, Katti AR, et al. A novel approach in understanding the basic modes of ventilation in a recent generation mechanical ventilator—a review of the underlying principles. Indian J Anaesth. 2023; 67: 91-101.
8. Akoumianaki E, Maggiore SM, Valenza F, et al; PLUG Working Group (Acute Respiratory Failure Section of the European Society of Intensive Care Medicine). The application of esophageal pressure measurement in patients with respiratory failure. Am J Respir Crit Care Med. 2014; 189: 520-31.
9. Budinger GRS, Mutlu GM. Balancing the risks and benefits of oxygen therapy in critically Ill adults. Chest. 2013; 143: 1151-62.
10. Suzumura EA, Amato MBP, Cavalcanti AB. Understanding recruitment maneuvers. Intensive Care Med. 2016; 42: 908-11.
11. Lumb AB, Rearl RG. Nunn's Applied Respiratory Physiology. 8th ed. Edinburgh: Churchill Livingstone Elsevier; 2017.
12. Corredor C, Jaggar SI. Ventilator management in the cardiac intensive care unit. Cardiol Clin. 2013; 31: 619-36, ix.
13. Aboab J, Louis B, Jonson B, et al. Relation between PaO_2/F_IO_2 ratio and F_IO_2: a mathematical description. Intensive Care Med. 2006; 32: 1494-7.
14. Gattinoni L, Vassalli F, Romitti F. Benefits and risks of the P/F approach. Intensive Care Med. 2018; 44: 2245-7.

column ①

Negative to Positive, More to Less, Swinging Back Again

人工呼吸器や急性呼吸促迫症候群ARDSの歴史を振り返ってみると，既存の手法の洗練とともに，先入観をもたず新しい概念を受け入れ，謙虚な姿勢をもち日々の臨床で実践することの重要性に気づきます．

陰圧換気によって人工呼吸器の実際の臨床への応用は始まりました．人工呼吸器“鉄の肺”がポリオ流行の1930年代より広く使われるようになり，その後1952年デンマークコペンハーゲンでポリオの大流行の際にBjørn Ibsenによる気管切開と陽圧人工呼吸導入で死亡率が著明に低下しました．このとき，手動換気のため医学生1,500人が動員され，院内の1カ所に全ての呼吸不全患者を集めて治療を行ったことはその後の集中治療室の礎となりました．つまり陰圧から陽圧換気へ(From negative to positive)，さらに“鉄の肺”では不要だった気管切開(挿管と同様)という非侵襲から侵襲的換気への転換でした(From non-invasive to invasive)．

人工呼吸器の臨床実践は集中治療の歴史と重なります．集中治療は医学の中でも新しい分野であり1960 年代後半から1970 年代が黎明期にあたり，日本集中治療医学会の歴史も1974年2月9日の第1回ICU研究会に始まります．

国内外を問わず熱心で若い当時の集中治療医は，確立された科学的裏付けによる指導もなく，経験豊富な指導者の恩恵のないなか開拓者魂をもっていままで切り拓いてきました．そして興味深いことに集中治療が対象とする患者層も現在と比較して若かったことがあげられます．

集中治療分野の診断・治療的基盤は，(健常者の)解剖・生理学を背景とし時々刻々と変化する短期的な観察・モニタリングから得られたデータをどのように解釈し介入するかが大部分を占めていました．つまり疾患の病態生理を可能な限り単純に均一化し，健常者の生理学的パラメータに基づく治療的介入だったと考えられます．

若い集中治療医のエネルギー，熱意と先駆的な姿勢は，筆者が集中治療の世界に飛び込んだ2000年代半ばと本質的には同じであり(おそらく現在の若手集中治療医もそうだろうと思いますが)，それまで医学が培ってきた経験の限界を超えることにチャレンジしてきました．当時は診断と治療においてとくに多いことをよしとしていた傾向があります(If much is good, more must be better)．

・敗血症のステロイドがミリグラムがよいならグラムならもっとよいだろう
(コルチコステロイド2.5g/日)
・栄養1日2,000kcalがよいなら5,000kcalのほうがもっとよいだろう
(130kcal/kg/日)．
・心係数正常がよいならそれを超えた酸素運搬量ならもっとよくなるだろう
(心係数CI＞4.5L/分/m^2)

しかしこれらの過剰な医療行為の悪影響が徐々に明らかになってきました．

同様に陽圧人工換気においては動脈血液ガス分析の酸素化・換気の正常を目標とすることが不文律であり，陽圧換気導入の初期に早い段階で酸素毒性(濃度100%での吸収性無気肺を含む)が認識されたことも重なり，

・高い1回換気量により酸素化が改善する(V_T 15mL/kg BW)
・高いPEEPにより生理学的シャントが減少する(PEEP ～25cmH_2Oいわゆる"super PEEP")
・酸素濃度は60～70%までなら許容できる

とされてきました．しかし人工呼吸器では高い圧・量換気による圧肺損傷や高いPEEPにより循環が不安定となり，気管切開・挿管に伴う人工呼吸器関連肺炎など侵襲的な呼吸管理による様々な合併症がわかり，高酸素血症(PaO_2＞100mmHg)の悪影響については最近になって指摘されるようになりました．

幸いなことに，そのような過剰ともいえる治療的介入に対して"若い患者層"は耐用性がありそれなりに持ちこたえることができました．

しかし1970～80年代から現在にかけて臨床現場では患者層の高齢化が進むとともに，過剰な医療行為が患者アウトカムを悪化させ，それほど過剰でない医療行為が妥当だとする研究が多く報告されるようになりました．

つまり「多めから少なめ」へのパラダイムシフトが起こり，これらは"Less is More"(それほど過剰でない医療ケアがより有効である)と呼ばれました．シンプルなもののほうが高度なものや複雑なものよりも優れているという意味で使われ，やり過ぎてしまう医療への危惧が背景にあります．

とくに集中治療での検査・治療はその効果とともに大きな副作用・合併症があるため，過剰な医療を行うことが必ずしも患者予後の改善につながらないことがわかってきました．その代表である血行動態モニタリングで以前ほぼルーチンに使用された肺動脈カテーテルは，その有無により患者予後を改善しないことが示され使用頻度が激減しました．

人工呼吸器管理についてもARDSの歴史を通し2000年の低い1回換気量(6mL/kg PBW)による生命予後の改善の報告をはじめとして，重症ARDSではさらに低いほうがよいかもしれないという流れになってきています(If less is good, lesser must be better)(From more to less)．

しかし立ち止まって考えると1970～80年代の発想の真逆に向かいすぎていないでしょうか．呼吸器設定には，1回換気量，PEEP，酸素濃度，呼吸回数があります．

どの程度まで低1回換気が妥当かについてはわかっておらず，現時点では，

・超低1回換気＋体外式CO_2除去装置は生命予後を改善しない
・超低1回換気による肺保護を目指した高頻度振動換気は生命予後を改善しない

という過小な呼吸管理の悪影響が明らかにされました．

PEEPについてはリクルートメント手技を行い高PEEP設定にすると死亡率上昇の報告がありますが，PEEP 6～15cmH_2OではARDS患者で死亡率に差がなく，適切なPEEP設定についての議論は続いています．

適切な酸素濃度，呼吸回数についても最近注目されるようになり，まだまだ不完全・未完成な状況が続きそうであり，技術の進歩や視点の変化によって変わりゆく相対的な真理として柔軟な姿勢が必要だと思われます．

また“鉄の肺”から気管切開・人工呼吸器という非侵襲から侵襲的な呼吸管理の合併症の反省も含め，再度挿管を伴わない呼吸ケアが1990年代より見直され（急性心原性肺水腫やCOPD急性増悪へのマスク型非侵襲的人工呼吸器NIV），COVID-19パンデミックの医療的危機を経験することで非侵襲的呼吸サポートの安全性の追求とヘルメットNIVへと深化しました．

さらにこの20年間を振り返ると，低1回換気による肺保護換気から高PEEPでのAPRVが一時期もてはやされ，同調性の面から量換気より圧換気が優先され，呼吸循環のメリットから自発呼吸温存の流れがありました（From passive to spontaneous）．

しかしその後筋弛緩の有効性から自発呼吸温存の弊害が指摘されるようになりました．また駆動圧を通して肺保護換気設定の見直しが行われ，腹臥位療法による肺野均一性の重要性が指摘され，経肺圧による肺と胸郭弾性力を区別して評価することが可能となり，自発呼吸温存の弊害を抑制しながらの肺・横隔膜保護換気が追求されるようになりました．そして同調性の面からはclosed loop ventilationの進歩と人工呼吸器関連肺傷害リスクに対して量肺損傷，虚脱肺損傷を越えて呼吸回数まで含むメカニカルパワーという概念の提唱と，呼吸生理・病態生理は絶え間なく進化・進歩しています．

つまり人工呼吸の歴史を振り返ると，① 急性呼吸不全に対して病態生理の理解が進む過程で私たちのアプローチ，それを支える概念と呼吸ケアデバイスが短期間で大きな発展・進歩を遂げたこと，そして② 常にその時点の治療と安全性が洗練されながら，概念としては頻繁に反対方向に変化してきたことがあげられます．

現在は高齢者・超高齢者がかなりを占める集中治療の現場はどうあるべきかが検討される時期に来ています．人工呼吸の歴史を振り返ることは，集中治療が対象とするすべての患者に過剰であったり過小であったりと画一的な検査・治療を提供することではなく，ケースバイケースでの患者ケアの重要性を教えてくれます．患者ごとに最良の検査・治療を考えることが適切な医療の提供につながると考えます（From generalized to personalized）．

基礎研究者，臨床医，技術エンジニア，データサイエンティストそれぞれの立場がもっている知恵と経験，技術を持ち寄って，歴史の流れを理解した上で謙虚な姿勢で連携することで，臨床現場，地域そして国内を越えて集中治療がさらに社会に貢献できる次のステップへのブレイクスルーとなると信じています．

Chapter 4

酸素投与の原則と４つの呼吸ケアデバイス：総論

ケース

- 糖尿病，高血圧，脂質異常症のある70歳男性．胸部絞扼感でER受診．
- バイタルサイン：SpO_2 99%室内気，BP 130/75，HR 90，RR 18，BT 36.5℃，12誘導心電図でⅡ，Ⅲ，aV_FでST上昇あり，急性冠症候群ACS：ST上昇型心筋梗塞STEMIの診断で緊急CAG/PCI予定．
- ACSルーチンとして抗血小板薬アスピリン内服，抗凝固薬未分画へパリン点滴静注し酸素鼻カニュラ3L/分開始，SpO_2 100%．

⇒酸素投与は妥当だろうか？

Section 1 酸素投与の原則：低酸素血症hypoxemiaに投与するが高酸素血症hyperoxiaは避ける

- クリティカルケアでは常に“組織低酸素tissue hypoxiaの改善”を目的に循環・呼吸管理を含む全身管理を行いますが，“組織低酸素→全例で酸素投与”という考えは誤りです．
- 重症患者によくみられる“急性低酸素血症acute hypoxemia”は低酸素血症を起こすほど原疾患が重篤であることを示し，死亡率が高いことがわかっています．
- 低酸素血症の① 循環への影響と② 肺・呼吸器への影響に分けて考えてみます．
- 低酸素血症の循環への影響には，**① 組織低酸素による心収縮力増加，心拍数増加による心仕事量上昇，② 末梢血管拡張による平均動脈圧低下**があります．
- また低酸素血症の肺・呼吸器への影響には，**① 換気亢進による呼吸仕事量上昇，② 肺血管攣縮により肺全体として肺動脈圧上昇，右心負荷（局所的には低酸素性肺血管攣縮により換気血流比不均等を改善させる効果がある）**があります．
- そのため急性低酸素血症に対し酸素投与を行いながら，低酸素血症を起こしている原疾患の診断と治療を迅速に行う必要があります．

□ とくにショックなど循環不全を伴う場合には十分量の酸素投与が推奨されていますが，一方で，酸素投与量の調整なしに長時間の高酸素血症hyperoxiaの暴露により死亡率上昇が報告されています(図4-1).

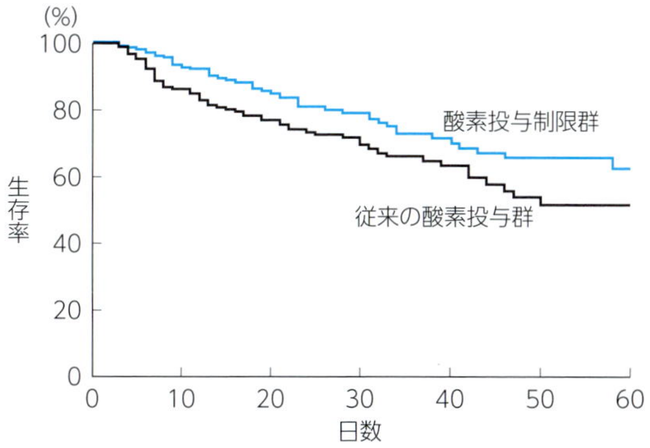

図4-1 従来の酸素投与群(PaO_2 150mmHg/SpO_2 97〜100%)と酸素投与制限群(PaO_2 70〜100mmHg/SpO_2 94〜98%)での死亡率の違い
(文献2より)

□ 高酸素血症の副作用・酸素毒性を考える際に，① 全身への影響と② 肺・呼吸器に分けて考えてみます.

□ 高酸素血症の全身への影響は全身血管収縮が原因で，① **全身血管抵抗増大による後負荷上昇，血圧上昇，冠動脈血流低下，心拍出量減少**，② **脳，皮膚・筋肉，網膜の血流低下**などがあります.

□ つまり酸素投与の高酸素血症による① ヘモグロビン酸素飽和度SO_2と血中酸素分圧PO_2の上昇よりも，高酸素血症による全身血管収縮からの② 血管抵抗・後負荷上昇による心拍数低下，心拍出量低下による酸素運搬量$\dot{D}O_2$低下および③ (Haldane効果による)高二酸化炭素血症からの中枢呼吸ドライブ・過換気による血中二酸化炭素分圧PCO_2低下，④ 末梢微小循環の不均衡(脳，心臓，皮膚・筋肉，網膜など)といった副作用により全体としては末梢組織での酸素利用低下につながると考えられます(図4-2).

□ 以上より高酸素血症が必ずしも組織の酸素化改善につながらないことを理解することが大切です.

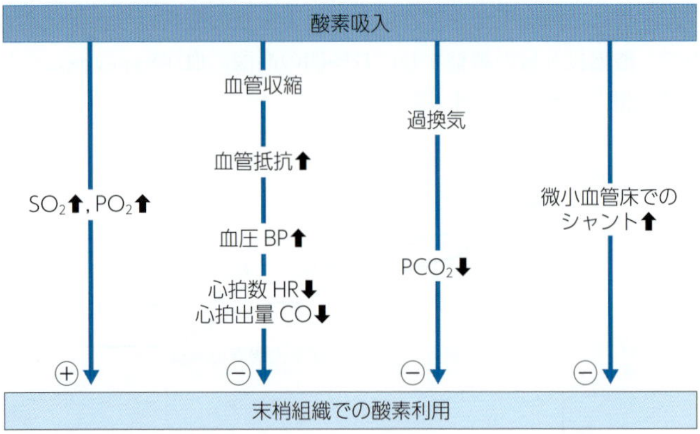

図4-2 高酸素血症が末梢組織での酸素利用に与える影響(文献6より)

酸素吸入で高酸素血症となるが，血中酸素濃度上昇により血管収縮が起こり，心拍数，心拍出量が減少し末梢組織血流が低下する．また微小血管床でのシャント増加により末梢組織での酸素利用効率が低下する．

□ また室内気・酸素濃度21%と100%酸素投与を比較しても末梢臓器での細胞レベルでの酸素分圧PO_2がほぼ差がありません(図4-3).

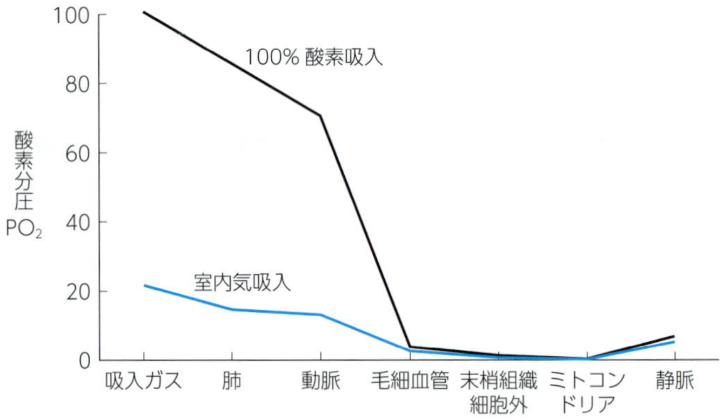

図4-3 室内気酸素21%と高酸素吸入100%での肺から末梢組織での酸素分圧の違い(文献6より)

肺から末梢組織への移動で酸素分圧PO_2が急激に低下し、末梢組織では室内気酸素と高酸素吸入による差はわずかである。静脈血PO_2上昇は微小血管床でのシャントによって起こる.

□ 酸素自体が好気性代謝で使用される際に反応性に富む活性酸素(フリーラジカル)を産生し，活性酸素には細胞傷害性があります.

JCOPY 498-06694

- そのため血管内で酸素の大部分はヘモグロビンに結合し末梢組織に運搬され，酸素分圧PO_2≧100では余分な酸素が活性酸素となり末梢組織の細胞傷害を起こす可能性があります．
- 高濃度酸素投与による肺・呼吸器への影響として，① **高二酸化炭素血症増大（Haldane効果による）からの呼吸ドライブ・過換気⬆**，② **低酸素性肺血管攣縮の低下による換気血流比不均等⬆**，③ **吸収性無気肺**，④ **高濃度酸素性急性肺傷害（hyperoxic acute lung injury：HALI）によるシャント⬆**があります．
- 低酸素血症は全身血管拡張を起こしますが，換気血流比不均等を改善させるため肺血管は収縮します（低酸素性肺血管攣縮）．しかし酸素投与で低酸素血症改善により肺血管が拡張するため換気血流比不均等が増悪し酸素化が増悪し，そして高濃度酸素により，① 肺胞サーファクタント産生阻害による呼気時肺胞虚脱，② 気管分泌物粘稠度上昇による粘液栓形成，③ 吸収性無気肺の3つの機序による高濃度酸素性無気肺形成が起こります．
- 活性酸素による肺胞上皮傷害による気管・気管支炎を起こし，肺胞・肺胞間質の浮腫・炎症から急性呼吸促迫症候群ARDSと同様のHALIにつながります（図4-4）．

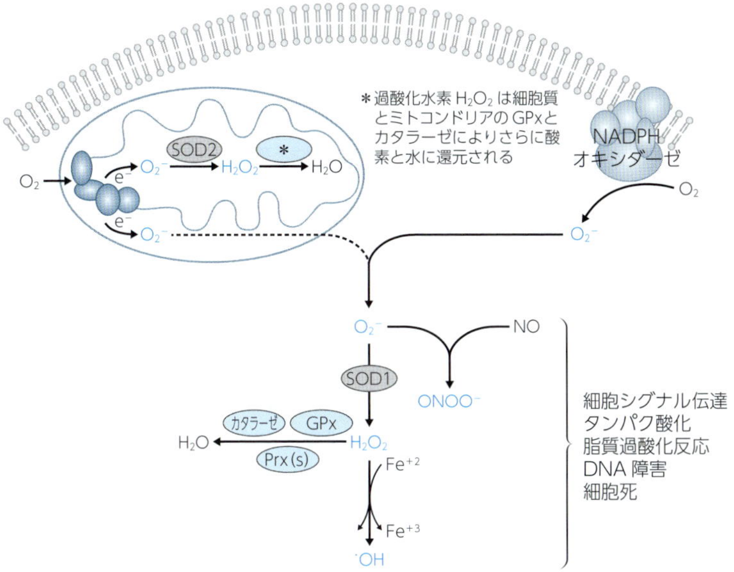

図4-4 高濃度酸素性急性肺傷害HALIの発生機序（文献1より）

高酸素暴露でミトコンドリアとNAD(P)Hオキシダーゼ複合体により活性酸素O_2^-が生成される．superoxide dismutase(SOD)1と2によりO_2^-は過酸化水素H_2O_2と水に分解され，H_2O_2はさらに抗酸化酵素glutathione peroxidase(GPx)やcatalaseにより酸素と水になる．H_2O_2は細胞適応シグナル伝達に重要であるが，過剰になるとO_2^-とH_2O_2は細胞タンパク・脂質を酸化し，活性酸素となり細胞傷害を起こす．

□ また酸素投与はあくまで低酸素血症の改善目的に投与されるべきであり，**低酸素血症を伴わない呼吸困難や無症状で予防的に酸素投与を行ってもメリットがなく予後改善にはつながらず呼吸困難の症状緩和にならないため使用すべきではありません**．

□ そのため，酸素は薬剤と同様，低酸素血症で適応がある患者に対し，適切な投与量で使用し，厳密にモニタリングし低酸素血症も高酸素血症も避けるよう治療目標範囲を決めて投与し治療効果判定を行うことにより低酸素血症および高酸素血症による副作用を最小限にし有効な酸素投与が可能になります．漫然と酸素投与すべきではありません(図4-5)．

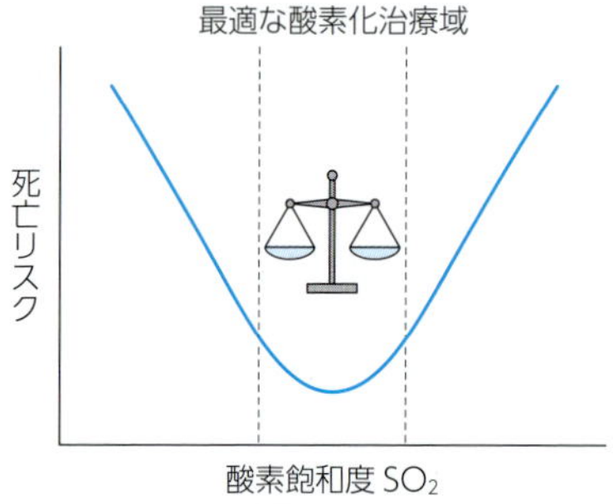

• 酸素投与による目標ヘモグロビン酸素飽和度 SO_2 は過剰でも過小でもいけない

図4-5 目標酸素飽和度SO_2治療域と死亡リスクの関係

□ 世界的な酸素療法ガイドラインとしては2017年英国BTSと2022年オーストラリア・ニュージーランドTSANZがあり，どちらも① (高二酸化炭素血症を伴わない) 急性I型呼吸不全，② 肺気腫/COPDや(高二酸化炭素血症を伴う) II型呼吸不全に分けて治療開始基準と目標治療範囲および呼吸ケアデバイス(酸素療法COT，高流量鼻カニュラHFNC，非侵襲的人工呼吸器NIV，挿管・人工呼吸器IMV)を設定しています．図4-6に2022年のTSANZガイドラインを示します．

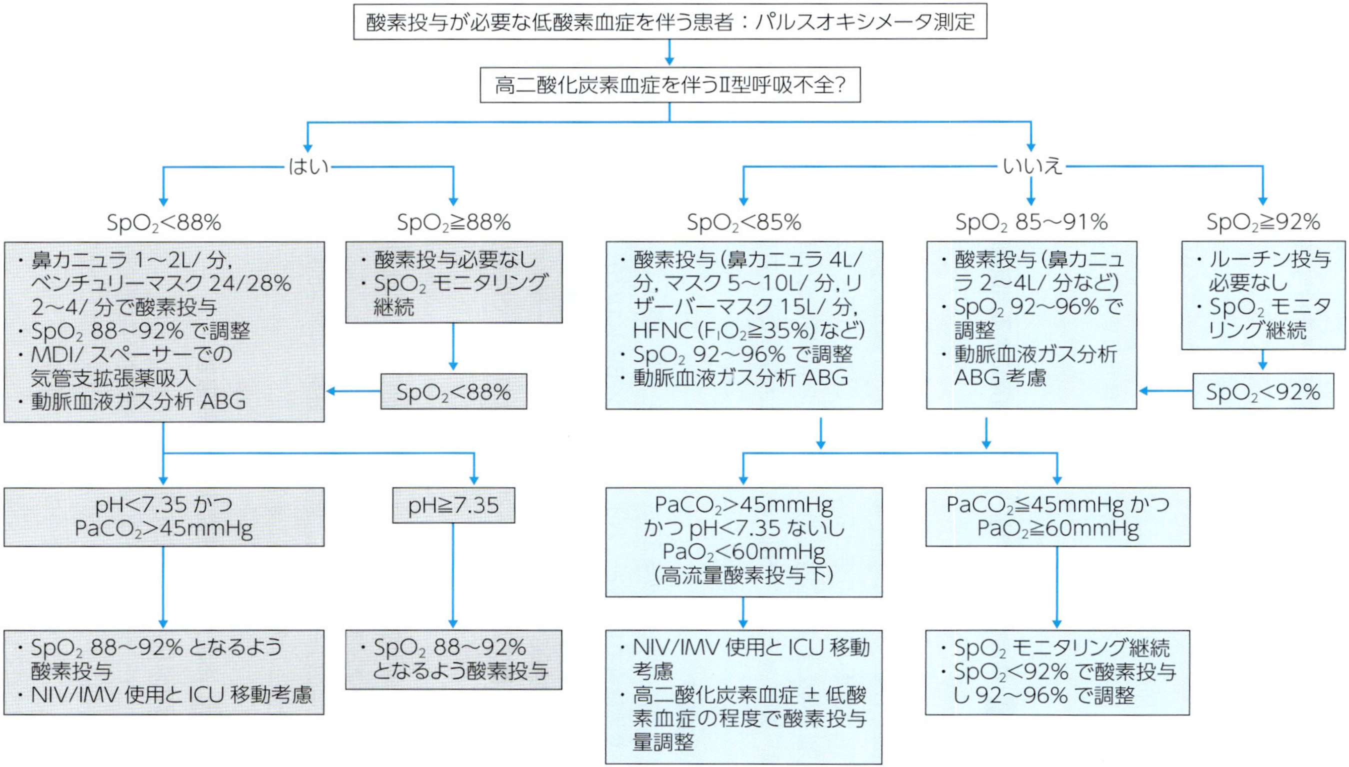

図 4-6 **酸素療法アルゴリズム**（文献 5 より）

MEMO　高濃度酸素の“功”―高濃度酸素の予防投与“唯一の適応”

□ 高濃度酸素の予防投与は一般的に適応がありません．しかし唯一高濃度酸素を予防投与すべき状況として，気管挿管前の前酸素化pre-oxygenationがあげられます．

□ とくに挿管まで60秒以上かかる場合，気管挿管前に酸素投与で肺胞内の窒素を酸素に置換することで挿管処置に伴う無呼吸でも酸素化維持の時間が延長します．

MEMO　高濃度酸素の“功”―高濃度酸素による治療継続“唯一の適応”

□ 低酸素血症が改善した呼吸不全への酸素の継続投与は一般的に推奨されません．

□ しかし，唯一酸素継続投与による高酸素血症が救命・生命予後改善につながる治療法として，一酸化炭素中毒があります．一酸化炭素COはヘモグロビンへの親和性が酸素の約200倍と高く，血中のCO-Hb濃度が20%以上だと脳や心臓へ影響を与えます．室内気21%ではCOの半減期は約5時間，100%酸素では1時間，また“高圧酸素”を用いると20分と大幅に低下します．

Case

□ うつ病の既往がある25歳男性．自宅浴室で倒れているところを発見され，意識障害でER搬送．バイタルサイン BP 100/70，HR 90，RR 15，BT 36.5℃，意識レベルGCS: E3V4M6．練炭自殺と考えられ，動脈血液ガス分析ABGでCO-Hb 25%と上昇あり急性一酸化炭素中毒の診断．

□ 高濃度酸素としてリザーバーマスク15L/分で開始し，高圧酸素療法施行の方針となった．

□ 一酸化炭素中毒では速やかに酸素を開始し6時間以上投与します．状態が悪い場合，48～72時間の長時間投与も考慮します．

□ また血中CO-Hb>20%，意識障害，妊婦，神経学的所見があるケースでは，高圧酸素療法の適応を考慮します．

MEMO　高酸素血症と重症疾患，入院患者

① 急性冠症候群ACS，急性心筋梗塞

□ 心筋虚血で低酸素血症がない患者への酸素投与は虚血による細胞障害・梗塞範囲を理論的に減らすのではないかと考えられていましたが，むしろ過剰な酸素投与による再灌流傷害と血管攣縮と酸素消費量低下が起こり梗塞範囲増大の可能性が指摘されています．

□ また低酸素血症がない心筋梗塞患者への酸素投与で死亡率低下・再入院率も下がらず，酸素投与により死亡率が上昇する可能性が報告されています．

□ そのためパルスオキシメータSpO_2≧93%の心筋梗塞や心筋虚血での酸素投与は推奨されず，低酸素血症を伴う場合のみ酸素投与を行いSpO_2≧96で投与中止が推奨されています．

② 心肺停止・蘇生後低酸素脳症

□ 高酸素血症により病院内死亡率が上昇するため，心肺停止・蘇生後は血行動態が安定するまで高流量酸素を投与し，安定し次第酸素飽和度SpO_2 94〜98%を目標として調整します．

③ 手術創部感染予防

□ 高濃度酸素により下部消化管(大腸，直腸)術後の創部感染予防の可能性がありますが，手術創部感染予防に高濃度酸素投与が有効・無効のどちらの報告もあり，現時点では低酸素血症を伴う場合のみ酸素飽和度SpO_2 94〜98%を目標として調整すべきだと考えます．

④ 外傷

□ 外傷全般では低酸素血症を伴う場合のみ酸素飽和度SpO_2 94〜98%を目標として調整します．

□ しかし，① 外傷性脳損傷と② 乳酸値上昇を伴う出血性ショックでは高濃度酸素投与により生命予後改善の可能性があります．しかし外傷性脳損傷では最適な投与量・投与期間は不明であり．また出血性ショックでは血行動態が安定し次第外傷全般と同様に酸素飽和度SpO_2 94〜98%を目標として調整します．

⑤ 脳梗塞

□ 高酸素血症により活性酸素産生が増加し，脳血管攣縮および脳血流低下を起こすため，脳梗塞での高酸素血症を目的としたルーチンの酸素投与は推奨されていません．

□ 多施設RCTスタディで急性脳梗塞患者に① 酸素持続投与，② 夜間酸素投与，③ 酸素投与なし群で比較し，脳血管障害・神経障害の機能的アウトカムであるmodified Rankin Scale(mRS)スコアに差がなく，酸素投与による機能予後は示されていません．

⑥ 一般病棟入院患者

□ 一般病棟入院ではICUほど厳密な酸素投与が調節されないため低酸素血症および高酸素血症の割合が多いと推測されます．

□ とくに入院早期の高酸素血症が正常範囲内と比較して入院死亡率上昇とICU入室率が高いことが報告されています．

□ このように重症疾患，入院患者での酸素投与は無制限に投与するのではなく，投与量・投与期間を厳密に制限する"薬剤としての酸素"として捉え直すことが重要だと考えます．

MEMO　COPD急性増悪およびII型呼吸不全急性増悪の酸素投与量

□ COPD急性増悪での酸素投与量調節については，① 厳密な投与量調節なしで8〜10L/分(再呼吸なしリザーバーマスク)と② パルスオキシメータ酸素飽和度 SpO_2 88〜92%で厳密に投与量調節した鼻カニュラ群を比較した多施設RCTスタディで厳密に投与量調節した鼻カニュラ群で低い死亡率が報告されました(2% vs 9%，有害必要数number needed to harm: NNH＝14)．

□ 次にCOPD急性増悪での目標酸素濃度については，① SpO_2<88%，② SpO_2 88〜92%，③ SpO_2 93〜96%，④ SpO_2 97〜100%の4群で観察研究が行われました．

□ 死亡率は，① 17.1%(SpO_2<88%)，② 8.7%(SpO_2 88〜92%)，③ 11.7%(SpO_2 93〜96%)，④ 17.1%(SpO_2 97〜100%)と② SpO_2 88〜92%群で最も低く，死亡オッズ比は① 1.36(SpO_2<88%)，③ 1.98(SpO_2 93〜96%)，④ 2.97(SpO_2 97〜100%)という結果でした．

□ この結果からCOPD急性増悪に対する酸素投与量は低すぎても(SpO_2<88%)，高すぎても(SpO_2>92%)死亡率上昇と関連することがわかりました．

□ 英国BTSガイドラインではCOPD急性増悪で酸素投与が必要な場合，目標 SpO_2 88〜92%であり，動脈血液ガス分析ABGでpH，$PaCO_2$正常では目標 SpO_2 94〜98%であり，一方，米国AARCガイドラインでは目標 SpO_2 88〜92%(PaO_2 55〜75mmHg)となっています．

Section 2　酸素投与にまつわる誤解を見直す

誤解①：酸素濃度F_IO_2≦0.60は安全である

□ 酸素濃度F_IO_2 60%以上で酸素毒性が強く出るため，60%以下が安全であると大学，臨床現場では教えられてきました．この理由として哺乳類の動物実験でF_IO_2 90%以上72〜96時間暴露で大部分が肺傷害起こし，F_IO_2 80〜85%だと1週間以上で肺線維化が起こったという報告があり，F_IO_2 70%未満なら安全ではないかと専門家が考えたことによります(NIHのARDSNETによるPEEP/F_IO_2テーブルもこの考え方に基づく)．

□ 一方，許容できる動脈血酸素飽和度最低値も明確ではありません．酸素運搬量$\dot{D}O_2$は心拍出量，ヘモグロビン酸素飽和度，ヘモグロビン値，末梢血管収縮・拡張で変化するためです．

□低酸素血症を伴う肺病変に対し，低酸素性肺血管攣縮が起こり換気血流比不均等を是正するように生理的反応が起こります．しかし少量の酸素投与で肺血管攣縮が減少し換気血流比不均等の増悪につながります．また肺病変による換気障害があると酸素投与による無気肺形成も起こり肺機能低下につながります．

□以上を考えるとF_IO_2≦60%での酸素濃度投与が決して安全であるという保証はなく，高酸素血症を避けて可能な限り酸素濃度21%室内気にするほうが妥当だと考えられます．

誤解②：高濃度酸素は低酸素を予防する

□低酸素血症予防に高濃度酸素投与が行われる唯一の適応は気管挿管前酸素化のみです．

□それ以外ではむしろ高濃度酸素投与により呼吸状態の悪化に気づくのが遅れ，対応に費やすことができる時間も短くなるという欠点があります．

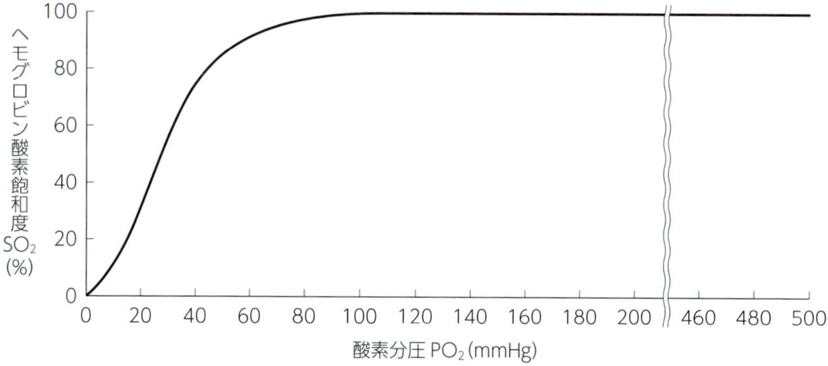

図4-7 ヘモグロビン酸素解離曲線

□ヘモグロビン酸素解離曲線で酸素分圧PO_2が①高濃度酸素投与下に300→100mmHgに低下した場合と②適切な酸素投与下に80→65mmHgに低下した場合の2つを考えてみます(図4-7)．

□パルスオキシメータSpO_2はPO_2が300，100のどちらでも100%しか表示できません．そのため肺の呼吸機能悪化によりPO_2 300→100mmHgと低下してもSpO_2では気づくことができず，さらにSpO_2が100%以下になって初めてSpO_2が下がるため呼吸機能悪化に気づくまで大幅に遅れることになります．

□一方で，PO_2 80mmHg—つまりSpO_2 95%前後になるように酸素投与を調整するならば，PO_2 65mmHg—SpO_2 92%とわずかな低下でもSpO_2の変化で気づくことができ，肺の呼吸機能悪化を迅速に発見でき対処が可能となります．

□ 高濃度酸素投与では急激な肺機能増悪の発見に遅れるため，SpO_2が95%前後となるように酸素分圧80mmHg前後で酸素投与量を調整することは非常に重要です．

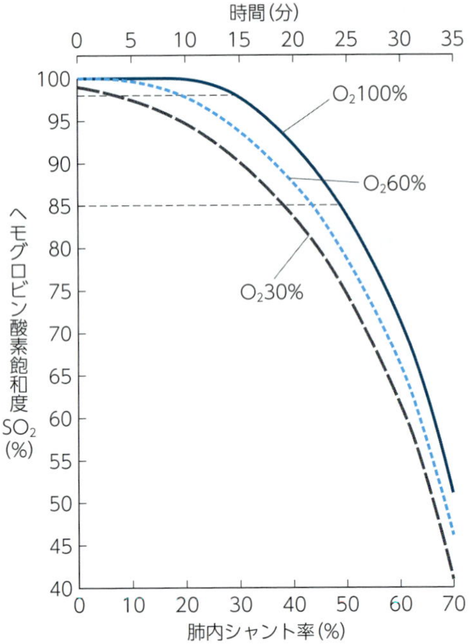

図4-8 肺内シャント率上昇によるヘモグロビン酸素飽和度低下と時間経過の関係

(文献7より)

□ もう一例考えてみましょう．図4-8は肺内シャント率を上げていったときの酸素濃度(30%，60%，100%)ごとのヘモグロビン酸素飽和度低下と時間経過を示しています．肺内シャント率上昇により100%酸素投与群では酸素飽和度100→98%以下になるまで約15分かかります．その後5分かかって92%に低下します．90%前半になって初めて肺機能増悪に気づくためここまで約20分経過しています．

□ 一方で，30%酸素投与群では99→94%と低下するまで10分以内のため，酸素濃度が低いほうが肺機能増悪に早期に気づくことができます．

□ また100%酸素では98→90%の低下に約5分かかりますが，30%酸素では約8分と長くなります．そして100%酸素で肺機能悪化に気づいてもそれ以上酸素濃度を上げられないため非常に短い時間でなんらかの解決法を考えなければいけません．

□ 一方で，30%酸素では肺機能増悪に早期に気づくことができ，また原因を考えるために酸素濃度を上げることができるため時間的な余裕ができます．

□ このようにみてくると，100%酸素投与群では① **肺機能増悪に気づくまで時間がかかる，② 肺機能増悪に気づいて対応するまでに費やせる時間が短かく，さらに酸素濃度上昇で対応することができない**ことがわかると思います．

□ “高濃度酸素は低酸素を予防する”ことは確かですが，低酸素に気づいて対応するまでに時間がかかり，原因究明・解決法を考える時間的余裕がないという欠点があるため，臨床現場では高濃度酸素を放置しないほうがよいと考えます．

誤解③：過剰な酸素投与は有用である

□ “特別有効でなかったとしても酸素投与自体が悪さはしないだろう”という思い込みで，ER，一般病棟，ICU/CCU，手術室で投与されることがしばしばあります．しかし，低酸素血症を伴っていない状況で酸素投与を行っても細胞での酸素取り込みに変化がありません(図4-3)．

□ また，換気不全での低酸素血症は酸素投与で速やかに改善するため(☞3章p.111参照)，鎮静薬投与時や術後回復室で4～5L/分の酸素投与がしばしば行われます．

□ 室内気管理の場合，低酸素血症により速やかに低換気を発見することができますが，酸素投与されていると低酸素血症が進行するまで低換気による高二酸化炭素血症に気づくのが遅れてしまいます．

□ 以上より，酸素投与する際はできるだけ早急に室内気まで濃度を下げる，不用意な酸素投与はしない，パルスオキシメータSpO_2および動脈血液ガス分析ABGでの動脈血酸素分圧PaO_2の適切な範囲で酸素投与量を調整することが大切です．

□ 低酸素血症に対する酸素投与は大切な治療となりますが，適切なPaO_2/SpO_2になるように速やかに調整しなければいけません．そして治療目的をもたない漫然とした高濃度酸素投与では適切な呼吸ケアが遅れる可能性があります．

MEMO 高濃度酸素投与の誘惑に負けないために
ーヘモグロビン酸素解離曲線を見直す

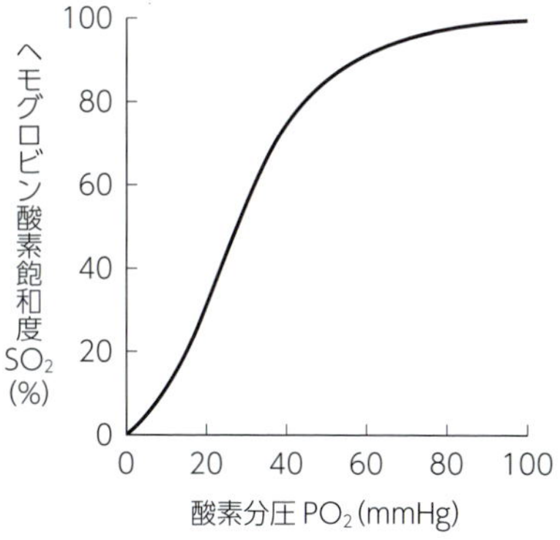

図4-9 一般的なヘモグロビン酸素解離曲線

□ ヘモグロビン酸素解離曲線(図4-9)をみると，① 酸素分圧PO_2≧70mmHgではヘモグロビン酸素飽和度SO_2 100%に近づき，一方で，② PO_2<60mmHgで急激にSO_2が低下することを示しています．急激にSO_2が下がるリスクを回避するため“過剰な”酸素を投与し高酸素血症を放置しがちになります．

□ しかしこれまでの議論でわかるように高濃度酸素投与および高酸素血症はデメリットが大きいため，可能な限り酸素投与を適切にする必要があります．そのために，ヘモグロビン酸素解離曲線で，横軸(X軸)にヘモグロビン酸素飽和度SO_2，縦軸(Y軸)に酸素分圧PO_2として書き換えてみます(図4-10)．

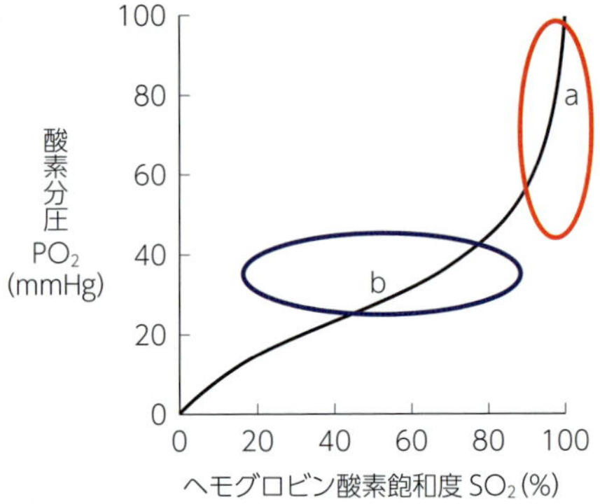

図4-10 X-Y軸を変更したヘモグロビン酸素解離曲線

□ “組織の酸素化”にとって酸素運搬量$\dot{D}O_2$の重要性を繰り返してきました．

□ $\dot{D}O_2$が心拍出量CO，ヘモグロビン濃度Hb，ヘモグロビン酸素飽和度SO_2で規定され，動脈血酸素分圧PaO_2は入っていません．

□ SO_2の視点から見直すと，肺での酸素取り込みとして図4-10aでは心不全・呼吸不全で酸素分圧が急激に下がっても(PO_2 100→60)SO_2が高く維持されることを意味しています．

□ 一方，末梢組織への酸素受け渡しとして図4-10bでは末梢組織の酸素消費でヘモグロビンから酸素が解離しやすいことを意味しています(図4-3も参照)．つまり末梢組織の酸素消費によって血中酸素残量であるSO_2が決まり，SO_2に対応しPO_2が得られると考えるべきです．

□ このように考えると動脈血液ガス分析ABGでの“PaO_2だけ”にとらわれるのではなく，常に酸素運搬量$\dot{D}O_2$，酸素消費量$\dot{V}O_2$を意識した循環・呼吸管理を重視すべきことが大切です．

Section 3 ケースから考える４つの呼吸ケアデバイスの特徴

- 重症肺炎で敗血症性ショック，広範前壁梗塞による心原性ショックの急性肺水腫や大量嘔吐・誤嚥による窒息など，重症急性呼吸不全を合併した循環不全では高濃度酸素投与とともに速やかに挿管・人工呼吸器IMV管理を行います．
- 一方，低酸素血症の大部分のケースではすぐさま挿管が必要でない場合，まずは鼻カニュラ，マスクなどによる低流量システムでの酸素療法COTからはじめ，COTで改善しない低酸素血症，急性呼吸不全では1990年代半ばから急性期—とくに肺気腫/COPD急性増悪および急性心原性肺水腫で頻繁に用いられるようになった非侵襲的人工呼吸器NIVや，2010年代に入って使用がひろがった高流量鼻カニュラHFNCを適宜選択することになります—これを**呼吸サポートのescalation**といいます（図4-11）．
- NIV，HFNCでも呼吸不全に改善がみられない場合およびNIV，HFNCが禁忌の場合は，気管挿管を行いIMVへとさらにescalationさせることになります．
- 『COT→HFNC→NIV→IMV』と呼吸ケアデバイスを変更し呼吸サポートをescalationさせる一方で，原因疾患が改善し人工呼吸器離脱・抜管後酸素療法COTでは再挿管になるリスクが高い場合，再挿管回避や人工呼吸器離脱困難の間をブリッジさせる目的でHFNC・NIV単独またはHFNC＋NIV併用することがあります—これを**呼吸サポートのde-escalation**といいます（図4-11）．

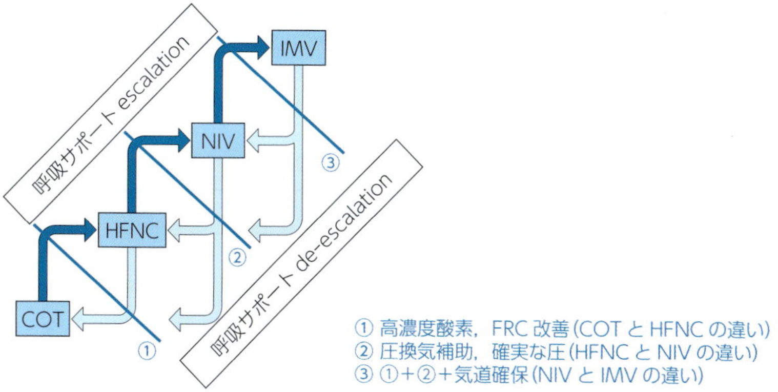

図4-11 ４つの呼吸ケアデバイスの違いと呼吸サポートのescalation/de-escalation

- 酸素療法COTのメリットは，① 容易に使用できる点です．しかし酸素化が増悪すると，② 高濃度酸素投与ができず，③ 気道加温・加湿が不十分になります．

□ 高流量鼻カニュラHFNCはCOTと異なり，① 高濃度酸素投与が可能となり，② 気道の加温・加湿ができ，③ 上気道CO_2洗い出しによる死腔減少や④ 高流量による気道抵抗改善，軽度PEEP効果などがあります．しかし⑤ 換気サポートは行えません．

□ 非侵襲的人工呼吸器NIVは① インターフェースとしてフェイスマスク(鼻口，鼻，顔面)やヘルメットを用いるため死腔は増加しますが，HFNCと比較して② 確実な圧設定および圧換気補助が可能です．

□ 挿管・人工呼吸器IMVはCOT，HFNC，NIVと異なり自発呼吸がない場合も用いることができ，挿管により① 確実な気道確保，② 確実な圧設定・高PEEP管理が可能，③ 確実な換気補助ができます．

□ クリティカルケアでの呼吸ケア，人工呼吸器管理を成功させるためには，つまり4つのデバイス：① COT，② HFNC，③ NIV，④ IMVの特徴を理解した上で，急性呼吸不全を起こす疾患の病態と治療を進めながら，治療経過で生じる呼吸不全に対しこれらを上手に使い分け，常に呼吸サポートがescalationなのかde-escalationしているのかを把握することが大切です．

□ これら4つのデバイスを，① 高濃度酸素投与，② 呼吸仕事量低減，CPAP効果による機能的残気量FRC改善，③ 圧サポート換気補助，④ 気道確保の有無，の4つの目的によって使い分けるとよいでしょう(表4-1)．

表4-1 4つの呼吸ケアデバイスの使い分け

	高濃度酸素投与	呼吸仕事量低減	CPAP効果による機能的残気量FRC改善	圧サポートによる換気補助	気道確保の有無
酸素投与COT	△～○	×～△	×	×	×
高流量鼻カニュラHFNC	○	△～○	△～○	×～△	×
非侵襲的人工呼吸器NIV	○	△～○	○	○	×
挿管・人工呼吸器IMV	○	○	○	○	○

×：適していない，△：一部適している，○：適している

□ また人工呼吸器の適応は，① 低酸素血症，② 呼吸疲労・努力様呼吸，③ 低換気，④ 気道保護の4つです．

ポイント!

- 呼吸ケアの4つの適応(① 低酸素血症，② 呼吸筋疲労・努力様呼吸，③ 低換気，④ 気道保護)に合わせて4つの呼吸ケアデバイス(① 酸素療法COT，② 高流量鼻カニュラHFNC，③ 非侵襲的人工呼吸器NIV，④ 挿管・人工呼吸器IMV)を使い分ける
- 呼吸ケアデバイスを"なんとなく使う"のではなく，病態を理解した上で

根拠をもって選択でき，使いこなせるようになるとクリティカルケアでの急性呼吸不全へのアプローチ・思考回路が大きく変わる

□ 実際のケースから4つの呼吸ケアデバイスを選択する根拠を考えてみます．

Case1

□ 腹腔鏡下胆嚢摘出術後で抜管，一般病棟帰室．血行動態安定．室内気でSpO_2 92%．傾眠であるが呼びかけで深呼吸は可能

□ **選択：酸素療法COT，鼻カニュラ1〜2L/分**

□ 再挿管まではいかないものの軽度の術後覚醒遅延はよくみられるため，まず完全覚醒するまでの間，パルスオキシメータSpO_2が90%前後の場合は酸素投与を検討します．

□ その際，動脈血液ガス分析ABGを行い高二酸化炭素血症の進行がないことを確認しCOTとして鼻カニュラ，酸素マスクを選択します．

□ とくに覚醒遅延など換気不全のケースでCOTを行う際は，SpO_2 100%で放置しないことが大切です．換気不全の進行に速やかに気づくためにも酸素投与量を制限しSpO_2 95%前後になるよう酸素投与量を調整します(☞3章p.111参照)．

Case2

□ 誤嚥性肺炎でリザーバーマスク10L/分で口腔内乾燥著明，呼吸数25，PaO_2 200，CO_2貯留なし

□ **選択：高流量鼻カニュラHFNC 60L/分，F_IO_2 60%**

□ 誤嚥は急性呼吸促迫症候群ARDS高リスク因子であるため，胸部X線で肺野浸潤影の増悪およびARDSへの進行の可能性について検討します．

□ リザーバーマスクは低流量システムの従来の酸素療法COTであり，口腔内乾燥著明であることから気道抵抗も大きいと考えられるため気道浄化を優先しescalationとしてどの呼吸ケアデバイスを用いて行うかを考えます．

□ この場合，HFNCが第1選択肢となりますが，心不全，肺気腫/COPDが背景としてある場合は加温加湿器付属の非侵襲的人工呼吸器NIVを用いることも可能です．

□ その上で，高濃度酸素投与下での低酸素血症の評価を行い，PaO_2/F_IO_2比からARDSの重症度に応じた呼吸ケアデバイスを選択するとよいでしょう．

□ ここではI型の低酸素性急性呼吸不全でCOTからの呼吸サポートのescalationのためHFNCをまずは選択します．

Case3

□ 慢性心不全急性増悪で酸素マスク5L/分でSpO_2 85%，両肺野バタフライシャドー，PaO_2 50，$PaCO_2$ 50

□ **選択：非侵襲的人工呼吸器NIV-CPAP10，F_IO_2 1.0**

□ 酸素療法COTで低酸素血症が改善しない急性心原性肺水腫が病態のメインであるため，NIV-CPAPが第1選択となり，CPAPで肺水腫が改善し機能的残気量FRCが十分得られるようになれば換気面積も増えるため自然とCO_2貯留も改善が見込めます．

□ CO_2貯留傾向を換気不全と考え，CPAPでなく当初よりNIV-PSVモードを選択することも可能です．

Case4

□ 河川への転落外傷，溺水の状態でER搬送．血圧低下，意識レベル悪くリザーバーマスク15L/分でPaO_2 40，$PaCO_2$ 70

□ **選択：挿管・人工呼吸器IMV VACV F_IO_2 1.0，PEEP 5～10, V_T 6mL/kg PBW**

□ 溺水，ショック，意識障害があり確実な気道確保が必要であり，また溺水がARDS高リスク因子であるため挿管・人工呼吸器管理を選択します．

□ まずは低血圧・ショックのため循環不全に対して循環管理を適切に行い安定化させるとともに，ARDS高リスク群であることを考え挿管直後から肺保護療法を意識した呼吸ケアを実践します(☞12章p.454参照)．

ケースの解説

□ 急性冠症候群ACS: STEMIでも低酸素血症でないケースでは酸素投与の有効性は示されていません．

□ 一方，酸素投与で末梢血管の収縮による組織低酸素および死亡率上昇の可能性が指摘されているため，現時点ではACSではSpO_2<94%で酸素投与開始し94～98%(TSANZでは92～96%)で維持させます．

＊この章でのポイント＊

- ☑ 低酸素血症に注意深く酸素を投与し高酸素血症を避ける“薬剤としての酸素”を意識する．
- ☑ 呼吸不全を起こす疾患の病態，人工呼吸器の適応と4つの呼吸ケアデバイスのメリット・デメリットを理解した上で有効かつ最適なデバイスを選択し適宜escalation/de-escalationを行う．

For Further Readings：さらに理解を深めるために

1. Budinger GRS, Mutlu GM. Balancing the risks and benefits of oxygen therapy in critically ill adults. Chest. 2013; 143: 1151-62.
2. Girardis M, Busani S, Damiani E, et al. Effect of conservative vs conventional oxygen therapy on mortality among patients in an intensive care unit: The oxygen-ICU randomized clinical trial. JAMA. 2016; 316: 1583-9.
3. Schjørring OL, Klitgaard TL, Perner A, et al; HOT-ICU Investigators. Lower or higher oxygenation targets for acute hypoxemic respiratory failure. N Engl J Med. 2021; 384: 1301-11.
4. O'Driscoll BR, Howard LS, Earis J, et al; British Thoracic Society Emergency Oxygen Guideline Group; BTS Emergency Oxygen Guideline Development Group. BTS guideline for oxygen use in adults in healthcare and emergency settings. Thorax. 2017; 72 (Suppl 1): ii1-ii90.
5. Barnett A, Beasley R, Buchan C, et al. Thoracic Society of Australia and New Zealand position statement on acute oxygen use in adults: 'Swimming between the flags'. Respirology. 2022; 27: 262-76.
6. Sjöberg F, Singer M. The medical use of oxygen: a time for critical reappraisal. J Intern Med. 2013; 274: 505-28.
7. Downs JB. Has oxygen administration delayed appropriate respiratory care? Fallacies regarding oxygen therapy. Respir Care. 2003; 48: 611-20.
8. Beasley R, McNaughton A, Robinson G. New look at the oxyhaemoglobin dissociation curve. Lancet. 2006; 367: 1124-6.
9. Scala R. High-flow nasal oxygen therapy: one more chance for extubation? Respir Care. 2014; 59: 609-12.
10. Vincent JL. High-flow oxygen cannula: a very effective method to correct severe hypoxemia. J Thorac Dis. 2015; 7: E207-8.
11. Pettenuzzo T, Fan E. 2016 Year in review: mechanical ventilation. Respir Care. 2017; 62: 629-35.
12. Davies JD. 2018 Year in review: noninvasive respiratory support. Respir Care. 2019; 64: 1139-45.
13. Girardis M, Alhazzani W, Rasmussen BS. What's new in oxygen therapy? Intensive Care Med. 2019; 45: 1009-11.
14. Hess DR. Respiratory care management of COPD exacerbations. Respir Care. 2023; 68: 821-37.

Chapter 5

各論①：酸素療法COT，高流量鼻カニュラHFNC

ケース

Case1

- 重喫煙歴，肺気腫/COPD，高血圧の80歳男性．在宅酸素療法中HOT 2L/分．
- 2日前からの上気道症状（鼻水，咽頭痛）あり，本日になり呼吸困難，気道分泌物増加にてER受診．胸部X線で浸潤影なく，動脈血液ガス分析ABG：pH 7.36，PaO_2 50mmHg，$PaCO_2$ 45mmHg，HCO_3^- 26mEq/LよりCOPD急性増悪AECOPDによる低酸素血症として，厳密な酸素投与を行うためベンチュリーマスク酸素濃度35%（酸素流量8L/分）で開始した．

Case2

- 肺気腫/COPDのある81歳男性．ADLは自立．1週間前に感冒様症状，2日前からの発熱，労作時呼吸苦，喀痰，咳嗽でERに救急搬送．
- O_2 10L/分でSpO_2 85%，BP 120/40，HR 110不整，RR 25，BT 37.5℃．粘稠な喀痰だがX線上は浸潤影はっきりせず．動脈血液ガス分析ABG：pH 7.29，PaO_2 45，$PaCO_2$ 60，HCO_3^- 28．AECOPDの診断でステロイド点滴静注，β_2刺激薬吸入の上，鼻口マスク装着し非侵襲的人工呼吸器NIV開始するもマスク不快のため装着できず，高流量鼻カニュラHFNC 37℃，40L/分，F_IO_2 40%で開始し1時間後の血液ガス分析ABG：pH 7.39，PaO_2 95，$PaCO_2$ 48，HCO_3^- 28と改善したため，SpO_2 88〜92%（PaO_2 55〜65）目標に速やかにF_IO_2を下げ口すぼめ呼吸を指導しながらHFNC継続とした．

Case3

- 冠動脈バイパスCABG術後の65歳男性．155cm，80kg，BMI 33.3．脂質異常症，糖尿病，高血圧の既往と高度肥満あり．
- CABG術後挿管ICU管理となり，鎮痛薬フェンタニル，鎮静薬デクスメデトミジンを使用し人工呼吸器量補助調節換気VACVモードで開始し，強心薬ミルリノン，血管収縮薬ノルエピネフリンで循環管理開始．止血・循環安定し，血管収縮薬中止となり，血管拡張薬ニカルジピンと少量ミルリノン継続し，VACV→圧支持PSVモードに変更し術後4時間で人工呼吸器離脱した．人工呼吸器離脱後に上気道狭窄所見なく自発呼吸が問題ないことを確認し，高度肥満による無気肺形成・抜管後呼吸不全リスク高いためHFNC 37℃，60L/分，F_IO_2 60%で開始した．

□ クリティカルケアではほぼすべてのケースで低酸素血症に対し，酸素療法や人工呼吸器を含めた酸素投与が行われます．

□ 酸素投与の目的として，① **低酸素血症の是正**，② **低酸素血症による呼吸困難や精神症状の改善**，③ **心肺機能への低酸素血症による負荷軽減**(換気亢進・呼吸仕事量の減少，亢進した心拍出量の減少，肺血管攣縮および右心不全の改善)があります．

□ 鼻カニュラ，酸素マスク，リザーバーマスクといった低流量(〜15L/分)呼吸ケアデバイスとベンチュリー機能を搭載したネブライザー付き酸素吸入器や高流量鼻カニュラNFNCといった高流量呼吸ケアデバイス(>30L/分)に分類されます．

Section 1 酸素療法の選択：低流量 vs 高流量

□ まず低流量と高流量の違いを理解するために健常な成人での1分あたりの空気の吸入速度を考えてみます．ふだんの呼吸では吸気約1秒，呼気約1.5秒かかり，その後約1秒休息期があり，1呼吸に要する時間は4〜5秒になります．

□ 体重60kgの成人では1回換気量V_T：6〜8mL/kgを吸気約1秒で吸い込むため，1分あたりの空気の吸入流量は次のようになります．

- ヒトでの吸入流量：360〜480mL(=6〜8×60)/秒
  =21.6〜28.8L(0.36〜0.48×60)/分≒20〜30L/分

□ この吸気流量より投与酸素流量が少ない(20〜30L/分未満)場合，鼻・口から大気を同時に吸い込むことになり，患者の呼吸パターンにより投与酸素量が希釈され，吸入気酸素濃度F_IO_2が変化します．これを“**低流量**”といいます(図5-1A)．

□ 一方，投与酸素流量が多い(20〜30L/分以上)場合，大気を吸い込まないため患者の呼吸パターンが変化しても，正確な吸入気酸素濃度F_IO_2が投与可能となります．これを“**高流量**”といいます(図5-1B)．

□ つまり投与酸素流量が20〜30L/分未満か以上かで酸素療法が異なり，

- 酸素流量<20〜30L/分…低流量システム→患者の呼吸パターンの影響を受ける
- 酸素流量≧20〜30L/分…高流量システム→患者の呼吸パターンの影響が少なく，正確な濃度の酸素投与が可能

と区別します．

□ "酸素流量30L/分"を目安として低流量・高流量とまずは理解するとよいでしょう.

□ とくに急性呼吸不全の患者では呼吸努力が強く頻呼吸であるため，最大吸気流量は30〜120L/分程度まで上昇するともいわれています.

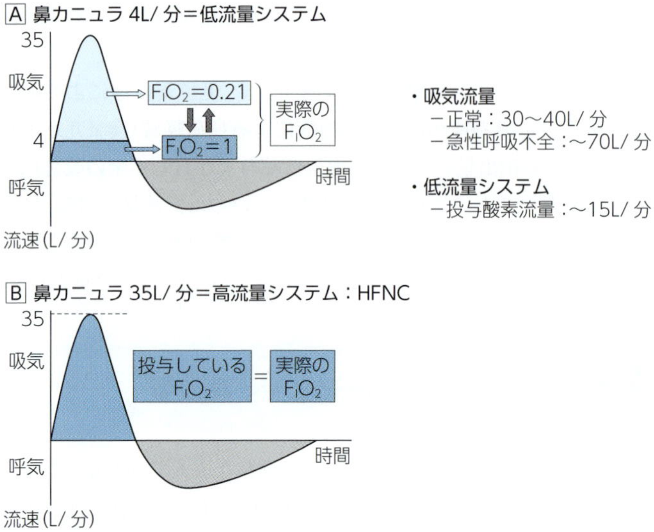

図5-1 A: 低流量システム(鼻カニュラ4L/分)，B: 高流量システム(高流量鼻カニュラHFNC35L/分)での投与酸素の希釈(文献3より)

急性呼吸不全で患者吸気流量35L/分とすると，低流量システムでは大気を吸い込むため患者呼吸パターンによって実際のF_IO_2が変化する.
高流量システムでは投与酸素濃度が実際のF_IO_2となる.

ポイント!

- 正常健常成人の大気の吸入速度は20〜30L/分だが，急性呼吸不全では最大吸気流量は30〜120L/分まで上昇する
- ① 低流量と② 高流量酸素療法デバイスを酸素流量30L/分を目安に分類する
- 低流量システムでは実際の酸素投与量が患者の呼吸パターンの影響を受ける
- 高流量システムでは安定した一定量の酸素投与が可能である

Section 2 酸素療法デバイスの分類と使い分け

□低流量システムには鼻カニュラとリザーバーシステムがあります．リザーバーシステムには酸素マスク，リザーバーマスク(再呼吸あり・なし)があります．

□高流量システムにはベンチュリーマスク，ネブライザー付き酸素吸入器，高流量鼻カニュラHFNCがあります．

□ベンチュリーマスク，ネブライザー付き酸素吸入器は高流量システムですが，高濃度酸素が投与できません．

□それぞれの酸素投与量と達成可能な酸素濃度F_IO_2は表5-1のようになります．

表5-1 酸素療法の分類

デバイス	酸素流量	リザーバー容量	酸素濃度F_IO_2	
			投与可能濃度	変動性
低流量システム				
鼻カニュラ	1～5L/分	なし	24～40%	あり
酸素マスク	6～10L/分	100～200mL(マスク内)	35～50%	あり
リザーバーマスク(部分再呼吸あり)	＞10L/分	600～1000mL	40～70%	あり
リザーバーマスク(再呼吸なし)	＞10L/分	600～1000mL	60～80%	あり
高流量システム				
ベンチュリーマスク	＞60L/分	100～200mL(マスク内)	24～50%	なし
ネブライザー付き酸素吸入器	※表5-4，表5-5参照			ほぼなし
高流量鼻カニュラHFNC	～60L/分	なし	21～100%	ほぼなし

※ネブライザー付き酸素吸入器：レスピフロー・インスピロンネブライザーがある

□酸素療法デバイス(低流量・高流量)の選択としては，①安定した酸素濃度投与，②高濃度酸素投与，③加温加湿の3点から図5-2のように考えます．

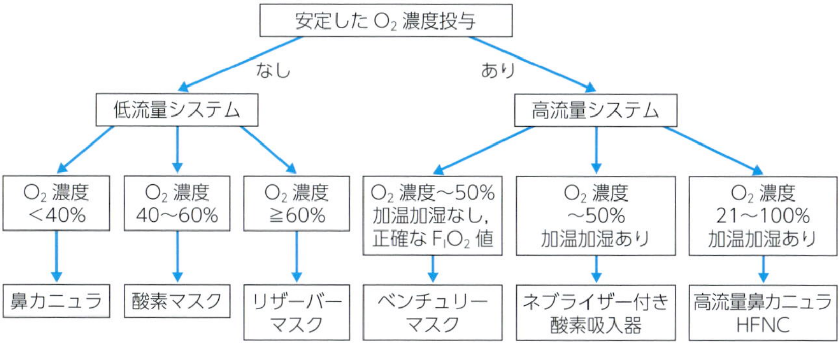

図5-2 酸素療法デバイス(低流量・高流量)の選択

Section 3 低流量システム

① 鼻カニュラ

□ 低流量システムである鼻カニュラは低濃度の酸素投与が可能です(1～5L/分，酸素濃度 F_IO_2 24～40%)(図5-3).

□ 酸素流量が多いと鼻の不快感，乾燥などが問題となり，投与量を上げても高濃度の酸素投与はできません．そのため6L/分以下で使用します．

□ 鼻カニュラのメリットは使いやすく装着による不快感が少なく，会話や食事が可能です．一方でデメリットとしては高濃度酸素投与ができず，とくに急性呼吸不全で最大吸気速度が高い場合は高濃度酸素投与が可能な他の酸素療法を選択しなければいけません．

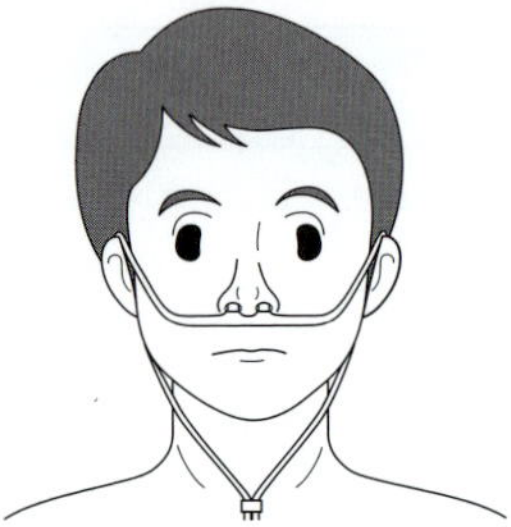

図5-3 鼻カニュラ

② リザーバーシステム―酸素マスク，リザーバーマスク

□ リザーバーシステムには酸素マスクとリザーバー付きマスクがあります．リザーバー付きマスクには一方孔弁の有無で2種類に分かれます．

酸素マスク(図5-4)

□ 40～60%の濃度の酸素投与が必要な場合は酸素マスクを用います．酸素マスク内には100～200mLガスを貯留できるためリザーバーシステムと呼ばれます．ガス流量は5～8(～10)L/分程度で用いますが，8L/分以上ではそれ以上酸素濃度が上昇しません．

□ またガス流量が5L/分未満で酸素マスクを用いるとマスク内の呼気ガスが貯留し，患者は CO_2 の再呼吸により酸素化改善が期待できず，とくにCOPD患者では CO_2 ナルコーシスのリスクがあります．マスク内の呼気ガス貯留を予防し，投与酸素濃度維持目的で酸素マスクでのガス流量は5L/分以上で用います．

□ 安静時呼吸で約60%の酸素濃度投与が可能ですが，低流量システムのためとくに急性呼吸不全で最大吸入流量が高い場合は期待される酸素濃度が投与できません．

□ 酸素マスクのメリットとしては鼻カニュラよりも高濃度の酸素が投与可能であること，デメリットとしては食事ができないことがあげられます．また意識のない患者では吐物誤嚥リスクがあります．

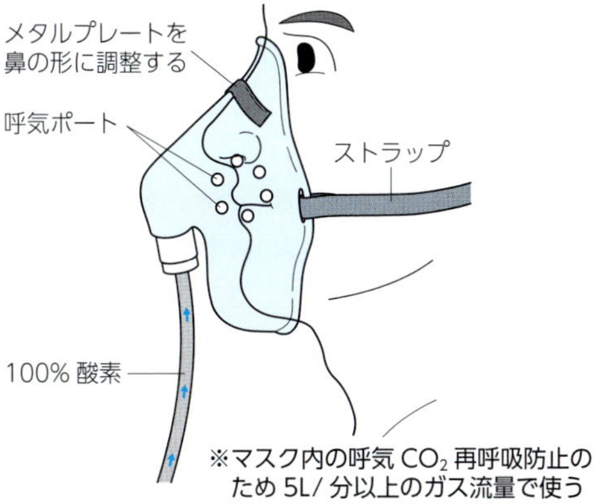

図5-4 酸素マスク

リザーバー付きマスク

□ 酸素マスクにリザーバーバッグ(600～1000mL)を付けることで酸素をリザーバー付きマスクに貯留させることができ，60%以上の濃度の酸素投与が可能となります．リザーバー付きマスクがふくらまないと効果が出ないため，必ず6L/分以上の酸素流量で用います．リザーバー付きマスクには一方向弁の有無から(a)部分再呼吸あり，(b)部分再呼吸なしの2つに分かれます．

(a)部分再呼吸あり(一方向弁なし)(図5-5)

□ 患者の呼気ガスの一部がリザーバーマスクに残り，投与された酸素と混合し高濃度の酸素が投与できます．一方，呼気ポートからの室内気とも混合するため約70%程度の濃度の酸素が投与可能です．

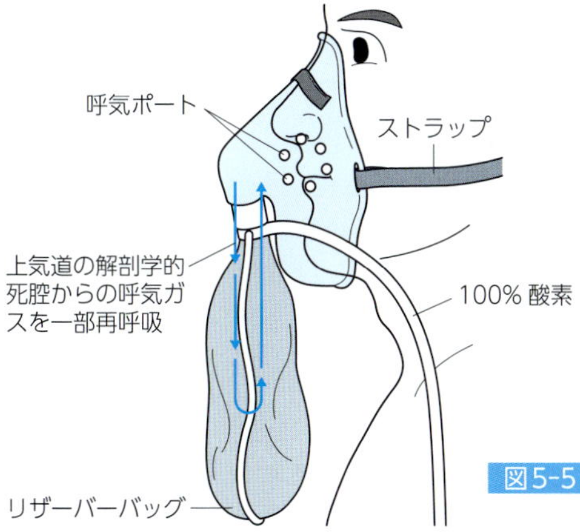

図5-5 リザーバー付きマスク
(一方向弁なし＝部分再呼吸あり)

(b)部分再呼吸なし(一方向弁あり)(図5-6)

□ 一方向弁が呼気ポートとリザーバーバッグ接続部の2カ所についているタイプで

は，呼気ポートから呼気時のみ排気され，吸気時は室内気を吸い込まない仕組みになっています．

□ またリザーバーバッグでは吸気時のみ酸素ガスが吸い込まれ，患者の呼気ガスの再呼吸ができないようになっています．部分再呼吸がないため，部分再呼吸ありのリザーバーマスクよりも理論的には100%に近い高濃度の酸素が投与可能です．

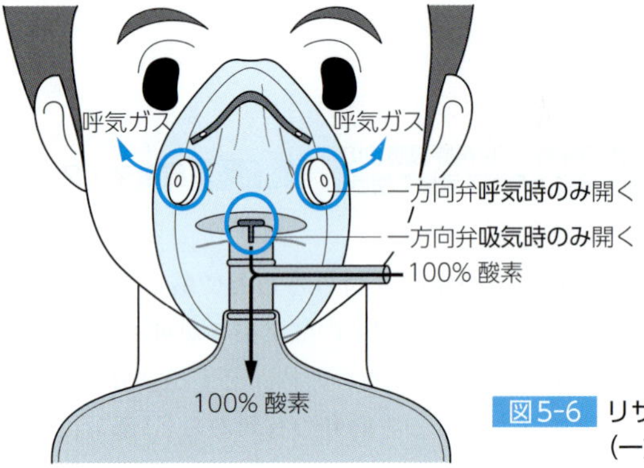

図5-6 リザーバー付きマスク
（一方向弁あり＝部分再呼吸なし）

□ リザーバーマスクのメリットとしては酸素マスクよりも高濃度の酸素が投与可能であること，デメリットとしては食事ができないこと，吸入療法が困難であることがあげられます．

□ 鼻カニュラとリザーバーシステムを含む低流量システムでの酸素流量と期待される酸素濃度は表5-2のようになります．

表5-2 低流量システム（鼻カニュラ，酸素マスク，リザーバーマスク）での酸素投与量

鼻カニュラ		酸素マスク		リザーバーマスク	
酸素流量（L/分）	酸素濃度（%）	酸素流量（L/分）	酸素濃度（%）	酸素流量（L/分）	酸素濃度（%）（部分再呼吸の場合）
1	24				
2	28				
3	32				
4	36				
5	40	5～6	40		
		6～7	50	6	60（40）
		7～8	60	7	70（40～50）
				8	80（50～70）
				9	90（70）
				10	90～（70～90）

□ しかし患者呼吸パターンによって周囲大気の混入で，とくに頻呼吸では正確な酸素濃度が得られないこと，そして流量上昇による不十分な加温加湿で上・下気道の気道浄化が困難となるデメリットがあります．

Section 4 高流量システム①：ベンチュリーマスク，ネブライザー付き酸素吸入器

□15L/分までしか酸素流量が得られない低流量システムに対して，ベルヌーイ Bernoulli 効果を用いて酸素と空気を混ぜることで高流量が可能です．

□小さな出口から高圧の酸素を流してジェット流を作ると，ジェット流の周りが陰圧になり，空気を引き込み酸素と空気を混合し30L/分以上の流量を作ることをベルヌーイ効果と呼びます(図5-7)．

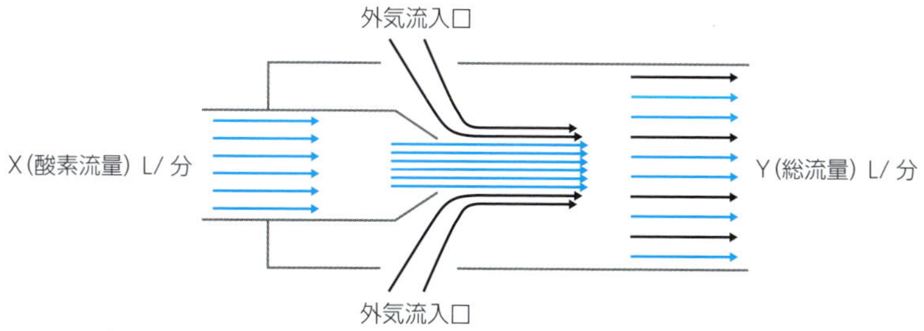

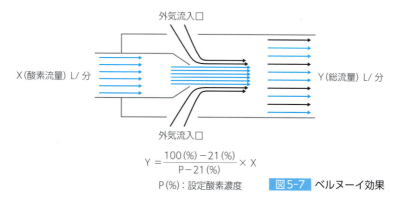

$$Y = \frac{100(\%) - 21(\%)}{P - 21(\%)} \times X$$

P(%)：設定酸素濃度

図5-7 ベルヌーイ効果

① ベンチュリーマスク

□アダプターの先端の酸素取り込み口が狭くなっているため，ベルヌーイ効果でポート内に室内気を引き込み一定濃度酸素の高流量投与が可能です(図5-8)．

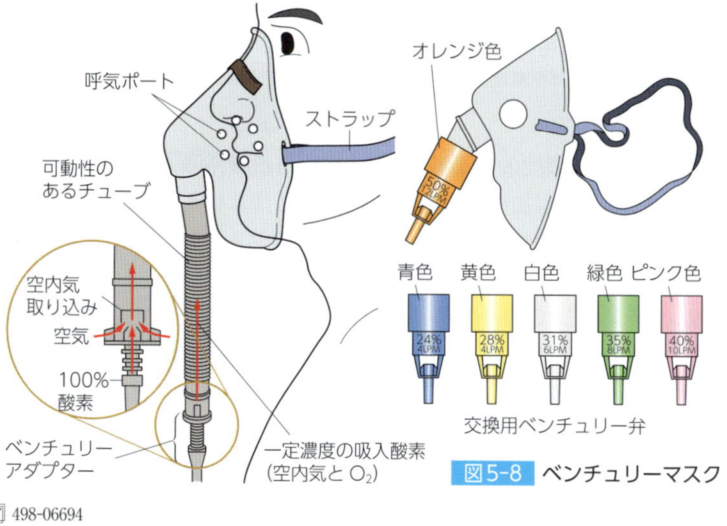

図5-8 ベンチュリーマスク

表5-3　ベンチュリーマスクの設定酸素濃度と酸素流量

酸素流量	設定酸素濃度
青色，4L	24%
黄色，4L	28%
白色，6L	31%
緑色，8L	35%
ピンク色，8L	40%
オレンジ色，12L	50%

□ メリットは肺気腫/COPDでCO_2ナルコーシスのリスクがある場合，厳密な一定濃度の酸素投与が可能です．デメリットは高濃度酸素投与(～50%まで)と加温加湿ができないことです(表5-3，図5-9)．

□ そのため加温加湿し低濃度酸素を高流量システムで使用する場合はネブライザー付き酸素吸入器を用います．

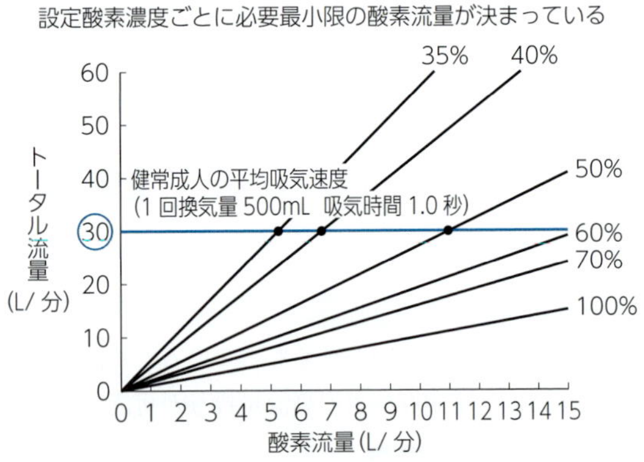

図5-9　高流量で用いるためにトータル流量>30L/分を確保するように選択する

ベンチュリー効果では酸素濃度F_IO_2 50%までしか確保できない．

② (ベンチュリー機能のある)ネブライザー付き酸素吸入器

□ 高流量システムの加温加湿された低濃度酸素投与法としてネブライザー付き酸素吸入器があり，国内ではレスピフローとインスピロンネブライザーの2種類が代表的です(図5-10，図5-11)．

□ 高流量システムとして使用する場合には，どちらのネブライザーも投与したい酸素濃度F_IO_2と酸素流量について，常に流速30L/分以上になるように設定することが大切です(表5-4，表5-5)．

図5-10 レスピフローネブライザー

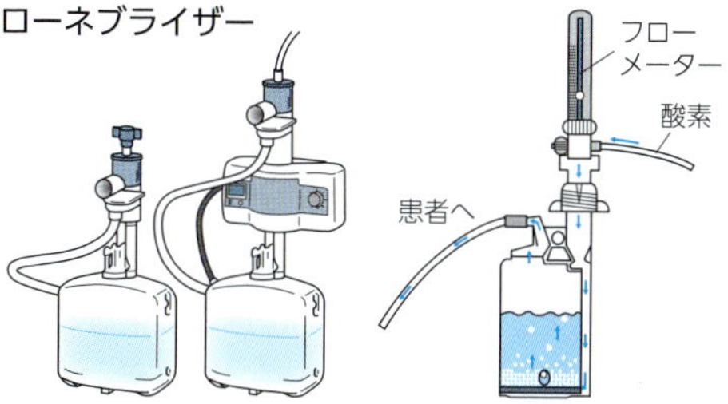

表5-4 酸素濃度・酸素流量早見表

酸素流量(L/分)	ダイヤル目盛り(酸素濃度)						
	28%	33%	35%	40%	60%	80%	98%
3	14.0	13.2	12.8	11.5	6.5	4.6	3.5
4	19.7	18.6	17.4	14.6	8.6	5.8	4.0
5	27.5	25.4	24.1	20.8	12.0	7.8	5.9
6	**35.3**	**32.2**	**30.1**	24.2	13.7	9.1	7.0
7	**42.2**	**40.1**	**37.2**	**30.7**	17.3	10.7	8.4
8	**47.9**	**46.6**	**42.2**	**35.6**	18.9	12.0	9.9
9	**53.2**	**54.4**	**48.9**	**38.9**	21.7	14.2	11.2
10	**57.3**	**61.0**	**57.2**	**44.7**	23.5	14.8	12.5

※流速30L/分以上になるように酸素流量と酸素濃度を選択する

図5-11 インスピロンネブライザー

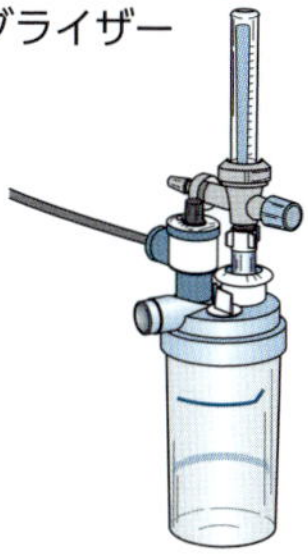

表5-5 酸素濃度・酸素流量早見表

O_2流量(L/分)		4	5	6	7	8	9	10	11	12	13	14	15
酸素濃度ダイアル	100%	4.0	5.0	6.0	7.0	8.0	9.0	10.0	11.0	12.0	13.0	14.0	15.0
	70%	6.4	8.1	9.7	11.3	12.9	14.5	16.1	17.7	19.3	21.0	22.6	24.2
	50%	10.9	13.6	16.3	19.1	21.8	24.5	27.2	**30.3**	**32.7**	**35.4**	**38.1**	**40.9**
	40%	16.6	20.8	24.9	29.1	**33.3**	**37.4**	**41.6**	**45.7**	**49.9**	**54.1**	**58.2**	**62.4**
	35%	22.6	28.2	**33.9**	**39.5**	**45.1**	**50.8**	**56.4**	**62.1**	**67.7**	**73.4**	**79.0**	**84.6**

※流速30L/分以上になるように酸素流量と酸素濃度を選択する.

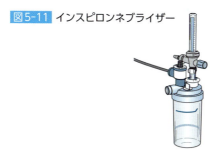

MEMO **酸素療法についての最新の多施設RCTスタディ**

□動脈血酸素分圧PaO_2と死亡率にはU字カーブの関係があり，著明な低酸素血症と高酸素血症は避けるべきです(☞4章p.130参照).

□一般的にPaO_2正常からやや高値(〜130mmHg)でU字カーブの死亡率が最も低くなると考えられ，重症患者の最適な酸素投与量・濃度を臨床現場で調べるため多施設RCTとして2022年にBOXスタディ，PILOTスタディ，2023年EXACTスタディの3つが報告されました.

□BOXスタディはオランダの2つの病院で院外心停止OHCA患者789人の人工呼吸器管理を高い酸素濃度(97〜105mmHg)と低い酸素濃度(67〜75mmHg)で平均60時間管理した際の死亡率を比較しましたが，死亡率・昏睡状態での退院率ともに差は認められませんでした.

□PILOTスタディは米国の1つの病院でERないしICUで挿管・人工呼吸器管理となった2,541人の重症患者(心停止12%，敗血症・敗血症性ショック30%，呼吸不全60%)で異なる酸素濃度〔① 90%(88〜92%)，② 94%(92〜96%)，③ 98%(96〜100%)〕に分けてクラスタークロスオーバー試験を行いましたが，28日人工呼吸器離脱期間に差は認められませんでした.

□EXACTスタディはオーストラリアの2つの救急システムEMSと15病院で院外心停止OHCA自己心拍再開ROSC直後の患者425人を酸素濃度90〜94%群と98〜100%群に分けて院内死亡率を比較したところ高酸素濃度群で死亡率が高い傾向でしたが，COVID-19パンデミックにより途中で研究打ち切りとなりました.

□3つのスタディともに実際には各群間での酸素濃度差がほとんどないことでアウトカムに差が出なかった可能性が指摘されています.

□そのため現時点では，急性低酸素性呼吸不全での明確な至適酸素濃度目標は明確ではありません.

□日常臨床では極端な低酸素血症，高酸素血症を避け，動脈血酸素分圧PaO_2が正常やや高値(65〜130mmHg)で管理し，リアルタイムに測定するパルスオキシメータSpO_2値からは100%の状態を放置すべきではなく94〜98%程度が実際には妥当ではないかと筆者は考えます.

Section 5 高流量システム②: 高流量鼻カニュラHFNC

□ 低流量システム(鼻カニュラ，酸素マスク，リザーバー付きマスク)は患者呼吸パターン，最大吸気流量，デバイスの性質によって酸素濃度が一定しない欠点があり，また高流量システムのベンチュリーマスク，ネブライザー付き酸素吸入器では正確な高濃度酸素が投与できませんでした.

□ 1940年代より鼻カニュラによる酸素投与は行われていましたが不快感，鼻腔の痛み，鼻粘膜乾燥の問題で6L/分以上の流量で投与できませんでした．2002年に初めて成人での高流量鼻カニュラHFNCが報告され2010年代より臨床現場で使用可能となりその後現在まで急速に使用がひろがっています.

□ HFNCを理解する上で，① 正確な酸素濃度，② 高流量，③ 加温，④ 加湿の4つの要素があります.

① HFNCの構成

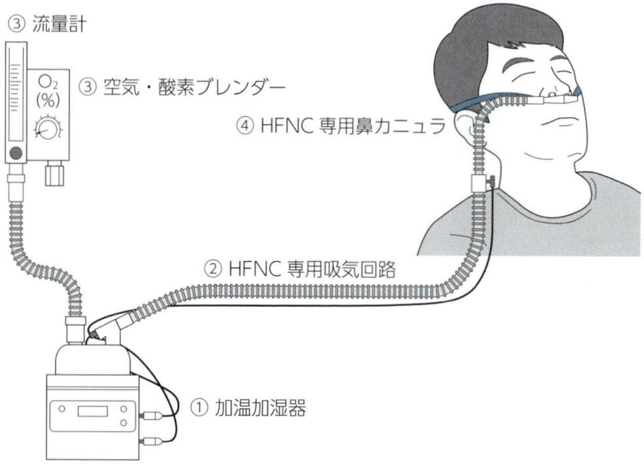

図5-12 HFNCの構成

□ HFNCにより正確な酸素濃度で適切に加温加湿し呼吸ケアを行うためには，① 乾燥ガスの効果的な加温加湿が可能な加温加湿器，② 結露付着を最小限にし予防する吸気回路，③ 高流量投与可能(5～60L/分)な流量計と正確な酸素投与可能(21～100%)な空気・酸素ブレンダー，④ HFNC専用のシリコン製鼻カニュラ(アダプター装着により気管切開でも使用可能)の4つが構成として必要です(図5-12).

□ 最近ではこの4つを備えたHFNC単独機種に加え，HFNC＋NIVモードが可能である機種，人工呼吸器でもNIVとHFNCモード搭載機種があります.

□ 筆者は呼吸ケアデバイスをescalation/de-escalationする際に可能な限りシームレスに施行したほうが医療経済面でもよいと考え人工呼吸器でNIVとHFNCモード搭載の機種を頻用しています(HAMILTON C1/C6, Hamilton Medical/日本光電).

② HFNCの生理的効果

(a)酸素化改善

□ 急性呼吸不全にHFNCを用いて酸素化が改善する生理的機序として，吸気時の酸素希釈が起こりにくいこと，そして気道への陽圧負荷として圧支持PS効果，CPAP/PEEP効果，そして死腔洗い出しによると考えられています．

吸入酸素の希釈が起こりにくい

□ 吸気時は最大吸気流速30～40L/分であり，高流量酸素投与では投与酸素濃度と実際の酸素濃度が等しくなり，室内気で希釈が起こりにくい．

気道への陽圧負荷：圧支持PS，CPAP/PEEP効果

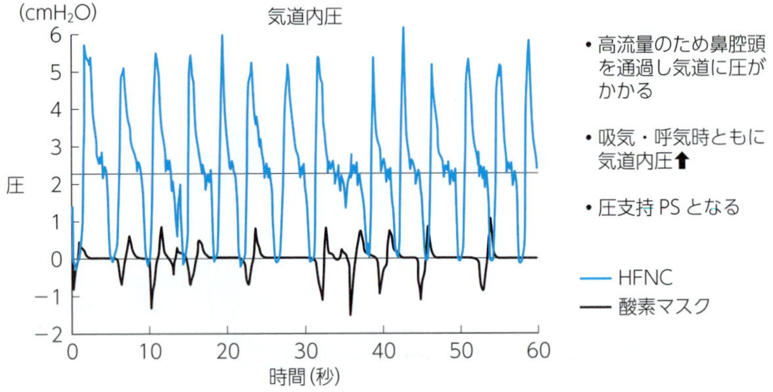

図5-13 HFNCの気道内圧上昇によるPS効果

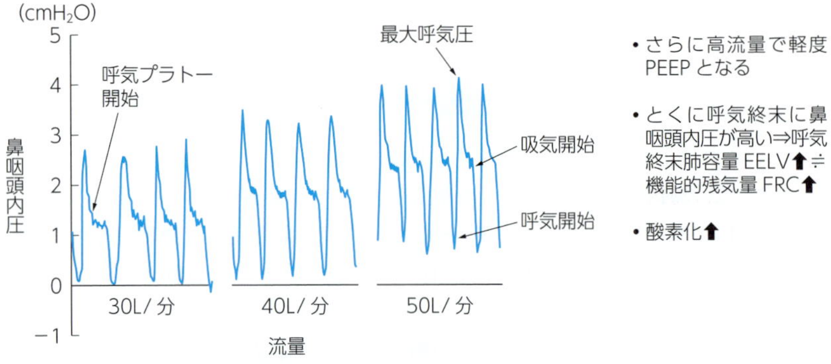

図5-14 HFNCの高流量による軽度PEEP効果

□高流量ガス投与で鼻腔・口腔・咽頭を通し気道に圧がかかり，吸気・呼気時ともに気道内圧上昇し低圧の圧支持PS様の効果があります（図5-13）．

□40L/分以上の高流量では，① 開口した状態で咽頭圧2〜3cmH_2O，② 閉口した状態で咽頭圧5〜7cmH_2Oがかかること，また吸気終末肺容量EELV上昇（≒肺の機能的残気量FRC改善）といったCPAP/PEEP様の効果により酸素化が改善します（図5-14）．

上気道CO_2洗い出しwashout効果（図5-15）

□鼻腔・咽頭への高流量酸素投与により，解剖学的死腔でのCO_2洗い出しが起こり，CO_2再呼吸を予防しさらに上気道が高濃度酸素のリザーバーとして機能します．死腔率改善，肺胞換気量増加し呼吸回数が減少しますが分時換気量は維持されるため，呼吸仕事量の減少から運動耐用性・呼吸困難感・酸素化改善につながります．

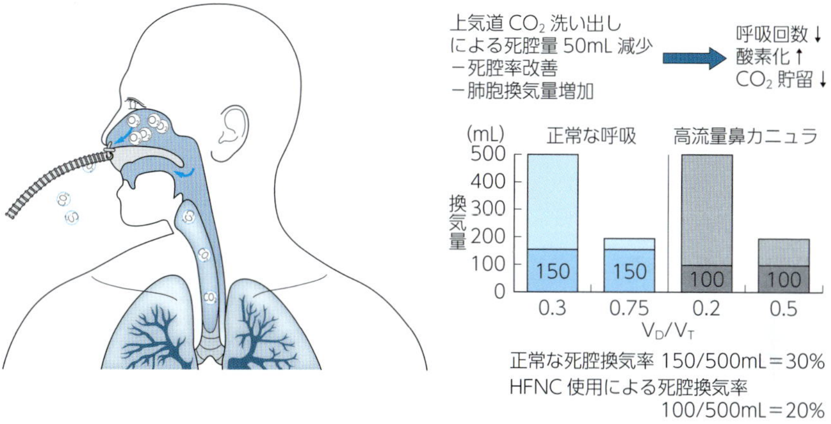

図5-15 HFNCによる上気道CO_2洗い出しによる死腔量減少

HFNC使用で呼吸回数RR⬇だがCO_2⬇のため分時換気量は維持され呼吸仕事量が減少する．

(b)呼吸仕事量の減少

□37℃，相対湿度100%の適切に加温加湿されたガスが供給されるため，気道の粘膜機能維持，気道分泌物排出促進，無気肺予防の効果があり，換気血流比不均等および酸素化の改善につながり呼吸回数が減少します．また加温加湿されたガスにより気道抵抗の低下も加わり呼吸仕事量が減少します．

(c)換気・血行動態への影響

□高流量ガス投与により上気道が陽圧となることで気道閉塞に対するスプリントとして作用し，上気道抵抗を低下させます．また肺胞虚脱改善により1回換気量が増加します．そのため，分時換気量MVと$PaCO_2$上昇なしに呼吸回数が低下します．血行動態への影響としては，陽圧換気のため胸腔内が陽圧となり，前負荷である静脈還流量を下げます．

(d) 患者の快適性

□ 非侵襲的人工呼吸器NIVの継続では，患者インターフェースに不快感なく装着できるかどうかが最も重要なポイントです．

□ インターフェースであるマスク装着による不安感や閉所恐怖，そして顔面・鼻翼の痛み・潰瘍形成，口腔内乾燥などがNIV継続失敗の主な原因であり，エアリークおよびインターフェースの死腔によるCO_2再呼吸も原因となります．

□ HFNCにはこれらマスク型NIVの欠点がないため，患者の快適性が維持でき，また鼻カニュラのため，会話，食事が可能であること，閉塞感から解放されることがメリットとしてあります．そのため閉所恐怖でマスク型NIVが困難なケースでもHFNCは使用可能です．

□ HFNCの臨床効果とその機序を表5-6，図5-16に示します．

表5-6　HFNCの臨床効果とその機序

機序	臨床効果
小さく密着しない鼻カニュラ	快適性の向上
十分な加温加湿	快適性の向上
粘膜水分維持の向上	気道分泌物の除去促進，乾燥と上皮傷害の回避
気道抵抗の低下	呼吸仕事量の減少
経鼻による高流量酸素	正確な酸素濃度F_IO_2維持(とくに閉口時)
上気道死腔CO_2洗い出し効果	換気効率の改善，酸素運搬量の改善
PEEP	auto-PEEPの拮抗，呼吸仕事量減少

□ HFNCのこれらの効果は流量によって異なります(図5-17)．

① **主に高流量(60～70L/分)で起こる効果：** 気道内圧⬆，呼気終末肺容量EELV⬆，酸素化⬆

② **中流量(20～45L/分)で起こる効果：** 死腔CO_2洗い出し⬆，呼吸仕事量⬇，呼吸回数RR⬇

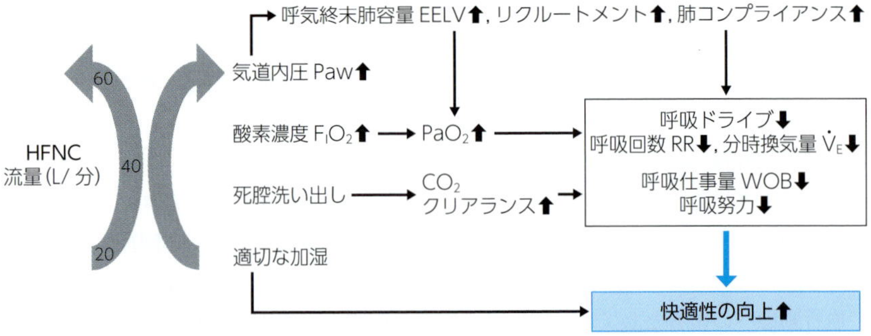

図5-17　流量変化によるHFNCの生理的効果の発現(文献5より)

JCOPY 498-06694

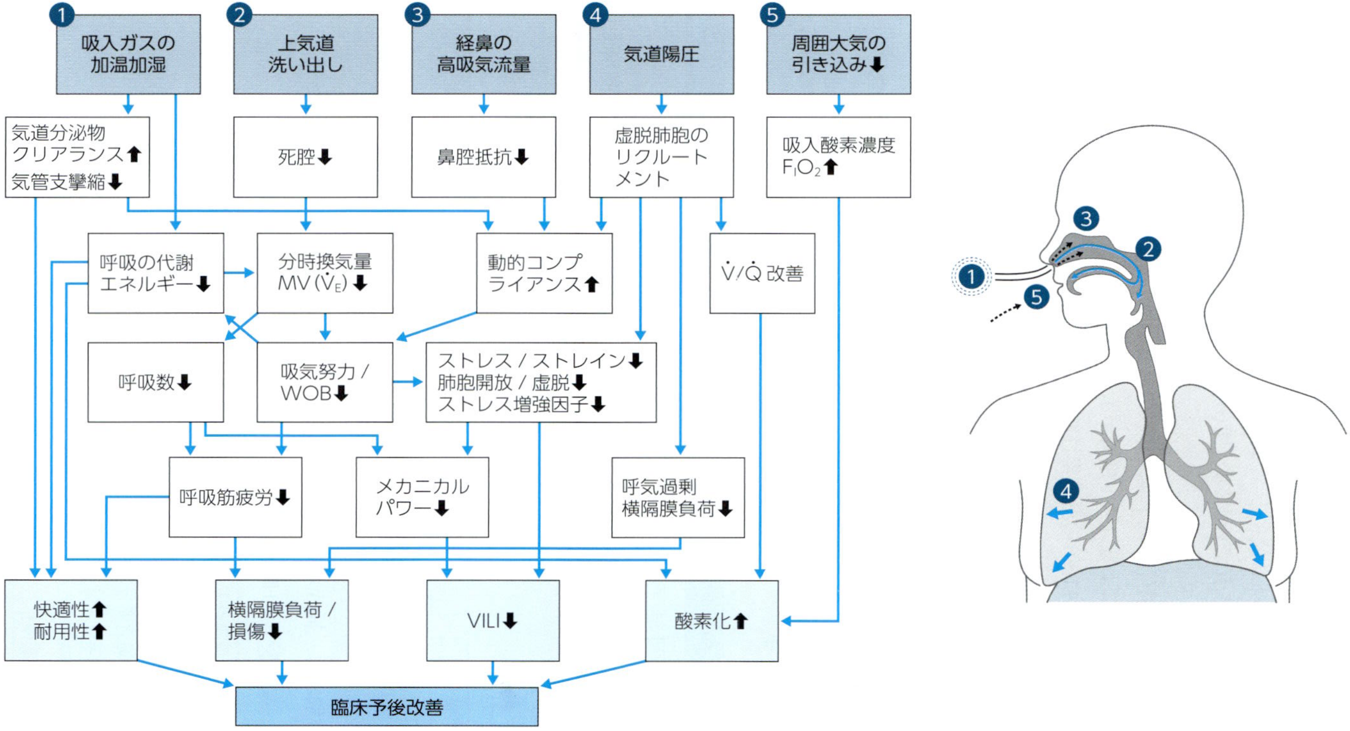

図5-16 **急性呼吸不全でのHFNCの作用機序**(文献12より)

HFNCは様々な重要で相互に関連した整理的効果により急性呼吸不全を改善する．
VILI: 人工呼吸器関連肺傷害，V̇/Q̇: 換気血流比，WOB: 呼吸仕事量

③ HFNCの臨床適応とエビデンス，禁忌

□ HFNCは，① 高流量で高濃度酸素投与が可能，② 若干換気補助作用があることからマスク型NIVと同様な使い方が可能であり，過去15年で様々なスタディが行われエビデンスが蓄積されてきました(図5-18).

(a)低酸素性呼吸不全

□ HFNCを用いると挿管率が低下し，呼吸ケアescalationの減少，また呼吸ケアデバイス器具・挿管回避によるコスト削減が示されています.

□ PaO_2/F_IO_2<200(平均120)の低酸素性呼吸不全で緊急挿管適応がない場合，HFNCを用いた治療が選択肢となります.

(b)抜管後

□ 酸素療法COTと比較して再挿管率が低下し，抜管後呼吸不全が減少します.

(c)心臓・胸部外科術後高リスク・肥満患者

□ 酸素療法COTと比較して再挿管率が低下し，呼吸ケアescalationが減少します.

(d)挿管前後

□ HFNC使用中に挿管・人工呼吸器管理となる場合にのみHFNC使用下での挿管が選択肢となります.

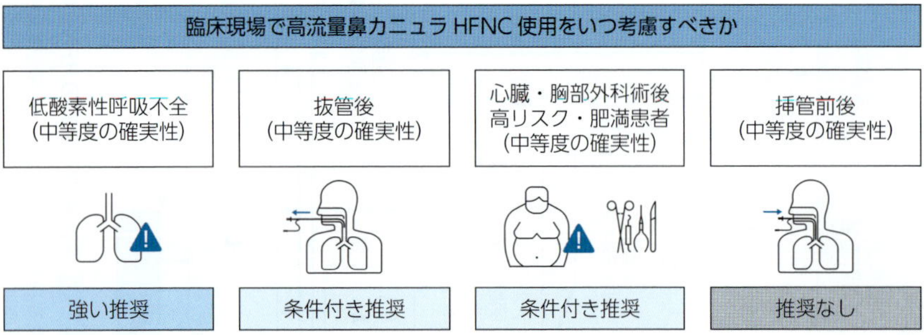

図5-18 HFNCの適応のエビデンス(文献6より)

□ HFNCの禁忌は，挿管なしの呼吸ケアデバイスのためNIVと同様です(表5-7).

表5-7 HFNCの禁忌

- 意識障害患者：① 応答なし，② 不穏，③ 協力してくれない
- 気道閉塞
- 顔面外傷—とくに鼻外傷
- 大量気道分泌物
- 誤嚥リスク
- 循環不全：ショック，不整脈，CPR後
- 呼吸停止

④ HFNCの実際の使い方とウィーニング

□ 電源を入れ，① 温度，② 流量，③ 酸素濃度F_IO_2の3つを設定します(HFNC単独機種の場合)．それ以外の機種では加温加湿器により温度が自動的に調整されるため，流量と酸素濃度設定のみとなります．

□ 温度は37℃で加温されることを確認し(軽度呼吸不全では加温により不快感が強くなることがあり31℃まで下げることを考慮)，加湿のための蒸留水ボトルの減りを常に確認し空焚きにならないよう交換します(使用条件下で一定流量での時間計測をするとよい)．

□ 開始時には耐用性を考慮し高流量システムとして20～35L/分の流量で開始し，呼吸数低下を指標に5～10L/分ずつ流量を漸増していきます．

□ 流量45L/分で死腔洗い出し，呼吸回数RR低下，呼吸仕事量減少がみられますが，酸素化改善，気道内圧P_{aw}上昇，呼気終末肺容量EELV増加が目標ならば患者が耐用できる最大流量で設定します．

□ 酸素濃度F_IO_2は21～100%で設定可能なため，目標とするパルスオキシメータSpO_2で一般的に92～96%(慢性Ⅱ型呼吸不全では88～92%)になるように調整します．

□ その上で，患者呼吸パターンの観察とともにHFNC開始1～2時間での動脈血液ガス分析ABGで酸素投与量の調整およびHFNC継続可能かどうかを判断します．現在はHFNC使用継続可否の判断にROX indexが使われます(p.163参照)．

MEMO　高流量鼻カニュラHFNCを成功させるヒント

① 快適性を常に考える

□ 加湿継続のための蒸留水の空焚きには注意．

□ 鼻カニュラ装着に伴う合併症で，バンドによる皮膚障害・潰瘍形成が起こることがあり鼻-頬部-耳にかけて皮膚発赤には注意し潰瘍形成に気をつける．

② 十分な効果発揮のために

□ 耐用性の改善：いきなり高流量で不快が強い場合，低めの高流量(20L/分)から漸増．

□ 鼻腔の50%程度の大きさのカニュラサイズを選択(上気道CO_2洗い出し促進のため)．

□ 閉口を勧める，PEEP効果を十分に得るためには口を閉じないといけない．

③ HFNC使用2，6，12時間でROX indexを用いて有効性を判断

□ 効果不十分の場合，NIVと同様ねばらない．

□ 肺気腫/COPD急性増悪と急性心原性肺水腫では強い推奨のあるNIV変更を考慮するが，それ以外の急性呼吸不全でHFNC失敗の場合は挿管・人工呼吸器管理を選択する(ヘルメットNIV使用のひろがりで今後変更される可能性あり)．

□ HFNCを用いたスタディで実際に使用された流量を参考にし，期待する効果が流量により異なることを常に意識しながらHFNC条件設定を行います(表5-8).

表5-8　報告されている高流量鼻カニュラHFNCの初期設定流量

病態	初期流量(L/分)					
	20	25	30	40	50	60
急性低酸素性呼吸不全	○	○	○	○	○	
術後	○	○	○	○	○	○
免疫不全				○	○	
心不全				○		
抜管後・再挿管予防			○		○	
気管支鏡検査				○	○	○
挿管前後					○	○
緩和ケア			○	○	○	○
新型コロナウイルス感染症COVID-19			○	○	○	○

MEMO　高流量鼻カニュラHFNCの生理的・臨床的効果Up date(表5-9)

□ ① 急性低酸素性呼吸不全ではHFNCは第1選択の呼吸ケアデバイスであり，鎮静および挿管を避けるメリットと自発呼吸誘発性肺傷害P-SILIやHFNC失敗・挿管遅れとのバランスを考えながら使用します.

□ ② 高二酸化炭素血症を伴うII型呼吸不全では鼻口マスク(フェイスマスク)による非侵襲的人工呼吸器NIVが第1選択ですが，HFNCの上気道CO_2洗い出し効果・耐用性からマスク型NIV使用の合間に適宜用いる呼吸ケアデバイスとして酸素療法COTと比べ有効性があります.

□ ③ 人工呼吸器離脱ではとくに再挿管高リスク群(高齢者，心疾患・呼吸器疾患の既往)および肥満患者でマスク型NIVとHFNCを併用することで再挿管率・死亡率低下の報告があります.

□ ④ 気管切開患者での専用の鼻カニュラを用い50～60L/分と高流量でHFNCを使用することで気切チューブ抜去までの時間短縮の報告があります.

表5-9　高流量鼻カニュラHFNCでの最新の生理的・臨床的効果とその適応

	生理的効果	臨床的効果	適応
急性低酸素性呼吸不全	PEEP効果：リクルートメント⬆，酸素化⬆，肺メカニクス⬆ 死腔⬇：呼吸努力⬇，P-SILI⬇ 加温加湿・インターフェース：快適性⬆ 正確なF_IO_2投与	・酸素療法COTやマスク型NIVより挿管率⬇ ・死亡率に影響なし	第1選択として推奨
高二酸化炭素血症を伴うII型呼吸不全	死腔⬇：CO_2洗い出し⬆ 加温加湿・インターフェース：快適性⬆	・軽度高二酸化炭素血症（pH>7.30）でマスク型NIV使用中断を促進	マスク型NIV使用の合間に適宜用いる
人工呼吸器離脱	PEEP効果：リクルートメント⬆，酸素化⬆，肺メカニクス⬆ 死腔⬇：呼吸努力⬇，P-SILI⬇，CO_2洗い出し⬆ 加温加湿・インターフェース：快適性⬆	・低リスク患者：COTより抜管後呼吸不全を予防 ・高リスク患者：マスク型NIVと併用で再挿管率⬇	・再挿管低リスク群の呼吸ケアデバイスescalation予防で用いる ・高リスク群（心肺疾患の既往，高齢者）と肥満患者で再挿管予防でマスク型NIVと併用して用いる
気管切開患者	PEEP効果（多少）：酸素化⬆（多少） 死腔⬇（多少）：呼吸数⬇（多少）	・十分に意識がある患者で気切チューブ閉鎖までの時間短縮	気切孔閉鎖の促進に使用可能

⑤ HFNCモニタリングと失敗予測：ROX index

□ HFNC使用中に呼吸不全が進行する場合，速やかにマスク型NIV（とくにCOPD急性増悪と心原性肺水腫）ないし挿管・人工呼吸器IMVへとescalationさせることが大切です．

□ 2015年の急性低酸素性呼吸不全へのHFNCの効果を示したFLORALIスタディのサブ解析でPaO_2/F_IO_2<200（平均120）の呼吸不全患者（3/4は肺炎）で挿管率38%でした．

□ そのためHFNC継続失敗高リスク群〔酸素化，胸郭腹部非同調性，循環作動薬使用，高い重症度スコア（SOFAなど）〕かどうか検討しながら，HFNC失敗・挿管が必要となるROX（Respiratory rate-OXygenation）indexを用いてモニタリングします．

例：

ROX≧4.88 HFNC継続可能		ROX<3.85 HFNC失敗・挿管が必要	
パルスオキシメータSpO_2：	94%	SpO_2：	92%
酸素濃度F_IO_2：	0.6	F_IO_2：	0.8
SpO_2/F_IO_2：	157	SpO_2/F_IO_2：	115
呼吸回数RR：	25	RR：	35
ROX index：	6.27	ROX index：	3.29

ROX index

$$\mathrm{ROX} = \frac{\mathrm{SpO_2}/\mathrm{F_IO_2}}{\text{呼吸回数 RR}}$$

□ROX indexはパルスオキシメータSpO_2を酸素濃度F_IO_2，呼吸回数RRで割った値であり，高値は呼吸状態の改善を示し（≒HFNC継続可能），低値は呼吸状態の増悪を示します（≒HFNC失敗）．とくに2.85未満では挿管が必要であることがわかっています（図5-19）．

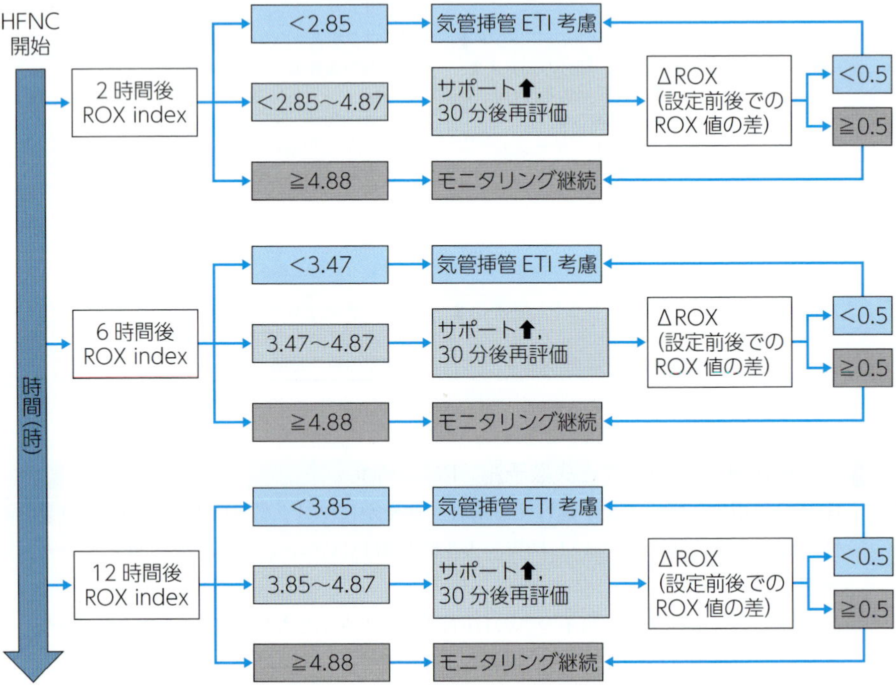

図5-19 ROX indexを用いた挿管決断アルゴリズム（文献5より）

①ROX indexカットオフ値未満→挿管を考慮，②ROX indexが高・低値の間→設定変更（流量⬆と酸素濃度⬆）し30分後に再評価，③ROX indexカットオフ値以上→HFNC継続しモニタリング続行．
ETI：endotracheal intubation

MEMO 新型コロナウイルス感染症COVID-19での高流量鼻カニュラHFNC

□COVID-19患者へのHFNC使用は当初推奨されていませんでしたが，挿管・人工呼吸器管理での高い死亡率や機材不足から徐々にHFNCが使用されるようになりました．

□ その後，COVID-19患者にHFNCを使用しても適切に個人感染防御を行うことで，病院内スタッフ感染リスクが上昇しないことがわかりました．またCOVID-19患者へHFNCを使用することで酸素化改善と挿管率減少が示されました．

□ 通常の酸素療法を行っても改善しない低酸素血症を合併したCOVID-19患者ではHFNCの適応があります．

COVID-19患者へのHFNCの実際の設定

① 流量：20〜35L/分で開始し60L/分まで漸増

② 温度：37℃

③ 酸素濃度F_IO_2：100%で開始しパルスオキシメータSpO_2 92〜96%で調整

□ COVID-19肺炎では体位変換時に著明に酸素化増悪するため，体位変換前にF_IO_2 100%2分施行する

□ COVID-19患者にHFNCを使用する際のROX indexは**開始6時間5.55以上，12時間3.67以上**で継続可能といわれています

MEMO　高流量鼻カニュラHFNC最新の話題と設定のまとめ

□ HFNC専用鼻カニュラを左右非対称にすることで通常左右対称専用鼻カニュラと比較して分時換気量が約20%減少し呼吸努力の低下が報告されており，上気道CO_2洗い出し効果の増強によって起こると考えられています(図5-20)．

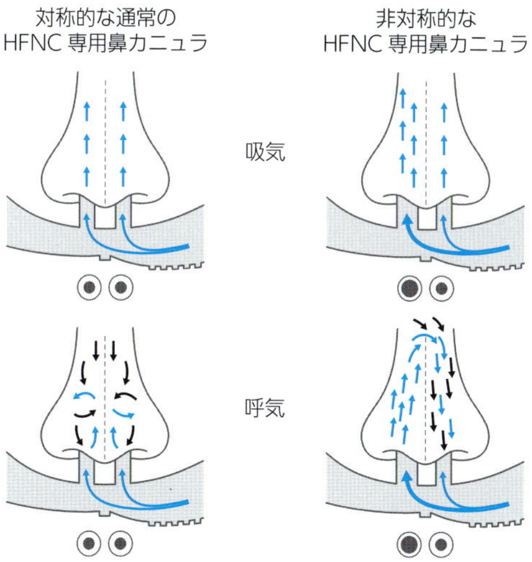

図5-20　通常の対称性(左図)と非対称性(右図)HFNC専用鼻カニュラと吸気・呼気時のガスの流れ

□とくに急性呼吸促迫症候群ARDSでの有効な非侵襲的呼吸サポートでは最低PEEP 5cmH_2O以上必要であり，一方，HFNCのARDSでの有効性は，呼吸流量変化による気道陽圧と上気道での呼気ガス再呼吸減少の2つの機序が重要と考えられています．

□HFNCでのPEEPは流量フローと鼻腔閉塞による上気道抵抗で決まり，有効なPEEP維持には，①高い流量フロー，②大きな鼻カニュラ孔径，③閉口が必要になります．

□しかし②，③では上気道完全閉塞リスク，予測できない気道内圧上昇に伴う圧肺損傷barotraumaリスクがあります．

□再呼吸減少は上気道CO_2洗い出しによる解剖学的死腔減少を意味し，呼吸仕事量の低下につながります．

□従来の左右対称専用鼻カニュラではARDSで有効となるPEEP改善と再呼吸減少の維持の両立が困難でしたが，左右非対称専用鼻カニュラでは，①吸気時には低い鼻腔抵抗と流線型・層流の流量フローのため大きいプロングに吸入ガス流量が偏ります．一方，②呼気時には小さいプロング側の鼻孔閉塞が小さいため，呼気ガスの大部分および大きいプロングからの高流量ガスが後鼻孔から小さいプロングへと流れ込み呼気終末に逆流量が最大となります．

□これら2つの機序で左右非対称専用鼻カニュラによるHFNCでは気道内圧上昇と死腔クリアランスを改善させると考えられています．

□また覚醒下腹臥位療法APPとHFNCを併用することで呼気終末換気容量増加の報告があります(☞12章p.443参照)．

□急性低酸素性呼吸不全では患者吸気ピーク流量(peak tidal inspiratory flow: PTIF)の1.0〜1.7倍の高流量が妥当とされ，呼吸不全でのPTIFは30〜40L/分であるため実際の流量設定目標40〜60L/分が十分と考えられます(図5-21)．

□適切な流量設定でHFNC継続が失敗した場合は，急性低酸素性呼吸不全の原疾患の進行や自発呼吸誘発性肺傷害P-SILI合併を考慮します．

□酸素化悪化，呼吸回数増加，胸腹部奇異性呼吸，全身状態悪化などROX indexを含め，HFNC失敗の早期発見による挿管適応について研究が進められています．

□HFNC離脱・ウィーニングは一般的に流量30L/分，F_IO_2 0.4以下で可能と考えられていますが，$F_IO_2 \leqq 0.4$とROX index$\geqq 9.2$で離脱成功の報告があります．

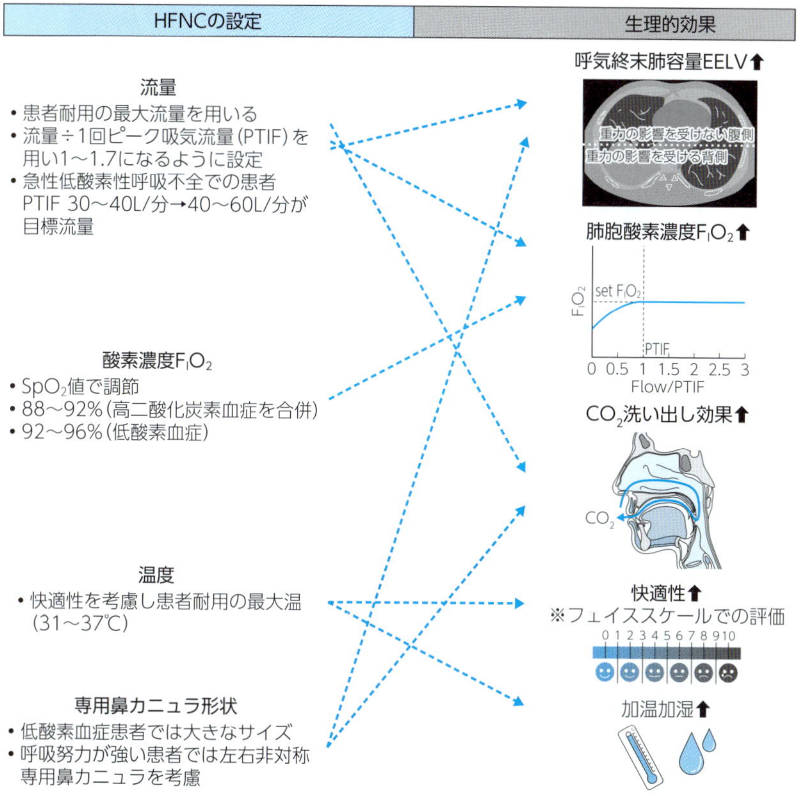

図5-21 高流量鼻カニュラHFNCの最新の設定と生理的効果(文献15より)

MEMO オキシマスク®とオキシマイザー®

□ 新たな酸素療法COTデバイスであるオキシマスクは低濃度から高濃度酸素が投与可能です(図5-22, 図5-23).

□ オキシマスクでは，目標とする酸素濃度による鼻カニュラ，マスク，リザーバーマスクの使い分けが必要なくなります.

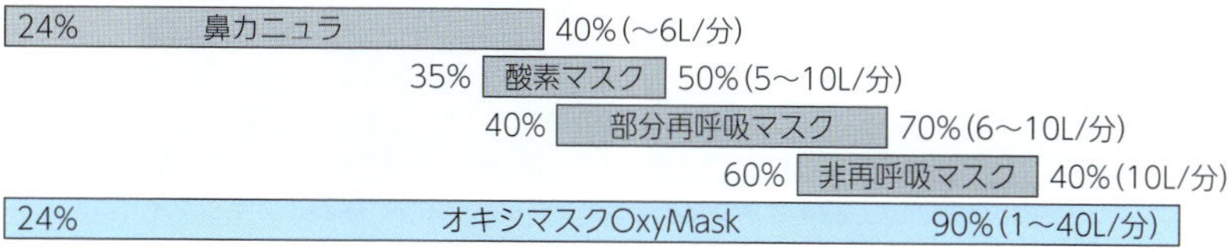

図5-22 鼻カニュラ，酸素マスク，リザーバー付きマスク(部分再呼吸あり・なし)とオキシマスク(Medtronic，コヴィディエンジャパン資料による)

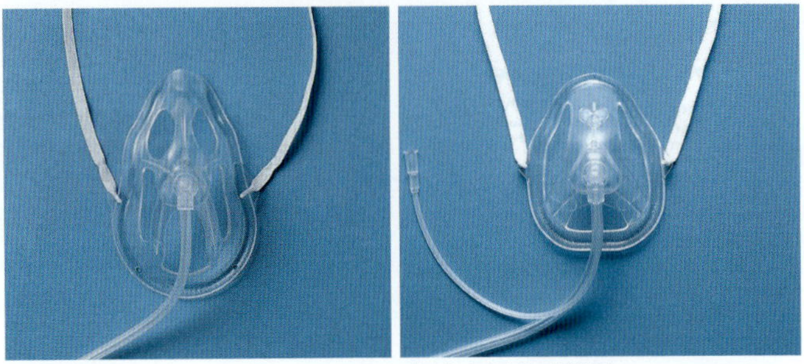

オキシマスク　　　　オキシマスク 小児用

図5-23 オキシマスク(画像提供: コヴィディエンジャパン株式会社)

□一方，オキシマイザーは50%までの酸素濃度を最大7L/分の鼻カニュラで投与可能な呼吸ケアデバイスです．

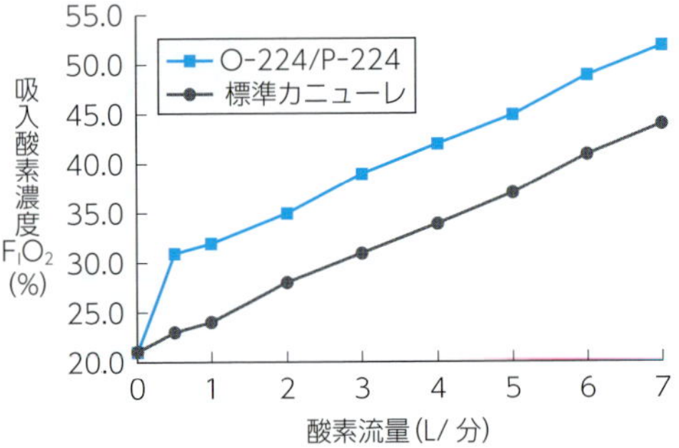

酸素流量(L/分)	標準カニューレ F_IO_2(%)	O-224/P-224 F_IO_2(%)
0.5	23.0	31.0
1	24.0	32.0
2	28.0	35.0
3	31.0	39.0
4	34.0	42.0
5	37.0	45.0
6	41.0	49.0
7	44.0	52.0

※F_IO_2は計算より算出された値です

図5-24 オキシマイザーでの酸素流量と期待される酸素濃度(日本ルフト資料による)

□オキシマイザーでは呼気酸素をリザーバーに貯留することで，次の吸気に合わせ酸素を供給でき，酸素消費率の減少が期待でき，鼻呼吸可能であるため食事や会話が可能です．

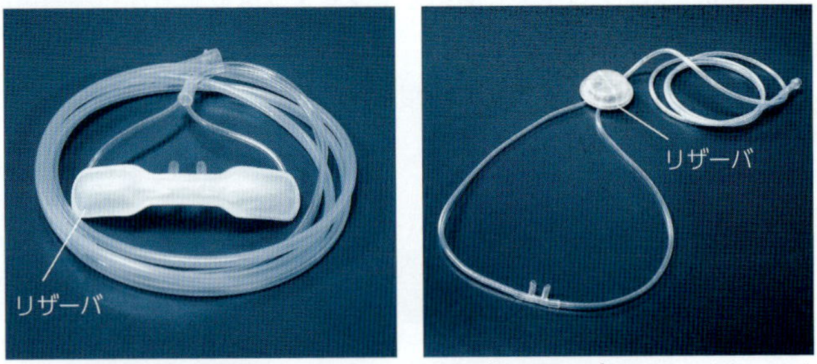

ノーマルタイプ: O-224 オキシマイザーコンサービングカニューレ　　ペンダントタイプ: P-224 オキシマイザーペンダント

図5-25 オキシマイザー(日本ルフト資料による)

MEMO 高流量鼻カニュラHFNCの名称について

□ 本書では高流量鼻カニュラで統一していますが，ほかの名称として，

・高流量鼻カニュラ酸素療法

・ネーザルハイフロー

・ハイフローセラピー

などと呼ばれます．

□ 同様に英語でもHFNC：high flow nasal cannula以外に，

・HFNO：high flow nasal oxygen

・HFT：high flow therapy

・NHF：nasal high flow

・HF：high flow

・HHHF：heated humidified high flow therapy

・HFO：high flow oxygen

・HFOT：high flow oxygen therapy

の名称で呼ばれることがありますが全て同じ呼吸ケアデバイスを指しています．

ケースの解説

Case 1

□ 肺気腫/COPDでは酸素投与によるCO_2ナルコーシスのリスクがあります．その機序として① Haldane効果(酸素投与によりヘモグロビン中のCO_2が遊離し血中CO_2濃度⬆)，② 肺での低酸素性肺血管攣縮解除による換気血流比不均等⬆，③ 中枢神経での呼吸ドライブ⬇(稀)の3つの機序とされています．そのため厳密な濃度の酸素投与が必要でありベンチュリーマスクを使用しています．

Case 2

□ 肺気腫/COPD急性増悪による呼吸不全，換気不全では非侵襲的人工呼吸器NIVは治療の第1選択です．しかしNIVを使用するもマスクフィッティングで不快感強く装着不可能だったため，挿管・人工呼吸器管理ではなく，代替として高流量鼻カニュラHFNCを用い，NIVほどではないものの軽度CPAP，PS効果があるため奏効したケースです．NIV同様，ベッドサイドでの患者指導がHFNC継続で最も大切になります．

Case 3

□ CABG術後で肥満があり，人工呼吸器離脱後の術後無気肺・呼吸不全を予防するために，HFNCを使用し軽度CPAP，PS効果により無気肺を予防し再挿

管・呼吸不全進行を予防できたケースです．

□ マスク型NIVも術後無気肺・呼吸不全予防に使用されることもありますが，術後経鼻胃管挿入された状態でのマスクフィッティングの問題などがあり容易に継続使用できない場合があります．

＊この章でのポイント＊

- ☑ 酸素療法の低流量システムと高流量システムを理解する
- ☑ 鼻カニュラ，酸素マスク，リザーバーマスク，ベンチュリーマスク，ネブライザー付き酸素吸入器の使い方について理解する
- ☑ 高流量鼻カニュラHFNCの生理的効果，適応，実際の使用法について理解する
- ☑ HFNC失敗高リスク群の評価とROX indexによる挿管リスク評価を理解する

For Further Readings：さらに理解を深めるために

1. Piraino T, Madden M, Roberts KJ, et al. AARC Clinical practice guideline: management of adult patients with oxygen in the acute care setting. Respir Care. 2022; 67: 115-28.
2. Spoletini G, Alotaibi M, Blasi F, et al. Heated humidified high-flow nasal oxygen in adults. Chest. 2015; 148: 253-61.
3. Masclans JR, Pérez-Terán P, Roca O. The role of high flow oxygen therapy in acute respiratory failure. Med Intensiva. 2015; 39: 505-15.
4. Ischaki E, Pantazopoulos I, Zakynthinos S. Nasal high flow therapy: a novel treatment rather than a more expensive oxygen device. Eur Respir Rev. 2017; 26: 170028.
5. Ricard JD, Roca O, Lemiale V, et al. Use of nasal high flow oxygen during acute respiratory failure. Intensive Care Med. 2020; 46: 2238-47.
6. Rochwerg B, Einav S, Chaudhuri D, et al. The role for high flow nasal cannula as a respiratory support strategy in adults: a clinical practice guideline. Intensive Care Med. 2020; 46: 2226-37.
7. Oczkowski S, Ergan B, Bos L, et al. ERS clinical practice guidelines: high-flow nasal cannula in acute respiratory failure. Eur Respir J. 2022; 59: 2101574.
8. Mauri T, Turrini C, Eronia N, et al. Physiologic effects of high-flow nasal cannula in acute hypoxemic respiratory failure. Am J Respir Crit Care Med. 2017; 195: 1207-15.
9. Frat JP, Thille AW, Mercat A, et al; FLORALI Study Group; REVA Network. High-flow oxygen through nasal cannula in acute hypoxemic respiratory failure. N Engl J Med. 2015; 372: 2185-96.
10. Frat JP, Ragot S, Girault C, et al; REVA network. Effect of non-invasive oxygenation strategies in immunocompromised patients with severe acute respiratory failure: a post-hoc analysis of a randomised trial. Lancet Respir Med. 2016; 4: 646-52.

11. Hernández G, Vaquero C, Colinas L, et al. Effect of postextubation high-flow nasal cannula vs noninvasive ventilation on reintubation and postextubation respiratory failure in high-risk patients: a randomized clinical trial. JAMA. 2016; 316: 1565-74.
12. Goligher EC, Slutsky AS. Not just oxygen? Mechanisms of benefit from high-flow nasal cannula in hypoxemic respiratory failure. Am J Respir Crit Care Med. 2017; 195: 1128-31.
13. Girardis M, de Man AME, Singer M. Trials on oxygen targets in the critically ill patients: do they change our knowledge and practice? Intensive Care Med. 2023; 49: 559-62.
14. Maggiore SM, Grieco DL, Lemiale V. The use of high-flow nasal oxygen. Intensive Care Med. 2023; 49: 673-6.
15. Roca O, Li J, Mauri T. High-flow nasal cannula: evolving practices and novel clinical and physiological insights. Intensive Care Med. 2024; 50: 758-61.

Chapter 6

各論②：非侵襲的人工呼吸器NIV

ケース

Case1

□ 陳旧性心筋梗塞，慢性心不全のある75歳男性．3日前からの労作性呼吸苦あり，2日前から夜間発作性起座呼吸，両下腿浮腫増悪し呼吸困難でER救急搬送．

□ リザーバーマスクO_2 15L/分でSpO_2 90%，BP 180/85，HR 110，RR 25，BT 36.5℃．両肺野喘鳴著明，両下肢浮腫．体重＋2kg．急性心原性肺水腫ACPEでICU入室．

□ 前負荷改善目的で血管拡張薬硝酸薬ニトログリセリン持続静注とループ利尿薬フロセミド静注開始し，NIV適応と考え鼻口マスク（フルフェイス）装着しICU専用人工呼吸器HAMILTON C6-NIVモード（NIV-CPAP）-PEEP 5cmH_2O，P_{insp}（$\Delta P_{support}$）0cmH_2O，酸素濃度F_IO_2 1.0で開始しPEEP 10cmH_2Oとし自覚症状改善とともに心拍数減少および酸素化安定した．

Case2

□ 肺気腫/COPDのある81歳男性．ADLは自立．1週間前に感冒様症状，2日前からの発熱，労作時呼吸苦，喀痰，咳嗽でERに救急搬送．

□ O_2 5L/分でSpO_2 85%，BP 120/40，HR 120不整，RR 25，BT 37.5℃．粘稠な喀痰あり．胸部X線上は浸潤影はっきりせず．動脈血液ガス分析ABG（O_2 5L/分）でpH 7.28，PaO_2 50，$PaCO_2$ 65，HCO_3^- 28．呼吸性アシドーシス合併のCOPD急性増悪AECOPDの診断でICU入室．

□ ステロイド・メチルプレドニゾロン点滴静注，β_2刺激薬サルブタモール吸入の上，フルフェイスマスク装着しNIV専用呼吸器V60使用しS/Tモード（NIV-PSV）でIPAP 10，EPAP 5，呼吸回数f 15，F_IO_2 1.0で開始し徐々に呼吸状態安定し動脈血液ガス所見も改善した．

Case3

□ 50歳男性．呼吸困難でER受診．喘息重積の診断で，意識清明であるが呼吸努力強く，O_2 10/分でSpO_2 92%であるがpH 7.38，$PaCO_2$ 50のため，ステロイド・メチルプレドニゾロン点滴静注，β_2刺激薬サルブタモール吸入の上，フルフェイスマスク装着しICU専用人工呼吸器HAMILTON C1のNIV-STモード(NIV-PSV)でP_{insp}($\Delta P_{support}$)(IPAP-EPAP) 8, PEEP(EPAP) 4, f 12, F_IO_2 1.0で開始した.

□ 吸気時にNIVから遅れて患者吸気努力があったため, auto-PEEPによるミストリガーと考えβ_2刺激薬吸入回数増やしNIV-STモード(NIV-PSV)P_{insp} 10⬆, PEEP 6⬆, f 10⬇で徐々に呼吸状態安定し動脈血液ガス所見も改善し, 挿管・人工呼吸器管理を回避できた.

Case4

□ COPD急性増悪AECOPDで入院となった80歳女性. NIV/HFNC専用呼吸器NKV-330でNIV: STモード(NIV-PSV)で開始し入院2日目にはCO_2ナルコーシスを脱したもののCO_2貯留が著明に改善しないためSTモードでNIV継続となっている. 夜間に不穏となりNIV継続不可能となり, 意識レベル低下あり誤嚥性肺炎を合併しNIV失敗と判断し挿管・人工呼吸器管理となった.

※COPD急性増悪(acute exacerbation of COPD: AECOPD)
急性心原性肺水腫(acute cardiogenic pulmonary edema: ACPE)

Section 1 4つの呼吸ケアデバイスとNIVの位置づけ: 用語の定義も含めて

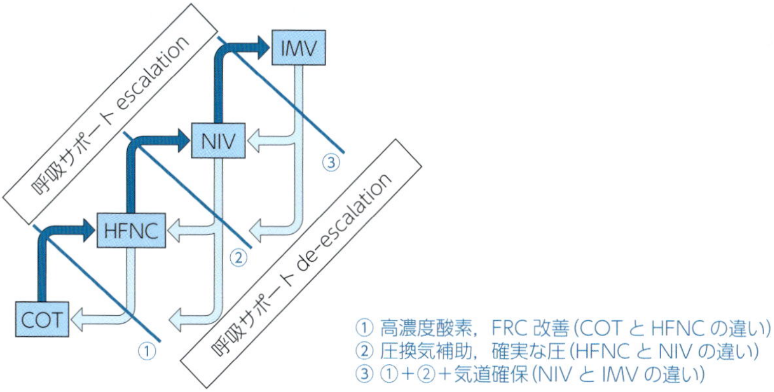

図6-1 4つの呼吸ケアデバイス

□ 4章でクリティカルケアで用いられる4つの呼吸ケアデバイス: ① 酸素療法COT, ② 高流量鼻カニュラHFNC, ③ 非侵襲的人工呼吸器NIV, ④ 挿管・人工呼吸器IMVを取り上げました(図6-1).

□ これら4つを，まず① “酸素投与”のみなのか，② 呼吸サポートとして“酸素化”と“換気”といった作用機序から2つに分けます．

① 酸素投与のみ→COT
② 呼吸サポート: “酸素化”と“換気”→HFNC，NIV，IMV

□ さらに呼吸サポートを，① “挿管なし(≒非侵襲的)”と② “気管挿管あり(≒侵襲的)”の点から2つに分けます．

① 挿管なし(≒非侵襲的な人工呼吸サポート)→HFNC，NIV
② 気管挿管あり(≒侵襲的な人工呼吸サポート)→IMV

□ さらに非侵襲的な人工呼吸サポートを作用機序から，① 主に“酸素化”を行う，② “酸素化”と“換気”の両方を行う点から2つに分けます．

① 主に酸素化を行う→HFNCとNIV-CPAPモード
② 酸素化と換気の両方を行う→NIV-PSVモード

□ 本章で取り上げる非侵襲的人工呼吸器NIVは4つの呼吸ケアデバイスの一つであり，気管挿管・挿管チューブや気管切開チューブを用いない非侵襲的な人工呼吸サポートによって陽圧換気を行うことで，酸素化の改善，心機能の補助，機能的残気量FRCの改善および肺胞換気のサポートと呼吸筋の負荷軽減を目的として用いられます．

□ NIVで使用される機種は大きく3種類あり(NIV専用呼吸器，ICU専用人工呼吸器，在宅用NIV専用呼吸器)，またNIVの代表的なモードとしてCPAPとPSVの2つがあります(☞MEMO p.177参照)．

MEMO 非侵襲的人工呼吸器NIVの歴史

- 非侵襲的人工呼吸器NIVには，歴史的に① **非侵襲的に胸郭外から陰圧で肺をふくらませるタイプ：非侵襲的胸郭外陰圧人工呼吸器(noninvasive negative pressure ventilation：NINPV)**，② **挿管せずにマスク型人工呼吸器で気管内から陽圧で肺をふくらませるタイプ：非侵襲的陽圧人工呼吸器(noninvasive positive pressure ventilation：NPPV)**の2つがあります．
- NINPVは1931年にポリオ大流行で呼吸不全患者に多く用いられ，“鉄の肺iron lung”で知られ1960年代まで使用されました(図6-2)．
- 最近ではNINPVを応用し胸郭外に設置する非侵襲的な陽陰圧体外式人工呼吸器(biphasic cuirass ventilation：BCV)があります(図6-3)．

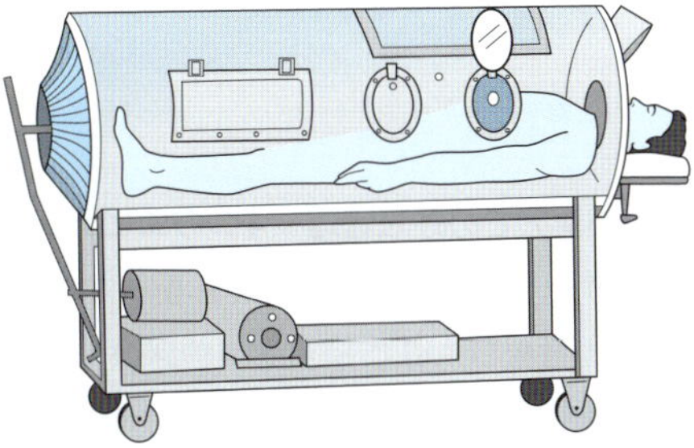

図6-2 “鉄の肺iron lung”
頭部・頸部以外の体幹部と趾自然体を収容するタンク型の閉鎖式人工呼吸器に体を入れ陰圧で呼吸をサポートする．

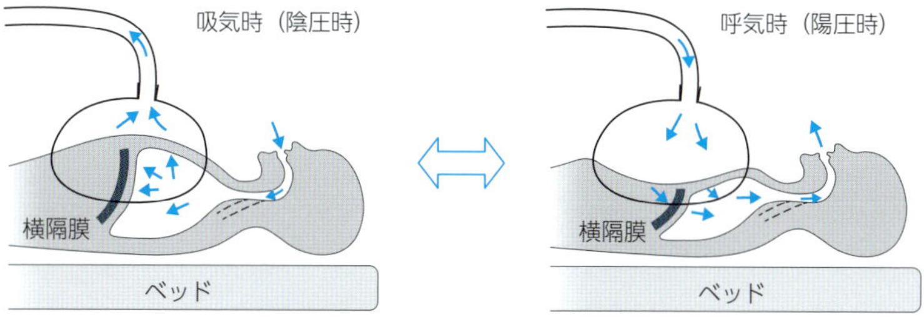

図6-3 陽陰圧体外式人工呼吸器BCVの原理
吸気時に陰圧をかけて吸気努力を緩和し，呼気時に陽圧をかけることで呼気をサポートする．

- 現在のクリティカルケアでは“鉄の肺”は用いられず，陽陰圧体外式人工呼吸器BCVも使用頻度は少なく，NIVは② NPPVを指し，単にNIVということが多くなっています．

□陽圧換気でのNIVの歴史としては1780年のChaussierによるバッグ・マスク換気，1887年のFellによる鞴(ふいご)を用いたマスク換気があります．
□また製品としては1911年にDräger社のPulmotorおよびGreenとJanewayによる“リズム式吸気装置”があります．これは患者の頭部を装置内に入れて陽圧で換気を行うものでした．
□20世紀に最も有名なNIV機器としてはBennett TV/PRシリーズとBird Markシリーズがあり，時間を区切って間欠的に用いられていました．
□その後，慢性呼吸器疾患や神経筋疾患の長期NIVとして開発が進み，圧換気によるNIV専用呼吸器・在宅用NIV専用呼吸器が市場に流通し現在に至ります．
□急性期使用のNIV専用呼吸器の有効性が1990年代半ばから示されるようになりNIV専用呼吸器だけでなく，ICU専用人工呼吸器でもNIVモードを備えた機種も増えてきています．
※詳細については文献1を参照．

MEMO　クリティカルケアでの呼吸管理—4つのエビデンス

□クリティカルケアでの人工呼吸器管理における重要なエビデンスとして，①2000年の急性呼吸促迫症候群ARDSに対する肺保護換気〔低1回換気量，プラトー圧制限(＋駆動圧制限)〕，② 2001年の人工呼吸器離脱のための自発呼吸トライアルSBT，③ 1990年代半ばからの(とくにCOPD急性増悪AECOPDと急性心原性肺水腫ACPEに対する)非侵襲的人工呼吸器NIV，そして④ 2015年の低酸素性急性呼吸不全(I型呼吸不全，*De novo*呼吸不全)に対する高流量鼻カニュラHFNCがあります．

MEMO 高流量鼻カニュラHFNCと非侵襲的人工呼吸器NIVの違い

□HFNCとNIVはともに挿管を行わない非侵襲的な人工呼吸サポートに分類されますが，生理的効果・技術面で機序が大きく異なります(表6-1，表6-2).

表6-1 生理的効果でのHFNCとNIVの違い

	HFNC	NIV
設定・持続的なPEEP	なし	あり
吸気時の陽圧使用	なし	あり
死腔	なし	あり(インターフェースによる)
非同調性の問題	なし	あり(インターフェースと設定モードによる)
皮膚損傷リスク	なし	あり(インターフェースによる)
会話や食事	可能	不可能(インターフェースによる)
人工呼吸器の必要性	なし	あり
呼吸モニタリング(1回換気量，分時換気量など)，呼吸アラーム設定	不可能	可能

(文献4より)

表6-2 技術面でのHFNCとNIVの違い

	HFNC	NIV
加温	31～37℃	様々
加湿	飽和，相対湿度100%	様々
圧制御	様々	吸気・呼気圧設定
流量制御	流量設定	様々
呼吸器回路	1本加温回路	1本回路，2本回路
酸素投与	ブレンダー(F_IO_2 0.21～1.0)	ブレンダー(F_IO_2 0.21～1.0)

(文献20より)

□またHFNCは急性低酸素性呼吸不全(acute hypoxemic respiratory failure: AHRF)(I型呼吸不全，*De novo*呼吸不全)での使用，後述するインターフェースとして鼻口マスクを用いたNIVはCOPD急性増悪AECOPDと急性心原性肺水腫ACPEでの使用にエビデンスがあります.

MEMO　呼吸ケアデバイスとしてのNIV，モードとしてNIV-CPAPとNIV-PSV

□NIV専用呼吸器，HFNC/NIV専用呼吸器，ICU専用人工呼吸器で非侵襲的人工呼吸器NIVが使用可能になり，また呼吸ケアの論文でも機種，モードによって定義が様々あり混乱の原因となっています．

□本書では呼吸ケアデバイスとして非侵襲的人工呼吸器の場合は，noninvasive ventilation：NIVと記述します．他にNIPPV(ニップ)，NPPV，BiPAPなど呼ばれることがあります．

□NIVのモードとして，①一相性陽圧換気をNIV-CPAP，②二相性陽圧換気をNIV-PSVと記述します．

□NIV-CPAPは単純にCPAPやNIV，またNIV-PSVはNIV-ST，ST，BiPAP，NIVと呼ばれることがあります．

□そのため，常に①呼吸ケアデバイス自体，②一相性陽圧換気モード，②二相性陽圧換気モードのどれを指しているのかに注意して整理するとよいでしょう．

Section 2　NIV導入アルゴリズム

□呼吸ケアデバイスNIV使用の主な目的は**呼吸仕事量を減らし，ガス交換能の改善と気管挿管を回避する**ことです．

□挿管・人工呼吸器管理IMVは重症急性呼吸不全では救命処置ですが合併症(人工呼吸器関連肺炎VAP・病院内感染症，過剰な鎮静，神経筋障害・ICU脱力，せん妄など)が多いため，NIVで気管挿管を回避できることは非常に重要です．

□NIVの生理的効果として，①**分時換気量の増加**，②**呼吸筋負荷の軽減**，③**呼吸中枢のリセット**，④**肺胞虚脱と酸素化の改善**，⑤**上気道開通を維持**，⑥(とくに閉塞性肺疾患での)**auto-PEEPを拮抗**，⑦**人工呼吸器関連肺傷害VILIリスクの低減**があげられます．

□NIV導入として，①いつNIVを開始するか: 患者の選択(呼吸データ，疾患群)と絶対禁忌・相対的禁忌チェック，②どこでNIV治療開始(ICU，HCU，一般病棟)しいつICUへ移動すべきか，③実際のNIV導入と初期設定(機種選定，モード選択)の順番で行います．

□実際のNIV導入のアルゴリズムは次のようになります(図6-4)．

患者選択

Step1：

・NIV の必要性を判断する

□ 中等度-高度呼吸困難, 呼吸数 RR＞24/ 分, 呼吸補助筋使用, 奇異性腹式呼吸

□ 動脈血液ガス分析 ABG：$PaCO_2$>45mmHg, pH<7.35, PaO_2/F_IO_2<200

・NIV 適応疾患群かを判断する

□ 強い推奨：① COPD 急性増悪 AECOPD, ② 急性心原性肺水腫 ACPE

□ 中等度推奨：① 免疫不全患者の急性低酸素性呼吸不全, ② COPD 患者の肺炎, 術後, 抜管後呼吸不全, ③ COPD 患者で挿管拒否 DNI による呼吸不全

□ 弱い推奨：喘息重積状態, 嚢胞性線維症, 肥満低換気症候群による呼吸不全

↓

Step2：

・NIV 使用禁忌かを判断する

□ 呼吸停止

□ 心停止

□ 不安定な全身状態(低血圧, ショック, 心筋虚血, コントロールできない不整脈)

□ 気道保護困難(咳嗽反射, 嚥下反射の消失)

□ 口腔内・気道分泌物多量

□ 不穏､非協力的(呼吸不全が原因であり NIV 導入で改善する可能性あれば禁忌ではない)

□ 顔面外傷・熱傷, 顔面術後, インターフェース装着困難な解剖学的異常

↓

Step3：

□ Step1 を満たし, Step2 にあてはまらないケースならば NIV の適応ありと考えて, 速やかに開始する

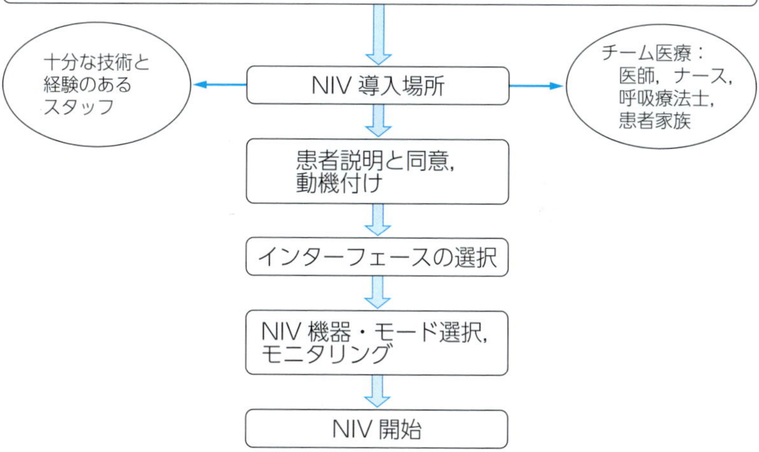

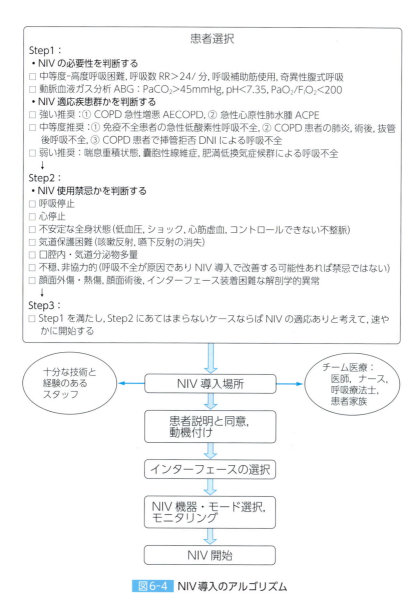

図6-4 NIV導入のアルゴリズム

□ またBTSのガイドラインでのNIV導入のアルゴリズムも次に示します(図6-5).

NIV 適応

COPD
- $pH<7.35$
- $PaCO_2>48mmHg$
- RR>23/ 分
- 気管支拡張薬，酸素投与後も症状持続

神経筋疾患
呼吸不全，RR>20/ 分
- $PaCO_2<48$ だが肺活量<1L

または，
- $pH<7.35$，$PaCO_2>48$

肥満
- $pH<7.35$，$PaCO_2>45$，RR>23

または，
- 日中 $PaCO_2>45$，傾眠

NIV 適応外
喘息，肺炎で
① NIV 開始後 RR⬆/ 呼吸困難増悪
② $pH<7.35$ かつ $PaCO_2>48$

NIV 禁忌

絶対禁忌
- 重度の顔面変形
- 顔面熱傷
- 気道閉塞

相対的禁忌
- $pH<7.15$（$pH<7.25$ で他に症状あり）
- GCS<8
- 混乱，不穏
- 認知障害

ICU 移動考慮
- 差し迫った呼吸停止
- NIV 換気改善なし
- NIV 酸素化改善なし
- NIV 管理に鎮静が必要
- 厳密なモニタリング，挿管困難が予測されるケース（肥満低換気症候群 OHS やデュシェンヌ型筋ジストロフィー）

NIV 導入

インターフェース
- 鼻口マスク（フルフェイス）

初期設定
PEEP（EPAP）：$4cmH_2O$
- P_{insp} 12（$pH<7.25$ では 18）
- 10〜30 分ごとに評価しピーク圧 20〜25 まで調整
- $P_{insp}>20$，PEEP>8 にはしない
- 神経筋疾患では P_{insp} 6〜8

呼吸バックアップ
- 16〜20/ 分

吸気呼気比
- COPD 1:2〜1:3
- そのほか* 1:1

吸気時間
- COPD 0.8〜1.2 秒
- そのほか* 1.2〜1.5 秒

急性呼吸不全の原疾患の治療継続

＊そのほか
肥満低換気症候群 OHS，神経筋疾患，胸壁変形など

※PEEP（EPAP）>8 が必要なケース
- 重度肥満低換気症候群 OHS（BMI>35）
- 重症円背で肺胞リクルートメントが必要
- 重症気道閉塞で auto-PEEP 拮抗
- 高 PEEP で十分な吸気圧サポートが必要

NIV モニタリング

酸素化
全患者で 88〜92% を目標
- 高濃度酸素が必要であり NIV 脱着時の著明な低酸素血症では挿管・人工呼吸器 IMV を考慮

注意すべき徴候
- NIV 適正使用でも $pH<7.25$
- RR>25/ 分持続
- 意識障害出現，患者不穏出現

対応
- 同調性とマスクフィッティング，呼気ポート確認
- 呼吸理学療法・気管支拡張薬と鎮静薬使用を考慮

挿管・人工呼吸器 IMV 考慮

図 6-5　BTS ガイドラインでの NIV 導入アルゴリズム（文献 6 より）

① いつNIVを開始するか

・患者の選択

□ 呼吸困難，頻呼吸，呼吸補助筋使用・奇異性腹式呼吸の出現や呼吸性アシドーシス進行でNIV開始を考慮するとともにNIV適応となる疾患群かどうかの確認を行います．

NIVの必要性を判断

- 中等度-高度呼吸困難，呼吸数＞24/分，呼吸補助筋使用，奇異性腹式呼吸
- 動脈血液ガス分析ABG：$PaCO_2$＞45mmHg，pH＜7.35，PaO_2/F_IO_2＜200

NIV適応疾患群を判断

- 強い推奨：① COPD急性増悪AECOPD，② 急性心原性肺水腫ACPE
- 中等度推奨：① 免疫不全患者の急性低酸素性呼吸不全，② COPD患者の肺炎，術後，抜管後呼吸不全，③ COPD患者で挿管拒否DNIによる呼吸不全
- 弱い推奨：喘息重積状態，嚢胞性線維症，肥満低換気症候群による呼吸不全

・絶対禁忌・相対的禁忌チェック

□ NIV使用禁忌として，① 呼吸停止，② 心停止があります．

□ NIV相対的禁忌として，① 不安定な全身状態（低血圧，ショック，心筋虚血，コントロールできない不整脈），② 気道保護困難（咳嗽反射，嚥下反射の消失），③ 口腔内・気道分泌物多量，④ 不穏，非協力的（呼吸不全が原因でありNIV導入で改善する可能性あれば禁忌ではない），顔面外傷・熱傷，顔面術後，インターフェース装着困難な解剖学的異常があります．

・COPD急性増悪AECOPD

□ NIVのエビデンスが多数あり，挿管回避のNNT（number needed to treat）は6，死亡率低下のNNT 10であり，とくに呼吸性アシドーシス（pH≦7.35）を伴う場合NIV-PSVモードが推奨されます．

・急性心原性肺水腫ACPE

□ NIVのエビデンスが多数あり，挿管回避のNNTは8，入院死亡率低下のNNT 13です．

□ ACPEではNIV-CPAPモードで使用され，NIV-PSVモードと差がないとされています．

□ ガイドラインでは心原性ショックと急性冠症候群ACSの場合を除きACPEでのNIV使用が推奨されています．

・気管支喘息重積状態

□ 気管支喘息重積状態の挿管率が低いため，NIV使用の効果ははっきりしません．標準的な気管支喘息重積状態の治療に反応せず呼吸不全が進行する場合，挿管回避目的でNIVを使用する場合があります．

・**免疫不全患者の急性低酸素性呼吸不全**

□ 呼吸サポートが必要な免疫不全患者ではNIV使用で挿管率・死亡率低下の報告がある一方で，最近ではNIVと比較して酸素療法COTと差がないとする報告や高流量鼻カニュラHFNCのほうが効果的とする報告，また免疫不全患者と特別視すべきでないとする報告もあり明確ではありません．

・**抜管後**

□ 高齢，心疾患・呼吸器疾患の既往がある高リスク群では抜管後NIVの予防的使用により再挿管率・死亡率が低下しNNTは10との報告があります．

・**挿管前**

□ 気管挿管前の前酸素化preoxygenationにNIVを使用することで挿管処置中の酸素飽和度低下を予防します．

・**術後呼吸不全**

□ 術後呼吸不全に対するNIV有効性はNNT 11であり，とくにCOPDなど高二酸化炭素血症を伴う慢性呼吸不全で推奨されます．

□ しかし術後呼吸不全へのNIV使用で死亡率改善はないと考えられています．

・**急性低酸素性呼吸不全AHRF(*De novo*呼吸不全)，急性呼吸促迫症候群ARDS**

□ NIV失敗率が高いため鼻口マスク(フルフェイス)での従来のNIV管理は推奨されません．軽症ARDSで注意深いNIV使用が考慮されます．

・**緩和ケア**

□ 緩和ケアでNIV使用による症状改善を目標としますが，NIV使用の意義について事前に本人，家族に十分な説明が必要であり明らかな効果を示すエビデンスはありません．

□ 以上をまとめた急性期NIV使用のエビデンスとガイドラインの推奨は次のようになります(表6-3，表6-4)．

表6-3 急性期NIV使用のエビデンスのまとめ

	挿管・人工呼吸器管理前	挿管・人工呼吸器管理後		
	挿管回避	早期抜管促進	抜管失敗リスク患者	抜管後呼吸不全の治療
心原性肺水腫ACPE	■(青)			
肺気腫/COPD	■(青)	■(青)	■(青)	■(灰)
肥満低換気症候群OHS	■(青)			
急性低酸素性呼吸不全，軽症－中等症	■(青)	■(灰)	■(青)	■(黒)
急性低酸素性呼吸不全，中等症－重症	■(灰)■(黒)	■(灰)	■(青)	■(黒)
挿管時の前酸素化	■(灰)			
術後		■(灰)	■(灰)■(青)	■(青)

■(青)有効のエビデンス　■(灰)エビデンス不確定　■(黒)無効ないし有害のエビデンス
(文献7より)

表6-4 NIV使用のガイドライン

疾患群	エビデンスの強さ	推奨
COPD急性増悪AECOPDの高二酸化炭素血症予防	+	使用しない，条件付き推奨
COPD急性増悪AECOPDで高二酸化炭素血症合併	+++	強い推奨
心原性肺水腫ACPE	++	強い推奨
気管支喘息重積状態		推奨なし
免疫不全患者	++	条件付き推奨
急性低酸素性呼吸不全AHRF(I型呼吸不全，*De novo*呼吸不全)		推奨なし
術後	++	条件付き推奨
緩和ケア	++	条件付き推奨
胸部外傷	++	条件付き推奨
ウイルス感染症，パンデミック		推奨なし
抜管後高リスク患者の予防	+	条件付き推奨
抜管後呼吸不全	+	使用しない，条件付き推奨
高二酸化炭素血症患者のウィーニング	++	条件付き推奨

+++: 強いエビデンス，++: 中等度のエビデンス，+: 低いエビデンス
(文献8より)

② どこでNIV治療開始(ICU，HCU，一般病棟)しいつICUへ移動すべきか

□ 急性呼吸不全へのNIV治療開始はICUで十分なモニタリングが可能な場所で行うべきですが，施設ごとに急性期病棟HCUや一般病棟でNIV治療を開始せざるを得ない場合があります．

□ その際はどのタイミングでICUへ移動すべきかについて施設ごとに前もって移動基準を作っておくとよいでしょう(図6-6).

NIV開始時基準	はい	いいえ
NIVを挿管代用として使用	□	□
患者は低酸素性呼吸不全である(心原性肺水腫や免疫不全でない)	□	□
NIV失敗で挿管予定	□	□
NIVの相対的禁忌あり(意識障害，誤嚥リスク，気道分泌物大量)	□	□
NIV耐用性が低い，不快感強い	□	□
NIV耐用性向上のために繰り返し説明が必要	□	□
NIV設定調節が頻繁	□	□
患者血行動態が不安定	□	□
低酸素血症が持続(SpO_2<92%，F_IO_2>0.6)	□	□
上記で1項目でも"はい"⇒ICU移動を考慮		
・患者のNIV治療目標		
・NIV失敗の具体的な基準		
・NIV失敗時の次の治療的介入		
・呼吸器内科へのコンサルト	□	□
NIV開始2時間後		
2時間で動脈血液ガス分析ABG，呼吸困難の改善	□	□
NIV治療目標の達成	□	□
最低30分間のNIV脱着可能	□	□
NIV耐用性あり，不快感軽減	□	□
パルスオキシメータSpO_2>92%，酸素濃度F_IO_2<0.6	□	□
患者血行動態が安定	□	□
繰り返し説明しなくてもNIV耐用性あり	□	□
IPAP〔PEEP+P_{insp}(Δ$P_{support}$)〕≦15cmH_2Oで状態安定	□	□
上記で1項目でも"いいえ"⇒ICU移動を考慮		
・ICUへの移動	□	□
・"いいえ"の場合，呼吸器内科へのコンサルト	□	□
・上級医への連絡	□	□

図6-6 NIV治療開始時・2時間後の評価項目(文献9より)

JCOPY 498-06694

③ 実際のNIV導入と初期設定（機種選定，モード選択）

(a)NIVインターフェース

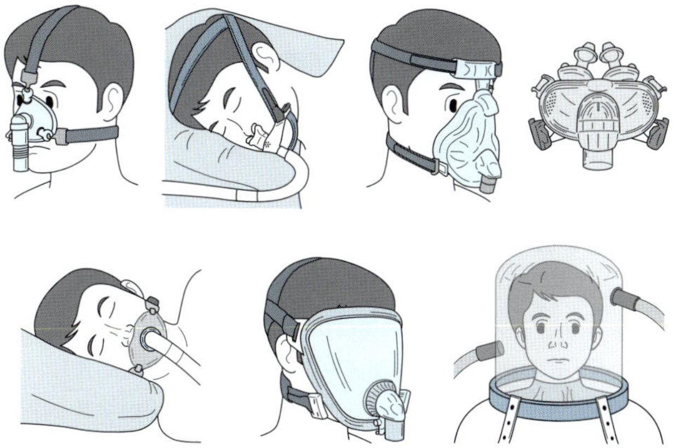

図6-7 様々なNIVインターフェース（文献9より）
上図（左から右）：鼻マスク，鼻枕，鼻口マスク（フルフェイス），鼻口分離マスク
下図（左から右）：口マスク，顔面マスク（トータルフェイス），ヘルメット

□ NIVで用いられるインターフェースは形状は様々ですが，大きく5つ〔① マウスピース，口マスク，② 鼻マスク，③ 鼻口マスク（フルフェイス），④ 顔面マスク（トータルフェイス），⑤ ヘルメット〕に分かれます（図6-7）.

表6-5 NIVインターフェースによるメリット・デメリット（文献9より）

インターフェース	メリット	デメリット
マウスピース，口マスク	会話可能 会話の邪魔 ヘッドギア不要	急性呼吸不全では効果減弱 睡眠時は鼻・鼻口マスクが必要 鼻からのリークあり
鼻マスク	誤嚥リスクが低い 気道分泌物除去が容易 閉所恐怖症が少ない 会話可能 装着が容易	口からのリークあり 高い鼻腔内の気道抵抗 鼻腔閉塞では効果減弱 鼻腔不快感，鼻漏 口腔内乾燥
鼻口マスク（フルフェイス）	口からのリーク制御可能 口呼吸で効果的	誤嚥リスクが高い 会話，食事，気道分泌物除去困難 人工呼吸器停止時の窒息リスク
顔面マスク（トータルフェイス）	NIV不快感軽減 装着が容易 顔面皮膚トラブル少ない	吸入薬投与困難
ヘルメット	NIV不快感軽減 装着が容易 顔面皮膚トラブル少ない	再呼吸 低い同調性 聴力障害 呼吸筋負荷軽減が少ない 吸入薬投与困難

□ それぞれメリット，デメリットがあり(表6-5)，クリティカルケアで急性期NIV導入では鼻口マスク(フルフェイス)を基本的には選択します．

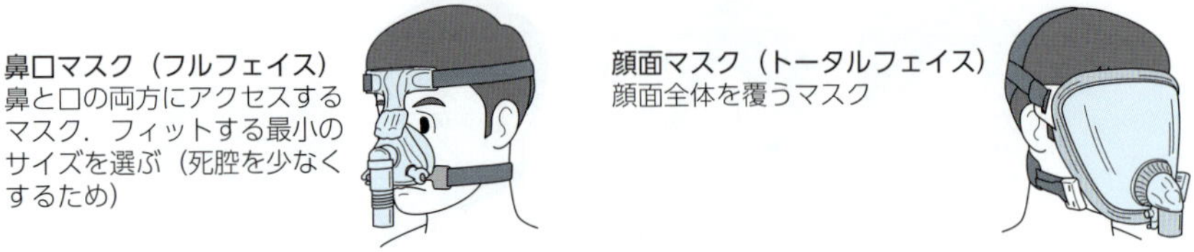

鼻口マスク（フルフェイス）
鼻と口の両方にアクセスするマスク．フィットする最小のサイズを選ぶ（死腔を少なくするため）
顔面マスク（トータルフェイス）
顔面全体を覆うマスク

図6-8 鼻口マスク(フルフェイス)と顔面マスク(トータルフェイス)

□ 鼻口マスク(フルフェイス)では鼻・頬の接触部位に発赤・表皮剝離ができることがあり，デュオアクティブ®など皮膚保護材で保護します(図6-8左)．

□ クリティカルケアではまず鼻口マスク(フルフェイス)を用いマスクフィッティングがうまくいかない場合に顔面マスク(トータルフェイス)を検討します(図6-8右)．

□ NIVインターフェースは5つありますが，実際の臨床では3つに分類し理解すべきです．

- マウスピース・口マスク，鼻マスク→慢性期や在宅での使用
- 鼻口マスク，顔面マスク→急性期の使用“マスク型NIV”
- ヘルメット→“ヘルメットNIV(CPAP，PSV)”は，従来NIVに不向きな急性低酸素性呼吸不全AHRFや急性呼吸促迫症候群ARDSに対する使用

ポイント!

- NIVインターフェースは5種類ありそれぞれの特徴を理解する
- 急性期使用のマスク型およびAHRF・ARDSで使用するヘルメットについて理解する

(b) NIVに使用する機器: NIV専用呼吸器とクリティカルケア人工呼吸器の違い

□ NIVとして，実際のクリティカルケアで用いられる人工呼吸器には，① リーク許容の吸気呼気二相性bilevel NIV専用呼吸器と② ICU専用人工呼吸器の2種類があります．

□ 国内で2025年3月現在使用されている代表的なNIV専用呼吸器としてV60(フィリップス)，NKV-330(日本光電)などがあり，またICU専用人工呼吸器としてHAMILTON C1(Hamilton Medical/日本光電)を例として次に示します．

□ V60はNIV専用呼吸器であり自動リーク補正・吸気呼気トリガー，複数のモード(CPAP，S，T，ST，PCV，AVAPS，C-flex)を備えています(図6-9)．

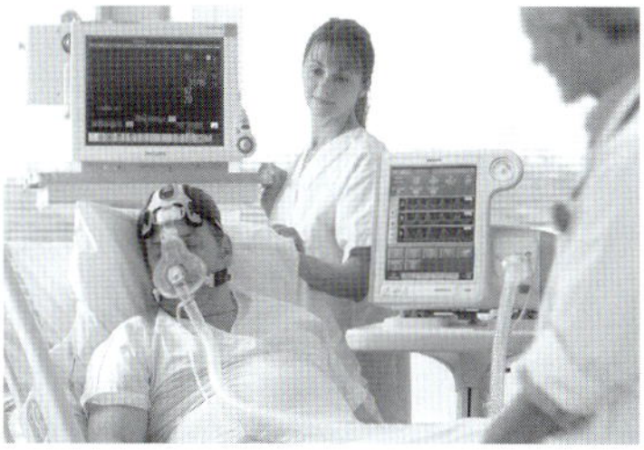

図6-9 NIV専用呼吸器—V60
（フィリップス社）

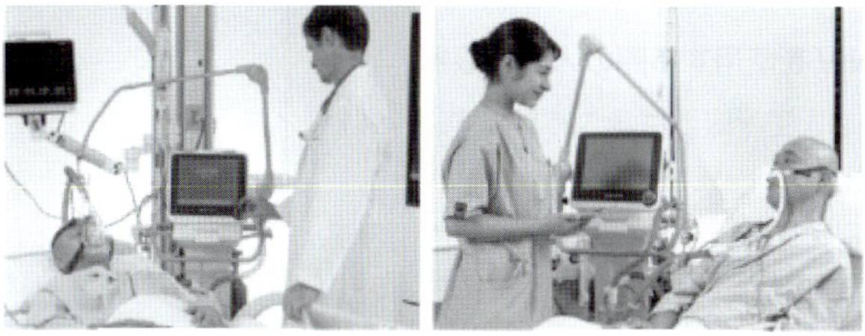

図6-10 NIV/HFNC専用呼吸器—NKV-330（日本光電）

□ NKV-330はNIV/HFNC専用呼吸器でありNIVとHFNCによる非侵襲的呼吸サポートが可能であり，自動リーク補正・吸気呼気トリガー，複数のモード〔SPONT-PS，S/T，PCV，PRVC，O_2 Therapy（HFNC）〕を備えています（図6-10）．

□ NIV専用呼吸器，NIV/HFNC専用呼吸器ともに1本回路であるためCO_2再呼吸を予防するためにNIVインターフェース内（または1本回路の患者側）に“意図的リーク”として呼気ポートが装着されています．

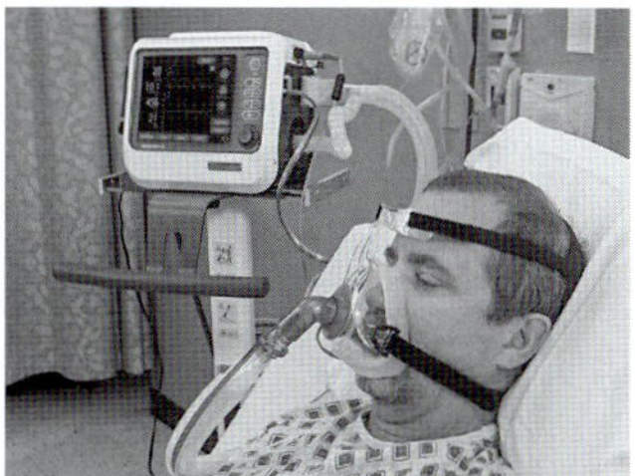

図6-11 ICU専用（＋急性期）人工呼吸器
—HAMILTON C1
（Hamilton Medical/日本光電）

□ ICU専用人工呼吸器のHAMILTON G5/C6，急性期人工呼吸器C1では一般的な挿管・人工呼吸器に加え，NIVおよびHFNCによる非侵襲的な呼吸サポートも選択できます（図6-11）．NIVを使用する場合，NIVとNIV-STモードがあり自動リーク補正が可能です．

□ NIV専用呼吸器，NIV/HFNC専用呼吸器との大きな違いは，ICU専用人工呼吸器では2本回路で呼気側・吸気側が分かれているため，NIVインターフェースに“意図的リーク”として呼気ポートをわざわざ作る必要がない点です.

ポイント!

- NIV専用呼吸器，NIV/HFNC専用呼吸器では1本回路のためインターフェースにCO_2再呼吸防止の“意図的リーク”として呼気ポートが必ずある
- ICU専用人工呼吸器では2本回路のため“意図的リーク”は不要であり呼気ポートはつけない(インターフェースの呼気ポートも閉じて使用)

MEMO　マスク型NIVを使用する際の人工呼吸器

□ NIVとして使用可能な人工呼吸器は3つあります.

① ICU専用人工呼吸器(図6-12)

□ Y字呼吸器回路に適宜インターフェースマスクを用います.

□ リーク補正機能のあるNIVモード，またはNIVモードがない場合はPSVモードでNIVを行います.

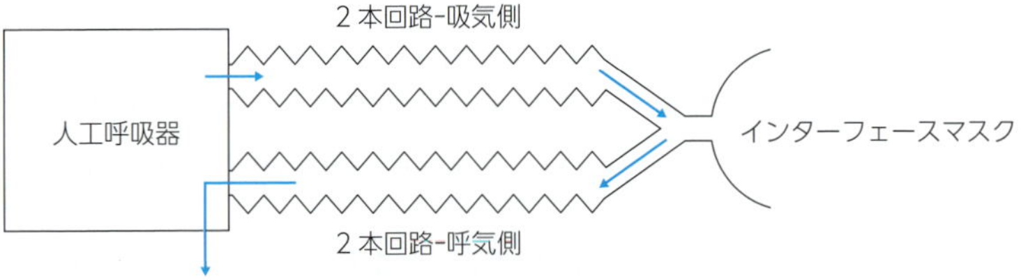

図6-12 ICU専用人工呼吸器の2本回路

② 在宅用NIV専用呼吸器

□ 1本回路のコンパクトな専用器で，ブロワから送気され，リーク部位・呼気バルブがついています.

③ (急性期)NIV専用呼吸器(図6-13)

□ 在宅用と同様に1本回路であり，液晶画面での圧，流量，量モニタリングが可能となっており，また酸素配管により酸素濃度設定が可能です.

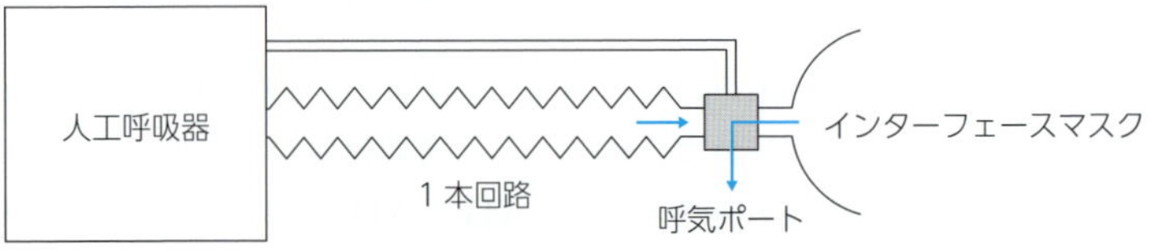

図6-13 NIV専用器の1本回路

□ICU専用人工呼吸器回路はYピース回路を用い，吸気と呼気が別々に行われるようになっています(図6-14)．吸気時に呼気弁が閉鎖し回路は閉鎖しているため“リークすることなく”すべての吸気ガスが患者の肺内に送られます．

□呼気時に吸気弁が閉じ呼気弁が開き患者の肺内のガスが排気されPEEP圧となったときに呼気弁が閉じるようにできています．

□そのためICU専用人工呼吸器では2本回路のため“意図的リーク”は不要であり呼気ポートはついていません．またインターフェースに呼気ポートがある場合，必ず閉じて使用します．

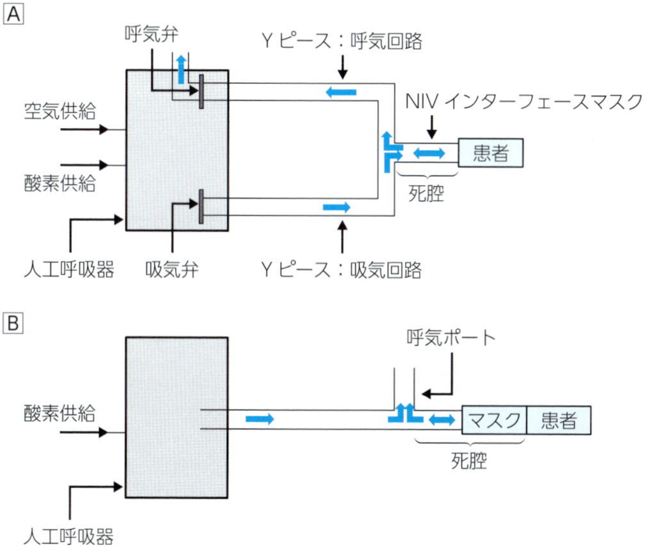

図6-14 ICU専用人工呼吸器での2本回路と吸気・呼気時のガスの流れ（NIV専用呼吸器との比較）

A：Yピース回路では閉鎖式回路で呼気・吸気ともに別々の回路を通過する．一方，B：1本回路によるNIVでは吸気・呼気時ともに人工呼吸器から酸素ガスが送り出され，呼気ポートから一定の割合で吸気・呼気時ともにリークするように作られている．

□1本回路によるNIV専用呼吸器では吸気・呼気時ともに1本回路内を常に酸素ガスが流れています(図6-15)．

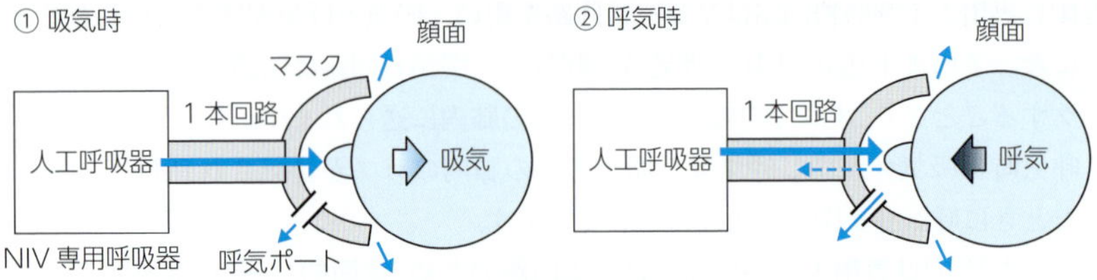

図6-15 NIV専用呼吸器―1本回路と吸気・呼気時のガスの流れ

① 吸気時―リークしながら送気(リークは呼気ポートとマスク周囲)，② 呼気時―リークより排気(呼気ポートとマスク周囲)．CPAP/EPAPが低いと呼気の一部が1本回路内に逆流し再呼吸する(点線のflow)("CO_2再呼吸"といわれNIVとの同調性が悪くなる原因となる)．
呼気ポートは1本回路内にある場合とインターフェース内にある場合に分かれ，使用機種で確認が必要である．インターフェース内に呼気ポートがあるほうが同調性がよい．

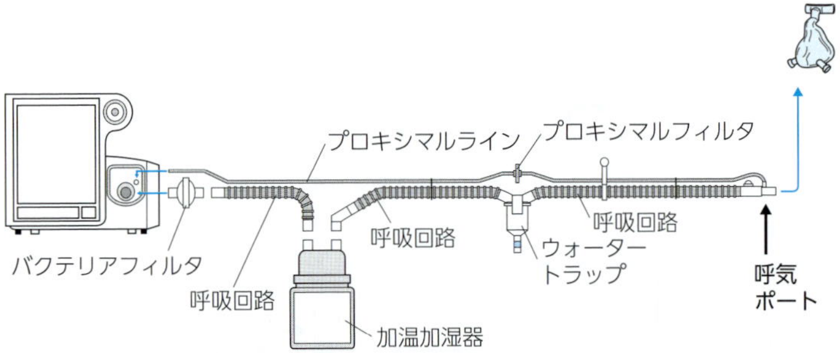

- シングルサーキット：吸気・呼気ともに1本回路で行う
- 呼気ポート：シングルサーキットのため意図的リークとして呼気ポートがある
- 加温加湿器，ウォータートラップ：上気道バイパスはないが急性呼吸不全では加温加湿が重要
- 圧感知ライン（プロキシマルライン）：NIVは圧感知によりリーク補正で一定圧を維持させる

図6-16 NIV専用呼吸器―V60の実際の回路図

□ 1本回路で常に酸素ガスが患者側に流れ続けてもし閉鎖回路であった場合，患者は酸素ガスを吸い込めても吐き出せません．

□ その結果，患者の呼気CO_2の再呼吸(非同調性につながる)や窒息のリスクが増大します．

□ 呼気ポートという"意図的リーク intentional leak"を作ることで吸気・呼気時ともに常に一定の割合で排気されます．

□ このリークと呼吸器が送る酸素ガス流量との差が1本回路内の気道内圧になります．

□ "意図的リークである"呼気ポートとマスク周囲のリークを適宜補正し1本回路内の気道内圧を一定に保つことができるのがNIV専用呼吸器の特徴です(図6-16)．

ポイント!

- NIV専用呼吸器は1本回路であり，意図的リーク(呼気ポート)を作り呼気時のCO_2排気が可能となり，呼気ポートとインターフェースマスク周囲のリークを適宜補正して，吸気・呼気時の気道内圧をそれぞれ一定に保つように調整し換気を可能にしている
- 呼気ポートは決して塞いではいけない

□ NIV専用呼吸器には“意図的リーク”である呼気ポート以外にも“非意図的リーク”が存在します.

1本回路によるNIV専用呼吸器の3つのリーク
① “意図的リーク intentional leak”：呼気ポートからのリーク
→絶対に塞いではいけない
② “非意図的リーク unintentional leak”：
a) マスクフィッティング，マスク周囲リーク…ある程度調整できる
b) その他のリーク(回路破損，回路脱落など)…すぐに対応が必要

(c) 鼻口マスクを用いたNIV導入手順

□ NIV開始時の手順は次のように行います.

① モニタリングを確認：パルスオキシメータSpO_2，心電図モニター.
② 患者へ治療内容の説明し，ベッド上30°以上に起こします(図6-17).

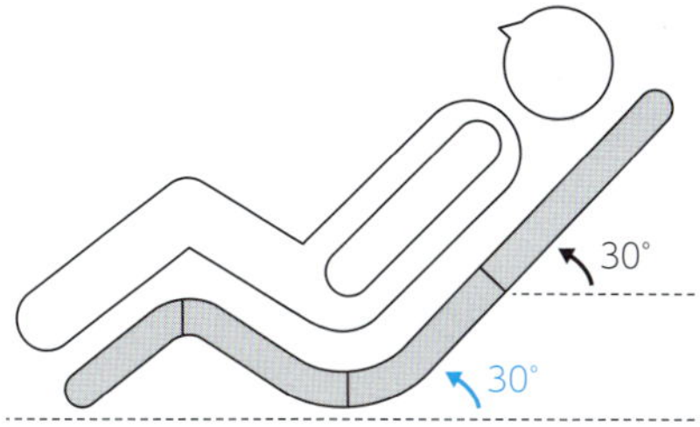

図6-17

③ 適切なマスクの選択〔鼻口マスク(フルフェイス)，顔面マスク(トータルフェイス)と大きさ〕．選択の際に重要な点はリークが少ない小さなサイズを選びます.
④ ヘッドギアバンドをつけ，マスクを人工呼吸器に接続しない状態で顔にあててイメージしてもらいます．きつく締めず1，2本指

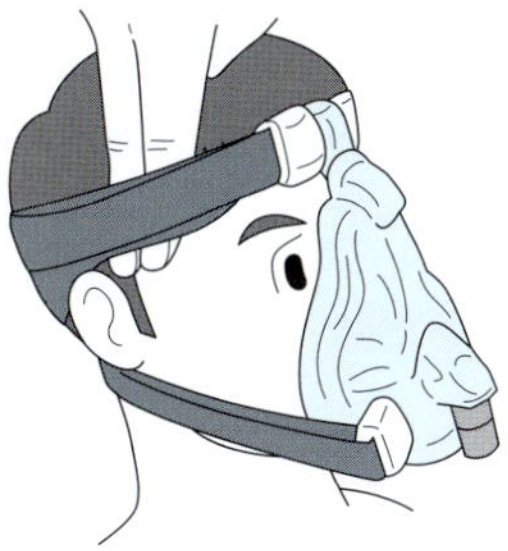
図6-18 The two-finger rule

が入るくらいストラップを緩めることがポイントです“The two-finger rule”(図6-18).

⑤ モード初期設定し，患者ないしケアする人の手で持ち運転を開始します．

⑥ 低圧で開始：IPAP〔PEEP＋P_{insp}（Δ$P_{support}$）〕8～12cmH_2O，PEEP（EPAP）4～6cmH_2O設定し，徐々に慣れてきたらIPAP 10～20cmH_2Oまで上げ，1回換気量V_T 6～8mL/kg程度にする．最大吸気圧/ピーク圧は20cmH_2O程度を目安にします．

⑦ 患者の呼吸困難感，呼吸数，自発呼吸との同調性（胸の動き，呼吸パターンの入念な観察）を確認します．

⑧ エアリークが多いならばストラップを適宜調整し，呼吸が安定し患者が納得した上でマスクとヘッドギアのストラップバンドを固定します．

⑨ 加温加湿を行い，必要なら鎮静薬を使用します．

⑩ 頻回に患者激励と安心感を与え，適宜呼吸器設定やインターフェースとヘッドギアのストラップバンドを調整します．

□ NIV開始時の重要なポイントはまずインターフェース装着およびNIV動作時の患者の**快適性・呼吸のしやすさ・安心感を保証しNIVに慣れてもらう**ことです．

□ 動脈血液ガス分析ABGなど客観的なデータの改善はその後であり，NIV継続を可能とし快適性と耐用性・慣れてもらえるように繰り返し説明し装着・脱着を繰り返し導入します．その後呼吸状態の改善を目指します．

(d)NIVで使用するモード

□ NIVでは，① 吸気・呼気通して持続的に一定の陽圧をかけるNIV-CPAPモードと ② 吸気・呼気で二相性に圧を変化させることで圧差を伴い換気サポートも行うNIV-PSVモードの2つが代表的です．

NIV-CPAP：（V60→CPAP，NKV-330→SPONT-PS，HAMILTON C1/6→NIV）(図6-19)

□ CPAPでは酸素濃度F_IO_2とCPAP（持続的陽圧気道）圧を決めます．

□ 自発呼吸の吸気・呼気全般において，気道に一定の圧をかけた状態を維持する方法で，強制換気はありません．

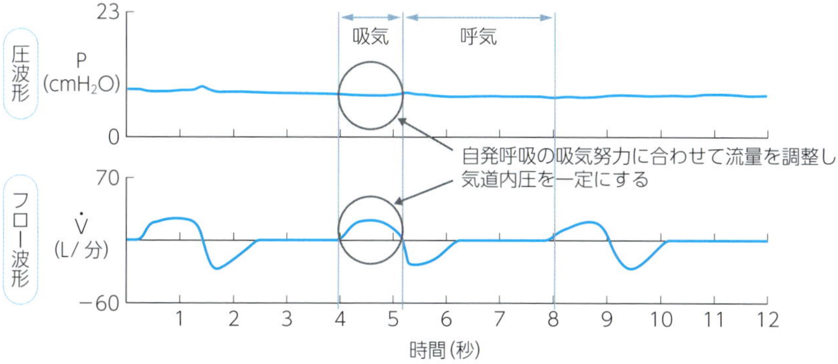

図6-19 CPAPモード

ポイント!

- NIVでのCPAPモードは呼気・吸気時ともに気道内に同じ一定圧をかけるのみで，換気はサポートしない

NIV-PSV ①:

PSV(V60→S，NKV-330→SPONT-PS，HAMILTON C1/6→NIV)(図6-20)

□ 患者の吸気時に設定圧〔NIV専用呼吸器→IPAP, ICU専用人工呼吸器→P_{insp}($\Delta P_{support}$)＋PEEP〕で送気し換気を補助し，呼気時にEPAP(PEEP)をかけて肺胞虚脱予防・auto-PEEP拮抗などを行います．

□ 吸気から呼気へ変わるタイミングは患者呼吸パターンによって異なります．

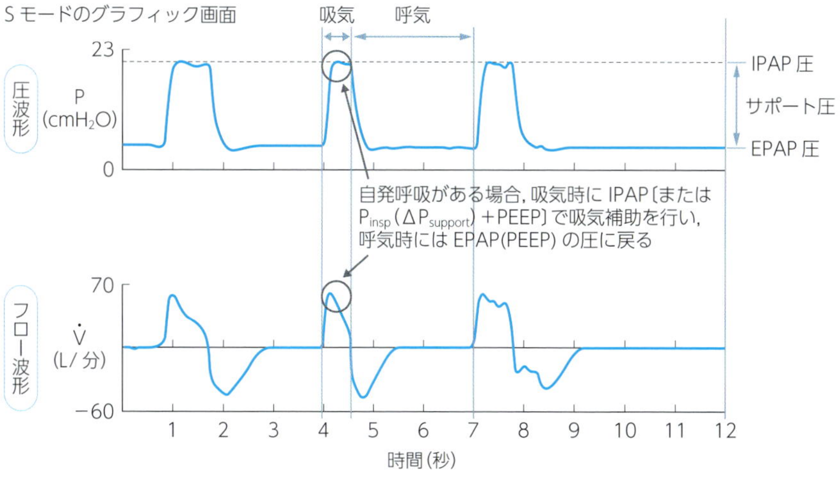

図6-20 PSVモード

NIV-PSV ②:

ST(V60→S/T，NKV-330→S/T，HAMILTON C1/6→NIV-ST)(図6-21)

□ST(Spontaneous/Timed)モードは，自発呼吸を補助しながら，一定時間自発呼吸がない場合，設定回数に合わせてバックアップ呼吸が入るモードです．ICU専用人工呼吸器でのSIMV+PSVに似ていると考えると理解しやすいでしょう．

□自発呼吸がある場合，PSVと同様，吸気時に設定した陽圧IPAP〔PEEP+P_{insp}($\Delta P_{support}$)〕で送気し換気を補助し吸気時間は患者の呼吸パターンで決まります．

□ある一定時間で自発呼吸がない場合，陽圧IPAP〔PEEP+P_{insp}($\Delta P_{support}$)〕で強制換気を行います．設定した時間で吸気圧がかかります．

□呼気時はEPAP(PEEP)をかけて肺胞虚脱予防・auto-PEEP拮抗などを行います．

□例として，NIV専用呼吸器V60での設定として，吸気圧IPAP，呼気圧EPAP，バックアップ換気回数Rateと吸気時間I-Timeの設定が必要になり，IPAP 10cmH_2O，EPAP 4cmH_2O，Rate 10/回，I-Time 1.5秒のように設定します．

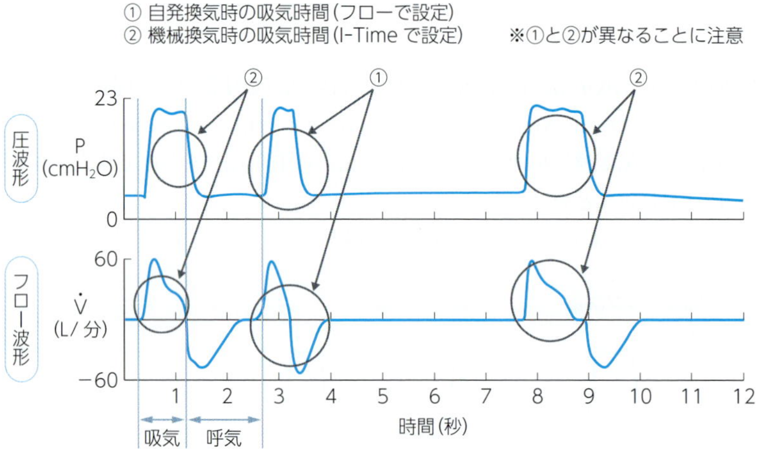

図6-21 S/Tモード

MEMO ICU専用人工呼吸器とNIV専用呼吸器での吸気圧設定の違い

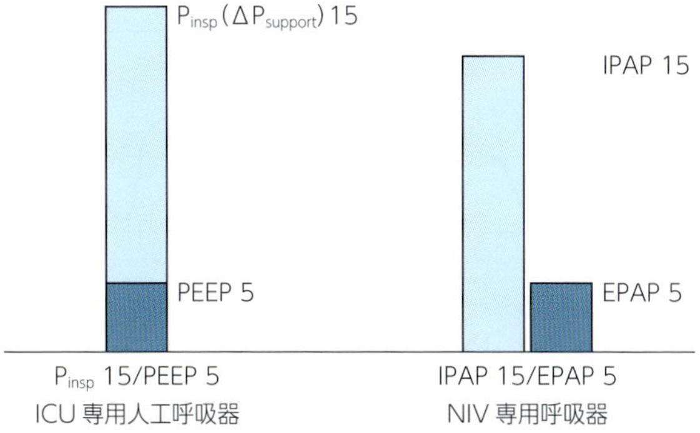

図6-22 ICU専用人工呼吸器での吸気時圧〔PEEP＋P_{insp} ($\Delta P_{support}$)〕とNIV専用呼吸器のIPAPの違い

□ ICU専用人工呼吸器では吸気時に人工呼吸器からの陽圧はPEEP＋P_{insp} ($\Delta P_{support}$)となります．PEEP 5，P_{insp} 15で設定した場合，吸気時には20cmH_2Oの陽圧がかかります(図6-22左)．

□ 一方，NIV専用呼吸器でPSV含む吸気・呼気の二相性換気モードを選択すると，吸気圧と呼気圧を別々に設定する必要があります．そのため，IPAP 15，EPAP 5で設定した場合，吸気時には15cmH_2Oの陽圧がかかります(図6-22右)．

MEMO そのほかのモード

□ 吸気と呼気の二相性に圧差を生じるそのほかのNIVモードは次のようになります．

NIV-PSV ③:

PCV (pressure control ventilation) (図6-23)

□ PSV，STモードと異なり，PCVでは自発呼吸時も呼吸器による強制換気時も吸気時間を一定にし呼吸努力が強い場合も吸気時間を十分に確保するように作動します．

□ PSVモードやSTモードと異なり，一定の吸気時間が確保できるため，PCVモードでは呼吸努力が強くても低酸素血症改善が速やかに起こる可能性があります．

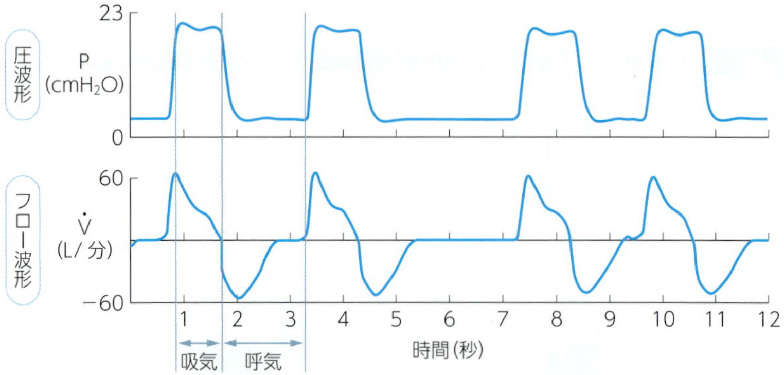

図6-23 PCVモード

NIV-PSV ④:

AVAPS(average volume-assured pressure support)(図6-24)

□ NIV専用呼吸器のAVAPS, NIV/HFNC専用器のPRVCモードは挿管・人工呼吸器管理でのPRVCモードと同様に目標1回換気量を設定し, 吸気圧IPAPを最大・最少設定圧の間で設定1回換気量になるよう調整します.

□ 安定したCOPDや高二酸化炭素血症ケースそして肥満低換気症候群OHSで効果が示されています. 呼吸努力が強くなると換気補助が不適切に減少する可能性があり, クリティカルケアでの有効性は示されていません.

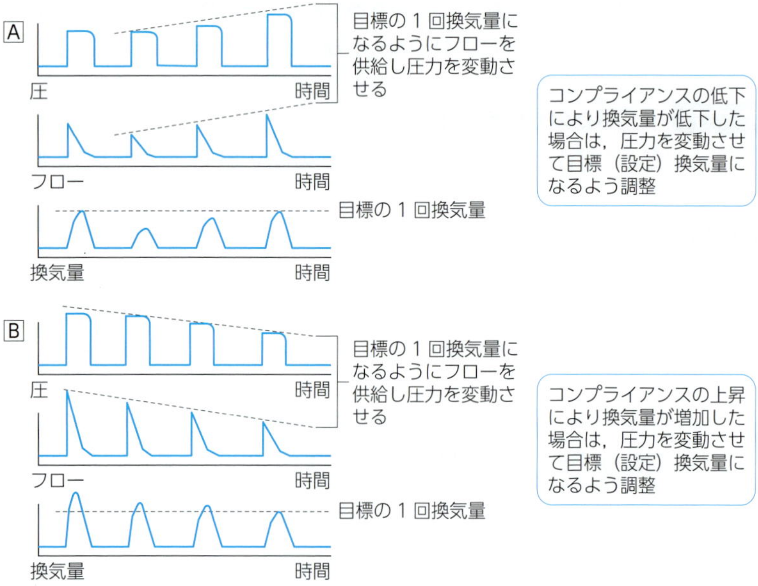

図6-24 AVAPSモード

C-flex(CPAPに併用)(図6-25)

□ CPAPに併用して用いられ，主に閉塞性睡眠時無呼吸症候群OSASでの呼気不快感を改善させる目的で呼気時に圧を一時的に下げるように設定されています．

□ 急性心原性肺水腫ACPEではCPAPが一時的でも低下することで肺水腫再増悪や治療効果軽減の可能性があり，クリティカルケアでの有効性は示されていません．

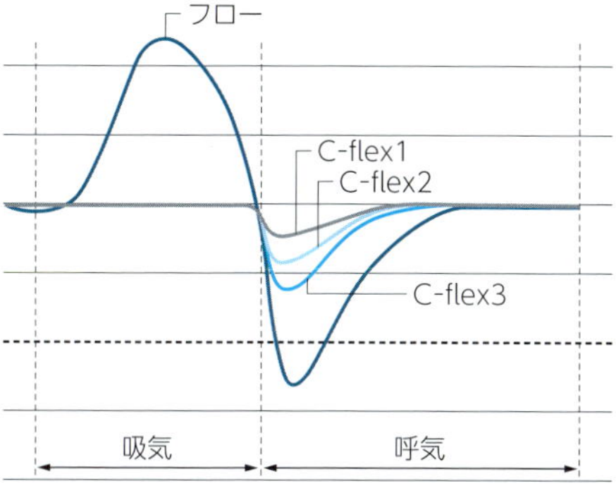

図6-25 CPAP with C-flexモード
呼気時に一時的にCPAP圧が下がることで呼気不快感が減少する：C-flex1→3になるにつれて圧低下が大きくなる．

NIV-PSV ⑤:

NAVA(neurally adjusted ventilatory assist) (☞13章p.494参照)

□ NAVAは食道に留置した専用の電極付きカテーテルを用いて横隔膜活動電位EAdiを測定し換気補助を行うモードであり自発呼吸との同調性が高くNIVでも使用されます．

NIV-PSV ⑥:

PAV(proportional assist ventilation) (☞13章p.491参照)

□ PAVは患者の圧と人工呼吸器流量変化と換気メカニクス(コンプライアンスと気道抵抗)を連続的にモニタリングし，患者の自発呼吸に同調するよう気道内圧と吸気流量を変化させるモードであり自発呼吸との同調性が高くNIVでも使用されます．

(e)代表的な疾患でのNIV設定

COPD急性増悪AECOPD

□ AECOPDは，感染や気胸，右心不全などの誘因により，気管支攣縮・気道分泌物増加・気道炎症による気道抵抗の上昇やエアトラッピングが起こることで，呼吸仕事量増加，呼吸筋疲労での$PaCO_2$上昇が考えられます．

□ NIV-PSVモードはIPAP〔PEEP＋P_{insp}($\Delta P_{support}$)〕で呼吸努力の軽減，EPAP(PEEP)でエアトラッピングによるauto-PEEP拮抗するため，AECOPDに対し呼吸困難感改善，血液ガス分析ABG所見の改善，入院期間短縮，生命予後改善が示されており第1選択となります(図6-26)．

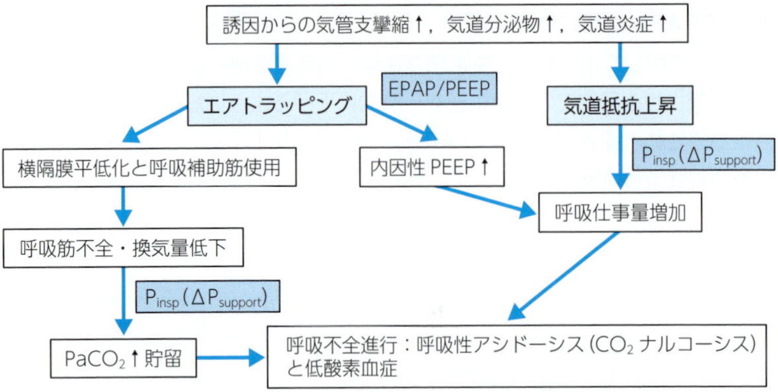

図6-26 COPD急性増悪AECOPDへのNIVの効果

□ AECOPDではNIV-PSV（PSV/ST/PCV）モードを使用し，呼吸数8〜10/分，吸気時間1.2〜1.5秒（STやPCV選択時），酸素濃度F_IO_2 60〜100%で開始します．

□ EPAP（PEEP）：AECOPDはauto-PEEP増加のためEPAP 4から開始し2cmH_2Oずつ上げ，呼吸補助筋，呼吸苦改善を目安に調整します．大部分は5〜8cmH_2Oで落ち着きます．

□ IPAP：吸気圧P_{insp}（$\Delta P_{support}$）が高いほど換気効率がよいためP_{insp}（$\Delta P_{support}$）（IPAP－EPAP）5〜8cmH_2Oから開始し$PaCO_2$値で調整します．

急性心原性肺水腫ACPE

□ 高二酸化炭素血症を伴う低酸素血症の場合はNIV-PSV（PSV/ST/PCV）モードを使用し（CPAPモードでも機能的残気量FRCが確保できれば高二酸化炭素血症が改善する），低酸素血症のみではNIV-CPAPモードを使用します．

□ CPAP 5cmH_2Oから始め1〜2cmH_2Oずつ上げていき，CPAP 10を目標とし，酸素濃度F_IO_2 1.0で開始します．

□ ACPEへのCPAPの作用機序として，①呼吸器と②心血管系に対する作用があります（図6-27）．

呼吸器に対する作用

□ 肺胞リクルートメント，機能的残気量FRCが増加し，肺コンプライアンス改善と肺内シャント減少による酸素化改善と呼吸努力低下が起こります．

心血管系に対する作用

□ 胸腔内陽圧により静脈還流量が減少し右心前負荷軽減となり，左心出口部・胸部大動脈も陽圧換気による血管内圧上昇から後負荷減少が起こり，心筋収縮増強，心拍出量増加となることが考えられています．

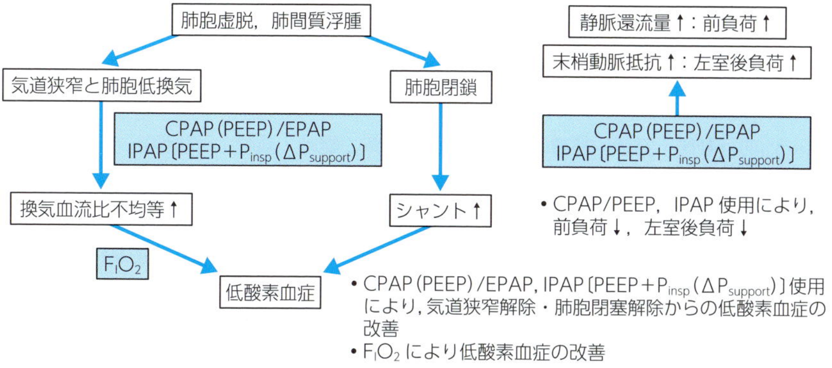

図6-27 急性心原性肺水腫ACPEへのNIVの効果

□ CO_2貯留が問題となるⅡ型呼吸不全のCOPD急性増悪AECOPDと低酸素血症が問題となる急性心原性肺水腫ACPEの開始時のモード設定は次のようになります(図6-28).

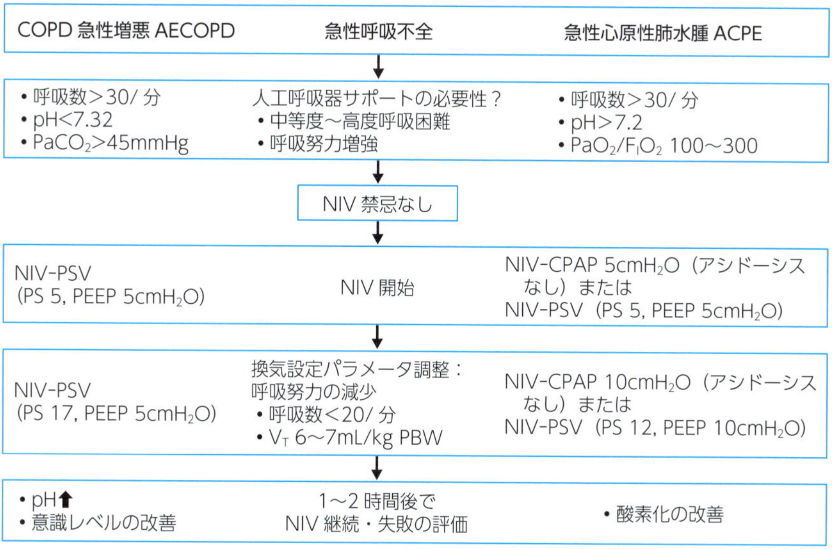

図6-28 COPD急性増悪AECOPDと急性心原性肺水腫ACPEでのNIV初期設定(文献15より)

(f) NIV成功のヒント

□ 一般的にNIVをうまく使いこなすためのポイントは次のようになります.

> 1. 圧換気の開始時は低い吸気圧/呼気圧で開始し，徐々に上げていく(例：NIV-CPAP 4〜5cmH_2O，NIV-PSVモードIPAP/EPAP 8/4cmH_2O).

2. マスクフィットが大切であり，最初に十分な説明と装着開始時は“わざと”リークを作るように軽めに鼻・口に当て，慣れるまでの時間を作る．最初からしっかり密着させない．
3. 血行動態不安定，意識障害，気道確保困難，嘔吐・誤嚥，呼吸停止寸前のケースではNIVは決して用いない．
4. NIV適応についてエビデンスがあるのは，① COPD急性増悪AECOPD，② 急性心原性肺水腫ACPEであり，これらのケースでは迅速にNIV装着を行い，治療を早期に開始する．
5. 低酸素血症による呼吸不全のケースでは，NIV-CPAPモード5cmH_2Oから開始し，酸素化をみながら2cmH_2Oずつ上げていく．
6. 高二酸化炭素血症による呼吸不全のケースでは，NIV-PSVモード：IPAP/EPAP 8/4cmH_2Oから開始し，pH，酸素化をみながらIPAP 2cmH_2Oずつ上げていく．
7. 低酸素血症と高二酸化炭素血症による呼吸不全のケースでは，NIV-PSVモード：IPAP/EPAP 10～13/4cmH_2Oから開始して，pH，酸素化をみながら調整する．吸気ピーク圧20～25cmH_2Oまでは胃拡張は起きにくいためこれらの範囲内で吸気/呼気圧を調整する．
8. NIV装着後1～3時間でのバイタルサイン，臨床症状，呼吸状態，血液ガス分析ABG所見などをフォローし，増悪傾向ならばNIVから気管挿管・人工呼吸器管理へ速やかに移行する．改善がない場合，あまりねばらないことも重要．
9. NIVの効果が十分現れるまで，呼吸不全のケースでは絶飲絶食で対応する．
10. NIV開始時はICUやそれに準じた呼吸・循環のモニタリングが可能な場所で治療を行う．

□ 上記を理解しながら，NIVの経験をその施設・部署で増やしていくことが使いこなせるようになるための秘訣だと思います．

(g) NIV使用中の加温加湿

□ NIVは挿管なしで上気道をバイパスしないため加温加湿能が維持されることから，長期NIV・在宅用NIV専用呼吸器では一般的に加温加湿は必要がありません．

□ しかし，クリティカルケアでの急性呼吸不全では呼吸努力が強く気道分泌物増加による高い粘稠度，そしてNIV専用呼吸器・ICU専用人工呼吸器のリーク補正維持での高い流量設定から，上気道の乾燥が起こり，患者の強い不快感からNIV耐用性低下と継続困難につながるため加温加湿するべきだと考えます．

□ NIV専用呼吸器・ICU人工呼吸器ともに人工鼻HMEないし加温加湿器HHが使用可能ですが，HMEは気道抵抗⬆・死腔⬆のため加温加湿ではHHを用い，温度30℃，相対湿度100%で設定します(☞14章p.519参照)．

Section 3 NIV治療中のモニタリングとNIV失敗の早期発見

① モニタリング

□ NIV使用中のモニタリングとしては，

① 意識状態(意識レベル低下の有無)
② 精神状態(不穏・せん妄の有無．必要に応じてデクスメデトミジン，少量プロポフォール，ケタミンなど使用)
③ 呼吸パターン：同調しているか(グラフィックモニターでの非同調の有無)，頻呼吸・低呼吸，努力性呼吸，奇異性腹式呼吸，ファイティング，胸郭の動き
④ 気道クリアランス
⑤ 舌根沈下の有無
⑥ バイタルサイン，心電図モニター，パルスオキシメータSpO_2，動脈血液ガス分析ABG(pH，PaO_2，$PaCO_2$，HCO_3^-)
⑦ マスク装着部の状態，マスクリークが許容範囲内にあるかの確認
⑧ NIV設定変更後は呼吸困難感，マスクリーク，非同調性の有無を必ず確認

を適宜観察します．

□ NIV開始後厳密なモニタリングが必要な理由として，NIVが効果的かを確認するとともに，NIV失敗(＝挿管と死亡)リスクを早期発見するためです．

□ NIV失敗リスクを早期に発見する重要性は，NIV失敗症例で挿管が遅れた場合に死亡率が上昇するからです．

□ 呼吸困難感の改善，頻呼吸の改善，PaO_2上昇，PaO_2/F_IO_2比(P/F比)上昇はNIV成功の指標となります．

□ とくに開始24時間以内はNIV失敗率が高いため注意深くモニタリングし，呼吸数増加，動脈血液ガス分析ABGでpH，P/F比低下所見がでないか，また後述するHACORスコアなどNIV失敗予測スコアとともに開始1，2時間でのパラメータ改善がみられるかどうかといった時間経過での治療効果判定が重要です．

□ NIV使用時のマスクリークはよくみられ，

① ヘッドギア(バンド)締め付けが緩い，または締め付けのバランスが悪い
② マスクサイズが不適切
③ マスク種類が不適切〔鼻口マスク(フルフェイス)→顔面マスク(トータルフェイス)への変更〕
④ 経鼻胃管チューブによる段差への対応

を考えて適宜補正します．

□ NIV専用呼吸器では呼気ポートからの意図的リークがあり，またマスク周囲からのリークもあるためこのマスクリークを適宜補正する機能が付いています．

□ 一方，ICU専用人工呼吸器でNIVモードを選択した場合，ある程度リーク補正は可能ですが，マスクリークが増えるとNIVとの同調性が悪くなりNIV失敗の原因となるためリーク量から適宜マスクフィッティングを確認する必要があります．

□ マスクリークは25〜30L/分以内になるようにコントロールしますがフィッティングをきつくしすぎてリークが少なすぎてもいけません(表6-6)．

表6-6 マスクリーク量の考え方

マスクリーク(L/分)	状態をどのように考えるか
0〜6	マスクフィッティングがきつい
7〜30	適切
30〜60	リークしすぎないように注意
>60	リークが多く調整が必要

□ NIV導入後はあらかじめ気管挿管への移行基準を決めておくとよく，呼吸数上昇，呼吸パターン悪化，換気量低下，意識レベル低下，原疾患の悪化など，導入1〜2時間以内での治療への反応をみて，改善なければ早期に気管挿管・人工呼吸器管理に変更します(後述するHACORスコアを参考．p.205)．

② NIVの合併症

□ NIVの合併症としては，① インターフェースによるもの，② NIV作動中の圧・流量によるもの，③ NIV自体によるもの，の3つに分類され，それぞれの頻度と解決法を表6-7〜表6-9に示します．

表6-7 インターフェースによる合併症(文献11より)

合併症	頻度	解決法
鼻マスク		
マスク不快感	30〜50%	ストラップを緩める，マスク再装着，マスク変更
皮膚発疹	10〜20%	局所ステロイド，皮膚科コンサルト
鼻翼潰瘍	5〜10%	ストラップを緩める，皮膚保護材，マスク変更
鼻腔閉塞	ときどき	局所うっ血除去薬，フルフェイスマスクへ変更
鼻口マスク(フルフェイス)		
マスク不快感	30〜50%	ストラップを緩める，マスク変更
閉所恐怖症	10〜20%	患者を安心させる，マスク変更
皮膚発疹，尾翼潰瘍	10〜20%	局所ステロイド，皮膚科コンサルト，ストラップを緩める，皮膚保護材，マスク変更
死腔増大	マスクによる	スポンジのマスク内挿入
吐物誤嚥	稀	ストラップの迅速な取り外し

表6-8 NIV作動中の圧・流量による合併症(文献11より)

合併症	頻度	解決法
圧		
不快感	20〜50%	吸気圧を下げる
耳・鼻腔の痛み	10〜20%	吸気圧を下げる
胃膨満感	30〜40%	圧全体を下げる，胃液吸引
気胸	稀	過剰な吸気圧を避ける，胸腔ドレーン留置
流量		
鼻，口腔内充血	50%	局所ステロイド，うっ血除去薬，抗ヒスタミン薬
鼻，口腔内乾燥	30〜50%	鼻腔生食洗浄，加湿，エアリークを減らす
目の違和感	33%	潤滑目薬，ストラップ調整，マスク変更

表6-9 NIV自体による合併症(文献11より)

合併症	頻度	解決法
誤嚥	5%	注意深い患者選択 適宜胃液吸引を行う
粘液栓	稀	注意深い患者選択 十分な輸液 咳嗽介助 呼吸理学療法
重度低酸素血症	呼吸不全の原疾患による	注意深い患者選択 高流量酸素投与 呼気圧IPAPを上げる
低血圧	稀	注意深い患者選択 十分な輸液 吸気圧を低くする

③ NIV導入後時間経過によるNIV失敗の原因

□ ① 高二酸化炭素血症を伴う急性呼吸不全(慢性呼吸不全急性増悪)と② 急性低酸素性呼吸不全AHRFでNIV失敗リスクがわかっています(表6-10).

表6-10 NIV失敗リスク因子

高二酸化炭素血症を伴う急性呼吸不全(慢性呼吸不全急性増悪)のNIV失敗リスク因子	急性低酸素性呼吸不全のNIV失敗リスク因子
GCS<11 pH<7.25 APACHE Ⅱスコア>29 非同調性呼吸パターン 無歯，全歯欠損 大量リーク 不穏 気道分泌物過多 低いNIV耐用性 治療への非協力 NIV開始2時間以内の呼吸状態改善なし pH改善なし 頻呼吸持続 高二酸化炭素血症持続	ARDS，肺炎の診断 年齢>40歳 低血圧SBP<90mmHg 代謝性アシドーシスpH<7.25 PaO_2/F_IO_2低値 SAPS Ⅱスコア>34 NIV開始1時間以内の呼吸状態改善なし: PaO_2/F_IO_2>175mmHg

□ NIV失敗は全体の5〜40%といわれ，NIV管理中の死亡と挿管・人工呼吸器移行の2つを指します．

□ NIV失敗の原因は，① NIV導入直後，② NIV導入早期（<48時間），③ NIV継続後期（>48時間）に分かれ対応が異なります．

NIV導入直後（数分〜1時間）：NIV全失敗例の15%

□ 導入直後のNIV失敗の原因は4つあります．

a）咳嗽反射減弱，気道分泌物多量

□ 呼吸理学療法での喀痰排出・咳嗽反射誘発が重要になります．場合によっては早期の気管支鏡下の吸痰も考慮します．

b）CO_2ナルコーシスによる昏睡

□ 呼吸回数バックアップを15回/分まで上げるかNIV-PSVでS/Tモードならば PCVモードへの変更で確実で十分な吸気時間を確保します．また酸素濃度F_IO_2を下げることも大切です．

c）NIV装着への不快，不穏

□ 同調性の確認を行い，適切な鎮静を行います．

d）NIVとの同調性不良

□ NIV呼吸器のグラフィック波形を観察しリークがないかを確認し，NIVモード変更，ICU専用人工呼吸器からNIV専用呼吸器への変更などを考量します．

NIV導入早期（1〜48時間）：NIV全失敗例の65%

□ 導入早期のNIV継続失敗はもともとの患者の状態・急性呼吸不全の原疾患に大きく左右されます．NIV失敗のリスク因子を急性低酸素性呼吸不全AHRF（Ⅰ型呼吸不全），高二酸化炭素血症を伴う呼吸不全（Ⅱ型呼吸不全）のそれぞれで考えてみます．

a）急性低酸素性呼吸不全AHRF

□ 導入早期のNIV失敗リスクには，

・開始後酸素化が改善しない場合（P/F比<150）

・重症度が高い場合（SAPSⅡスコア>35）

・急性呼吸促迫症候群ARDS，重症肺炎，敗血症，多臓器機能不全の場合

・呼吸数増加（>25回/分）

・その他：NIV導入の遅れ，気管支鏡検査施行例，導入24時間以内で肺野浸潤影の拡大

などがあります．

JCOPY 498-06694

b) 高二酸化炭素血症を伴う呼吸不全(慢性呼吸不全急性増悪，Ⅱ型呼吸不全)

□ 導入早期のNIV失敗リスクには，
- 開始後換気が改善しない場合(pH<7.25)
- 疾患重症度の進行
- 呼吸数増加(>35回/分)
- 肺気腫/COPD患者ではGCS<11点，APACHEⅡスコア≧29点，呼吸数≧30回/分，pH<7.25がNIV導入時に全てあればNIV失敗率70%以上，NIV導入2時間後も続けば95%以上といわれています
- その他：栄養状態不良，心拍数増加，CRP/白血球数高値，低カリウム血症，ブドウ糖非発酵グラム陰性桿菌の気道保菌

などがあります．

□ これらのリスク因子がある場合，NIV早期失敗の可能性が高いことに注意します．

NIV継続後期(>48時間)：NIV全失敗例の15%

□ NIV導入・継続が早期に成功しても48時間以降に失敗するケースがあります．

□ 入院48時間以降に失敗するケースの多くが合併症として肺炎の頻度が高く，死亡率が非常に高いことがわかっています(後期NIV失敗では死亡率68%の報告)．

□ NIV失敗リスクとして，① 入院前の機能制限・ADL低下，② 高血糖，③ 入院時の低pHがあります．

□ またNIV導入後早期の睡眠時間の不足によるせん妄発症も後期NIV失敗につながることが示されています．

□ そのため，NIV導入・継続のケースでは，せん妄発症の予防も同時に行い，継続後期のNIV失敗を起こさないようにしなければいけません．

④ HACORスコア，改訂HACORスコア

□ Duanらによって NIV失敗予測としてHACORスコアが開発されました．

□ HACORスコアは心拍数HR，アシドーシスpH，意識レベルGCS，酸素化P/F比，呼吸回数RRの5項目から構成されます(表6-11)．

表6-11 HACORスコア

- HR: ≦120/分=0，≧120/分=1
- pH: ≧7.35=0，7.30〜7.34=2，7.25〜7.29=3，<7.25=4
- GCS: 15=0，13〜14=2，11〜12=5，≦10=10
- P/F比：≧201mmHg=0，176〜200mmHg=2，151〜175mmHg=3，126〜150mmHg=4，101〜125mmHg=5，<100mmHg=6
- RR：≦30/分=0，31〜35/分=1，36〜40/分=2，41〜45/分=3，≧46=4

□NIV治療開始1時間後のHACORスコア>5点で失敗率87.1%，入院死亡率65.2%といわれており，特異度が高く(90%)，感度もよい(72%)ことが示されています．

□基礎疾患(肺炎，ACPE，ARDS，敗血症性ショック，免疫不全，SOFAスコア)による変数を用いた改訂HACORスコアが最近作られ，NIV失敗予測にさらに役立つことが示されています．

□改訂HACORスコアは，

- HACOR値+0.5×SOFAスコア+2.5(肺炎)−4(ACPE)+3(ARDS)+1.5(免疫不全)+2.5(敗血症性ショック)

で求められ，NIV開始1〜2時間後の改訂HACORスコア高値では早期の挿管を考慮すべきです(表6-12)．

表6-12 改訂HACORスコアとNIV失敗率

改訂HACOR値	NIV失敗リスク	NIV失敗率
≦7	低い	12.4%
7.5〜10.5	中等度	38.2%
11〜14	高い	67.1%
≧14	とても高い	83.7%

Section 4 NIV離脱・ウィーニング

□ガイドラインで定式化されたNIV離脱・ウィーニングプロトコルはありません．

□NIV離脱・ウィーニングには原疾患・呼吸状態の改善を確認し，患者の希望でNIVから直接外し酸素投与(鼻カニュラ5L/分以下)で耐用性を確認します．

□患者が自発呼吸を維持できず，次の所見がみられたらNIVを再開します．

①5分以上の呼吸数>30/分
②鼻カニュラ5L/分でSpO_2<90%
③pH<7.3，$PaCO_2$>10mmHg上昇
④心拍数>120/分，<50/分
⑤血圧SBP>180mmHg，<90mmHg
⑥意識低下，発汗，呼吸筋疲労の臨床徴候，呼吸困難

□NIV再開24時間後に毎日NIV離脱スクリーニングを行います．NIV離脱・ウィーニング方法の一例を図6-29に示します．

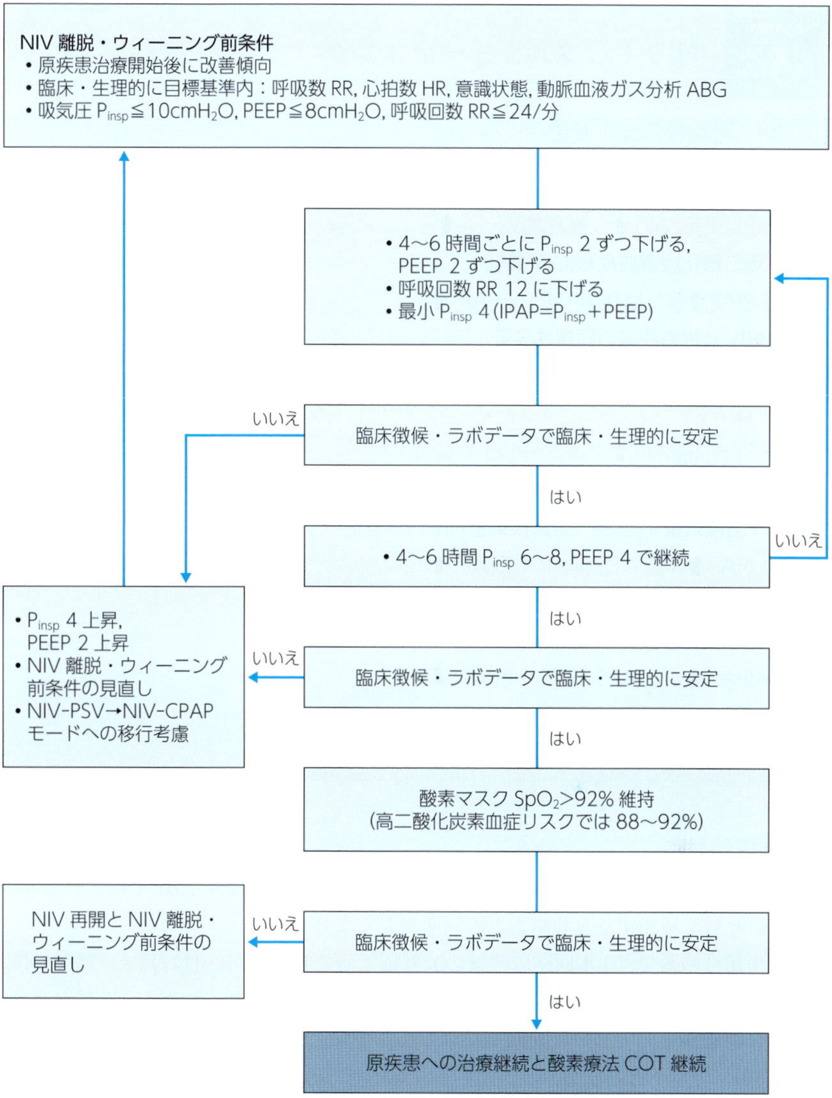
NIV 離脱・ウィーニング前条件
• 原疾患治療開始後に改善傾向
• 臨床・生理的に目標基準内：呼吸数 RR, 心拍数 HR, 意識状態, 動脈血液ガス分析 ABG
• 吸気圧 P_{insp}≦10cmH_2O, PEEP≦8cmH_2O, 呼吸回数 RR≦24/分
• 4～6 時間ごとに P_{insp} 2 ずつ下げる, PEEP 2 ずつ下げる
• 呼吸回数 RR 12 に下げる
• 最小 P_{insp} 4 (IPAP=P_{insp}+PEEP)
臨床徴候・ラボデータで臨床・生理的に安定
いいえ
はい
• 4～6 時間 P_{insp} 6～8, PEEP 4 で継続
いいえ
はい
臨床徴候・ラボデータで臨床・生理的に安定
いいえ
• P_{insp} 4 上昇, PEEP 2 上昇
• NIV 離脱・ウィーニング前条件の見直し
• NIV-PSV→NIV-CPAP モードへの移行考慮
はい
酸素マスク SpO_2>92% 維持
(高二酸化炭素血症リスクでは 88～92%)
臨床徴候・ラボデータで臨床・生理的に安定
いいえ
NIV 再開と NIV 離脱・ウィーニング前条件の見直し
はい
原疾患への治療継続と酸素療法 COT 継続

注意点：
- この離脱・ウィーニングプロトコルは定式化されたものではなく参考として使用
- 検査や治療的介入によって NIV 離脱・ウィーニングプロトコル一時中断も考慮
- NIV 完全離脱前に患者群によっては NIV-PSV→NIV-CPAP モード移行を考慮
- 術後肺胞虚脱など患者群によっては夜間低換気対応で夜間 NIV 使用も考慮
- 治療的 NIV 使用を中止し緩和ケア移行では用いない

図6-29 NIV離脱・ウィーニングプロトコル一例 (文献25より)

Section 5

NIVトラブルシューティング

① NIV開始後の設定変更

① 低酸素血症PaO_2持続
- PEEP(EPAP)⬆，酸素濃度F_IO_2⬆

② 高二酸化炭素血症$PaCO_2$持続
- IPAP⬆またはPS(IPAP－EPAP)⬆

③ NIVと患者呼吸の同調性改善
- マスクフィット:マスクストラップがきつい，ゆるい．リークがないか確認
- 鼻口マスク(フルフェイス)→顔面マスク(トータルフェイス)への変更
- PEEP(EPAP)⬆でauto-PEEPを拮抗
- auto-PEEPへの気管支拡張薬を使用

④ 1回換気量V_T低値・分時換気量MV($\dot{V}_E$)低値→V_T⬆・$\dot{V}_E$⬆
- IPAP⬆またはPS(IPAP－EPAP)⬆
- 呼吸回数f⬆

⑤ 風が強い，圧による顔面不快感
- IPAP⬇またはPS(IPAP－EPAP)⬇
- 吸気立ち上がり(Rise time, Ramp)設定を遅くする
- ヘルメットNIVを考慮

② 非同調対応

□ NIV専用呼吸器での非同調は① CO_2再呼吸，② リーク補正の問題で起こります．CO_2再呼吸が増加すると呼吸器との同期が悪くなります．

□ NIV専用呼吸器では1本回路に呼気CO_2貯留予防でEPAP 4cmH_2O以上，呼気時間を十分取ることで呼気ポートからのCO_2排出を促進します．またリーク量が多くリーク補正が十分でないと同期しにくくなります．マスクリークとしては一般的に25～30L/分以下とします．

□ NIV専用呼吸器とNIV/HFNC専用呼吸器では吸気・呼気トリガーは自動制御されており，ICU専用人工呼吸器の場合と異なり吸気トリガー，ターゲット，サイクルでの非同調性が起こりにくくなっています．

□ NIV専用呼吸器のV60(フィリップス社)には，意図的リーク，非意図的リークを認識・補正し，リークがある場合でも最適な状態を維持するためにトリガーとサイクルを自動調整するAuto-Trak Sensitivityという機能があります．吸気では患者の吸気努力によりフロー波形が変化する(シェイプシグナルShape signal)ことでトリ

ガーされ吸気トリガーおよび呼気サイクルが発生します(図6-30).

□ また呼気サイクルは① シェイプシグナルによるシェイプトリガーだけでなく, ② 患者フローが自発呼気開始閾値SETに到達または③ 最大IPAP時間3秒経過, ④ フローリバーサルといってマスクないし開口によるリークが流量が急激に下がった場合に発生するように設計されています.

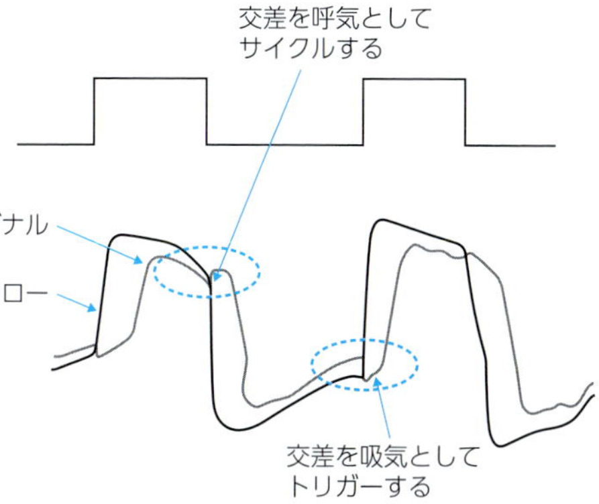

図6-30 V60でのシェイプシグナルによるシェイプトリガー

患者の実際の呼吸フロー波形より0.3秒遅延させる形で生成され, 患者フローが突然変形したときのシェイプシグナルとの交差を吸気または呼気と判断しトリガー/サイクルを発生させる(V60マニュアルによる)

□ ICU専用人工呼吸器によるNIVモードで非同調の際は,
① 吸気サイクル開始時—吸気トリガー非同調
② 吸気立ち上がり時—吸気立ち上がり〔リミット(ターゲット)〕/フロー非同調
③ 吸気サイクル終了時—吸気終了・呼気転換(サイクルオフ)非同調に分けて考えていきます(表6-13)(☞13章p.471参照).

□ 非同期については患者換気グラフィックで確認します(図6-31).

表6-13 非同調が起こる3つのタイミングと特徴

非同調	特徴
吸気トリガー	呼吸の始めに出現 ミストリガー, 無効トリガー ineffective triggering オートトリガー auto triggering
吸気立ち上がり〔リミット(ターゲット)〕フロー	人工呼吸器のフローが患者要求より不足または過剰
吸気終了・呼気転換(サイクルオフ)	人工呼吸器の吸気終了と患者のタイミングが合わない サイクルオフが早すぎる(早期終了premature cycling) サイクルオフが遅すぎる(終了遅延delayed cycling) ダブルトリガー double triggering

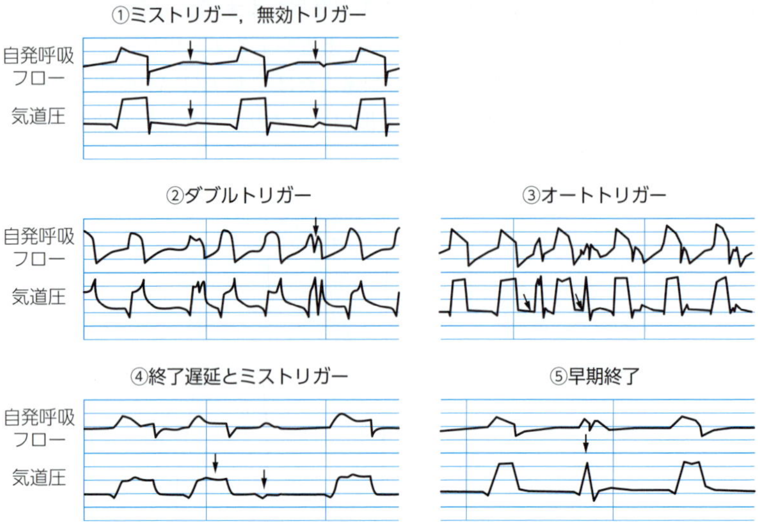

図6-31 非同期の特徴的な5つの波形(文献16，17より)

□ 非同調への対応は次のようになります.

① 吸気サイクル開始時—吸気トリガー非同調
- トリガー感度を調整する
- auto-PEEPがある場合，PEEPを上げて相殺する
- 非意図的リークを最小限にする(マスクフィッティングを確認する)
- 急性呼吸不全の原因疾患を治療する(例：喘息重積患者で気道抵抗・エアトラッピング改善目的で気管支拡張薬吸入，ステロイド投与など)

② 吸気立ち上がり時—吸気立ち上がり〔リミット(ターゲット)〕/フロー非同調
- 圧換気，量換気を患者に合わせて選択する
- 圧換気では吸気圧，量換気では1回換気量・吸気流速を調整する
- 立ち上がり時間・圧を調整する
- 非意図的リークを最小限にする(マスクフィッティングを確認する)
- 呼吸努力を減らす(例：アシドーシスを改善させ換気を抑える)

③ 吸気サイクル終了時—吸気終了・呼気転換(サイクルオフ)非同調
- 非意図的リークを最小限にする(マスクフィッティングを確認する)
- PSVによるフローサイクルから吸気時間を一定に保った時間サイクルによる

JCOPY 498-06694

PCVモードへ変更する
- フローサイクルの設定を変更する
- 吸気圧 P_{insp} ($\Delta P_{support}$) (=IPAP − EPAP) を調整する
- 急性呼吸不全の原因疾患を治療する(例: 喘息重積患者で気道抵抗・エアトラッピング改善目的で気管支拡張薬吸入, ステロイド投与など)

MEMO ICU専用人工呼吸器のNIVモードの設定パラメータ

□ NIV専用呼吸器ではトリガー, サイクルが自動制御になっていますが, ICU専用人工呼吸器でNIVモードを行う場合, 挿管・人工呼吸器でのモード同様に設定パラメータがあります.

□ 例としてHAMILTON C1/C6で使われるNIVモード(NIV-PSV)での実際の設定パラメータは次の通りです(図6-32).

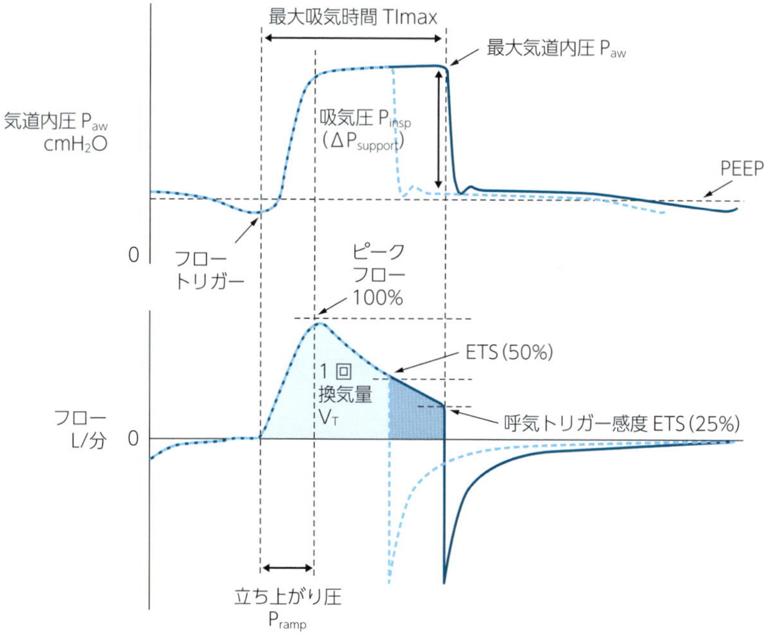

図6-32 ICU専用人工呼吸器でNIVモード(NIV-PSV)を行う際の設定パラメータ
(文献25より)

MEMO　NIVでの鎮静

□気道確保なしのNIVでは患者覚醒下・意識下の人工呼吸管理であり鎮痛・鎮静は基本的に使用しません.

□しかし不穏・非協力的でNIV継続不可能な場合，レミフェンタニル，デクスメデトミジン，少量プロポフォール，ケタミンを使用した鎮静(±鎮痛)により同調性と急性呼吸不全改善の報告があります(**2025年3月現在国内ではレミフェンタニルは挿管管理下の鎮痛・鎮静の適応のみ**).

□呼吸抑制がでない点ではデクスメデトミジン，ケタミンがあり，とくにCOPD急性増悪AECOPDでは気管支拡張作用も考慮しケタミンを使ってもよいでしょう.

①**レミフェンタニル：超短時間作用型鎮痛・鎮静薬**
・持続静注量：0.03～0.1μg/kg/時(投与量調整0.025μg/kg/時)
・作用発現：1～3分
・持続時間：3～10分

②**デクスメデトミジン：呼吸抑制がなく軽度鎮痛作用ももつ短時間作用型鎮静薬**
・持続静注量：0.2～0.7μg/kg/時(投与量調整0.1μg/kg/時)
・作用発現：15分
・持続時間：2時間

③**プロポフォール：少量ならば自発呼吸温存可能な鎮静薬，気管支拡張作用あり**
・持続静注量：0.3～1.0mg/kg/時(投与量調整0.1mg/kg/時)
・作用発現：1分以内
・持続時間：10～20分

④**ケタミン：自発呼吸温存可能な鎮痛・鎮静薬，気管支拡張作用あり**
・持続静注量：0.05～0.4mg/kg/時
・作用発現：30～40秒
・持続時間：2～3時間

Section 6 新たな選択肢としてのヘルメットNIV

① ヘルメットNIVの登場

- □ 国内のクリティカルケアでの非侵襲的人工呼吸器NIVはマスク型NIVであり，インターフェースは鼻口マスク（フルフェイス）と顔面マスク（トータルフェイス）が一般的です．
- □ マスク型NIVはCOPD急性増悪AECOPD（NIV-PSVモード）と急性心原性肺水腫ACPE（NIV-CPAPモード）の第1選択です．
- □ 2015年にFratらにより急性低酸素性呼吸不全AHRF（心疾患・呼吸器疾患の既往および代謝性アシドーシス・アルカローシスがない*De novo*呼吸不全），急性呼吸促迫症候群ARDSでは高流量鼻カニュラHFNCが有効であり，とくにPaO_2/F_IO_2比（P/F比）＜200mmHgではNIV，従来の酸素療法と比較し挿管率低下が示されています．
- □ 一方，マスク型NIVはP/F比＜200mmHgで挿管率・死亡率が高いことが示されており，ガイドラインでもAHRF，ARDSでのマスク型NIV使用は推奨されていません．
- □ ARDSに対するマスク型NIV使用のデメリットとして，① NIV使用による（安心感から）ARDS進行認識の遅れ，② 駆動圧Δを制御しても自発呼吸と同調する1回換気量V_T上昇（P/F比＜200mmHgのAHRFでV_T≧9.5mL/kgだとNIV失敗），強い呼吸努力・頻呼吸による自発呼吸誘発性肺傷害P-SILI増悪（☞16章p.574参照），③ 強い自発呼吸による経肺圧P_L（P_{tp}）上昇，肺内血管圧較差上昇での血管外漏出・血管透過性亢進・肺水腫増悪および横隔膜筋損傷myotraumaがあげられます．
- □ ARDSでのマスク型NIV失敗率は30〜50%であり，NIV失敗・挿管によりICU死亡率・入院死亡率が上昇します．
- □ 呼吸生理・病態生理の点からはAHRFに対するマスク型NIVのデメリットが目立ちますが，2016年のICUでの人工呼吸器疫学調査LUNG SAFEスタディでは，ARDS患者の15%でNIVが使用され，酸素化重症度分類（P/F比: 軽度200〜300，中等度100〜200，重症＜100mmHg）においてどの患者群でも均等にNIVが使用されている状況が報告されました．
- □ しかし重症ARDSでは挿管・人工呼吸器IMVよりNIVのほうが高いICU死亡率でした．
- □ マスク型NIVでは，① リークにより高い気道内圧が維持できないこと，② 吸気と圧サポート同調によるV_T上昇，③ NIV治療継続の患者の耐用性，④ 皮膚トラブルの問題から一時的なインターフェース脱着による気道内圧解除により，AHRF呼吸管理で重要な高い気道内圧・高PEEP継続ができません．

□ そのためマスク型NIVはP/F比<200mmHgの中等症から重症ARDSで治療失敗が多いと考えられました.

□ ヘルメットNIVではインターフェースとしてヘルメットを使用することで，挿管を回避するNIVメリットを生かしながら，① **患者頸部密着でのリーク減少での高いPEEP維持可能による肺不均一性の改善**，② **顔面の皮膚との密着がないため皮膚トラブル減少でのNIV継続の耐用性改善**，③ **吸気・呼気のヘルメットによる非同調性での高いV_T回避**などのメリットがあり，AHRFに対してヘルメットNIVが有効と考えられます.

□ 実際に2016年Patelらが単施設RCTスタディで83人のARDS患者にヘルメットNIVとマスク型NIVを比較し，ヘルメットNIVにより挿管率の低下と90日死亡率低下を報告し，さらに1年後の機能予後が改善しました(いわゆるPICS改善の初めての報告，クリティカルケアでの人工呼吸器管理における5つめのエビデンス)(MEMO p.176参照).

□ また2021年にGriecoらがCOVID-19による109人のARDSでヘルメットNIVとHFNCを比較した多施設RCTのHENIVOTスタディを行い，HFNCと比較して呼吸サポート期間では有意差はなかったものの挿管率低下が報告されました.

□ 一方，2022年にArabiらのHelmet-COVIDスタディでは320人の患者数でヘルメットNIVと他の呼吸ケアデバイス(酸素療法，マスク型NIV，HFNC)を比較し28日死亡率，挿管率，180日死亡率や機能予後に差がありませんでした.

□ コントロール群と差がでなかったHelmet-COVIDスタディと差がでた他の2つのスタディの違いは，用いられたヘルメットNIVの平均PEEP値の違いが指摘されています.

- Patelらの報告：ヘルメットNIV PEEP 8cmH_2O vs マスク型NIV 5cmH_2O
- HENIVOTスタディ：ヘルメットNIV PEEP 12cmH_2O vs HFNC
- Helmet-COVIDスタディ：ヘルメットNIV-PSVとコントロール群でPEEP 10cmH_2O

□ この3つのスタディよりAHRFへの呼吸ケアデバイスとして少なくともヘルメットNIVはHFNCと同等の効果があると考えられています(表6-14).

表6-14 ヘルメットNIVによるRCTスタディ

	Patelら(2016)	HENIVOT(2021)	Helmet-COVID (2022)
患者群	非COVID-19	COVID-19	COVID-19
患者数	83人，有効性あり早期終了	109人	320人
コントロール群	マスク型NIV	HFNC	他の非侵襲的呼吸サポート(最初の96時間では82%マスク型NIV)
介入前呼吸サポート	マスク型NIV最低8時間	F_IO_2 24〜60%でベンチュリーマスク酸素投与	酸素療法，HFNC，マスク型NIV
胸部X線所見	両群とも両肺野浸潤影100%	全患者で両肺野浸潤影，ベルリン定義満たす	両群とも肺野1/4浸潤影4つ(IQR3-4)
主要アウトカム	気管挿管	呼吸サポート期間	28日死亡率
NIVデバイス	ICU専用人工呼吸器2本回路 vs NIV1本回路	ICU専用人工呼吸器2本回路	両群ともICU専用人工呼吸器2本回路
介入前治療時間(平均，四分位範囲IQR)	介入前NIV治療10.3時間(8.3〜13.4) vs 13時間(8〜19.7)	介入前ICU入室1時間(0〜3) vs 1時間(0〜2)	両群とも介入前ICU入室2日(1〜2)
PaO_2/F_IO_2比(平均，IQR)	144(90〜223) vs 118(93〜170)	105(83〜125) vs 102(80〜124)	73(60〜93) vs 76(61〜111)
PEEP(cmH_2O)(平均，IQR)	8(5〜10) vs 5(5〜8)	12(10-12) vs HFNC	10(10-10) vs 10(8〜10)
ヘルメットNIV-PSV持続時間(平均，IQR)	19.8時間(8.4〜45.6)	開始48時間持続ヘルメットないし挿管まで91%	43時間(19.5〜70.5)
覚醒下腹臥位療法	−	0人(0%) vs 32人(60%)	42人(26.4%) vs 49人(30.4%)
鎮静・鎮痛薬	−	20人(37%) vs 10人(18%)	69人(43.4%) vs 41人(25.5%)
主要な結果	挿管減少(61.5% vs 18.2%)，90日死亡死亡率低下(34.1% vs 56.4%)	28日人工呼吸器離脱期間差なし(20日，IQR0-25 vs 18日，IQR0-22)	28日死亡率差なし(27% vs 26.1%)，挿管差なし(47.2% vs 50.3%)

(文献28より)

② ヘルメットインターフェースのメリット

- ヘルメットの生理的効果として，頸部に密着しリークが減少するため高PEEP管理が可能となります．
- マスク型NIVでは高PEEPによるリーク，リークによる非同調性と顔面皮膚トラブルによる耐用性低下からNIV継続困難・適宜脱着が必要となりますが，ヘルメットではマスク型NIVと異なり顔面皮膚の接触がないため皮膚トラブル回避による耐用性向上があり，高PEEP継続による肺野不均一性の改善，吸気・呼気の非同調による過剰な自発呼吸努力抑制によってP-SILIを予防する可能性があります(図6-35参照).

③ ヘルメットNIVのモード:ヘルメットCPAP(NIV-CPAP)とヘルメットPSV(NIV-PSV)

□ ヘルメットNIVはマスク型NIVと同様NIV-CPAPとNIV-PSVの2つのモードがあります.

□ それぞれのモードで回路構成が異なり，とくにヘルメットCPAPでは① 流量計付き酸素ブレンダー，② ベンチュリーシステム，③ 高流量鼻カニュラHFNC使用可能なICU専用人工呼吸器を用います．一方，ヘルメットNIV(NIV-PSV)ではICU専用人工呼吸器を用います.

□ **ヘルメットCPAPモードについて，(HFNCモードがない)ICU専用人工呼吸器を用いると流量フローが不十分でありヘルメット内呼気CO_2ガス排出困難・CO_2再呼吸リスクがあるため決して使ってはいけません.**

ヘルメットCPAP回路構成(図6-33)

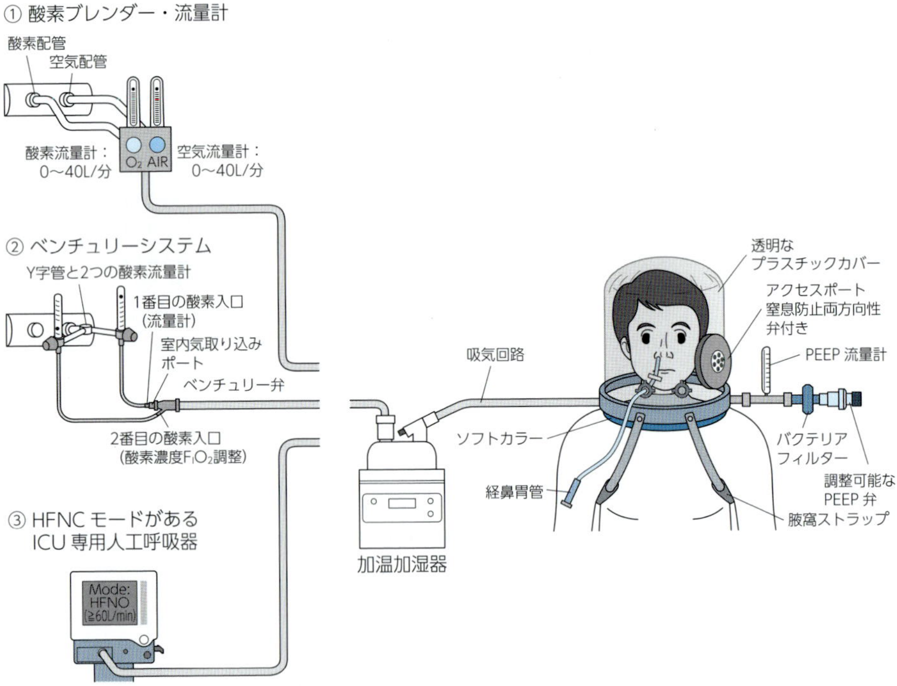

図6-33 ヘルメットCPAP回路構成

□ヘルメットCPAPでは吸気ポートに加温加湿器を介して，① 新鮮ガス送気のための酸素ブレンダー・流量計，② ベンチュリーシステム，③ HFNCモードがあるICU専用人工呼吸器を接続し，CO_2再呼吸予防で最低30～50L/分以上の流量フローを確保します．

□呼気ポートにPEEP流量計・バクテリアフィルター・PEEP弁を装着し，酸素濃度F_IO_2が60%以下となるようにPEEPを徐々に上げていきます．

ヘルメットPSV回路構成（図6-34）

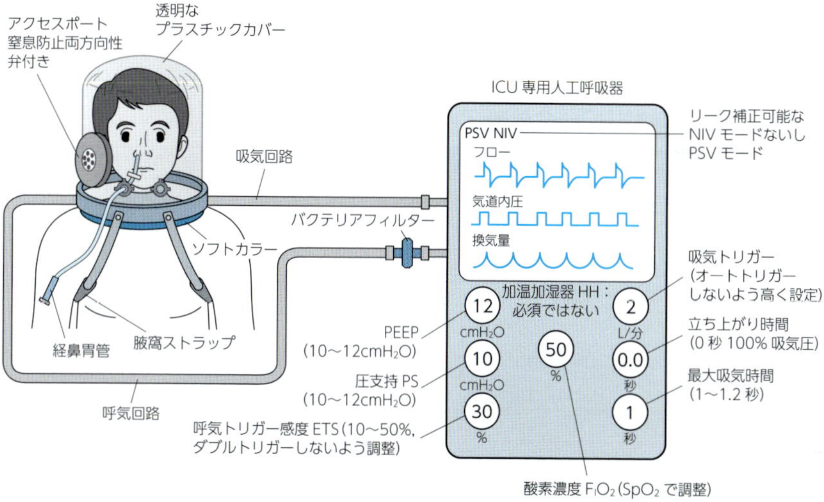

図6-34 ヘルメットPSV回路構成

□ヘルメットPSV回路では吸気・呼気ポートに人工呼吸器2本回路をそれぞれ接続します（Yチューブを吸気ポートのみに接続し使用する場合，人工呼吸器の圧換気効率低下，非同調性，CO_2再呼吸リスクから推奨されません）．

□PEEPを10～15cmH_2Oと高く設定することでインターフェースのコンプライアンスが低下するため，吸気時圧サポートが有効に患者換気に作用します．また高いPEEPでソフトカラーが患者の肩に密着しリークが減少します．

□圧支持PS 8cmH_2Oで開始し，患者呼吸数・呼吸補助筋使用の呼吸パターンの改善をモニタリングしながら2～3分ごとに2～3cmH_2Oずつ上げ，10～14cmH_2Oで設定します．高い圧支持PSに設定することでCO_2再呼吸が減少します．

□吸気立ち上がりを可能な限り短縮し最速にすることで呼吸筋の過小サポートが起こらないようにします（図6-34では立ち上がり時間0秒としている）．

□吸気トリガーはミストリガーを予防するため最小ではじめ，PS上昇とともに最終的にはオートトリガーしないよう高く設定します(フロートリガー 2L/分).

□ 呼気トリガー感度ETS(吸気ターミネーションクライテリア，サイクルオフ設定)はデフォルト25%で開始し非同調性に応じて適宜調整します．また最大吸気時間は1〜1.2秒で設定します.

□ 酸素濃度F_IO_2が60%以下となるようにPEEPを徐々に上げていきます.

□ 厳密なモニタリングとはいえませんが，ヘルメット内容量が全体の約50〜75%となるため，1回換気量V_T 1,000〜1,500mL，CO_2再呼吸予防と洗い出し目的で呼気分時換気量$\dot{V}_E$>25L/分となるように設定します.

□ ヘルメットNIVでのヘルメットCPAP，ヘルメットPSV設定をまとめると表6-15のようになります.

表6-15 急性低酸素性呼吸不全AHRFでのヘルメットNIVの設定(文献26より)

呼吸器設定	ヘルメットPSV(NIV-PSV)	ヘルメットCPAP(NIV-CPAP)
呼吸器回路	吸気・呼気2本回路と呼気ポートにバクテリアフィルター付きのICU専用人工呼吸器	呼気ポートにバクテリアフィルターとPEEP弁付きの高流量計(① 流量計付き酸素ブレンダー，② ベンチュリーシステム，③ 高流量鼻カニュラHFNCモード可能なICU専用人工呼吸器)
PEEP	10〜15cmH_2O	10〜15cmH_2O
圧支持PS	10〜14cmH_2O	−
ガス流量フロー	−	50〜60L/分
酸素濃度F_IO_2	SpO_2 92〜98%で調整	SpO_2 92〜98%で調整
吸気立ち上がり	0秒(最速100%立ち上がりを選択)	−
吸気流量トリガー	フロー 2L/分，圧2cmH_2O	−
吸気終了・呼気転換	最大吸気流量フロー 10〜50%	−
最大吸気時間	1.2秒	−
吸気ガス状態	分時換気量<35L/分なら加温加湿不要	加温加湿器必要(34℃または37℃)

MEMO ヘルメットNIV(NIV-PSVモード)での非同調によるメリット

□ マスク型NIVと比べて，ヘルメットNIVではトリガー遅延(0.1〜0.5秒)とインターフェース拡張に吸気圧が一部使われるため緩徐に吸気圧がかかり，また吸気から呼気へのサイクルオフも緩徐で遅延するため設定PEEPよりも平均呼気圧が高くなります.

□ ヘルメットNIVでは吸気・呼気で非同調が起こりますが，インターフェースが大きなリザーバーとなるため自発呼吸可能であり不快感につながりません.

□ また吸気時の患者・人工呼吸器非同調により経肺圧上昇を起こりにくいと考えられます(図6-35).

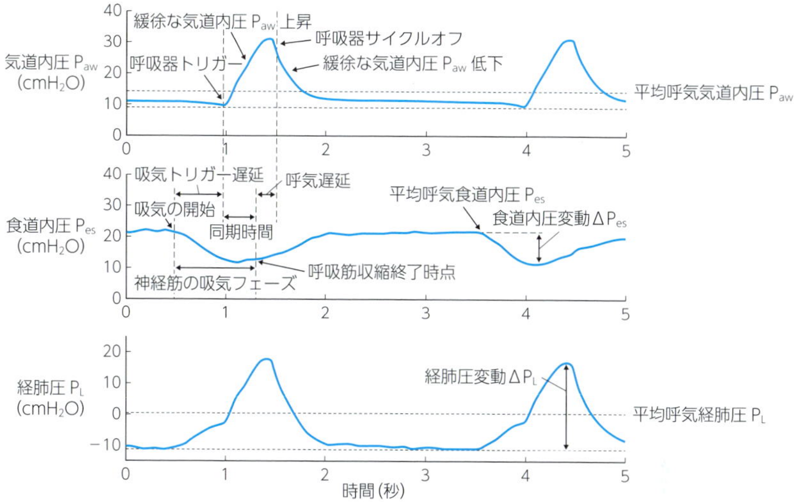

図6-35 ヘルメットNIV(NIV-PSV)での肺メカニクス(文献26より)

ヘルメットNIVの肺メカニクスとして，ヘルメットインターフェースのコンプライアンスが高いため非同調がよく起こり，吸気・呼気トリガー遅延，気道内圧の緩徐な上昇と低下のため，平均呼気気道内圧はPEEPよりも高く，平均呼気経肺圧は呼気終末経肺圧よりも高くなる．
インターフェースの高いコンプライアンスによりトリガーが大幅に遅延し，吸気努力と呼吸器補助タイミングがずれることで吸気中の経肺圧の過度の上昇が予防でき，この非同期が肺保護になると考えられている．

Section 7 急性低酸素性呼吸不全での非侵襲的呼吸サポートの選択・継続失敗モニタリング

□ 急性低酸素性呼吸不全AHRF・急性呼吸促迫症候群ARDSに対して非侵襲的呼吸サポート(高流量鼻カニュラHFNC，非侵襲的人工呼吸器NIV〔デバイス(マスク型・ヘルメット)，モード(NIV-CPAP・NIV-PSV)〕を用いる場合，

① 酸素化重症度〔PaO_2/F_IO_2比(P/F比)〕，自発呼吸努力(食道内圧変動ΔP_{es}，$PaCO_2$値)など呼吸生理・病態生理による呼吸ケアデバイスとモード選択
② 非侵襲的呼吸サポートデバイス継続失敗の早期判断

の2点に注意して呼吸管理を行います(図6-36)．

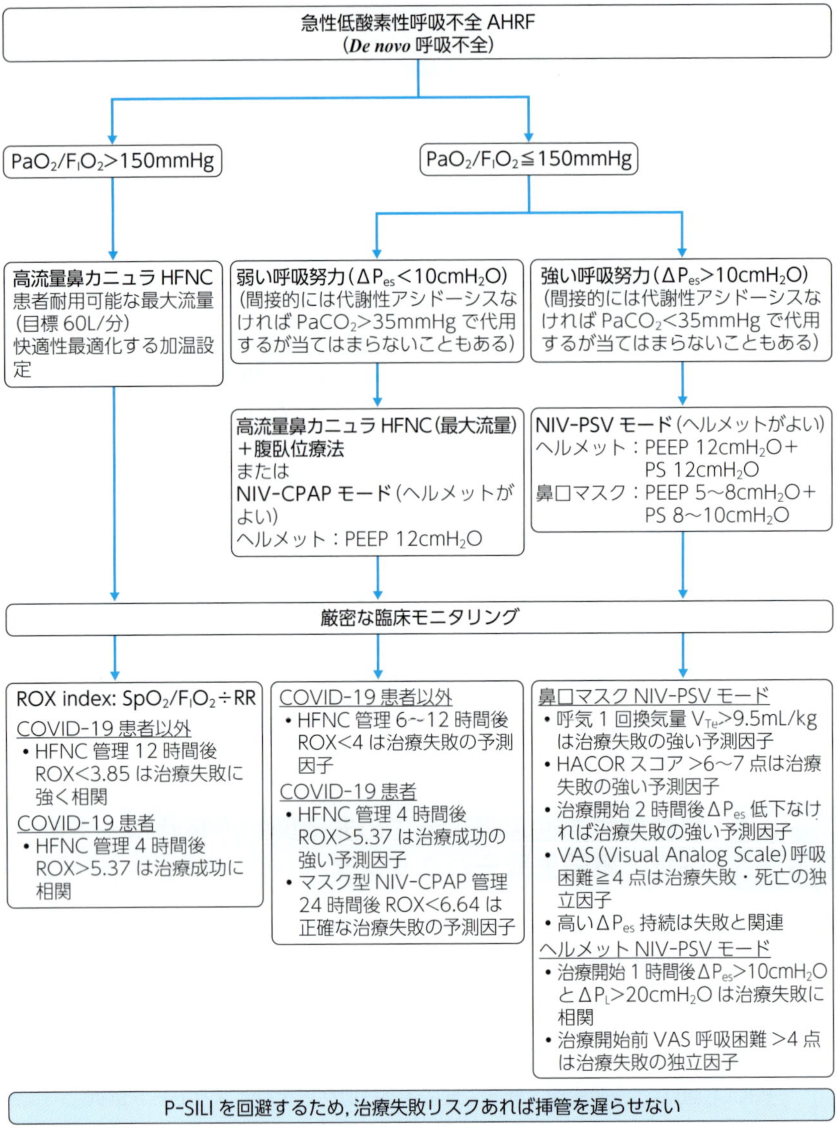

図6-36 ***De novo*** **呼吸不全(心疾患・呼吸器疾患なし,代謝性アシドーシス・アルカローシスなし)での非侵襲的呼吸サポートによる初期治療とモニタリング**(文献 29 より)

呼吸生理・病態生理による呼吸ケアデバイスとモード選択

□ 急性低酸素性呼吸不全AHRF（心疾患・呼吸器疾患の既往および代謝性アシドーシス・アルカローシスがない*De novo*呼吸不全）の特徴は酸素化能低下と強い自発呼吸努力が特徴であり，非侵襲的呼吸サポートデバイス・モード選択として① 酸素化重症度と② 自発呼吸努力の程度に応じた選択が考えられています．

① 酸素化重症度

- P/F比≧150mmHg→HFNCが第1選択
- P/F比＜150mmHg→HFNCまたはヘルメットNIV・ヘルメットCPAP（マスク型NIVは低い有効性）

② 自発呼吸努力（食道内圧変動ΔP_{es}，$PaCO_2$値（食道内圧測定不可の場合の代用）

- 強い自発呼吸努力〔ΔP_{es}≧10，$PaCO_2$＜35（代謝性アシドーシスなし）〕→ヘルメットNIV（NIV-PSV）が第1選択〔またはマスク型NIV（NIV-PSV）〕
- 強くない自発呼吸努力〔ΔP_{es}＜10，$PaCO_2$＞35（代謝性アシドーシスなし）〕→HFNC＋腹臥位，またはヘルメットCPAP（NIV-CPAP）

非侵襲的呼吸サポートデバイス継続失敗の早期判断

□ 非侵襲的呼吸サポートデバイスによる呼吸管理で，① ガス交換（PaO_2，pH，$PaCO_2$）改善なし，② 強い呼吸努力の持続，③ 呼吸仕事量増加（頻呼吸，呼吸困難）改善なしの場合は挿管・人工呼吸器管理への移行とP-SILI高リスクであることを示します．

□ 客観的な呼吸努力モニタリングとして食道内圧バルーンカテーテル挿入による食道内圧P_{es}の呼吸変動ΔP_{es}があります．

□ 食道内圧呼吸変動幅ΔP_{es}＞10cmH_2Oは強い呼吸努力を示します．とくにマスク型NIVでは1回換気量V_T＞9.5mL/kg PBWとΔP_{es}＞10cmH_2OはNIV継続失敗を示唆します．

□ また，HFNCおよびマスク型NIV-CPAPではROX index，マスク型NIV-PSVではHACORスコアを用いて継続成功・失敗リスク評価を行います（図6-36）．

ポイント！

- 非侵襲的呼吸サポート継続失敗モニタリングには① ガス交換，呼吸促迫，呼吸仕事量，② 食道内圧，③ ROX index，HACORスコアで評価し挿管遅延とならないように注意する

ケースの解説

Case1

- 慢性心不全急性増悪による急性心原性肺水腫ACPEでNIV適応ありと考えICU専用人工呼吸器を用いてNIV導入しています．機種によって用語が異なりますがHAMILTON C6ではNIVモードで吸気圧P_{insp} 0，PEEP 5とすることでNIV-CPAPモードになります．
- ACPEでは，① CPAP 10cmH_2O，F_IO_2 1.0で開始し，SpO_2，血液ガス分析，呼吸困難感をモニタリングしながら設定を下げていく方法，② CPAP 5cmH_2O，F_IO_2 0.5で開始し徐々に設定を上げていく方法があります．
- またCPAPで高二酸化炭素血症，呼吸困難感が改善しない場合は血管拡張薬，利尿薬による治療を継続しながらNIV-CPAP→NIV-PSVモードに変更し換気サポートも考慮します．
- 効果判定としては，① 治療開始1〜2時間で$PaO_2/F_IO_2>200$，② 呼吸数が6時間以内に20回/分以下，③ 頻脈が6時間以内に改善などを指標とします．
- とくに頻脈の改善が心原性肺水腫へのNIV成功のパラメータになることが示されており，NIV装着後のバイタルサインーとくに心拍数に注意することが重要です．またHACORスコアも参考にします．

Case2

- 呼吸性アシドーシスを伴うCOPD急性増悪AECOPDでNIV導入を行いS/Tモード(NIV-PSV)で改善がみられました．
- しかしNIV開始後1〜2時間で，呼吸性アシドーシス進行，酸素化不良，意識レベル悪化・不穏出現や気道分泌物多く去痰・排痰不可能な場合，挿管・人工呼吸器管理へ速やかに移行すべきです．NIV適応ケースではいかに迅速に導入できるかが治療効果を決めることを意識する必要があります．

Case3

- 喘息重積でNIV管理し非同調がみられた場合，常にauto-PEEPを考える必要があります．
- NIVから遅れて吸気動作があることからミストリガーがあり，ここではauto-PEEPの存在が考えられます．EPAPを増やすことでauto-PEEPを相殺し，またauto-PEEP改善を目的として気管支拡張薬吸入で喘息自体の治療を行っています．

Case4

□ NIV継続後期の失敗ケースであり，睡眠不足によると思われる昼夜逆転・夜間せん妄が起こり，NIV失敗と感染症(肺炎)合併を起こしています．予防としてNIV導入早期から，せん妄を起こさないよう昼夜の覚醒・睡眠リズムをNIV使用例では重視する必要があります．

＊この章でのポイント＊

☑ NIV適応とNIV導入を理解する．
☑ NIV専用呼吸器，ICU人工呼吸器での意図的リークを含む回路構成の違いとモードの違いを理解する．
☑ NIVの最もよい適応であるCOPD急性増悪，心原性肺水腫での使い方を理解する．
☑ NIV管理中のモニタリングとNIV失敗リスクおよびHACORスコアを理解する．
☑ NIV合併症，NIV失敗の原因，非同調性への対応を理解する．
☑ ヘルメットNIVが急性低酸素性呼吸不全への新しい治療オプションになることを理解する．

For Further Readings：さらに理解を深めるために

1. Kacmarek RM. The mechanical ventilator: past, present, and future. Respir Care. 2011; 56: 1170-80.
2. Hess DR. The evidence is in: noninvasive ventilation saves lives. Crit Care Med. 2015; 43: 927-8.
3. Nava S, Hill N. Non-invasive ventilation in acute respiratory failure. Lancet. 2009; 374: 250.
4. Bello G, Maddalena AI, Giammatteo V, et al. Noninvasive options. Crit Care Clin. 2018; 34: 395-412.
5. Bello G, De Pascale G, Antonelli M. Noninvasive ventilation: practical advice. Curr Opin Crit Care. 2013; 19: 1-8.
6. Davidson AC, Banham S, Elliott M, et al. BTS/ICS guideline for the ventilatory management of acute hypercapnic respiratory failure in adults. Thorax. 2016; 71 Suppl 2: ii1-35.
7. Munshi L, Mancebo J, Brochard LJ. Noninvasive respiratory support for adults with acute respiratory failure. N Engl J Med. 2022; 387: 1688-98.
8. Rochwerg B, Brochard L, Elliott MW, et al. Official ERS/ATS clinical practice guidelines: noninvasive ventilation for acute respiratory failure. Eur Respir J. 2017; 50:

1602426.
9. Hess DR. Noninvasive ventilation for acute respiratory failure. Respir Care. 2013; 58: 950–72.
10. MacIntyre NR. Physiologic effects of noninvasive ventilation. Respir Care. 2019; 64: 617–28.
11. Gay PC. Complications of noninvasive ventilation in acute care. Respir Care. 2009; 54: 246.
12. Ozyilmaz E, Ugurlu AO, Nava S. Timing of noninvasive ventilation failure: causes, risk factors, and potential remedies. BMC Pulm Med. 2014; 14: 19.
13. Duan J, Han X, Bai L, et al. Assessment of heart rate, acidosis, consciousness, oxygenation, and respiratory rate to predict noninvasive ventilation failure in hypoxemic patients. Intensive Care Med. 2017; 43: 192–9.
14. Duan J, Chen L, Liu X, et al. An updated HACOR score for predicting the failure of noninvasive ventilation: a multicenter prospective observational study. Crit Care. 2022; 26: 196.
15. Rialp Cervera G, del Castillo Blanco, A, Perez Aizcorreta O, et al. Noninvasive mechanical ventilation in chronic obstructive pulmonary disease and in acute cardiogenic pulmonary edema. Med Intensiva. 2014; 38: 111.
16. Vignaux L, Vargas F, Roeseler J, et al. Patient–ventilator asynchrony during non-invasive ventilation for acute respiratory failure: a multicenter study. Intensive Care Med. 2009; 35: 840–6.
17. Hess DR. Patient–ventilator interaction during noninvasive ventilation. Respir Care. 2011; 56: 153.
18. American Association for Respiratory Care; Restrepo RD, Walsh BK. Humidification during invasive and noninvasive mechanical ventilation: 2012. Respir Care. 2012; 57: 782–8.
19. Carteaux G, Millán-Guilarte T, De Prost N, et al. Failure of noninvasive ventilation for de novo acute hypoxemic respiratory failure: Role of tidal volume. Crit Care Med. 2016; 44: 282–90.
20. Hill NS, Spoletini G, Schumaker G, et al. Noninvasive ventilatory support for acute hypercapnic respiratory failure. Respir Care. 2019; 64: 647–57.
21. Patel BK, Wolfe KS, Pohlman AS, et al. Effect of noninvasive ventilation delivered by helmet vs face mask on the rate of endotracheal intubation in patients with acute respiratory distress syndrome: a randomized clinical trial. JAMA. 2016; 315: 2435–41.
22. Grieco DL, Menga LS, Cesarano M, et al; COVID-ICU Gemelli Study Group. Effect of helmet noninvasive ventilation vs high-flow nasal oxygen on days free of respiratory support in patients with COVID-19 and moderate to severe hypoxemic respiratory failure: The HENIVOT randomized clinical trial. JAMA. 2021; 325: 1731–43.
23. Coppadoro A, Zago E, Pavan F, et al. The use of head helmets to deliver noninvasive ventilatory support: a comprehensive review of technical aspects and clinical findings. Crit Care. 2021; 25: 327.
24. Grieco DL, Maggiore SM, Roca O, et al. Non-invasive ventilatory support and high-flow

nasal oxygen as first-line treatment of acute hypoxemic respiratory failure and ARDS. Intensive Care Med. 2021; 47: 851-66.
25. NIV. The basics of noninvasive positive pressure ventilation. Hamilton Medical社資料.
26. Cesarano M, Grieco DL, Michi T, et al. Helmet noninvasive support for acute hypoxemic respiratory failure: rationale, mechanism of action and bedside application. Ann Intensive Care. 2022; 12: 94.
27. Grassi A, Bellani G. Using the helmet. Intensive Care Med. 2024; 50: 1520-2.
28. Arabi YM, Patel BK, Antonelli M. Helmet trials: resolving the puzzle. Intensive Care Med. 2023; 49: 458-61.
29. Grieco DL, Munshi L, Piquilloud L. Personalized noninvasive respiratory support for acute hypoxemic respiratory failure. Intensive Care Med. 2023; 49: 840-3.

Chapter 7

各論③：挿管・人工呼吸器(侵襲的人工呼吸器)IMVとモード

ケース

Case1

- □ ADL自立した45歳男性．急性薬物中毒，意識障害でER来院．酸素10L/分で酸素飽和度SpO_2 95%，BP 140/60，HR 80，BT 35.5℃，RR 12/分，GCS：E1V1M3，いびき様呼吸．
- □ 舌根沈下による気道確保目的で気管挿管，人工呼吸器管理の方針．身長170cm，体重80kg(予想体重PBW 66kg)．
- □ 量補助調節換気VACV—矩形波，1回換気量V_T 530mL，吸気時間T_{insp} 1.5秒，呼吸回数f 15，酸素濃度F_IO_2 0.21，PEEP 5cmH_2Oの設定でピーク圧P_{peak} 20cmH_2O，プラトー圧P_{plat} 12cmH_2O，pH 7.42，PaO_2 90mmHg，$PaCO_2$ 38mmHg．

Case2

- □ 70歳男性．糖尿病，高血圧，慢性心不全の既往．5日前から徐々に労作時呼吸苦，下腿浮腫増悪，呼吸困難でER救急搬送．162cm，70kg(PBW 59kg)．SpO_2 88%(RM 15L/分)，BP 210/145，HR 120整，BT 35.8℃，RR 25～30/分．
- □ 胸部両肺野ラ音，喘鳴著明．心音はギャロップリズム．四肢は浮腫および冷汗あり．胸部X線で両肺野バタフライシャドーの所見．
- □ 急性心原性肺水腫ACPEで血管拡張薬ニトログリセリン持続静注，利尿薬フロセミド静注，NIVでCPAP 10，F_IO_2 1.0開始したが不穏強く，鎮痛・呼吸困難改善でモルヒネ静注，鎮静でプロポフォール使用し挿管・人工呼吸器管理となった．
- □ 圧補助調節換気PACV—吸気圧P_{insp} 15，T_{insp} 1.2，f 15，F_IO_2 1.0，PEEP 10の設定でP_{peak} 25，V_T 480，pH 7.38，PaO_2 280，$PaCO_2$ 38であり，F_IO_2 0.3⬇とした．

Case3

- □ 肺気腫/COPD，重喫煙歴の75歳女性．150cm，40kg(PBW 43kg)．

□ 4日前からの発熱，呼吸苦増悪，喀痰増加でER救急搬送．肺炎による敗血症，COPD急性増悪AECOPD・CO_2ナルコーシスの診断．

□ 循環・呼吸不全，意識レベル低下のため気管挿管・人工呼吸器管理となりICU入室．

□ 気管支拡張薬β_2刺激薬サルブタモール・抗コリン薬イプラトロピウム吸入，抗菌薬セフトリアキソン，ステロイド・ヒドロコルチゾン100mg静注し50mg 6時間ごと投与．

□ 量補助調節換気VACV—矩形波V_T 300，T_{insp} 1.2，f 12，F_IO_2 1.0，PEEP 5の設定で，P_{peak} 50，P_{plat} 18，pH 7.28，PaO_2 350，$PaCO_2$ 55であり，高二酸化炭素血症許容permissive hypercapniaとしF_IO_2 0.25⬇にした．

Case4

□ 高血圧，重喫煙歴の65歳男性．178cm，75kg(PBW 73kg)．

□ 右上葉肺炎，急性呼吸不全にて入院加療．2病日に高流量鼻カニュラHFNC 50L/分，80%でSpO_2 70%と低酸素血症，胸部X線で上両肺野透過性低下進行．重症肺炎による敗血症性ショック，急性呼吸促迫症候群ARDSの診断で気管挿管・人工呼吸管理となりICU入室．

□ 同期式間欠的強制換気SIMV＋PSV—漸減波，V_T 900，T_{insp} 1.5，f 10，圧支持PS 10，F_IO_2 0.8，PEEP 5の設定でP_{peak} 60，P_{plat} 40，PaO_2 120，pH 7.45，$PaCO_2$ 35．

□ 集中治療医に肺保護換気コンサルトあり患者診察しフェンタニル・ミダゾラムで鎮痛・鎮静を行い，VACV—漸減波，V_T 440，T_{insp} 1.0，f 20，F_IO_2 1.0，PEEP 10に変更しP_{peak} 40，P_{plat} 28，PaO_2 120，pH 7.32，$PaCO_2$ 48であり，高二酸化炭素血症許容permissive hypercapniaとしF_IO_2 0.8⬇にした．

Section 1 気管挿管による人工呼吸器管理の適応

□ 挿管・人工呼吸器IMVは4つの呼吸ケアデバイスの中で，① **高濃度酸素投与**，② **(適切な設定のもとで)呼吸仕事量の低減**，③ **(確実な)CPAP効果による機能的残気量FRC改善**，④ **(確実な)圧サポートによる換気補助**，⑤ **確実な気道確保**の全てが可能です．

□ ①～⑤の呼吸ケアとしての優れた機能がある反面，IMVには気管挿管と不適切な設定での人工呼吸器管理に伴う様々な合併症(人工呼吸器関連肺炎VAP・病院内感染症，過剰な鎮静による神経筋障害・ICU-AW，せん妄など)があります(☞16章参照).

□ また① ～④ については高流量鼻カニュラHFNCや非侵襲的人工呼吸器NIV(ヘルメットNIVも含む)でも十分可能となっており，IMVの絶対適応は呼吸停止，心停止および意識障害による気道確保の場合となっています.

□ そのため，① 確実な気道確保と② (適切な鎮痛・鎮静を行った上で)呼吸仕事量を減少させ循環不全・ショックでの末梢組織での酸素化を優先させる蘇生期の循環管理がIMVの重要な適応となります.

挿管・人工呼吸器IMVの適応

① 急性および慢性呼吸不全急性増悪(COPD急性増悪AECOPD，間質性肺炎)による換気不全

□ とくにpH 7.20以下で意識レベルが悪い(CO_2ナルコーシスのみによる意識障害は除く)，無呼吸・呼吸停止ではNIVでねばらない

② 急性低酸素血症性呼吸不全，AHRF重症急性呼吸促迫症候群ARDS

□ PaO_2/F_IO_2比＜100の重症ARDSでHFNC, NIVで早期の改善が得られない場合，無呼吸・呼吸停止，ショック・全身状態不良ではIMVが適切

③ 上気道狭窄・閉塞(喉頭蓋炎，顔面外傷)，咳嗽反射消失(脳幹梗塞，急性薬物中毒)などでの気道保護困難

□ 気道狭窄・閉塞の頻度は少ないがIMVの絶対適応であり，大量誤嚥・窒息高リスクでは気道保護目的でIMVが適切

④ 呼吸仕事量の減少

□ 4つの呼吸ケアデバイスでIMVは唯一自発呼吸消失・抑制下で使用可能であり，とくにクリティカルケアの重症患者で循環不全・ショックの蘇生期では，IMVにより呼吸仕事量を減らし末梢組織の酸素化を優先させることが適切

Section 2 人工呼吸器構成と呼吸運動式equation of motion

□ 現在の人工呼吸器はセンサーにより圧と流量を計測し数字やグラフィックとしてモニターすることでアラームを発し，またマイクロプロセッサにより**① 吸気弁で患者への流量，圧，酸素濃度を調整し，② 吸気時に呼気弁を閉じ呼気時に吸気弁を閉じ呼気弁でPEEPを調整する**仕組みになっています(図7-1，図7-2).

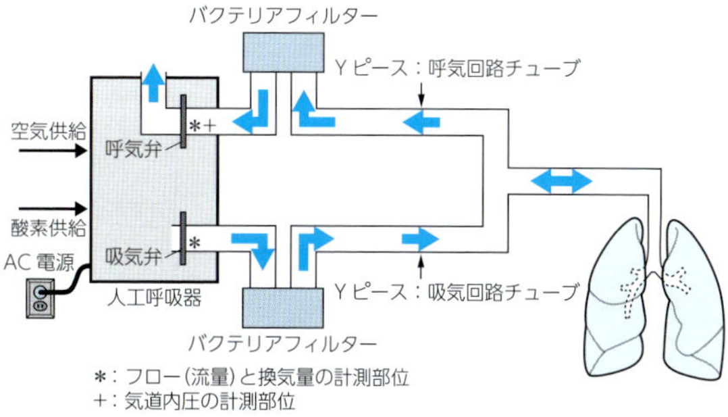

図7-1 一般的な人工呼吸器回路

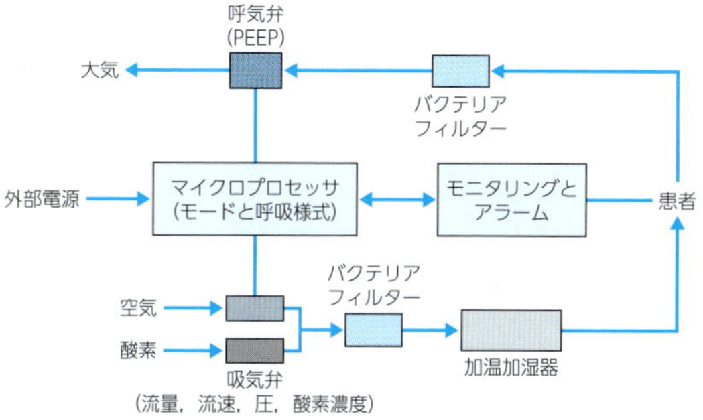

図7-2 一般的な人工呼吸器回路の構成

- □ 呼吸生理での人工呼吸器気道内圧を**呼吸の運動式equation of motion**から理解することが大切です(図7-3).
- □ 人工呼吸器の圧/流量によって肺が拡張する際に，① **肺と胸壁の弾性成分**，② **気道粘性抵抗**と③ **呼吸器慣性抵抗inertance**，④ **肺組織抵抗**の4つの影響を受けます．しかし③，④はごくわずかのため無視できます.
- □ そのため気道内圧は① 吸気開始圧(大気圧またはPEEP)，② 気道粘性抵抗にかかる圧と③ 肺・胸壁の弾性成分にかかる圧の和で求められます(☞3章p.88参照)

・人工呼吸器の気道内圧 P_{aw}

$$= P_0 + \underline{R_{aw}(\text{気道抵抗}) \times \dot{V}(\text{流速})} + \underline{V_T(\text{1回換気量})/C_{rs}(\text{コンプライアンス})}$$

↑ ① **吸気開始圧**　↑ ② **気道粘性抵抗にかかる圧**　↑ ③ **肺・胸壁の弾性成分にかかる圧**

※ P_{aw}：気道内圧，P_0：吸気開始時の気道内圧(大気圧またはPEEP)，$\dot{V}$：流速(フロー)，R_{aw}：流速に対する気道抵抗，V_T：1回換気量，C_{rs}：呼吸器系のコンプライアンス

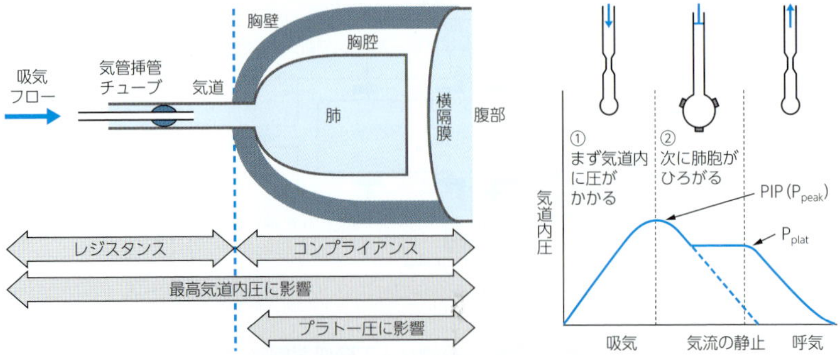

図7-3 呼吸の運動式equation of motionを理解する

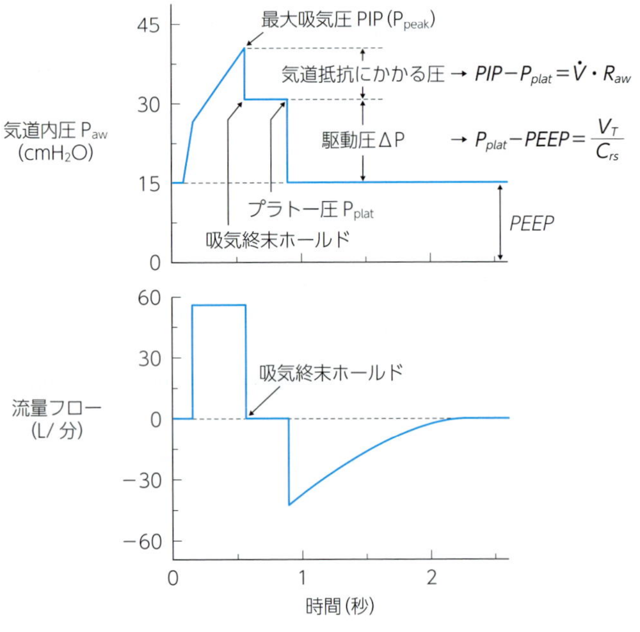

図7-4 矩形波量補助調節換気VACVでのフロー・時間と圧・時間曲線(文献1より)

呼吸の運動式equation of motionを意識し，吸気終末ホールドでプラトー圧P_{plat}，駆動圧ΔPを測定．

□ 矩形波量補助調節換気VACVで吸気終了時点での吸気圧が最大吸気圧PIP(P_{peak})となり，続けて吸気終末に吸気終末ホールド(0.5〜2秒)を行うと若干低下し平衡に達します．このときの圧をプラトー圧P_{plat}といいます(図7-4)．

□ P_{plat}では流量フローがないため気道抵抗を無視でき，① 気道粘性抵抗にかかる圧と② 肺・胸壁の弾性成分にかかる圧を切り離して考えることができます．

- 呼吸器系コンプライアンス $C_{rs}=\frac{V_T}{P_{plat}-PEEP}$ （正常60〜80mL/cmH_2O）
- 気道抵抗 $R_{aw}=\frac{P_{peak}-P_{plat}}{\dot{V}}$ （正常＜10cmH_2O/L）

□ 最大吸気圧PIP上昇は肺メカニクスの異常を示し吸気終末ホールドを行って，① **気道抵抗の異常（PIP－P_{plat}⬆）**か② **肺コンプライアンスの異常（P_{plat}⬆）**のどちらかを判断し原因を検索します（図7-5，表7-1）．

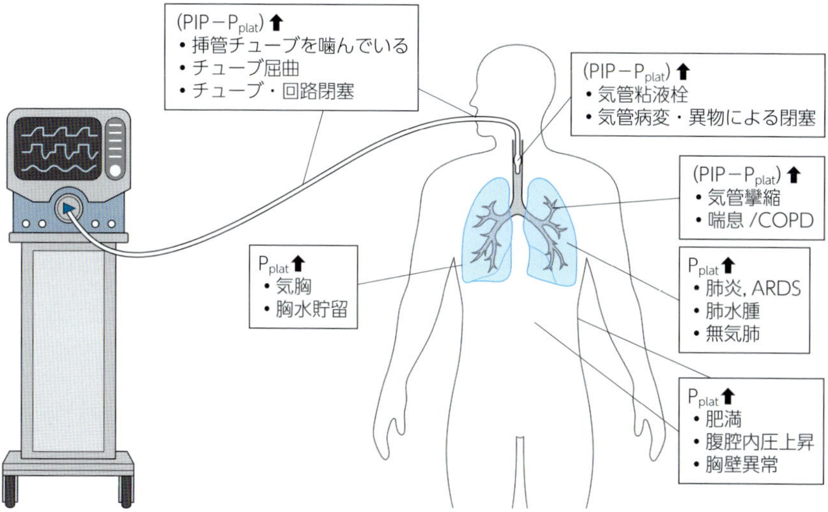

図7-5 気道抵抗上昇と肺コンプライアンス低下による肺メカニクスの異常（文献22より）

表7-1 最大吸気圧PIP上昇での肺メカニクス異常の原因

ピーク圧−プラトー圧上昇（PIP－P_{plat}）⬆	プラトー圧上昇 P_{plat}⬆
人工呼吸器回路・チューブ抵抗上昇 ・チューブ・呼吸器回路屈曲 ・挿管チューブを噛んでいる ・挿管チューブ閉塞	**肺胞コンプライアンス低下** ・ARDS ・肺炎 ・肺水腫，肺胞出血 ・間質性肺疾患 ・無気肺
気管抵抗上昇 ・粘液栓 ・中枢気管の腫瘍や異物	**胸腔コンプライアンス低下** ・気胸 ・胸水
気管支抵抗上昇 ・気管攣縮 ・気管支喘息 ・COPD	**胸壁コンプライアンス低下** ・肥満 ・筋骨格による可動制限，胸部熱傷 ・腹腔内圧上昇

□ 肺・胸壁それぞれのコンプライアンス(肺C_L，胸壁C_{cw})については食道内圧P_{es}(≒胸腔内圧P_{pl})を測定し求めます(☞18章p.649参照).

□ 吸気時の食道内圧変化ΔP_{es}から次のようになります.

- $C_{cw} = \dfrac{V_T}{\Delta P_{es}}$
- $C_L = \dfrac{V_T}{P_{plat} - PEEP - \Delta P_{es}} = \dfrac{V_T}{\Delta P - \Delta P_{es}}$　(駆動圧$\Delta P = P_{plat} - PEEP$)

□ 臨床的には胸壁コンプライアンスC_{cw}は一般的に非常に高いため，食道内圧変化は非常に小さくなります．そのため肺拡張能として肺コンプライアンスC_Lを評価する際にプラトー圧P_{plat}と総PEEPの差で代用できます.

□ しかし腹水，全身浮腫，肥満，腹部コンパートメント症候群などC_{cw}が極端に低くなる場合は，肺胞コンプライアンスが過剰評価されるため食道内圧P_{es}からの胸壁コンプライアンスC_{cw}を求める必要があります.

□ また呼気の終了時点でフロー時間曲線が基線に戻らない場合，呼気終末ホールド(1〜2秒)行いauto-PEEP(内因性PEEP)を確認します(図7-6).

□ auto-PEEPと設定PEEPをあわせて総PEEP(total PEEP)といいます.

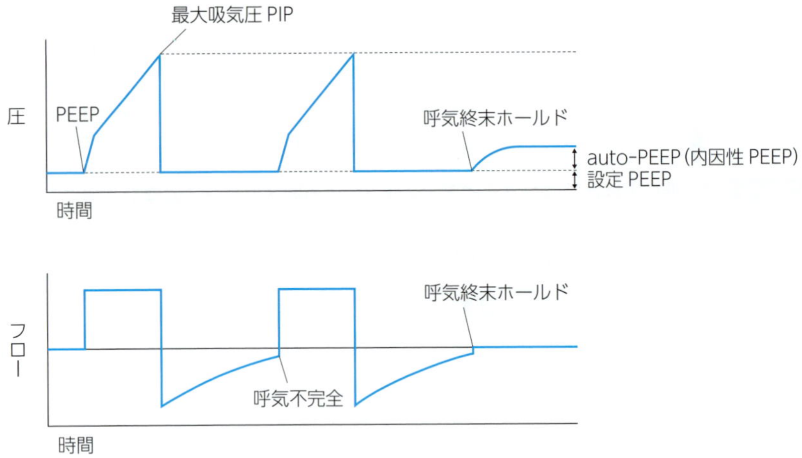

図7-6 量調節換気VCVの圧時間曲線とフロー時間曲線(文献22より)

1呼吸目に呼気終末でフローが基線に戻らず，2呼吸目に呼気終末ホールドを行い設定PEEP値よりも上昇がみられる(=auto-PEEP)．総PEEP(total PEEP)=設定PEEP+auto-PEEP.

ポイント!

- 呼吸の運動式equation of motionは，① 気道粘性抵抗への圧と② 肺・胸壁弾性成分への圧に分かれる
- 矩形波量補助調節換気VACVでの吸気終末と吸気終末ホールドによる最大吸気圧PIP(P_{peak})とプラトー圧P_{plat}から気道抵抗Rと呼吸器系コンプライアンスC_{rs}を求める
- 最大吸気圧PIP上昇は肺メカニクス異常を示し，① 気道抵抗上昇，② 呼吸器系コンプライアンス低下の原因がある
- 呼吸器系コンプライアンスC_{rs}は肺C_Lと胸壁C_{cw}に分かれ，吸気終末ホールドでの食道内圧P_{es}で胸腔内圧P_{pl}が代用でき自発呼吸なしの状態で評価する
- 呼気終末にフロー・時間曲線が基線に戻らない場合，auto-PEEPを疑い呼気終末ホールドを行い，総PEEPと設定PEEPの差として求める

Section 3 肺保護換気LPVとは

- □ 2000年の急性呼吸促迫症候群ARDSに対する肺保護換気(lung protective ventilation: LPV)(低1回換気量，プラトー圧制限(→2015年以降では駆動圧ΔP制限も考慮)によるARMAスタディにより死亡率低下が示され，ARDSの予後を変える画期的な報告となりました(☞12章p.399，19章p.689参照).
- □ LPV以前の一般的な人工呼吸器管理―とくにARDSに対しては① 1回換気量V_T 10〜15mL/kg PBW，② PEEP 5〜12cmH_2Oが標準でした.
- □ ARDSも含め人工呼吸器管理の目標が1970〜80年代まで酸素化・換気の正常化だったため，とくに動脈血二酸化炭素分圧$PaCO_2$正常と無気肺解除，酸素化維持には高い1回換気量が必要でした.
- □ LPVは肺胞過膨張と肺胞虚脱による正常肺の傷害を避ける目的で，① 低1回換気量($V_T \leqq 6$mL/kg PBW)，② 吸気プラトー圧$P_{plat} < 30$cmH_2O，③ P_{plat}制限を優先し高二酸化炭素血症許容permissive hypercapnia，④ 高めのPEEP維持(呼気終末における肺胞虚脱予防)を行います(表7-2，図7-7).
- □ LPVは急性肺障害ALIとARDSに用いられた人工呼吸器管理ですが，ARDS以外でもLPVによりARDS類似の病態である人工呼吸器関連肺傷害VILI予防の可能性があり，禁忌がなければLPVの考え方は現在のARDSを含む人工呼吸器管理の全般において基本になっています.
- □ とくに全身麻酔下外科手術時および術後ICU人工呼吸器管理やARDS発症高リスク群では低1回換気量を意識したLPVを行うべきです.

表7-2　肺保護換気LPV

① 低1回換気量 V_T≦6mL/kg PBW
② 吸気プラトー圧 P_{plat}<30cmH_2O
③ 吸気プラトー圧制限を優先し高二酸化炭素血症許容permissive hypercapnia
④ 高めのPEEPは呼気終末における肺胞の虚脱を防ぐレベルで使用 (F_IO_2/PEEP．表7-13 p.255参照)

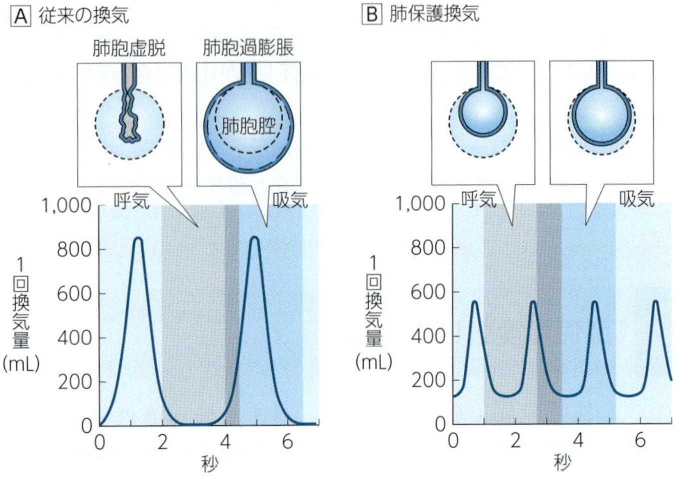

図7-7　肺保護換気以前の人工呼吸器管理と肺過膨張・肺胞虚脱を回避した肺保護換気(文献6より)

肺胞虚脱予防で適切なPEEPをかけ低1回換気量による人工呼吸器管理を行う．

Section 4　人工呼吸器3つの変数と標準的な3つのモード

人工呼吸器3つの変数

□ 人工呼吸器モードの理解を難しくしているのは，同じモードの名称が販売メーカーごとに異なる点があります．

□ 人工呼吸器による呼吸サポートは陽圧で“積極的に換気”され吸気が起こり，陽圧から基準気道内圧に戻る際には“受動的に”呼気が起こります．そのため臨床的に呼吸モードを理解するために，人工呼吸器波形でもとくに吸気時に注目し，① トリガー変数(trigger variable)，② ターゲット(リミット)変数(target/limit variable)，③ サイクル変数(cycle variable)を整理することが重要です(図7-8)．

□ 人工呼吸器サポートは，① 患者呼吸努力(assisted breath)ないし② 呼吸器設定の時間(controlled breath)で吸気開始時が決まり(トリガー)，患者呼吸努力は圧か流量/フローでトリガーされます．

□ どこまでガスを送り込むかのターゲット(リミット)は① **流量(フロー)**ないし② **吸気圧**になります．流量がターゲットの場合(＝量調節換気VCV)，矩形波か漸減波の吸気波形を選択し，フロー×吸気時間により換気量が決まります．

□ 吸気から呼気への切り替え(サイクル)は① **一定の換気量・液量**(→量調節換気VCV)，② **一定の吸気時間**(→圧調節換気PCV)，③ **一定の吸気流速減弱**(→圧支持換気PSV)によって決まります．

□ 他のサイクル変数として，④ 吸気時間が全1回呼吸時間の一定以上(80%)となった場合，⑤ 最高吸気圧アラームを超えた場合があります．使用する人工呼吸器機種，モードによって異なり確認が必要です．

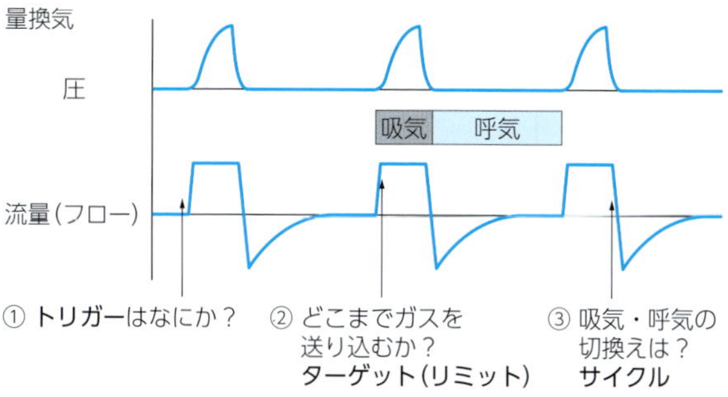

図7-8 矩形波量調節換気VACVでの吸気時の①トリガー，②ターゲット(リミット)，③サイクル

> ① **トリガー変数：吸気開始タイミング**
> 患者呼吸努力なし→呼吸器が設定した一定時間
> 患者呼吸努力あり→“圧”と“流速(フロー)”トリガーの2つ
> ② **ターゲット(リミット)変数：どこまで吸気で陽圧換気を行うか**
> “流量(フロー)”ないし“圧”の2つ
> ③ **サイクル変数：吸気終了・換気転換(サイクルオフ)**
> “換気量・流量”，“吸気時間”，“吸気流量の減弱”の3つ

□ 3つの変数から，① 量調節VC，② 量補助VA，③ 圧調節PC，④ 圧補助PA，⑤ 圧支持PSは表7-3のように分類され，図7-9で圧・時間，フロー・時間，換気量・時間曲線のようになります(実線が設定変数，破線が患者呼吸努力および肺メカニクス(気道抵抗，肺・呼吸器系コンプライアンス)変化による変数となります．

表7-3　5つの基本的な呼吸様式

呼吸様式	トリガー	ターゲット	サイクル
量調節 VC：volume control	時間	流量（フロー）	量または時間
量補助 VA：volume assist	患者	流量（フロー）	量または時間
圧調節 PC：pressure control	時間	圧	時間
圧補助 PA：pressure assist	患者	圧	時間
圧支持 PS：pressure support	患者	圧	吸気流速の減弱

量調節換気VACVでは，常に“設定された量換気＝フロー×時間”のうち2つが決まると全てパラメータが決まる．
例：換気量400mL，吸気時間1秒→流速0.4L/秒（矩形波VACV）．

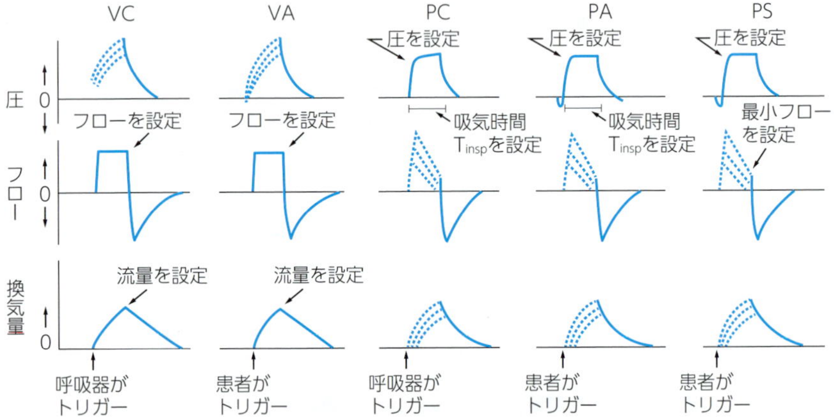

図7-9　5つの基本的な呼吸様式
破線部は患者の呼吸パターン，肺メカニクスで変化する．

- 量調節VC：呼吸器トリガー，流量ターゲット，量サイクル
  (machine triggered, flow targeted, volume cycled)
- 量補助VA：患者トリガー，流量ターゲット，量サイクル
  (patient triggered, flow targeted, volume cycled)
- 圧調節PC：呼吸器トリガー，圧ターゲット，時間サイクル
  (machine triggered, pressure targeted, time cycled)
- 圧補助PA：患者トリガー，圧ターゲット，時間サイクル
  (patient triggered, pressure targeted, time cycled)
- 圧支持PS：患者トリガー，圧ターゲット，流速減弱サイクル
  (patient triggered, pressure targeted, flow cycled)

標準的な3つのモード

□ 人工呼吸器モードは，挿管・人工呼吸器IMV管理が必要となった原疾患治療のなかで，

① 人工呼吸器管理期間
② 呼吸器サポート100%か患者呼吸努力100%か，呼吸器サポートをどの程度考えるか？

を考慮して決定し，一般的にはIMV開始時は完全に人工呼吸器サポートとし呼吸仕事量を減らし循環不全への治療を優先させます．

□ 一方，循環不全が安定し原疾患改善の徴候がみられたら，速やかに浅鎮静light sedationないし鎮静なしで人工呼吸器離脱を目指し自発呼吸温存・患者呼吸努力での換気に変更します．

□ 標準的な人工呼吸器モードとして，①（自発呼吸の有無にかかわらず）全て呼吸器サポート，②自発呼吸と呼吸器サポートの混在（＝2種類の呼吸パターンの併存），③全て患者自発呼吸のみ，の3つに分類されます．

- **補助調節換気**（assist-control ventilation：ACV）
  →全て呼吸器サポート *continuous mandatory ventilation：CMV*
- **同期式間欠的強制換気**（synchronized intermittent mandatory ventilation：SIMV）
  →自発呼吸と呼吸器サポートの混在 *intermittent mandatory ventilation：IMV*
- **圧支持換気**（pressure support ventilation：PSV）
  →全て患者の自発呼吸 *continuous spontaneous ventilation：CSV*

□ IMV開始時は補助調節換気ACV，離脱時はPSVを選択します．

□ SIMVは2種類の呼吸パターンが混在し呼吸仕事量減少につながらないため現在急性期に使用するモードとしてメリットがありません．

MEMO　CPAPは人工呼吸器モードではない

□ 挿管・人工呼吸器管理で人工呼吸器離脱時に頻用される持続気道陽圧（continuous positive airway pressure：CPAP）は，“気道を陽圧に維持するのみ”であり換気サポートを行わないため厳密には人工呼吸器モードとは考えるべきではありません（図7-10）．

□ また圧支持換気PSVとCPAPは患者自発呼吸が必要である点を除くと全く異なるため，臨床現場で頻繁に耳にする“CPAP＋PSモード”という使い方は厳密には間違いです．

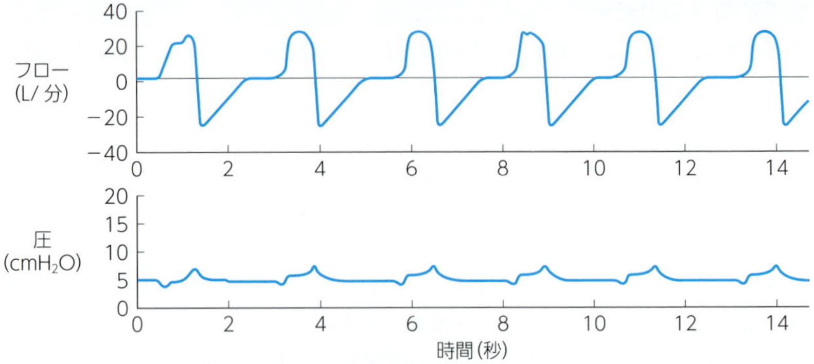

図7-10 CPAP

気道内を持続的に一定の陽圧とし患者呼吸サポートは行わない.

□ ACVとSIMVは両方とも圧換気と量換気があるため，3つのモードで5種類の呼吸様式となります(表7-4).

- 補助調節換気ACV→量ACVと圧ACV
- 同期式間欠的強制換気SIMV→量SIMVと圧SIMV
- 圧支持換気PSV

表7-4 5つの基本的なモードでの呼吸様式

モード	VC	VA	PC	PA	PS	自発呼吸
量ACV(VACV)	✓	✓	−	−	−	−
圧ACV(PACV)	−	−	✓	×	−	−
量SIMV(V-SIMV)	✓	✓	−	−	✓	✓
圧SIMV(P-SIMV)	−	−	✓	✓	✓	✓
PSV	−	−	−	−	✓	−

ACV：補助調節換気，SIMV：同期式間欠的強制換気
VC：量調節，VA：量補助，PC：圧調節，PA：圧補助，PS：圧支持

① ACV

□ 補助調節換気ACVは圧ないし量換気で自発呼吸の有無に関係なく全て人工呼吸器サポートのモードです.

- 自発呼吸なし，または自発呼吸が設定呼吸数以下→図7-11，図7-12
- 自発呼吸が設定呼吸数以上→図7-13

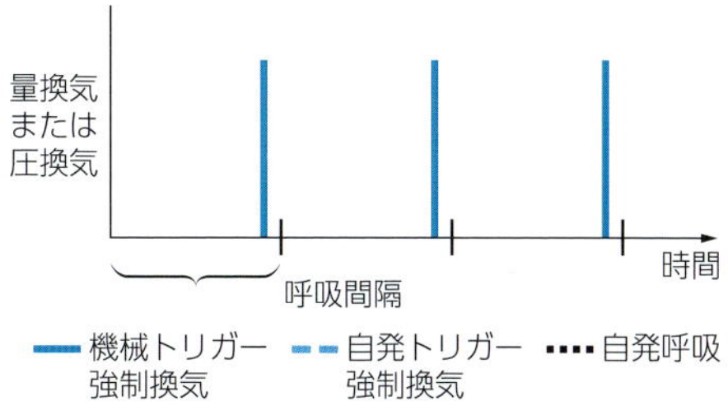

図7-11

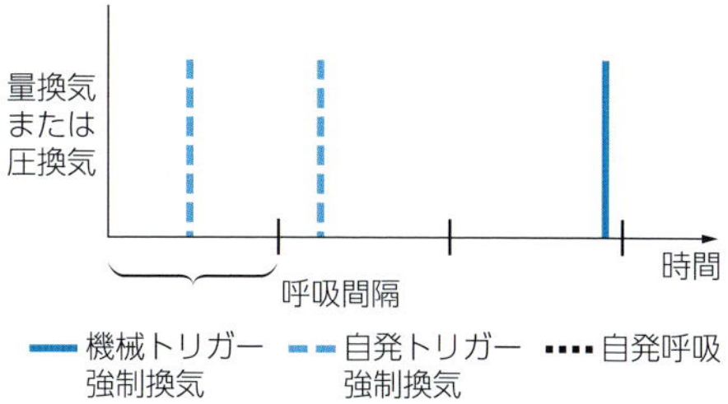

図7-12

② SIMV

□ 同期式間欠的強制換気SIMVは圧ないし量換気で設定呼吸回数は人工呼吸器サポートとなり，設定呼吸数以上では自発呼吸のみとなるモードです．

- 自発呼吸なし，または自発呼吸が設定呼吸数以下→図7-11，図7-12
- 自発呼吸が設定呼吸数以上→図7-14

※ACVとSIMVの違いは設定呼吸数以上の自発呼吸時の呼吸サポートが異なる．

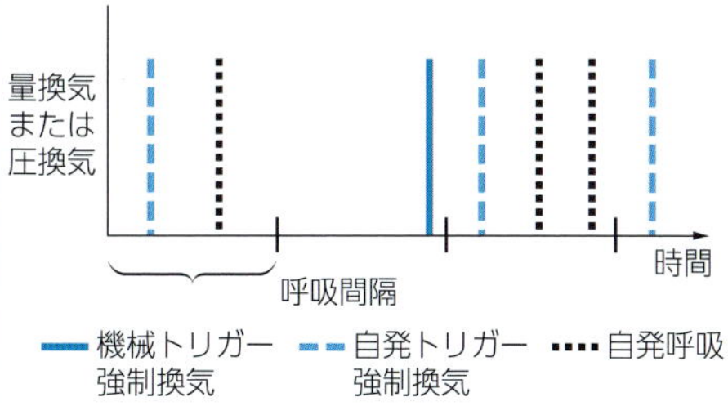

図7-13

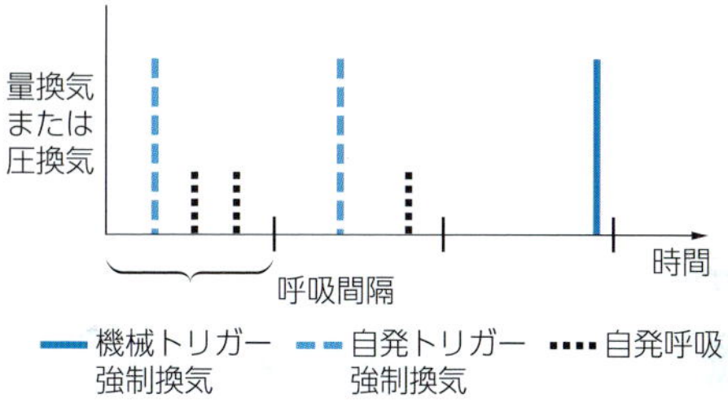

図7-14

③ PSV

□ 圧支持換気PSVでは，患者呼吸努力に対して圧支持PSによってターゲットが設定圧となります．

- 自発呼吸あり→図7-15

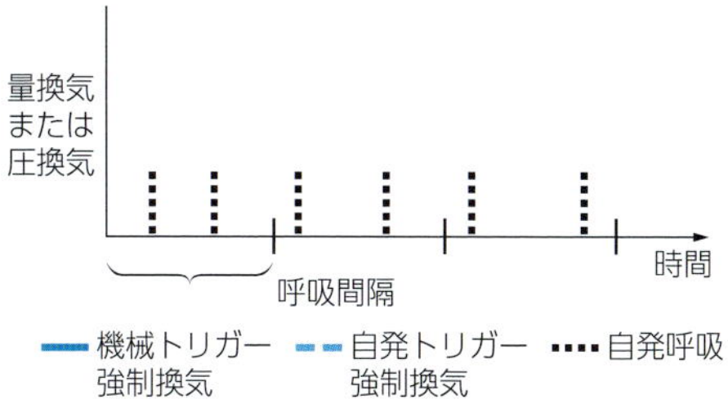

図7-15

□ACV，SIMV，PSVのメリット・デメリットは表7-5のようになります．

表7-5　人工呼吸器の標準的な3つのモードのメリット・デメリット

換気モード	メリット	デメリット
補助調節換気 ACV	呼吸ごとに圧/量を保証 適切なトリガー・流速設定なら呼吸仕事量低下	平均気道内圧上昇 患者呼吸数上昇で呼吸性アルカローシス・auto-PEEPリスク 患者呼吸筋萎縮リスク
同期式間欠的強制換気SIMV	平均気道内圧低下 患者呼吸筋萎縮予防	設定呼吸数低下で非同調性リスク 高い呼吸仕事量
圧支持換気 PSV	患者呼吸努力に応じた流速で高い同調性 挿管チューブ抵抗拮抗 患者呼吸筋萎縮予防	自発呼吸努力が必要 低い圧支持PSで呼吸疲労・頻呼吸 高い圧支持PSで患者呼吸筋萎縮リスク

MEMO　補助調節換気ACVと調節人工換気/持続的強制換気CMV

□人工呼吸器について初学者の頭を一番悩ますのが人工呼吸器サポート100%の補助調節換気ACVの呼称だと思います．書籍によってACV（VACV/PACV），CMV（VCV/PCV），AC-VC/AC-PCなど様々に表現されます．

□1960年代後半から1970年代の第1世代の人工呼吸器は自発呼吸トリガーができない呼吸器換気のみであり呼吸様式を調節換気controlled，呼吸モードを調節人工換気（controlled mechanical ventilation：CMV）と呼びました．

□その後，第2世代人工呼吸器で自発呼吸トリガーができ，強制換気の間に換気サポートなしの自発呼吸が可能となり間欠的強制換気（intermittent mandatory ventilation：IMV）と呼ばれました．

□その後，同調性の向上で患者トリガーによって呼吸器の強制換気が可能となり，患者トリガーがあれば呼吸器が圧調節ないし量調節により補助する換気assisted ventilation，患者トリガーがないと調節換気controlled ventilationとし，2つを合わせて補助調節換気（assist-control ventilation：ACV）と呼ぶようになりました．つまりトリガーだけでなく呼吸様式の両方で調節controlが使われたため混乱が生じる結果となりました．

□また自発呼吸の有無に関わらず呼吸器設定の量・圧換気を行う場合，強制換気mandatoryとし，呼吸モードをcontinuous mandatory ventilation（CMV）と呼ぶため，第1世代人工呼吸器のCMVと略語は同じですが含有している意味が異なり，このときのCMVがすなわち補助調節換気ACVと同義語になります．

□以上より，人工呼吸器の歴史の中で用語の意味を理解し，人工呼吸器サポート100%のモードとして現時点ではACVを使うことが混乱を生じず妥当だと筆者は考えます．

MEMO 人工呼吸器モードの疫学

- □ 挿管・人工呼吸器IMV開始時に使用されるモードとして量補助調節換気VACVが最も多いものの2000年から2010年で約60%から40%と減少しています.
- □ 一方, 圧補助調節換気PACVは7%から20%と増加し, IMV開始48時間後では圧換気(PACV, PSV)がよく使われるモードとなっています.
- □ そのため使用頻度の高さからはVACV, PACV, PSVモードの3つを十分に理解することが重要です.

MEMO 挿管・人工呼吸器IMVの世代ごとの分類(第1世代から第4世代まで)

- □ 陽圧換気による人工呼吸器管理は手術室での短期間使用で1940～50年代に始まりました. 第1世代と呼ばれる初期の人工呼吸器の大きな特徴は, ① **量換気のみで**② **人工呼吸器・機械トリガーだけ**行い, ③ **PEEPがかけられない**点です.
- □ 患者の自発呼吸がトリガーできないため, 鎮痛・鎮静・筋弛緩が必要であること, そしてモニターが限定されアラームもありませんでした.
- □ 第1世代陽圧式人工呼吸器は1970年代半ばまで汎用され, 1970年代半ば以降は第2世代機種が登場します.
- □ 第2世代の大きな特徴は① **患者の自発呼吸トリガーが可能**となり, また② **人工呼吸器・機械に加え自発呼吸トリガーできるため同期式間欠的強制換気SIMVモードが追加**, ③ **PEEPが可能**となりました.
- □ また第2世代後半になると圧換気可能となり圧補助調節換気PACVおよび圧支持換気PSVも導入され, 気道内圧高値・呼吸数過剰・1回換気量高値アラームなどモニター・アラームも充実しました. Closed loop ventilationの先駆けとしてMMV(mandatory minute ventilation)モードが初めて導入されたのも第2世代からです.
- □ 1980年代から1990年代にかけて① **マイクロプロセッサ制御**によって様々な換気様式が可能となったのが第3世代になり, ② **自発呼吸の圧・フロートリガー**が開発され, ③ **圧換気のSIMVモードおよび圧支持PSVが追加**されました.
- □ またグラフィックとして圧・時間, フロー・時間, 量・時間曲線や圧・量カーブ, フロー・量カーブ表示が可能となり, APRVモードも搭載されるようになりました.
- □ 1990年代後半から現在にかけての第4世代では様々なモードが可能となり, ICU専用人工呼吸器だけでなく長期使用型人工呼吸器, NIV専用呼吸器など様々な用途に応じた人工呼吸器が開発され, さらに高性能機種は第5世代に分類されます.

※詳細については文献9参照.

MEMO　挿管・人工呼吸器IMV開始・離脱モードとしてのSIMV±PSV

□ 間欠的強制換気IMVは1971年Kirbyらが小児で，1973年Downsらが成人で導入した呼吸モードです．とくに自発呼吸に同期するSIMVでは一定間隔での強制換気の間に自発呼吸単独ないし圧支持PSを加えたモードです．

□ 当時自発呼吸トリガーができない量換気のみであった時代に，SIMVモードの登場は強制換気の間に自発呼吸が可能となった点で非常に画期的であり，自発呼吸のメリット(ガス交換改善，肺内換気分布の改善，血行動態の安定)を生かしたモードとして歓迎されました．

□ その後の研究と2000年代以降の肺保護換気LPVを基本とした人工呼吸器管理において，SIMVモードは① 人工呼吸器離脱に長時間を要する，② ACVモードと比較して酸塩基平衡改善につながらない，③ 呼吸仕事量が減少しない，④ 他のモードより同調性がよくないことがわかってきました．そのため現在はSIMVモードを積極的に使用する理由がありません．

□ 分時換気量を保証した自発呼吸モードの認識で挿管・人工呼吸器IMV開始時にSIMV＋PSVが用いられることがあり，補助調節換気ACVと比較して考えてみます．IMV開始時の鎮痛・深鎮静で呼吸器による調節換気のみの状況では自発呼吸が消失するため，SIMV＋PSVはACVと変わりません(図7-11)．

□ 一方で，IMV離脱時に鎮痛・浅鎮静とし自発呼吸温存でのSIMV＋PSVはどうでしょうか．設定呼吸回数を減らすと圧支持PSが加わる自発呼吸が入り，設定回数分はSIMVでの圧・量換気が入ります(図7-14)．

□ 呼吸器による強制換気により患者呼吸筋疲労を少なくし，一方で，強制換気の間に患者呼吸努力に同期し自発呼吸温存により呼吸筋萎縮を予防すると考えられていました．

□ しかしSIMVでは強制換気と自発呼吸の2種類の呼吸パターンが生じるため，患者の呼吸中枢では次の吸気を認識できず呼吸仕事量が増え同調性が悪くなり(図7-16)，実際人工呼吸器離脱でTチューブ，PSVと比較し人工呼吸器離脱に長時間かかることが示されています．そのため，IMV開始時はACVと比較してSIMVは同等かそれ以下，IMV離脱時はPSVと比較して劣ることになります．

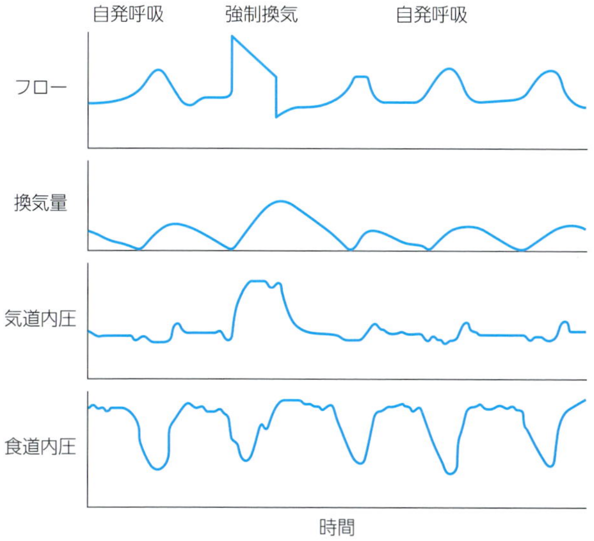

図7-16 SIMVでの自発呼吸と強制換気で食道内圧が同じ＝呼吸努力は変化なく呼吸仕事量は強制換気と変わらない(文献21より)

□以上を考えると現時点ではクリティカルケアでの重症患者の人工呼吸器管理でSIMVを選択する積極的な理由がありません．

□人工呼吸器モードの疫学調査において，間欠的強制換気IMVは2000年に世界で7.9%(米国13.9%)，2008年に1.6%と使用頻度が減少しています．

MEMO 人工呼吸器グラフィックでチェックするポイント(図7-17)

□グラフィックは① フロー・時間，② 圧・時間，③ 量・時間曲線の3つに分かれます．

① フロー・時間曲線→縦軸が流量フロー

② 圧・時間曲線→縦軸が気道内圧

□フロー・時間と圧・時間曲線はそれぞれ，矩形波量調節換気VCV，漸減波VCV，圧調節換気PCVで特徴的な波形となります．

□吸気ではトリガー・ターゲット(リミット)・サイクルの確認とともに，開始時・吸気中・終了時をチェックします．

□フロー・時間曲線で吸気終了・呼気終了時に基線に戻っているか．

□フロー・時間曲線で吸気開始時上向き，呼気開始時下向きになっているか．

□圧・時間曲線で呼気時にPEEPまで戻っているか．

□圧・時間曲線では矩形波VCVで吸気終末ホールド・プラトー圧P_{plat}，呼気終末ホールド・総PEEPをチェックします.

③ 量・時間曲線→縦軸が1回換気量

□ 一定のV_Tかどうか，増加・減少がないか，1呼吸終了後ゼロに戻っているか.

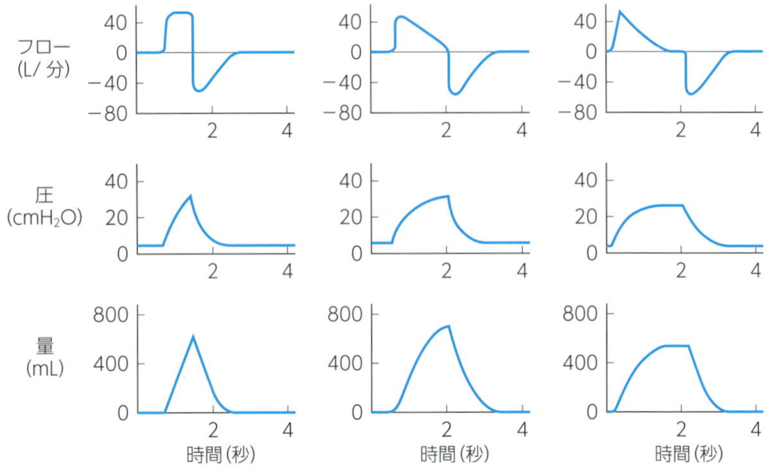

図7-17 矩形波VCV，漸減波VCV，PCVのフロー・時間，圧・時間，量・時間曲線

Section 5 量調節換気VCVと圧調節換気PCVの違い

□ VCVモードは呼吸器ないし患者トリガー，流速ターゲット，量サイクル(machine/patient triggered, flow targeted, volume cycled)であり，吸気フローは矩形波と漸減波です．1回換気量は一定ですが，気道内圧は患者呼吸努力と肺メカニクス(気道抵抗，肺コンプライアンス)で変化します.

□ とくに矩形波VCVでは吸気終末ホールドでプラトー圧P_{plat}が測定でき，最大吸気圧PIPと比較することで肺メカニクス異常の原因検索が可能です.

□ また自発呼吸が強い場合，吸気開始時一定流量フローのため吸気開始圧が凹み“air hunger”となり同調性が悪くなりますが，経肺圧は比較的一定であり自発呼吸誘発性肺傷害P-SILIは起こりにくいと考えられます(図7-19，図7-20).

□ 患者自発呼吸温存の場合，“air hunger”を起こさないよう吸気流量フローは1L/秒(=60L/分)と高く設定します.

□ PCVモードは呼吸器ないし患者トリガー，圧ターゲット，時間サイクル(machine/patinent triggered, pressure targeted, time cycled)であり，吸気圧一定のため圧波形は矩形波で吸気フローは漸減波となります．1回換気量は患者呼吸努力と肺メカニクス(気道抵抗，コンプライアンス)で変化します.

□ PCVではフロー時間曲線で**吸気フローがゼロになるまで1回換気量V_Tが増加し，ゼロになるとプラトー圧P_{plat}(=肺胞内圧)と等しくなります**(図7-18).

□ そのため，PCVで吸気フローがゼロになる前に吸気終了の場合，1回換気量V_Tは低下し，プラトー圧P_{plat}と一致しません(図7-18).

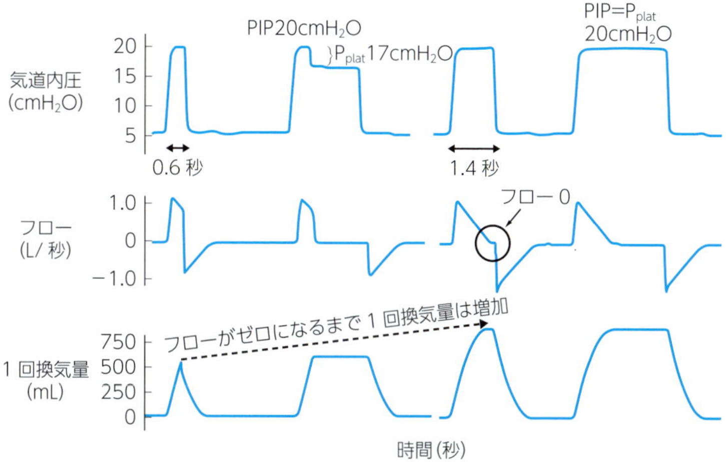

図7-18 圧調節換気PCVでの吸気時間と吸気流量フローの関係(文献8より)

最大吸気圧PIPは吸気フローがゼロのときにのみプラトー圧P_{plat}と等しくなる.
吸気フローゼロが最大吸気圧PIP＝肺胞内圧となり全ての肺胞が換気されたことになる.

□ またPCVで自発呼吸が強い場合，吸気圧一定ですが呼吸努力により胸腔内圧が陰圧となるため吸気流量フローが増加し，同調性はよいものの1回換気量と経肺圧が非常に増加しP-SILIリスクが高くなります(図7-19，図7-20).

□ VCVとPCVを比較すると表7-6のようになります.

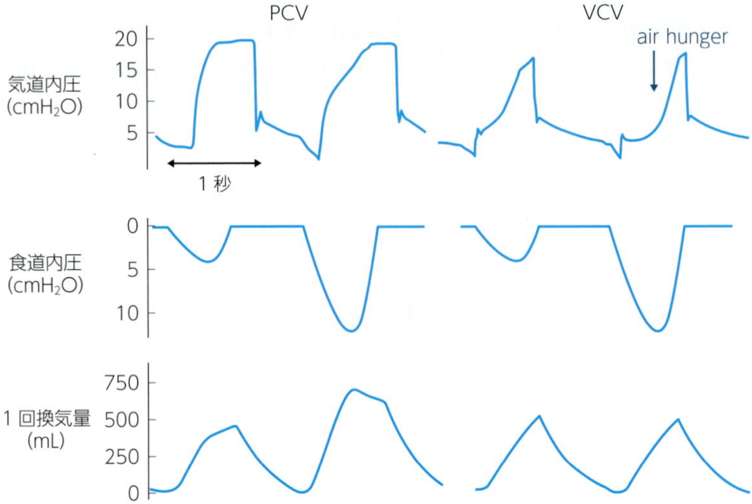

図7-19 圧調節換気PCVと量調節換気VCVでの自発呼吸努力による違い(文献8より)

PCVでは自発呼吸努力により1回換気量が増加するがVCVでは1回換気量は変化なし.

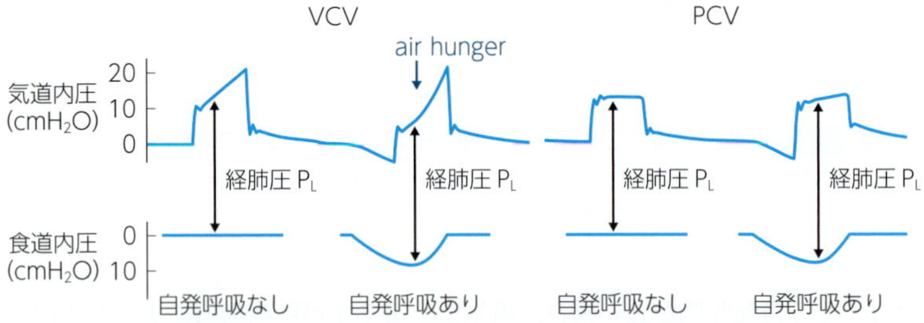

図7-20 自発呼吸の有無と経肺圧の変化(文献8より)

自発呼吸努力によりVCVでは吸気開始時に"air hunger"がみられるが経肺圧P_Lは一定である.一方,PCVでは最高気道内圧PIPは変わらないが経肺圧P_Lは増加する.

表7-6 量換気と圧換気の違い

	量調節換気VCV	圧調節換気PCV
1回換気量V_T	一定	状況により変化
最大吸気圧PIP	状況により変化	一定
プラトー圧P_{Plat}	状況により変化	一定(流量フローがゼロの場合)*
吸気流量フロー	一定	漸減または状況により変化
吸気時間T_{insp}	一定	一定
呼吸回数f	最低限は設定(自発呼吸があると増加)	最低限は設定(自発呼吸があると増加)
自発呼吸がある場合の注意点	吸気流量フロー一定のため患者呼吸努力より少ないと同調性が悪い V_T一定のため吸気努力が強くても経肺圧P_Lは高くなりにくい	患者呼吸努力に合わせて吸気流量フローが変化し同調性が高い 吸気努力が強いとV_T⬆,P_L⬆で自発呼吸誘発性肺傷害P-SILIリスク高い

*図7-18参照.

MEMO 呼吸の運動式からみたVCVとPCVの圧・時間とフロー・時間曲線

□ 呼吸の運動式 equation of motion

気道内圧 $P_{aw} = P_0 + R_{aw} \times \dot{V} + V_T / C_{rs}$

から矩形波VCVとPCVの圧・時間曲線で，① 気道粘性抵抗成分にかかる圧，② 肺・胸壁弾性成分にかかる圧はそれぞれ図7-21のようになります．

□ 矩形波VCVでは吸気流量フローが呼気開始直前まで続くため気道粘性抵抗にかかる圧は一定です．

□ 一方，PCVでは吸気開始時に速やかに最大吸気圧PIPになると吸気流量フローが漸減します．そのため矩形波の圧・時間曲線内の気道粘性抵抗成分にかかる圧は漸減し，肺・胸壁弾性成分にかかる圧が漸増します．つまり，PCVでは吸気開始時のPIPは主に気道粘性抵抗成分にかかる圧であり，吸気終了時にはPIPは主に肺・胸壁弾性成分にかかる圧となります．

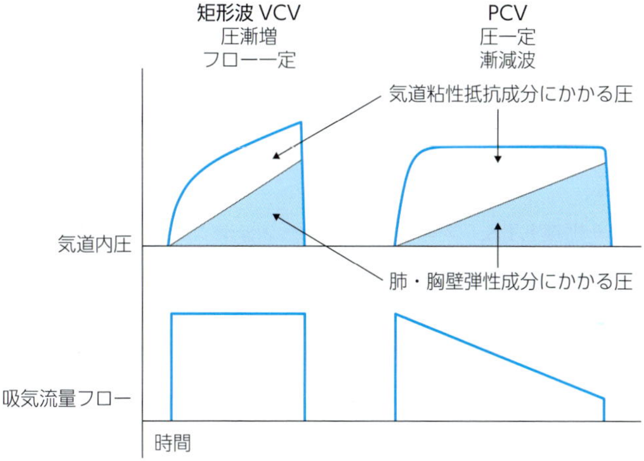

図7-21 矩形波VCVとPCV圧時間・フロー時間曲線の違い（文献11より）

□ これらから，PCVでは① 吸気フローがゼロになるまで1回換気量が増加し続けること，② auto-PEEPがあると気道粘性抵抗成分にかかる圧増加により相対的に肺・胸壁弾性成分にかかる圧が低下し1回換気量が減少することがわかります（図7-22）．

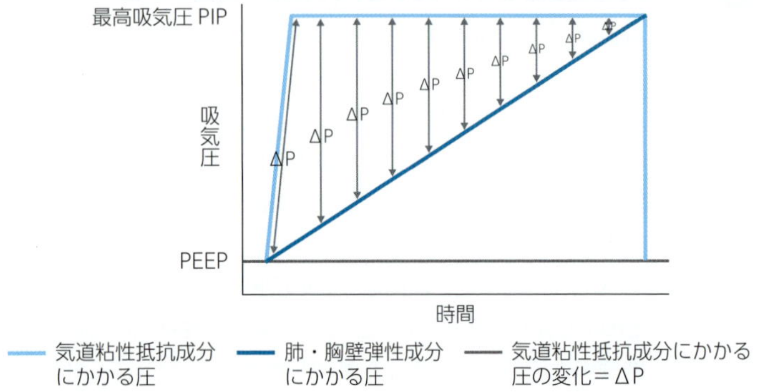

図7-22 PCVでの吸気開始から終了にかけての吸気圧の内訳(文献16より)

吸気時PCVでは吸気圧は一定であるが，吸気開始時は主に気道粘性抵抗成分にかかる圧，終了時は主に肺・胸壁弾性成分にかかる圧である．
そのため① 吸気フローがゼロになるまで1回換気量増加が続くこと，② auto-PEEPがあれば気道粘性抵抗成分にかかる圧⬆→肺・胸壁弾性成分にかかる圧⬇で1回換気量が減少することがわかる．

□ 圧支持換気PSVにおいて，吸気サイクルは吸気流量(フロー)に対する減少の割合で決まります．

□ 呼気トリガー感度ETS，フローターミネーションクライテリア，サイクルオフ設定などと呼ばれ，一般的に吸気流量が最高吸気フローの25%まで低下すると切り替わります(図7-23)．

□ 現在のICU専用人工呼吸器では最高吸気流量に対する割合%を適宜設定でき，吸気サイクルを病態に合わせ変更できます．

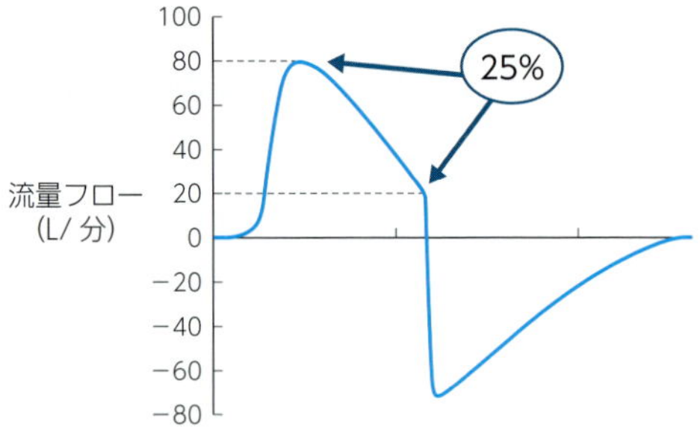

図7-23 PSVでの吸気終了・呼気転換(サイクルオフ)のデフォルトは最高吸気流量フローの25%である

最新のICU専用人工呼吸器ではETS，フローターミネーションクライテリア，サイクルオフ設定として適宜，調整できる．

Section 6 Advanced Mechanical Ventilation: adaptive pressure control (APC) モード

- 人工呼吸器マイクロプロセッサ技術の進歩により，従来の標準的な3つのモード(ACV，SIMV，PSV)以外に，① 人工呼吸器関連肺傷害VILIの予防，② 患者同調性の向上，③ 患者不快感の軽減，④ 人工呼吸器早期離脱を目的として新たな人工呼吸器モードが多数開発されました．
- 圧補助調節換気PACVでは患者呼吸に合わせた流速調整が可能であり呼吸仕事量減少や人工呼吸器との同調性は向上しますが，量補助調節換気VACVと異なり患者呼吸努力や肺メカニクス(気道抵抗，コンプライアンス)により1回換気量が変動し，厳密な低1回換気による人工呼吸器管理ができませんでした．
- そこでPACVとVACVのメリットを合わせたdual control ventilationとして，adaptive pressure control (APC) が開発されました．
- 販売メーカーによってAPCモードは様々な呼称があります(表7-7)．

表7-7 APCのメーカーによる呼称

人工呼吸器メーカー	Adaptive pressure control
Dräger Evita V500/600	AutoFlow
HAMILTON C6/G5	Adaptive Pressure Ventilation
Maquaet SERVO I/ U	Pressure Regulated Volume Control
Puritan Bennett 840/ 980	Volume Control +/ Volume Support
Avea	Pressure Regulated Volume Control

- **APCはネガティブフィードバックによる圧補助調節換気PACV**であり，目標とする1回換気量に合わせて，呼吸ごとに吸気圧を調整され，患者または人工呼吸器トリガー，圧リミット，時間または患者流速サイクル (patient-/ machine-triggered, pressure-controlled, time-/ patient-cycled) で換気されます．
- 設定された1回換気量および分時換気量を維持できるよう上限・下限圧範囲内で吸気圧を調整することで従来のPACVとVACVのメリットがあります(表7-8，表7-9)．

表7-8 VACV，PACV，APCの特徴

	VACV	PACV	APC
1回換気量 V_T	一定	状況により変化	状況により変化
最大吸気圧PIP	状況により変化	一定	状況により変化
最大吸気流量フロー	一定	状況により変化	状況により変化
フロー波形	一定	状況により変化	状況により変化

(文献19より)

□ しかしデメリットとしては，目標1回換気量が設定されるため急性呼吸促迫症候群ARDSなどコンプライアンスが低下する病態では吸気圧上昇から肺胞過膨張による人工呼吸器関連肺傷害VILIリスクや，患者吸気努力が強く設定1回換気量以上では，吸気圧サポートが低下し自発呼吸誘発性肺傷害P-SILIリスクがあり，患者呼吸困難感が増強し非同調性につながります．

□ APCでの混乱として，APCはあくまで1回換気量を保証するように吸気圧が変化するため，PACVでありVACVではないことがあげられます．

□ また，1回換気量を保証するよう1呼吸ごとに一定の吸気圧で換気するため患者呼吸努力により吸気フローが変化し同調性は向上しますが1回換気量増加と経肺圧P_L上昇がコントロールできません．

□ 従来のPACV・VACVと比較し，人工呼吸器期間減少，合併症減少，生存率改善，患者同調性向上などAPCの有効性を示すスタディは現時点ではありません．

表7-9 肺メカニクス変化におけるVACV，PACV，APCでの気道内圧P_{aw}，1回換気量V_Tの変化

	VACV		PACV		APC	
	P_{aw}	V_T	P_{aw}	V_T	P_{aw}	V_T
コンプライアンス⬇	⬆	⬌	⬌	⬇	⬆	⬌
コンプライアンス⬆	⬇	⬌	⬌	⬆	⬇	⬌
患者呼吸努力⬆	⬇	⬌	⬌	⬆	⬇	⬌ または⬆
auto-PEEP	⬆	⬌	⬌	⬇	⬆	⬌

（文献19より）

□ APC以外のAdvanced mechanical ventilationとして，① 早期離脱・自動ウィーニングを目的としたSmartCare，ASV，INTELLiVENT ASV（☞17章p.622，20章参照），② 離脱・抜管困難例へのATC（☞17章p.606参照），③ 自発呼吸管理中の同調性改善でのPAV，NAVA（☞13章p.491，494参照），④ 重症ARDSへのrescue therapyとしてAPRV，BiPAP，HFOVがあります（☞12章p.420参照）（表7-10）．

表7-10 Advanced mechanical ventilationのメリット・デメリット

換気モード	メリット	デメリット
Adaptive pressure control(APC)	・肺メカニクス(気道抵抗，肺コンプライアンス)に応じて1回換気量を維持 ・患者呼吸努力に応じた呼気流速により同調性が改善	・1回換気量を正確にコントロールできない ・患者呼吸努力により1回換気量過剰となると圧サポート低下
Automated tube compensation(ATC)	・人工気道(挿管・気管切開チューブ)抵抗に拮抗	・効果は限定的
Airway pressure release ventilation(APRV)	・常に自発呼吸可能 ・肺内ガス分布の改善 ・ARDSでの酸素化改善	・P_{High}とP_{Low}圧差により過剰な1回換気量リスク ・自発呼吸での経肺圧が上昇
High-frequency oscillatory ventilation(HFOV)	・高い平均気道内圧を維持し超低1回換気量 ・理想的な肺保護換気	・専用人工呼吸器が必要 ・重症ARDSで死亡率上昇の可能性
Adaptive support ventilation(ASV)	・患者呼吸生理に応じて人工呼吸器設定	・1回換気量を正確にコントロールできない ・患者呼吸努力により1回換気量過剰となると圧サポート低下
INTELLiVENT ASV	・パルスオキシメータSpO_2，カプノグラフィ$P_{ET}CO_2$含むASV発展型 ・人工呼吸開始から離脱まで全自動管理可能	・1回換気量を正確にコントロールできない ・患者呼吸努力により1回換気量過剰となると圧サポート低下
Biphasic positive airway pressure (BiPAP)	・常に自発呼吸可能 ・肺内ガス分布の改善 ・同調性が良好	・自発呼吸での経肺圧が上昇
Proportional assist ventilation(PAV)	・呼吸ドライブと肺メカニクス(気道抵抗，肺コンプライアンス)に応じて気道内圧が規定	・呼吸ドライブ低下，呼吸筋低下では無効 ・1回換気量，呼吸数を設定できない
Neurally adjusted ventilatory assist (NAVA)	・横隔膜活動電位により気道内圧が規定	・横隔膜電位測定用の特殊な胃管挿入が必要 ・呼吸ドライブ低下，運動神経疾患で無効

MEMO 大手メーカーごとの人工呼吸器モードの名称

□ 同じモードでも人工呼吸器大手メーカーによって独自の名称で呼ばれており代表的なモードについて表7-11に示します.

表7-11 5つの標準的モードと2つのadvancedモード(PRVC, APRV)の大手メーカーによる名称

	Medtronics PB840/980	CareFusion Avea/Vela	Maquet SERVO-U	HAMILTON G5/C6	Dräger Evita V500
VACV	A/C(VC)	VAC	VC	(S) CMV	VC-AC
PACV	A/C(PC)	PAC	PC	(P)-CMV	PC-AC
V-SIMV	SIMV(VC)	VSIMV	SIMV(VC)	SIMV	VC-SIMV
P-SIMV	SIMV(PC)	PSIMV	SIMV(PC)	P-SIMV	PC-SIMV
PSV	SPONT(PS)	CPAP/PSV	PS/CPAP	SPONT	PC-PSV
PRVC	VC+	PRVC	PRVC	APV	VC-AC(Autoflow), PC-AC(VG)
APRV	BiLEVEL	BiPhasic	Bi-Vent	APRV	PC-APRV

Section 7 人工呼吸器IMVの基本設定

□ 人工呼吸器モードを選択し7つの基本設定を行います(表7-12).

表7-12 人工呼吸器の7つの基本設定項目

① 吸気トリガー(圧, フロー)
② 1回換気量V_T
③ 呼吸回数f
④ 吸気時間(吸気:呼気比)
⑤ 吸気フロー波形
⑥ PEEP
⑦ 酸素濃度F_IO_2

① 吸気トリガー(圧, フロー)

□ 吸気開始では, 時間ごとの呼吸器トリガーと自発呼吸を感知する患者トリガーの2種類があり, 患者トリガーに圧とフローがあります(図7-24, 図7-25).

□ 圧トリガーは回路内圧低下を感知し吸気を開始し, −1〜−2cmH_2Oで設定します.

□ フロートリガーは人工呼吸器回路内での定常流を流した状態で, 患者吸気努力で呼気回路内定常流減少を感知し吸気を開始し, 1〜3L/分で設定します.

JCOPY 498-06694

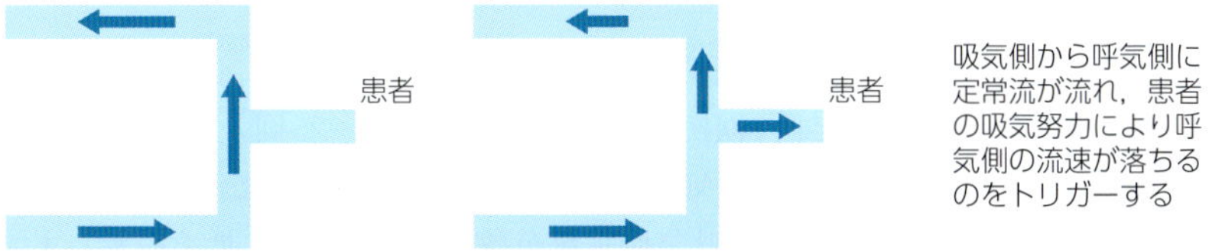

図7-24 呼吸器回路内定常流とフロートリガー

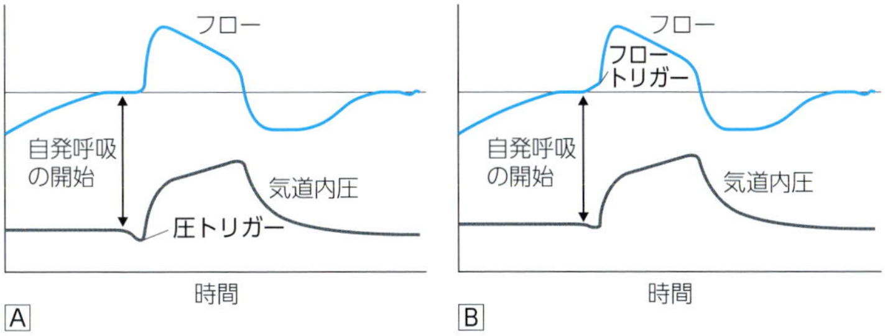

図7-25 A：圧トリガーとB：吸気トリガー（文献15より）

② 1回換気量V_T

□ V_Tは患者の実体重ではなく予想体重PBWで設定します（☞18章p.645 MEMO，図18-16参照）．

> • 予想体重PBW
> 男性：50＋0.91×（身長cm－152.4）
> 女性：45.5＋0.91×（身長cm－152.4）

□ とくに急性呼吸促迫症候群ARDSでは肺保護換気LPVとして$V_T \leqq 6$mL/kg PBWが推奨されており，とくにプラトー圧$P_{plat} > 30cmH_2O$（駆動圧$\Delta P \geqq 15cmH_2O$）では目標V_Tをさらに下げます．

□ ARDSで圧補助調節換気PACVを選択したら，上記V_Tとなるように吸気圧P_{insp}を設定します．

□ ARDS以外の患者での最適なV_Tは明確ではなく，コンプライアンスが低い場合低1回換気量が推奨されますが，一般的には$\Delta P < 15$を意識したV_T 6～8mL/kg PBWで設定するとよいでしょう（☞19章MEMO p.715も参照）．

③ 呼吸回数f

□ 呼吸生理で，

> 分時換気量MV（$\dot{V}_E$）＝1回換気量V_T（肺胞換気量V_A＋死腔換気量V_D）×呼吸回数f

の原則に従います．

□ 自発呼吸のみのモード以外では呼吸回数fを設定します．死腔換気や酸塩基平衡によるpH, $PaCO_2$値の影響と低1回換気量V_Tも考慮して15〜25回/分で設定します．

□ ARDSなどの拘束性肺疾患では呼気時定数が低いため呼吸数を高く設定し，肺気腫/COPDなどの閉塞性肺疾患では呼気時定数が高いため呼吸数を低く設定します．呼吸数上昇に伴うauto-PEEP発生には注意が必要です．

□ 肺メカニクスの異常がある場合，低1回換気でのLPVとなるため，結果として高二酸化炭素血症許容permissive hypercapniaとなります（pH＞7.2）．

④ 吸気時間T_{insp}〔吸気：呼気比（I：E）〕

□ 1回の呼吸時間は吸気＋呼気時間の合計であり，呼吸数との関係は，

- 呼吸時間（秒）/回＝60/呼吸回数f
- 呼吸時間＝吸気時間＋呼気時間

であり，呼吸回数fと吸気時間T_{insp}，または呼吸数と吸気：呼気比（I：E比）の2つを設定します．

□ 吸気時間2秒，呼吸回数10回/分ならば呼気時間4秒，I：Eは1：2となります．

□ 患者自発呼吸トリガーの場合，呼吸器との同調性のため吸気時間は1.5秒以内に設定します．

□ 吸気時間が短縮すると最大吸気圧PIP（P_{peak}）（ピーク圧PIP）が高くなります．しかしプラトー圧P_{plat}には影響はでません．

□ 量補助調節換気VACVでは1回換気量V_T，吸気フロー波形，最大吸気流量により吸気時間が決まり，圧補助調節換気PACVでは吸気時間ないしI：E比を直接設定します．

□ 吸気時間延長で『吸気圧×時間⬆→平均気道内圧⬆』となるため，酸素化と血行動態に影響を与えます．

⑤ 吸気フロー波形

□ VACVでは吸気フローは矩形波と漸減波の2種類があり，吸気流量が同じならば吸気時間が漸減波で延長します．漸減波では肺内ガス分布が矩形波より良好で同調性改善が期待されます．

□ 矩形波VACVで吸気ポーズ（0.3〜0.5秒）を設けることで，① 平均気道内圧上昇，② 時定数の異なる肺胞間でのガス再分布で酸素化・死腔量改善が起こるとされています．

□ PACVでは吸気フローは漸減波であり吸気流速は① 患者呼吸努力と② 肺メカニクス（気道抵抗，肺コンプライアンス）に影響されます．気道抵抗が高いと吸気流速が遅

く，肺コンプライアンスが低いと吸気流速が早く吸気時間も短縮します(図7-26).

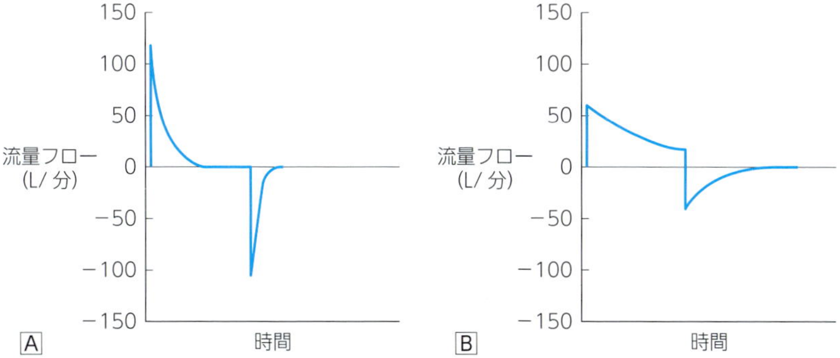

図7-26 圧補助調節換気PACVでのA：気道抵抗・肺コンプライアンス低下時と
B：気道抵抗・肺コンプライアンス上昇時の吸気・呼気流速とフロー波形の変化

⑥ PEEP

□ 呼気終末陽圧PEEPは無気肺のリクルートメントおよび呼気終末肺胞虚脱による虚脱肺損傷atelectraumaを予防しガス交換能と肺コンプライアンスの改善および人工呼吸器関連肺傷害VILI予防で使用されます.

□ しかし過剰な高PEEPは肺胞過膨張による量肺傷害volutraumaや不安定な循環動態につながります.

□ 無気肺・肺胞虚脱予防では一般的にPEEP 5cmH_2Oで設定し，ARDSの酸素化改善目的ではPEEP/F_IO_2テーブル(表7-13)に基づいて高く設定します.

表7-13 ARDSNETによるPEEP/F_IO_2テーブル

低いPEEPテーブル

F_IO_2	0.3	0.4	0.4	0.5	0.5	0.6	0.7	0.7	0.7	0.8	0.9	0.9	0.9	10
PEEP	5	5	8	8	10	10	10	12	14	14	14	16	18	18-24

高いPEEPテーブル

F_IO_2	0.3	0.3	0.3	0.3	0.3	0.4	0.4	0.5	0.5	0.5-0.8	0.8	0.9	1.0	1.0
PEEP	5	8	10	12	14	14	16	16	18	20	22	22	22	24

PaO_2 55〜80mmHg，パルスオキシメータSpO_2 88〜95%を目標とする.

□ プラトー圧P_{plat}≦30cmH_2O〔駆動圧ΔP＜15cmH_2O〕を制限しながら，肺コンプライアンスが改善するPEEP値を選択します.
〔※高PEEPの設定については☞12章p.404参照〕
〔※auto-PEEPに対するPEEP設定については☞19章p.707参照〕

⑦ 酸素濃度F_IO_2

□ F_IO_2は原則として低酸素を避け開始時1.0(=100%)で3〜5分後動脈血液ガス分析ABGを行いPaO_2/F_IO_2比(P/F比)を求め，ARDSの重症度を判定します．

□ 高濃度酸素暴露での高酸素性急性肺傷害HALIを予防するため高酸素症と酸素毒性を避け，可能な限り低濃度(<60%，21%に近づける)に速やかに下げます．

□ 重症患者ではパルスオキシメータSpO_2 90〜95%(高二酸化炭素血症の患者では88〜92%)が目標となります．ARDSではSpO_2 88%(PaO_2 55)以上が許容されます．

MEMO　ARDS以外での肺保護換気LPVの基本設定

□ LPVの基本は① 低1回換気量で肺胞過膨張を予防し，② 適切なPEEPにより肺胞虚脱を予防する2点であり，ARDS以外の正常肺の人工呼吸器管理でもVILIの予防にLPVが推奨されます．

□ 術後呼吸器合併症予防において低1回換気量(≒正常1回換気量)での人工呼吸器管理の有効性が指摘されています．

□ しかし，1回換気量を一定にして低PEEP(≦2cmH_2O)と高PEEP(12cmH_2O)を比較したところ術後呼吸器合併症の頻度に差がなく，術中低血圧が高PEEP群で多くなり，高PEEPによる右室前負荷低下と右室後負荷上昇が原因と考えられています．

□ そのため，ARDSなど肺合併症が起こっていない状態では，高PEEPによるメリット(=肺胞虚脱予防)よりもデメリット(=肺胞過膨張で右室前負荷⬇・後負荷⬆による循環不全)が上回るため1回換気量に注意し治療的PEEPではなく一般的なPEEP(5cmH_2O程度)で管理すべきだと考えられます(表7-14，表7-15)．

表7-14 ARDS以外での人工呼吸器基本設定

設定	目標値	目的	コメント
1回換気量V_T	6〜8mL/kg PBW	量肺損傷volutraumaの予防	・低1回換気量V_Tでは呼吸回数fを上げて分時換気量を確保するため適切な鎮静が必要
呼吸回数f	$P_{ET}CO_2$ 35〜45mmHg	十分な換気を確保	・呼吸回数f⬆でエアトラッピング，auto-PEEPリスクがある
プラトー圧P_{plat}	≦20cmH_2O	圧肺損傷barotraumaの予防	・高1回換気量V_Tでも正常肺では吸気肺拡張圧は低い(≦15cmH_2O) ・肥満・腹水など胸壁圧が高い場合，高いP_{plat}〜35cmH_2Oでもよい
PEEP	≧5cmH_2O	肺胞虚脱を減少し，十分な酸素化につなげる	・ゼロPEEP(ZEEP)や低PEEPでは虚脱肺損傷atelectraumaリスク高い ・高PEEPは循環不全や肺胞過膨張につながる ・正常肺でのPEEPによる肺保護の有効性は明確でない
駆動圧ΔP	≦13cmH_2O	圧肺損傷barotraumaの予防	・駆動圧ΔPは呼吸器弾性能と1回換気量V_Tで決まり，予後因子なのか治療による目標値は明確でない
肺胞リクルートメントRM	30〜50cmH_2O，15〜30秒	呼気終末肺容量EELVの確保と酸素化の改善	・高PEEPのRMでは右室前負荷⬇右室後負荷⬆で1回拍出量が低下 ・正常肺へのRMによる予後改善は示されていない
酸素濃度F_IO_2	目標SpO_2 90〜92%，PaO_2>55〜80mmHg	十分な酸素化を確保し，低酸素hypoxia・高酸素hyperoxiaを予防	・高濃度のF_IO_2，PaO_2はICU死亡率上昇につながる ・高酸素は院内死亡率上昇と心停止後患者の脳損傷上昇につながる

表7-15 ARDS以外での人工呼吸器設定の変更

パラメータ	モード	1回換気量V_T	PEEP	酸素濃度F_IO_2	呼吸回数f
目的	施設・医師が慣れたモードを選択	ガス交換を維持しVILIリスクを下げる	肺胞虚脱を予防	酸素化を維持し，吸収性無気肺・換気血流比不均衡を避ける	適切なCO_2維持，換気の維持
目標範囲	量補助調節換気VACV 圧補助調節換気PACV 圧支持換気PSV	6〜8mL/kg PBW	≦5cmH_2O BMI≧35kg/m^2の肥満患者では5〜10cmH_2O	0.21≦F_IO_2≦0.70	10/分で開始
調節	他の換気モードよりVACV/PACV/PSVを選択	駆動圧ΔP(P_{plat}－PEEP)≦13cmH_2O，P_{plat}≦16cmH_2Oを維持 パルスオキシメータSpO_2≧92%を維持			$P_{ET}CO_2$ 35〜45mmHg

上記無効な場合のrescue therapy：SpO_2<92%で単回漸増法肺胞リクルートメントそのままRMを施行
・F_IO_2/PEEPを段階的に上げる(0.5/2，0.6/2，0.6/4，0.6/5，0.7/5，0.8/5，0.8/6)
・ARDSでのRMと異なりPEEPを高くしすぎないことが重要(ARDSでのRM☞12章p.418参照)

□ VILI予防を意図した① ARDS，② 脳死下臓器移植ドナー，③ 肺正常ICU患者・全身麻酔下腹部手術患者への人工呼吸器管理は図7-27のようになります．

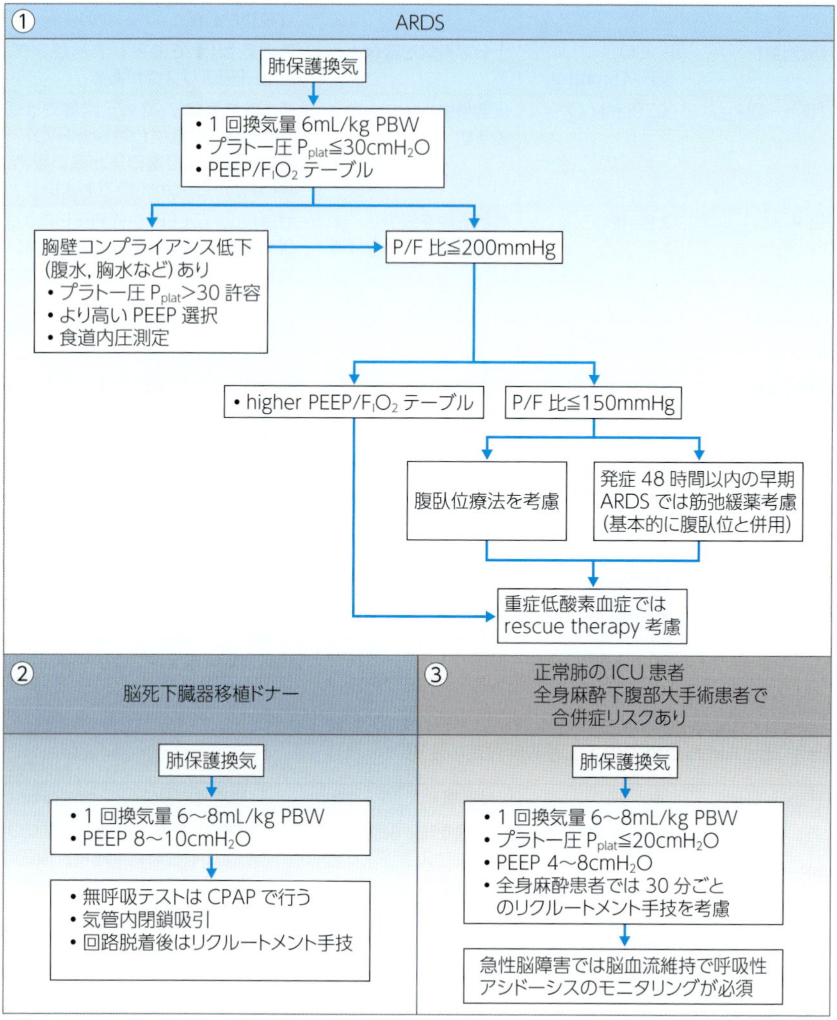

図7-27 ①ARDS，②脳死下臓器移植ドナー，③肺正常ICU患者・全身麻酔下腹部術後患者での人工呼吸器管理（文献7より）

・肺保護換気LPVは吸気終末の過膨張抑制と呼気肺胞虚脱予防を目的とし，ARDSでは1回換気量V_T 6mL/kg PBWないしプラトー圧P_{plat}制限を行い，呼吸器モード選択は問わない．ARDS，全身麻酔下腹部術後患者と比較し脳死下臓器移植ドナー，肺正常ICU患者ではエビデンスが明確でない．
・rescue therapyとしてNO吸入，HFOV，APRV，体外式呼吸サポート（$ECCO_2R$，VV-ECMO）がある．

Section 8 人工呼吸器モード(VACV，PACV，VSIMV，PSIMV，PSV，APC)の初期設定項目

ACV

① 量補助調節換気VACV

□ 矩形波VACV(図7-28)，漸減波VACV(図7-29)

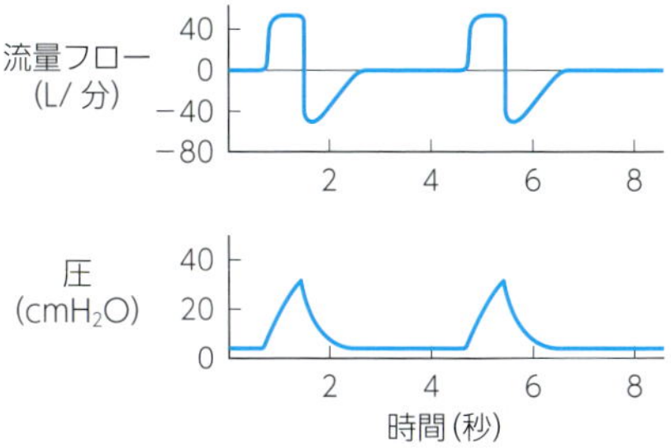

図7-28 矩形波VACV

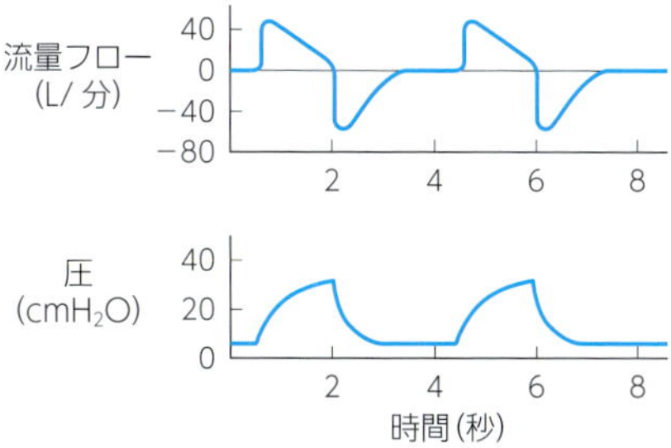

図7-29 漸減波VACV

□ 人工呼吸器または患者が吸気トリガーし，一定フロー(流量)をターゲットとし，時間で吸気サイクルが終わります.

□ 漸減波VACVがPACVフロー時間・圧時間曲線に類似しており，矩形波と漸減波VACVを比較すると1回換気量V_T一定の場合，漸減波VACVのほうが吸気時間が延長します.

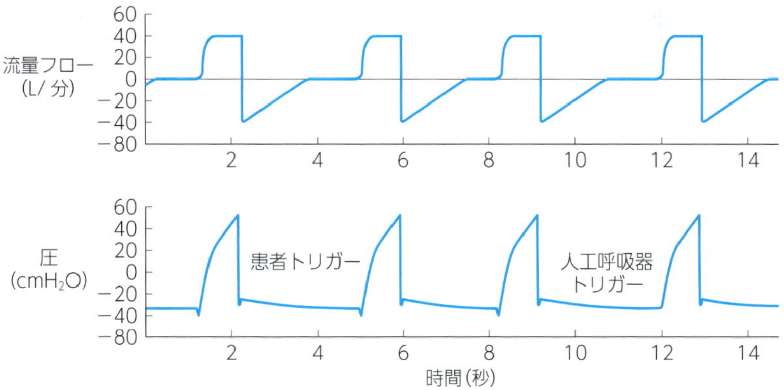

図7-30 矩形波VACV

□ ACVは全て機械換気のため**自発呼吸の有無に関係なくフロー・時間曲線が同じ形であることに注意してください**(図7-30).

・設定項目：

① 1回換気量 V_T，② 呼吸回数 f，③ 吸気時間 T_{insp}，流量フロー，④ 酸素濃度 F_IO_2，⑤ PEEP

② **圧補助調節換気 PACV**（図7-31）

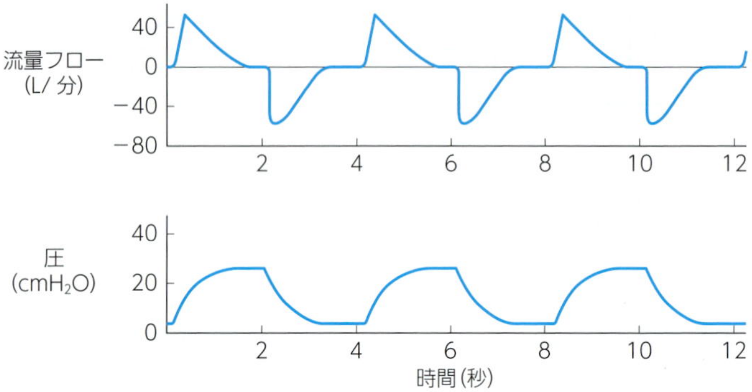

図7-31 PACV

□ 人工呼吸器または患者が吸気トリガーし，一定の圧をターゲットとして，時間で吸気サイクルが終わります．

□ PACVは全て機械換気のため自発呼吸の有無に関係なく圧時間曲線が同じ形であることに注意してください．

・設定項目：

① 吸気圧 P_{insp}，② 呼吸回数 f，③ 吸気時間 T_{insp}，④ 酸素濃度 F_IO_2，⑤ PEEP

※吸気立ち上がりはRise time，Rampとして設定できる

MEMO 圧補助調節換気 PACV モードでの吸気時間

□ PACVでは吸気時に設定吸気圧まで上昇します．吸気時定数に応じて肺胞換気が起こります．

□ 吸気フローがあると吸気時定数が長い肺胞レベル（＝肺胞がふくらむまで時間がかかる）での吸気が続いていることを意味するため1回換気量はフローがゼロになるまで増加します．

□ そのためARDSに対する圧換気では吸気時間を吸気フローがゼロになるまで延長します．

□ 一方，吸気時間が延長し，吸気フローがゼロになりポーズができると吸気が続い

ても吸気フローがすでにないため，さらなる1回換気量増加は見込めません(図7-32).

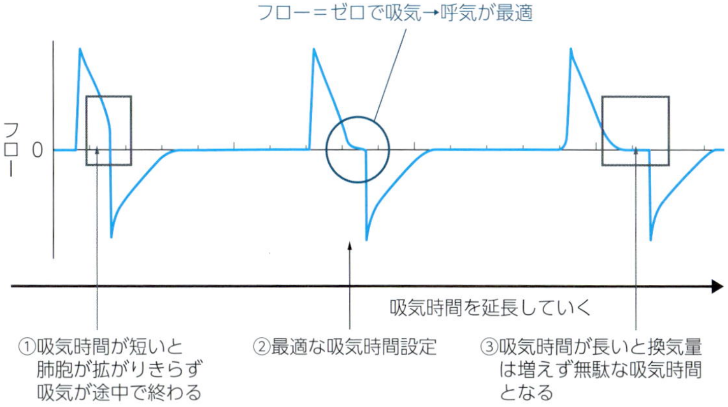

図7-32 吸気フローがゼロになるまで吸気時間を延長(文献16より)

吸気時①ではまだ吸気フローがあることで1回換気量がさらに増えるため，吸気フローがゼロになるまで吸気時間を延長する(②).

MEMO 圧補助調節換気PACVモードでの呼気時間

- □ 人工呼吸器管理により肺メカニクスが改善すると，とくに急性低酸素性呼吸不全である肺炎やARDSでは呼吸器系コンプライアンス低下が改善することで，呼気時定数が治療前の短縮から延長するため呼気時間が呼気時定数の3～5倍を考慮すると，十分な呼気時間を確保できないとauto-PEEPを生じます.
- □ PACVでauto-PEEPを生じると1回換気量が著明に低下します.
- □ PACVで，① 気管支喘息，肺気腫/COPDなど気道抵抗上昇が肺メカニクス異常である病態の治療開始時，② 患者自発呼吸温存による頻呼吸，③ 1回換気量増加目的で吸気時間を延長，④ 肺コンプライアンス低下が肺メカニクス異常である病態の改善に伴う肺コンプライアンス改善の際には常に呼気時間が十分に得られ，auto-PEEPを生じていないかについてのチェックが必要です.

SIMV

③ 同期式間欠的強制換気 SIMV〔量換気(V-SIMV)，圧換気(P-SIMV)〕

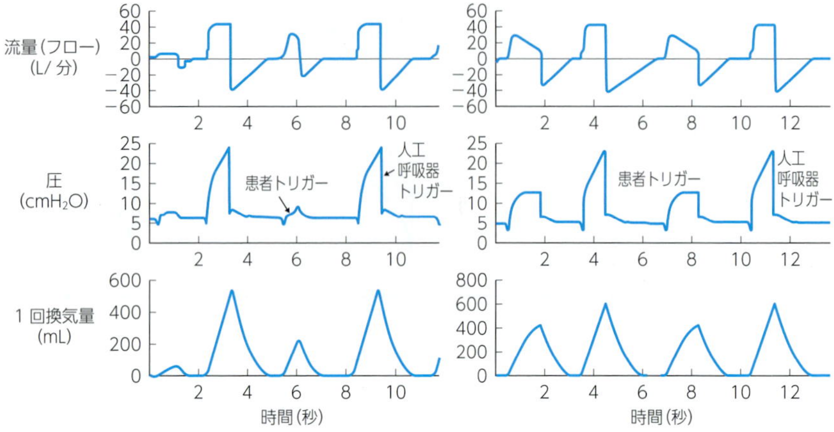

図7-33 量換気V-SIMV(左)，量換気V-SIMV＋PSV(右)

□ 強制換気は量換気V-SIMV，圧換気P-SIMVを選択します(図7-33).

□ 自発呼吸は適宜圧支持PSを付加します.

□ IMVであり機械換気と患者自発呼吸のフロー・時間と圧・時間曲線が異なることに注意してください. 結果として1回換気量も異なります.

(1)V-SIMV±PSV

・設定項目:
① 1回換気量 V_T，② 呼吸回数f，③ 吸気時間 T_{insp}，流量フロー，④ 酸素濃度 F_IO_2，⑤ PEEP，⑥ 圧支持PS

(2)P-SIMV±PSV

・設定項目:
① 吸気圧 P_{insp}，② 呼吸回数f，③ 吸気時間 T_{insp}，④ 酸素濃度 F_IO_2，⑤ PEEP，⑥ 圧支持PS
※吸気立ち上がりはRise time，Rampとして設定できる

PSV

□ 圧支持換気PSVモードは自発呼吸トリガーで，設定した吸気圧ターゲットとし，自発吸気フローに対する呼気トリガー感度ETS(ターミネーションクライテリア，サイクルオフ設定)により呼吸サイクル(＝吸気時間)が決まります.

□ PSVでの1回換気量は設定吸気圧，呼吸サイクル，患者呼吸努力，肺メカニクス(気道抵抗，肺コンプライアンス)によって決まります．また呼吸回数，吸気流量フローは患者呼吸努力によって決まります(図7-34)．

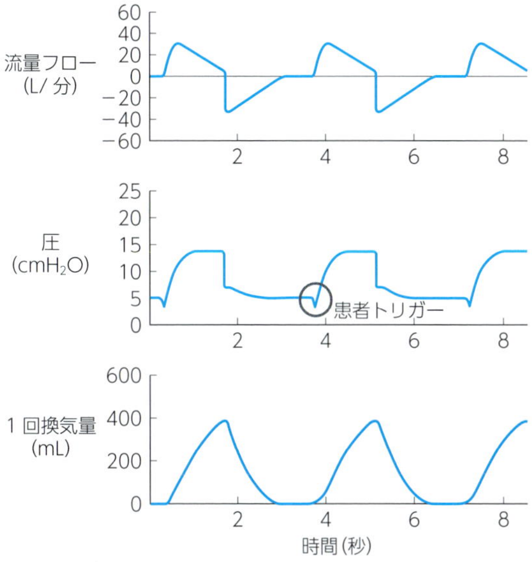

図7-34 PSV

・設定項目：
① 圧支持PS，② 酸素濃度F_IO_2，③ PEEP
※吸気立ち上がりはRise time，Rampとして設定できる

MEMO 実は設定が難しいPSVモード

□ PEEP 5cmH_2O，圧支持PS 15cmH_2O(最大吸気圧PIP 20cmH_2O)で，患者と呼吸器の同調性の視点でPSV設定を考えてみます(図7-35)．

□ PSVでは，患者トリガー(圧またはフロー)により吸気が始まりⒶ，速やかに設定吸気圧(＝圧支持PS)となりますⒷ．

□ 立ち上がり速度が患者呼吸努力よりも速いと設定圧を超えて突出し(Ⓑ-1)，一方，遅いと下に凹んだ波形となります(Ⓑ-2)．そのため速やかに立ち上がり，Ⓑ-1, 2にならないような吸気立ち上がり(Rise time，Ramp)設定をする必要があります．

□ いったん設定吸気圧PSとなり一定圧が維持され吸気フロー減弱に応じて吸気からPEEP値に戻り呼気が始まります(Ⓓ)．

□ しかし，患者よりも吸気終了・呼気転換(サイクルオフ)が遅れると患者呼気努力により設定圧を超えて突出し(Ⓓ-1)，一方，吸気終了・呼気転換(サイクルオフ)が早いと急激に低下します(Ⓓ-2).

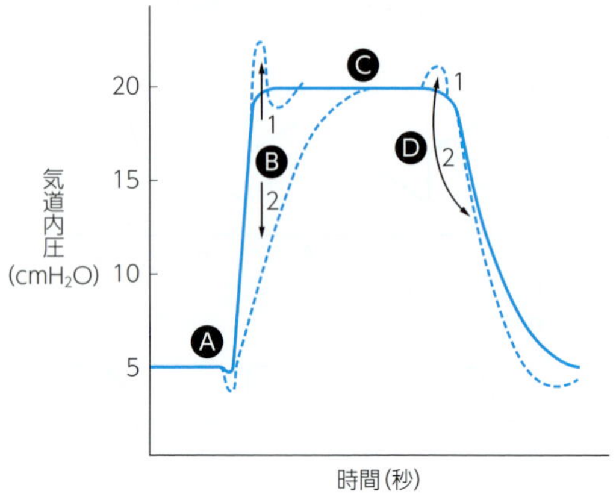

図7-35 **PSVの様々な設定による吸気トリガー，立ち上がり，最大吸気圧，吸気終了の変化**(文献15より)

□ 強い患者呼吸努力では呼気トリガー感度ETS(ターミネーションクライテリア，サイクルオフ設定)がデフォルトの25%だと十分な吸気時間にならないため，頻呼吸では適切な1回換気量が得られず非同調となり，呼吸仕事量の増加につながります.

□ サイクル変数としてETSを呼吸努力に合わせて設定します(図7-36).

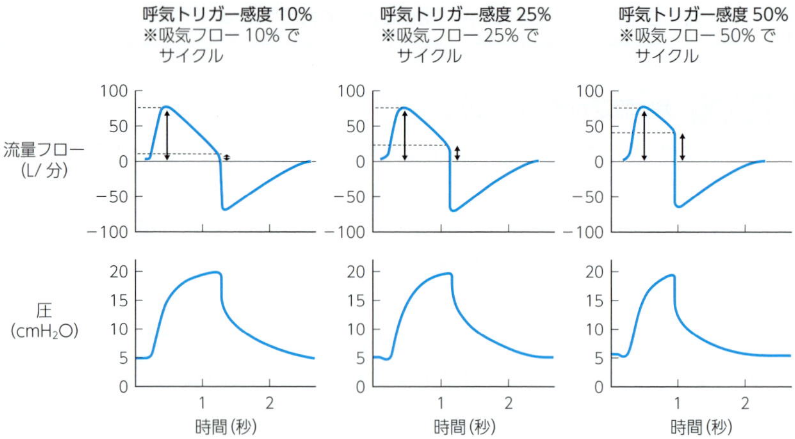

図7-36 **PSVで様々な吸気終了・呼気転換(サイクルオフ)に対する吸気時間の変化**(文献15より)

□ PSVでは吸気立ち上がり(Rise time，Ramp)を患者呼吸努力に合わせて設定し，強い呼吸努力では立ち上がりを早くします．

□ 吸気立ち上がりを早くすると，最大吸気フローが高くなるため，吸気終了・呼気転換(サイクルオフ)の呼気トリガー感度ETS一定の場合，最大吸気フローの比率から吸気時間が短縮することに注意が必要です(図7-37)．

□ そのため自発呼吸温存のPSVモードで自発呼吸努力が強い重症低酸素性呼吸不全の治療では，**吸気立ち上がりを早くするとともに十分な吸気時間(吸気→呼気サイクル)が得られるように，呼気トリガー感度ETSを低く設定する**よう考慮します．

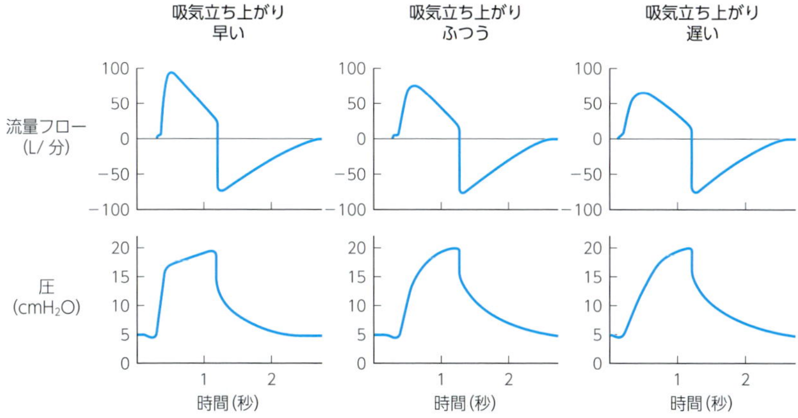

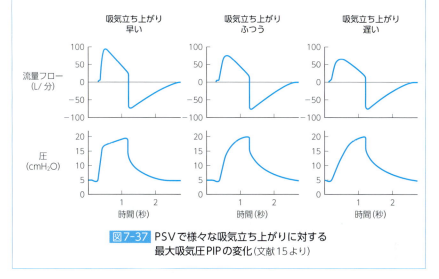

図7-37 PSVで様々な吸気立ち上がりに対する最大吸気圧PIPの変化(文献15より)

adaptive pressure control (APC)
〔pressure regulated volume control (PRVC)〕

□ APC (PRVC) モードでは圧換気の欠点であった1回換気量を保証するよう，目標1回換気量になるように呼吸努力・コンプライアンスに応じて吸気圧が調整され，設定された圧上限の中で変動しますが必ずしも1回換気量は正確な値にはなりません (図7-38).

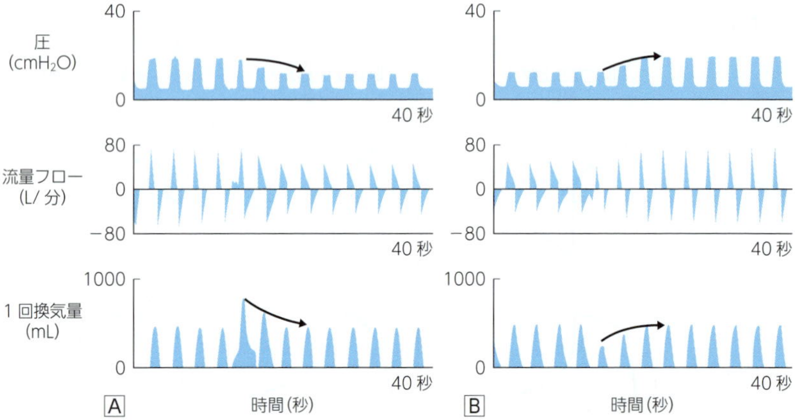

図7-38 APC (PRVC) モード A: 肺コンプライアンス増加・患者呼吸努力増加時の圧と1回換気量の変化，B: 肺コンプライアンス低下・患者呼吸努力減弱時の圧と1回換気量の変化 (文献19より)

□ APC (PRVC) モードは人工呼吸器または患者呼吸努力で吸気トリガーし，前の1回換気量を目標とした圧をターゲットとして，時間で吸気サイクルが終わります．

・設定項目：
① 1回換気量 V_T，② 呼吸回数 f，③ 吸気時間 P_{insp}，④ 酸素濃度 F_IO_2，⑤ PEEP，⑥ 圧上限 (≦PEEP＋25 cmH_2O で設定するとよい)

Section 9 病態の時間経過に合わせた人工呼吸器モードの考え方

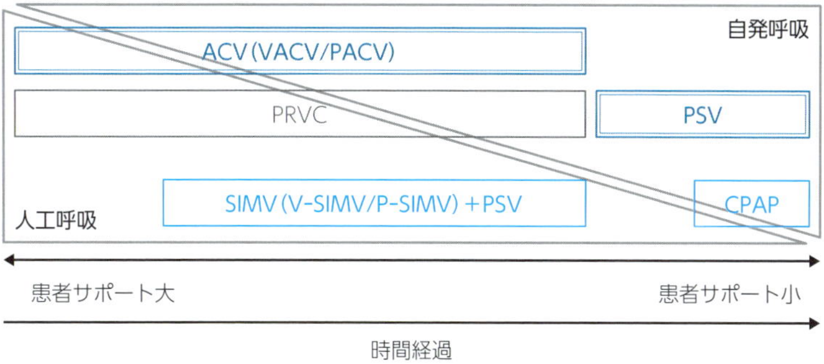

図7-39 時間経過による呼吸器モードの選択

□ 挿管・人工呼吸器IMV管理となった原疾患に対する治療の時間経過からIMV開始と離脱の2つの時期に分けて人工呼吸器モードを選択します(図7-39).

① **治療開始・人工呼吸器管理開始時→"完全に人工呼吸器にのせる"**
補助調節換気ACV〔量または圧換気(またはPRVC)〕で開始し，自発呼吸による呼吸仕事量を最小にするため鎮痛・深鎮静deep sedationとし適宜筋弛緩を用いて呼吸筋を休め，循環不全および原疾患に対する根本的治療に集中します.

② **原因疾患改善，循環・呼吸安定→"可能な限り自発呼吸温存"**
循環不全を脱し，原疾患に対する根本的治療が奏効し次第，鎮痛のみまたは浅鎮静light sedationとし，早期人工呼吸器離脱のために圧支持換気PSVで自発呼吸を温存させます.
自発呼吸温存変更のタイミングが妥当かどうかの評価(自発呼吸誘発性肺傷害P-SILI，横隔膜筋損傷myotrauma)は☞16章p.574，578参照.

MEMO 圧支持PSVモードでの過剰なサポート圧設定の弊害

□ PSVでは自発呼吸が温存されるため，強い自発呼吸努力がなければ一般的に肺・横隔膜保護に最適な換気モードと考えられています.

□ しかし過剰なサポート圧設定は，① **過剰な1回換気量**，② **横隔膜収縮の低下**(図7-40)，③ **横隔膜廃用筋萎縮**と④ **頻繁な無呼吸イベント**を生じるリスクがあることに注意が必要です.

□ PSVモードでの④ 頻繁な無呼吸による睡眠障害の原因は，過剰サポート圧設定による動脈血二酸化炭素分圧$PaCO_2$低下・医原性の過換気による呼吸性アルカローシスでの呼吸中枢抑制のため過剰サポート圧を下げる必要があります.

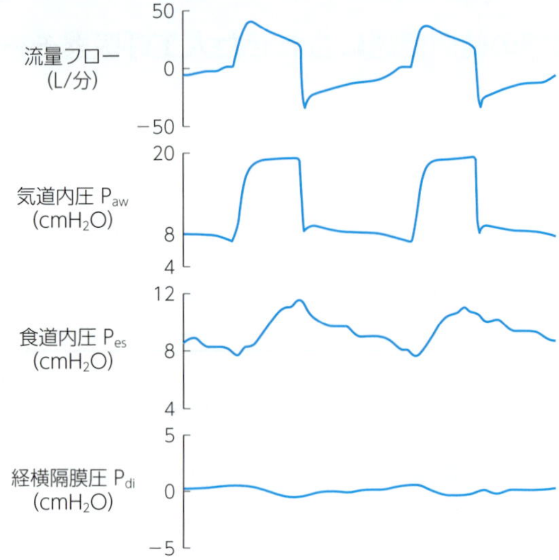

図7-40 PSVモードでの過剰な圧サポートによる横隔膜収縮低下（文献23より）

PSVモード（PEEP 8cmH_2O, PS 10cmH_2O）で，ダブルバルーン経鼻胃管カテーテルを用いて食道内圧P_{es}と胃内圧P_{ga}から経横隔膜圧P_{di}を測定．
過剰なサポート圧により，P_{es}波形より患者は吸気トリガー（P_{es}がわずかに低下）のみでその後吸気筋は弛緩している（吸気後半でP_{es}圧が上昇し陽圧となり（＝自発呼吸なし），P_{di}圧の上昇がない）．

ケースの解説

Case1

- □ 急性薬物中毒，意識障害で気道確保目的で挿管，人工呼吸器管理となっています．
- □ 肺メカニクス（気道抵抗，肺コンプライアンス）は正常であるためV_T 8mL/kg PBWとして，自発呼吸がないため量・圧補助調節換気（VACV，PACV）のどちらを選択してもよいでしょう．
- □ 意識レベル改善まで人工呼吸器関連肺傷害VILIを起こさない肺保護換気LPV設定とします．

Case2

- □ 急性心原性肺水腫ACPEで挿管・人工呼吸器管理となり，血管拡張薬，利尿薬による治療とともに陽圧換気で呼吸仕事量を減らすとともにPEEPを高くし前負荷と後負荷を軽減させ心不全治療を行っています．
- □ NIV-CPAPで治療失敗し，挿管され適切な鎮痛・鎮静の上，PACVモードで呼吸仕事量を減らし循環不全・心不全を速やかにコントロールし早期離脱を目指します．

Case3

□ 肺炎による敗血症，COPD急性増悪AECOPD・CO_2ナルコーシスで挿管・人工呼吸器管理となり，AECOPDに① 気管支拡張薬，② ステロイド，③ 抗菌薬で治療を行い，閉塞性障害であり気道抵抗上昇からピーク圧高値のためVACVモードを選択し（プラトー圧が正常であることに注意），auto-PEEPに注意し十分な呼気時間を確保するためV_T⬇，f⬇，T_{insp}⬇での高二酸化炭素血症許容permissive hypercapniaとしています．

Case4

□ 重症肺炎に急性呼吸促迫症候群ARDS合併の敗血症性ショックでLPVを行い鎮痛・深鎮静として循環不全を治療し，低1回換気，循環不全が増悪しないように注意しながら高めのPEEP設定で，高二酸化炭素血症許容permissive hypercapnia，PaO_2 55〜80で管理としています．

□ 鎮痛・深鎮静で自発呼吸を抑制する場合，VACV，PACVモードのどちらを選択してもよいでしょう．

＊この章でのポイント＊

- ☑ 人工呼吸器モードでの3つの変数：① トリガー，② ターゲット（リミット），③ サイクルについて理解する．
- ☑ 人工呼吸器での量換気と圧換気の違いについてそれぞれのメリット，デメリットと注意点について理解する．
- ☑ 人工呼吸器の基本的な3つのモード：① ACV，② SIMV，③ PSVについて理解する．
- ☑ 人工呼吸器のそのほかのモードとしてAPC（PRVC）とVACV，PACVの違いについて理解する．
- ☑ ICU専用人工呼吸器での各社からの人工呼吸器のモードの名称について整理する．
- ☑ とくに急性呼吸不全での人工呼吸器初期設定〔ACV，SIMV，PSV，APC（PRVC）〕について理解する．
- ☑ 挿管・人工呼吸器IMV管理となった原疾患の病状・時期に応じた適切な人工呼吸モード選択について理解する．

For Further Readings：さらに理解を深めるために

1. Pham T, Brochard LJ, Slutsky AS. Mechanical ventilation: state of the art. Mayo Clin Proc. 2017; 92: 1382-400.
2. MacIntyre N. Design features of modern mechanical ventilators. Clin Chest Med. 2016; 37: 607-13.
3. Amato MB, Barbas CS, Medeiros DM, et al. Effect of a protective-ventilation strategy on mortality in the acute respiratory distress syndrome. N Engl J Med. 1998; 338: 347-54.
4. The Acute Respiratory Distress Syndrome Network. Ventilation with lower tidal volumes as compared with traditional tidal volumes for acute lung injury and acute respiratory distress syndrome. N Engl J Med. 2000; 342: 1301.
5. Amato MB, Meade MO, Slutsky AS, et al. Driving pressure and survival in the acute respiratory distress syndrome. N Engl J Med. 2015; 372: 747-55.
6. Malhotra A. Low-tidal-volume ventilation in the acute respiratory distress syndrome. N Engl J Med. 2007; 357: 1113-20.
7. Slutsky AS, Ranieri VM. Ventilator-induced lung injury. N Engl J Med. 2013; 369: 2126.
8. Rittayamai N, Katsios CM, Beloncle F, et al. Pressure-controlled vs volume-controlled ventilation in acute respiratory failure: a physiology-based narrative and systematic review. Chest. 2015; 148: 340.
9. Kacmarek RM. The mechanical ventilator: past, present, and future. Respir Care. 2011; 56: 1170-80.
10. Singer BD, Corbridge TC. Basic invasive mechanical ventilation. South Med J. 2009; 102: 1238.
11. Singer BD, Corbridge TC. Pressure modes of invasive mechanical ventilation. South Med J. 2011; 104: 701-9.
12. Walter JM, Corbridge TC, Singer BD. Invasive mechanical ventilation. South Med J. 2018; 111: 746-53.
13. Nichols D, Haranath S. Pressure control ventilation. Crit Care Clin. 2007; 23: 183.
14. Koh SO. Mode of ventilation: volume controlled mode. Crit Care Clin. 2007; 23: 161.
15. Hess DR. Ventilator waveforms and the physiology of pressure support ventilation. Respir Care. 2005; 50: 166.
16. Marik PE, Krikorian J. Pressure-controlled ventilation in ARDS: a practical approach. Chest. 1997; 112: 1102.
17. Ashworth L, Norisue Y, Koster M, et al. Clinical management of pressure control ventilation: an algorithmic method of patient ventilatory management to address "forgotten but important variables". J Crit Care. 2018; 43: 169-82.
18. Mireles-Cabodevila E, Diaz-Guzman E, Heresi GA, et al. Alternative modes of mechanical ventilation: a review for the hospitalist. Cleve Clin J Med. 2009; 76: 417-30.
19. Branson RD, Chatburn RL. Controversies in the critical care setting. Should adaptive pressure control modes be utilized for virtually all patients receiving mechanical ventilation? Respir Care. 2007; 52: 478-85.
20. Güldner A, Kiss T, Neto AS, et al. Intraoperative protective mechanical ventilation for

prevention of postoperative pulmonary complications: a comprehensive review of the role of tidal volume, positive end-expiratory pressure, and lung recruitment maneuvers. Anesthesiology. 2015; 123: 692-713.
21. Kacmarek RM, Branson RD. Should intermittent mandatory ventilation be abolished? Respir Care. 2016; 61: 854-66.
22. Pearson SD, Koyner JL, Patel BK. Management of respiratory failure: ventilator management 101 and noninvasive ventilation. Clin J Am Soc Nephrol. 2022; 17: 572-80.
23. Jonkman AH, Rauseo M, Carteaux G, et al. Proportional modes of ventilation: technology to assist physiology. Intensive Care Med. 2020; 46: 2301-13.

column ②

未完成，不完全だからこそできること

「人間50年　化天のうちをくらぶれば　夢幻の如くなり」

幸若舞における平家物語の演目『敦盛』の一節である．あの織田信長もこよなく愛したという．

50という大台を迎えた．半世紀よくここまで生きてこれた，そして50を節目にしてやり遂げたと思える自分自身を祝福したいと思う．

自分でなければできないこと．それを追い求めた月日だった．

振り返ってみると20代後半，遅ればせながらようやく社会人であり医師として社会に役に立てるはずだと思える時期を迎えた．スタートは九州から，2001年だった．

当時は専門を突き詰めるなら大学とその関連施設研修，一方，超急性期やERなどなんでもこなすなら市中総合病院研修といった二極分化のイメージだったと自分なりに感じていた．学生時代，目の前の困っている患者さんにいつでも手を差し伸べることができる人でいたい，絶望のどん底にいて困ってどうしたらよいかと途方にくれる患者さんのそばで，きっと大丈夫と希望を共有でき，その思いを実行に移せるような医師になりたいと思っていた．その一心で母校に入学し(というかどうにか入学できた)，卒業してから地元でもあり出身校もあった関東から飛び出した．

医師になり目の前の患者さんに少しでもなにかできることがないか．ただそのことに応えるために，ベッドサイドでたくさんの時間を費やしてきた．時間のできた合間に勉強会をし，自分なりに文献集めをして無我夢中で医学，医療を吸収していた．20代後半，30代，40代．

初期研修から救急，内科一般そして集中治療と幅広くこなせるようになるべく，九州，関西とそのときそのときで出会った師に導かれ過ごしてきた時間だった．

たくさんの医学の進歩に伴う知識や技術に乗り遅れまいとする自分がいて，それを臨床現場に展開できるようにするためにはどうしたらよいか？　ただただそのことに悩みもがき苦しみ，それでも前進を続ける日々だったと思う．

自分にとって(おそらく患者さん・家族にとっても)よかれと思う診断・治療を行ってきたつもりだ．その治療の結果，ある患者さんは命が続き，ある患者さんはそれでも命を落とす．だれが奇跡的に助かり，だれが残念ながら命を落とすのか，なにがそれを分けるのかいまだにわからない．どのような結末になるのかは全力で取り組んだ結果だけなのかもしれない．

今までそう思いながらたくさんの最期に向き合ってきた．虚無感に襲われる時間を過ごしてきた．何度となく絶望や失望のどん底に突き落とされてきた．でもたくさんの同僚，コメディカル，スタッフに囲まれ，そして友人や家族の支えによって乗り越えて，また立ち上がることをあきらめなかった．

でもやはり目の前の患者さんによかれと思って尽くしつつもかなわず，ご迷惑を

おかけしたことに反省しきりの日々を振り返る中で，できない自分を嫌悪し，心のどこかで患者さんの状態が悪かったから，という言い訳をしていた．しかし気づけなかった自分のふがいなさ，足りない自分にいらだちを覚えたり，もっとできる医師ならば助かったのではないかと自己嫌悪におちいったりしたこともあった．

集中治療を志しその道を進む．とくに地域医療の現場で医療機器・指導医やスタッフ，ハードとソフトがかぎられた中でがんばっている同志のなかには，そのような気持ちになることがしばしばあるだろうと思う．

でも忘れないでほしいことは，そういう気持ちになるのはあなただけではない．

誤解を恐れずにいうと，とくにクリティカルケアの医師は患者さんにとって神様の次に崇高でその命を握っている存在だ．その責任は重大だからこそ完成され完全でありたいと思う．その時点でパーフェクトな状態で目の前の患者さんによい医療を施したいと思う．

しかし医学も医療もいまだに未完成であり不完全であるという大前提を思い出してみよう．そして自分自身も聖人君主でも神様でもなく未完成で不完全な平凡な人間である，その現実をあらためてみつめてみよう．

未完成であり不完全を認めることは受け入れがたいかもしれない，でも自分自身もチームも医学も医療も未完成であり不完全だからこそ伸びしろがあって今日よりももっといい明日が来るよう努力する大きな原動力になると期待してもよいと思う．

そして未完成であり不完全であることを認められたらなお一層謙虚に病気に苦しむ患者さんに向き合えると気づいた．

ひとつの施設に閉じこもって，大きすぎず小さすぎず自分なりにやれることをやってきた50まで．担当・主治医として大きな責任のなかでやれることの多さとともに限界も感じていた．50になり飛び出してみて様々なスケールの施設で自分がいままでやってきたことが通用するのだろうか，担当・主治医とは別の視点から眺める救急・集中治療はどんな風景がひろがっているのだろうか．素晴らしいところもあり，また改善の余地もあり，やはり多かれ少なかれ漠然とした未完成，不完全であることを感じる．

集中治療領域ではこの10年ほど多職種連携が強調されている．多くの専門性をもった人たちが集まればさらに大きなブレークスルーにつながる－その次は病院内を越え，病院間の有機的な連携であり地域そして全国へとひととひとを結びつけていくことだろう．個人個人のレベルアップとチームワーク，そしてテクノロジーによるサポート－つまりソフトとハードが両立して大きな意味をもつのだろう．

自分でなければできないこと．を追い求めてきた50年．

50年をひと区切りと考えこの先は人生のadditional timeと思い，おこがましいが自分がやってきたことを周りに伝えていくこと．なにより周りに迷惑をかけずそしてこれからの日本を背負っていく若い人たちの邪魔にならないように．

そうひとりで抱え込まず肩の荷を下ろして．未完成であり不完全であるからこそもっとよい明日があるはずだし，きっとできるはず．

Chapter 8

急性呼吸不全

□ クリティカルケアでの急性呼吸不全，低酸素血症はICU入室の原因で最も多く，また重症患者でよくみられ死亡率が高い病態です．ICU 48時間以上の入室患者の半数以上で急性呼吸不全を認め，死亡率は約40%と報告されています．

□ 低酸素血症 hypoxemiaである急性呼吸不全は，最終的に低酸素症 hypoxiaつまり組織の酸素化増悪につながります．

□ そのため初期評価と原因検索を行い，呼吸不全に対する適切な呼吸ケアデバイスの選択と使用，原因疾患に対する迅速な治療が重要です．

Section 1 呼吸不全の分類

□ 呼吸不全の分類は，動脈血液ガス分析ABGによる① 低酸素血症のみ（Ⅰ型呼吸不全），② 高二酸化炭素血症合併（Ⅱ型呼吸不全），③ 混合型〔慢性呼吸不全（Ⅱ型呼吸不全）急性増悪〕に分かれます（図8-1）．

□ また発症経過（3カ月以内，3カ月以上続く）から急性か慢性で分類されます．

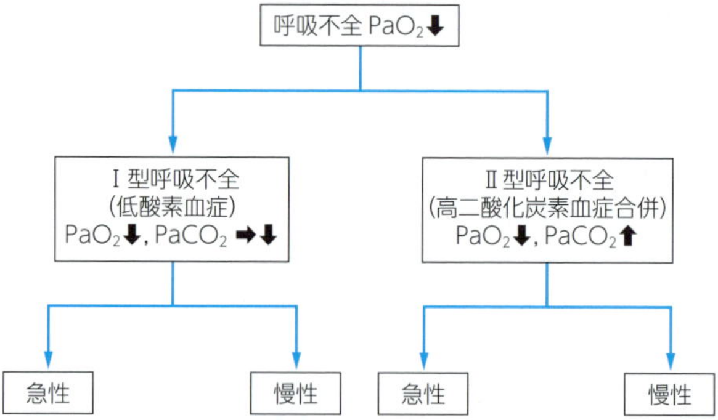

図8-1 呼吸不全の分類

□ 低酸素血症，高二酸化炭素血症ともに呼吸困難を含め症状が非特異的であるためABGで診断します．

JCOPY 498-06694

呼吸不全が循環動態に与える影響

□ 低酸素血症および高二酸化炭素血症による呼吸不全の循環動態への影響として，

- 低酸素血症:
  ① 心臓，全身血管：心拍数⬆，心拍出量⬆，末梢動脈拡張
  ② 肺動脈(全身血管とは異なる)：血管収縮(低酸素性血管攣縮)
  血管収縮による肺血管抵抗⬆→肺高血圧，右心負荷(最終的には“肺性心”)
- 高二酸化炭素血症:
  血管拡張，とくに脳血管拡張で頭蓋内圧亢進⬆(頭痛，瞳孔散大)

があります．

Section 2 呼吸不全による低酸素血症hypoxemiaと低酸素症hypoxia

□ 呼吸不全の定義である“低酸素血症hypoxemia”と“低酸素症hypoxia”は全く異なる病態を指します．

□ 低酸素血症hypoxemiaは動脈血酸素分圧が低い状態($PaO_2 < 60$mmHg)を指します．

□ 低酸素症hypoxiaは組織が低酸素状態であることを意味します．

□ ヒトは外呼吸で上気道・下気道を通し酸素O_2を大気から肺へと運びます(＝換気)．

□ 肺内の肺胞に達したO_2は肺毛細血管との間で酸素分圧差から肺胞→肺毛細血管へと移動し(＝ガス交換)赤血球のヘモグロビンと結合し(一部は血液中に溶解)血液中へと入り，左心より大動脈を通して全身へと運搬されます．

□ 左心より全身への酸素運搬量$\dot{D}O_2$を規定する因子として，① **心拍出量CO**，② **ヘモグロビン値Hb**，③ **ヘモグロビン酸素飽和度SO_2**があります．

□ 大動脈から各臓器へ血流が送られ，末梢毛細血管でヘモグロビンに結合したO_2は末梢組織の細胞へと移動し，細胞内ミトコンドリアでの電子伝達系で使用されます．

□ 各臓器の細胞内への酸素取り込みを規定する因子として，① **末梢毛細血管での血流量**(血流量⬆→細胞内への酸素移動⬆)，② **(毛細血管と細胞間の)酸素分圧差**(分圧差⬆→細胞内への酸素移動⬆)，③ **ヘモグロビン酸素解離曲線**(右方偏位→細胞内への酸素移動⬆)があります．

□ 一方，末梢組織で産生された二酸化炭素CO_2は二酸化炭素分圧差で末梢組織細胞→末梢毛細血管へと移動し赤血球のヘモグロビンと一部結合，また血液中に溶解し静脈を通り右心系へと運ばれ肺毛細血管で二酸化炭素分圧差から肺毛細血管→肺胞へと移動し(＝ガス交換)，呼吸によりCO_2は肺から大気へと排出されます(＝換気)．

□ 低酸素血症hypoxemiaが動脈血酸素分圧が低い状態であるのに対し，低酸素症hy-poxia(＝組織低酸素tissue hypoxia)は，大気から肺での酸素取り込み，左心・動脈

を介した全身臓器への動脈血の供給そして末梢組織細胞までの酸素運搬の障害によって起こる末梢組織の低酸素状態を指しています.

□ そのため低酸素症hypoxiaの原因は“肺・呼吸器系”だけに限定されません(表8-1). 原因として① **低酸素血症**, ② **組織低灌流**, ③ **組織酸素利用能低下**, ④ **酸素運搬・消費量の需給不均衡**, ⑤ **貧血**, ⑥ 敗血症でみられる末梢毛細血管シャントによる**相対的組織低酸素症relative tissue hypoxia**や**組織酸素代謝失調dysoxia**などがあります.

□ 組織の低酸素について,

① hypoxic hypoxia: 動脈血の低酸素の場合(肺疾患)

② anemic hypoxia: 血液の酸素輸送能力が低下する場合(貧血, 一酸化炭素中毒)

③ circulatory hypoxia: 組織の血流が低下する場合(循環不全, 末梢動脈閉塞)

④ histotoxic hypoxia: 細胞内ミトコンドリアでの酸素利用障害(中毒物質)

の4つに分類します.

表8-1 低酸素症hypoxiaの原因

	P_AO_2	P_ACO_2	PaO_2	$PaCO_2$	CaO_2	SaO_2	$P\bar{v}O_2$	$C\bar{v}O_2$	酸素投与の有効性
肺									
低換気	⬇	⬆	⬇	⬆	⬇	⬇	⬇	⬇	有効
拡散障害	➡	➡	⬇	➡	⬇	⬇	⬇	⬇	有効
シャント	➡	➡	⬇	➡	⬇	⬇	⬇	⬇	有効*
換気血流比不均等	様々	⬆または➡	⬇	⬆または➡	⬇	⬇	⬇	⬇	有効
血液									
貧血	➡	➡	➡	➡	⬇	➡	⬇	⬇	有効*
一酸化炭素中毒	➡	➡	➡	➡	⬇	➡**	⬇	⬇	有効*
組織									
シアン中毒	➡	➡	➡	➡	➡	➡	⬆	⬆	無効

➡正常, ⬆増加, ⬇減少

P_AO_2: 肺胞内酸素分圧, P_ACO_2: 肺胞内二酸化炭素分圧, PaO_2: 動脈血酸素分圧, $PaCO_2$: 動脈血二酸化炭素分圧, CaO_2: 動脈血酸素含有量, SaO_2: 動脈血ヘモグロビン酸素飽和度, $P\bar{v}O_2$: 混合静脈血酸素分圧, $C\bar{v}O_2$: 混合静脈血酸素含有量

*効果は限定的, **パルスオキシメータでの測定値

□ 一方, 動脈血中の酸素が不足した状態を指す低酸素血症hypoxemiaは急性呼吸不全の定義に用いられ, 現在は血液ガス分析器で容易に測定することができます.

- 末梢組織の低酸素状態→低酸素症hypoxia
- 動脈血酸素分圧が低い状態→低酸素血症hypoxemia

□ 低酸素血症hypoxemiaは低酸素症hypoxiaの原因の一つになります(hypoxic hypoxia).

JCOPY 498-06694

□ しかし低酸素血症hypoxemiaが起こると生体は交感神経系賦活により後負荷・前負荷増加，心収縮力・心拍数増加により心拍出量を上げることで代償し酸素運搬量を維持するため，低酸素血症hypoxemiaでも必ずしも低酸素症hypoxiaにつながりません．

□ 逆に低酸素症hypoxiaを起こす原因は多数あり，必ず低酸素血症hypoxemiaを合併しているわけではありません．

□ 低酸素血症hypoxemiaの治療的介入が人工呼吸器など呼吸ケアデバイスを用いた呼吸へのアプローチになるのに対して，低酸素症hypoxiaは原因に対する治療がメインになります．

□ “低酸素症hypoxia”と“低酸素血症hypoxemia”が異なる状態を意味することを認識し，低酸素症hypoxiaにつながる低酸素血症hypoxemiaに対する治療を行い，クリティカルケアでの重症患者の“蘇生期”治療で最重要である“組織の酸素化”をいかに維持するかの視点をもつことが大切です．

□ ではなぜ低酸素症hypoxiaよりも低酸素血症hypoxemiaに私たちの注意が優先的に向くのでしょうか．

□ 個人的な見解として，① 急性呼吸不全が低酸素血症hypoxemiaで定義されること，② 急性呼吸不全がクリティカルケアで最もよく遭遇する臓器障害であること，③ 低酸素血症hypoxemiaの検査である動脈血液ガス分析ABGが容易に施行でき直接的に急性呼吸不全が診断できることがあげられます．

□ 一方で，低酸素症hypoxiaを直接的に診断できる検査がないことがあげられます(つまりクリティカルケアでの“蘇生期”では末梢組織の低酸素症hypoxiaの有無を常に意識しないといけない)．

□ 低酸素症hypoxiaの間接的な診察・検査所見としては，皮膚網状皮斑，毛細血管再充満時間(capillary refilling time：CRT)，乳酸，混合静脈血/中心静脈血酸素飽和度$S\bar{v}O_2$/$ScvO_2$，中心静脈–動脈血二酸化炭素圧差(ΔPCO_2 gap)がありますが，それぞれメリット・デメリットがあり，数値の解釈に注意が必要です(☞2章p.66参照)．

ポイント!

- 低酸素症hypoxiaは組織の酸素化障害，低酸素血症hypoxemiaは動脈血の酸素分圧低下を示し全く異なる状態を指す
- クリティカルケアでの重症患者ケアで最も重要なのは組織の酸素化維持，つまり低酸素症hypoxiaの早期改善と回避である

Section 3 呼吸不全の病態生理

□ 急性呼吸不全は低酸素血症のみのⅠ型呼吸不全と高二酸化炭素血症を伴うⅡ型呼吸不全に分類されます．

Ⅰ型呼吸不全：低酸素性呼吸不全＝ガス交換不全

□ 急性Ⅰ型呼吸不全では，PaO_2＜60mmHg，$PaCO_2$正常～低下を示し，pH低下，乳酸上昇など循環不全合併が多くみられます．

□ 呼吸不全と循環不全が合併している場合，まず循環不全に対する治療を優先させます（☞2章p.42参照）．

Ⅰ型呼吸不全のよくある原因

- 喘息重積
- 急性呼吸促迫症候群ARDS
- 肺炎／誤嚥性肺炎
- 肺塞栓
- 心原性肺水腫
- 肺気腫／COPD急性増悪

□ Ⅰ型呼吸不全の病態生理には，① 酸素濃度低下，② 大気圧低下，③ 肺胞低換気，④ 拡散障害，⑤ 換気血流比不均等，⑥ シャントがあります．

□ 酸素濃度低下は火災での酸素濃度低下，潜水，呼気ガス再呼吸などで起こります．

□ 大気圧低下は高地居住，登山で起こります．海抜3,000mでは吸入酸素分圧P_IO_2 100mmHg，動脈血酸素分圧PaO_2 50mmHgになります．

□ 低酸素血症を起こす肺胞低換気では必ず高二酸化炭素血症を伴います．酸素濃度上昇で速やかに改善するという特徴があります．

ポイント！
・低濃度酸素投与で速やかに改善する低酸素血症では換気不全を疑う

MEMO　肺胞低換気に酸素投与で速やかに低酸素血症が改善する理由

□ 肺胞内酸素分圧P_AO_2の式からわかるように酸素濃度F_IO_2増加によって

肺胞内酸素分圧P_AO_2

＝（大気圧P_B－水蒸気圧PH_2O）×酸素濃度F_IO_2－（$PACO_2$/R）

＝（大気圧P_B－水蒸気圧PH_2O）×酸素濃度F_IO_2－（P_aCO_2/R）

正常→（760－47）×0.21－（40/0.8）＝150－50＝100mmHg

肺胞低換気で$PaCO_2$ 80，室内気の場合→（760－47）×0.21－（80/0.8）

＝150－100＝50mmHg

$PaCO_2$ 80，酸素3L/分投与（F_IO_2 0.3）の場合→（760－47）×0.3－（80/0.8）

＝214－100＝114mmHg

□ 拡散障害(図8-2)は肺水腫や間質性肺炎などで起こり，安静時の低酸素血症は目立たず労作や運動による著明な低酸素血症が特徴です．一方，二酸化炭素の溶解度は酸素の20倍であり運搬障害が起こらないため高二酸化炭素血症を伴いません．

□ 拡散障害のみで急性呼吸不全を起こすことは稀であり，他の病態—とくに換気血流比不均等を伴います．

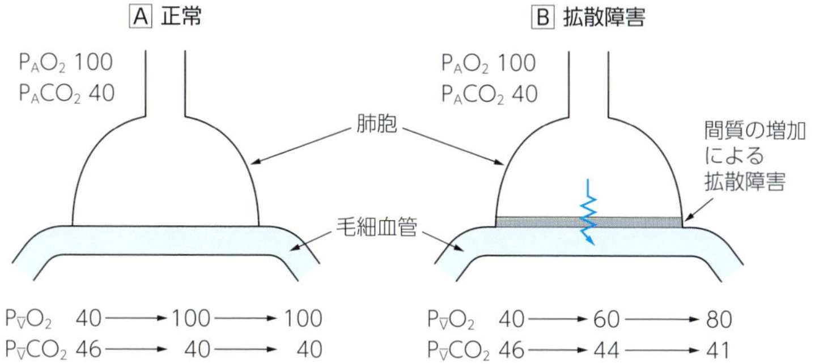

★肺胞と血流の圧較差で O_2 と CO_2 が移動
→間質⬆で肺胞と毛細血管・赤血球までの距離が離れると圧較差が大きい O_2 は時間がかかる
→労作や酸素濃度 F_IO_2⬇で著明な低酸素血症を起こすが，二酸化炭素運搬は障害されない

図8-2 拡散障害

□ 換気血流比不均等($\dot{V}/\dot{Q}$ミスマッチ)はあらゆる肺疾患でみられます(図8-3)．“理想的”な換気血流比は換気約4L/分，血流約5L/分で0.8といわれています．

□ 低い$\dot{V}/\dot{Q}$では血流に比べて換気が少ない状態であり，換気ゼロでは“シャント”になります．うっ血性心不全，肺炎，急性呼吸促迫症候群ARDS，無気肺でみられ，胸部X線や胸部CTで浸潤影・透過性低下を示します(図8-4)．

□ 高い$\dot{V}/\dot{Q}$では換気に比べて血流が少ない状態であり，血流ゼロでは“死腔”になります．肺塞栓や肺弾性抵抗がなくなった進行した肺気腫/COPDでみられ，造影CTで血管閉塞，胸部X線・胸部CTで肺野透過性亢進を示します(図8-4)．

□ とくに“低い$\dot{V}/\dot{Q}$”と$\dot{V}/\dot{Q}$がゼロである“シャント”の鑑別には，100%酸素投与で改善があれば低い$\dot{V}/\dot{Q}$となります．

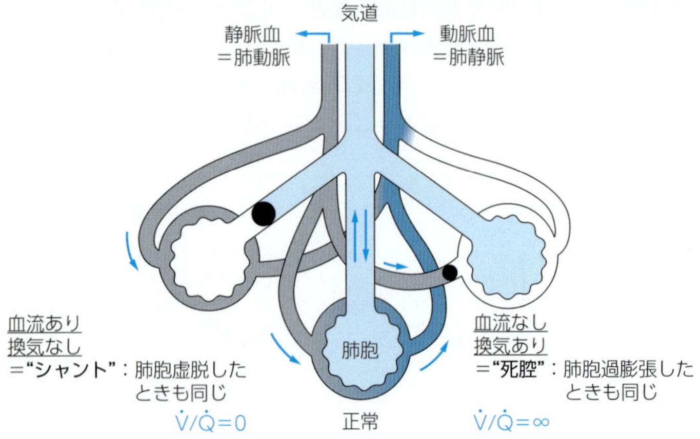

図8-3 肺局所での換気血流比不均等―"シャント"から"死腔まで

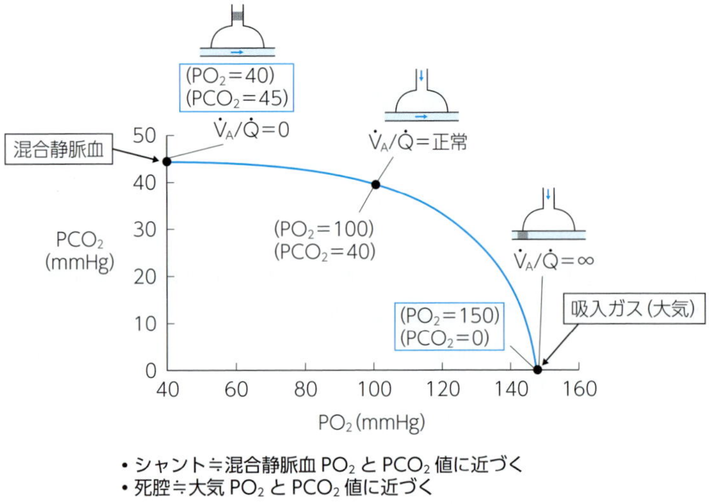

図8-4 O_2-CO_2ダイアグラム：換気血流比不均等$\dot{V}/\dot{Q}$でのPO_2値とPCO_2値の推移

□ 低い$\dot{V}/\dot{Q}$が進行しゼロとなったシャントで，シャント率25～30%以上では100%酸素に反応しないことが特徴です（図8-5）.

□ 肺内シャントを起こす原因疾患として，心不全，肺炎，急性呼吸促迫症候群ARDS，無気肺などがあり，画像検査で浸潤影・透過性低下を示し酸素濃度上昇に反応しないため，改善目的で呼気終末陽圧PEEPを用います.

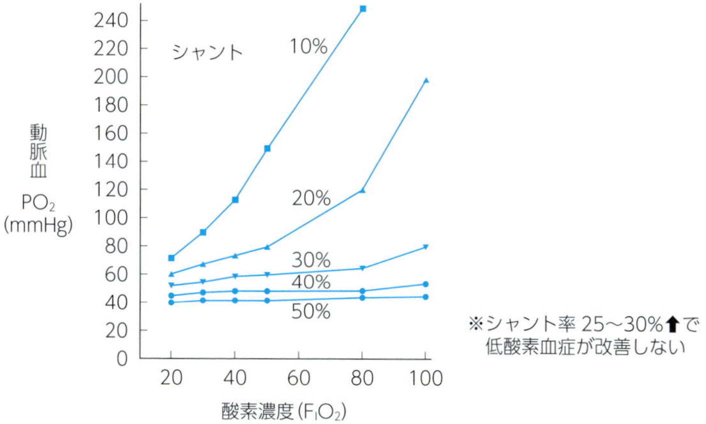

図8-5 シャント率による酸素濃度 F_IO_2 と動脈血酸素分圧 PaO_2 の関係

ポイント!

- 100%酸素投与に反応しない低酸素血症ではシャントを疑う

□ I 型呼吸不全である急性低酸素性呼吸不全への治療的介入は表8-2のようになります.

表8-2 急性低酸素性呼吸不全(I型呼吸不全)への治療的介入

I型呼吸不全の病態生理	治療
吸入酸素濃度低下(酸素濃度 F_IO_2 <21%)	F_IO_2 ⬆
大気圧低下	高所から下山
肺胞低換気	F_IO_2 ⬆, 肺胞換気⬆
拡散障害	F_IO_2 ⬆, 利尿薬・ステロイドなど
換気血流比不均等	F_IO_2 ⬆, PEEP⬆
肺内シャント	F_IO_2 ⬆, PEEP⬆

酸素投与が根本的治療であるのは吸入酸素濃度低下のみであることに注意.
全ての病態で酸素投与に反応するが対症療法であり原因疾患の治療を優先すべきである.

II 型呼吸不全: 高二酸化炭素性呼吸不全＝換気不全

□ 急性 II 型呼吸不全(慢性 II 型呼吸不全急性増悪)では, PaO_2 <60mmHg, $PaCO_2$ >45mmHg を示し, pH低下, 乳酸上昇など循環不全合併が多くみられます.

□ 循環不全や強い呼吸困難, 呼吸性アシドーシスの進行(pH<7.35)や CO_2 ナルコーシスによる意識レベル低下を伴わない場合, 安定した慢性 II 型呼吸不全である可能性があります.

□ Ⅱ型呼吸不全でも循環不全が合併している場合，まず循環不全に対する治療を優先させます(☞2章p.42参照)．とくに肺性心からの右心不全を合併していることが多く，右室前負荷・後負荷で急激に循環不全が進行するため輸液負荷する場合には十分な注意が必要です．

□ Ⅱ型呼吸不全の病態生理は換気不全がメインであり，原因として解剖学的に3つの部位に分けて考えます．

① 中枢神経：大脳・脳幹→脊髄→末梢神経→神経筋接合部→呼吸筋
- 昏睡，頭蓋内圧亢進，頭部外傷，薬剤(オピオイド，鎮静薬)
- 脊髄病変(ALS，脊髄損傷，ポリオ)
- 末梢神経疾患(Guillain-Barré症候群，ジフテリア)
- 神経筋接合部疾患(重症筋無力症，ボツリヌス，有機リン中毒，筋弛緩薬)
- 筋疾患(筋ジストロフィー)

② 胸郭異常
- 肋骨骨折・フレイルチェスト，横隔膜破裂，側弯症
- 高度肥満，腹部コンパートメント症候群

③ 肺・呼吸器－とくに死腔換気，上気道閉塞，急性増悪による呼吸筋疲労と関係
- 急性喘息重積，上気道閉塞，肺気腫/COPD，気管支拡張症，閉塞性睡眠時無呼吸症候群

□ 臨床で最も多いⅡ型呼吸不全の原因は肺気腫/COPDです．

□ Ⅱ型呼吸不全の病態生理は，換気と$PaCO_2$の式より，① 換気自体の低下，② 死腔換気増加による換気低下，③ 二酸化炭素産生増加で起こります(☞3章p.105参照)．

$$PaCO_2 \propto \frac{CO_2\text{産生量}}{\text{肺胞換気量}}$$

$$\propto \frac{CO_2\text{産生量}}{1\text{回換気量}-\text{死腔換気量}}$$

Ⅱ型呼吸不全の病態生理＝換気不全

① 換気自体の低下：中枢神経・末梢神経・神経筋接合部・筋疾患，呼吸筋疲労

② 死腔換気の増加：肺・呼吸器疾患

③ 二酸化炭素産生の増加：敗血症，熱傷，多発外傷，炭水化物摂取増加

□ Ⅰ型呼吸不全でも換気血流比不均等で低い$\dot{V}/\dot{Q}$で呼吸努力が強く，その後呼吸筋疲労が進行した場合，Ⅱ型呼吸不全の合併がみられます．

MEMO Ⅲ型呼吸不全とⅣ型呼吸不全(表8-3)

- □急性呼吸不全は低酸素血症メインのⅠ型と二酸化炭素貯留合併のⅡ型に分かれますが，それ以外に術後特有のⅢ型呼吸不全，末梢組織循環不全によるⅣ型を加えることがあります．
- □Ⅲ型呼吸不全の病態として，無気肺によるシャント，換気血流比不均等や術後覚醒遅延による肺胞低換気があります．
- □よくみられる臨床設定として，長時間の手術で術後抜管はしたものの術後覚醒遅延があり，このようなケースで“予防的”に酸素鼻カニュラ4L/分投与した結果，“肺胞低換気”に気づけず，Ⅰ型呼吸不全が顕在化した際には，すでに無気肺による低い$\dot{V}/\dot{Q}$ないしシャントの合併があります．
- □Ⅳ型呼吸不全は，低酸素症hypoxiaである組織の低酸素を指し，循環不全や末梢組織での酸素消費量の増加に伴う呼吸不全であり，右心系である肺循環に戻る血液中の酸素残量が少ない状態(混合静脈血酸素飽和度$S\bar{v}O_2$/中心静脈血酸素飽和度$ScvO_2$低下)が病態です．
- □Ⅳ型呼吸不全は循環不全，多臓器機能不全症候群MODSで起こるため，MODSの肺病変としてARDS(＝シャントが病態)を合併すると低酸素血症が著明となります．

表8-3 Ⅲ型・Ⅳ型呼吸不全の病態生理と病変部位・疾患

	Ⅲ型	Ⅳ型
低酸素血症の病態生理	シャント 肺胞低換気 換気血流比不均等	組織低灌流 末梢組織での酸素利用障害
病変部位	局所低換気を伴う肺胞・毛細血管虚脱	心血管系 末梢組織
疾患	胸部・上腹部手術や外傷 不十分な術後鎮痛 胸腔内腫瘍・炎症 術後無気肺 横隔膜下腫瘍・炎症 肥満	敗血症性ショック 低容量性ショック 心原性ショック 細胞内酸素化障害 代謝亢進状態

Section 4 急性呼吸不全へのアプローチ

□急性呼吸不全を疑う患者のアプローチとして，ポイントを絞った病歴聴取ととくに心血管系・呼吸器系の身体診察を行いながら，末梢ルートの確保とバイタルサイン・パルスオキシメータ，動脈血液ガス分析ABG(可能な限り室内気)を行います．

□①意識レベル，②胸郭・肺，③どの程度待てるか(治療的介入までの時間)，の3

つを確認するとともに，心肺蘇生時のA:気道，B:呼吸，C:循環への治療的介入を進めます．

意識レベル:

□ 呼吸不全とともに意識レベル低下は重症度が高いため，ABCアプローチでのA:気道確保を含め速やかに対応が必要です．

胸郭・肺:

□ 吸気・呼気での胸郭の動きを観察し左右差や呼吸パターンを把握し，呼吸促迫・浅く早い呼吸では肺コンプライアンスが低下する病態の可能性を示唆します．また打診・聴診を行って上気道閉塞，片側性・両側性肺病変および胸水貯留・気胸など胸腔内病変を探します．

どの程度待てるか―時間的余裕:

□ 呼吸促迫で落ち着かず混乱した状態や冷汗著明，鼻翼や呼吸補助筋を使用した呼吸，口すぼめ呼吸，前傾姿勢での呼吸といった視診所見にはとくに注意し，呼吸ケアデバイスとして酸素療法を行うか，または迅速に挿管・人工呼吸器が必要な状態であるかを判断します．

□ また低酸素血症による急性呼吸不全の診断には動脈血液ガス分析ABGが必須です．PaO_2，$PaCO_2$，pH，HCO_3^-を評価します．

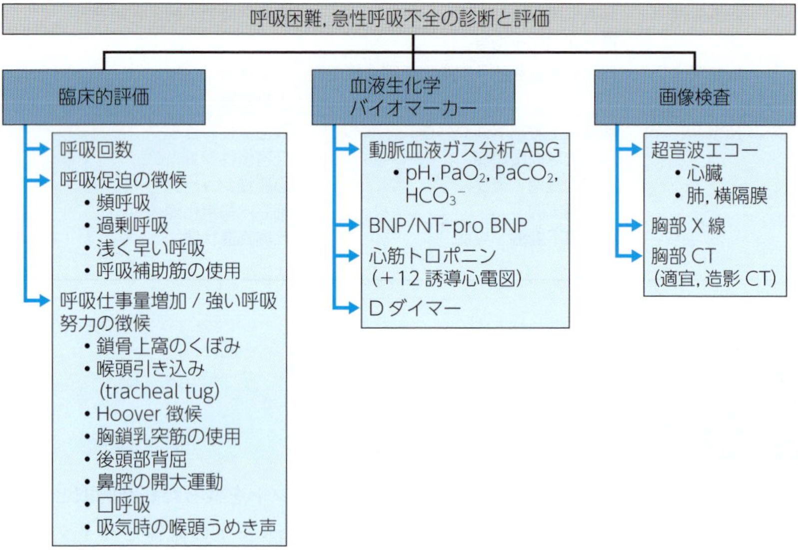

図8-6 急性呼吸不全の評価: 臨床所見，血液検査，画像検査 (文献4より)

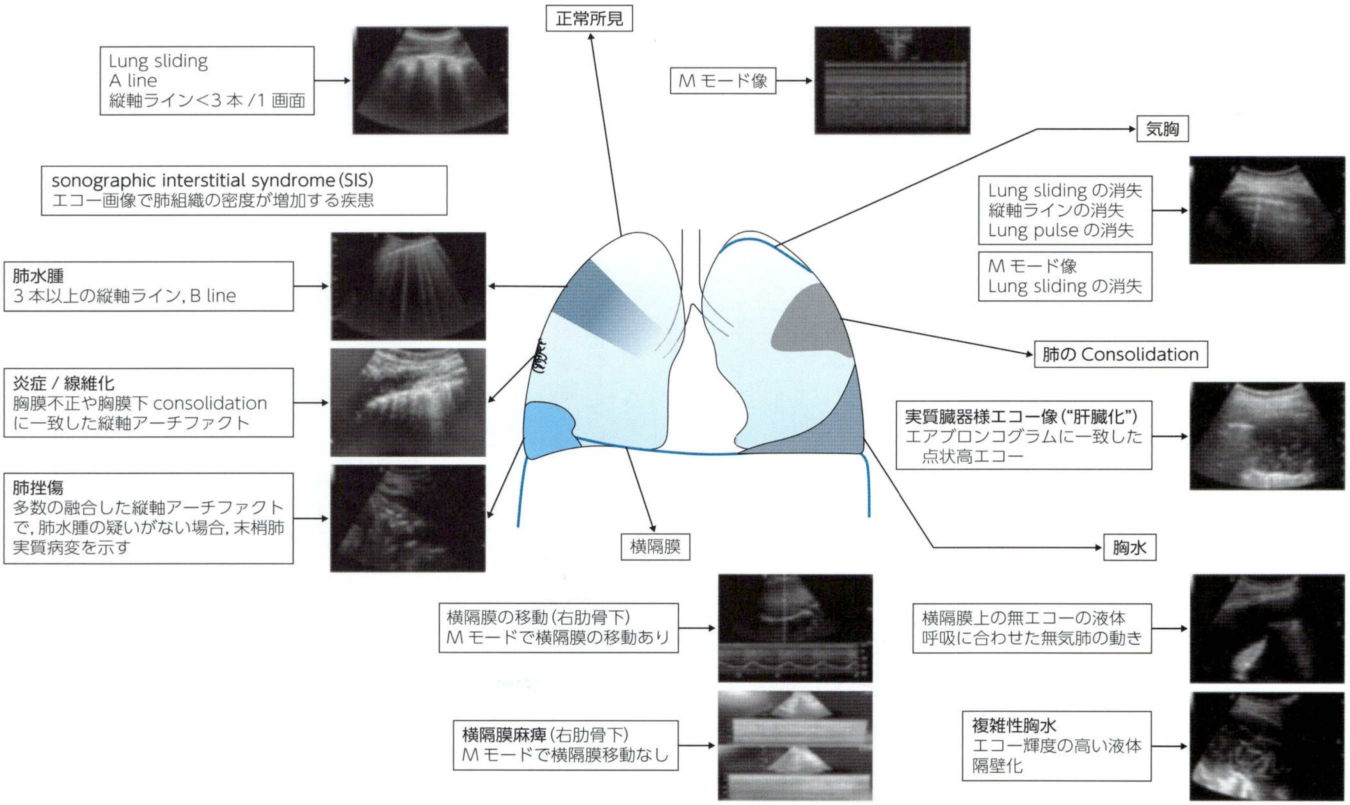

図 8-7 呼吸不全評価のための肺エコー (文献 4, 5 より)

□急性呼吸不全の原因疾患検索とともに低酸素血症および高二酸化炭素血症に対し呼吸ケアデバイスを用いた対症療法を行います(図8-6，図8-8).

□急性呼吸不全の評価として肺エコーの有用性が指摘されており使いこなすことで原因疾患検索と病態生理の診断に生かします(図8-7).

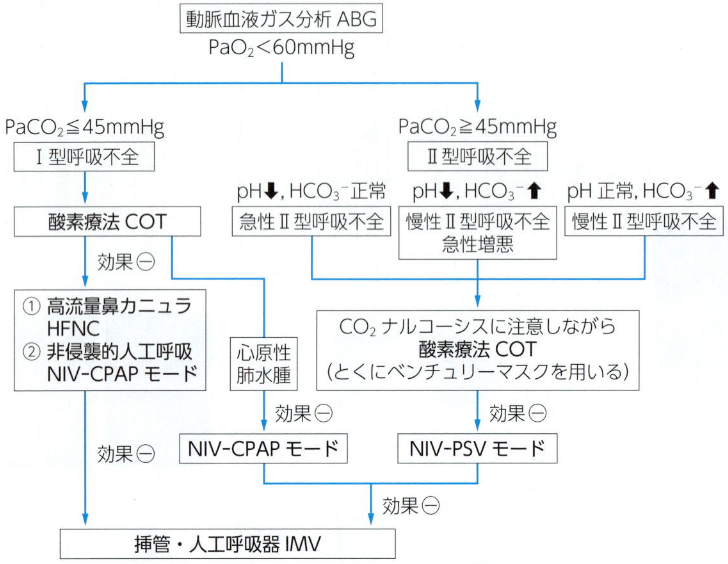

図8-8 呼吸ケアデバイスを用いた急性呼吸不全へのアプローチ

NIV，HFNCともに開始後1，2，6時間で効果判定する．有効でないなら速やかに挿管・人工呼吸器管理へと進む

酸素療法COTの設定

• 再呼吸なしリザーバーマスク：≧10L/分

高流量鼻カニュラHFNCの設定

• 温度：37℃，流量：≧50L/分，酸素濃度F_IO_2：1.0

非侵襲的人工呼吸器NIVの設定

① NIV-CPAPモード(とくに心原性肺水腫の場合)

• CPAP：5〜10cmH_2O，酸素濃度F_IO_2：1.0

② NIV-PSVモード

• 呼吸回数f：14〜16回/分，吸気時間T_{insp}：0.8〜1.2秒，酸素濃度F_IO_2：1.0

• IPAP：8〜12cmH_2O，EPAP：4〜6cmH_2O

□ 急性呼吸不全の呼吸ケアデバイスによる段階的な治療は図8-9のようになります.

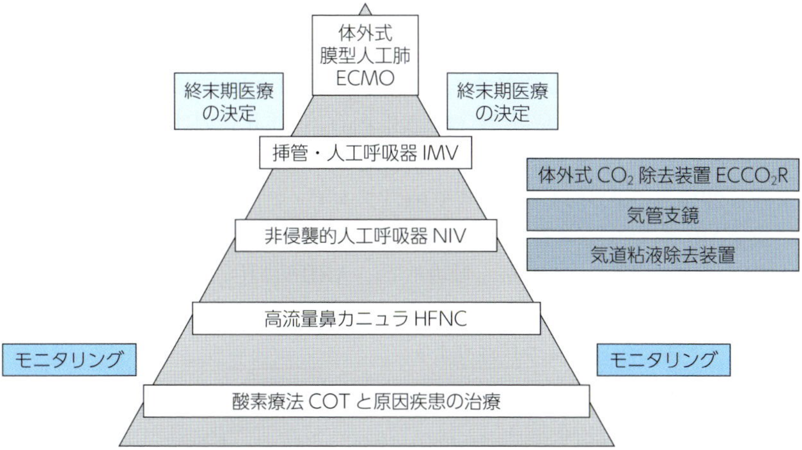

図8-9 急性呼吸不全の呼吸ケアデバイスによる段階的な治療(文献7より)

□ 非侵襲的な呼吸サポート(HFNCとNIV)は年々使用範囲がひろがっており,NIVでは① 従来のマスク型NIVに加えて② 新たにヘルメットによるNIVが急性低酸素性呼吸不全AHRF(I型呼吸不全,*De novo*呼吸不全)に用いられるようになりました.

□ 従来のマスク型NIVは急性低酸素性呼吸不全への呼吸ケアデバイスとしては不向きでした(NIV耐用性,マスクリークによるPEEP効果の減弱など).

□ しかしヘルメットNIVではNIV耐用性が改善し,マスク型NIVと比較してマスクリークが大幅に減少した結果,高PEEPでのNIV管理が可能となりました.

□ つまり,同じNIVに分類されますが,マスク型NIVとヘルメットNIVは適応となる疾患群として別の呼吸ケアデバイスと考えるべきであり,

- マスク型NIV→Ⅱ型呼吸不全(COPD急性増悪)メイン,Ⅰ型呼吸不全は急性心原性肺水腫
- ヘルメットNIV→AHRF(Ⅰ型呼吸不全,*De novo*呼吸不全)

となります.

□ そのため,2015年のFLORALIスタディからAHRF(Ⅰ型呼吸不全,*De novo*呼吸不全)に対する非侵襲的な呼吸サポートとしてはHFNCが第1選択と考えられていましたが,その後ヘルメットNIVの有効性が報告されAHRFに用いられるようになってきました.

□ とくに新型コロナウイルス感染症COVID-19で人工呼吸器の機材不足から中等症から重症急性呼吸促迫症候群ARDS合併のケースでもNIVでの管理を余儀なくされた経験によってヘルメットNIVの使用頻度が増え，エビデンスが蓄積されたことも一因としてあります．

□ 2012年のARDSベルリン定義では，非侵襲的な呼吸サポートのARDSに対する呼吸ケアデバイスとしての位置づけは酸素化PaO_2/F_IO_2比（P/F比）で200〜300の軽症ARDSの一部のケースに限っての使用が推奨されていました．

□ しかし2016年の世界的な疫学調査やRCTスタディでP/F比100〜200の中等症から重症ARDSにかけても使用頻度が高いことが報告されています．

□ AHRF（I型呼吸不全，*De novo*呼吸不全），ARDSに対して① HFNC，② マスク型NIV，③ ヘルメットNIVを用いる際の具体的な設定と使用におけるメリット・デメリットは図8-10のようになります．

- 軽症から中等症ARDS（P/F比＞150）：HFNC，ヘルメットNIV，マスク型NIV
- 中等症から重症ARDS（P/F比＜150）：HFNC，ヘルメットNIV

急性低酸素性呼吸不全に対する非侵襲的な呼吸サポート

非侵襲的人工呼吸器 NIV: CPAP と PSV モード

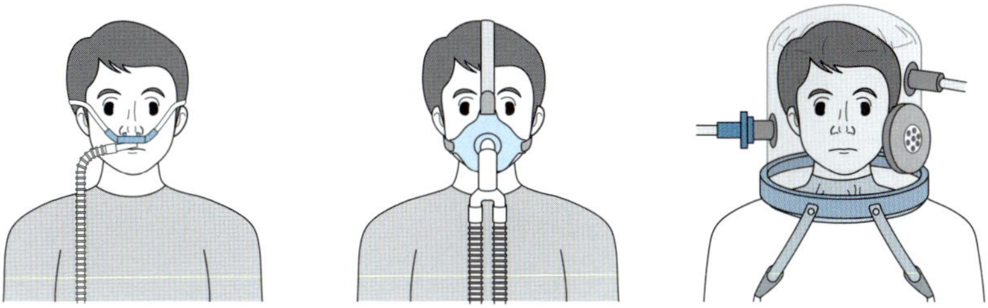

高流量鼻カニュラ HFNC	マスク型 NIV	ヘルメット NIV
設定 • 酸素濃度 F_IO_2: 0.21〜1.0 • 流量: 40〜60L/ 分 • 温度: 31〜37℃	**設定** PSV • 酸素濃度 F_IO_2: 0.21〜1.0 • PEEP: 5〜8cmH_2O • 圧支持 PS: 7〜10cmH_2O CPAP • PEEP: 5〜8cmH_2O	**設定** PSV→人工呼吸器 • 酸素濃度 F_IO_2: 0.21〜1.0 • PEEP: 10〜12cmH_2O • 圧支持 PS: 10〜12cmH_2O • 加温加湿器不要 • 吸気立ち上がりを最速に設定 CPAP→高流量計, ベンチュリーシステム • 持続流量 (>60L/ 分) • PEEP 弁: 10〜12cmH_2O • 加温加湿器使用
メリット • 吸気流量に対応 • 正確な酸素濃度 F_IO_2 • 十分に加温加湿されたガス送気 • 快適性向上 • 気道陽圧 (〜4cmH_2O) • 鼻咽頭死腔ウォッシュアウト • 吸気努力の減少	**メリット** • 正確な酸素濃度 F_IO_2 • PEEP による肺胞リクルートメント • PS 付加により呼吸筋負荷軽減 • 1 回換気量モニタリング可能	**メリット** • 正確な酸素濃度 F_IO_2 • 高 PEEP による肺胞リクルートメント, 換気均一性の改善 • 耐用性が高く継続使用可能 • PS 付加により呼吸筋負荷軽減 • PS が非同調であるため経肺圧 P_L 上昇を回避
注意点 • PEEP 効果はわずか	**注意点** • 皮膚潰瘍トラブル • リーク, 高 PEEP 設定困難 • 吸気同期で経肺圧 P_L 上昇と 1 回換気量上昇につながる • 耐用性が乏しく, 治療中断が多い	**注意点** • 1 回換気量計測困難 • 上肢浮腫, 腋窩静脈血栓 DVT 形成

図8-10 急性低酸素性呼吸不全, ARDSへの非侵襲的な呼吸サポートのメリット・デメリット (文献8より)

MEMO 高流量鼻カニュラHFNC，非侵襲的人工呼吸器NIVでねばらない

□非侵襲的な呼吸サポートのデメリットは患者呼吸努力をコントロールできない点です．

□とくに自発呼吸が強く1回換気量が大きくなると，人工呼吸器関連肺傷害VILIと同様に自発呼吸誘発性肺傷害(patient self-inflicted lung injury：P-SILI)が起こります(図8-11，☞16章p.573参照)．

□そのため，重症AHRFやARDSで非侵襲的な呼吸サポート(HFNC，NIV)を使用する際にはP-SILIの存在を意識し呼吸努力に改善がみられない場合やHFNC失敗リスク(ROX index)，NIV失敗リスク(HACORスコア)が高い場合に速やかに挿管・人工呼吸器管理に移行すべきです．

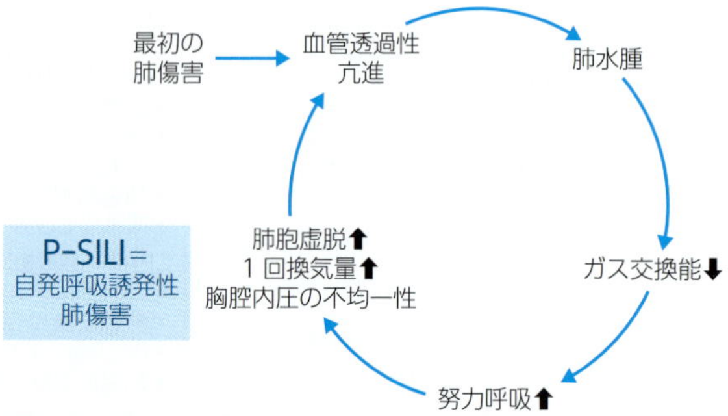

図8-11 **急性呼吸不全での自発呼吸温存による負の連鎖**(文献12より)

□AHRFやARDSで非侵襲的な呼吸サポートを行う際のP-SILIリスクを最小限にする管理は図8-12のようになります．

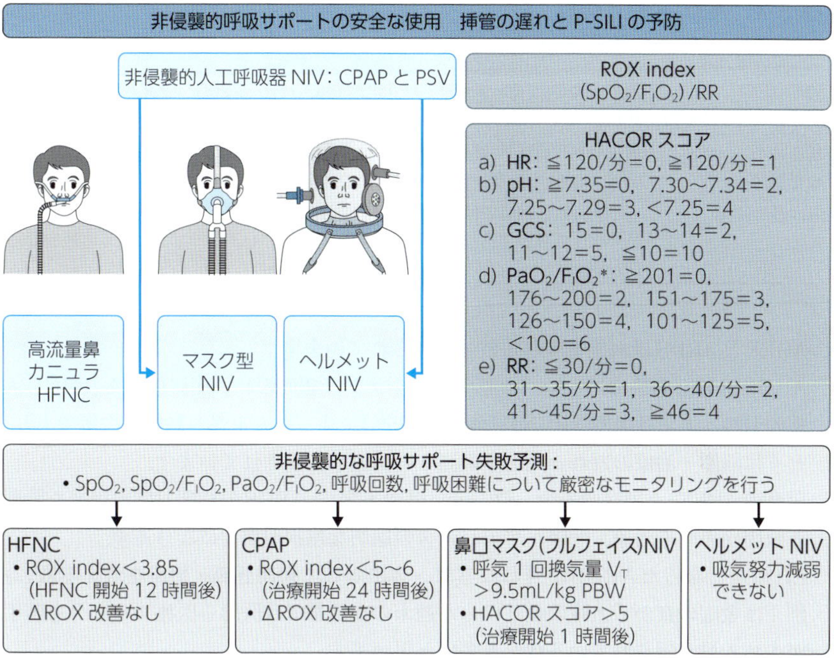

*単位は mmHg

SpO_2：パルスオキシメータヘモグロビン酸素飽和度，F_IO_2：酸素濃度，RR：呼吸回数，HR：心拍数

図8-12 挿管の遅れとP-SILI予防のための非侵襲的呼吸サポートの安全な管理(文献13より)

Section 5 時間経過から考える急性呼吸促迫症候群ARDSへの実践的なアプローチ

□ 肺炎や敗血症による臓器障害としての急性低酸素性呼吸不全AHRF(I型呼吸不全，*De novo*呼吸不全)は炎症による非心原性肺水腫によって換気面積低下による低酸素血症，コンプライアンス低下，自発呼吸促迫をきたす病態です.

□ ARDSはAHRFに含まれベルリン定義(表8-4)で① 急性発症で，② 胸部画像診断で両肺野浸潤影，③ PEEP 5cmH_2O以上での低酸素血症，④ 輸液負荷や心原性肺水腫のみで説明ができない呼吸不全と定義されています.

表8-4 ARDSベルリン定義

重症度分類	軽症	中等症	重症
PaO_2/F_IO_2 (酸素化能，mmHg)	$200<PaO_2/F_IO_2\leqq300$ (PEEP，CPAP≧5cmH_2O)	$100<PaO_2/F_IO_2\leqq200$ (PEEP≧5cmH_2O)	$PaO_2/F_IO_2<100$ (PEEP≧5cmH_2O)
発症時期	侵襲や呼吸器症状（急性/増悪）から1週間以内		
胸部画像	胸水，肺虚脱（肺葉/肺全体），結節では全てを説明できない両側性陰影		
肺水腫の原因	心不全，輸液過剰では全て説明できない呼吸不全: 危険因子がない場合，静水圧性水腫除外のため心エコーなどによる客観的評価が必要		

□ AHRFとARDSは病態生理が類似と考えられています．

□ ARDSは稀な病態ではなく，クリティカルケアで頻度の高い症候群であり〔ICU入室の10%，人工呼吸器管理(NIV含む)の25%〕です．また40%と高い死亡率であり，とくに診断・治療の遅れと死亡率の高さの関連が指摘されています．

□ 重度のAHRF(I型呼吸不全，*De novo* 呼吸不全)，ARDSの初期対応は迅速な診断と原因疾患への治療，呼吸ケアデバイスの適切な選択が重要になります．

□ ER搬送となったARDSが疑われるケースに対して初期評価・治療を考える際に，例えば金曜の夜から土曜の朝といった週末の夜間帯では医師も医療スタッフも若手が占め人員が限られている状況が多いと思います．

□ そのような場合，腹臥位療法，$ECCO_2R$やECMOなどの特殊で高度な治療が速やかにできないなかで，いかに安全を確保しながら呼吸管理を含むクリティカルケアを行うかについて具体的に考えてみたいと思います．

週末金曜夜ER受診直後

□ ARDSが疑われる呼吸困難が強い患者がERに搬送された時点で，病歴聴取とバイタルサインを速やかに確認し，とくに呼吸努力・呼吸数に注意します．

□ バイタルサインは心拍数HR，血圧BP，体温BT，呼吸数RRそしてパルスオキシメータによるヘモグロビン酸素飽和度SpO_2，意識レベルもチェックします．呼吸数は忘れられがちですが重要なバイタルサインです．

□ 例えば血圧低下でショック，また体温上昇で感染症の可能性を疑うのと同様，呼吸困難の訴えやAHRF・ARDSが疑われる場合に呼吸数チェックは必須です．

□ 治療開始前の呼吸数を確認することで治療介入後経時的モニタリングに使用できます．

□ 呼吸困難やAHRF・ARDSが疑われて呼吸数<20～25回/分とそれほど頻呼吸を認めない場合，呼吸筋疲労が考えられ換気サポートが必要になる可能性があります．

□ また急性呼吸不全の診断を行うため動脈血液ガス分析ABGを速やかに行います．

□ パルスオキシメータSpO_2で90%は動脈血酸素分圧PaO_2 60mmHgとほぼ同じであ

JCOPY 498-06694

り，SpO_2 50%はPaO_2 25mmHgを示し比例するとされています．可能な限り治療介入前のパルスオキシメータSpO_2と動脈血液ガス分析ABGでの動脈血酸素分圧PaO_2の両方を測定すべきですが，時間的余裕がない場合は，

- パルスオキシメータSpO_2 1%低下≒PaO_2 1mmHg低下

で代用します．

ポイント!

バイタルサインを適切にチェックし急性呼吸不全を評価する

- バイタルサイン（HR，BP，BT，RR〔急性呼吸不全でRR⬇（<20）の場合，呼吸筋疲労・停止リスク⬆〕，酸素飽和度，意識レベル），呼吸パターン（体位，呼吸補助筋の使用など）を観察する
- （可能であれば）室内気でのパルスオキシメータSpO_2/ABGのPaO_2値の両方を用いて急性呼吸不全を診断する

金曜夜ER受診5分後

□ 高流量100%酸素投与（リザーバーマスク15L/分）で低い$\dot{V}/\dot{Q}$かシャントの病態のどちらかを評価します．

□ 高流量100%酸素投与でパルスオキシメータSpO_2 96〜98%以上では軽症から中等症ARDSと考えられ，一方SpO_2 95%以下では中等症から重症ARDSが疑われます．

- 高流量100%酸素投与（リザーバーマスク15L/分）で
  - パルスオキシメータSpO_2 ≧96〜98%→低い$\dot{V}/\dot{Q}$，低いシャント率（<30%）：軽症から中等症ARDS疑い（高流量鼻カニュラHFNC，非侵襲的人工呼吸器NIV使用考慮）
  - パルスオキシメータSpO_2 ≦95%→高いシャント率（>30%）：中等症から重症ARDS疑い（HFNC，ヘルメットNIV，挿管・人工呼吸器IMV考慮）

□ 高流量100%酸素投与では酸素毒性リスクがあるため3〜5分の投与で判断します．

ポイント!

高濃度酸素投与によりシャントをみつけだす！

- 高濃度酸素F_IO_2⬆に反応しない低酸素血症では，肺内シャント率>30%であり，ガス交換改善には① 確実な陽圧換気，② 高いPEEPが必須である．

Chapter 8 急性呼吸不全

金曜夜ER受診10分後

□ 軽症から中等症ARDS疑いではHFNCおよびNIVを用い，中等症から重症ARDS疑いでは以前は挿管・人工呼吸器管理が一般的でした.

□ 挿管の絶対適応(呼吸停止・心停止)がなければ，この10年で中等症から重症ARDSに対しても非侵襲的呼吸サポートをまずチャレンジする流れになってきています.

□ そのため，高流量鼻カニュラHFNC，非侵襲的人工呼吸器NIV，挿管・人工呼吸器IMVにより陽圧換気を行ってベルリン定義に基づいて正確なPaO_2/F_IO_2比で重症度を判定します.

- 軽症から中等症ARDS→HFNC，NIV
- 中等症から重症ARDS→HFNC，ヘルメットNIV，IMV

□ このときの陽圧換気の設定としては，

① IMV：量換気VACV-酸素濃度F_IO_2 1.0，PEEP≧5cmH$_2$O
② NIV：CPAP 5, 酸素濃度F_IO_2 1.0
③ HFNC：37℃，流量≧50L/分，酸素濃度F_IO_2 1.0

□ とくに中等症から重症ARDS疑いのケースに非侵襲的呼吸サポートを選択した場合，状態が不安定で速やかな呼吸状態改善なくFull Codeならば挿管・人工呼吸器IMVを躊躇してはいけません.

金曜夜ER受診1時間後/ICU入室時

□ ベルリン定義から重症度を判断するとともに，AHRFおよびARDSでは循環不全を合併する頻度が高く(敗血症性ショックでの多臓器機能不全症候群MODSとしてARDS併発もある)，治療モニタリングも含め，

- 動脈ライン
- 中心静脈カテーテル

の確保は必須です.

□ このとき動脈血液ガス分析ABG，中心静脈カテーテル逆血での血液ガス分析を必ず行い，

- 乳酸値
- 中心静脈血酸素飽和度$ScvO_2$
- 中心静脈-動脈血二酸化炭素分圧差ΔPCO_2 gap

を測定し治療開始時モニタリング基準とし，とくに乳酸≧2mmol/L(18mg/dL)，

$ScvO_2$<70%, ΔPCO_2 gap≧5～6mmHgといった循環不全が疑われる場合，呼吸不全よりも循環動態の安定を優先させる必要があります(☞2章p.66参照).

金曜夜ER受診1.5時間後/ICU入室30分後

□ 非侵襲的呼吸サポート(HFNC, NIV)を選択した場合，HFNC失敗リスク(ROX index)，NIV失敗リスク(HACORスコア)を評価します.

□ 失敗リスクが高く挿管となった場合，またIMV管理となった場合は，ARDSに対して肺保護換気LPV(表8-5)を重視した呼吸器初期設定を行います(☞12章p.400, 19章p.689参照).

表8-5　肺保護換気LPV

① 低1回換気量V_T≦6mL/kg PBW
② 吸気プラトー圧P_{plat}<30cmH$_2$O(駆動圧ΔP<15cmH$_2$O)

モード

- 量調節換気VACVまたは圧調節換気PACVで使い慣れたモードを選択します．ARDS治療開始時点では深鎮静±筋弛緩薬で自発呼吸を出さない管理のため量換気，圧換気どちらでもよいと思います．

1回換気量V_T

- 患者の性別，身長より予測体重PBWを求め，ARDSNETでの低1回換気6mL/kg PBWで設定します．
- PACVモードならば6mL/kg PBWになるように吸気圧P_{insp}設定を行います．

呼吸回数fと吸気時間T_{insp}

- 呼吸数15回/分，吸気・呼気比1：1で開始します．
- pH，$PaCO_2$値をモニタリングし高二酸化炭素血症許容permissive hypercapniaでpH>7.25になるよう呼吸数調整，また呼気auto-PEEP出現に注意します．

PEEP

- PEEP設定については明確な基準はなく，ARDSNETのF_IO_2/PEEPテーブル(表8-6)を用いるか，ARDSの重症度に応じたPEEP設定，またはPEEP 10cmH$_2$Oで開始します．

表8-6　ARDSNETによる酸素濃度ごとのPEEP設定値

酸素濃度F_IO_2	0.3	0.4	0.5〜0.6	0.7	0.8	0.9	1.0
PEEP(軽症ARDS)	5	5〜8	8〜10	10〜14	14	14〜18	18〜24
PEEP(中等〜重症ARDS)	5〜14	14〜16	16〜20	20	20〜22	22	22〜24

- ARDS重症度に応じたPEEP設定:
  - ・軽症ARDS 5〜10cmH_2O
  - ・中等症ARDS 10〜15cmH_2O
  - ・重症ARDS ＞15cmH_2O
- 挿管・人工呼吸器IMV管理では中等症から重症ARDSであり，ARDSは循環不全を合併する頻度が高く，高すぎるPEEPは循環不全の破綻につながるため，筆者はPEEP初期設定として10cmH_2Oにすることが多いです．

酸素濃度F_IO_2

- SpO_2 88〜94%，PaO_2 55〜70mmHgになるよう調整し，酸素毒性の点からSpO_2＞96%，PaO_2＞90mmHgを放置しないようにします．

土曜朝ER受診10時間後/ICU入室9時間後

□ 原因疾患に対する根本治療(敗血症性ショックへの感染源コントロールや抗菌薬投与)を行い，臓器サポートとして循環管理を優先しながらARDSの診断・重症度判定と呼吸管理を継続し，治療開始8〜12時間後の時点で初期治療に対する効果判定を行います．

□ Ⅳ型呼吸不全では循環動態が安定することでARDS自体の重症度も改善するケースが頻繁にあります．そのため，とくに呼吸管理に対する効果判定にはベルリン定義は有用であり，

- 軽症から中等症ARDSで経過: 現在の治療を継続
- 中等症から重症ARDS→軽症から中等症ARDS: 現在の治療を継続
- 中等症から重症ARDS→重症ARDS進行: 腹臥位やECMOなど専門施設に搬送

で治療方針を決めるとよいでしょう(☞12章p.450も参照)．

＊この章でのポイント＊

- ☑ 呼吸不全の分類を理解する．
- ☑ Ⅰ型呼吸不全の病態生理を理解する．
- ☑ Ⅱ型呼吸不全の病態生理と原因検索を理解する．
- ☑ 急性呼吸不全での呼吸ケアデバイスの選択および非侵襲的な呼吸サポート（高流量鼻カニュラHFNC，非侵襲的人工呼吸器NIV），挿管・人工呼吸器IMVでの初期設定を理解する．
- ☑ 急性呼吸不全でとくに急性低酸素性呼吸不全，ARDSの早期診断のためのアルゴリズムを理解する．

For Further Readings：さらに理解を深めるために

1. Lamba TS, Sharara RS, Singh AC, et al. Pathophysiology and classification of respiratory failure. Crit Care Nurs Q. 2016; 39: 85-93.
2. Roussos C, Koutsoukou A. Respiratory failure. Eur Respir J Suppl. 2003; 47: 3s-14s.
3. Levy MM. Pathophysiology of oxygen delivery in respiratory failure. Chest. 2005; 128(5 Suppl 2): 547S-53S.
4. Santus P, Radovanovic D, Saad M, et al. Acute dyspnea in the emergency department: a clinical review. Intern Emerg Med. 2023; 18: 1491-507.
5. Lichtenstein DA, Mezière GA. Relevance of lung ultrasound in the diagnosis of acute respiratory failure: the BLUE protocol. Chest. 2008; 134: 117-25.
6. Scala R, Pisani L. Noninvasive ventilation in acute respiratory failure: which recipe for success? Eur Respir Rev. 2018; 27: 180029.
7. Scala R, Heunks L. Highlights in acute respiratory failure. Eur Respir Rev. 2018; 27: 180008.
8. Grieco DL, Maggiore SM, Roca O, et al. Non-invasive ventilatory support and high-flow nasal oxygen as first-line treatment of acute hypoxemic respiratory failure and ARDS. Intensive Care Med. 2021; 47: 851-66.
9. Gattinoni L, Carlesso E, Brazzi L, et al. Friday night ventilation: a safety starting tool kit for mechanically ventilated patients. Minerva Anestesiol. 2014; 80: 1046-57.
10. West JB, Luks AM. West's respiratory physiology: the essentials. 10th ed. Philadelphia: Wolters Kluwer Health/Lippincott Williams & Wilkins; 2015.
11. MacIntyre NR. Tissue hypoxia: implications for the respiratory clinician. Respir Care. 2014; 59: 1590-6.
12. Brochard L, Slutsky A, Pesenti A. Mechanical ventilation to minimize progression of lung injury in acute respiratory failure. Am J Respir Crit Care Med. 2017; 195: 438-42.
13. Roca O, Telias I, Grieco DL. Bedside-available strategies to minimise P-SILI and VILI during ARDS. Intensive Care Med. 2024; 50: 597-601.

14. Shelly MP, Nightingale P. ABC of intensive care: respiratory support. BMJ. 1999; 318: 1674-7.
15. Ferguson ND, Fan E, Camporota L, et al. The Berlin definition of ARDS: an expanded rationale, justification, and supplementary material. Intensive Care Med. 2012; 38: 1573-82.
16. Matthay MA, Arabi Y, Arroliga AC, et al. A New global definition of acute respiratory distress syndrome. Am J Respir Crit Care Med. 2024; 209: 37-47.

Chapter 9

モニタリング，ルーチンケア，アラーム，トラブルシューティング

□ 人工呼吸器管理中のベッドサイドでのモニタリングについて，① パルスオキシメータ，② 動脈血液ガス分析，③ (時間) カプノグラフィ，④ 呼吸器グラフィックでの肺メカニクス，の4つを適切に評価し全身・呼吸状態の変化を理解し，異変(予測も含む)に対して迅速に対処することは重要です．

□ またこれらのモニタリングを含む日々のルーチンケアと実際の有効的なアラーム設定のしかた，人工呼吸器トラブルシューティングについてみていきます．

Section 1 パルスオキシメータ

□ 酸素飽和度は酸素を結合している血中ヘモグロビンHbの割合(%)を示し，

- 動脈血液ガス分析酸素飽和度→SaO_2(動脈arterialのa)
- パルスオキシメータ酸素飽和度→SpO_2(パルスオキシメータpulse oximeterのp)

と表示し，動脈血液ガス分析とパルスオキシメータで測定します．

□ SaO_2は分画的酸素飽和度fractional saturationといい，動脈血液ガス分析器内COオキシメータの計算式で求められます．

- $$SaO_2=\frac{O_2\text{-Hb}}{\text{H-Hb}+O_2\text{-Hb}+\text{CO-Hb}+\text{Met-Hb}}$$

□ 酸素と結合した酸化ヘモグロビンO_2-Hbが全ヘモグロビン中での割合を示します．

□ 酸化ヘモグロビンO_2-Hbと還元ヘモグロビンH-Hb，そして異常ヘモグロビンである一酸化炭素ヘモグロビンCO-Hb，メトヘモグロビンMet-Hbも含まれます．

□ 一方，SpO_2は機能的酸素飽和度functional saturationといい，パルスオキシメータで赤色光と赤外光の波長の違いによる吸光度から次の式で求められます．

- $$SpO_2=\frac{O_2\text{-Hb}}{\text{H-Hb}+O_2\text{-Hb}}$$

□ SpO_2は異常ヘモグロビンが含まれていないことに注意が必要です．

□ パルスオキシメータは経皮的に機能的酸素飽和度 SpO_2 をモニタリングします(図9-1).

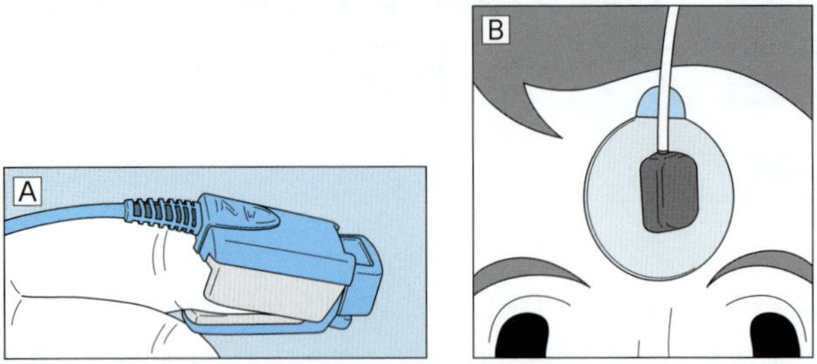

図9-1 パルスオキシメータ(経皮的機能的酸素飽和度 SpO_2 モニタリング)

A: 透過型, B: 反射型.

□ パルスオキシメータの発光ダイオードLEDから波長660nmの赤色光Rと940nmの赤外光IRの2つを発光させると, 酸素と結合していない還元ヘモグロビンH-Hbは660nm付近の光をよく吸収し, 酸素と結合している酸化ヘモグロビン O_2-Hbは940nm付近で還元ヘモグロビンH-Hbより吸収します.

□ 測定原理として, 吸光度660nmと940nmの比率＝R/IRは SpO_2 と負の直線関係であり, R/IR比と SpO_2 アルゴリズムから求められます(図9-2).

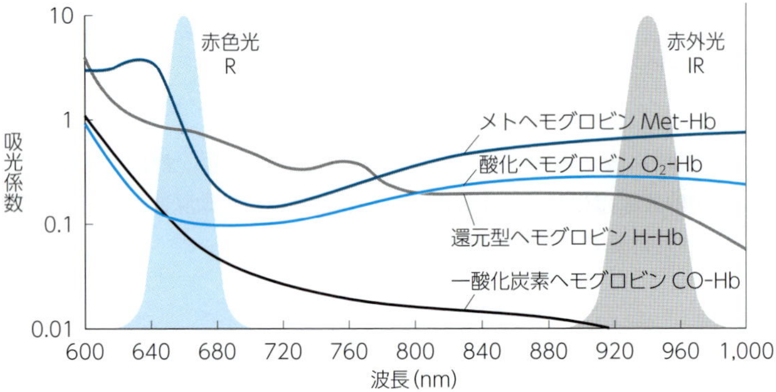

図9-2 ヘモグロビンの波長・吸光度曲線

□ パルスオキシメータには, ① 指・耳介・鼻を発光・受光部で挟み動脈血波形から計測する透過型(図9-1a)と② 前額部などに貼付して測定する反射型(図9-1b)の2つの測定形式があります.

□ 反射型のほうが動作によるアーチファクトが最小限であり, 信号受信しやすいためショック・低体温時にも動脈の拍動が維持され, SpO_2 変化へ短い時間で反応するため, とくに末梢循環不全や体動で正確な測定が望ましいクリティカルケアでは反射型のほうがよいと考えられます.

パルスオキシメータSpO_2測定時のピットフォール

□ SpO_2測定に影響を与える因子は5つあります.

① 末梢循環不全(ショック, 低体温など)
② 体動・三尖弁閉鎖不全などの静脈拍動
③ 装着部の爪の汚れ・マニキュア, 爪真菌症
④ 装着部周囲の光や電気メスによる光学的・電気的雑音
⑤ 血中色素(メチレンブルー, インジゴカルミン, インドシアニングリーン)と異常Hb(CO-Hb, Met-Hb)

□ 患者が末梢循環不全でのパルスオキシメータを使用する際, ① 透過型では耳介で測定, ② 透過型で正確に検知不可能な場合, 前額部での反射型を使用するとよいでしょう.

□ 異常ヘモグロビンのCO-Hbについて, 赤色光波長660nmでCO-HbとO_2-Hbの吸光度が変わらずSpO_2が誤って高く表示されます.

□ CO中毒では動脈血液ガス分析ABGでのSaO_2測定を行います.

□ また異常ヘモグロビンのMet-Hbについては, O_2-Hbと比較し赤外光波長940nmで高い吸光度を示し, 赤色光波長660nmでは同等で, 高濃度Met-HbではSpO_2は85%に近づきます.

□ 先天性を除き後天性のメトヘモグロビン血症の原因としては薬剤性が多く(表9-1), これらの薬剤使用中にパルスオキシメータでの原因不明の低酸素血症SpO_2 85%をみた場合, 動脈血液ガス分析ABGでのMet-Hb濃度測定が重要です.

表9-1 メトヘモグロビン血症を起こす薬剤

硝酸薬	ニトログリセリン, ニトロプルシド
抗腫瘍薬	シクロホスファミド, イホスファミド
局所麻酔薬	リドカイン, プロカイン, ベンゾカイン
スルホンアミド	スルファサラジン, ジアフェニルスルホン
抗菌薬	ST合剤, ダプソン
抗マラリア薬	クロロキン, プリマキン
そのほか	メトクロプラミド, バルプロ酸, フェニトイン

□ 最近, 動脈血液ガス分析と同様のCO-オキシメータ機能を含むpulse CO-oximeterが市販され異常ヘモグロビン濃度推定可能とされていますが, 測定誤差が大きく, CO中毒, メトヘモグロビン血症を疑った際には動脈血液ガス分析での測定が必須です.

□ またパルスオキシメータを用いた① 奇脈, ② 呼吸回数, ③ 輸液反応性モニタリングについて研究されています(☞20章p.758参照).

□ パルスオキシメータSpO_2値と血液ガス分析PO_2値の相関は一般的に図9-3のようになり，左方・右方偏位について図9-4のようになります(☞1章p.21も参照).

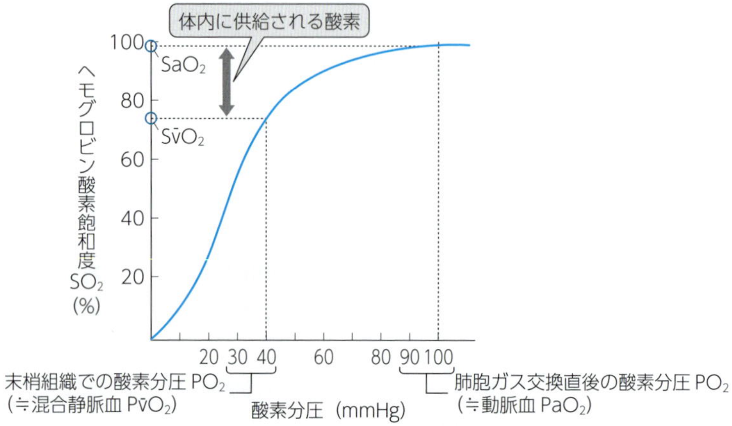

図9-3 ヘモグロビン酸素解離曲線

ヘモグロビン酸素飽和度は酸素分圧で決められる．経皮的酸素飽和度でおおよその目安となる．誤差が生じるため最低1日1回は動脈血液ガス分析で確認する必要がある．

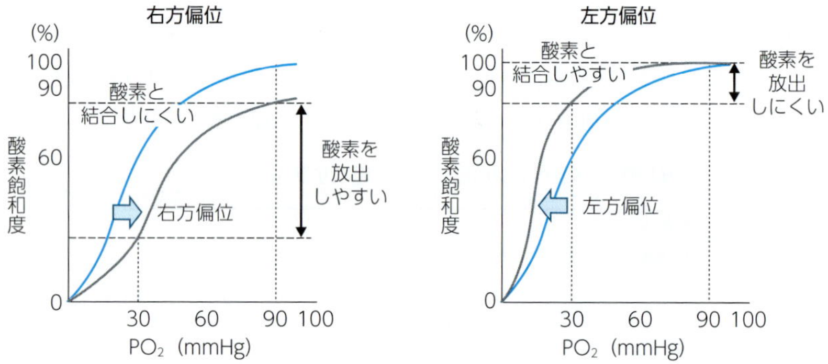

図9-4 ヘモグロビン酸素解離曲線の左方・右方偏位

① 右方偏位：発熱，アシドーシス，高CO_2血症，2,3-DPG(2,3-ジホスホグリセリン酸)⬆(貧血でみられる)
② 左方偏位：低体温，アルカローシス，低CO_2血症

MEMO 酸素化の指標

□ パルスオキシメータSpO_2以外にクリティカルケアでよく使用される酸素化の指標として肺胞気動脈血酸素圧較差とPaO_2/F_IO_2比があります．

① 肺胞気動脈血酸素圧較差A-aDO$_2$(P(A-a)O$_2$)

□ 肺胞内酸素分圧と動脈血酸素分圧には正常でも差があり，酸素濃度F_IO_2 0.21(室内気)で正常は年齢補正で年齢/4+4以内です(☞3章p.105参照).

・低酸素血症でA-aDO$_2$(P(A-a)O$_2$)⬆→換気血流比不均等($\dot{V}/\dot{Q}$⬇)，拡散障害，シャント

・低酸素血症でA-aDO$_2$(P(A-a)O$_2$)正常→換気不全

□ A-aDO$_2$(P(A-a)O$_2$)はF_IO_2により変化するため，一定の酸素濃度下で判断する必要があります.

② PaO_2/F_IO_2比(P/F比)

□ 動脈血酸素分圧PaO_2とF_IO_2比から求め，酸素濃度で標準化し容易に求められるため実際の臨床現場で使いやすく最も用いられています.

・例：F_IO_2 1.0でPaO_2 200→P/F比200
　　F_IO_2 0.6でPaO_2 240→P/F比400

□ P/F比はARDSベルリン定義で重症度にも用いられます(☞12章p.392参照).

□ しかし，心拍出量，末梢組織酸素消費量，F_IO_2値によってP/F比は異なるため，可能ならばF_IO_2とPEEP値を一定にして比較すべきです(☞3章p.118参照).

Section 2 動脈血液ガス分析ABG

□ 動脈血液ガス分析(arterial blood gas analysis：ABG)ではpH，動脈血酸素分圧PaO_2，二酸化炭素分圧$PaCO_2$，HCO_3^-，ヘモグロビンHb値/ヘマトクリット値Ht，電解質(Na/K/Cl/Ca^{2+})，乳酸値Lacがわかります.

□ ABGで得られる数値の中で人工呼吸器管理中は酸素化・換気能としてPaO_2，$PaCO_2$が重要であり，酸素濃度F_IO_2，分時換気量設定変更時はPaO_2で5〜15分(平衡を考慮し可能なら15分後，100%酸素濃度でのシャント評価では酸素毒性も考慮し5分程度)，$PaCO_2$で15〜30分(体内貯蔵が多い炭酸・重炭酸緩衝系は平衡に時間がかかり可能なら30分)間隔をあけて再評価します.

ポイント!

・人工呼吸器設定後のABG評価
　・PaO_2→5〜15分後(可能なら15分後，100%酸素投与では5分)
　・$PaCO_2$→15〜30分後(可能なら30分)

□ また人工呼吸器管理を効果的に行うために，ABGでの酸塩基平衡を正確に解釈することはとても重要です．

□ 生体内で恒常性として酸塩基平衡pHを一定に保つためには，弱酸・弱塩基による緩衝液bufferが必須です．

□ とくに体内で最も多い重炭酸緩衝系による酸塩基平衡の維持が重要です．

$$CO_2 + H_2O \longleftrightarrow H_2CO_3 \longleftrightarrow H^+ + HCO_3^-$$

□ もし体内が酸性（＝水素イオンH^+⬆）に傾くと多量に存在するHCO_3^-がbufferとして，上記の式で左方に移動し速やかにpHを一定に保つ働きがあります．

□ 酸塩基障害の病態・原因検索として，ABGで得られるデータを用い，① CO_2（肺で排泄），② HCO_3^-（腎で排泄）の2つのコントロールによる炭酸・重炭酸緩衝系を使った生理学的アプローチがあります．

□ 炭酸・重炭酸緩衝系でのHenderson–Hasselbachの式は

$$pH = 6.1 + \log_{10}\left(\frac{[HCO_3^-]}{0.03 \times pCO_2}\right) \qquad [H^+] = \frac{24(PaCO_2)}{[HCO_3^-]}$$

で示され，$PaCO_2$ 40, HCO_3^- 24の正常値では，$[H^+]$ 40となります．

□ 生理学的アプローチは6つのStepから構成されます．

Step1

□ 酸塩基平衡異常では，まず臨床的な評価を行います．

□ バイタルサイン（血圧，心拍数，呼吸数，発熱），循環不全症状（意識障害，尿量低下，網状皮疹，末梢冷汗・チアノーゼ），感染徴候，臭いや呼吸パターン（アセトン臭，Kussmaul呼吸，低換気），消化器症状（嘔吐，下痢），基礎疾患の有無（妊娠，糖尿病，心不全，肺気腫/COPD，肝硬変，慢性腎臓病など）を評価し，酸塩基平衡異常を起こす臨床状況かどうかを判断します．

□ また酸塩基平衡異常を起こす薬剤（下剤，利尿薬，トピラマート，メトホルミン）内服歴や中毒薬物（アルコール，エタノールなど）摂取歴を確認します．

Step2

□ 次にpHから酸血症（アシデミアacidemia），アルカリ血症（アルカレミアalkalemia）があるかを確認します．

- $pH < 7.35$ 酸血症
- $pH > 7.45$ アルカリ血症

□ また，$PaCO_2$，HCO_3^-，アニオンギャップを確認します．

□ 注意点として，pHが正常範囲（7.35～7.45）でも，アシドーシス，アルカローシスが存在する可能性があります．

Step3

□ アルカリ血症および酸血症の一次的な原因が呼吸性・代謝性のどちらによるかを評価します．

□ pH変化の方向と$PaCO_2$変化の方向が反対ならば呼吸性，同じ方向ならば代謝性になります．

アシドーシス	呼吸性	pH⬇	$PaCO_2$⬆
アシドーシス	代謝性	pH⬇	$PaCO_2$⬇
アルカローシス	呼吸性	pH⬆	$PaCO_2$⬇
アルカローシス	代謝性	pH⬆	$PaCO_2$⬆

Step4

□ 一次的な酸塩基平衡異常に対し適切に代償されているかを評価します．

□ 呼吸性アルカローシスを除き，通常代償範囲がpH正常（7.35〜7.45）にはなりません．

酸塩基平衡異常	代償範囲
代謝性アシドーシス	$PaCO_2 = 1.5 \times [HCO_3^-] + 8 \pm 2$ または $[HCO_3^-] + 15$
急性呼吸性アシドーシス	$[HCO_3^-]$増加$= \Delta PaCO_2 (PaCO_2 - 40)/10$
慢性呼吸性アシドーシス（>3〜5日）	$[HCO_3^-]$増加$= (4-5) \times \Delta PaCO_2 (PaCO_2 - 40)/10$
代謝性アルカローシス	$PaCO_2 = 0.7 \times ([HCO_3^-] - 24) + 40 \pm 2$ または $[HCO_3^-] + 15$ または $0.7 \times [HCO_3^-] + 20$
急性呼吸性アルカローシス	$[HCO_3^-]$低下$= 2 \times \Delta PaCO_2 (PaCO_2 - 40)/10$
慢性呼吸性アルカローシス（>3〜5日）	$[HCO_3^-]$低下$= (4-5) \times \Delta PaCO_2 (PaCO_2 - 40)/10$

□ 動脈血液ガス分析値が期待される代償範囲内でない場合，複数の酸塩基平衡異常がある可能性があります（表9-2〜表9-6）．

Step5

□ アニオンギャップ（anion gap：AG）を計算します．

$$AG = [Na^+] - ([Cl^-] + [HCO_3^-])$$
$$= 12 \pm 2$$

□ 通常のAGは約12mEq/Lですが，低アルブミン血症では12より低くなり補正が必要です．

□ 血漿アルブミン濃度が1mg/dL減少で2.5mEq/L低くなります（Alb 2.0mg/dL→約7mEq/L低下）．

□ AG上昇で原因が明らかな場合（糖尿病性ケトアシドーシスDKA，乳酸アシドーシス，腎不全）では説明できず，中毒物質摂取が疑われる場合は浸透圧ギャップ（osmolar gap：OG）を測定します．

浸透圧ギャップOG＝測定された浸透圧－{2×[Na^+]－(血糖値)/18－BUN/2.8}
（正常値：OG＜10）

Step6

□最後にAG増加がある場合，AG増加（ΔAG）と[HCO_3^-]減少（Δ[HCO_3^-]）を比較します．

• AG増加と[HCO_3^-]減少の比率：ΔAG/Δ[HCO_3^-]

□AG上昇代謝性アシドーシス単独でほかの酸塩基平衡異常がない場合，1.0～2.0となります．

□1.0～2.0の範囲外では，ほかの酸塩基平衡異常が存在します（表9-7）．

• ΔAG/Δ[HCO_3^-]＜1.0→AG非上昇代謝性アシドーシス合併
• ΔAG/Δ[HCO_3^-]＞2.0→代謝性アルカローシス合併

□繰り返しますが，AG値を求める場合，低アルブミン血症を補正する必要があります（Step5）．

表9-2　4つの酸塩基平衡異常

酸塩基平衡異常	pH	一時的障害	代償性変化
代謝性アシドーシス	↓	HCO_3^-↓	$PaCO_2$↓
代謝性アルカローシス	↑	HCO_3^-↑	$PaCO_2$↑
呼吸性アシドーシス	↓	$PaCO_2$↑	HCO_3^-↑
呼吸性アルカローシス	↑	$PaCO_2$↓	HCO_3^-↓

表9-3　呼吸性アシドーシスの主な原因

• 気道閉塞（上気道，下気道）
• 肺気腫/COPD，気管支喘息，その他の閉塞性肺疾患
• 呼吸中枢抑制（脳血管障害，脳腫瘍，頭部外傷，鎮痛・鎮静，薬物中毒）
• 睡眠時無呼吸症候群
• 神経筋疾患
• 換気制限，高二酸化炭素血症許容permissive hypercapnia
• CO_2排出量増加：シバリング，硬直，てんかん重積状態，悪性高体温，代謝亢進，炭水化物摂取増加
• 不適切な呼吸器設定

表9-4　呼吸性アルカローシスの主な原因

- 呼吸中枢刺激：発熱，痛み，恐怖，不安，心不全，脳浮腫，頭部外傷，脳腫瘍，中枢神経感染症
- 低酸素血症，低酸素症：心不全，呼吸器疾患，重度貧血，敗血症，酸素濃度低下
- 肺機械受容体刺激：肺水腫，胸水，肺炎，気胸，肺塞栓
- 薬物：サリチル酸，カテコラミン，メドロキシプロゲステロン，プロゲスチン
- 妊娠，肝硬変，敗血症，甲状腺機能亢進症
- 不適切な呼吸器設定

表9-5　代謝性アシドーシスの主な原因

アニオンギャップAG上昇代謝性アシドーシス：
- 慢性腎不全，尿毒症
- ケトアシドーシス（糖尿病性，アルコール性，飢餓）
- 横紋筋融解症
- 乳酸アシドーシス
  - type A：組織虚血（低酸素症，腸管虚血，CO中毒，シアン中毒）
  - type B：細胞代謝の変化（肝硬変での乳酸代謝遅延，ビタミンB_1欠乏，痙攣，薬剤（パラアルデヒド，イソニアジド），中毒（サリチル酸，エチレングリコール，メタノール，プロピレングリコール）
- D型乳酸アシドーシス

アニオンギャップ正常代謝性アシドーシス：[Cl^-]増加

- **HCO_3^-損失**
  - 消化管：下痢，回腸造設術，近位人工肛門造設術，尿管転換術
  - 腎：近位腎尿細管アシドーシス（type II RTA），炭酸脱水酵素阻害薬（アセタゾラミド）
- **腎での酸排泄低下**
  - 慢性腎不全初期
  - 遠位尿細管アシドーシス（type I RTA）（アムホテリシンB，リチウム，Sjögren症候群）
  - type IV尿細管アシドーシス（低アルドステロン，偽性低アルドステロン症）
  - 0.9%NaCl大量輸液，高カロリー輸液など

表9-6　代謝性アルカローシスの主な原因

クロールCl^-喪失を伴う，循環血液量減少

消化管でのH^+損失（嘔吐，胃吸引，絨毛性腺腫，クロールCl^-が多い下痢）
腎でのH^+損失〔ループ・サイアザイド系利尿薬，高二酸化炭素血症後（人工呼吸器管理）〕

循環血液量増加，クロールCl^-喪失なし

腎でのH^+喪失：浮腫（心不全，肝硬変，ネフローゼ症候群），高アルドステロン症，クッシング症候群，ステロイド投与，高レニン血症，重度低カリウム血症，腎動脈狭窄症，重炭酸投与

表9-7 混合型酸塩基平衡異常の主な原因

混合型酸塩基平衡異常	特徴	実際の臨床設定
呼吸性アシドーシス 代謝性アシドーシス	pH⬇, HCO_3^-⬇, $PaCO_2$⬆	心停止 薬物中毒 多臓器機能不全症候群MODS
呼吸性アルカローシス 代謝性アルカローシス	pH⬆, HCO_3^-⬆, $PaCO_2$⬇	肝硬変で利尿薬使用 嘔吐を伴う妊娠 COPDで過剰な人工呼吸器サポート
呼吸性アシドーシス 代謝性アルカローシス	pH正常, $PaCO_2$⬆, HCO_3^-⬆	利尿薬使用, 嘔吐や胃管吸引を行うCOPD 重度低カリウム血症
呼吸性アルカローシス 代謝性アシドーシス	pH正常, $PaCO_2$⬇, HCO_3^-⬇	敗血症, サリチル酸中毒, 心不全や肺炎など呼吸不全を伴う腎不全
代謝性アシドーシス 代謝性アルカローシス	pH正常, HCO_3^-正常	嘔吐を伴う尿毒症やケトアシドーシスに適宜胃管吸引, 利尿薬使用

Section 3 カプノメータ

□ カプノメータは挿管チューブと人工呼吸器回路の間に直接センサーを装着(メインストリーム型)またはサンプリングチューブを通したオフラインセンサー(サイドストリーム型)を用いて, 吸気・呼気に含まれる二酸化酸素分圧(mmHg)を測定します.

□ 患者の循環・換気モニタリングとして使用され, 横軸に時間・縦軸にPCO_2(mmHg)での時間・カプノグラフィ(time capnography: TCap)と横軸に呼気量(mL)・縦軸にPCO_2(mmHg)での量・カプノグラフィ(volumetric capnography: VCap)との2種類があります.

□ TCapは安価でERやICUで一般的に広く使用されています.

□ 一方, 高価でメインストリーム型の複雑な仕組みで肺死腔量・CO_2排出量モニタリングができるVCapは新たなモニタリングとして注目されています(☞18章p.662参照).

時間・カプノグラフィ波形と呼気終末CO_2分圧$P_{ET}CO_2$モニタリング

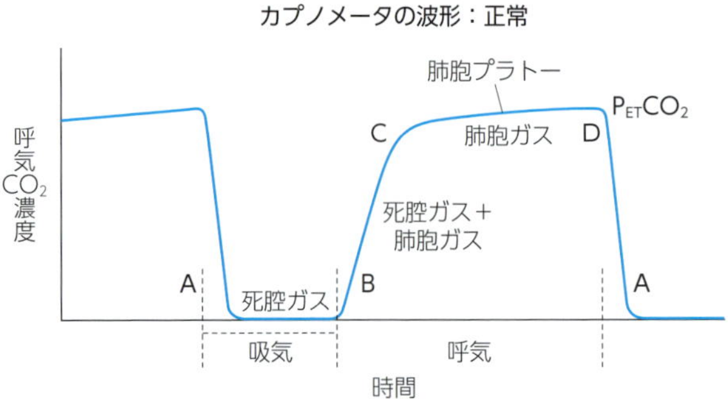

図9-5 正常な時間・カプノグラフィ波形(カプノグラム)

□ 吸気・呼気でのカプノグラムはI～IV相に分かれます(図9-5).

- 第I相: 吸気ベースライン－"A-B"
  吸気相はCO_2を含まないため0. "死腔ガス"＝大気ガスCO_2ほぼゼロ
- 第II相: 呼気上昇－"B-C"
  CO_2を含まない死腔ガスとCO_2を含む肺胞気ガスが混ざった状態で呼出. CO_2濃度が急激に上昇する
- 第III相: 呼気平坦－"C-D"
  肺胞気ガスを多く含んだ呼気ガスが呼出. CO_2がわずかに上昇し平坦な波形. Dが, $P_{ET}CO_2$値
- 第IV相: 呼気下降－"D-A"
  CO_2を含まないガスが吸入されるためCO_2濃度は急激に下降

□ 呼吸状態, 挿管チューブリークによりカプノグラムは様々な波形を示します(図9-6).

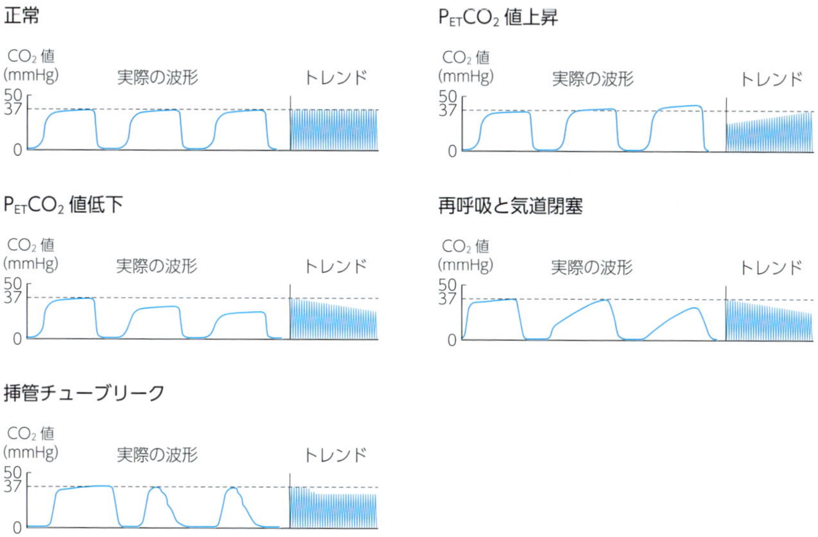

図9-6 カプノグラムの様々な波形

□ また健常者とCOPD, 肺塞栓でのカプノグラムの変化は図9-7のようになります.

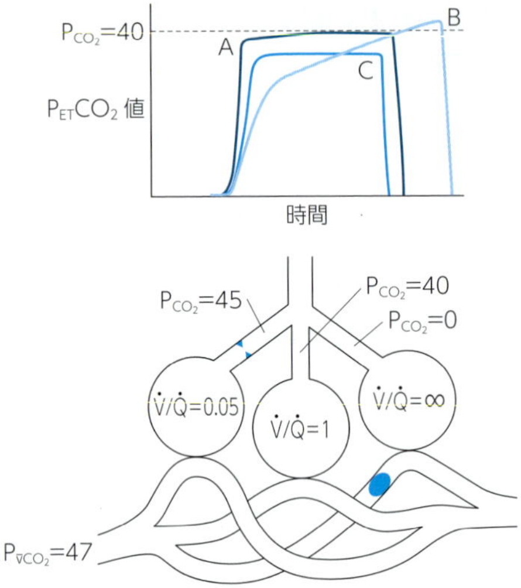

図9-7 健常者，肺気腫/COPD，肺塞栓の換気血流比不均等によるカプノグラムの変化（文献7より）

下図の中央の肺胞は換気血流比＝1であり，動脈血同様の呼気P_{CO_2}値となっている．全ての肺胞が同じであれば，カプノグラムはAの波形を示す．

COPDでみられる左の肺胞は，換気血流比不均等が気道閉塞のため低く（低い$\dot{V}/\dot{Q}$），混合静脈血と同様の肺胞CO_2値となる（$P_{\bar{v}CO_2}$＝47）．正常な肺胞や高い$\dot{V}/\dot{Q}$を含むCOPDでは，カプノグラムはBの波形を示し，サメの背びれ様になる．大部分閉塞している肺胞内CO_2値は高いため，呼気終末にPa_{CO_2}以上になることもある．

肺塞栓でみられる右の肺胞は，血流がない肺胞死腔となり，P_{CO_2}（＝0）と低く，呼気終末でPa_{CO_2}（＝40）よりも低くなる（上図C）．

- □ 呼気終末二酸化炭素分圧P_{ET}（end-tidal）CO_2値は呼気終末に気道内で計測された二酸化炭素分圧を示し，① **末梢臓器の二酸化炭素産生**，② **肺血流**，③ **肺胞換気**，④ **人工呼吸器回路開存性**を反映します（☞MEMO p.311参照）．
- □ 一般的に① 末梢臓器の二酸化炭素産生，② 肺血流が変化しなければ，$P_{ET}CO_2$（正常：30～35）と$PaCO_2$（正常：35～45）は短期間では相関するといわれています．
- □ しかしクリティカルケアでは呼吸器疾患および循環不全により静脈灌流量，肺内の換気血流比不均等の変化がありルーチンには使いにくく，TCapが最も有用な場面としては，

> ① 挿管時の食道挿管の有無
> ② 心肺蘇生時の循環回復の可否
> ③ 挿管・人工呼吸器管理中のチューブ脱落

があげられます．

- □ 急激な$P_{ET}CO_2$値の増加や減少の際には，呼吸・循環不全の新たなイベント発生を疑います（表9-8）．
- □ またTCapは正確に肺での換気血流比不均等の計測や生理的死腔計測は不可能であり，VCapを用います（☞18章p.662参照）．

表9-8 $P_{ET}CO_2$値異常の一般的な原因

	$P_{ET}CO_2$ 増加	$P_{ET}CO_2$ 減少
① 代謝異常	疼痛，悪性高熱，シバリング	低体温，鎮静
② 循環異常	心拍出量⬆（敗血症など）	心停止，肺塞栓，循環血液量低下
③ 気道異常	肺胞低換気，呼吸機能低下	肺胞過換気
④ 人工呼吸器異常	換気設定低下，呼気弁異常	気管チューブ閉塞，換気設定過剰，回路リーク，食道挿管

MEMO 体内二酸化炭素CO_2動態とカプノグラフィの関係(表9-8)

□ 二酸化炭素CO_2は体内に約120L貯蔵されています〔血中に溶解，タンパク結合(カルバミノ化合物)，重炭酸イオンとして(☞3章p.107参照)〕.

□ CO_2排出量は，① 好気性(±嫌気性)代謝によって末梢組織内での産生，② 血中で静脈灌流量(=心拍出量)による肺への運搬，③ 肺胞でのCO_2拡散，④ 気道を介した換気の4つの相対的なバランスによって決まります(図9-8).

□ カプノグラフィは呼気CO_2波形表示により，人工呼吸器管理中のCO_2動態をリアルタイムでモニタリングします.

□ 末梢組織代謝亢進・低下でCO_2産生量が変化しCO_2排出量に影響を与えるため，呼吸・循環が安定した自発呼吸のない患者ではCO_2モニタリングはCO_2産生量を示唆します.

□ 発熱，敗血症，痛み，痙攣では組織代謝が亢進しCO_2産生量増加，そして$P_{ET}CO_2$値が上昇します.

□ 一方，低体温，鎮静・筋弛緩では組織代謝が低下しCO_2産生低下，そして$P_{ET}CO_2$値が下降します.

□ CO_2の肺への運搬には適切な循環の維持が重要であり，心血管系の異常は肺へのCO_2運搬に影響を与えます(ショックや肺塞栓での$P_{ET}CO_2$値低下).

□ 肺から大気へのCO_2排出は，呼吸器機能の影響を受けるため，肺気腫/COPD，肺炎，神経筋疾患，中枢神経系疾患などの呼吸不全ではカプノグラムの波形異常につながります.

□ 様々な要因により変化するためカプノグラムと$P_{ET}CO_2$値の解釈には臨床状況とともに判断する必要があります.

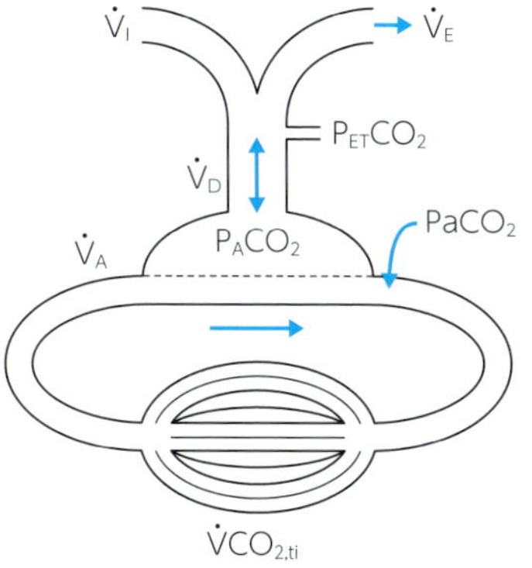

$\dot{V}_I$：吸気換気量
$\dot{V}_E$：呼気換気量
$P_{ET}CO_2$= 呼気終末CO_2分圧
$\dot{V}_D$：死腔換気量
P_ACO_2：肺胞CO_2分圧
$\dot{V}_A$：肺胞換気量
$PaCO_2$：動脈血CO_2分圧
$\dot{V}CO_{2,ti}$：末梢組織CO_2産生量

図9-8 体内でのCO_2動態：貯蔵と運搬(文献8より)

Section 4 人工呼吸器グラフィックによる肺メカニクス

5つの標準的な人工呼吸器グラフィック

□ 現在の第4世代以降の人工呼吸器には，フロー・時間曲線，圧・時間曲線，換気量・時間曲線の標準的に3つの呼吸器グラフィック（図9-9）と圧・換気量曲線（PVカーブ），フロー・換気量曲線（FVカーブ）の2つの曲線グラフィック（図9-10）がリアルタイムで表示されます．

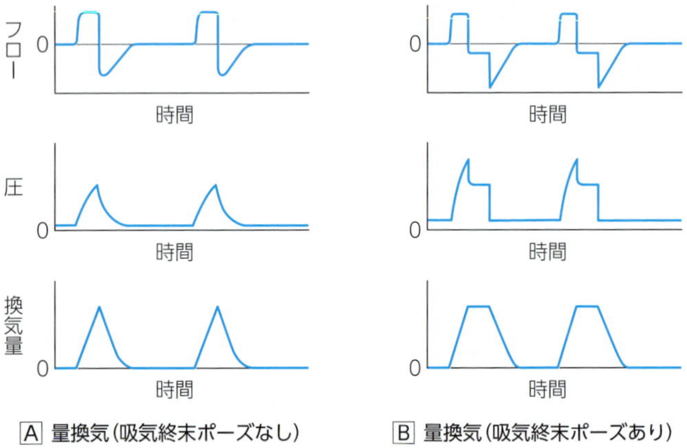

図9-9 3つの標準的なグラフィック（矩形波VACVモード）

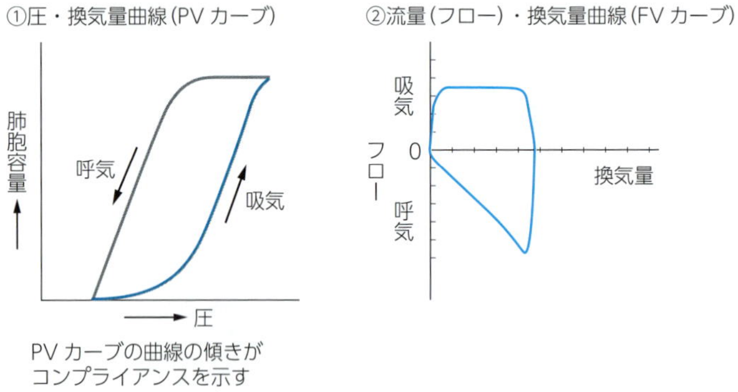

図9-10 2つの曲線（カーブ）

JCOPY 498-06694

人工呼吸器グラフィックを用いた肺メカニクスの評価

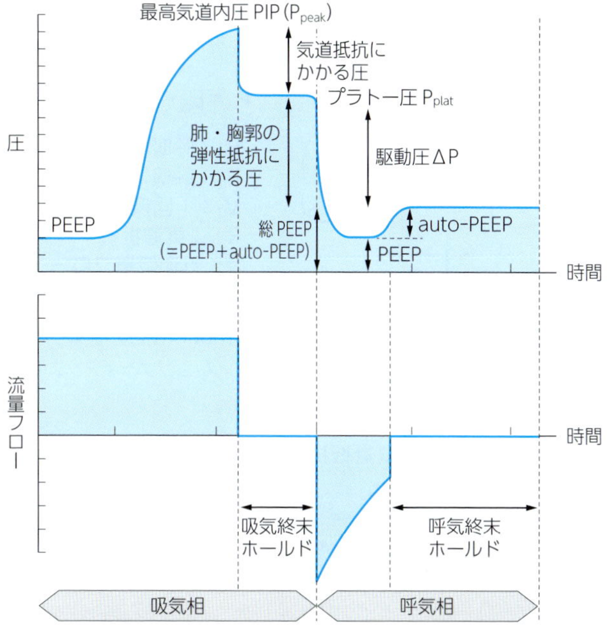

図9-11 矩形波VACVモードの圧・時間曲線とフロー・時間曲線による肺メカニクス

□ 矩形波量補助調節換気VACVモードではフロー一定であり，深鎮静±筋弛緩を用いた自発呼吸なしで得られる呼吸器パラメータは患者の肺メカニクスを示します(図9-11).

□ そのため，挿管直後の人工呼吸器管理開始時点の自発呼吸がない状態での肺メカニクスを評価し適切な呼吸器設定を行うことが重要です.

① 最高気道内圧PIP (P_{peak})
② PEEP
③ 吸気終末ホールドによりプラトー圧P_{plat}(肺胞内圧を示す)
④ 駆動圧ΔP(＝プラトー圧－総PEEP)
⑤ 呼気終末ホールドによりauto-PEEP，そして総PEEP(PEEP＋auto-PEEP)
⑥ (可能なら)Stress index(SI)と気道開放圧AOP(☞12章p.410，415参照)

□ 吸気・呼気終末ホールドでのプラトー圧，総PEEP(auto-PEEP)の評価は7章(p.230)参照.

□ 呼吸の運動式equation of motionから，呼吸器系の圧および仕事量は，① 伝導部位である気道粘性抵抗成分，② 換気・ガス交換に関わる肺胞・胸郭の弾性成分の2つに分けられます(図9-12).

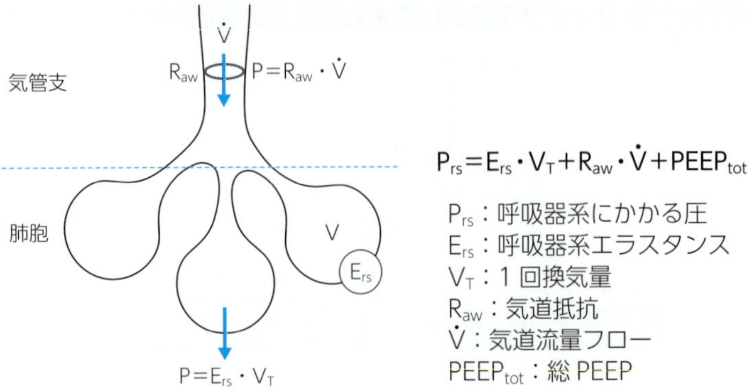

図9-12 呼吸の運動式equation of motion（文献12より）

呼吸運動式から圧を換気量と流量の2つ分ける〔エラスタンス（コンプライアンスの逆数）と抵抗〕

□ それぞれのパラメータである気道抵抗Rと呼吸器系コンプライアンスC_{rs}は，フロー一定である矩形波VACVから，

⑥ 気道抵抗 $R=\dfrac{最高気道内圧PIP-プラトー圧}{気道流量フロー}$， $R_{aw}=\dfrac{PIP(P_{peak})-P_{plat}}{\dot{V}}$

⑦ コンプライアンス $C=\dfrac{1回換気量V_T}{プラトー圧-総PEEP}$， $C_{rs}=\dfrac{V_T}{P_{plat}-PEEP}$

で求めることができます．

□ 肺メカニクスの変化〔気道抵抗Rとコンプライアンス C（コンプライアンスはエラスタンスEの逆数）〕による矩形波量換気VCVと圧換気PCVでの呼吸器グラフィック波形が異なる点をみていきます．

① 気道抵抗の変化

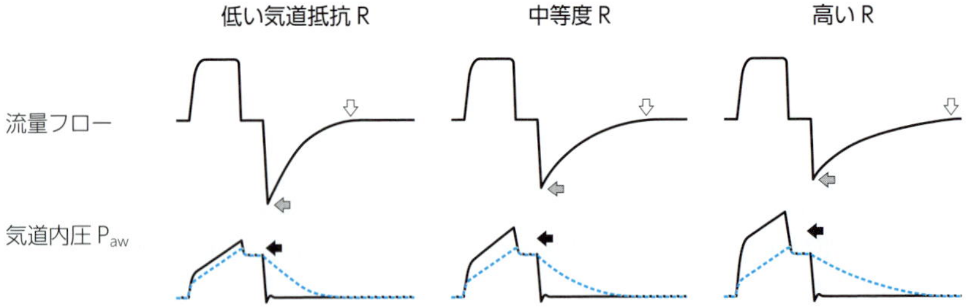

図9-13 量換気VCVでの気道抵抗上昇による変化（文献13より）

吸気時は人工呼吸器フロー一定であり，気道抵抗R増大により肺胞圧P_{alv}（----）と気道内圧P_{aw}（—）の圧差が大きくなる．呼気時はR増大で呼気ピークフロー（⇦）が低下し機能的残気量FRCに戻るまでの呼気時間が延長する（⇩）．フローが基線に戻るときがP_{alv}とP_{aw}の圧差がゼロと一致する

□VCVモードでは，吸気でピーク圧PIP(P_{peak})とプラトー圧P_{plat}の圧差が気道抵抗とともに増加します．呼気では気道抵抗増大により呼気ピークフローが低下し呼気時間が延長し，肺胞圧P_{alv}と気道内圧P_{aw}に等しくなるまでの時間が延長します．気道抵抗がさらに増大すると，機能的残気量FRCに戻るまでの呼気時間が確保できず エアトラッピングが起こりauto-PEEPとなります．次の吸気サイクルで終末吸気量が増加し，プラトー圧P_{plat}が上昇します(図9-13).

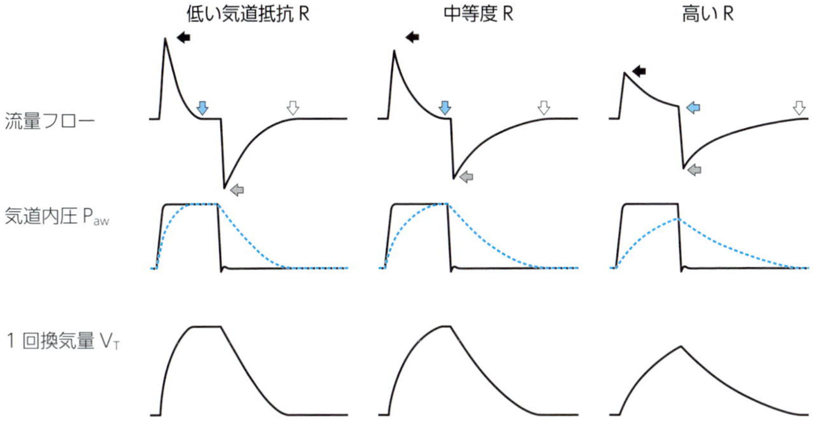

図9-14 圧換気PCVでの気道抵抗上昇による変化(文献13より)

気道抵抗R増大で吸気ピーク圧(⬅)と呼気ピークフロー(⇦)が低下し，吸気フローと呼気フローが基線に戻る時間(⇩⇦と⇩)が延長する．呼気でのauto-PEEPが生じると，次の吸気時1回換気量低下が起こる

□PCVモードでは，気道抵抗が増大すると，吸気ピークフローが低下し，吸気時間が延長するためプラトー圧P_{plat}が低下します．気道抵抗がさらに増大すると吸気プラトーは消え，肺胞圧P_{alv}は気道内圧P_{aw}と等しくならず，1回換気量V_T減少が起こります．呼気では気道抵抗増大での変化はVCVと同じですが，auto-PEEP発生時には圧は増加せず，次の吸気時に1回換気量V_T減少がみられます(図9-14).

□PSVモードでは，気道抵抗増大による変化はPCVモードと同様ですが，吸気時間延長による1回換気量V_T減少は起こりにくいものの，吸気時間延長による相対的な呼気時間短縮によってauto-PEEPが起こりやすくなります．

② 弾性成分C(コンプライアンス，エラスタンスEの逆数)の変化

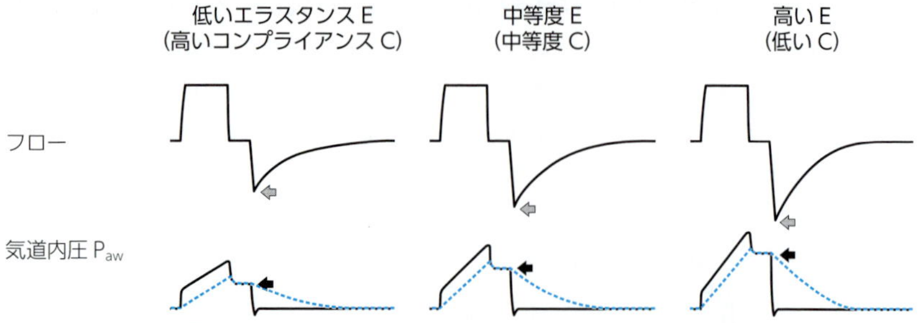

図9-15 量換気VCVでのエラスタンス(コンプライアンスの逆数)による変化(文献13より)

吸気時にはエラスタンスE増加(コンプライアンスC低下)で気道内圧が上昇し，気道抵抗R上昇と対照的に，肺胞圧P_{alv}と気道内圧P_{aw}との圧差上昇が起こらない(⬅)．呼気時は，エラスタンスE増大により呼気ピークフローが増加する(⇦)．

□ VCVモードでは，エラスタンスE増加(コンプライアンスC低下)でプラトー圧P_{plat}が上昇するため，呼気では肺胞圧P_{alv}と気道内圧P_{aw}間の圧差が増加しているため呼気ピークフローが増加し呼気時間短縮が起こります(図9-15)．

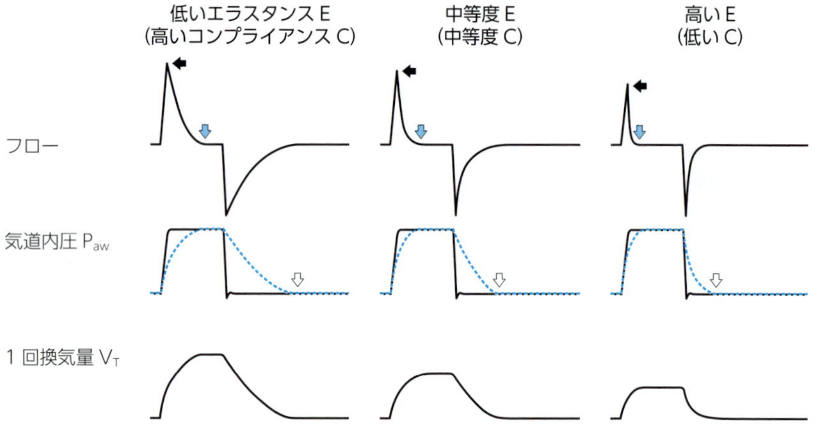

図9-16 圧換気PCVでのエラスタンス(コンプライアンスの逆数)による変化(文献13より)

エラスタンスE増加(コンプライアンスC低下)とともに，吸気ピークフローと肺胞圧P_{alv}が気道内圧P_{aw}と等しくなるまでの時間(⬅と⬇)が短縮する．VCVモードと異なり，P_{alv}とP_{aw}の圧差が変化しないため，呼気ピークフローは影響を受けない．しかし1回換気量V_T低下が起こる．

□ PCVモードでは，エラスタンスE増加(コンプライアンスC低下)でより速く肺胞圧P_{alv}に到達しフローも速やかに減速し吸気プラトー時間が延長し，1回換気量V_Tは低下します．呼気ではVCVモード同様，駆動圧増加により呼気フローが速くなります(図9-16)．

□PSVモードでは，エラスタンスE増加(コンプライアンスC低下)に対して患者呼吸努力の増加がないと吸気フロー維持ができず，1回換気量V_Tは減少します．

Section 5 ルーチンケア

□人工呼吸器管理を行う際の日々のルーチンケア・チェック項目について，① 医師向け，② ナース・コメディカル向けに施設ごとにリストとしてまとめるとよいでしょう．

Daily Check List―主に医師向け

人工呼吸器関連:

① 温度チャート確認

□過去8時間ごと・24時間のバイタルサイン(HR，RR，BP，SpO_2，尿量)

② IN/OUTバランス

□過去8，12，24時間，ICU入室後トータルバランス―体重変化，血管内容量評価(BNP・NT-proBNP値，中心静脈圧CVP/肺動脈圧PA，心エコー，腎機能)

③ 現在のバイタルサインチェック

□HR，RR，BP，SpO_2，尿量

④ 胸部診察

□エア入り，呼吸音・ラ音(クラックル，喘鳴)

⑤ 挿管チューブ・気管切開チューブ

□位置・深さ，可動性・抜けやすくないか

□気道分泌物の量・性質，吸引回数(2時間以内かどうか)

⑥ 人工呼吸器モニタリング

□モード，PEEP，ピーク圧，プラトー圧

⑦ 動脈血液ガス分析ABG

□pH，PaO_2〔PaO_2/F_IO_2比(P/F比)〕，$PaCO_2$，HCO_3^-，乳酸値，電解質(Na，K，Ca)

⑧ 胸部X線

□挿管/気管切開チューブ位置，カテーテル位置，肺野浸潤影，気胸・縦隔気腫・皮下気腫の有無，経鼻胃管位置

⑨ 鎮痛・鎮静薬，その他薬剤

□患者安楽・快適性アセスメント，自発呼吸努力

□BPS/CPOT，SAS/RASSによる適切な鎮痛・鎮静深度アセスメントと鎮痛・鎮静薬調整

□循環作動薬投与量トレンド，その他薬剤の調整

⑩ **臨床経過**

□原疾患改善の有無，現在のF_IO_2/PEEP，F_IO_2・P/F比トレンド，人工呼吸器離脱・SBT可能性

⑪ **人工呼吸器設定変更**

□酸素濃度F_IO_2，PEEP，呼吸回数f

□自発呼吸トライアルSBT

⑫ **新規・追加検査オーダー**

□胸部X線，胸部CT，ABG回数

全身管理：

① **人工呼吸器関連肺炎VAP予防**

□ショック，脊髄損傷以外では頭部挙上30〜45°

□挿管・人工呼吸器管理のABCDEF早期離脱バンドルの実施

② **静脈血栓塞栓症VTE（深部静脈血栓症DVT/肺塞栓PE）予防**

□低分子ヘパリンLMWH，未分画ヘパリンUFH皮下注

□ヘパリン予防禁忌の場合，弾性ストッキング，フットポンプなど機械的予防

③ **鎮痛・鎮静，PADスケール**

□BPS/CPOTでの鎮痛評価，SAS/RASSでの鎮静評価

□プロトコルによる適切な鎮痛・鎮静深度または1日1回鎮静中断DIS

④ **ストレス潰瘍予防の必要性**

□プロトンポンプ阻害薬PPI，H_2ブロッカーH_2RA

□早期経腸栄養開始

⑤ **栄養管理**

□目標タンパク1〜1.5g/kg/日，目標カロリー 25〜30kcal/kg/日

□血糖コントロール：糖尿病なし 180〜200mg/dL，糖尿病あり 200〜220mg/dL

□早期経腸栄養

□経腸栄養のみで目標タンパク，カロリーに達しない場合や低栄養，Refeeding症候群・Wernicke脳症高リスク群では適宜静脈栄養・大量ビタミンB併用を考慮

JCOPY 498-06694

Daily Check List─主にICUナース，臨床工学技士，呼吸理学療法士

人工呼吸器関連：

① 人工呼吸器設定

□モード，酸素濃度F_IO_2，PEEP，1回換気量V_T，吸気圧P_{insp}，呼吸回数f，吸気時間T_{insp}，吸気・呼気比I：E，流量フロー，吸気終末ホールド・プラトー時間(矩形波量換気の場合)

□吸気立ち上がり(Rise time，Ramp)，呼気トリガー感度ETS(ターミネーションクライテリア，サイクルオフ設定)

② 人工呼吸器パラメータ

□ピーク圧PIP(P_{peak})，プラトー圧P_{plat}，平均気道内圧MAP

□自発呼吸数，吸気1回換気量V_{TI}，呼気1回換気量V_{TE}，分時換気量MV($\dot{V}_E$)

□肺コンプライアンスC，気道抵抗R，時定数(R×C)

□呼吸器回路加温加湿，挿管チューブ結露，バクテリアフィルター

③ 人工呼吸アセスメント

□アラームチェック

□挿管チューブ位置・太さ，カフ圧，呼吸音

□回路内結露除去・吸引

④ 肺・呼吸器治療薬，吸入薬アセスメント

□投与量，投与回数

□治療効果判定

人工呼吸器周辺：

① 口腔ケア

□4～8時間ごとに口腔内アセスメントを行う

□口腔内アセスメント：口唇，口腔粘膜，舌，歯肉，歯牙，軟口蓋・硬口蓋

□歯垢・口腔内バイオフィルム定着の減少・除去が目的

□水道水，イソジン，アズノール，緑茶・カテキンでのブラッシング(1～2回/日)

□挿管チューブの固定(1回/日)

□可能なら歯科医・口腔外科医，歯科衛生士による専門的な口腔ケア介入

② 口腔内・気管内吸引

□時間を決めてルーチンで実施しない

□気道閉塞リスクがある気道分泌物貯留の除去が目的

※気管内吸引は気管・主気管支の分泌物を除去する処置であり，末梢側の気道分泌物の移動は適切な加温加湿，呼吸理学療法・体位ドレナージが重要

□適応：① 気道分泌物の存在を示す呼吸音（Rhonchi，低音性連続性ラ音），② 気道抵抗上昇・気道内圧上昇，③ 呼吸困難・低酸素血症，④ チューブ内の視覚的に気道分泌物の確認，⑤ 人工呼吸器グラフィック波形のブレ（鋸歯波形），⑥ 胸部触診で振動の確認

□合併症：① 気管・気管支粘膜損傷，② 低酸素血症（とくに高PEEP管理時），③ 不整脈，④ 循環不全，⑤ 呼吸停止，⑥ 気管支攣縮，⑦ 頭蓋内圧亢進，⑧ 疼痛

③ 胃残内容量（gastric residual volume：GRV）

□胃管逆流量およびGRV 4〜8時間ごとにチェック

④ 体位

□ショック，脊髄損傷でなければ30〜45°ギャッジアップ，半臥位

⑤ 鎮痛・鎮静スコア

□プロトコルによる適切な鎮痛・鎮静深度アセスメント

□鎮痛のBPS/CPOT，鎮静のSAS/RASS

□筋弛緩使用時はTOFおよびBISモニター

⑥ 緊急時の安全確保

□アンビューバッグ・ジャクソンリース，カフ圧計，吸引チューブ，救急カート

Section 6 アラーム設定

□ 人工呼吸器を設定する際には同時にアラーム設定が重要になります．

□ とくに高値を示すアラームは肺保護換気にとって重要であり，低値を示すアラームは人工呼吸器回路脱落・リークなど機器異常の早期発見に重要です．

□ その一方で，厳密なアラーム設定を行うと頻繁にアラーム音が鳴り慣れてしまって，緊急で対応が必要なアラームに気づけなくなるため注意が必要です．

□ そのため，施設ごとに一定のルールに基づいてアラーム設定を決めておくことがアラーム見落としを減らすために大切だと考えます．

アラーム項目と具体的な設定値

① 気道内圧上限・下限

→上限：最高気道内圧＋10 cmH_2O，下限：最高気道内圧の70%

② 分時換気量上限・下限

→上限：平均分時換気量＜2倍，下限：平均分時換気量の50%

JCOPY 498-06694

③ **無呼吸時間（とくにPSV，CPAPモードでは必須）**：15～20秒
→PSV，CPAPでは無呼吸設定を必ず確認
④ **呼吸回数上限**：35～45回/分
⑤ **1回換気量上限**
→平均1回換気量×1.5倍（または<10mL/kg PBW）
※とくにNIVではV_T≧9.5mL/kg PBWでNIV失敗高リスクであり急性低酸素性呼吸不全にNIVを使用する際の1回換気量上限アラーム設定は厳密に行うべき

アラーム対応トラブルシューティング

よくあるアラーム音の原因と対応

① 高圧アラーム

- □ 原因：① せき込み，患者・人工呼吸器非同調，② 挿管チューブの閉塞，③ 患者が挿管チューブを噛んでいる，喀痰による気道閉塞，喘息発作，気胸
- □ 注意点：**圧上昇時は安全のため呼気バルブが開き換気停止．アラーム中はずっと換気されない！**

② 低圧アラーム

- □ 原因：① 呼吸器回路のリーク（カフ漏れ，チューブ脱落，回路脱落），② 患者の吸気努力が強い
- □ 注意点：低1回換気量，または呼吸仕事量の増大を示す

③ 呼吸回数上昇アラーム

- □ 原因：① 呼吸窮迫，② 不穏，③ 換気量増大
- □ 注意点：呼吸仕事量の増大，または人工呼吸器サポートの必要性増大を示す

④ 呼吸回数低下アラーム

- □ 原因：① 呼吸ドライブ低下，② 呼吸努力低下
- □ 注意点：換気不十分を示す

⑤ 1回換気量低下アラーム

- □ 原因：① 呼吸ドライブ低下，② 呼吸努力低下，③ 呼吸回路のリーク，④ 圧上限アラームによる1回換気量低下
- □ 注意点：換気不十分を示す
- □ とくに高圧アラームでは① ピーク圧（～40cmH_2O），② プラトー圧（～30cmH_2O）を比較し原因検索（☞7章p.231も参照）

① ピーク圧⬆，プラトー圧正常

□原因：気道分泌物⬆，気管支攣縮，チューブ閉塞

□対応：気管内吸引，気管支拡張薬，チューブ閉塞チェック

② ピーク圧⬆，プラトー圧⬆

□原因：気胸，急性呼吸促迫症候群ARDS，無気肺，心原性肺水腫，片肺挿管

□対応：原因疾患の治療，気道分泌物での無気肺では気管内吸引，片肺挿管ではチューブ位置確認

Section 7 トラブルシューティング

□ふだんの人工呼吸器管理中によくみられるトラブルとして次のような項目があります．

① 酸素飽和度低下
② 挿管チューブ周囲ノイズ
③ 高圧アラーム(→ピーク圧，プラトー圧のどちらの上昇かに注意する)
④ 低圧アラーム
⑤ 患者の挿管・人工呼吸器不快感

□また緊急処置が必要なトラブルとしては，

① 挿管チューブ位置異常(脱落，片肺挿管)
② 挿管チューブ閉塞
③ 緊張性気胸

があります．

□挿管・人工呼吸器管理中の緊急事態発生を示唆する所見として，① 呼吸困難，② チアノーゼ，③ 発汗過多，④ 呼吸音消失があり，対応として，

① 人工呼吸器回路を外す
② O_2 15L/分アンビューバッグ・ジャクソンリースで換気
③ 人工呼吸器回路リーク・閉塞と呼吸器設定チェック
④ 閉塞確認で挿管チューブ内吸引

を速やかに行えるよう準備が必要です(しかし，高PEEPでの高い気道内圧管理では呼吸回路を外すことでの肺胞虚脱リスクには注意)(p.325参照)．

緊急処置が必要なトラブルシューティング：各論

① 挿管チューブ脱落

- □ 病態生理：リークで1回換気量が送れない
- □ 所見：挿管チューブ固定位置のずれ，呼吸音消失，挿管チューブ周囲で呼吸ごとにノイズ聴取
- □ 人工呼吸器モニタリング：呼気1回換気量低下，量時間曲線がゼロに戻らない，高圧・低圧アラーム
- □ 対応：挿管チューブを進める(喉頭展開ないし気管チューブイントロデューサ使用)か，入れ替える

② 挿管チューブ片肺挿管

- □ 病態生理：右主気管支片肺挿管，右肺換気のみで左肺はシャント換気
- □ 所見：挿管チューブ固定位置のずれ，吸気時の胸郭左右差・呼吸音左右差
- □ 人工呼吸モニタリング：高圧アラーム(ピーク圧⬆，プラトー圧⬆)
- □ 対応：挿管チューブを引き抜く

③ 挿管チューブカフ破裂・機能不全

- □ 病態生理：カフ周囲のリークにより1回換気量低下，低換気
- □ 所見：呼吸ごとにカフ周囲のノイズ聴取，低酸素血症，カフ膨張不十分，正門上部にカフがみえる
- □ 人工呼吸モニタリング：呼気1回換気量低下，量時間曲線がゼロに戻らない
- □ 対応：バルーンカフ圧再確認(20〜30mmH_2O)，改善なければ挿管チューブ入れ替え

④ 挿管チューブ閉塞

- □ 病態生理：気道分泌物で閉塞，患者が噛むことで閉塞(とくにスパイラルチューブでの変形)
- □ 所見：低酸素血症，吸気時に呼吸音なし・胸郭運動なし
- □ 人工呼吸モニタリング：高圧アラーム(ピーク圧⬆，プラトー圧⬆)
- □ 対応：気管内吸引，鎮痛・鎮静深度再確認(スパイラルチューブ変形での閉塞では入れ替え)

⑤ 緊張性気胸

- □ 病態生理：胸腔内圧上昇による静脈還流量低下，心拍出量低下，低血圧・ショック，放置すると低酸素血症進行・心停止
- □ 所見：低酸素血症，血行動態不安定，呼吸音減弱，頸静脈怒張，健側への気管・縦隔偏位，バッグ換気不能，肺エコーでlung slidingおよびcommet tail artifact消失
- □ 人工呼吸モニタリング：高圧アラーム(ピーク圧⬆，プラトー圧⬆)，呼気1回換気量低下
- □ 対応：緊急脱気(16〜18Gサーフロー針，鎖骨中線第二肋間)と続けて胸腔チューブ挿入

動脈血液ガス分析ABGトラブルシューティング

① 低酸素血症(図9-17)

□ 酸素濃度F_IO_2 0.05～0.1ずつ上げる

□ PEEPを2～3cmH_2Oずつ上げる

□ I：E比で吸気時間を延長させる

□ 気道分泌物の吸引

□ 喘息，COPD急性増悪では気管支拡張薬使用

□ 心原性肺水腫では利尿薬使用

□ ARDSではリクルートメント手技，高PEEP設定，腹臥位・筋弛緩薬使用を考慮

□ PEEP≧10cmH_2Oの場合は専門医にコンサルト

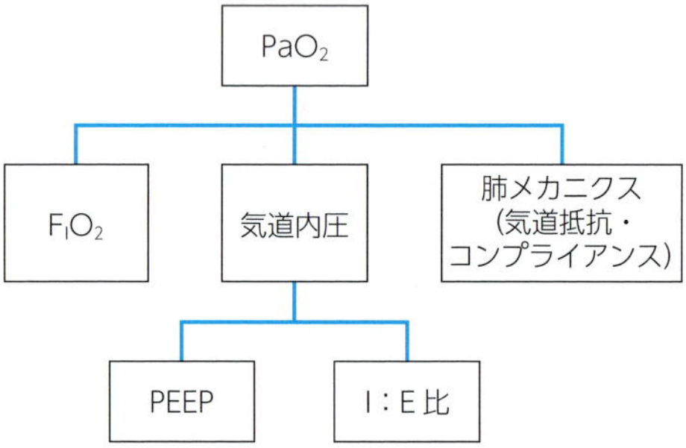

図9-17 PaO_2に影響を与える人工呼吸器の要因

② 高酸素血症(図9-17)

□ 酸素濃度F_IO_2 0.05～0.1ずつ下げる

③ アシドーシス，高二酸化炭素血症(図9-18)

□ 分時換気量MV($\dot{V}_E$)⬇→呼吸回数2～3回/分⬆(～35回/分を超えない)，1回換気量V_T 1～2mL/kg PBW⬆(～10mL/kg PBWを超えない)

※PSVならV_T 1～2mL/kg IBW⬆となるよう圧支持PS⬆

□ 外傷，敗血症，熱傷など末梢組織でのCO_2産生⬆→原疾患の治療

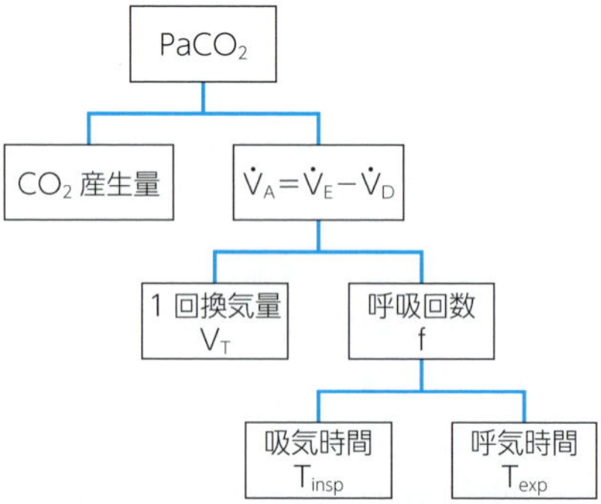

図9-18 $PaCO_2$に影響を与える人工呼吸器の要因

④ **アルカローシス，低二酸化炭素血症**（図9-18）

□ 分時換気量MV($\dot{V}_E$)⬆→呼吸回数RR 2〜3回/分⬇，1回換気量V_T 1〜2mL/kg PBW⬇
※PSVならば圧支持PS 5cmH_2O⬇

□ 疼痛，不安，中枢神経疾患で呼吸数⬆→鎮痛・鎮静深度を上げる

MEMO　高PEEP管理での高圧アラームへの対応

□ Section6（p.320）で取り上げたとおり，人工呼吸器管理中での適切にアラーム設定された場合，高圧アラームは回路閉塞またはファイティング，低圧アラームは回路脱落が一般的な原因であり速やかに対応する必要があります．

□ とくに高圧アラームは放置すると① 呼吸器の換気停止，② 圧肺損傷barotrauma（縦隔気腫・気胸など）を生じるため迅速な対応が必要になります．

□ 高圧アラームの原因検索としては，
① **人工呼吸器回路〜挿管チューブまで**〔回路のキンク，回路内の閉塞（人工鼻HMEなど）〕
② **挿管チューブ自体**（分泌物によるチューブ閉塞，チューブを噛んでいる）
③ **挿管チューブより先：気管・気管支・肺自体**（分泌物による閉塞，ファイティング，喘息，気胸）
の3つの部位に分けて考え，素早くアセスメントするには人工呼吸器回路を外すことと気管内吸引により鑑別します．

□ それでは急性呼吸促迫症候群ARDSで高PEEP管理を行っている場合の高圧アラームへの対応はどのようにしたらよいでしょうか．

ケース

誤嚥性肺炎からのARDSで挿管・人工呼吸器管理中の80歳男性．酸素化悪化傾向であり，圧調節換気PCVモード，吸気圧P_{insp} 12cmH_2O，PEEP 18cmH_2Oと高PEEPとなっている．

未明にファイティングし高圧アラームが持続した．

→**どのようにアセスメントして，次になにをしますか？**

□ 高PEEP管理中の高圧アラームにはさらなる細心の注意が必要であり，人工呼吸器回路は（基本的に）外してはいけません．また気管内吸引も長時間施行すべきではありません．

□ なぜなら不注意な吸引や回路解放・回路離脱が取り返しのつかない肺胞虚脱につながるためです．

□ その一方で，ファイティングも含め高圧アラームを放置すると人工呼吸器関連肺

傷害VILI－とくに圧外傷Barotraumaを誘発するリスクがあります.

□ 高PEEP管理中の高圧アラームの際には，まずは鎮痛・鎮静を十分効かせて(場合によっては筋弛緩薬併用)ファイティングを抑制し，短期間の吸引とともに原因を検索し原因に応じた処置を行います.

□ とくに高PEEP管理で"患者非同調に続いての高圧アラーム持続＋酸素化不良・血圧低下"をみたら緊張性気胸を疑うべきです.

□ 高PEEP管理で，① わずかな酸素化増悪を見逃さない，② さらなる肺胞虚脱増悪を起こさないような呼吸ケアのため，次の10の注意点を意識するとよいでしょう.

1. SpO_2は93～96%の範囲で管理する．99，100%を放置しない(わずかな酸素化増悪に気づくため)
2. SpO_2上昇に対しては上記の範囲になるようF_IO_2を積極的に調整する(高濃度酸素による吸収性無気肺の予防のため)
3. SpO_2低下では人工呼吸に詳しいスタッフ(医師・ナース)とともに迅速に原因を究明する
4. SpO_2低下の原因に応じた対策を直ちに行いSpO_2値の回復まで続ける
5. 気管吸引は必要時のみ，短時間で行う(可能なら10～15秒以内)
6. 口腔内唾液たれこみ予防が重要であり口腔内吸引は積極的に行う
7. 不必要な患者回路の開放操作は行わない，体位変換での肺胞虚脱に注意する
8. 患者回路の開放操作が必要な場合の対応を前もって医師と相談する
9. 人工呼吸中はグラフィックディスプレイで圧，流量波形を常に監視する(非同調の早期発見のため，施設によっては食道内圧測定・EITモニタリングを考慮)
10. 過鎮静，筋弛緩薬の使用は避け，自発呼吸を最大限に利用しARDSでの"ABCDEF-Rバンドル"を遵守し非同調に対する呼吸ドライブ・自発呼吸努力をコントロールする

＊この章でのポイント＊

- ☑ 人工呼吸器管理中のモニタリング(パルスオキシメータ，動脈血液ガス分析，カプノグラフィ，グラフィックでのハイメカニクス)について理解する.
- ☑ 人工呼吸器管理中のルーチンケアについて，① 医師，② ナース・コメディカルに分けてチェックリストを作り系統的にアセスメントを行う.
- ☑ アラーム設定とアラーム異常時の原因と対応について理解する.
- ☑ 人工呼吸器管理中のトラブルシューティングについて理解する.

For Further Readings：さらに理解を深めるために

1. Bekos V, Marini JJ. Monitoring the mechanically ventilated patient. Crit Care Clin. 2007; 23: 575-611.
2. Hess DR. Pulse oximetry: beyond SpO_2. Respir Care. 2016; 61: 1671-80.
3. Wagner PD. The physiological basis of pulmonary gas exchange: implications for clinical interpretation of arterial blood gases. Eur Respir J. 2015; 45: 227-43.
4. Berend K, de Vries AP, Gans RO. Physiological approach to assessment of acid-base disturbances. N Engl J Med. 2014; 371: 1434-45.
5. Adrogué HJ, Madias NE. Management of life-threatening acid-base disorders. First of two parts. N Engl J Med. 1998; 338: 26-34.
6. Adrogué HJ, Madias NE. Management of life-threatening acid-base disorders. Second of two parts. N Engl J Med. 1998; 338: 107-11.
7. Nassar BS, Schmidt GA. Capnography during critical illness. Chest. 2016; 149: 576-85.
8. Anderson CT, Breen PH. Carbon dioxide kinetics and capnography during critical care. Crit Care. 2000; 4: 207-15.
9. Thompson JE, Jaffe MB. Capnographic waveforms in the mechanically ventilated patient. Respir Care. 2005; 50: 100-8; discussion 108-9.
10. Grinnan DC, Truwit JD. Clinical review: respiratory mechanics in spontaneous and assisted ventilation. Crit Care. 2005; 9: 472-84.
11. Hess DR. Respiratory mechanics in mechanically ventilated patients. Respir Care. 2014; 59: 1773-94.
12. García-Prieto E, Amado-Rodríguez L, Albaiceta GM. Monitorization of respiratory mechanics in the ventilated patient. Med Intensiva. 2014; 38: 49-55.
13. Correger E, Murias G, Chacon E, et al. Interpretation of ventilator curves in patients with acute respiratory failure. Med Intensiva. 2012; 36: 294-306.

Chapter

10 気道管理

ケース

Case1

- □ 50歳男性．頭痛，意識障害でER救急搬送．165cm，65kg，予想体重 PBW 61.5kg．
- □ 酸素10L/分でSpO_2 95%，BP 220/140，HR 130，RR 12，BT 35.5℃，GCS：E1V1M4，いびき様呼吸．くも膜下出血の診断でICU入室．上気道閉塞リスクあり呼吸不安定なため，術前に気管挿管，人工呼吸器管理となった．Mallampati スコア Ⅰ点．Cormack と Lehane分類 Class Ⅰ．
- □ ① リドカイン100mg，② フェンタニル0.1mg，③ ミダゾラム10mg，④ ロクロニウム50mg静注しマッキントッシュ型喉頭鏡を用いて挿管．人工呼吸器管理を開始し緊急手術となった．

Case2

- □ 45歳男性．転落による多発外傷でER来院．170cm，100kg，PBW 66kg，BMI 34.6．
- □ 酸素10L/分でSpO_2 95%，BP 140/60，HR 80，RR 12，BT 35.5℃，GCS：E1V1M3，いびき様呼吸，四肢麻痺，直腸診で肛門括約筋反射消失．Mallampatiスコア Ⅲ-Ⅳ点．Cormack と Lehane分類 Class Ⅲ-Ⅳ．
- □ 頭部・頸椎損傷による意識障害・舌根沈下，横隔神経麻痺からの呼吸抑制により呼吸不安定なため，高流量鼻カニュラHFNC(37℃，60L/分，100%)と非侵襲的人工呼吸器NIV-PSVモード〔鼻口マスク(フルフェイス)，f 15，P_{insp} 10(=IPAP15)cmH_2O，PEEP 5(=EPAP 5)cmH_2O，F_IO_2 100%)〕によるOPTINIVで4分間前酸素化preoxygenationし，① リドカイン50mg，② ケタミン100mg，③ ロクロニウム100mg静注し，Sellick法を行いながらビデオ喉頭鏡(McGrath^{TM}MAC)を使用しガムエラスティックブジーをガイドにして気管挿管．挿管チューブ固定後，人工呼吸器管理となった．

Case3

- □ 70歳女性．140cm，70kg，PBW 34.2kg，BMI 35.7．

□ 重症肺炎による敗血症性ショックでICU入室．HFNCで酸素化維持させていたが，呼吸努力強く60L/分，100%でも酸素化不安定となったため挿管・人工呼吸器管理の方針となった．Mallampatiスコア Ⅳ点．

□ 挿管前に腹部エコーで胃内液体貯留が著明でないことを確認．乳酸加リンゲル250mL輸液負荷とノルエピネフリン少量持続静注0.05μg/kg/分開始し循環サポートを行い，体位半臥位ギャッジアップ30°とした．

□ HFNC(60L/分，F_IO_2 100%)で前酸素化preoxygenationを行いながら，ケタミン100mgとプロポフォール50mg/時の持続静注を漸増させ自発呼吸を残しながら喉頭展開時の咽頭反射が弱まるまで段階的に鎮静し，Sellick法を行いながらビデオ喉頭鏡(Airtraq®)を使用し挿管チューブ固定．

□ 胸部聴診，カプノグラフィ，胸部X線で挿管チューブ位置確認．挿管前後で低血圧エピソードなく経過し，CPAP 40cmH_2O，F_IO_2 1.0，40秒のリクルートメントを行いDecremental PEEP trialでPEEP漸減の上，PEEP 14での肺保護換気LPVで人工呼吸器管理を行った．

□ クリティカルケアの重症患者の気道確保・気管挿管は全て困難気道として対応すべきであり，手技施行中に約半数で生命の危機に関わる合併症の報告があります．

□ とくに低酸素血症と循環不全は挿管手技に伴う合併症として最も多く28日死亡率上昇につながり，心停止，低酸素性脳症や死亡と関連します．初回挿管成功が合併症回避に重要です．

□ 前酸素化preoxygenationに続き，静脈麻酔薬と筋弛緩薬をほぼ同時に投与し誤嚥予防も含め換気を行わず気管挿管を施行する迅速導入気管挿管(rapid sequence intubation: RSI)を行うことで初回挿管成功率が上昇します．

□ 新型コロナウイルス感染症COVID-19パンデミックにより，挿管手技では『直視型喉頭鏡が第一，困難気道では次にビデオ喉頭鏡』の使用から，術者の感染源暴露を回避するために『ビデオ喉頭鏡ないし直視型喉頭鏡，そして困難気道リスクあればビデオ喉頭鏡』使用の流れに変わりました．

□ この章では一般的な気道確保・直視型喉頭鏡を用いた気管挿管からクリティカルケアの重症患者への非麻酔科専門医による緊急気管挿管(urgent endotracheal intubation: UEI)のアルゴリズムを中心として(図10-1)，気管切開術まで含めて考えてみます．

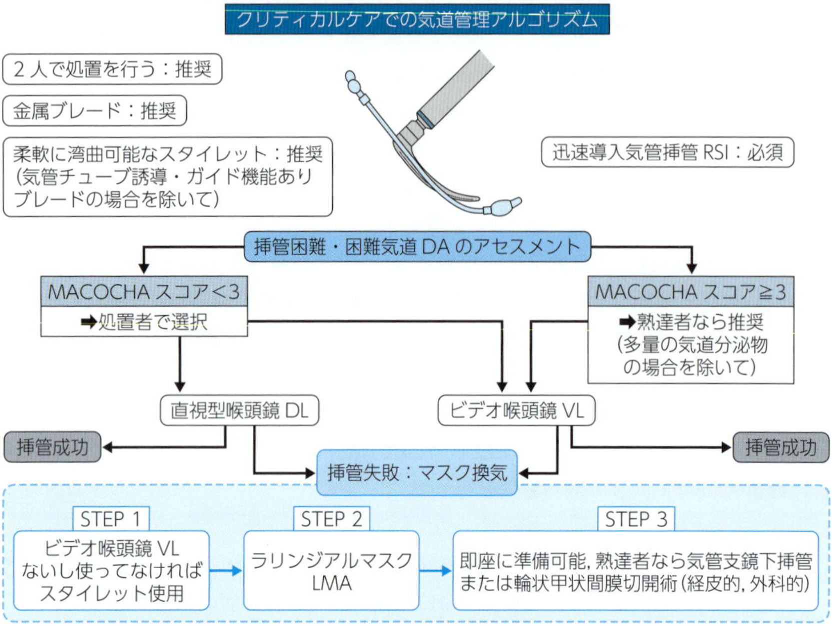

図10-1 クリティカルケアでの重症患者の気道管理アルゴリズム(文献1より)

Section 1 気道確保とマスク換気

□ 自発呼吸がある患者の一般的な気道確保では，① 頸部をやや伸展，② 下顎を挙上，③ 開口，の3つの気道操作からの“トリプルエアウェイマニューバー Triple airway maneuver”があります(図10-2).

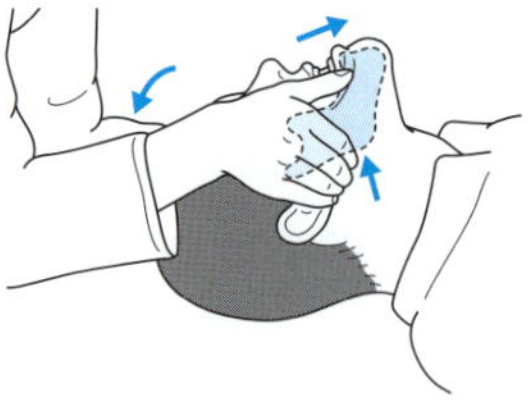

図10-2 Triple airway maneuver

下額の両側に添えた手で頸部の進展を維持させ，舌根を持ち上げるために下顎を両手で挙上し，母指ないし示指で開口する.

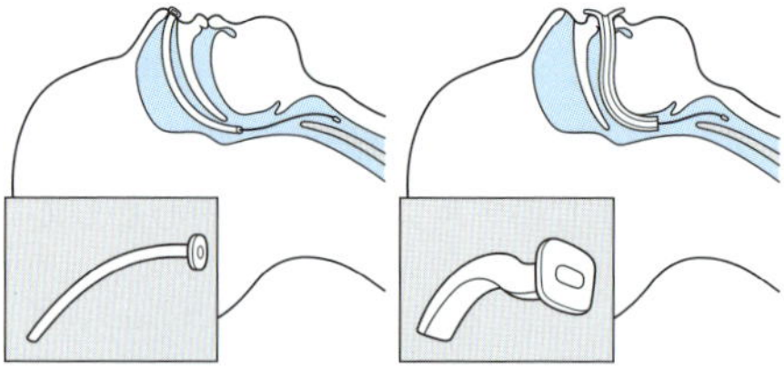

図10-3 鼻咽頭エアウェイ(左)と口咽頭エアウェイ(右)

JCOPY 498-06694

□また自発呼吸のある患者での気道確保では，鼻咽頭エアウェイや口咽頭エアウェイを用いることもあります(図10-3).

□鼻咽頭エアウェイは経鼻から挿入し舌を避けて気道を確保する器具です．サイズは鼻孔から鼻咽頭へと容易に通すことができる最大径の太さのものを選びます．頭蓋底骨折や血液凝固障害が疑われる場合は禁忌です.

□一方，口咽頭エアウェイは経口から挿入し舌根部を歯列前方に固定し，舌根沈下を予防します．気道反射(咳嗽・嘔吐反射)が保たれている場合は悪心・嘔吐，喉頭痙攣リスクがあり避けるべきです.

ポイント!
- 自発呼吸がある場合，手動による“Triple airway maneuver”，鼻咽頭エアウェイ，口咽頭エアウェイによる気道確保がある

□マスク換気については，1人で行う“片手法”と2人で行う“両手法”があり，両手法のほうがマスクの確実な密着が可能です(図10-4).

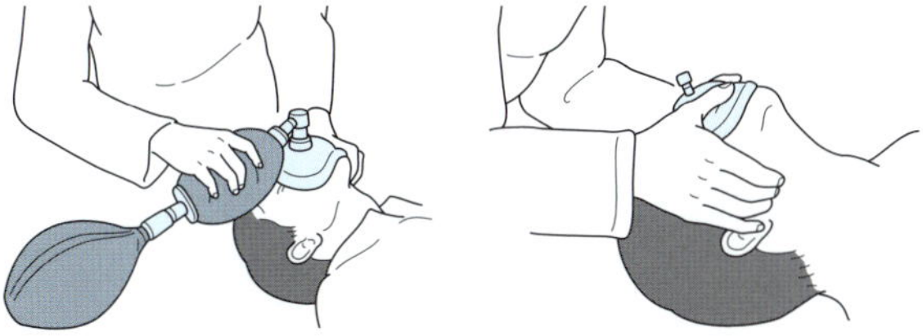

図10-4 マスク換気での“片手法”と“両手法”

① 片手法

□患者の頭部側に立ち，開口した状態でマスクをフィットさせます.

□マスクを左手で顔面に固定し，母指と示指の間でマスクとバッグ接続部を挟むようにして保持し，左手の第3，4，5指で下顎の左側に沿って顔にしっかり密着させます．このときの左手の指の形から“WCサイン”を作るようにします(図10-5).

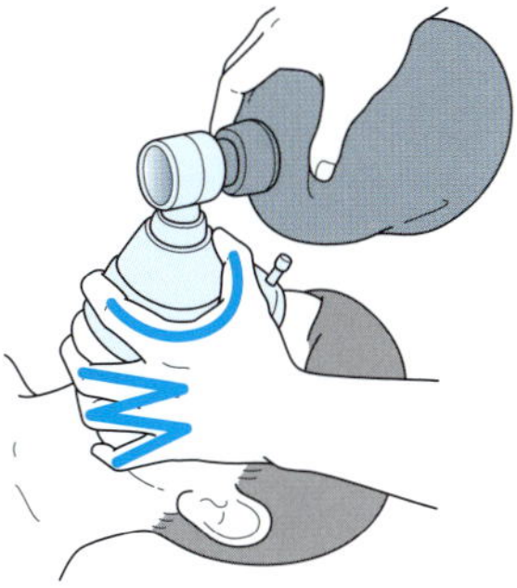

図10-5 “片手法”での“WCサイン”

② 両手法

□ 患者の頭部側に立ち，開口した状態でマスクをフィットさせます．

□ 術者は，両手の第3，4，5指を下顎の両側に沿うように当て，母指はマスク先端，示指はマスク底部におきます．下顎を両手第3，4，5指で挙上し，介助者が必要に応じてバッグを加圧，換気補助を行います．

Section 2 気管挿管の適応・喉頭展開

適応

□ 一般的な気管挿管の適応には，

> ①（ほかの呼吸ケアデバイス使用にもかかわらず）低酸素血症および高二酸化炭素血症の進行
> ② 気道防御機能の破綻（咳嗽反射消失，舌根沈下など）
> ③ 高流量鼻カニュラHFNC，非侵襲的人工呼吸器NIVで改善しない呼吸不全

の3つがあげられます．

□ また，臨床所見で気管挿管を必要とする状態として，

> ① 呼吸補助筋使用による呼吸
> ② 一文をすべて話しきることができない
> ③ 早く浅い呼吸
> ④ 呼吸ケアデバイス（酸素療法，HFNC，NIV）の適切な使用で改善しない低酸素血症が進行
> ⑤ 意識障害

があり，① 換気サポートが必要である，② 気道分泌物が多く窒息のリスクがある，③ 差し迫った上気道閉塞がある，④ 大量誤嚥を予防する場合に迅速に考慮しなければいけません．

準備

□ 標準的な気管挿管の準備には，

> ① 挿管チューブ（男性7.5〜8mm，女性7〜7.5mm）
> ② 挿管チューブのイントロデューサー：スタイレットやガムエラスティックブジー
> ③ 10mLシリンジ

④ マッキントッシュ型(曲型)・ミラー型(直型)ブレード
⑤ 直視型喉頭鏡/ビデオ喉頭鏡
⑥ 固定テープ
⑦ リドカインスプレー，水溶性潤滑剤
⑧ 吸引チューブ
⑨ Magill鉗子
⑩ カプノメータ，カプノグラフィ($P_{ET}CO_2$モニター)
⑪ 鼻咽頭エアウェイ・口咽頭エアウェイ
⑫ 輪状甲状間膜穿刺キット：14ゲージ針やジェットベンチレーション
⑬ バイトブロック

を用意します．

□ 施設ごとに救急カートないしは気道確保カート内容を定期的に確認しておくとよいでしょう．

喉頭展開

□ 喉頭展開・挿管時に理解すべき口腔・咽頭・喉頭の解剖は次のようになります(図10-6，図10-7)．

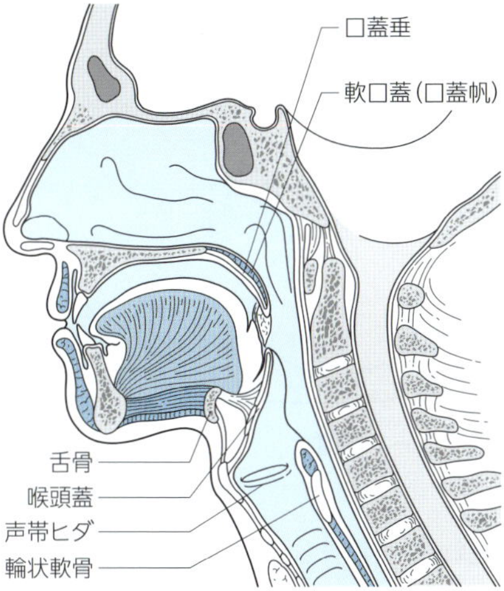

図10-6 喉頭展開・挿管時に必要な口腔・咽頭・喉頭の解剖

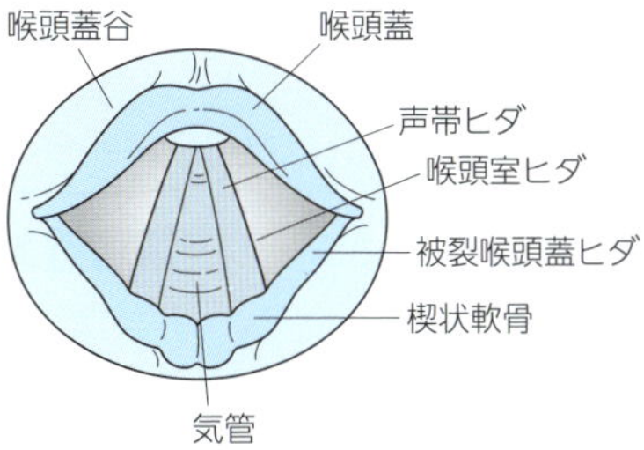

図10-7 喉頭展開・挿管時に必要な声門の解剖

□ 後頭部に枕ないし円座を入れ(首の後方ではない！)，頭部を挙上させ，いわゆる“においをかぐ姿勢Sniffing position”にすることで，口腔軸，咽頭軸，喉頭軸が一直線上になり，喉頭鏡を用いると声門部が見えます(図10-8).

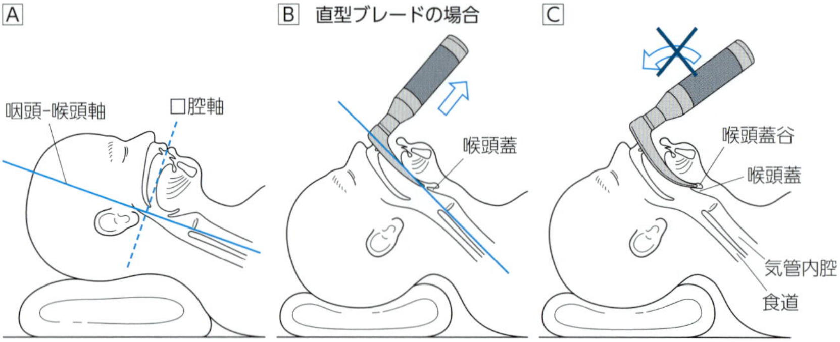

図10-8 Sniffing positionと直視型喉頭鏡による喉頭展開

喉頭鏡はまっすぐ上方に挙上させる．決してひねってはいけない．

□ 声帯・声門を直視下に気管チューブを丁寧に声帯を通過させ，前歯で男性23cm，女性21cmを目安として進め，スタイレット，喉頭鏡を抜去し，気管チューブを固定します(図10-9).

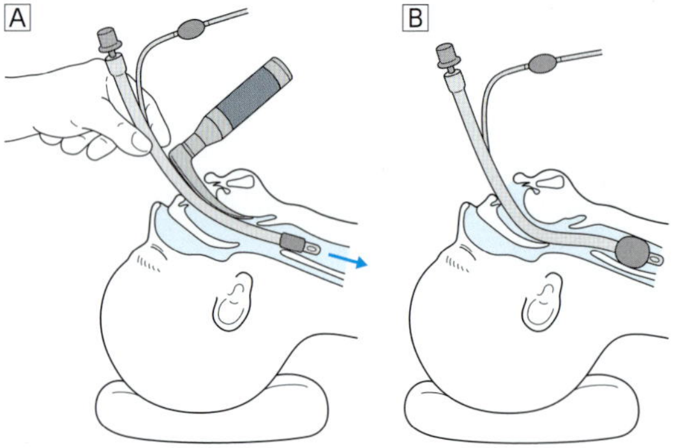

図10-9 気管挿管：チューブ留置

□ 経鼻挿管では，Magill鉗子を用い気管内に誘導して挿管します．口から喉頭鏡を入れ喉頭展開しながら気管内へ誘導します．このとき挿管チューブのカフチューブを触れないようカフより先端をMagill鉗子でつかむことが大切です．カフ損傷の可能性があるためです(図10-10).

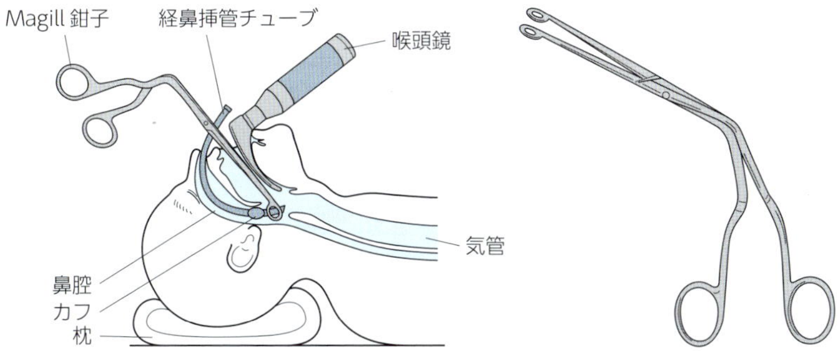

図10-10 経鼻挿管とMagill鉗子

□経口挿管と比較し，経鼻挿管のメリットは，① 覚醒患者では快適性が保たれる，② 口腔内衛生状態の維持が可能，③ 頸椎損傷など頸部後屈ができないケースでは経鼻挿管のほうが容易，④ 事故抜去リスクが低いことがあげられます．

□経鼻挿管のデメリットとして，① 挿管チューブが細く長いため気道抵抗が高い，② 気管内吸引・気管支鏡検査が困難，③ 中耳炎・副鼻腔炎発症が高リスクであることがあげられます．

□そのため一般的には経鼻挿管よりも経口挿管がまず優先されます．

挿管確認

□挿管確認ではカプノメータ，カプノグラフィを使用します．気管内に挿管チューブがある場合，図10-11のように表示されます．

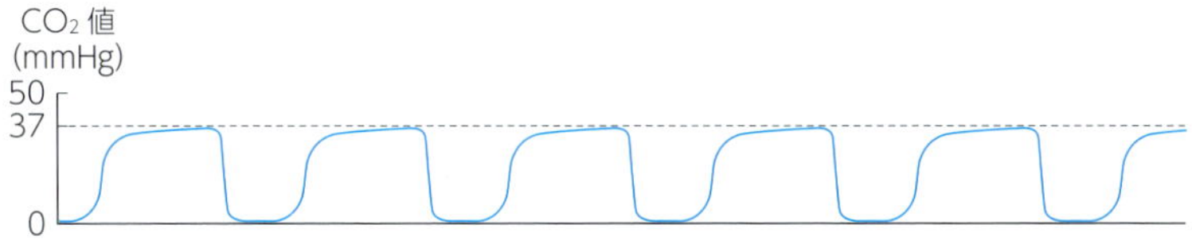

図10-11 気管挿管後，気管内にチューブ留置ではカプノグラフィ波形が出現

MEMO: 心肺停止状態の蘇生処置におけるカプノメータ・カプノグラフィの役割

□心肺停止状態への蘇生処置では①気管挿管の確認，②自己心拍再開ROSCの確認にカプノメータ・カプノグラフィが用いられます．

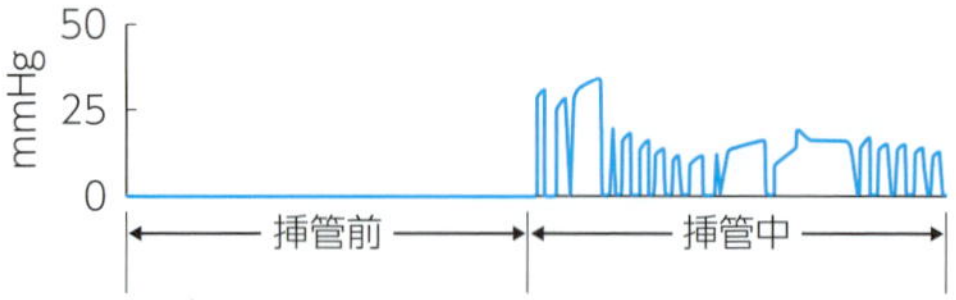

図10-12 食道挿管ではカプノグラフィの波形が出ない

□挿管により下気道からのCO_2がカプノグラフィで検出可能となり，気管チューブが気管内に留置されたことを確認できます．食道誤挿管では，呼気CO_2を検出できず$P_{ET}CO_2$ 0mmHgとなります(図10-12).
□心停止時は肺血流がなく呼気CO_2は検出されません．胸骨圧迫により肺血流が増えるとCO_2が呼出され，またROSC後は著明に上昇します(図10-13).

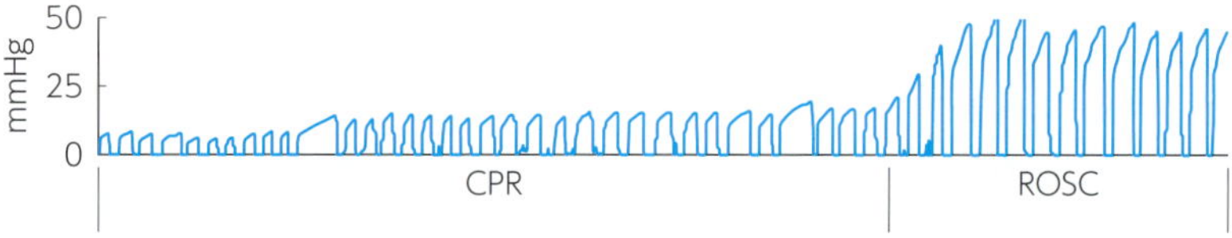

図10-13 自己心拍再開とともにカプノメータの$P_{ET}CO_2$が急激に上昇する

挿管に使用する薬剤

□挿管処置では，①気管攣縮予防・頭蓋内圧亢進予防薬(リドカイン)，②鎮痛薬(フェンタニル)，③鎮静薬(ミダゾラム，プロポフォール，ケタミン，デクスメデトミジン)，④筋弛緩薬(スキサメトニウム，ロクロニウム)，⑤筋弛緩薬ロクロニウム拮抗(スガマデクス)，を適宜用います．
□とくにクリティカルケアでの重症患者の気管挿管処置前後では循環不全となるリスクが高いため，用いる薬剤の循環動態に与える影響および効果発現までの時間・単回投与での持続時間については十分理解する必要があります(表10-1).
□挿管処置前後で患者の交感神経賦活状態が鎮痛・鎮静薬により抑制されるため，血圧低下に備えて輸液負荷および血管収縮薬ノルエピネフリンを準備すべきです(収縮期血圧SBP＜90mmHg，拡張期血圧DBP＜35mmHgを避ける).

JCOPY 498-06694

表10-1 気管挿管で用いる薬剤

薬剤	分類	作用機序	投与量(mg/kg)	効果発現(秒)	心血管系への効果	呼吸数	中枢神経への効果		
							頭蓋内圧ICP	脳血流CBF	脳酸素消費量 CMR O_2
プロポフォール	鎮静薬	GABA作動薬	1.0～2.5	30～60	心筋抑制 MAP↓↓	↓↓	↓↓	↓↓	↓↓
ケタミン	解離性鎮静薬	NMDA拮抗薬	0.5～2.0	30～60	HR↑↑ MAP↑↑ 心筋抑制の可能性	→↓	→↑	↑↑	↑
デクスメデトミジン	鎮静薬	α_2作動薬	1.0μg/kg 10分ローディングし，0.2～1.2μg/kg/時	15～20分	HR↓↓ MAP↓	→↓	不明	不明	不明
ミダゾラム	ベンゾジアゼピン	GABA作動薬	0.02～0.2	2～5分	HR→↑ MAP↓	↓↓	↓↓	↓↓	↓↓
フェンタニル	オピオイド	μ受容体作動薬	1～2μg/kg	60～100	HR↓ MAP→↑	↓↓	→↑	→↓	→↓
スキサメトニウム	脱分極性筋弛緩薬	ACh受容体作動薬	1～2	45～60	HR↓	↓↓	→↑	↑	不明
ロクロニウム	非脱分極性筋弛緩薬	ACh受容体競合薬	0.6～1.2	60～90	HR→↑ MAP→↑	↓↓	→	不明	不明
スガマデクス	アミノステロイド筋弛緩薬拮抗	キレート・カプセル化	2, 4, 16	＜180	HR↓↓ MAP→↓	0	不明	不明	不明

（文献13より）

□とくに挿管処置で筋弛緩薬を使用した場合，気道確保が確実にできないと「挿管不能換気不能CICV（cannot intubate, cannot ventilate），CICO（cannot intubate, cannot oxygenate）」の状態となります．

□初回挿管成功のために迅速導入気管挿管RSIを用いてCICVやCICOになった場合，ロクロニウムを拮抗する目的でスガマデクスも準備しておきます．

□国内でのクリティカルケアでの重症患者のRSIでの挿管で頻用する鎮静薬＋筋弛緩薬として，ケタミン＋ロクロニウムが循環不安定でも比較的安全に使用可能と考えられます．またノルエピネフリンを開始しながらプロポフォール＋ロクロニウムの選択肢も可能です．

□国内の迅速導入気管挿管RSIで頻用されるケタミン，プロポフォール，ロクロニウムのメリット・デメリットは次のようになります．

・**ケタミン**

メリット—血行動態への影響少なく，気管支拡張と鎮痛作用あり，効果発現が早い（45〜60秒）

デメリット—幻覚

・**プロポフォール**

メリット—気管支拡張と抗痙攣作用あり，効果発現が早い（15〜45秒）

デメリット—血行動態への影響が大きい

・**ロクロニウム**

メリット—高カリウム血症を起こさず，拮抗薬スガマデクスがある

デメリット—スキサメトニウムより作用発現が遅く（45〜90秒），アレルギー反応あり

MEMO　迅速気道確保RSIでの筋弛緩薬第1選択はスキサメトニウムか？

□効果発現が速やかであり持続時間10〜15分と短時間であることから脱分極性筋弛緩薬であるスキサメトニウムがRSIでの筋弛緩薬の第1選択と国外では考えられています．

□しかし脱分極性筋弛緩薬の欠点（高カリウム血症，横紋筋融解症，頭蓋内圧亢進・眼圧亢進など）によりクリティカルケアではスキサメトニウムは使いにくい薬剤です．

□一方，非脱分極性筋弛緩薬ロクロニウムを用いた挿管で，万一挿管失敗しCICV，CICOとなったとしてもスガマデクス（16mg/kg）を使用すると1〜2分，最大効果得られるまで約6分で筋弛緩から回復するため，RSIでの気道確保・挿管時の筋弛緩薬にロクロニウムも使用可能と考えられます．

□ 困難気道評価と困難気道へのビデオ喉頭鏡の使用経験（シミュレーション・模擬訓練として50例，実例として15例以上でビデオ喉頭鏡の上達につながる）を増やして慣れるとともに，普段用いる直視型喉頭鏡を用いてガムエラスティックブジーやスタイレット併用での気管挿管，声門上エアウェイであるラリンジアルマスク（laryngeal mask airway LMA, Fastrach™）や外科的気道確保挿管手技などオプションをひろげておくとよいでしょう．

□ 通常の曲型であるマッキントッシュ型喉頭鏡下で喉頭展開するも声門が見えない場合には次の順番で喉頭展開を行います．

① 吐物・異物の場合，吸引ないしはMagill鉗子などで除去する
② 喉頭部が前に見える場合，甲状軟骨・輪状軟骨を体外から押さえるか〔Sellick法（図10-14）やBURP法（介助者が甲状軟骨を「後方（backward），上方（upward），右方（rightward）」へ圧迫する（pressure）と，声門が見えやすくなる方法）（図10-15）〕，直型ブレードに変更する．
③ 頭部前屈を深くする
④ ビデオ喉頭鏡の使用を考慮し，バッグ・マスク換気しながら救援を呼ぶ

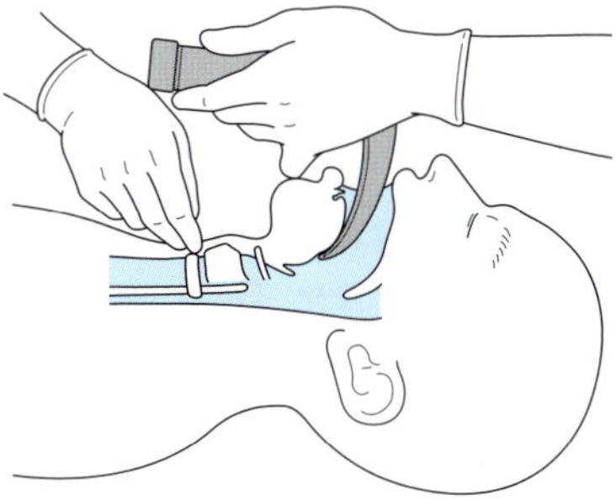

図10-14 Sellick法
甲状軟骨を圧迫し胃内容物の誤嚥を予防する．

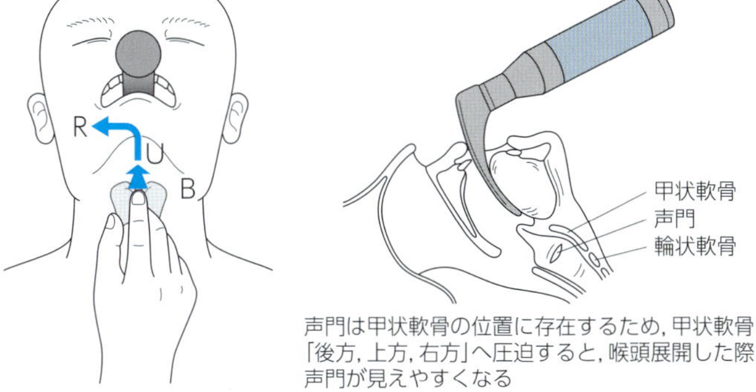
R
U
B
甲状軟骨
声門
輪状軟骨
声門は甲状軟骨の位置に存在するため，甲状軟骨を「後方，上方，右方」へ圧迫すると，喉頭展開した際に声門が見えやすくなる

図10-15 BURP法

Section 3 困難気道

困難気道DAの評価

- □ 困難気道(difficult airway: DA)は挿管経験豊富な医師が3回以上の喉頭鏡操作によっても挿管ができない場合, 挿管までに10分以上費やす場合を指します.
- □ 困難気道の評価として, CormackとLehaneの喉頭鏡での喉頭展開時の分類(図10-16)および開口したときのMallampatiスコア(図10-17)があります.

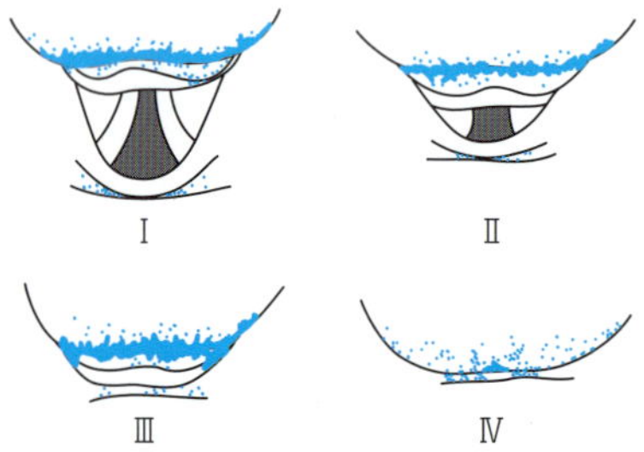

図10-16 CormacとLehane分類

Class I: 声門が見える
Class II: 声門が部分的に見える
Class III: 喉頭蓋だけ見える
Class IV: 喉頭蓋が見えない

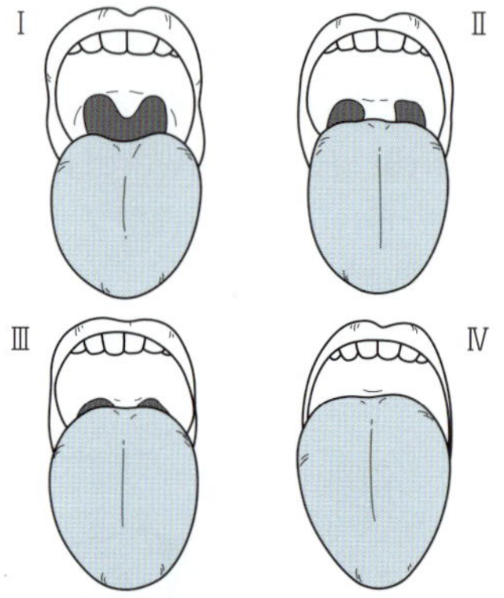

図10-17 Mallampatiスコア

Class I: 軟口蓋, 口蓋垂, 口峡, 口蓋弓が見える
Class II: 軟口蓋, 口蓋垂, 口峡が見える
Class III: 軟口蓋および口蓋垂の基部のみ見える
Class IV: 硬口蓋しか見えない

- □ 正確にMallampatiスコアを評価するためには, **坐位の姿勢で患者の意思で開口し**てもらいI～IVに分類します. そのためクリティカルケアの重症患者では, ① 仰臥位で坐位がとれない, ② 従命が入らず自発的に開口できないことも多く, 適切な評価が困難であることもしばしばです.
- □ また臨床的には, 妊婦, 顔面外傷, 下顎が小さい患者, 口腔・咽頭内病変(破傷風, 開口障害, 深頸部感染症や口腔・咽頭・喉頭腫瘍など)の患者, そして関節リウマチや頸髄損傷など頸椎病変のある患者では挿管困難が予想されます.

MACOCHAスコア(表10-2)

□ クリティカルケアで挿管困難例の評価目的でMACOCHAスコアが開発され，① 患者側の要因，② 病態，③ 手技者の要因の3点から点数をつけ，3点以上の場合，挿管困難高リスクと判断します.

□ 新型コロナウイルス感染症COVID-19パンデミック後に感染リスク予防の面から，直視型喉頭鏡よりビデオ喉頭鏡を用いた気管挿管が頻用されますが，

① MACOCHAスコア<3→直視型喉頭鏡ないしビデオ喉頭鏡での挿管
② MACOCHAスコア≧3→ビデオ喉頭鏡での挿管

が一般的に推奨されます(☞図10-1 p.330も参照).

表10-2 MACOCHAスコア

	点数
患者側要因	
Mallampatiスコア Ⅲ ないし Ⅳ	5
閉塞性睡眠時無呼吸症候群	2
頸椎可動性制限あり	1
開口障害<3cm	1
病態	
昏睡	1
重度低酸素血症(SpO_2<80%)	1
手技側要因	
麻酔科医ではない	1
総計	12

0～12点で評価し，0=挿管容易，12=挿管とても困難
M: Mallampati score Ⅲ/Ⅳ, A: Apnea syndrome (obstructive), C: Cervical spine limitation, O: Opening mouth<3cm, C: Coma, H: Hypoxia, A: Anesthesiologist non-trained

□ Mallampatiスコアの重要性が大きいものの，緊急気管挿管時には評価困難であるため，ICU入室時点で事前に急性呼吸不全の患者では予想体重とともに事前にMallampatiスコア評価をルーチンにしておくとよいでしょう.

ポイント!

- 呼吸不全患者では挿管に関わらず，ICU入室時に① 予想体重PBWと② Mallampatiスコアを評価しておく

□ MACOCHAスコアは解剖学的な困難気道DAの評価ですが，クリティカルケアでの重症患者では① 低酸素血症，② 低血圧，③ 重症代謝性アシドーシス，④ 右心不全の病態は生理学的な困難気道DAであり対応を理解しなければいけません(表10-3)．

表10-3　4つの生理学的な困難気道DAとその対応

生理学的な困難気道DA	対応
低酸素血症	• 前酸素化preoxygenation • 無呼吸酸素化apneic oxygenation(挿管時無呼吸時間に高流量鼻カニュラHFNCでの酸素供給)
低血圧	• 導入前に収縮期血圧＜100mmHgの場合，血管収縮薬使用 • ノルエピネフリンが第1選択
重症代謝性アシドーシス	• 急性呼吸不全で頻呼吸かつ分時換気量が上昇している患者では鎮静漸増下での挿管GSI • 代謝異常・pH正常化および分時換気量維持を目的とした非侵襲的人工呼吸器NIVを用いた前酸素化preoxygenation • 重症例では高流量鼻カニュラHFNCとNIV併用
右心不全	• ベッドサイド心エコーによる右心機能評価 • 挿管前の右心後負荷の軽減：① 低酸素血症改善，② pH正常化，③ 高二酸化炭素血症改善 • 前酸素化preoxygenationと血管収縮薬の使用

(文献4より)

困難気道DAで用いられる挿管手技

① ラリンジアルマスク(laryngeal mask airway：LMA)

□ 声門上エアウェイ(supra glottis airway：SGA)として容易に挿入できます．ポイントは硬口蓋，軟口蓋に沿わせて頭側に圧迫しながら挿入し抵抗を感じるまで進めます．

□ LMAは胃内容の逆流誤嚥を予防できません．そのため一時的に使用しLMA導管内に挿管チューブイントロデューサを使用して気管チューブによる挿管に利用することもできます(図10-18)．

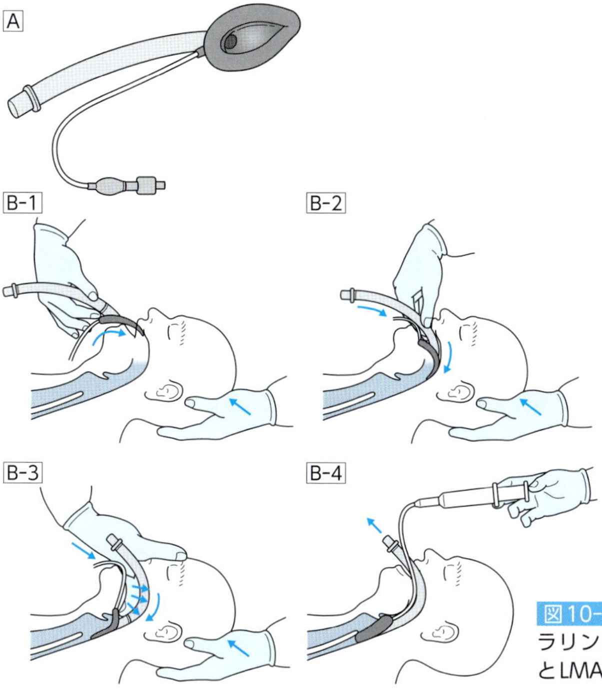

図10-18 ラリンジアルマスクLMA(A)とLMAによる気道確保(B)

② **気管チューブイントロデューサ**

□ 気管チューブイントロデューサとしてガムエラスティックブジー(gum-elastic bougie: GEB)があります．喉頭展開し，GEBを喉頭蓋下面にこすらせながら気管内に挿入します．気管内では「コツコツ」した感触があります．喉頭鏡を保持しながらGEBに沿って気管チューブを挿入します．

□ 気管チューブを進める際に抵抗を感じる場合，GEBと気管チューブ先端が声門の披裂部に引っかかっているため気管チューブを反時計回りに90°回転してみます(図10-19)．

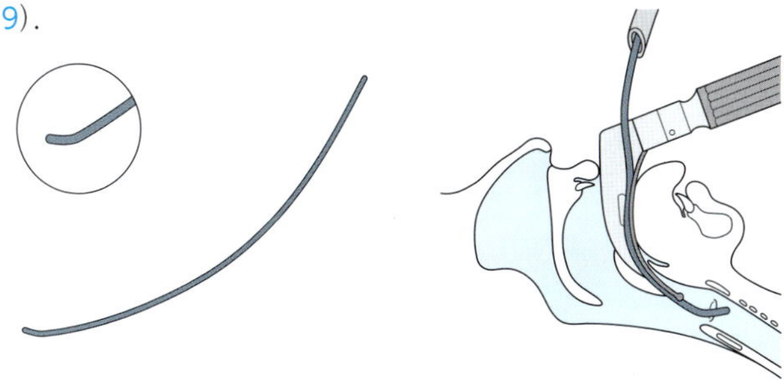

図10-19 気管チューブイントロデューサ

ガムエラスティックブジー先端部が挿入しやすいように曲がっていることに注意．

③ ビデオモニター装備による間接視型喉頭鏡(ビデオ喉頭鏡)

□ ビデオ喉頭鏡(video laryngoscopy: VL)は，ブレード先端部のCCDカメラでとらえた声門部をモニター画面で観察しながら気管挿管操作が行えます．つまり直視型喉頭鏡と異なり，声門部を直視できなくてもブレード先端部のカメラで声門を確認できれば気管チューブを気管に誘導できます．

□ 間接視型喉頭鏡であるビデオ喉頭鏡は，ブレード形態から① マッキントッシュ型ブレード・気管チューブ誘導機能なし(図10-20)，② 高湾曲ブレード・気管チューブ誘導機能なし(図10-21)，③ 気管チューブ誘導・ガイド機能あり(図10-22)ブレードの3種類に分かれます(表10-4)．

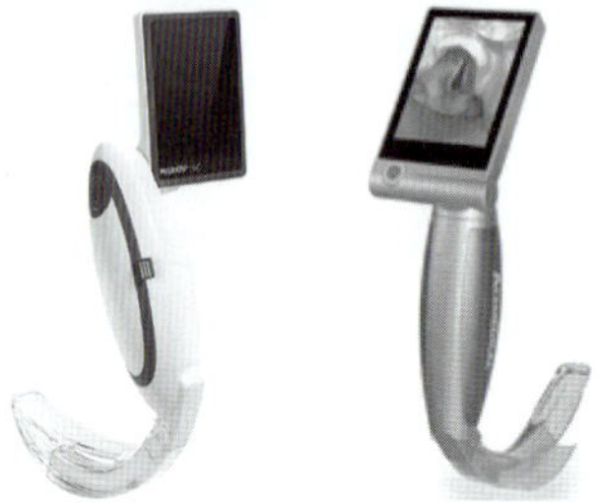

図10-20 ビデオ喉頭鏡：気管チューブ誘導機能なし(マッキントッシュ型)

左からMcGrath™ MAC(コヴィディエンジャパン株式会社)，Ace Scope®(アイ・エム・アイ株式会社)．

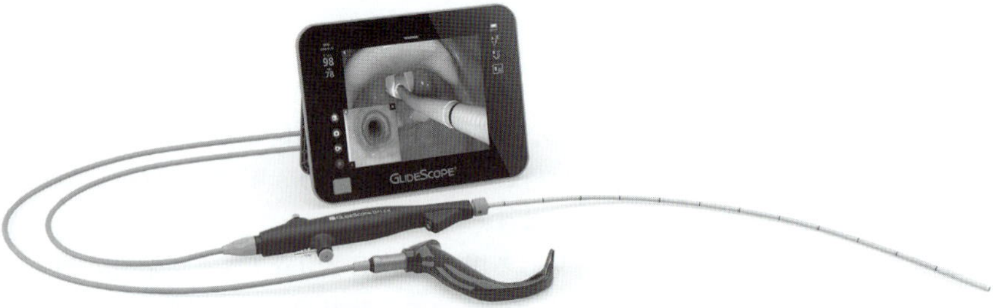

図10-21 ビデオ喉頭鏡：気管チューブ誘導機能なし(高湾曲ブレード型)

Glidescope®(株式会社アムコ)．

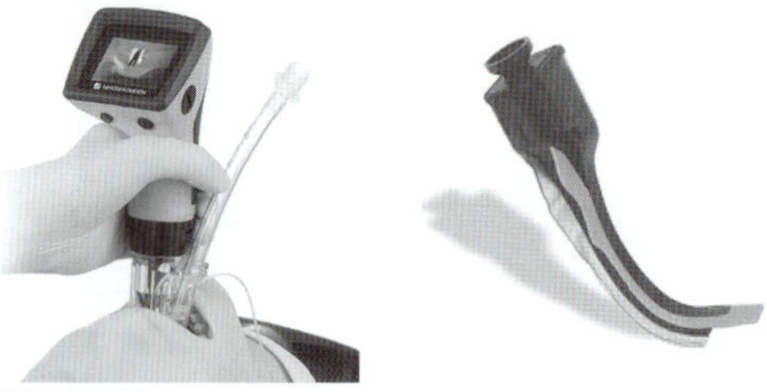

図10-22 ビデオ喉頭鏡：気管チューブ誘導機能あり

左からAirway Scope®(日本光電工業株式会社)，Airtraq®(センシンメディカル株式会社)．

表10-4 ビデオ喉頭鏡VLの分類

種類	特徴	製品名
マッキントッシュ型ブレード・気管チューブ誘導機能なし	直視・間接視の両方で声門を観察できスタイレット必要なし	McGrath MAC Ace Scope
高湾曲ブレード・気管チューブ誘導機能なし	声門観察に優れているが，湾曲が強いためスタイレット付き挿管チューブを用いての挿入がやや難しい	Glidescope
気管チューブ誘導・ガイド機能ありブレード	気管チューブ誘導・ガイド機能があり成功率が高い	Pentax Airway scope Airtraq

□ VLと従来の直視型喉頭鏡(direct laryngoscopy: DL)の優劣は，挿管に熟達した麻酔科医では差がないものの，非麻酔科医である集中治療医，救急医では気道確保・挿管トレーニングが不十分であるためDLよりVLを選択したほうが困難気道DA回避，声門部の目視がしやすいこと，食道挿管率の低下，初回挿管成功率が上昇すると報告されています．

□ そのためクリティカルケアでの重症患者の緊急気管挿管UEIも含む気道確保・気管挿管ではDLよりVLを優先させるほうがよいと考えます．

ポイント!

- クリティカルケアでの挿管困難ケースを見つけるために，“MACOCHAスコア”を用いる
- MACOCHAスコア3点以上では挿管困難が予想されるため，困難気道としてビデオ喉頭鏡を使用した気管挿管を行う

Section 4 緊急気管挿管UEI

□ 緊急気管挿管(urgent endotracheal intubation: UEI)処置に伴う合併症を理解した上で，迅速導入気管挿管RSIおよび鎮静漸増下挿管(graded sedation intubation: GSI)のメリット・デメリットと，とくに処置中の低酸素血症予防への挿管前酸素化preoxygenationをどのように考えたらよいでしょうか．

① 緊急気管挿管UEIの合併症

□ UEIの合併症として低酸素血症，低血圧，心停止，死亡など生命に関わるものと，挿管困難，軌道損傷，食道挿管といった迅速に対応すべきものに分かれ(表10-5)，UEI全体の35%で起こります．

表10-5 緊急気管挿管の合併症

生命に関わる合併症	迅速に対応すべき合併症
• 重度低酸素血症（SpO_2<80%） • 重度の循環不全（収縮期血圧<60mmHg，または挿管後に輸液負荷500～1,000mLもしくは血管収縮薬使用後も収縮期血圧<90mmHg） • 心停止 • 死亡	• 挿管困難（挿管まで3回以上または10分以上かかる） • 不整脈 • 食道挿管 • 不穏 • 誤嚥 • 歯牙損傷

（文献4より）

② 迅速導入気管挿管RSIと鎮静漸増気管挿管GSI

□ 迅速導入気管挿管RSIは，輪状甲状軟骨圧迫（Sellick法）を行いながら麻酔導入薬，速効性の筋弛緩薬を使用することで意識消失と筋弛緩を速やかに起こして換気なしに即座に気管挿管を行う手技です．

□ RSIのメリットとしては，① 筋弛緩薬を用いることで患者不動化ができ声門部がよく見えること，そして声門の呼吸性変動や声帯攣縮がなくなることで挿管チューブの声帯通過が容易であること，② 胃内容物の誤嚥リスクを減らせること，があげられます．

□ 誤嚥リスクが高く（胃内充満，疼痛，胃食道逆流など），挿管困難を示唆する所見がない場合に選択する方法です．一方で，挿管困難が予想される場合RSIは行うべきではありませんが，ビデオ喉頭鏡VLを初回から用いることで困難気道が回避できる場合はRSIの適応となります．

□ RSIでは初回挿管成功が前提となっているため，術者が挿管処置に熟達していることが前提です．

□ 最近のスタディでは鎮静・筋弛緩導入後の挿管直前に注意深くマスク換気を行うことで，肺への誤嚥リスクが上昇せず安全に低酸素血症の改善ができたとする報告があるため今後RSIの概念自体が変わっていく可能性があります．一般的なRSIの流れは表10-6のようになります．

□ 一方，鎮静漸増気管挿管GSIでは筋弛緩薬を用いません．

□ 患者の自発呼吸を温存しながら喉頭展開刺激による反射が減弱するまで鎮静薬を漸増し気管挿管を行います．前酸素化preoxygenationとして，① マスク，② HFNC，③ NIV，④ HFNC＋NIV（OPTINIV）を用います．

□ RSIと異なり，**GSIでは速やかに1回で挿管処置を成功させることよりも挿管処置中の酸素化維持の重視が特徴です．**そのためデメリットとしては① 鎮静薬プロポフォール，ベンゾジアゼピン，オピオイドによる血管拡張作用で挿管処置中に循環不全悪化の可能性があること，② RSIと比較してUEIに時間がかかることの2点

表10-6 迅速導入気管挿管RSIの流れ

事前の準備
- RSIカートの用意，困難気道の評価，静脈路確保と血管収縮薬(エフェドリン，ノルエピネフリンなど)の用意
- バッグ/バルブ/マスク換気および前酸素化preoxygenationとして，① マスク，② HFNC，③ NIV，④ HFNCとNIV併用(OPTINIV)の使用
- 鎮痛薬：フェンタニルまたはケタミン，気道攣縮・頭蓋内圧予防：リドカイン

RSI開始時
- ケタミン追加投与，プロポフォールまたはミダゾラム，Sellick法での輪状軟骨圧迫
- 筋弛緩薬追加(スキサメトニウムないしロクロニウム)

RSI開始30〜45秒
- 直視型喉頭鏡DLでの気管挿管，声門部が見えない場合，BURP手技
- MACOCCHAスコア≧3点でビデオ喉頭鏡VLでの気管挿管

RSI気道確保後
- 聴診にて胸部左右差，胃内，胸郭の動きの監察
- カプノグラフィ波形確認し，挿管チューブ固定．その後，血液ガス分析・胸部X線

があげられます．

□ ① について，処置前からの輸液負荷，ノルエピネフリン使用で対応します．輸液負荷のみでは処置前・処置中の血圧低下が改善しないという報告があり，鎮痛・鎮静薬による血管拡張作用に対して輸液負荷だけではなく血管収縮薬が必要であることを示しています．

□ ② について，RSIと比較して自発呼吸温存するため処置に時間はかかるものの処置中の低酸素血症の頻度はGSIとRSIで同等の報告があります．

□ 解剖学的および生理学的な困難気道DAの評価を行い，RSIとGSIのどちらを用いるかを判断します(初回挿管成功率はRSIが高い)．

□ クリティカルケアでの重症患者で困難気道DAが否定できないとき，挿管処置中の酸素化維持を行える筋弛緩薬を用いないGSIのほうがCICV/CICOリスクが回避でき安全性が高い印象があります．

□ しかしロクロニウムの拮抗としてスガマデクスがあること，そして挿管手技施行者がビデオ喉頭鏡VLに熟達していれば，解剖学的な困難気道DAと判断しない可能性もあります．

クリティカルケアでの気道確保・挿管の一連の流れ

□ 実際の重症患者で気道確保・挿管が必要なケースの大部分は，

- 急性呼吸不全で酸素化不良
- 血行動態不安定

であるため，① 気道確保・挿管の前での十分な前酸素化を行うこと，② 処置前後

で血行動態悪化が起こりにくい薬剤を用いること，③ 気道確保・挿管後の酸素化維持を行うこと，の3つが重要です．

> ① **気道確保・挿管前の十分な前酸素化preoxygenation**
> →NIV 3分間施行，またはOPTINIVとしてHFNC＋NIV使用
> ② **処置前後で血行動態悪化をきたさない薬剤を用いる**
> →挿管前の輸液負荷，挿管手技時にケタミン，ロクロニウム，挿管直後よりノルエピネフリン使用（GSIでは挿管前から使用）
> ③ **気道確保・挿管後の酸素化維持**
> →肺胞リクルートメント手技を行う

□ これらに注意した実際のクリティカルケアでの気管挿管プロトコルとしてUpdate Montpellier Intubation Protocolを図10-23に示します．

挿管前	挿管時	挿管後
① 術者・介助者2人で処置を行う 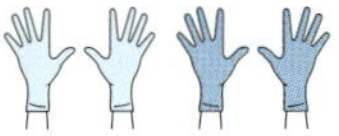 ② 輸液負荷と早期の血管収縮薬開始 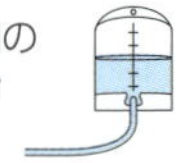 ③ 鎮静薬持続静注の準備 ④ 半臥位20～30° ベッド挙上での前酸素化preoxygenation ⑤ 急性低酸素性呼吸不全では最低3分間のNIVを用いた前酸素化preoxygenation（F_IO_2 100%，1回換気量 V_T 6～8mL/kg PBW目標でPS 5～10cmH_2O，PEEP 5cmH_2O）および無呼吸酸素化apnoeic oxygenation目的で高流量鼻カニュラHFNC併用（OPTINIV） 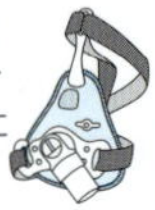	⑥ 困難気道ではビデオ喉頭鏡VLが第1選択，VL使用できない場合スタイレットないしブジーを用いたマッキントッシュ型喉頭鏡を考慮 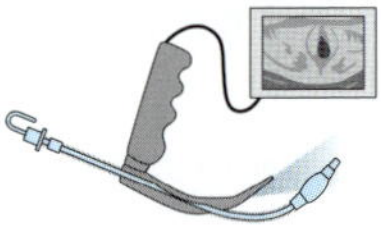 ⑦ 迅速導入気管挿管RSI-ケタミン1～2mg/kg（実体重）＋スキサメトニウム1mg/kg（実体重）（ないしロクロニウム1～2mg/kg PBW） ⑧ Sellick法での挿管 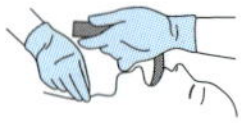 ⑨ SpO_2<90%または誤嚥リスクよりも低酸素リスクが上回ればマスク換気を行う	⑩ カプノグラフィで挿管チューブの位置確認 ⑪ 拡張期血圧DBP＜35mmHg，収縮期血圧SBP＜90mmHg持続する場合，ノルエピネフリン使用 ⑫ 鎮静薬持続静注開始 ⑬ 肺保護換気LPV開始時設定：1回換気量 V_T 6～8mL/kg PBW，PEEP<5cmH_2O，F_IO_2 100%，プラトー圧 P_{plat}<30cmH_2O（循環安定化して厳密な V_T，PEEP設定） ⑭ 肺胞リクルートメント手技 ⑮ 挿管チューブカフ圧25～30cmH_2Oでリークなし確認

図10-23 クリティカルケアでの挿管プロトコル（Update Montpellier Intubation Protocol）（文献1より）

JCOPY 498-06694

Section 5 病態に応じた気管挿管

胃内容物充満，嘔吐ではどうするか？(☞MEMO p.351も参照)

□挿管時に誤嚥を起こす危険性が高いため，経鼻胃管を吸引のために挿入してからRSIを準備します.

□しかし挿管前に経鼻胃管を留置・吸引しても完全に胃内容が空になるわけでないため，RSI手技で迅速に気道確保を行います.

頭蓋内圧亢進ではどうするか？

□疼痛や気管への刺激により頭蓋内圧が上昇する危険性があり，挿管時の刺激を減らすために局所麻酔薬による気道反射消失，超短時間作用型β遮断薬(エスモロール，ランジオロール)による交感神経抑制，リドカイン静注，バルビツレート，麻薬による深い麻酔，筋弛緩薬の使用を考慮します.

心筋虚血，最近の心筋梗塞後ではどうするか？

□挿管手技による心拍数や血圧の変動を少なくするために，麻薬による深い麻酔，局所麻酔薬による気道反射消失，超短時間作用型β遮断薬(ランジオロール，エスモロール)を使用します.

□また血圧低下時にはエフェドリンやノルエピネフリン，血圧上昇時はニトログリセリンを用意します.

頸髄・脊髄損傷ではどうするか？

□頭部の前屈など前方への頸椎の動きが脊髄損傷を増悪させるため，頭部・頸部・胸部をまっすぐin-lineに保つよう介助者が牽引・頸椎固定を行い，喉頭鏡での喉頭展開やビデオ喉頭鏡VLを使用して挿管を行います.

Section 6 気管挿管に伴う合併症への対応

□挿管に伴う合併症として，局所の傷害および血行動態不安定化と低酸素血症があります.

□喉頭展開および挿管手技による刺激により高血圧や頻脈はよくみられ，虚血性心疾患や頭蓋内圧亢進ケースでの喉頭展開・気道確保では超速効型β遮断薬持続静注(エスモロール，ランジオロール)を用います.

□低酸素による交感神経系賦活で高血圧だった場合，挿管処置後に呼吸困難の改善により低血圧になります．気道挿管前後での血圧低下に備え，輸液負荷(0.9%食塩水，乳酸加リンゲル液，5%アルブミン製剤)および血管収縮薬ノルエピネフリンを使用します.

□ 挿管後の低血圧で重要な原因として,

① 食道挿管
② 血管内容量が足りない状態での陽圧換気
③ auto-PEEP
④ 緊張性気胸

の可能性は常に考えておく必要があります．また迷走神経刺激による徐脈や，胃内容物・口腔内分泌物の誤嚥で挿管後も低酸素血症が著明には改善しない場合もあります．

□ 緊急気管挿管UEIでは処置中の血圧低下と低酸素血症が問題であり，UEIでは処置前か処置直後から血管収縮薬ノルエピネフリン使用とHFNCおよびNIVを使用した積極的な前酸素化preoxygenationを行います．

□ このときHFNCとNIV両方を用いた場合，NIV単独と比較し処置中の低酸素血症(SpO_2<80%)が起こらなかった報告があります(図10-24)．

MEMO 高流量鼻カニュラHFNCと非侵襲的人工呼吸器NIV併用による挿管前酸素化preoxygenation(OPTINIV)(図10-24)

□ 高流量鼻カニュラHFNCの設定：37℃，60L/分，F_IO_2 1.0
□ 非侵襲的人工呼吸器NIVの設定：NIV-PSV，F_IO_2 1.0，PS 10，PEEP 5

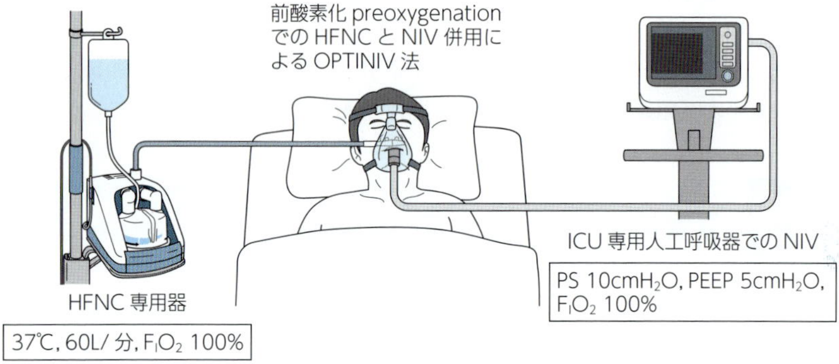

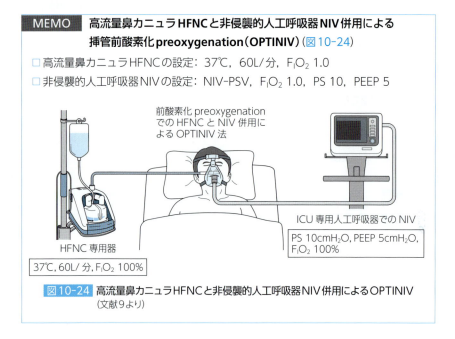

図10-24 高流量鼻カニュラHFNCと非侵襲的人工呼吸器NIV併用によるOPTINIV
(文献9より)

MEMO 胃超音波

□ 緊急気管挿管UEIで胃内容物の誤嚥を予防するために挿管前に胃内容物の有無について胃超音波で評価し，必要に応じて挿管処置前に経鼻胃管挿入により胃内容物除去を試みます．

□ 左側胸部の脾臓からと心窩部左上腹部での矢状断アプローチで胃内容物をチェックします(図10-25，図10-26)．

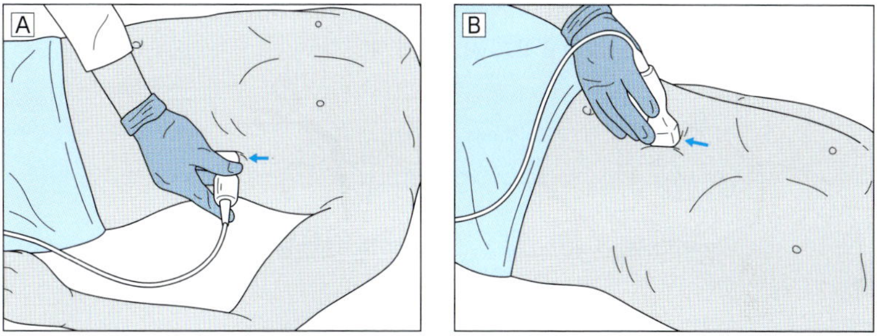

図10-25 胃超音波(文献14より)

A：左中腋窩線上縦方向で脾臓を通して胃内をスキャン．
B：左心窩部横方向で直接胃内をスキャン．

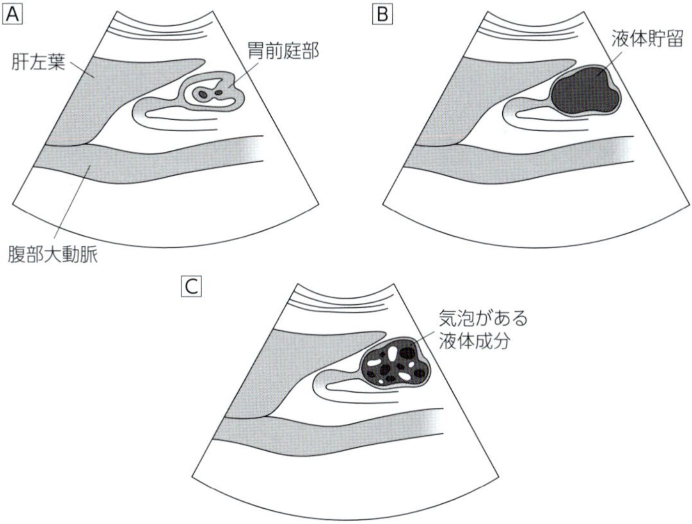

図10-26 胃超音波(心窩部アプローチ)(文献14より)

A：胃内容物がない場合，胃内腔が低輝度の固有筋層の内側にみえる．B：液体成分の胃内容物．C：気泡があり液体・固体成分貯留した胃内．

Section 7 外科的手技による気道確保(逆行性気管挿管・輪状甲状間膜穿刺)・気管切開術

逆行性気管挿管(図10-27)

□ 意識があり，気道開通・自発呼吸がある患者で行います．輪状甲状間膜の正中から18ゲージよりも太い針で穿刺し，ガイドワイヤを頭側に向け挿入します．喉頭鏡を使って咽頭部に出てきたワイヤを見つけ拾い上げます．これをガイドにして気管チューブを進め，声帯を通過させて固定します．

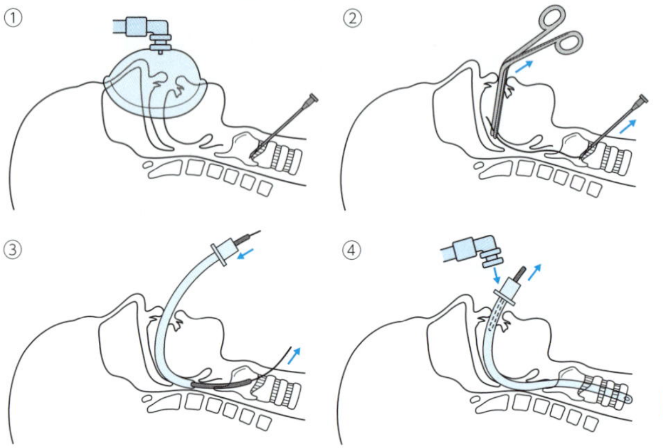

図10-27 逆行性気管挿管

輪状甲状間膜穿刺(図10-28)

□ 経皮的輪状甲状間膜穿刺は14〜16ゲージの太いサーフロー針で輪状甲状間膜(甲状軟骨と輪状甲状軟骨の間)の正中を貫き穿刺します．サーフロー針でジェットベンチレーションを行うことが可能です．

□ 輪状甲状間膜穿刺後は速やかに気管切開術に移行し，確実な気道確保を行います．

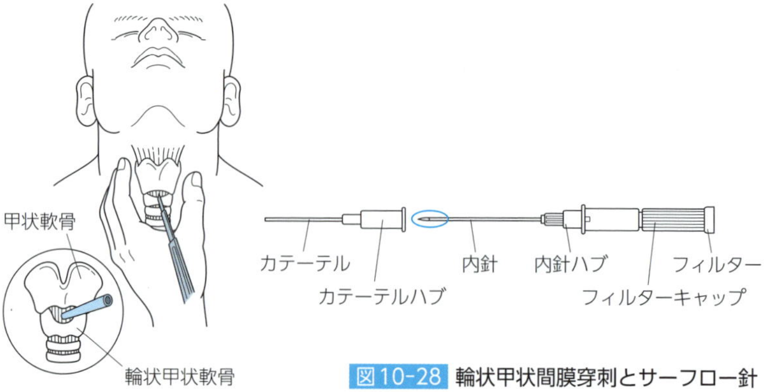

図10-28 輪状甲状間膜穿刺とサーフロー針

外科的気管切開術(図10-29)

□ 外科的に気管切開術を行う場合，輪状軟骨下に約3cmの縦切開を行い，筋層を左右に展開し正中に進みます．甲状腺を上方ないし下方によけるか，または縦切開します．

□ 輪状軟骨の第1，2の高さで気管切開を行います．このとき第2輪状軟骨でH型に気管切開展開する場合やU字型・逆U字型切開で展開する場合があります．

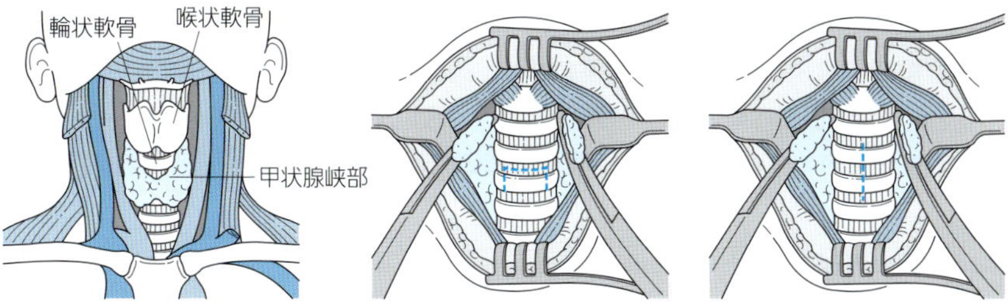

図10-29 外科的気管切開術

経皮的気管切開術(図10-30)

□ 中心静脈カテーテル挿入と同様の手技により容易に気管切開術の施行が可能となりました．これを経皮的気管切開術(percutaneous dilational tracheostomy: PDT)といいます．

□ ① セルジンガー法で気管にアクセスし，ガイドワイヤを留置し，② 気切孔拡張キットとガイドとなるカテーテルをガイドワイヤに沿って挿入，③ ガイドとなるカテーテル，ガイドワイヤを留置したまま気切孔拡張キットを抜去し，④ 気管切開チューブとダイレータを組み合わせガイドとなるカテーテルに沿って挿入し，ガイドワイヤとカテーテルを抜去して終了します．

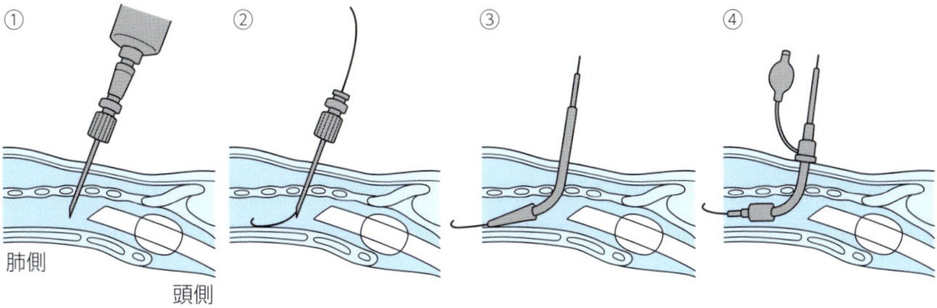

図10-30 経皮的気管切開術

MEMO　長期人工呼吸器管理中の気管切開術のタイミングについて

- □ 人工呼吸器管理継続する場合，どのタイミングで気管切開術を行うかについて明確なエビデンスやコンセンサスはありません．そのため，患者の呼吸状態，施設ごとの基準および挿管・人工呼吸器管理となった原疾患が治癒可能かどうか(低酸素性脳症，神経筋疾患など著明な呼吸状態の改善が乏しい疾患では早期気管切開術が望ましい)などを総合的に判断すべきです．
- □ 気管挿管継続と比較して，気管切開術による気管切開孔造設のメリットとして，
  ① 患者の快適性，鎮痛・鎮静薬中止可能，再挿入が容易
  ② 解剖学的メリット：喉頭損傷の軽減，気道分泌物除去が容易，チューブ閉塞の回避，口腔内衛生状態の維持，嚥下・会話可能
  ③ 生理学的メリット：チューブ死腔の減少，気道抵抗の軽減，人工呼吸器ウィーニングが容易
  などがあげられます．

ケースの解説

Case1

- □ くも膜下出血で意識障害での気道確保のため，頭蓋内圧上昇に注意した気道確保が必要となり，迅速気道確保RSIを行っています．頭蓋内圧上昇予防・気道刺激予防でリドカイン，鎮痛薬フェンタニル，鎮静薬ミダゾラム，筋弛緩薬ロクロニウムが使用されています．

Case2

- □ 肥満と多発外傷(頭部・頸椎損傷)でMallampatiスコア Ⅳ点であり困難気道のため，気道確保に熟練した医師によるRSIの適応となります．
- □ 高流量鼻カニュラHFNCと非侵襲的人工呼吸器NIV併用でのOPTINIVを使用して前酸素化preoxygenationを行い，マッキントッシュ型ブレード・気管チューブ誘導機能なしのビデオ喉頭鏡McGrath™MACを用い気管チューブイントロデューサをガイドとして使用しRSIで気道確保を行っています．

Case3

- □ 肥満があり重症肺炎による敗血症性ショックで挿管となっています．
- □ 挿管処置前後での血行動態不安定に備えるため輸液負荷およびノルエピネフリン使用で血圧を維持し，前酸素化preoxygenationとして半臥位30°でHFNC使用し，筋弛緩薬なしでの鎮静薬漸増気管挿管GSIを選択し酸素化を維持させながら気管チューブ誘導・ガイド機能ありブレードのビデオ喉頭鏡であるAirtraq®使用で挿管しています．

□ 挿管後に肺胞リクルートメント手技により肺胞虚脱を改善させ酸素化維持を行っています.

＊この章でのポイント＊

- ☑ 気道確保・直視型喉頭鏡での気管挿管手技と，挿管適応・喉頭展開および使用薬剤について理解する.
- ☑ 迅速導入気管挿管RSI，鎮静漸増気管挿管GSIについて理解する.
- ☑ ビデオ喉頭鏡の使用法を理解し，クリティカルケアでの重症患者への挿管前・挿管手技中・挿管後の評価と手技の流れを理解する.
- ☑ 外科的気道確保として逆行性気管挿管，輪状甲状間膜切開および気管切開術(経皮的，外科的)の手技および気管切開術のタイミングを理解する.

For Further Readings：さらに理解を深めるために

1. De Jong A, Myatra SN, Roca O, et al. How to improve intubation in the intensive care unit. Update on knowledge and devices. Intensive Care Med. 2022; 48: 1287-98.
2. Reynolds SF, Heffner J. Airway management of the critically ill patient: rapid-sequence intubation. Chest. 2005; 127: 1397-412.
3. Russotto V, Myatra SN, Laffey JG. What's new in airway management of the critically ill. Intensive Care Med. 2019; 45: 1615-8.
4. Umobong EU, Mayo PH. Critical care airway management. Crit Care Clin. 2018; 34: 313-24.
5. Jaber S, De Jong A, Pelosi P, et al. Videolaryngoscopy in critically ill patients. Crit Care. 2019; 23: 221.
6. Higgs A, McGrath BA, Goddard C, et al; Difficult Airway Society; Intensive Care Society; Faculty of Intensive Care Medicine; Royal College of Anaesthetists. Guidelines for the management of tracheal intubation in critically ill adults. Br J Anaesth. 2018; 120: 323-52.
7. Jaber S, Jung B, Corne P, et al. An intervention to decrease complications related to endotracheal intubation in the intensive care unit: a prospective, multiple-center study. Intensive Care Med. 2010; 36: 248-55.
8. De Jong A, Jung B, Jaber S. Intubation in the ICU: we could improve our practice. Crit Care. 2014; 18: 209.
9. Jaber S, Monnin M, Girard M, et al. Apnoeic oxygenation via high-flow nasal cannula oxygen combined with non-invasive ventilation preoxygenation for intubation in hypoxaemic patients in the intensive care unit: the single-centre, blinded, randomised controlled OPTINIV trial. Intensive Care Med. 2016; 42: 1877-87.

10. Mayo PH, Hegde A, Eisen LA, et al. A program to improve the quality of emergency endotracheal intubation. J Intensive Care Med. 2011; 26: 50-6.
11. Mosier JM, Joshi R, Hypes C, et al. The physiologically difficult airway. West J Emerg Med. 2015; 16: 1109-17.
12. Jaber S, Amraoui J, Lefrant JY, et al. Clinical practice and risk factors for immediate complications of endotracheal intubation in the intensive care unit: a prospective, multiple-center study. Crit Care Med. 2006; 34: 2355-61.
13. Scott JA, Heard SO, Zayaruzny M, et al. Airway management in critical illness: an update. Chest. 2020; 157: 877-87.
14. Koenig SJ, Lakticova V, Mayo PH. Utility of ultrasonography for detection of gastric fluid during urgent endotracheal intubation. Intensive Care Med. 2011; 37: 627-31.
15. Rashid AO, Islam S. Percutaneous tracheostomy: a comprehensive review. J Thorac Dis. 2017; 9(Suppl 10): S1128-38.

Chapter

11 鎮痛・鎮静とABCDEFアプローチ

ケース

Case1

- □ 75歳男性が重症肺炎からの急性呼吸不全，意識障害で挿管・人工呼吸器管理となりICU入室.
- □ 胸部CTで両肺野浸潤影あり，量換気VACV：酸素濃度F_IO_2 1.0，1回換気量V_T 6mL/kg PBW，PEEP 10cmH_2Oで開始し，抗菌薬投与，輸液負荷，カテコラミン使用し循環管理.
- □ PaO_2/F_IO_2比＜200と酸素化悪く，フェンタニル，プロポフォールで鎮痛・鎮静しRASS －5～－3の深鎮静deep sedationでコントロールした.
- □ 2病日に循環動態，酸素化改善ありプロポフォールoffとしフェンタニルによる鎮痛で管理するも昼夜逆転，不穏あり，3病日よりデクスメデトミジン追加で浅鎮静light sedationとし，4病日に自発呼吸トライアルSBT施行し人工呼吸器離脱した.

Case2

- □ 交通事故による高エネルギー外傷の25歳女性.
- □ 外傷性くも膜下出血，頸椎骨折，両側肋骨骨折・肺挫傷，骨盤骨折からの出血性ショックで挿管の上，緊急動脈塞栓術TAE後に，人工呼吸器管理を含め集学的治療目的でICU入室.
- □ 胸部CTで両肺野浸潤影あり．輸血での止血・凝固能の改善と感染予防で抗菌薬投与．鎮痛・鎮静でフェンタニル，プロポフォール使用．2病日に循環動態安定し経腸栄養可能となり，プロポフォール漸減し経腸栄養開始するも胃管からの逆流著明.
- □ 強い疼痛へのフェンタニル大量投与による麻痺性イレウスを疑い，フェンタニル減量目的でケタミン持続静注併用，アセトアミノフェン1g 6時間ごと静注とともに腸管μ2受容体拮抗でナルデメジン(スインプロイク®)内服を開始した.

Case3

- □ アルコール性肝硬変 Child C，慢性腎臓病のある70歳男性．肺炎球菌による重症肺炎，敗血症性ショックで挿管・人工呼吸器管理となりICU入室.

- □ フェンタニルで鎮痛し，鎮静とアルコール離脱症候群予防に対してミダゾラム持続静注を選択.
- □ 量補助調節換気VACV：F_IO_2 1.0，PEEP 5の設定で5病日に循環・呼吸安定したため，ミダゾラム漸減offとフェンタニル漸減し自発覚醒トライアルSAT施行するも覚醒せずSAT中断した．8病日に再度SAT/SBT行い十分な覚醒を確認しCPAP-F_IO_2 0.3，PS 3，PEEP 3で人工呼吸器を離脱した.

Case4

- □ アルコール性肝硬変 Child C，慢性腎臓病のある70歳男性．肺炎球菌による重症肺炎，敗血症性ショックで挿管・人工呼吸器管理となりICU入室.
- □ 単独ルートからレミフェンタニルで鎮痛・鎮静しRASSスコアで不穏の程度に応じてミダゾラム静注追加で対応した.
- □ 量補助調節換気VACV：F_IO_2 1.0，PEEP 5の設定で5病日に循環・呼吸安定したため，レミフェンタニルoffとしCPAP-F_IO_2 0.3，PS 3，PEEP 3でSAT/SBT施行し十分な覚醒を確認し人工呼吸器を離脱した.

Case5

- □ 呼吸困難でER救急搬送となった80歳女性．体重55kg．肺気腫/COPDの既往あり.
- □ 急性上気道炎からのCOPD急性増悪AECOPD・CO_2ナルコーシスの診断で鼻口マスク(フルフェイス)使用し非侵襲的人工呼吸器NIV(NIV-PSVモード)開始した.
- □ β_2刺激薬サルブタモール吸入，ステロイド全身投与を行い，気管支拡張作用も期待して鎮静でケタミン持続静注を開始し，NIVへの同調性も問題なく導入できた.

Section 1 人工呼吸器管理中の痛み，不穏，せん妄

□ クリティカルケアでの挿管・人工呼吸器管理では，術後覚醒遅延や急性薬物中毒など速やかに離脱・抜管可能な場合を除き，鎮痛薬，鎮静薬がほぼ全例で使用されます．

□ 痛みはICU入室中の記憶として最も多く，またICUセッティングでは疾患自体だけでなく，検査・治療での処置，動けない状態が強いられること，毎日のルーチンケア(体位変換，吸引，ルート確保など)による痛みや不安，さらに見知らぬ環境，睡眠不足，孤立感により痛みや不安は増悪します．

□ とくに痛みと不安が重なることで，交感神経の賦活，凝固能亢進，組織酸素消費量の増加につながり，末梢臓器虚血，多臓器機能不全症候群MODSにつながるため，適切に鎮痛薬，鎮静薬を用いる必要があります．

□ 痛みに対して鎮痛薬，鎮静・睡眠と抗不安効果を期待して鎮静薬を用いますが，これらは万能ではなく作用機序が異なり副作用も多数あるため，適切な鎮痛・鎮静評価のもとで使用されるべきです．

□ 初期の人工呼吸器では患者の自発呼吸に同調できなかったため，深鎮静と筋弛緩薬を用いて機械換気を行い，機械換気補助が不要になるまで長期間の人工呼吸器管理が必要でした．

□ それから約50年の人工呼吸器開発の中で，現在はマイクロプロセッサにより患者自発呼吸と同調が可能となりました(☞7章p.228参照)．

□ また新規に短時間作用型の鎮静・鎮痛薬が使用可能となったことで，痛みや不穏への薬剤調節がきめ細かくできるようになりました．

□ 最近では不適切な鎮静薬の使用で人工呼吸器管理期間・ICU入室期間の長期化やせん妄を誘発し長期予後を悪化させることがわかっており，痛みと不穏，せん妄に対する適切なアプローチが短期的予後・長期的予後の改善につながります．

□ そのため病態に合わせて適切な鎮痛・鎮静薬を選択し鎮痛と鎮静深度を常に評価しながら投与量・投与期間を考えることが大切です．

□ 痛みと不穏，せん妄はそれぞれが密接に関わっているため，国外では2013年に『痛みPain，不穏Agitation，せん妄Delirium』について評価と非薬物的・薬物的治療についてPADガイドラインが作られ，PADケアバンドルが発表されました(図11-1，表11-1)．

□ また日本では国内の事情にあわせたJ-PADガイドラインが2014年につくられました．

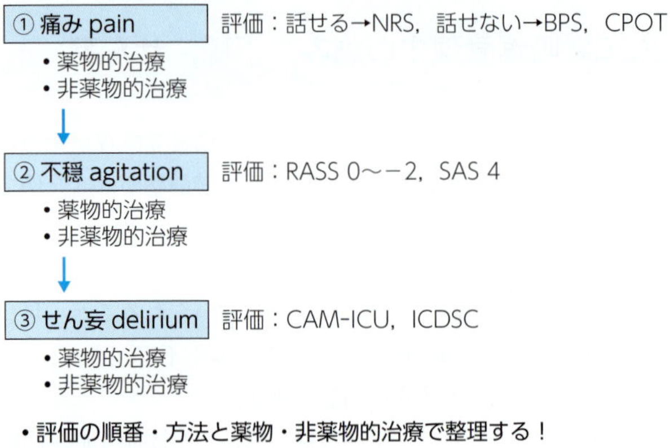

① 痛み pain
評価：話せる→NRS，話せない→BPS，CPOT
• 薬物的治療
• 非薬物的治療
② 不穏 agitation
評価：RASS 0〜−2，SAS 4
• 薬物的治療
• 非薬物的治療
③ せん妄 delirium
評価：CAM-ICU，ICDSC
• 薬物的治療
• 非薬物的治療
• 評価の順番・方法と薬物・非薬物的治療で整理する！

図11-1 痛み，不穏，せん妄PADの評価・対応　実際の流れ

表11-1 PADケアバンドル

	痛み	不穏	せん妄
評価	各勤務帯ごと4回以上＋随時 評価ツール ・NRS ・BPS ・CPOT 疼痛大：NRS≧4，BPS>5，CPOT≧3	各勤務帯ごと4回以上＋随時 評価ツール ・RASS ・SAS ・脳機能BISモニター（筋弛緩薬使用中） 評価 ・不穏：RASS+1〜+4，SAS 5〜7 ・覚醒（安静）：RASS 0，SAS 4 ・浅い鎮静：RASS−1〜−2，SAS 3 ・深い鎮静：RASS −3〜−5，SAS 1〜2	各勤務帯ごと＋随時 評価ツール ・CAM-ICU ・ICDSC せん妄あり ・CAM-ICU陽性 ・ICDSC≧4
治療	30分以内に治療し再評価 ・非薬物治療とリラクゼーション ・薬物治療 —オピオイド静注＋/−非オピオイド鎮痛薬（非神経因性疼痛） —ガバペンチンorカルバマゼピン＋/−オピオイド（神経因性疼痛） —硬膜外鎮痛（胸部外傷・腹部術後）	目標鎮静レベル設定ないし毎日の鎮静中止（不穏なく従命OK）：RASS −2〜0，SAS 3〜4 ・鎮静浅い：痛み評価・治療→鎮静薬（ベンゾジアゼピン以外，アルコール依存ではベンゾジアゼピン考慮） ・鎮静深い：適正レベルまで鎮静薬中断，再開は50%量より	・適宜鎮痛 ・患者へのオリエンテーション（眼鏡や補聴器使用） ・薬物治療 —ベンゾジアゼピン薬を避ける —リバスチグミンを避ける —QT延長リスクあれば抗精神病薬を避ける
予防	・処置前に鎮痛＋/−非薬物治療 ・鎮痛優先（その後鎮静）	・毎日SBT，早期離床と運動（適切な鎮静レベル，禁忌なし）	・せん妄リスク（認知症，高血圧，アルコール依存，重症度，昏睡，ベンゾジアゼピン投与中） ・ベンゾジアゼピンを避ける ・早期離床と運動療法 ・睡眠コントロール ・抗精神病薬の再投与

（文献1より）

□ PAD・J-PADガイドラインのポイントは，以下の3点です．

- 鎮痛を優先し，薬物療法と同様に非薬物療法を有効に使うこと
- ベンゾジアゼピンより非ベンゾジアゼピン(プロポフォール，デクスメデトミジン)を優先し，適切な鎮静深度を保つこと
- 早期離床を促進すること

Section 2 PAD/J-PADガイドラインから PADISガイドラインへ

□ PADガイドラインは2018年にPADISガイドラインとして改訂され，不動(臥床状態)immobilityと睡眠sleepに対するアプローチが追加されました．

□ PADISガイドラインの痛み，不穏，せん妄，不動(臥床状態)，睡眠を実際の人工呼吸器管理でどのように生かしたらよいでしょうか．

Pain：痛み

□ 痛みは複雑で精神面(不安，抑うつ)や患者背景(若年，合併症，手術)に影響を受け，強い痛みは予後不良に関連することがわかっています．

□ クリティカルケアでは標準化された痛みの評価を使った鎮痛管理がよい結果につながります．

□ 痛みの評価は，自己申告が最も重要であり，客観的な評価法として会話・従命可能な場合はNRS(Numerical Rating Scale)(図11-2)やフェーススケールを用い，自己申告不可能な場合，BPS(Behavioral Pain Scale)(図11-3，表11-2)やCPOT(The Critical-Care Pain Observation Tool)(表11-3)を用います．

□ NRSは人工呼吸器の有無に関係なく使用可能で，痛みの強さを0～10までの11段階の数字で口頭や紙面に指さしてもらい主観的な痛みの評価指標とします．

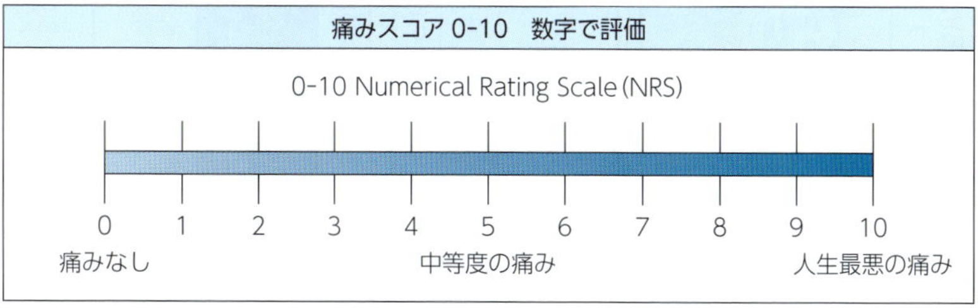

- 痛みなし：0, 人生最悪の痛み：10 でスケール
- 最も妥当な評価ツール, 4 点以上で積極的な介入を検討します

図11-2 NRS

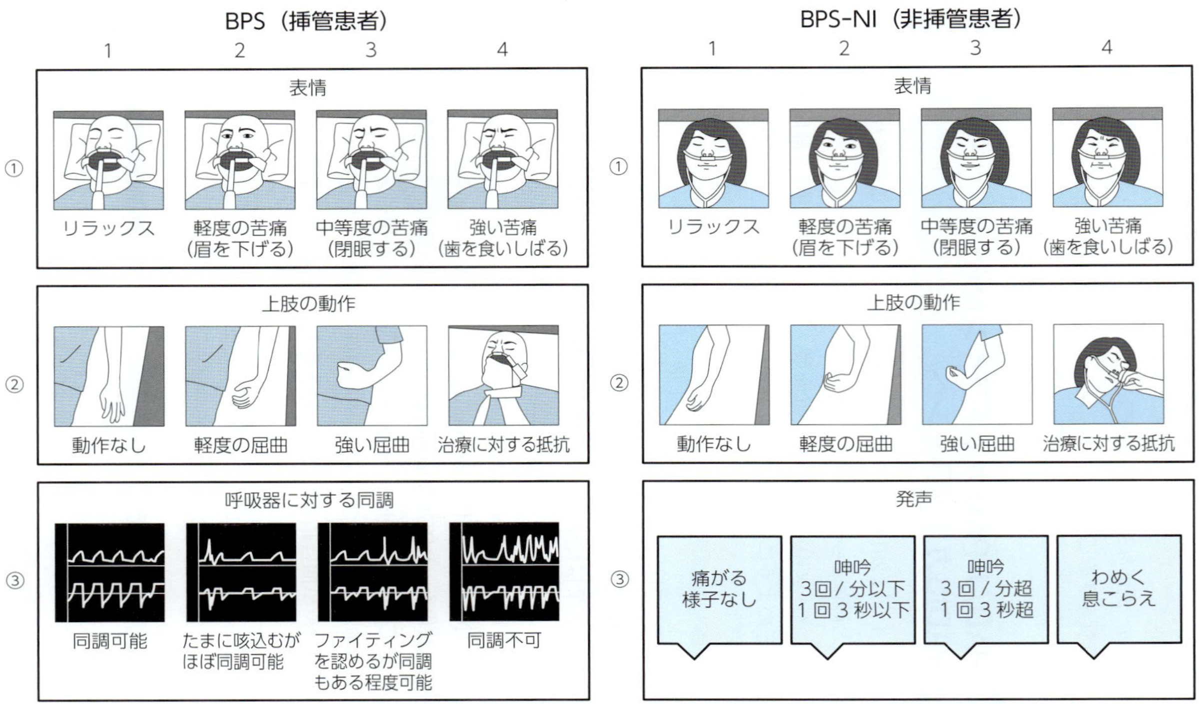

①，②，③の項目で評価，加点する（合計 3～12 点）

図11-3 BPS①

□ BPSは① 挿管，② 非挿管の2種類があり，人工呼吸器管理中コミュニケーション困難なため，「表情」「上肢の動き」「人工呼吸器との同調性」の3項目をそれぞれスコア化し痛みを評価します．BPS＞5で積極的な介入を検討します．

表11-2 BPS②

項目	内容	スコア
表情	穏やかな	1
	一部硬い(例えば，眉が下がっている)	2
	全く硬い(例えば，まぶたを閉じている)	3
	しかめ面	4
上肢の動き	全く動かない	1
	一部曲げている	2
	指を曲げて完全に曲げている	3
	ずっと引っ込めている	4
人工呼吸器との同調性	同調している	1
	時に咳嗽	2
	呼吸器とのファイティング	3
	呼吸器の調節がきかない	4

□ CPOTは「表情」「身体の動き」「人工呼吸器との同調性または非挿管患者では発声」「筋緊張」の4項目をそれぞれスコア化し痛みを評価します．

□ BPSと比較し，各項目で患者の状態がより詳しく記載され，BPS同様に挿管・非挿管患者どちらでも評価できます．CPOT≧3で積極的な介入を検討します．

表11-3 CPOT(合計：0～8点)

指標	状態	具体的な説明
① 表情	0 リラックスした状態	筋緊張なし
	1 緊張状態	眉を寄せる，顔をしかめる
	2 顔をゆがめる	強く閉眼
② 四肢の動き	0 動きなし	全く動かない
	1 防御	疼痛部位に触れる
	2 興奮	ベッドから起き上がる，暴力，チューブ抜去
③ 筋緊張(上肢を屈曲伸展させ評価する)	0 緊張なし	緊張なし
	1 軽度緊張	屈曲伸展に対して抵抗あり
	2 強い緊張	極度に屈曲伸展に対して抵抗あり
④-1 人工呼吸器への同調性	0 呼吸器に同調	アラームが鳴らない
	1 咳こむが同調可能	ときどきアラームが鳴る
	2 ファイティング	同調せず頻回にアラームが作動する
④-2 非挿管患者では発声	0 会話可能	普通に落ち着いて会話可能
	1 ため息・うめき声	ため息・うめき声
	2 泣き叫ぶ・すすり泣く	泣き叫ぶ・すすり泣く

□痛みの評価について，近親者(家族)からの報告は重要ですが，患者と家族間で痛みについては相違があること，そして生理的パラメータ(バイタルサインなど)だけで痛みを評価すべきでないことが指摘されています．

□また検査・治療行為前後でのバイタルサインの変化に注目し，痛みを再評価すべきです．

□薬物的治療として，オピオイド(モルヒネ，フェンタニル，レミフェンタニル)をメインとして，鎮痛補助として① アセトアミノフェン，② 低用量ケタミン，③ 神経性鎮痛(ガバペンチン，カルバマゼピン，プレガバリン)を適宜追加します．

□また副作用を考慮してリドカイン静注，NSAIDs定期投与は推奨されていません．

□非薬物的治療として，① マッサージ・リラクゼーションや音楽は効果的とする報告があり，また② 催眠やサイバー治療(ヴァーチャルリアリティ)は効果不明であり，これらの非薬物的治療も施設ごとのプロトコル化がのぞまれます．

Agitation：不穏

□深鎮静deep sedationでは抜管までの期間延長と長期死亡率が上昇するため，絶対的禁忌がなければ人工呼吸器管理中は浅鎮静light sedationで管理し，深鎮静では早期の浅鎮静へと切り替えます．

□浅鎮静の絶対的禁忌として，① てんかん重積状態，② 頭蓋内圧亢進，③ 重症急性呼吸促迫症候群ARDSがあります．

□後述しますが，中等症から重症ARDSでも自発呼吸誘発性肺傷害P-SILIに注意しながら浅鎮静での管理が長期予後改善の可能性が指摘されています(p.385参照)．

□不穏に対する鎮静評価としてSAS(Riker Sedation-Agitation Scale)(表11-4)とRASS(Richmond Agitation-Sedation Scale)(表11-5)の2つのスケールがあります．

□人工呼吸器管理中の適切な鎮静深度としてSASで3～4，RASSで−2～0を目標とします．

□RASSは医師，看護師，薬剤師の多職種によって作成されており，また声掛けに対するアイコンタクト(注意を持続する能力の評価)を重視しているため，せん妄評価CAM-ICUの際にもRASSが使用されており鎮静スケールとして最も妥当性，信頼性があると考えられます．

表11-4 SAS(Riker Sedation-Agitation Scale)

スコア	状態	臨床症状
7	緊急状態 (危機状態)	事故抜管，抜針しようとしている，ベッド柵を乗り越えようとする，医療スタッフを叩く
6	高度の興奮状態	身体拘束を要する，頻繁な口頭注意が必要である，気管チューブを噛む，ベッドの中を動き回る
5	不穏状態	身体的に興奮状態である，起き上がろうとする，注意すれば静かになる
4	鎮静，協力的	静穏，覚醒している，指示に従える
3	過剰鎮静状態	覚醒が困難，会話ができない，指示に従えない
2	高度の過剰鎮静状態	強い刺激でのみ覚醒する
1	覚醒不能状態	いかなる刺激でも覚醒しない

Riker SASスコアは1～7点からなり，3点以下で深い鎮静，4点が安静が保て協力的であり，5点以上が不穏である．とくに人工呼吸器管理では3～4点を目標にする

表11-5 RASS(Richmond Agitation-Sedation Scale)

スコア	状態	臨床症状
+4	闘争的，好戦的	明らかに好戦的，医療スタッフに対する差し迫った危険がある
+3	非常に興奮した，過度の不穏状態	攻撃的，チューブ類またはカテーテル類を事故抜去する
+2	興奮した，不穏状態	頻繁に非意図的な体動があり，人工呼吸器に抵抗性を示しファイティングが起こる
+1	落ち着きのない，不安状態	不安で絶えずそわそわしている，しかし動きは攻撃でも活発でもない
0	覚醒，静穏状態	意識清明で落ち着いている
−1	傾眠状態	完全に清明ではないが，呼びかけに10秒以上の開眼およびアイコンタクトで応答する
−2	軽い鎮静状態	呼びかけに開眼し10秒未満のアイコンタクトで応答する
−3	中等度鎮静状態	呼びかけに体動または開眼で応答するが，アイコンタクトなし
−4	深い鎮静状態	呼びかけに無反応，しかし身体刺激で体動または開眼する
−5	昏睡	呼びかけにも身体刺激にも無反応

RASSの使い方:
① **患者を観察する(0～+4の判定)**
　−30秒間，患者を観察，視診のみでスコア0～+4を判定
② **呼びかけ刺激を与える(−1～−3の判定)**
　−大声で名前を呼ぶか，開眼指示を言う
　−話し相手を見るように指示し，10秒以上アイコンタクトできなければ繰り返す
　−呼びかけ刺激に対する反応のみでスコア−1～−3を判定
③ **身体刺激を与える(−4～−5の判定)**
　−呼びかけ反応がみられなければ，肩を揺するか胸骨を摩擦
　−身体刺激に対する反応により，スコア−4～−5を判定
※RASSが−4または−5の場合，評価を中止し後で再評価する
※RASSが−4より上(−3～+4)の場合，せん妄評価(CAM-ICU)を行う

- □ 人工呼吸器管理中の適切な浅鎮静の維持のために1日1回の鎮静中断(daily interruption of sedation: DIS)ないしナース主導でのプロトコル化された鎮静評価(浅鎮静light sedation)を用いることが重要です.
- □ 不穏に対する鎮静薬として非ベンゾジアゼピン(プロポフォール, デクスメデトミジン)とベンゾジアゼピン(ミダゾラム, ジアゼパム, 経口ロラゼパム)があります.
- □ しかしベンゾジアゼピン系鎮静薬はせん妄発症と関連しており積極的な使用は推奨されていません.
- □ また深鎮静時のモニタリングではSAS・RASSにBISモニタリング(深鎮静, 筋弛緩薬併用時)追加がありますが, 深鎮静時も鎮痛第一を優先します.
- □ また不穏への非薬物的介入として抑制帯の使用がありますが不穏増悪につながるためメリット・デメリットを考慮して抑制を行うべきです.

Delirium: せん妄

- □ せん妄は人工呼吸器管理患者の80%で起こり, 人工呼吸器管理期間延長, 入院期間延長・長期認知機能障害に関連します.
- □ せん妄リスクで介入可能な因子として, ① ベンゾジアゼピン系鎮静薬不使用, ② 輸血制限があります.
- □ 一方, 介入できないリスク因子として, ① 年齢, ② 認知症, ③ 昏睡・意識障害, ④ 緊急ICU入室, ⑤ 多発外傷, ⑥ 高い重症度: APACHEスコア高値があります.
- □ せん妄の評価としてはCAM-ICU(Confusion Assessment Method for the ICU)(図11-4)とICDSC(Intensive Care Delirium Screening Checklist)があります.
- □ CAM-ICUでは4つの所見の有無でスコア化し, RASS −3以上で十分覚醒している状態で① **過去24時間での精神状態の急激な変化や変動性のある精神状態**, ② **口頭や写真による質問に2つ以上の間違いがある**かを評価します.
- □ RASSが0以外で, ①と②を満たすときにせん妄と診断します.
- □ またRASSが0で, ①と②を満たし**無秩序な思考**として4つのはい/いいえによる質問と2段階の指示で2つ以上誤答または指示に従えない場合にせん妄と診断します.

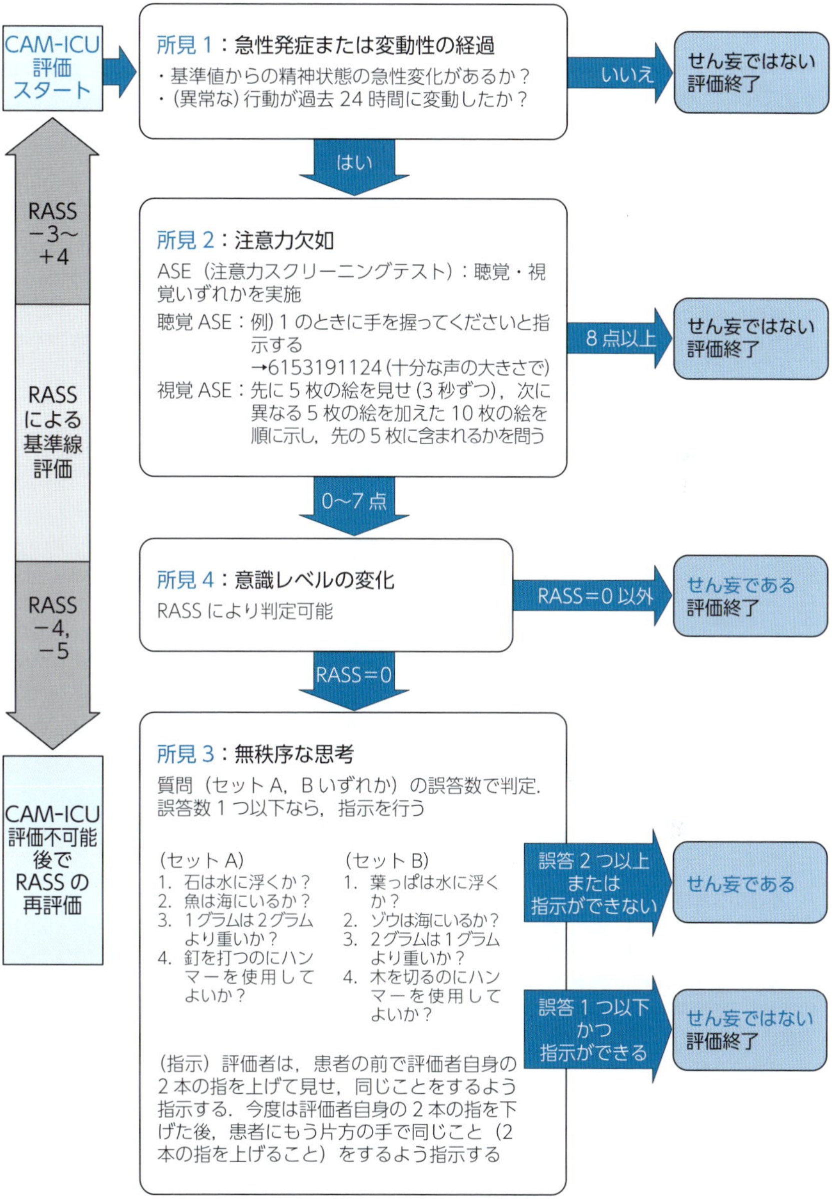
CAM-ICU
評価
スタート
所見 1：急性発症または変動性の経過
・基準値からの精神状態の急性変化があるか？
・(異常な) 行動が過去 24 時間に変動したか？
いいえ
せん妄ではない
評価終了
はい
所見 2：注意力欠如
ASE（注意力スクリーニングテスト）：聴覚・視覚いずれかを実施
聴覚 ASE：例) 1 のときに手を握ってくださいと指示する
→6153191124 (十分な声の大きさで)
視覚 ASE：先に 5 枚の絵を見せ (3 秒ずつ)，次に異なる 5 枚の絵を加えた 10 枚の絵を順に示し，先の 5 枚に含まれるかを問う
8 点以上
せん妄ではない
評価終了
0～7 点
所見 4：意識レベルの変化
RASS により判定可能
RASS＝0 以外
せん妄である
評価終了
RASS＝0
所見 3：無秩序な思考
質問（セット A，B いずれか）の誤答数で判定．誤答数 1 つ以下なら，指示を行う
(セット A)
1. 石は水に浮くか？
2. 魚は海にいるか？
3. 1グラムは2グラムより重いか？
4. 釘を打つのにハンマーを使用してよいか？
(セット B)
1. 葉っぱは水に浮くか？
2. ゾウは海にいるか？
3. 2グラムは1グラムより重いか？
4. 木を切るのにハンマーを使用してよいか？
(指示) 評価者は，患者の前で評価者自身の 2 本の指を上げて見せ，同じことをするよう指示する．今度は評価者自身の 2 本の指を下げた後，患者にもう片方の手で同じこと（2 本の指を上げること）をするよう指示する
誤答 2 つ以上
または
指示ができない
せん妄である
誤答 1 つ以下
かつ
指示ができる
せん妄ではない
評価終了
RASS
−3～
+4
RASS
による
基準線
評価
RASS
−4，
−5
CAM-ICU
評価不可能
後で
RASS の
再評価

図 11-4 せん妄の評価①: CAM-ICU

□ ICDSCは8項目の陽性所見に1点ずつ加点し，1〜3点でsubsyndromal delirium(閾値下せん妄)，4点以上でせん妄と診断します(表11-6)．

□ 8項目は，① 意識レベルの変化，② 注意力欠如，③ 失見当識，④ 幻覚，妄想，精神障害，⑤ 精神運動的な興奮あるいは遅滞，⑥ 不適切な会話あるいは情緒，⑦ 睡眠/覚醒サイクルの障害，⑧ 症状の変動から構成されます．

表11-6 せん妄の評価②：ICDSC

このスケールはそれぞれ8時間のシフトすべて，あるいは24時間以内の情報に基づき完成される明らかな徴候がある＝1ポイント：アセスメント不能，あるいは徴候がない＝0ポイントで評価する

1．意識レベルの変化 (A)反応がないか，(B)何らかの反応を得るために強い刺激を必要とする場合には評価を妨げる重篤な意識障害を示す．もしほとんどの時間(A)昏睡あるいは(B)混迷状態である場合，ダッシュ(－)を入力し，それ以上評価を行わない (C)傾眠あるいは，反応までに軽度ないし中等度の刺激が必要な場合は意識レベルの変化を示し，1点である (D)覚醒，あるいは容易に覚醒する傾眠状態は正常を意味し，0点である (E)過覚醒は意識レベルの異常と捉え，1点である	0，1
2．注意力欠如 会話の理解や指示に従うことが困難．外からの刺激で容易に注意がそらされる．話題を変えることが困難．これらのうちいずれかがあれば1点	0，1
3．失見当識 時間，場所，人物の明らかな誤認，これらのうちいずれかがあれば1点	0，1
4．幻覚，妄想，精神障害 臨床症状として，幻覚あるいは幻覚から引き起こされていると思われる行動(例えば，空を掴むような動作)が明らかにある，現実検討能力の総合的な悪化，これらのうちいずれかがあれば1点	0，1
5．精神運動的な興奮あるいは遅滞 患者自身あるいはスタッフへの危険を予測するために追加の鎮静薬あるいは身体抑制が必要となるような過活動(例えば，静脈ラインを抜く，スタッフをたたく)，活動の低下，あるいは臨床上明らかな精神運動遅滞(遅くなる)，これらのうちいずれかがあれば1点	0，1
6．不適切な会話あるいは情緒 不適切な，整理されていない，あるいは一貫性のない会話，出来事や状況にそぐわない感情の表出．これらのうちいずれかがあれば1点	0，1
7．睡眠/覚醒サイクルの障害 4時間以下の睡眠．あるいは頻回な夜間覚醒(医療スタッフや大きな音で起きた場合の覚醒を含まない)，ほとんど1日中眠っている，これらのうちいずれかがあれば1点	0，1
8．症状の変動 上記の徴候あるいは症状が24時間の中で変化する(例えば，その勤務帯から別の勤務帯で異なる)場合は1点	0，1
合計点	

質問に対して「0点」または「1点」の点数をつけて，その合計点が4点以上の場合，せん妄と評価する

□せん妄に対する薬物的予防(ハロペリドール，非定型抗精神病薬，スタチン，ケタミン)は推奨されていません．

□せん妄に対する薬物的治療は① 活動性せん妄へはルーチンの使用は推奨されず，② 非活動性せん妄では推奨されていません．

□せん妄への非薬物的な予防・治療としては複合的なアプローチが重要であり，① 睡眠の改善，② 覚醒を促す(鎮静を減らす)，③ 不動(臥床状態)を減らす(積極的な離床)，④ 視覚障害，聴覚障害への対応の重要性が指摘されています．

Immobility：不動(臥床状態)

□不動(臥床状態)はせん妄の管理上とても重要であり，2013年のPADガイドラインですでに指摘されており機能維持および廃用予防のために治療的介入を行うべき項目です．

□早期離床/モビライゼーションは重症患者でも循環・呼吸安定していれば推奨され，これはICU入室早期から四肢受動・自動運動および坐位，立位，歩行などの離床訓練の実施を指し，Morrisらが提唱した4段階アプローチが広く利用されています(図11-5)．

集中治療室入室 → 一般病棟退室

レベルⅠ	レベルⅡ	レベルⅢ	レベルⅣ
非覚醒	覚醒	覚醒	覚醒
受動的ROM 3回/日	受動的ROM 3回/日	受動的ROM 3回/日	受動的ROM 3回/日
2時間毎の体交	2時間毎の体交	2時間毎の体交	2時間毎の体交
	能動的筋力強化	能動的筋力強化	能動的筋力強化
	20分以上の坐位 3回/日	20分以上の坐位 3回/日	20分以上の坐位 3回/日
	下肢の抗重力運動可能 →	端座	端座
		下肢の抗重力運動可能 →	椅子への移動(離床) 20分以上/日

図11-5 早期離床/モビライゼーション4段階アプローチ(文献8より)

□とくに人工呼吸器管理中で循環作動薬使用中でもベッド上，ベッドからの離床も可能であり，国内では2017年に日本集中治療医学会 早期リハビリテーション検討委員会から詳細な開始基準(表11-7)と中止基準(表11-8)が発表されています．

表11-7　重症患者の離床と運動療法の開始基準案

カテゴリ	項目・指標	判定基準値あるいは状態
自覚症状	痛み	(自己申告可能な場合)NRS≦3またはVAS≦30mm (自己申告不能な場合)BPS ≦ 5 または CPOT≦2 耐えがたい痛みや苦痛の訴えがない
	疲労感	耐えがたい疲労感がない
	呼吸困難	突然の呼吸困難の訴えがない
神経系	鎮静，不穏(RASS)	−2≦RASS≦+1 (安全管理のためのスタッフ配置が十分な場合)RASS +2も可
	意識レベル(GCS やJCS)	呼びかけで開眼する程度
呼吸器系	呼吸数(RR)	5/mim≦RR≦40/min
	経皮的動脈血酸素飽和度(SpO_2)	SpO_2≧88%または≧90%
	吸入酸素濃度(F_IO_2)	F_IO_2<0.6
	呼気終末陽圧(PEEP)	PEEP<10cmH_2O
	人工呼吸の管理方針	Lung rest(肺を休ませる)設定ではない
循環器系	心拍数(HR)	40bpm≦HR≦130bpm
	収縮期血圧(sBP)	90mmHg≦sBP≦180mmHg
	平均動脈圧(MAP)	60mmHg≦MAP≦100mmHg
	昇圧薬の投与量	開始前時点で直近に新規投与開始または増量がない
	不整脈	循環動態が破綻する可能性のある不整脈がない
	心筋虚血	新規心筋虚血を示唆する心電図変化や未治療の心筋虚血がない
デバイス	デバイスやカテーテル類	挿入部が適切に固定されている
その他	頭蓋内圧(ICP)	ICP<20mmHgかつ開始前時点で直近に値の増加がない
	体温(BT)	BT<38.5°C 低体温療法中ではない
	出血	活動性の出血がない ヘモグロビン濃度≧7g/dL
	骨格系	不安定な骨折がない
	脳血管イベント	24時間以内に脳血管イベントがない
	血栓塞栓症	血栓塞栓症がコントロールされている
	臓器虚血	新規発症もしくはコントロールされていない臓器虚血がない

離床や運動療法を開始するには患者または患者家族の同意が必須であり，開始基準の使用は患者または患者家族の同意が得られたことを前提としている．
BPS, Behavioral Pain Scale; BT, body temperature; CPOT, Critical-Care Pain Observation tool; ICP, intracranial pressure; NRS, Numeric Rating Scale; RASS, Richmond Agitation-Sedation Scale; RR, respiratory rate; VAS, Visual Analogue Scale.
(文献11より)

表11-8 重症患者の離床と運動療法の中止基準案

カテゴリ	項目・指標	判定基準値あるいは状態	備考
自覚症状	痛み，苦痛	耐えがたい痛み・苦痛の訴え	
	疲労感	耐えがたい疲労感	
	呼吸困難	突然の呼吸困難の訴え	
神経系	意識レベル (GCS，JCS)	開始時と比べて意識レベル低下の出現	
	表情	苦悶表情，顔面蒼白，チアノーゼの出現	
	鎮静(RASS)， 不穏	RASS ≦−3または2<RASS 不穏状態による危険行動の出現	
	四肢の随意性	四肢脱力の出現	
呼吸器系	呼吸数(RR)	RR<5/minまたはRR>40/min	・一過性の場合を除く
	動脈血酸素飽和度 (SpO_2)	SpO_2<88%または<90%	・酸素化不良が著しい症例ではSpO_2< 88% ・一過性の場合を除く
	呼吸パターン	突然の吸気あるいは呼気努力の亢進(胸鎖乳突筋などの頸部呼吸補助筋の活動性亢進，鎖骨上窩の陥凹，腹筋群の収縮など)	・聴診などにより気道閉塞の所見も合わせて評価
	人工呼吸器	換気設定変更後も改善しない非同調	
		バッキング	・吸引による気道分泌物などの除去により改善の有無を評価
		気管チューブの抜去の危険性または事故抜去	
循環器系	心拍数(HR)	HR<40bpmまたはHR>130bpm	・中止基準に該当しない場合でも，著しい心拍数の低下や上昇がある場合は，離床や運動療法を中止し，医師に相談する ・一過性の場合を除く
	収縮期血圧(sBP)	sBP<90mmHgまたはsBP>180mmHg	・左記基準値より逸脱して離床や運動療法を開始している場合には，医師を含めチームで中止基準を設定する．同様に，中止基準に該当しない場合でも著しい血圧低下や血圧上昇がある場合は，離床や運動療法を一時的に中止し，医師に相談する ・一過性の場合を除く
	平均血圧(MAP)	MAP<60mmHgまたはMAP>100 mmHg	
	心電図所見	治療を要する新たな不整脈の出現，心筋虚血の疑い	
デバイス	デバイス， カテーテル類	カテーテル抜去の危険性(あるいは抜去)，カテーテル挿入部の出血や流量低下	
その他	患者による拒否 または中止の訴え		
	ドレーン排液の性状	活動性出血の示唆	
	術創の状態	創部離開	
	発汗(多汗)，冷汗		

RASS, Richmond Agitation-Sedation Scale; RR, respiratory rate.
(文献11より)

□ これらを考慮した呼吸理学療法士主導の早期離床プロトコルの一例を図11-6に示します．

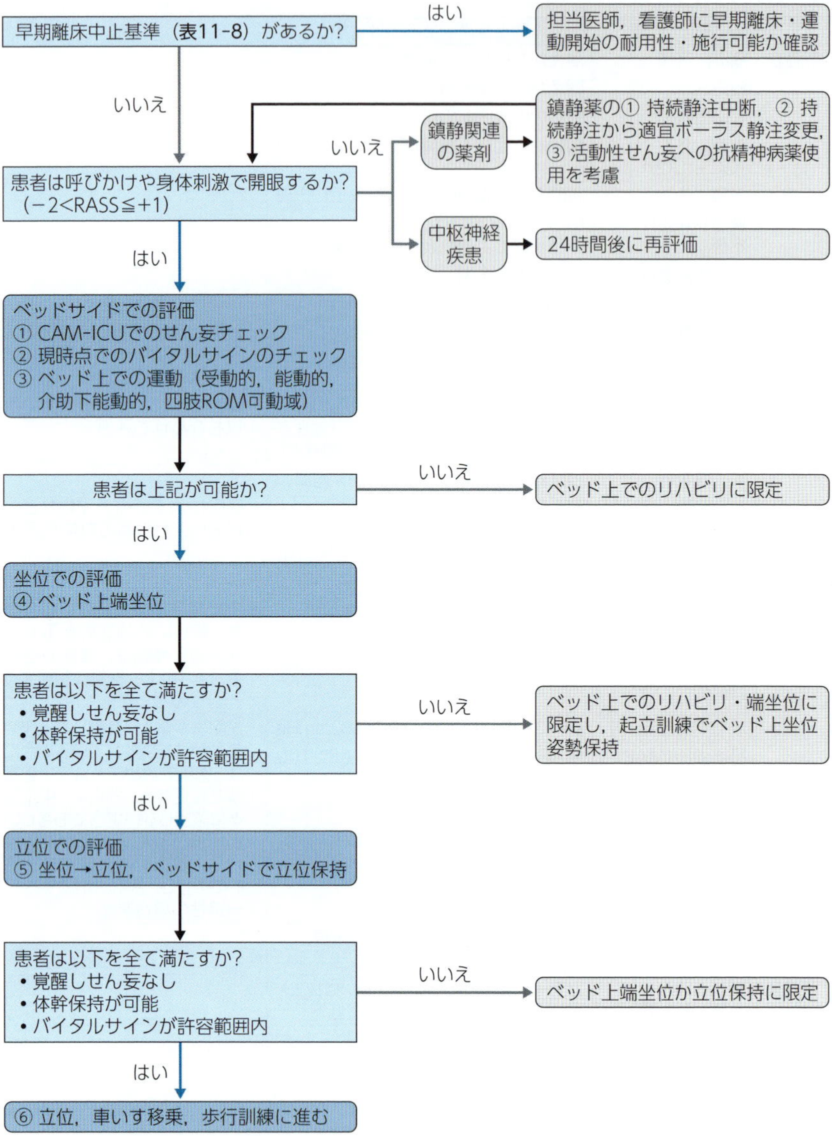

図11-6 呼吸理学療法士主導の早期離床プロトコルの一例（文献12より）

Sleep：睡眠

- □“睡眠sleep”は重症患者の回復過程に影響を与える因子として注目されており，睡眠は介入可能ですが睡眠障害自体が予後不良因子なのか多臓器機能不全症候群MODSの中枢神経障害の一つかはまだわかっていません．
- □しかし睡眠sleep自体はクリティカルケアでのQOLと関連があります．
- □睡眠のモニタリングでは脳波の有用性は不明であり，本人・家族から熟睡できたかどうか聴取することが重要です．
- □睡眠障害がせん妄につながり，睡眠への介入がせん妄の発症率を低下させるため非薬物的介入(騒音に対する耳栓，アイマスクや照明による昼夜区別)を常に行います．
- □メラトニン(国内ではメラトニン受容体作動薬ラメルテオン)，プロポフォール，デクスメデトミジンの睡眠への有効性について報告がありますが睡眠への薬物的治療については推奨されていません．

Section 3 人工呼吸器管理で用いられる鎮痛薬

- □挿管・人工呼吸器管理中の患者は痛みの有無や程度を訴えることができない状況であり，① 原因疾患からの呼吸困難感を含めた痛みと② 挿管・人工呼吸器を含めた医療行為の2つの面から痛み，苦しみを経験します．
- □不十分な痛みのコントロールは，激しい体動を伴って不穏やせん妄につながります．
- □痛みから生じる不穏，せん妄に対して，鎮静薬のみでの対応は不適切であり，鎮静薬過剰投与につながり人工呼吸器管理期間，ICU入室期間延長およびせん妄誘発と長期予後不良である集中治療後症候群(post intensive care syndrome：PICS)に関係します．
- □人工呼吸器管理中の強い痛みに対して強力な鎮痛作用と鎮静作用があるオピオイドを使用し，モルヒネと合成オピオイド(フェンタニル，レミフェンタニル)があります．
- □また痛みへの非薬物的治療として体位およびドレーンチューブ・カテーテル類の位置調節，環境調整などがあります．
- □オピオイド麻薬は中枢神経および末梢組織のμおよびκ受容体刺激によって作用を発揮します．μ受容体にはμ1とμ2があり，μ1刺激は鎮痛作用をμ2刺激は呼吸抑制，嘔気・嘔吐，便秘，多幸感をもたらします．一方，κ受容体刺激は鎮静，縮瞳を起こします．
- □**オピオイドは天井効果がなく有効限界量が規定されていませんが，副作用である腸管蠕動低下により投与量が制限される場面が多くみられます．**

オピオイド麻薬各論(表11-9)

① モルヒネ

□ モルヒネ静注は脂溶性が低いため5〜10分で緩徐に作用します.

□ 効果持続が4時間と長いため持続静注より間欠的投与に優れています.

□ 血管拡張作用, ヒスタミン遊離作用があるため低血圧が起こりやすく, モルヒネは肝臓でグルクロン抱合され, 活性代謝産物であるモルヒネ6グルクロン酸は腎排泄であり, 腎機能低下時には作用が遷延します.

② フェンタニル

□ フェンタニルは合成オピオイドであり, 脂溶性が高く速効性があります.

□ 効果持続時間が短いため間欠投与より持続静注で用いられます.

□ モルヒネと異なりヒスタミン遊離作用がなく, 活性代謝産物がないことから, 血管拡張作用が少なく循環が不安定でも使いやすいため人工呼吸器管理中に最も使われる鎮痛薬です.

③ レミフェンタニル

□ 脂溶性が高い超短時間作用型合成オピオイドであり, 作用力価はフェンタニルの1〜1.2倍, 中止約5-10分後に鎮痛・鎮静効果が速やかに消失します.

□ 血漿および末梢組織のエステラーゼで加水分解されるため, 肝機能・腎機能低下時にも使いやすい特徴があります.

□ レミフェンタニル中止後も強力な鎮痛が必要な場合は, フェンタニルなど他の鎮痛

表11-9 モルヒネ, フェンタニル, レミフェンタニルの比較

	モルヒネ	フェンタニル	レミフェンタニル
作用発現(分)	5〜10	1〜2	1〜3
作用消失	3〜5時間	1〜4時間	3〜10分
鎮痛効果	+++	+++	+++
深鎮静作用	なし	なし	なし
自発呼吸ドライブ抑制	あり	あり	あり
せん妄リスク	+	+	+
離脱リスク	+	++	+++
投与量	2〜5mg静注 3〜4時間ごと 2〜30mg/時	0.3〜0.5μg/kg静注 1〜2時間ごと 0.7〜10μg/kg/時	0.5〜15μg/kg/時
代謝	肝臓	肝臓	血漿エステラーゼ
排泄	腎臓	腎臓	腎臓
副作用・コメント	嘔気, 便秘, 呼吸抑制, ヒスタミン放出による血管拡張・低血圧, 瘙痒感	嘔気, 便秘, 呼吸抑制, 大量投与で筋硬直	嘔気, 便秘, 呼吸抑制, 徐脈 オピオイドで一番離脱あり, 肝・腎不全で蓄積なし

法を準備する必要があります.

□ICU入室中の挿管，人工呼吸器管理での鎮痛・鎮静薬として国内でも使用可能です.

④ オピオイド麻薬の副作用

□オピオイド全般の副作用として呼吸抑制，低血圧，意識レベル低下，過剰投与ではせん妄，腸管蠕動低下・麻痺性イレウスがあります.

□合成オピオイドであるフェンタニル，レミフェンタニルの大量投与では筋硬直(鉛管現象lead pipe phenomenon)が起こり，胸部硬直による換気不全の可能性があり，気道確保の上，筋弛緩薬投与で速やかに改善します．とくにフェンタニルの頻回のフラッシュや誤ってレミフェンタニルを急速静注した際に起こります．肺メカニクスとしては筋硬直による胸郭不動が起こるため呼吸器系弾性成分上昇(エラスタンス⬆/コンプライアンス⬇)，著明なプラトー圧上昇がみられます.

□オピオイドの副作用として，大量投与または7日間以上の長期使用で離脱症候群が起こる可能性があり，漸減し中止する必要があります.

MEMO オピオイドの腸管蠕動低下の拮抗薬―ナルデメジン(スインプロイク®)

□オピオイド中毒で拮抗薬のナロキソンが診断的治療で使用されますが，人工呼吸器管理中のオピオイド拮抗ではふつう用いられません.

□オピオイド麻薬の副作用で一番難渋するのが腸管蠕動低下・麻痺性イレウスであり，国外ではメチルナルトレキソン，国内ではナルデメジンが腸管の末梢μ2受容体に結合してオピオイド麻薬と拮抗し，腸管蠕動低下・麻痺性イレウスに奏効する薬剤として使用されます.

□ナルデメジン，メチルナルトレキソンともに腸管の末梢μ2受容体には結合するものの，血液脳関門の透過性がないため，中枢μ受容体の作用は阻害しない特徴があります.

□人工呼吸器患者のオピオイドによる麻痺性イレウスへのナルデメジンの有効性についてはまだはっきりしていません.

使い方:

□ナルデメジン1回0.2mg 1日1回経口投与

MEMO 新規に使用可能となった鎮痛薬―ヒドロモルフォン静注(ナルベイン®)

□国内でオピオイド麻薬としてヒドロモルフォンが経口・静注薬で最近使用可能となりました.

□ヒドロモルフォンはモルヒネと同じ作用発現および持続時間がありますが，活性代謝産物を生じないため，腎機能低下時にも作用持続時間延長はモルヒネよりもみられないといわれています.

□人工呼吸器患者への鎮痛としてヒドロモルフォンの有効性についてはまだはっきりしていません.

※静注鎮痛薬換算:

モルヒネ20mg＝フェンタニル0.4mg＝レミフェンタニル0.35mg＝ヒドロモルフォン2.5mg

MEMO 呼吸困難に対するモルヒネ

□緩和ケアでは，呼吸困難の症状緩和に対して以前よりモルヒネが経口・皮下注・静注で用いられます.

□フェンタニル，レミフェンタニルでは呼吸困難の症状緩和ができないと考えられており，人工呼吸器患者で鎮痛に加え呼吸困難が強い場合にモルヒネ単独またはフェンタニルに併用して使用することがあります.

・モルヒネ 2〜3mg 静注 4〜6時間ごと

MEMO 集中治療後症候群PICS（図11-7）

□ICU入室加療中，ICU退室後から退院後に生じる身体機能・認知機能・精神の障害を指し，重症患者の長期予後や患者家族の精神状態に影響を及ぼす症候群として最近注目されています.

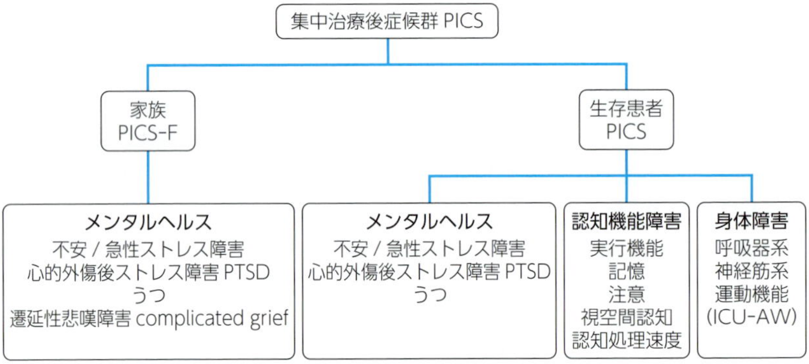

図11-7 集中治療後症候群PICSが患者・家族に与える影響

JCOPY 498-06694

Section 4 人工呼吸器管理で用いられる鎮静薬

- 挿管・人工呼吸器IMV管理の大部分，そして非侵襲的人工呼吸器NIVでも自発呼吸を温存させながら不穏や不安，呼吸困難に対して鎮静薬を用いることがあります．
- 鎮静薬使用前に十分に鎮痛がされているかどうかをまず評価することが大切です．
- 鎮痛なし・不十分で鎮静目的で鎮静薬を使用する場合，不穏・せん妄に対して過剰投与になってしまい効果遷延につながる可能性があります．
- そのため“痛み”に対して適切な鎮痛を行った上で，不穏・せん妄の評価を行い，適切な鎮静およびせん妄の予防・治療を行うことが大切です(鎮痛第一analgosedation，analgesia-first sedation，analgesia-based sedation)(☞図11-1 p.360参照)．
- 鎮静は抗不安，呼吸困難感改善，健忘効果を期待して用いられます．
- ベンゾジアゼピン(ミダゾラム)と非ベンゾジアゼピン(プロポフォール，デクスメデトミジン，ケタミン)に分類されます(表11-10)
- ベンゾジアゼピン持続静注長期使用での人工呼吸器管理によりせん妄リスク・長期予後不良との関連があり，最近はベンゾジアゼピンの使用頻度は下がっています．

表11-10 持続静注で用いられる鎮静薬

	ミダゾラム	プロポフォール	デクスメデトミジン	ケタミン(低用量)	ケタミン(高用量)
作用発現(分)	2～5	0.5～1	15～20	15～20	15～20
作用消失	1～72時間(肥満，腎不全・肝硬変で高用量48～72時間以上投与により著明に延長)	5～10分	60～90分	20～30分	30～60分
鎮痛効果	−	−	＋	＋＋	＋＋＋
深鎮静作用	あり	あり	なし	なし	あり
自発呼吸ドライブ抑制	あり	あり	なし	なし	なし
せん妄リスク	＋＋＋	＋	−	＋	＋＋
離脱リスク	＋＋	−	＋＋	＋	＋
投与量	0.01～0.05mg/kg静注 1～10mg/時	初回5μg/kg/分を5分 10～250mg/時	初回1μg/kgを10分以上 0.2～1.5μg/kg/時	0.1～1.0mg/kg/時	1～3mg/kg/時
副作用・コメント	せん妄高リスク，耐性 持続静注より頓用・定期静注を推奨 低血圧，呼吸抑制，ベンゾジアゼピン離脱症候群	血管拡張・心抑制で血圧低下・徐脈，プロポフォール注入症候群〔乳酸アシドーシス，横紋筋融解症，徐脈，心停止(高用量>4～5mg/kg/時，長期間投与で)〕，高中性脂肪血症，膵炎	一過性高血圧・低血圧，徐脈，口腔乾燥，嘔気 >1.5μg/kg/時で循環抑制，併用投与での臨床的な有効性なし	交感神経賦活・血圧上昇，気管支拡張，高用量で鎮静増強	高用量で血圧低下と心抑制

① ミダゾラム

□ ベンゾジアゼピン系鎮静薬は大脳皮質・脳幹$GABA_A$受容体に細胞内へのCl^-イオン流入が促進され神経抑制が働き鎮静効果を発揮します．

□ ミダゾラムは超短時間作用型ベンゾジアゼピンであり鎮静と前向性健忘を起こしますが，鎮痛作用はないこと，また作用発現が早く(2～5分)持続時間も短いものの(2時間以内)，36～48時間以上投与で中止後も鎮静効果が遷延します．

□ CYP3A4による肝代謝であり，ミダゾラム代謝産物にも中枢神経抑制作用があり腎機能低下で蓄積します．

□ 副作用としては，① 低血圧，呼吸抑制，② ベンゾジアゼピン離脱症候群(不安，不穏，発熱，頻脈，幻覚，痙攣など)があります．

□ せん妄リスクが高いため，ミダゾラムを使用する際は可能な限り少量，短期間投与(<48時間)とし長期間持続静注では使用すべきではありません．

MEMO　ベンゾジアゼピン拮抗薬─フルマゼニル(アネキセート®)

□ フルマゼニルはベンゾジアゼピン拮抗薬であり，大脳皮質，脳幹の$GABA_A$受容体に競合的に拮抗します．

□ 作用時間が短時間(30～60分程度)のため，再鎮静に注意する必要があります．長期間ベンゾジアゼピン使用中の場合，痙攣発作を誘発するため使用してはいけません．

・フルマゼニル初回 0.2mg静注

※投与後4分以内に覚醒しなければ適宜0.1mg追加投与し最大2mgまで

② プロポフォール

□ 大脳皮質・脳幹$GABA_A$受容体のベンゾジアゼピンと異なる部位に結合し，鎮静と健忘を起こしますが，鎮痛作用はありません．また神経興奮に関わるグルタミン分泌によるNa^+受容体，Ca^{2+}受容体遮断作用もあるといわれています．

□ 静注すると0.5～1分で効果が現われ，5～10分持続します．また長時間投与しても中止後5～10分程度と短時間で覚醒するため長時間(48～72時間以上)にわたる鎮静が必要なケースでは頻繁に使用される鎮静薬です．

□ プロポフォールはダイズ油で作られているため1mL＝1.1kcalであり長期使用時は栄養過剰にならないように注意します．

□ また脂質製剤であるため最低12時間ごとに交換が必要となること，感染予防には可能な限り単独ルート，末梢から持続静注します．

□ 副作用としては，末梢血管拡張および交感神経抑制による抗不整脈効果・心抑制による血圧低下が強く，循環不安定なケースでは導入時に注意します．

□ その他の副作用として高中性脂肪血症，汚染による敗血症，横紋筋融解症，急性膵炎，稀にプロポフォール注入症候群(propofol infusion syndrome：PRIS)があります．

- 48時間以上の長期間使用のときは血液検査でCPK，コレステロール・中性脂肪，膵酵素をモニタリングします．
- またプロポフォールには制吐作用があり，特別な使い方として術後の嘔気・嘔吐(postoperative nausea and vomiting：PONV)では鎮静と制吐作用の両方を期待して持続静注で使用することがあります．

③ デクスメデトミジン

- α2受容体作動薬のデクスメデトミジンは，ベンゾジアゼピン，プロポフォールとは異なり，脳幹青斑核α2A受容体に作用し鎮静作用，脊髄後角α2A受容体に作用し鎮痛作用を起こします．
- デクスメデトミジンは鎮静と健忘を起こし，またミダゾラム，プロポフォールと異なり軽度鎮痛効果もあります．しかし鎮痛作用は弱く，十分な鎮痛のためにフェンタニルやケタミンとの併用が必要になります．
- 大きな特徴として呼吸抑制・せん妄が少ないところであり，自発呼吸を温存した人工呼吸器管理での浅鎮静に頻用されます．
- 副作用としては，高血圧，低血圧，徐脈があります．初回投与6μg/kg/時で10分間ローディングをしなければ血圧低下は起こりにくく，一方で徐脈はよくみられ高度徐脈ではアトロピンで対応します．
- 副作用を減らし，速効性を維持するために初回投与1μg/kg/時で30〜60分ローディングする方法があります．
- 自発呼吸が温存されますが，強い自発呼吸努力は抑制できず，また深い鎮静レベルの維持が困難であるため，重症急性呼吸促迫症候群ARDSで人工呼吸器管理開始初期には鎮静薬としては選択しにくい薬剤です．

④ ケタミン

- ケタミンは以前からある鎮痛・鎮静薬ですが，中枢神経毒性や他の鎮静薬なしの使用で精神状態の悪化・解離性鎮静(意識下であるが鎮静がかかった状態)，口腔内・気道分泌物亢進，眼圧上昇・頭蓋内圧亢進の副作用が指摘され，救急外来での処置時しか使われてきませんでした．
- 最近は頭蓋内圧亢進でも安全に使用可能の報告があり，また交感神経賦活作用による血圧低下がないこと，そして自発呼吸温存が可能であること，気管支拡張作用がケタミンの特徴です．
- 作用機序はNMDA受容体拮抗作用による鎮静と鎮痛効果があり，鎮痛効果はオピオイド麻薬の作用部位であるμ受容体刺激とは異なります．
- そのためオピオイド投与量が多く腸管蠕動低下・麻痺性イレウスの副作用が問題となる場合，ケタミン持続静注併用によりオピオイド投与量を減らすことができます

(opioid sparing).

□ また呼吸抑制がなく気管支拡張作用があること，交感神経刺激作用による頻脈，高血圧があるため，自発呼吸を温存した人工呼吸器管理や喘息重積・COPD急性増悪AECOPDでのIMV・NIV管理，血行動態不安定な敗血症性ショック・出血性ショックでの鎮静・鎮痛に用いることができます．

□ 副作用は一般的に稀ですが，可能性は低いものの頭蓋内圧亢進，外傷性脳損傷，眼外傷では注意して使用します．

□ また急性大動脈解離，低心機能によるうっ血性心不全，心筋梗塞，頻脈では交感神経賦活作用による不整脈誘発のリスクもあり使わないほうがよいでしょう．

Section 5 病態に合わせた鎮静薬の使い分け

□ ミダゾラム，プロポフォール，デクスメデトミジン，ケタミンの長所・短所を考慮して，クリティカルケアの呼吸ケア，人工呼吸器管理で想定される場面ごとに鎮静薬の使い分けについて考えてみます(表11-11).

表11-11 鎮静薬の使い分け

薬剤	挿管・処置時	鎮痛効果	確実な鎮静	自発呼吸温存	循環不安定時の使用	心筋虚血時の使用	PONV,制吐作用	気管支拡張作用	抗痙攣作用
ミダゾラム	+	−	+	−	±	+	−	−	+
プロポフォール	−	−	+ 高用量	± 低用量	−	±	+	+	+
デクスメデトミジン	±	±	−	+	±	±	−	−	−
ケタミン	+	+	±	+	+	−	−	+	+

+：使用できる，±：使用してもよい，−：使用を奨めない

① 緊急で処置が必要な場合：挿管，創部処置など

□ 挿管後の陽圧換気による血行動態不安定が考慮される場合，ミダゾラムやケタミンでの鎮静を選択します．

□ プロポフォールでは血圧低下が著明に起こる可能性があります．

□ とくに気道確保せずに多発外傷患者での創部処置を行う場合は鎮痛・鎮静作用のあるケタミンを用いることは理にかなっています．

② 24時間以内の短時間の人工呼吸器管理での鎮静：外科術後，急性薬物中毒

□ 外科術後や急性薬物中毒で短時間の人工呼吸器管理中の鎮静では，フェンタニルなどオピオイドでの鎮痛のみ，または鎮痛を行いながら，プロポフォールやミダゾラ

ム，デクスメデトミジンのどれを使ってもよいでしょう．

□ 急性薬物中毒の場合にケタミンを使用すると精神状態が悪化する可能性もあるため注意が必要です．しかしうつ病で自殺企図に対するケタミンの抗うつ作用の報告があります．

□ 使い方：ケタミン 0.5mg/kg 40分静注 24時間ごと2回投与（希死念慮が強いうつ病，双極性障害で高い自殺企図抑制効果の報告あり）

□ 術後の覚醒遅延の場合は，早期人工呼吸器離脱・抜管の目的で，鎮静作用もあるオピオイド麻薬なしの鎮静・鎮痛ともになしの経過観察や鎮痛に頓用でアセトアミノフェン，フェンタニル静注で対応します．

③ 血行動態不安定：敗血症性ショック

□ 敗血症性ショックで人工呼吸器管理を行う場合は十分に鎮痛を行い，適宜プロポフォール，ミダゾラム，ケタミンを併用して深鎮静deep sedationを行います．プロポフォール使用時はとくに血圧が低下するため血管収縮薬増量を考慮します．

□ 循環動態および呼吸不全が改善したら，自発呼吸温存で少量プロポフォール，デクスメデトミジン，ケタミンを用いて浅鎮静light sedationで管理します．

□ 一方，挿管・人工呼吸器管理を行わずに敗血症性ショックで不穏へ対応する場合，呼吸抑制のないデクスメデトミジンやケタミンや少量プロポフォールが選択肢になります．

④ 血行動態不安定：心原性ショック

□ 心原性ショックでは交感神経刺激作用があるケタミンは使いにくく，またプロポフォールの交感神経抑制に注意が必要です．

□ フェンタニルでの鎮痛に加え，血行動態不安定な時期には少量プロポフォールに適宜ミダゾラムを用いた鎮静を行い，状態の改善とともに少量プロポフォール単独またはデクスメデトミジンでの自発呼吸温存という選択肢があります．

⑤ 重症急性呼吸促迫症候群ARDS

□ ARDSの人工呼吸器管理は長期化するため，血行動態が不安定な初期は十分な鎮痛に加え，プロポフォールに適宜ミダゾラム静注併用での鎮静を行います．

□ 長期人工呼吸器管理を考慮して，血行動態および呼吸状態が安定したらプロポフォール単独またはデクスメデトミジンに変更して自発呼吸温存での管理とします．

□ 後述するABCDEF-Rバンドルに沿った管理も行うべきです．

⑥ COPD急性増悪AECOPD，喘息重積

□ AECOPD・喘息重積で挿管・人工呼吸器管理となった場合はauto-PEEPができな

いよう十分な呼気時間を確保するため，適切な鎮痛・鎮静が重要であり(状態によっては筋弛緩薬も併用)，気管支攣縮に対して気管支拡張作用のある鎮静薬としてプロポフォール，ケタミンの使用を考慮します．

□ NIV使用中の鎮静としては，呼吸抑制のないデクスメデトミジンや鎮痛効果・気管支拡張作用も期待してケタミン使用やプロポフォール少量投与があります．

⑦ 中枢神経系疾患：頭蓋内圧亢進，てんかん重積状態

□ 十分な鎮静および脳保護が必要であるため，ミダゾラム，プロポフォールで鎮静を行います．

□ てんかん重積状態では抗痙攣作用のあるミダゾラム，プロポフォールでの鎮静が選択肢になります．

□ ケタミンも難治性てんかん重積状態に用いられることがあり，最近では頭蓋内圧亢進のケースでもケタミンの安全な使用報告が増えてきています．

Section 6 ABCDEFバンドル

□ PAD，J-PAD，PADISガイドラインのエビデンスに基づく概念を受けて，米国集中治療医学会 SCCMはICU liberation/ICU早期退室の一環として，推奨をまとめABCDEF バンドルとして発表しました．

□ ABCDEFバンドルは重症患者のケア改善を目的とし，医師，看護師，呼吸理学療法士，薬剤師を含む多職種連携による① 疼痛評価・予防，疼痛管理，② 自発覚醒トライアルSATと自発呼吸トライアルSBT，③ 鎮痛・鎮静選択，④ せん妄評価・予防，せん妄管理，⑤ 早期離床と運動，⑥ 家族の治療への積極的関与と権限付与(エンパワーメント)から構成されます(表11-12)．

表11-12 集中治療・クリティカルケアでの“ABCDEFバンドル”

A:	Assess, prevent, and manage pain 痛みの評価と予防，疼痛管理
B:	Both spontaneous awakening trials (SAT) and spontaneous breathing trials (SBT) 毎日の自発覚醒トライアル，呼吸器離脱トライアル
C:	Choice of analgesia and sedation 鎮痛薬・鎮静薬の選択
D:	Delirium: assess, prevent, and manage せん妄の評価，予防と治療
E:	Early mobility and exercise 早期離床
F:	Family engagement and empowerment 患者家族の治療参加・権限付与

- これらABCDEFバンドルを遵守することで，人工呼吸器管理期間の短縮，せん妄頻度低下，ICUでのベッド上臥床期間短縮が報告されています．
- とくに前述したICU後症候群PICSの予防にはせん妄予防と早期離床が重要であることが指摘されています．そのためABCDEFバンドル遵守はPICSの予防につながると考えられます．

Section 7 人工呼吸器管理中の鎮痛・鎮静の考え方

- 人工呼吸器管理中は適切な鎮痛を常に行います．その上で重症呼吸不全では深鎮静deep sedationに適宜筋弛緩薬を用いて管理します．
- そして原疾患・呼吸不全改善とともに浅鎮静light sedationへ鎮静のde-escalationを行います．
- 浅鎮静や鎮静なしで人工呼吸器管理中に呼吸状態の悪化や自発呼吸温存により患者自身の呼吸促迫による肺傷害(自発呼吸誘発性肺傷害P-SILI)リスクがある場合は，再度深鎮静に適宜筋弛緩を併用した鎮静のescalationを考慮します(図11-8)．

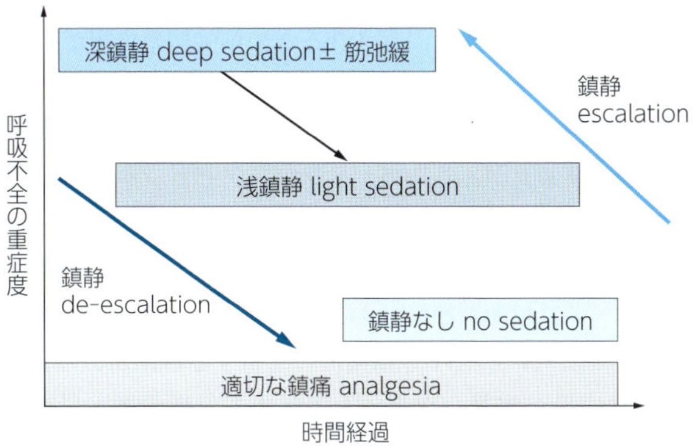

図11-8 人工呼吸器管理中の鎮静と筋弛緩の考え方

- 最近では筋弛緩薬の副作用(ICU-AWなど)を考慮して，強い自発呼吸を抑制しながら自発呼吸温存を目標とした部分筋弛緩partial neuromuscular blockadeという考え方も提唱されています．
- 深鎮静に筋弛緩薬を併用する場合，循環への影響と代謝を考慮するとエビデンスのあるシスアトラクリウムを選択すべきですが，国内ではシスアトラクリウムは使用できません(2025年3月現在)．
- そのためロクロニウム，ベクロニウムになりますが，効果発現・持続時間の短さからロクロニウムを必要に応じて静注します.

□ 持続静注で用いる場合には適切な筋弛緩薬の深度モニタリング(TOFなど)を行います(☞12章p.438参照).

□ 深鎮静に用いる鎮静薬としてプロポフォールまたはミダゾラムになりますが，ミダゾラム持続静注はせん妄誘発リスクがあるため，大部分のケースで鎮静にはプロポフォールが用いられます.

□ しかしプロポフォールのみで鎮静維持困難な場合に適宜ミダゾラム静注で併用するならば，ベンゾジアゼピンによるせん妄誘発リスクは高くないと考えられます.

□ ミダゾラムはプロポフォールよりも血管拡張作用は弱く血圧が下がりにくいため，循環不安定の治療開始の鎮静管理には使用しやすい鎮静薬です.

□ ミダゾラム持続静注を24～48時間以上用いる場合は脂溶性とミダゾラム代謝産物が腎排泄のため効果が遷延することに注意が必要であり，またせん妄誘発のリスク上昇があります.

□ 欧米で頻繁に用いられるロラゼパム静注は国内では使用できません．経口ロラゼパム(ワイパックス®)が同等の効果があるかについては不明です.

□ また国内では長時間作用型ベンゾジアゼピンとしてフルニトラゼパム(ロヒプノール®)静注がありますが人工呼吸器管理の鎮静としてエビデンスはありません.

□ デクスメデトミジンは自発呼吸が温存されるため筋弛緩薬併用が必要になる深鎮静deep sedationには不適切です.

□ また重症呼吸不全で呼吸促迫が強い場合，デクスメデトミジンに呼吸数を下げる効果は乏しくP-SILIリスクがあるため，ベンゾジアゼピンかプロポフォールを使用します.

□ 深鎮静deep sedationで筋弛緩薬を併用する場合，完全に人工呼吸器管理となるため，人工呼吸器モードは補助調節換気ACV(圧ないし量)またはPRVCを用います．自発呼吸がないためSIMV±PSVを積極的に選択する理由がありません.

□ 呼吸不全および原疾患が改善し次第，人工呼吸器早期離脱・早期離床に向けて，① ナース主導の鎮静プロトコルによる浅鎮静light sedationまたは② 1日1回鎮静中断DISの鎮静なしのどちらかに自発呼吸トライアルSBTを併用します(☞17章p.596参照).

□ 浅鎮静では少量プロポフォール，デクスメデトミジンおよびケタミンが使用可能です．浅鎮静やDISでミダゾラムを選択しない理由は，① 24～48時間以上の持続静注では体内に残存し効果遷延すること，② せん妄誘発リスクがあるためです.

□ とくにデクスメデトミジンとケタミンは自発呼吸温存ができること，そして鎮痛効果があるためフェンタニルなどオピオイド鎮痛薬を減量できる可能性があります.

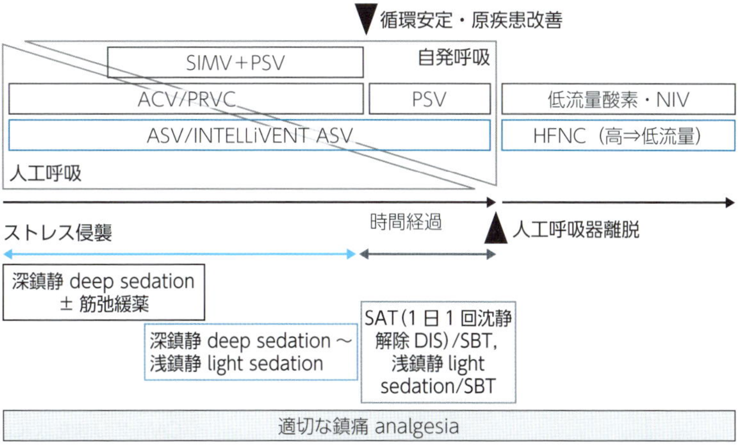

図11-9 呼吸不全の重症度による人工呼吸器管理と鎮痛・鎮静・筋弛緩薬の使い分け

□ 呼吸不全の病期・時間経過による人工呼吸器モード設定と鎮痛・鎮静・筋弛緩薬の使い分けは図11-9のようになります(図11-8も参照).

Section 8 急性呼吸促迫症候群ARDSでの鎮痛・鎮静の考え方

□ 現在の人工呼吸器管理では“ABCDEFバンドル”による鎮痛第一＋/－浅鎮静light sedationが推奨されていますが，ARDSでは重症度が高いと深鎮静deep sedationや筋弛緩薬使用が頻用されます.

□ しかしARDSでの人工呼吸器管理においても適切な鎮痛・鎮静を行うことで，人工呼吸器管理期間短縮，患者予後改善を目指すべきです.

□ そのためARDSでの深鎮静や筋弛緩薬を回避するために，自発呼吸誘発性肺傷害P-SILIリスクを評価しながら可能な限り浅鎮静での管理を行います.

□ ARDSでの肺保護換気LPVにおける鎮痛・鎮静アルゴリズムを図11-10に示します．ARDSでも可能な限り浅鎮静にするために自発呼吸努力をコントロールする重要性が指摘されています(図11-11).

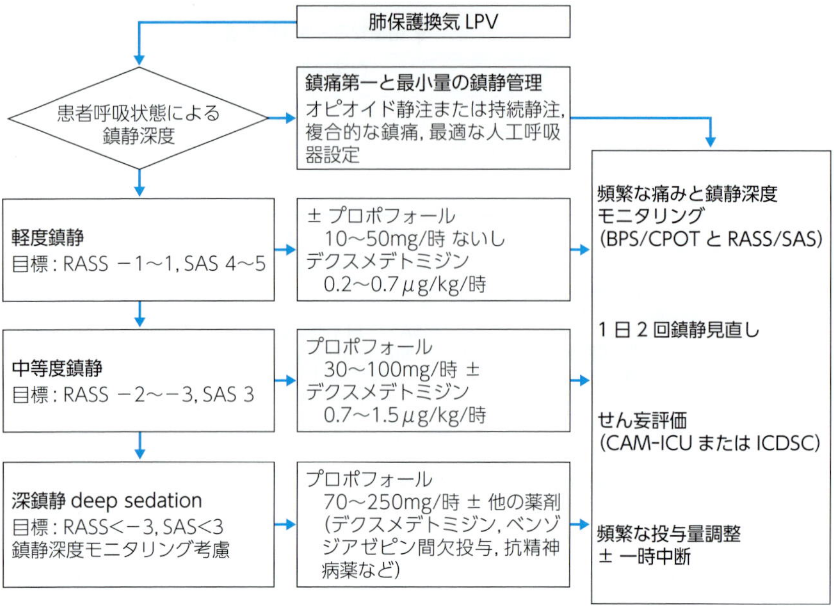

図11-10 肺保護換気LPVでの筋弛緩薬を用いない鎮痛・鎮静アプローチ (文献10より)

MEMO ARDSでのABCDEF-Rバンドル

- □ARDS人工呼吸器患者での適切な鎮痛・鎮静のために“中枢呼吸ドライブのコントロール：Respiratory drive control”を含む“ABCDEF-R”バンドルが推奨されています．
- □ABCDEF-Rバンドルで“R”を強調することで，安易に鎮痛薬・鎮静薬の増量や筋弛緩薬の使用をする前に，ARDS人工呼吸器患者では中枢呼吸ドライブ・強い自発呼吸努力を抑えるよう適切な人工呼吸器設定をまずは優先させることを重視しています．

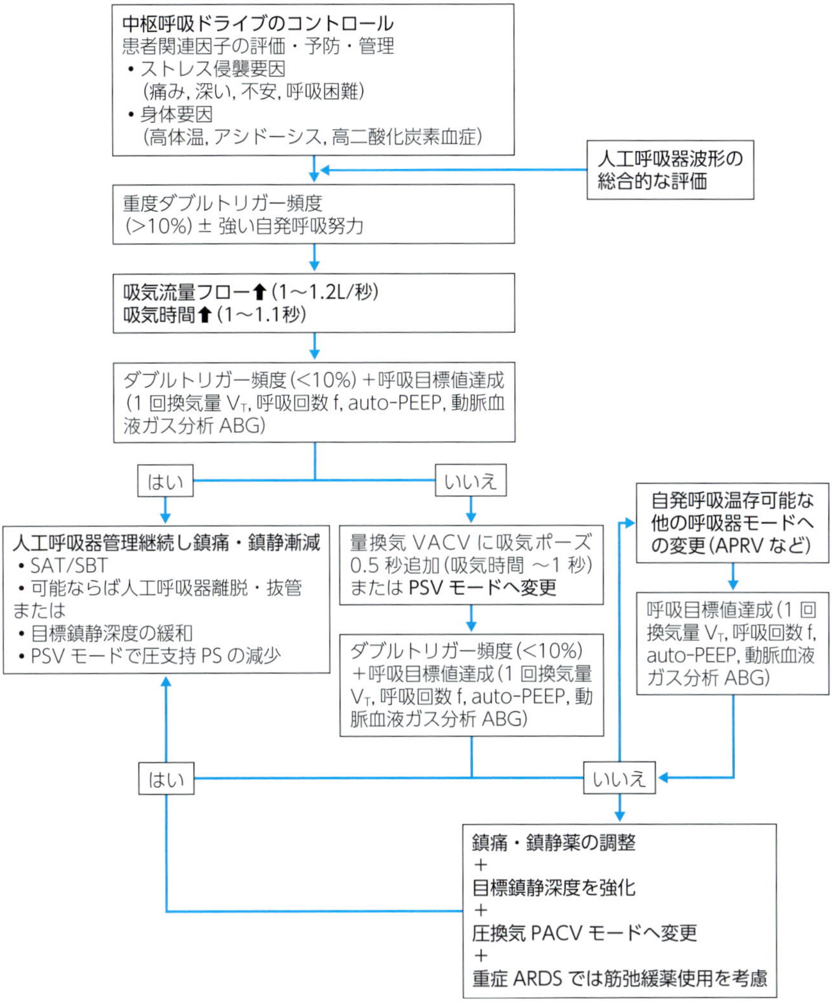

図 11-11 ARDSの肺保護換気LPVでの人工呼吸器トラブルシューティング（文献10より）

ケースの解説

Case1

□ 重症肺炎による急性呼吸不全のため治療開始時にはフェンタニル，プロポフォール持続静注を用いることで，可能な限り患者自身の呼吸筋による呼吸仕事量を減らし循環・呼吸状態の安定を期待して深鎮静deep sedationでの管理をまず行っています．

□ その後鎮痛のみ(no sedation)で管理するも速やかに人工呼吸器離脱できないため，せん妄に対しデクスメデトミジンによる浅鎮静を追加しています．

Case2

□ 多発外傷のため鎮痛に高用量のフェンタニルが必要であり，オピオイドの副作用である腸管蠕動低下，麻痺性イレウスを合併しています．

□ フェンタニル漸減目的で鎮痛作用のあるNMDA受容体拮抗薬であるケタミンおよびアセトアミノフェンを併用するとともに腸管μ受容体の特異的な拮抗薬ナルデメジンを使用しています．

Case3

□ 肝硬変，慢性腎臓病で肝・腎代謝が低下しているため，肝・腎代謝によるフェンタニル，ミダゾラム(代謝産物が活性あり腎排泄)を使用したことで，原疾患である肺炎からの急性呼吸不全改善後も覚醒遅延したと考えられます．

□ 治療に伴う薬剤性の覚醒遅延による意識障害では覚醒まで長時間を要し，頭部CTなど不要な追加検査にもつながります．

Case4

□ Case3と同様，肝硬変，慢性腎臓病で肝・腎代謝が低下しているため，肝・腎代謝と関係のない超短時間作用型オピオイドのレミフェンタニルで鎮痛・鎮静を行い，アルコール離脱症候群予防も含め適宜ベンゾジアゼピン系ミダゾラム静注追加で対応したため，原疾患である肺炎からの急性呼吸不全改善後に覚醒遅延を起こさずに人工呼吸器離脱となっています．

Case5

□ COPD急性増悪AECOPDで挿管回避のためにNIV-PSV使用していますが，呼吸困難が強く導入直後のNIVとの同調性維持を考慮しなければいけないケースです．

□ そのため，ケタミンを使用することで，呼吸困難改善および気管支拡張作用，自発呼吸温存の効果を期待しています．

＊この章でのポイント＊

- ☑ クリティカルケアでの人工呼吸器管理中の鎮痛・鎮静の重要性と適切な使用が短期・長期予後に関わることを理解する.
- ☑ 鎮痛薬(モルヒネ, フェンタニル, レミフェンタニル), 鎮静薬(ミダゾラム, プロポフォール, デクスメデトミジン, ケタミン)の薬理作用について理解する.
- ☑ 人工呼吸器管理中の鎮痛と鎮静およびせん妄の評価について理解する.
- ☑ 早期人工呼吸器離脱・早期離床のためにPAD/PADISガイドライン, ABCDEFバンドルによるICUでの多職種連携, ケアの標準化を行う.
- ☑ 病期での深鎮静・浅鎮静の適切な使い分けとARDSでのABCDEF-Rアプローチについて理解する.

For Further Readings: さらに理解を深めるために

1. Barr J, Fraser GL, Puntillo K, et al. Clinical practice guidelines for the management of pain, agitation, and delirium in adult patients in the intensive care unit. Crit Care Med. 2013; 41: 263.
2. 日本集中治療医学会J-PADガイドライン作成委員会. 日本版・集中治療室における成人重症患者に対する痛み・不穏・せん妄管理のための臨床ガイドライン. 日集中医誌. 2014; 21: 539-79.
3. Reade MC, Finfer S. Sedation and delirium in the intensive care unit. N Engl J Med. 2014; 370: 444-54.
4. Devlin JW, Skrobik Y, Gélinas C, et al. Clinical practice guidelines for the prevention and management of pain, agitation/sedation, delirium, immobility, and sleep disruption in adult patients in the ICU. Crit Care Med. 2018; 46: e825-73.
5. Mart MF, Brummel NE, Ely EW. The ABCDEF bundle for the respiratory therapist. Respir Care. 2019; 64: 1561-73.
6. Oddo M, Crippa IA, Mehta S, et al. Optimizing sedation in patients with acute brain injury. Crit Care. 2016; 20: 128.
7. Hilbert G, Clouzeau B, Nam Bui H, et al. Sedation during non-invasive ventilation. Minerva Anestesiol. 2012; 78: 842-6.
8. Marra A, Ely EW, Pandharipande PP, et al. The ABCDEF bundle in critical care. Crit Care Clin. 2017; 33: 225-43.
9. Pearson SD, Patel BK. Evolving targets for sedation during mechanical ventilation. Curr Opin Crit Care. 2020; 26: 47-52.
10. Chanques G, Constantin JM, Devlin JW, et al. Analgesia and sedation in patients with ARDS. Intensive Care Med. 2020; 46: 2342-56.
11. 日本集中治療医学会. 日本版重症患者リハビリテーション診療ガイドライン. https://

www.jsicm.org/news/news231214-02.html
12. Engel HJ, Tatebe S, Alonzo PB, et al. Physical therapist-established intensive care unit early mobilization program: quality improvement project for critical care at the University of California San Francisco Medical Center. Phys Ther. 2013; 93: 975-85.

Chapter 12

重症急性低酸素性呼吸不全のアプローチ

ケース

Case1

- 高血圧，重喫煙歴の65歳男性．178cm，75kg(PBW73kg)．
- 右上葉肺炎，急性呼吸不全にて入院加療．2病日に高流量鼻カニュラHFNC 50L/分，80%でSpO_2 70%と低酸素血症，胸部X線上両肺野透過性低下進行．重症肺炎による敗血症性ショック，急性呼吸促迫症候群ARDSの診断で気管挿管・人工呼吸管理となりICU入室．
- 輸液負荷，循環作動薬ノルエピネフリンで血圧維持し，フェンタニル・ミダゾラムで鎮痛・鎮静に筋弛緩薬ロクロニウム適宜使用．
- 肺保護換気で量補助調節換気VACV−矩形波，1回換気量V_T 440mL(6mL/kg PBW)，吸気時間T_{insp} 1.0秒，呼吸回数f 20回/分，酸素濃度F_IO_2 1.0，PEEP 8cmH_2Oでピーク圧P_{peak} 40cmH_2O，プラトー圧P_{plat} 30cmH_2O，動脈血液ガス分析ABGでPaO_2 120mmHg，pH 7.32，$PaCO_2$ 48mmHg．
- 一度CPAP 40，10秒間の肺胞リクルートメント手技を行い漸減PEEPトライアル(decremental PEEP trial)施行し，FloTrac®で1回拍出量SV/心拍出量COが最も高くなったPEEP 10cmH_2O，F_IO_2 0.8で設定し高二酸化炭素血症許容permissive hypercapniaでの肺保護換気となった．

Case2

- ADL自立した70歳女性．総胆管結石の既往があり急性化膿性閉塞性胆管炎で緊急ERCP・総胆管ドレナージ施行されICU入室．
- 低酸素血症あり呼吸ケアデバイスとしてHFNC使用するもERCP後に胃内容物誤嚥したため挿管・人工呼吸器管理となった．
- 輸液負荷，循環作動薬ノルエピネフリン・バソプレシンで循環維持し抗菌薬投与を開始し，圧補助調節換気PACV−F_IO_2 1.0，吸気圧P_{insp} 12(V_T 6mL/kg PBW)，f 18，T_{insp} 1.2，PEEP 8でABG：pH 7.38，$PaCO_2$ 38，PaO_2 140．
- 6時間後の胸部X線で両肺野浸潤影著明で中等症から重症ARDSと診断し

APRVモードに変更，F_IO_2 0.6，P_{High} 27，P_{Low} 0，T_{High} 5.5，T_{Low} 0.5で酸素化改善しAPRVモード継続とした．

- 5病日にF_IO_2 0.4，P_{High}を2ずつ下げ，リリース圧換気2回/分まで下げた（“drag and drop”）．
- P_{High} 15となり圧支持PSVモードに変更し7病日に人工呼吸器離脱した．

Case3

- 化学工場内火災で受傷し顔面・気道熱傷の75歳男性．ERで挿管となり人工呼吸管理を含めた集学的治療目的でICU入室．
- 輸液負荷，循環作動薬ノルエピネフリン使用し，人工呼吸器管理となった．
- 量補助調節換気VACV-漸減波，F_IO_2 1.0，V_T 6mL/kg PBW，PEEP 10とし，フェンタニル，ケタミン，プロポフォールで鎮痛・深鎮静deep sedationでコントロールしたが2病日以降連日気管支鏡下で気管内浄化を行うもARDSでの酸素化不良が続いた．
- BISモニター装着し適宜ミダゾラムと筋弛緩薬ロクロニウム静注を行い腹臥位療法prone positioningを開始した．

Section 1 重症急性低酸素性呼吸不全AHRFと急性呼吸促迫症候群ARDSのベルリン定義

- 急性低酸素性呼吸不全（acute hypoxemic respiratory failure：AHRF）は世界中でICU入室患者のかなりの割合を占めており，重症肺炎，胃内容物の誤嚥，COPD急性増悪などの肺への直接的な傷害や，肺外の感染源による敗血症や重症急性膵炎，多発外傷などの肺への間接的傷害によって起こります．
- 急性低酸素性呼吸不全AHRFを起こす全ての原因疾患は炎症による肺胞壁の透過性亢進を起こし非心原性肺水腫につながります．
- 急性呼吸促迫症候群（acute respiratory distress syndrome：ARDS）はAHRFを起こす重要な原因の一群を指し，ICU入室患者の約10%，挿管・人工呼吸器含む呼吸ケアデバイスを必要とする患者の25%を占めます．
- ARDSの診断基準として2012年にベルリン定義（Berlin definition）があります．
- ベルリン定義は① 急性の経過（誘因となる疾患の出現から1週以内），② 胸部画像（X線，CT）での両側性陰影（浸潤影，すりガラス様陰影など），③ 低酸素血症（5cmH_2O以上のPEEPまたはCPAPの状態でPaO_2/F_IO_2比（P/F比）が300mmHg以下），④ 左心不全や輸液過剰のみでは病態が説明できないことの4項目を満たす場合に診断されます．

JCOPY 498-06694

□ 酸素化障害の重症度として，PEEP 5cmH_2O以上の状態で酸素化能P/F比により，① 軽症（200〜300mmHg），② 中等症（100〜200mmHg），③ 重症（＜100mmHg）と分類されます（表12-1）．

表12-1　ARDSベルリン定義：ARDSの診断基準と重症度分類

重症度分類	Mild軽症	Moderate中等症	Severe重症
PaO_2/F_IO_2（酸素化能，mmHg）	200＜PaO_2/F_IO_2≦300（PEEP，CPAP≧5cmH_2O）	100＜PaO_2/F_IO_2≦200（PEEP≧5cmH_2O）	PaO_2/F_IO_2＜100（PEEP≧5cmH_2O）
発症時期	侵襲や呼吸器症状（急性／増悪）から1週間以内		
胸部画像	胸水，肺虚脱（肺葉／肺全体），結節では全てを説明できない両側性陰影		
肺水腫の原因（心不全，溢水の除外）	心不全，輸液過剰では全て説明できない呼吸不全：危険因子がない場合，静水圧性水腫除外のため心エコーなどによる客観的評価が必要		

□ 急性呼吸促迫症候群ARDSの誘因・リスクファクターとしては① 直接的な肺傷害，② 間接的な肺傷害に分かれます（表12-2）．

表12-2　急性呼吸促迫症候群ARDSのリスクファクター

直接的な肺傷害	間接的な肺傷害
肺炎（細菌，ウイルス，真菌，日和見感染） 胃内容物誤嚥 肺挫傷 気道熱傷 溺水	敗血症（肺以外の感染源） 多発外傷（胸部以外），出血性ショック 急性膵炎 広範囲熱傷 薬物中毒 血液製剤の輸血 開心術で人工心肺の使用 肺移植後再灌流肺水腫，血栓塞栓除去術後

肺炎，胃内容物誤嚥，敗血症がARDSの原因の85%以上を占める．

□ 筋弛緩薬や腹臥位療法はとくに酸素化能P/F比＜150mmHgの患者で有効性が示されたため，重症急性低酸素性呼吸不全AHRFに対するアプローチは中等症から重症ARDSと同等に考えるとよいでしょう．

重症AHRF＝中等症〜重症ARDS（P/F比＜150mmHg）

□ 酸素化能P/F比と両肺野4等分した浸潤影の割合（表12-3のMurrayのLung Injury Score参照）で分類した臨床的な予後は，ARDSとAHRFは一致するため，現在は同一症候群として考えられ，① 肺実質への傷害，② 低酸素血症，③ 肺メカニクス異常と死腔換気，④ 中枢呼吸ドライブ亢進と強い自発呼吸努力を特徴としています．

□ ベルリン定義の臨床での大きな特徴として，ARDSの重症度に応じた呼吸ケアオプションが提案されたことです（図12-1）．

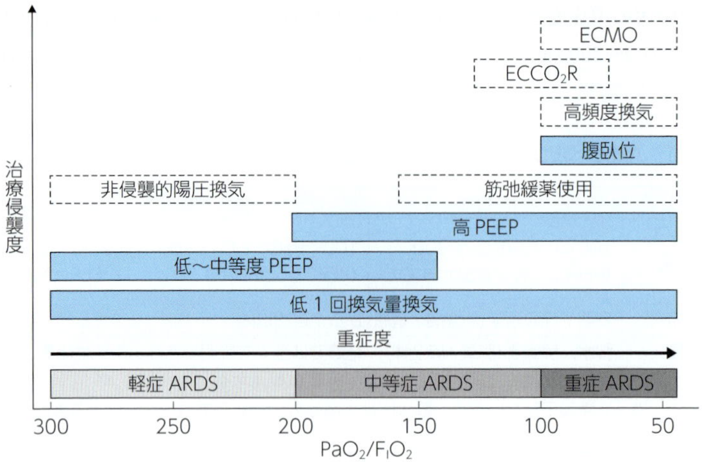

図12-1 ベルリン定義によるARDS重症度に応じた呼吸ケアデバイスの選択（文献2より）
点線内は専門家オピニオンであり適切なデバイス選択のためにさらなる研究が必要.

MEMO 急性呼吸促迫症候群ARDSの歴史

- □ ARDSの歴史を紐解くと人工呼吸器開発の歴史とオーバーラップします（☞1章 p.38参照）.
- □ 1816年に聴診器を発明したRené Laennecが1821年に特発性肺水腫（非心原性肺水腫）の病理を最初に報告し，重度の呼吸困難とチアノーゼを特徴とし当時はほぼ全例が致死的でした.
- □ その後，W.C. Roentgenが1896年に肺X線を発明し肺内を視覚的に評価できるようになりましたが，当時撮影に20分以上かかり日常診療での使用にはさらに数十年かかりました.
- □ 1929年にDrinkerとShawが鉄の肺を発明し1950年代初頭のポリオ流行時に頻用され，鉄の肺を用いた陰圧換気が必要なポリオ患者を集めた最初の集中治療室がコペンハーゲン作られました.
- □ 鉄の肺は肺メカニクスが正常な換気不全患者には効果的であったものの，浮腫や炎症，サーファクタント低下により「硬くなった肺」の患者への有効性は低く，高い死亡率でした.
- □ 1954年にBjørn Aage Ibsenが「硬くなった肺」の患者へ気管切開しカフ付き気管チューブでの陽圧換気を行うと劇的に救命率が上昇し，Laennecの時代には致死的であった非心原性肺水腫が救命可能な疾患となったのです.
- □ その後，「硬くなった肺」をもつ非心原性肺水腫は，① 両肺野浸潤影のため二重肺炎double pneumonia，② 敗血症および他のショックとの関連によるショック肺shock lung，③外傷後肺障害post-traumatic lung，④人工呼吸器によって起こる肺障害respiratory lung，⑤ベトナム戦争で米国兵が収容された都市にちなんでダナン肺Da Nang lungと様々な名称で呼ばれるようになりました．

- ARDSとしての最初の記述は1967年Ashbaughらによるものです．
- この報告では，272人の人工呼吸器管理で通常の治療に反応しない12例について，重度の呼吸困難，頻呼吸，酸素投与に反応しないチアノーゼ，肺コンプライアンス低下，両側肺野浸潤影が臨床症状と生理的特徴としてあげられ，外傷7例，ウイルス感染4例，膵炎1例と様々な原因に起因していたにも関わらず，病理組織では肺胞・間質の出血と浮腫，肺胞マクロファージの出現と特徴的な硝子膜形成が乳児呼吸窮迫症候群(infantile respiratory distress syndrome：IRDS)(硝子膜疾患)と非常に類似していることが特徴でした(図12-2)．
- またAshbaughらの報告ではPEEPとステロイドが有効な治療法である可能性についても言及されています．
- その後，1956年にAveryとMeadが未熟児のIRDSでは肺サーファクタントが欠乏していることを発見し，AshbaughとPerryらもARDSでも同様にサーファクタントの欠乏を報告し1971年にARDSを成人呼吸促迫症候群(adult respiratory distress syndrome：ARDS)と名付けました．
- しかし未熟児のIRDSと異なり成人のARDSではサーファクタント補充による治療は無効であり，適切なPEEP設定とステロイドの有効性，いかに人工呼吸器関連肺傷害VILIを予防するかがその後から現在に至るまでの急性呼吸促迫症候群ARDSの主な治療法の議論の中心となっています．

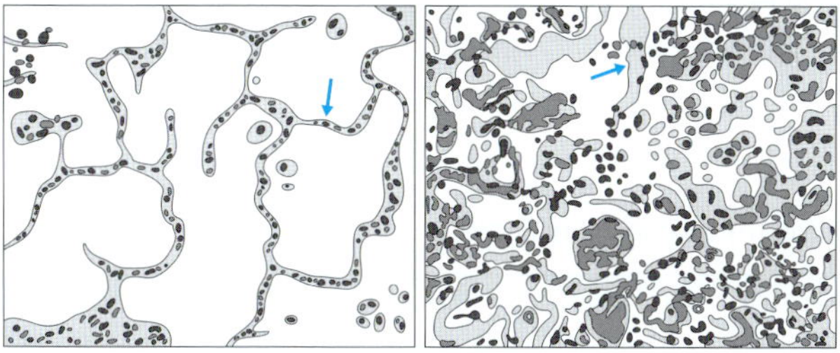

図12-2 正常肺胞組織(左)とARDSでのびまん性肺胞傷害DAD(右) (文献27より)

左図は薄い肺胞毛細血管関門で隔たれた内毛細血管腔内の赤血球(矢印)と内皮細胞，基底膜および上皮細胞を含む正常な肺組織を示す．
右図は基底膜が露出し肺胞Ⅰ型細胞の壊死を覆う硝子膜を伴い(矢印)DADに典型的な組織学的所見でありARDSの病理組織学的特徴を示す．

MEMO 急性呼吸促迫症候群ARDSの病態生理

□ ARDSは，誘因となるリスクファクターにより肺胞マクロファージ，好中球など炎症細胞の活性化により炎症メディエータが分泌され，肺内毛細血管内から肺間質，肺胞腔内への好中球の浸潤が起こり活性酸素，好中球エラスターゼなど組織障害物質が放出されます．

□ 血管内皮，肺胞上皮の細胞障害を伴う肺の高度な炎症，肺胞内微小血管・肺胞上皮の透過性亢進が起こり，血漿成分を含んだ滲出液肺胞腔内に充満し，肺水腫(シャント，拡散障害)，換気血流比不均等によるガス交換の障害による高度な低酸素血症が起こります．

□ 病期として，

① **急性期**：滲出期3〜7日→重篤な低酸素血症がメインで透過性亢進に起因する肺水腫

② **亜急性期**：増殖期7〜21日→肺コンプライアンスの低下

③ **慢性期**：線維化期21日〜→肺線維化，間質線維化，肺微小循環の閉塞

に分かれます．

□ ベルリン定義は臨床診断であり，病理所見は図12-2右図で示すようにびまん性肺胞傷害DADがARDSに定型的な病理像とされています．

□ ベルリン定義で肺生検の56%，剖検例の45%でDADを認めたとの報告があり臨床的な診断と病理組織での一致率は低く，また病理学的にDADでも臨床的にベルリン定義を満たさないものもあるため注意が必要です．

MEMO 急性呼吸促迫症候群ARDSの臨床的診断の歴史的な流れ

□ 呼吸不全の重症度分類として1988年に，① PEEPの程度，② 酸素化能PaO_2/F_IO_2(P/F比)，③ 胸部X線での肺野浸潤影の割合，④ 肺メカニクスの静的コンプライアンスによる肺傷害スコアが作られました(表12-3)．

表12-3 MurrayのLung Injury Score

	スコア				
	0	1	2	3	4
胸部X線，肺野浸潤影	なし	1/4	1/2	3/4	全体
酸素化能(PaO_2/F_IO_2)	≧300	225〜299	175〜224	100〜174	<100
PEEP(cmH_2O)	≦5	6〜8	9〜11	12〜14	≧15
肺コンプライアンス(mL/cmH_2O)	≧80	60〜79	40〜59	20〜39	≦19

スコア＝合計スコア÷項目数
肺傷害なし，軽度・中等度肺傷害ALI 0.1〜2.5，重症肺傷害・ARDS >2.5

□ 4つの項目で点数化し重症呼吸不全の早期診断・臨床経過の予測で作られましたが，予測有用性は現在認められていないもののMurrayのLung Injury Score

JCOPY 498-06694

(LIS)としていまもよく用いられています.

□ 1994年にThe American-European Consensus Conference(AECC)は新たなARDS診断基準を提唱し，成人に限定されていた表記を急性acuteに変更し小児でもARDSが使用可能となり，酸素化能P/F比で200mmHg以下をARDS，200〜300mmHgを急性肺傷害(acute lung injury：ALI)と分類しました(表12-4).

表12-4　急性肺傷害ALIと急性呼吸促迫症候群ARDSの1994年AECC診断基準

	時期	酸素化能(PaO_2/F_IO_2)	胸部X線	肺動脈楔入圧PCWP
ALI	急性発症	≦300mmHg	両肺野浸潤影	≦18mmHgまたは左心不全の臨床徴候なし
ARDS	急性発症	≦200mmHg	両肺野浸潤影	≦18mmHgまたは左心不全の臨床徴候なし

□ AECCの診断基準では簡便で容易にARDS診断が可能ですが，① 急性の定義があいまい，② 酸素化能に影響を与える人工呼吸器のF_IO_2やPEEP設定の記載がない，③ ALIの疾患概念が明確でない，④ 胸部X線の両肺野浸潤影の解釈が明確でない，⑤ ARDSでも左心不全合併があることの問題点が指摘され，これらを改善するために2012年にベルリン定義が作られました.

□ さらに2012年のARDSベルリン定義以来，① 重度急性低酸素性呼吸不全への高流量鼻カニュラHFNCの高い使用頻度，② より簡便なパルスオキシメータヘモグロビン酸素飽和度SpO_2/酸素濃度F_IO_2比がP/F比と同様に使用可能，③ 胸部画像での診断基準再評価の必要性，④ ベルリン定義が使用できない医療資源が乏しい国・地域でも適切なARDSを診断できるようにするために，ARDSの新しい国際定義が2023年に提唱されました(表12-5).

表12-5　ARDSの新しい国際定義

① **挿管は必須でない**：高流量鼻カニュラHFNC≧30L/分またはNIV/CPAPでPEEP≧5cmH_2O
② **低酸素血症**：PaO_2/F_IO_2≦300mmHgまたはSpO_2≦97%でSpO_2/F_IO_2≦315mmHg
③ **画像診断による両側浸潤影**：胸部X線，CT，熟練者による超音波肺エコー
④ 医療資源が乏しい状況では，PEEP，高流量鼻カニュラHFNCや特定の呼吸ケアデバイスは必須でない

□ 1994年のAECC診断基準，2012年のベルリン定義，さらには2023年のARDSの新しい国際定義は全て，

① ARDSと類似する病態を除外できないこと(表12-6)，

② 本来のARDSは，炎症を伴う非心原性肺水腫で，病理組織学的に硝子膜形成を含むびまん性肺胞損傷(diffuse alveolar damage：DAD)の特徴があるこ

Chapter 12 重症急性低酸素性呼吸不全のアプローチ

と(図12-2),

の2点が診断基準に含まれていないことを常に意識する必要があります.

表12-6　ARDSと類似のびまん性肺病変

① 心原性肺水腫(左心不全)	② 非心原性肺水腫(再膨張性, 神経原性など)
③ 間質性肺疾患(急性間質性肺炎, 非特異的間質性肺臓炎, 特発性器質化肺炎, 急性好酸球性肺炎, 過敏性肺臓炎, 肺胞蛋白症)	
④ 膠原病肺(多発性筋炎など)	⑤ 薬剤性肺臓炎(ブレオマイシン, アミオダロン)
⑥ 気管支結核症	⑦ びまん性肺胞出血(血管炎, Goodpusture症候群)
⑧ 悪性腫瘍(癌性リンパ管症, T/B細胞リンパ腫, 転移性腫瘍)	
⑨ 免疫療法による血管漏出症候群	

□ 表12-6のARDSと類似のびまん性肺病変は, ① 原因によって治療法が異なり, ② ステロイドの有効性も異なるため, とくに急性発症でなくARDSリスクファクター(表12-2)がないなどARDSとしては非典型的な経過での両肺野びまん性の急性低酸素性呼吸不全では必ず鑑別すべきです.

□ 本来の1967年のAshbaughらが報告したびまん性肺胞損傷DADの病理組織的特徴を考慮しない(≒考慮できない)AECC・ベルリン定義・国際定義でのARDSの臨床診断は画像と酸素化能だけで分類された“症候群”として捉えることが重要です.

□ そのためARDSの臨床診断・定義に基づいて治療を行う際は, 重症急性低酸素性呼吸不全の病態生理への呼吸ケアとしてのアプローチが中心となるべきであり, 疾患特異的な治療はステロイド反応性があるびまん性肺病変に対して行うという姿勢が重要であり, 誤解がないように注意すべきです.

□ ARDSはあくまで症候群であり, 症候群に対する確実な治療法は存在しないため, ARDSを診断しただけで思考停止せず, ARDSの臨床診断基準・定義を満たし適切な呼吸ケアを行いながら, ARDSを起こした原因疾患の検索とその治療が重要であり, その原因疾患に対してステロイドが有効であれば使用するというアプローチを行います.

ポイント!

- 急性呼吸促迫症候群ARDSの臨床診断・定義は“症候群”であり“疾患”ではない
- ARDSを起こした原因疾患またはARDSと鑑別すべき疾患の検索を行い, その原因疾患・鑑別疾患に対する特異的な治療を行い, ARDSに対しては呼吸生理・病態生理から有効と考えられる呼吸ケアを行う

Section 2 急性呼吸促迫症候群ARDSの疫学調査

□ 過去25年にわたる臨床研究からみるとARDS患者の死亡率は約60%から25%に減少しました．

□ ARDSの予後改善を示した2000年のARDS networkによる多施設RCT(ARMAスタディ)では，①1回換気量12mL/kg，プラトー圧50cmH_2O以下とする呼吸管理と②1回換気量を6mL/kg，プラトー圧30cmH_2O以下とする呼吸管理を比較し，28日死亡率が39.8% vs 31.0%と低1回換気群で約9%低下したため，過去25年のARDS死亡率35%の改善のうち，低1回換気量換気(肺保護戦略)の寄与はおそらく1/3と考えられます．

□ ARDSの死亡率のさらなる減少は，おそらく医師，看護師，呼吸療法スタッフおよびARDS患者の日常的なケアに携わるコメディカルの診療向上，そして医療機器，人工呼吸器の進歩，画像評価や迅速な各種検査データの取得が間違いなく貢献していると考えられます．

□ ARDSのICU・病院内死亡率の大幅な改善は，生存者の退院後の状態へと注目されるようになりました．とくにARDS患者は退院後1年経っても回復が厳しく，肺活量低下と6分間歩行距離は大幅に低下したままです．また社会復帰率は半数にも満たず，最も憂慮すべきことは，ICUで人工呼吸器管理された患者の50%で，退院後1年経っても認知障害があり，集中治療後症候群PICSとして現在盛んに研究が進んでいます(☞11章p.376参照)．

□ 一方，2016年世界50カ国で急性呼吸促迫症候群ARDSの実際の臨床現場での疫学調査が行われました(LUNG SAFEスタディ)．

□ ベルリン定義を用いたARDS診断はICU入室患者の10.4%，挿管・人工呼吸器患者の23.4%でみられ，軽症，中等症，重症ARDS頻度はそれぞれ30.0%，46.6%，23.4%でした．また急性低酸素性呼吸不全患者の93%でICU入室48時間以内にARDS診断基準を満たしました．

□ しかし実際にARDSと認識されたのは軽症で51.3%，重症ARDSで78.5%であり，臨床現場での認識不足が指摘されています．

□ またARDSの人工呼吸器管理についてみてみると，肺保護戦略である低1回換気・プラトー圧制限は，ARDS患者全体の2/3でしか1回換気量8mL/kg PBW以下となっておらず，プラトー圧は40.1%のみしか測定されず，82.6%でPEEPが12cmH_2O未満でした．

□ 重症ARDS治療として肺胞リクルートメント手技は33%，筋弛緩薬は38%，腹臥位療法は16.3%で施行され，ARDSの認識と高PEEP管理，筋弛緩薬・腹臥位療法使用頻度に関連がありました．

□ 軽症，中等症，重症ARDSの死亡率はそれぞれ34.9%，40.3%，46.1%でした．

□ ARDSの実際の臨床現場を反映したLUNG SAFEスタディと臨床研究の死亡率のギャップ(臨床研究約25%，疫学調査約40%)を考えると，① ARDSの臨床現場での認識・早期診断，② 肺保護戦略の徹底とARDS重症度に応じた特殊治療(筋弛緩薬・腹臥位療法など)の臨床現場へのさらなる啓蒙・浸透が重要だと考えられます．

ポイント!

- ARDSは頻度が高く，ICU入室患者の10.4%，挿管・人工呼吸器患者の23.4%でみられる
- 臨床研究と実際の臨床現場ではARDSの死亡率に大きな隔たりがあり，臨床現場でARDSが認識されていないため有効な治療が行われていない可能性がある
- ARDSの認識・早期診断と肺保護戦略の徹底・重症度に応じた治療によりARDS死亡率のさらなる改善が目指せる可能性がある

Section 3 重症急性低酸素性呼吸不全の人工呼吸器管理

□ 現在までの重症急性低酸素性呼吸不全AHRF，中等症から重症急性呼吸促迫症候群ARDSについてとくに1回換気量とPEEPを中心とした人工呼吸器管理の歴史的な流れをみた上で，呼吸ケアデバイス選択，適切なPEEP設定をどうするか，肺保護換気を意識した特殊な人工呼吸器モード(APRV，HFOV)について考えてみます．

急性呼吸促迫症候群ARDSの治療法の歴史

□ Ashbaughらによって ARDSが報告された1967年を契機として1970年代，そして1980年代にかけてのARDSの人工呼吸器管理では動脈血酸素分圧PaO_2，二酸化炭素分圧$PaCO_2$正常維持が目標でした．

□ そのため高い酸素濃度F_IO_2による酸素毒性と1回換気量15〜20mL/kg PBWと高い設定のため気胸や肺過膨張による圧肺損傷barotraumaが人工呼吸器管理上の問題でした．

□ PEEPは酸素化改善目的と原疾患の改善までの“時間稼ぎ”といった役割で用いられましたが，高いPEEP設定により循環動態が不安定となることが強調されていました．

□ その中で，1975年にSuterらが“適切なPEEP”は酸素化を改善させる設定でなく，酸素運搬量$\dot{D}O_2$が最適となるPEEP設定により，高い呼吸器系コンプライアンス，低い生理学的死腔率になることを報告しました．

□ その後，ARDSでのPEEP設定については，① 圧・容量曲線(PVカーブ)の吸気

カーブでlower inflection point(LIP)より2cmH_2O高いPEEP値(p.406参照),②混合静脈血による生理学的シャントvenous admixtureが20%減少するPEEP値などが提唱され肺メカニクスの視点から研究が進みました.

MEMO 肺生理学的シャント venous admixture(☞3章p.114参照)

- □混合静脈血が肺毛細血管で肺胞との間でガス交換が起こり酸素化され肺静脈から左心系に送られる過程で,とくにガス交換されなかったり不十分なガス交換のまま動脈血に還流することを肺生理学的シャントといいます.
- □肺生理学的シャントでとくに機能的な換気血流比不均等も含む場合は静脈血混合venous admixtureともいわれ次の式で求めることが可能です.

<シャント式>

$$\frac{\dot{Q}_s}{\dot{Q}_t}=\frac{C_{ec}O_2-CaO_2}{C_{ec}O_2-C\bar{v}O_2}$$

※$\dot{Q}_s$: シャント血流量, $\dot{Q}_t$: 総血流量, $C_{ec}O_2$: 毛細血管後酸素含有量, $C\bar{v}O_2$: 混合静脈血酸素含有量, CaO_2動脈血酸素含有量

- □100%酸素吸入の状態で,酸素含有量をヘモグロビン酸素飽和度で書き直すと,

$$\dot{Q}_s/\dot{Q}_t=\frac{100-SaO_2}{100-S\bar{v}O_2}$$

で代用できます.

- □しかしPVカーブでのLIPより2cmH_2O高くPEEP設定する妥当性が乏しいことや生理学的シャントvenous admixtureが20%減少するPEEP値は20cmH_2O程度と非常に高く循環動態が不安定となり,最適なPEEP設定については現在まで明確ではありません.
- □1980年代半ばまではPaO_2と$PaCO_2$正常化するために高い酸素濃度と高い1回換気量により,胸部X線画像が示すようにいかに"硬くなった肺全体(=びまん性浸潤影で白くなった肺)"を開いてガス交換するかが治療目標でした(図12-3).

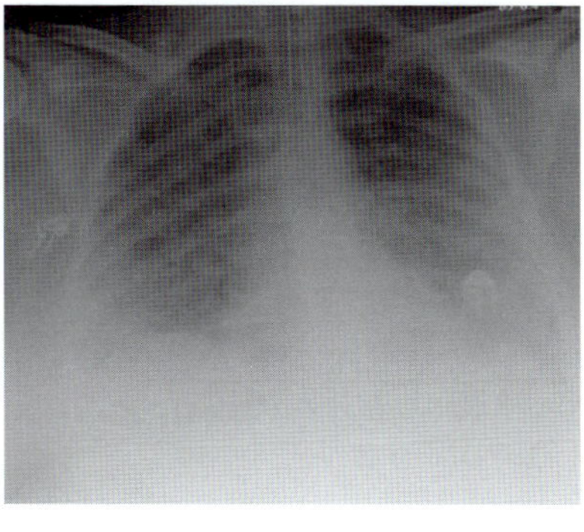

図12-3 ARDSでのX線画像 "両側びまん性浸潤影"

□ このようにARDSでは全体的に肺が“硬く”なることで呼吸器系コンプライアンスが低下した病態だと長年考えられ，それに対し高い圧・大きな容量を用いて正常な換気を行ってきました．

□ しかし1980年代半ば以降CTによる分析が進むにつれてARDS肺は不均一肺であり，① 過膨張した肺胞，② 正常含気の肺胞，③ 含気が低下した肺胞，④ 虚脱した肺胞が混在していることがわかりました（図12-4）．

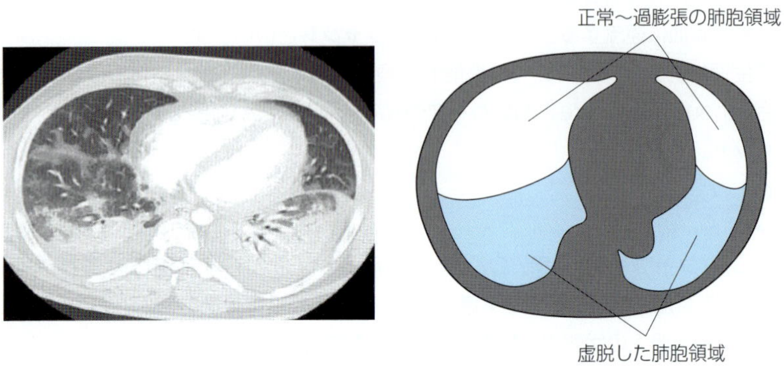

図12-4 ARDSでのCT画像－腹側と背側での不均一性

□ とくに重症ARDSでは呼気終末に正常含気される肺容量は200～500gと小さくなっていることがわかり，5，6歳の小児と同等であるため“baby lung”と呼ばれます．

□ 虚脱した肺胞は含気がないため，肺胞虚脱の程度と低酸素血症，肺内シャント率，肺高血圧は相関し，一方，呼吸器系コンプライアンスC_{rs}が正常含気の肺容量と正の相関があることが示されました．

□ つまり呼吸器系コンプライアンスC_{rs} 20mL/cmH_2O未満では正常肺約20%というように，C_{rs}により肺容量が少ないbaby lungの大きさが推定できます（図12-5）．

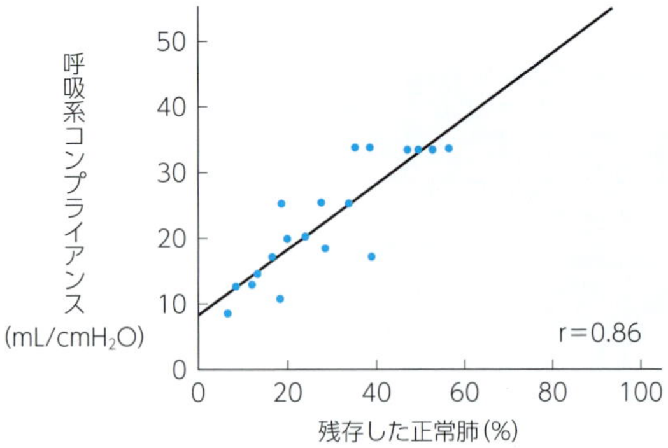

図12-5 ARDSでは残存した正常肺容量とコンプライアンスは正の相関を示す（文献25より）

□ また仰臥位から腹臥位により“baby lung”が移動することから，“baby lung”は解剖学的に固定されず機能的な肺容量低下であることがわかり，これは腹臥位によって“baby lung”である換気正常な肺容量が増加することを示しています．

□ そのため，現在のARDSでのコンプライアンス低下については，

× ARDSでのコンプライアンス⬇→肺全体がびまん性に硬化
◎ ARDSでのコンプライアンス⬇→正常機能肺容量⬇

であるという認識が重要です(図12-6)．

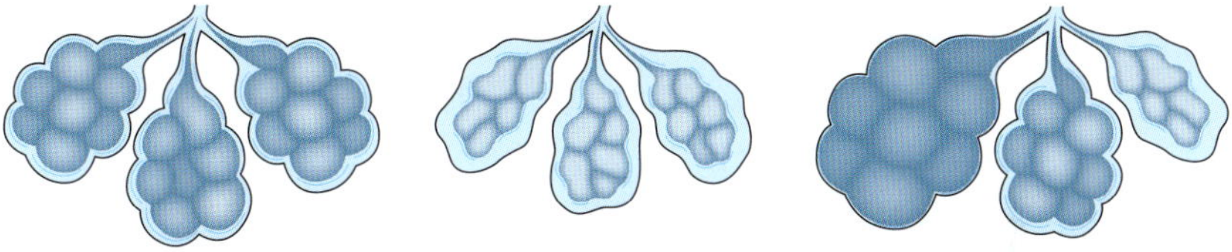

図12-6 正常肺胞(左図)と以前考えられていたARDSでは全ての肺胞が虚脱(中央)，現在考えられているARDSでの過膨張肺胞・正常肺胞・虚脱肺胞の混在(右図)

□ また“baby lung”が解剖学的に固定された肺領域ではなく，体位で変化する機能的な肺領域であることは① 適切なPEEPを用いることでbaby lungを増やせる，② 適切な体位でbaby lungを増やせる，など病態や治療的介入によりbaby lungが変化することを示しています．

□ そのため，虚脱した肺胞を開きbaby lungを増加させるとともに既存のbaby lungを減少させない人工呼吸器管理が重要です．

□ 正常肺の呼吸器管理では性別・身長から求めた予想体重で標準化した1回換気量V_T/PBWを用いますが，重症ARDSなど病的肺では機能している肺容量(“baby lung”)を示すコンプライアンスで標準化した1回換気量V_T/C_{rs}で評価することが妥当です(図12-7)．

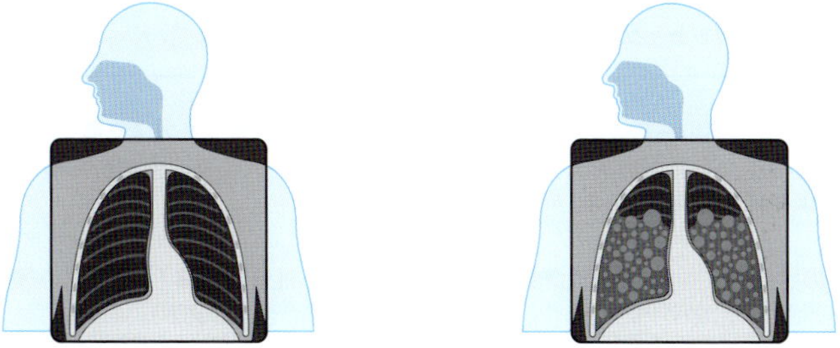

図12-7 ARDSの1回換気量は“baby lung”を考慮しV_T/C_{rs}(>V_T/PBW)で標準化する

呼吸ケアデバイス選択と肺保護換気

□ 現在は挿管・人工呼吸器IMVでの合併症の問題と最近のCOVID-19パンデミックの影響で人工呼吸器不足などもあり，中等症から重症ARDSでも自発呼吸を温存した非侵襲的人工呼吸器NIV・高流量鼻カニュラHFNCでの管理の頻度が増加しました．

□ PaO_2/F_IO_2＜150の重症急性低酸素性呼吸不全AHRF，中等症から重症ARDSではマスク型NIVよりIMV管理が望ましく，たとえNIVやHFNC(またはヘルメットNIV)を選択した場合でも病状の進行や自発呼吸誘発性肺傷害P-SILIからのNIV/HFNC失敗と死亡率上昇リスクが高く，短時間で治療効果判定を行います(☞5章p.163，6章p.219参照)．

□ IMVを選択した場合，ARMAスタディに従い，1回換気量V_T 6mL/kg，プラトー圧P_{plat} 30cmH_2O以下とする呼吸管理を行います(☞7章p.252，19章p.689参照)．

□ 換気モードは圧換気PACV・量換気VACVのどちらでもよく(ARMAスタディでは量換気)，また肥満や腹部コンパートメント症候群，胸郭変形などで胸壁コンプライアンス低下がある場合はP_{plat} 30cmH_2O以上での呼吸管理も許容されます．

□ とくにP_{plat}＞30cmH_2Oとなるケースでは可能ならば胸壁コンプライアンスおよび胸腔内圧モニタリングで食道内圧測定を行い，吸気終末経肺圧P_{tpei}＜20cmH_2O，呼気終末経肺圧P_{tpee}ゼロ以上の管理を考慮します(☞18章p.656参照)．

□ また吸気終末ポーズでのP_{plat}と呼気終末ポーズでの総PEEPの差である駆動圧driving pressure(DP，ΔP)が15cmH_2O以上だと死亡リスクが上昇するためΔPモニタリングも行うべきです(☞18章p.638参照)．

PEEP設定

□ 重症AHRF・中等症から重症ARDSへのPEEPは酸素化改善目的だけでなく，肺メカニクス改善および血行動態への影響を考慮して設定する必要があります(表12-7)．

表12-7 PEEPのメリット・デメリット

メリット： ① 肺胞虚脱を改善・リクルートメント効果，② 機能的残気量FRC⬆，③ ガス交換，酸素化改善，④ F_IO_2を下げられる，⑤ 肺胞虚脱を予防，⑥ 肺コンプライアンス改善，⑦ 虚脱肺損傷atelectrauma回避によりVILIを予防
デメリット： ① 肺胞過膨張の場合死腔換気，酸素化増悪，② 静脈還流量⬇，心拍出量⬇(＝急性右心不全)，③ 低血圧，組織低灌流，④ 頭蓋内圧亢進(PEEP≧10cmH_2Oの場合注意が必要)

JCOPY 498-06694

□適切なPEEP設定では虚脱肺胞をリクルートメントし虚脱肺損傷atelectrauma回避により肺野不均一性を減らし人工呼吸器関連肺傷害VILIを予防します.

□一方，過剰なPEEP設定は肺胞過膨張と静脈還流量低下・肺血管抵抗上昇・心拍出量低下により循環不全につながります(図12-8).

□最適なPEEP設定ーつまり生命予後改善や人工呼吸器期間短縮といったエビデンスがある唯一の方法は現時点では報告されていません.

□理想的には，最適なPEEP設定は酸素化改善のみではなく，① 適切なガス交換，② 肺胞虚脱atelectrauma回避，③ 肺胞過膨張volutrauma回避，④ 血行動態が不安定化しないことのバランスを取りながら病態・病期に応じて設定します.

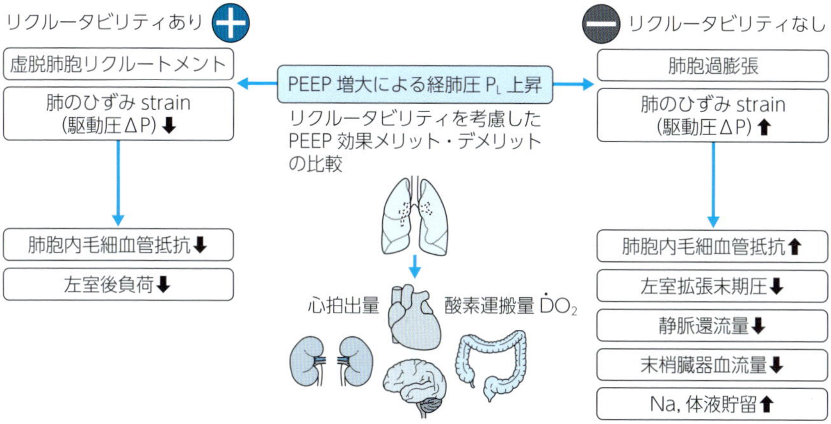

図12-8 PEEPによる肺メカニクスと循環動態に与える影響

□明確な"Best PEEP"設定はなく，① ガス交換能(酸素化，組織の酸素化)，② 肺メカニクス，③ 画像評価でのPEEP設定など様々な方法が提案されています(表12-8).

□最近では高いPEEP設定を必要とする場合，とくにリクルータビリティが重要と考えられています(p.411参照).

表12-8 最適なPEEP設定のために提案されている方法

ARDSNETテーブル	F_IO_2/PEEPテーブル(高いPEEPテーブルと低いPEEPテーブル)
ガス交換能・酸素化	酸素化SpO_2，酸素運搬量(心拍出量COを含む$\dot{D}O_2$)，生理的死腔(CO_2排出量)
肺メカニクス	最大コンプライアンス，Stress index(SI)，PVカーブでのlower inflection point(LIP)
画像	CT，EIT(electrical impedance tomography)，超音波肺エコー

□ ARDSでの人工呼吸器管理における最適なPEEP設定は，人工呼吸器関連肺傷害VILIを予防するために肺メカニクスを示す圧・容量曲線(PVカーブ)の理解が重要です．

□ PVカーブでは吸気時に肺がふくらむときと呼気時に肺がしぼむときで曲線が異なります(ヒステレシスhysteresisと呼ぶ)．

□ PVカーブでも吸気カーブは一般的に2つの変曲点があり，最初の変曲点は圧を徐々に加えていくことによって肺胞が開き出す点でありlower inflection point (LIP)と呼ばれ，次の変曲点は換気量が減少していく点でありupper inflection point(UIP)と呼ばれます(図12-9)．

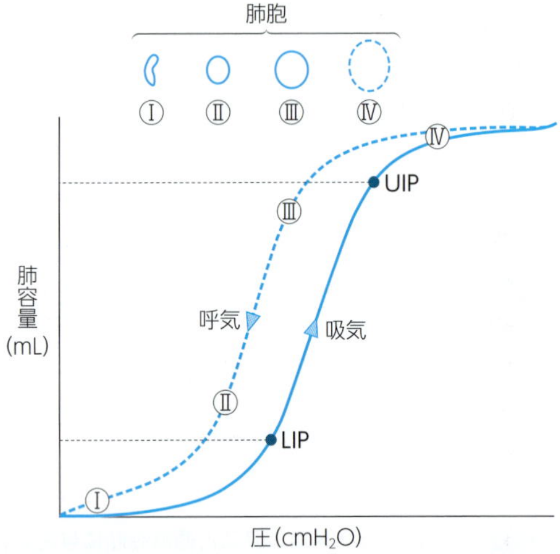

図12-9 圧・容量曲線(PVカーブ)(文献9より)

□ LIPより低い圧では肺胞虚脱が起こり，UIPより高い圧では肺胞過膨張が起こると考えられています．LIP・UIPともに吸気カーブでの変曲点であることに注意します．

□ 1回換気量を考慮する際には吸気カーブ(とくに傾きが呼吸器系コンプライアンスを示す)，呼気時の虚脱防止でのPEEP設定を考慮する際には呼気カーブに注目すべきです(そのため吸気カーブのLIPを基準としたPEEP設定は呼吸生理として不適切です)．

ポイント!

- 圧・容量曲線(PVカーブ)で吸気と呼気での容量変化には差がありヒステレシスと呼ぶ
- LIP以下では肺胞虚脱，UIP以上で肺過膨張が理論的には起こるが，LIP・UIPともに吸気カーブでありPEEP設定では呼気カーブに注目する

ARDSでのPEEP設定はF_IO_2/PEEPテーブルからはじまった

□いままでの多施設RCTスタディの報告で，ARDSへのPEEP設定についてARDS-NETのF_IO_2/PEEPテーブルを用いた高いPEEPと低いPEEPの比較では生命予後に差がないことがわかっています．

□しかしサブ解析では高いPEEP(higher PEEPテーブル)により中等症から重症ARDSでは死亡率が減少し，軽症ARDSでは逆に死亡率が上昇します．

□そのためARDSNETのF_IO_2/PEEPテーブルを用いる場合，中等症から重症ARDSでは高いPEEP(higher PEEPテーブル)，軽症ARDSでは低いPEEP(lower PEEPテーブル)を参考にしてPEEP設定を行います(表12-9)．

表12-9 ARDSNETのF_IO_2/PEEPテーブル

酸素濃度F_IO_2	0.3	0.4	0.5〜0.6	0.7	0.8	0.9	1.0
lower PEEP(軽症ARDS)	5	5〜8	8〜10	10〜14	14	14〜18	18〜24
higher PEEP(中等〜重症ARDS)	5〜14	14〜16	16〜20	20	20〜22	22	22〜24

高いF_IO_2/低いPEEP(lower PEEP)テーブルは軽症ARDSに用いる．
低いF_IO_2/高いPEEP(higher PEEP)テーブルは中等症から重症ARDSに用いる．

□しかしこの高い・低いPEEPテーブルは多施設RCTスタディで用いられてエビデンスがありますが，酸素濃度F_IO_2とPEEPの組み合わせについては科学的・呼吸生理学的な裏付けはなく(F_IO_2≧70%で酸素毒性リスクが上がるという仮説からPEEPが急激に上がるよう設定)，また最初に開発された低いPEEPテーブルは1995年でありVILI予防に対するPEEPの役割を意識した設定でないことに注意が必要です．

□一方，高いPEEPテーブルは低いPEEPテーブルより約6cmH_2O高いPEEP設定となっています．

□またF_IO_2/PEEPテーブルを簡略化し，ベルリン定義でのARDS重症度に応じて，①軽症ARDS：PEEP5〜10cmH_2O，②中等症ARDS：PEEP 10〜15cmH_2O，③重症ARDS：PEEP15〜20cmH_2Oとする設定法もあります．

□PEEP変更に伴う酸素化の評価は一般的に5分後のパルスオキシメータSpO_2値や動脈血液ガス分析ABGでの動脈血酸素分圧PaO_2値を用います．

□しかしPEEPによる完全な肺胞リクルートメント効果は数時間かかるといわれています．そのため肺胞リクルートメント手技は一時的な肺胞虚脱改善にすぎず，一方，高いPEEP設定や高い気道内圧を維持する特殊なモード(APRVやHFOV)では数時間の経過で酸素化が徐々に改善することが実際の臨床でよく経験します．

ポイント!

- 中等症から重症ARDS(P/F比≦200)→高いPEEPテーブルでPEEP設定
- 軽症ARDS(200<P/F比≦300)→低いPEEPテーブルでPEEP設定
- ARDS重症度によるPEEP設定—① 軽症: PEEP 5〜10cmH_2O, ② 中等症: PEEP 10〜15cmH_2O, ③ 重症: PEEP 15〜20cmH_2O

ガス交換・循環動態および肺メカニクスを意識したPEEP設定

① 酸素化(PaO_2, SpO_2)

□ ガス交換で酸素化(PaO_2, SpO_2)を指標としたPEEP設定では, まずSpO_2 90〜93%になるよう酸素濃度F_IO_2を下げておきます. そして5分ごとにPEEP 2cmH_2Oずつ上げていきSpO_2が上昇し90%後半となり, その後再度下がったPEEP値を記録し酸素化が最も改善したPEEP値とします.

□ 酸素化改善のPEEPは心拍出量・呼吸器系コンプライアンス最適のPEEPより一般的に高く, 心拍出量低下によるシャント率低下の結果と考えられており注意が必要です.

② 生理学的死腔率($V_{D\text{-}Phys}/V_T$), 心拍出量CO・酸素運搬量$\dot{D}O_2$, 呼吸器系コンプライアンスC_{rs}

□ 量・カプノグラフィ VCapが使用可能であれば, 酸素化指標のPEEP設定と同様に5分ごとにPEEP 2cmH_2Oずつ上げていき生理学的死腔率が最小となるPEEP値を探します(☞18章p.665参照).

□ 酸素運搬量$\dot{D}O_2$に最も影響を与える因子は心拍出量COであるため(☞1章p.19参照), リアルタイムで心拍出量を非侵襲的にモニタリング可能なFloTrac®やPiCCO®が使用可能であれば, 酸素化指標のPEEP設定と同様に5分ごとにPEEP 2cmH_2Oずつ上げていき心拍出量COが最大となるPEEP値を探します.

□ 呼吸器系コンプライアンスC_{rs}は次の式で求められるため,

$$C_{rs}=\frac{V_T}{P_{plat}-PEEP}$$

矩形波量調節換気VCVモードを用い, 酸素化指標のPEEP設定と同様に5分ごとにPEEP 2cmH_2Oずつ上げていき, 適宜プラトー圧P_{plat}, 総PEEPを吸気・呼気終末ホールドで計測し, 呼吸器系コンプライアンスC_{rs}が最大となるPEEP値を探します(☞7章p.228参照).

□ 生理学的死腔率($V_{D\text{-}Phys}/V_T$), 心拍出量CO, 呼吸器系コンプライアンスC_{rs}を最適なPEEP設定として同時に取り上げたことには理由があります.

□ 1975年のSuterらの報告で, 生理学的死腔率が最小となるPEEP設定では, 心拍出量・呼吸器系コンプライアンスC_{rs}が最大となることが示されています(図12-10).

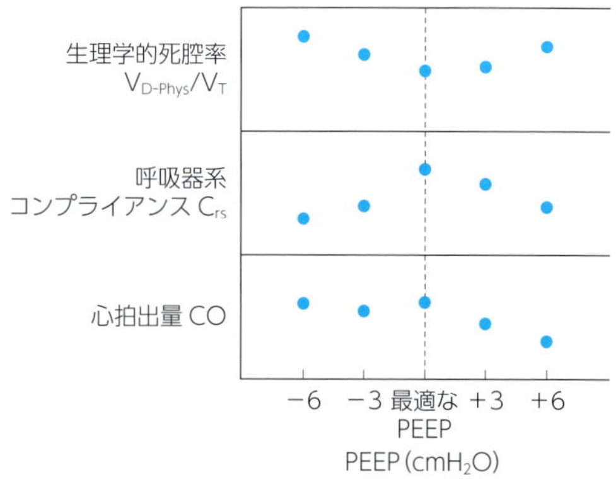

図12-10 PEEP設定において，最小となる生理学的死腔率が呼吸器系コンプライアンス・心拍出量最大と一致し最適なPEEPと考えられる（文献34より）

□ ARDSでは生理学的死腔増加と死亡率が相関することがわかっており，生理学的死腔量が最小となるPEEP設定をすることは妥当だと考えられます．

□ またC_{rs}の式でわかるとおり，C_{rs}が最大＝駆動圧ΔP最小を意味しています（$\Delta P = P_{plat} - PEEP$）．

□ 呼吸器系コンプライアンスを意識したPEEP設定はつまり駆動圧ΔPを意識したPEEP設定と言い換えることができます（☞18章p.638参照）．

ポイント!

- **ガス交換と肺メカニクス，循環動態の面からは，**
  『生理学的死腔率（$V_{D\text{-}Phys}/V_T$）が最小となるPEEP設定』
  ≒『心拍出量COが最大となるPEEP設定』
  ≒『呼吸器系コンプライアンスC_{rs}が最大となるPEEP設定』
  であり，呼吸器系コンプライアンスC_{rs}が最大＝駆動圧ΔPが最小となるPEEPとなり，① 生理学的死腔率，② 心拍出量，③ 呼吸器系コンプライアンスに基づくPEEP設定は人工呼吸器関連肺傷害VILIリスクを低減できる可能性がある

□ また肺メカニクスを意識したPEEP設定として，胸壁コンプライアンスが低下した病態（肥満，腹部コンパートメント症候群など）で食道内圧バルーンカテーテルでの食道内圧P_{es}（≒胸腔内圧P_{pl}）を用い，呼気終末の経肺圧（P_L（P_{tp}）$= P_{aw} - P_{pl}$）が0〜2cmH_2OとなるPEEP値を探す方法があります（☞18章p.656参照）．

③ Stress Index (SI)

□ 図12-9の圧・容量曲線(PVカーブ)を理解した上で，臨床で簡易に評価できるStress indexを用いるPEEP設定を考えてみます.

□ PVカーブからLIPとUIPの間で換気が行われることが理想的であり，矩形波量調節換気VCVでは吸気流量フローが一定のため，吸気時の傾きが呼吸器系コンプライアンスC_{rs}の変化を反映します.

□ つまり傾きが直線の場合(SI＝1)に最適なPEEPであり(図12-11A)，一方，吸気時の傾きが下に凹の場合(SI<1)はPVカーブでLIP以下の肺胞虚脱・低いPEEPを示し(図12-11B)，また吸気時の傾きが上に凹の場合(SI>1)はPVカーブでUIP以上の肺胞過膨張・高いPEEPを示します(図12-11C).

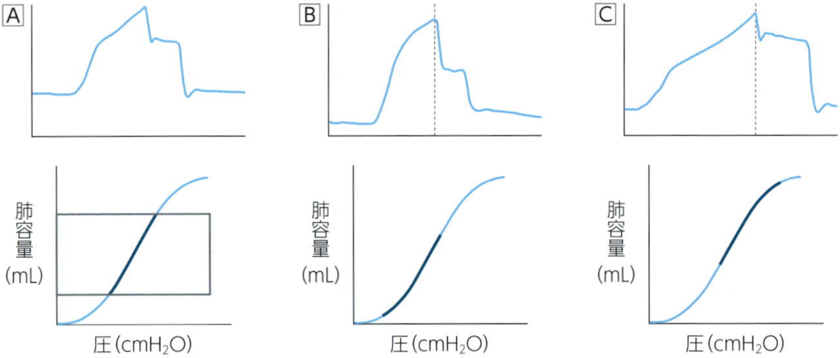

図12-11 矩形波量換気VCVモードでの圧・時間曲線のStress index (SI)

A: 左図SI≒1，B: 中央SI≒0.6，C: 右図SI≒1.3.
下図は圧・容量曲線(PVカーブ)の該当部位.

□ SI値を正確に求めるには専用プログラム搭載人工呼吸器で計測可能であり一般的に用いることができませんが，目視での圧・時間曲線のグラフィック評価の妥当性が示されており，矩形波VCVモードを選択した場合，圧・時間曲線での吸気時の傾きが直線になるようにPEEP設定をする，または矩形波VCVモードを選択したら圧・時間曲線での吸気時の傾きが直線になっているかどうかをモニタリングするとよいでしょう(図12-12).

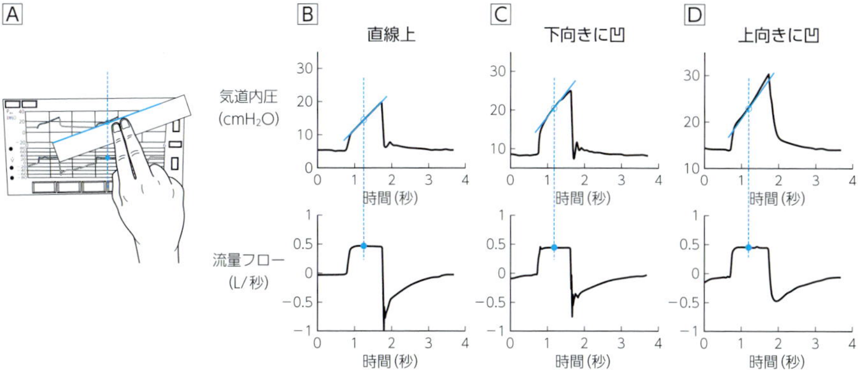

図12-12 矩形波量換気VCVでの圧・時間曲線の視覚的なStress index(SI)の分類(文献37より)

① フロー・時間曲線で一定吸気フロー(青点)の中点を特定する.
② 圧・時間曲線で対応する点(青い破線と青丸)を確認し，人工呼吸器グラフィックに定規を置き中点を通る接線(青線)をマークする(A).
③ 接線と圧・時間曲線を目視で確認し，3つに分類する.
接線とほぼ一致する圧・時間曲線波形は直線でありSI値は0.9〜1.1である(B).
圧・時間曲線波形の両側が接線から下方にずれ下向きに凹むとSI値0.9である(C).
圧・時間曲線波形の両側が接線から上方にずれ上向きに凹みとSI値1.1である(D).

□ 様々な具体的なPEEP設定をみてきましたが，酸素化改善や肺メカニクス改善のみが重症急性低酸素性呼吸不全AHRF・中等症から重症ARDSの生命予後改善には必ずしもつながらないため，単に酸素化・肺メカニクスのパラメータのみに注目するPEEP設定は不適切な可能性があります.

□ PEEP設定による酸素化，肺メカニクス，循環動態への影響は，常にARDS原疾患の病状，胸壁コンプライアンス，肥満，“baby lung”の大きさ，肺局所のコンプライアンス，体位による重力の影響など様々な因子で変化するため，人工呼吸器管理の経過中に頻繁にPEEP設定が適切かどうかを繰り返し評価し再設定する必要があります.

リクルータビリティ

□ 多施設RCTスタディのPEEP設定でのエビデンスはARDSNETのF_IO_2/PEEPテーブルを使っていますが，注意すべき点としてARDSでの酸素化能PaO_2/F_IO_2低下の機序は様々であり，酸素化低下が肺内シャントに特異的でないため，「ARDS酸素化の重症度が高い＝高いPEEPテーブル使用」と一元的に決めるべきでなく，肺メカニクス・血行動態への影響とともに，高いPEEP設定が有効である群をみつけるために，虚脱肺胞のリクルートメントの可能性が高いリクルータビリティを調べた上で高いPEEP設定を行うべきです.

□ 適切なPEEPを設定するためにメリットを生かしデメリットを少なくするために，現在，肺リクルータビリティに対する研究が精力的に行われています．

□ 気道内圧を上げるに従い虚脱肺胞や含気が低下した肺胞の換気が改善し肺胞換気容量が増加する場合，リクルータビリティありと判断します．

□ リクルータビリティがある場合，PEEPによる経肺圧P_L(P_{tp})上昇で肺胞過膨張は起こりにくく，虚脱肺胞のリクルートメントで換気容量が増加します．その結果，酸素化改善，肺保護と人工呼吸器関連肺傷害VILI予防につながります(図12-8)．

□ 一方，リクルータビリティがない場合，PEEPによる経肺圧P_L(P_{tp})上昇で肺胞過膨張が起こり無効換気の増大，VILI高リスクと循環動態が不安定となります(図12-8)．

□ そのため，リクルータビリティを評価し，リクルータビリティがある場合に高めのPEEP設定を許容する人工呼吸器管理を検討します．

ポイント!

- リクルータビリティあり
  →高いPEEP(higher PEEPテーブル)設定
  →肺胞リクルートメント手技を考慮
  →特殊な呼吸器モード(APRV，HFOVなど)
- リクルータビリティなし
  →低いPEEP(lower PEEPテーブル)設定
  →早期の腹臥位療法±筋弛緩薬±VV-ECMOなど体外式呼吸サポート

□ リクルータビリティの評価では，①虚脱肺胞が再開通した割合をみる方法(CTなど画像評価を用いる)，②虚脱肺胞と換気低下・低い換気血流比不均等の肺胞の換気改善の割合をみる方法(PVカーブでのヒステレシス，R/I比など)の2つがあります(図12-13)．

□ そのため再開通した割合のみをみている①の方法は，再開通と換気量をみている②の方法よりリクルートメント率としては低い値となります．

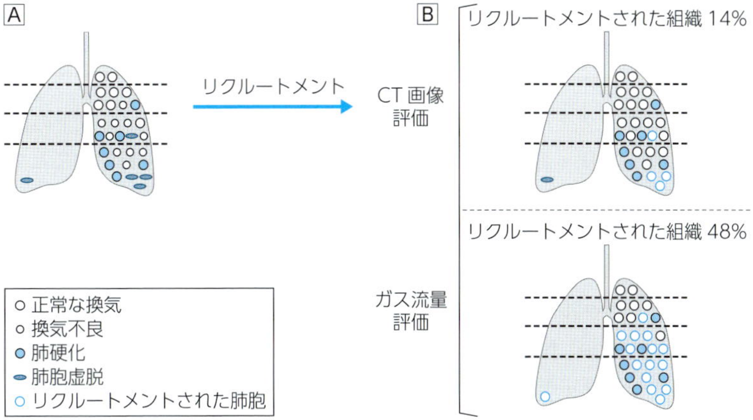

図12-13 CT画像とガス流量によるリクルートメント効果の評価（文献35より）

A：図の右側肺は典型的なARDS肺の状態（肺硬化24%，虚脱肺14%，換気不良34%，正常換気28%）．図の左側肺は1つの無気肺を示す．

B：上図はCT画像評価でリクルートメントされた虚脱肺は14%．下図はガス流量評価でリクルートメントされた虚脱肺・換気不良肺は48%．

① 肺画像（CT，EIT，超音波肺エコー）によるリクルータビリティの評価

□ CTでのリクルータビリティの評価がゴールドスタンダードとされており高い圧（PEEP 15〜45cmH_2O）・低い圧（PEEP 5cmH_2O）を用いた呼気終末の肺野の虚脱肺面積重量の変化率で判断します．

□ 変化率＞10%でCT画像リクルータビリティありと評価しますが，あくまで研究での評価法であり患者移動や放射線曝露の問題から実際の臨床では普及していません．

□ それ以外に超音波肺エコーを用いたリクルートメント手技・PEEP設定前後でのAライン・Bライン・肺硬化の評価法がありますがCTと相関性がなく，肺胞過膨張を評価できない欠点があります（☞18章p.671参照）．

□ 電気インピーダンストモグラフィ（electrical impedance tomography：EIT）はCTと異なり移動の必要がなく被曝リスクがなくベッドサイドでリアルタイムに肺局所換気（仰臥位では重力の影響を受けにくい腹側と重力の影響を受ける背側）を評価できます．

□ EITによるリクルータビリティの評価では低い圧（PEEP 5cmH_2O）での肺局所換気の不均一性（① 腹側/背側換気比で腹側換気⬆，② 肺全体の不均一係数，③ 換気中心のずれ）があればリクルータビリティあり，また高い圧（PEEP 15cmH_2O）と低い圧（PEEP5cmH_2O）での呼気終末インピーダンス（≒肺容量）の腹側/背側での換気変化率などが研究されています（☞18章p.676参照）．

② ガス流量変化によるリクルータビリティの評価

□ 圧・容量曲線（PVカーブ）のヒステレシスとリクルートメント・拡張率比R/I（recruitment-to-inflation ratio）の2つの方法があります.

□ PVカーブでコンプライアンスを評価するために，臨床では10L/分以下の低流量フローでの準静的圧・容量曲線quasi-static low-flow PV curveを使うことで気道抵抗の影響がない状態とし吸気時曲線が下に凸，呼気時曲線が上に凸となる場合（＝ヒステレシスが大きい）リクルータビリティがあるとされています.

□ **PVカーブの吸気・呼気時で最もヒステレシスが大きい部分の容量差が最大肺容量の41%以上でリクルータビリティありとします〔正規化最大距離（normalized maximal distance：NMD）(%)≧41〕（図12-14）.**

□ 準静的PVカーブ測定が可能な人工呼吸器を用いる必要があります.

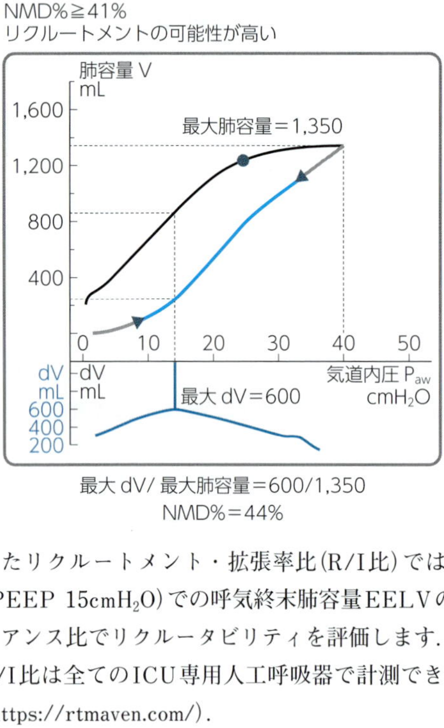

図12-14 P/V Tool ProでNMDを用いたリクルータビリティの評価
（文献38より）

□ またリクルートメント・拡張率比（R/I比）では低い圧（PEEP 5cmH_2O）と高い圧（PEEP 15cmH_2O）での呼気終末肺容量EELVの増加（ΔEELV）に対するコンプライアンス比でリクルータビリティを評価します.

□ R/I比は全てのICU専用人工呼吸器で計測できWebアプリケーションがあります（https://rtmaven.com/）.

□ R/I比によるリクルータビリティを調べる前に，末梢気管支と肺胞が交通していない気道閉鎖complete airway closureの有無を確認し，気道閉鎖がある場合，気道開放圧（airway opening pressure：AOP）を計測します（☞MEMO p.415参照）.

□ 急激に高い圧から低い圧のPEEP（15→5cmH_2O）にすることで呼気容量を計測します.

□ これは① 高いPEEP（15cmH_2O）での1回換気量，② 予想されるPEEP差による吸気容量〔低いPEEP(5cmH_2O)でのコンプライアンス×ΔPEEP(15－5＝10cm-H_2O)〕と③ リクルートメントされた肺容量となります.

□ R/I比はリクルートメントされた肺コンプライアンスと低いPEEPでのコンプライアンスの比として定義され，R/I比>0.5でリクルータビリティありと判断します.

□ R/I比は，PEEPを上げる際の酸素化，肺胞死腔および血行動態への反応と相関が報告されています(図12-15).

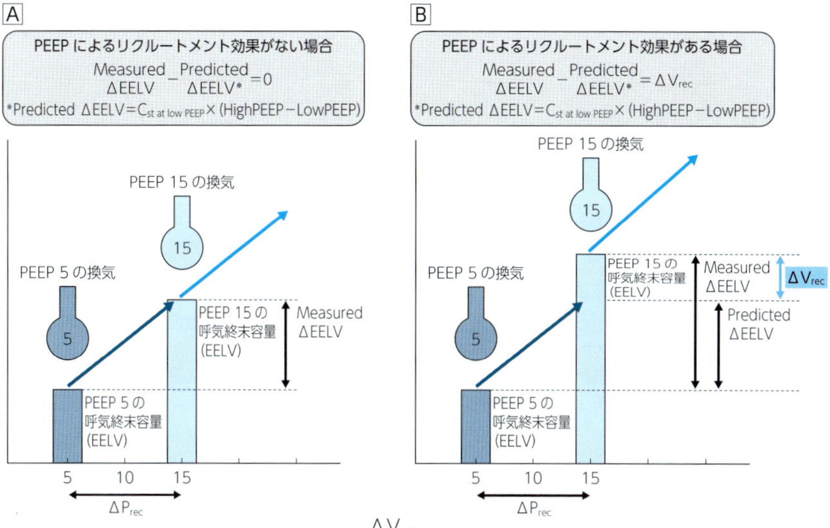

$$C_{rec} = \frac{\Delta V_{rec}}{\Delta P_{rec}}$$

$$\text{R/I比} = \frac{C_{rec}}{C_{st\ at\ low\ PEEP}}$$

図12-15 R/I比の基礎概念(文献29，31より)

A：PEEPによるリクルートメント効果がない場合，PEEP 5cmH_2O，PEEP 15cmH_2Oを比較して，measured ΔEELVとpredicted ΔEELVに差がない.

B：PEEPによるリクルートメント効果がある場合，PEEP 15cmH_2OからPEEP 5cmH_2Oに落としたときに測定されたmeasured ΔEELVと，PEEP 5cmH_2Oのコンプライアンスで測定したpredicted ΔEELVとの差がリクルートメントされた容量(ΔV_{rec})に相当する.

MEMO 完全気道閉鎖と気道開放圧AOP

□ ARDS人工呼吸器管理では気道の完全閉塞は多く，人工呼吸器関連肺傷害VILIリスクになるため，気道開放圧(airway opening pressure：AOP)を評価し，PEEPをAOP以上で設定する必要があります.

□ 気道の完全閉鎖は正常肺の肥満患者で22%，ARDS患者で33～41%，BMI≧40kg/m^2のARDS患者で65%，COVID-19関連ARDS患者で24～44%と報告されており頻度が高い病態です.

- □ 気道の完全閉鎖が起こると，総PEEP，駆動圧ΔP，呼吸器系コンプライアンスC_{rs}，R/I比の測定値に過誤がでます．
- □ ① 低流量での準静的圧・容量曲線（PVカーブ）を使用する方法（図12-16），② 矩形波量調節換気VCVモード（図12-17）で気道の完全閉塞を検出しAOP以上のPEEP設定を行います．
- □ 5cmH_2O以上のAOPが存在する場合，R/I比を求める際にリクルートメント圧差ΔP_{rec}は高いPEEP－AOPに変更して計測します．

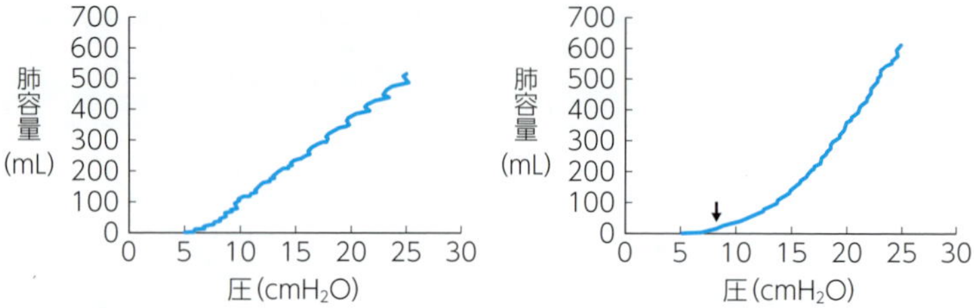

図12-16 低流量による準静的PVカーブを用いた気道開放圧AOPの有無の確認

左図：AOPがない場合5cmH_2Oで圧上昇とともに速やかに換気量増加がみられ，全体にわたって心臓アーチファクトがみられる．
右図：気道の完全閉鎖がある場合，5cmH_2O→AOPに達してから換気量増加がみられ，AOP以上で心臓アーチファクトがみられる．

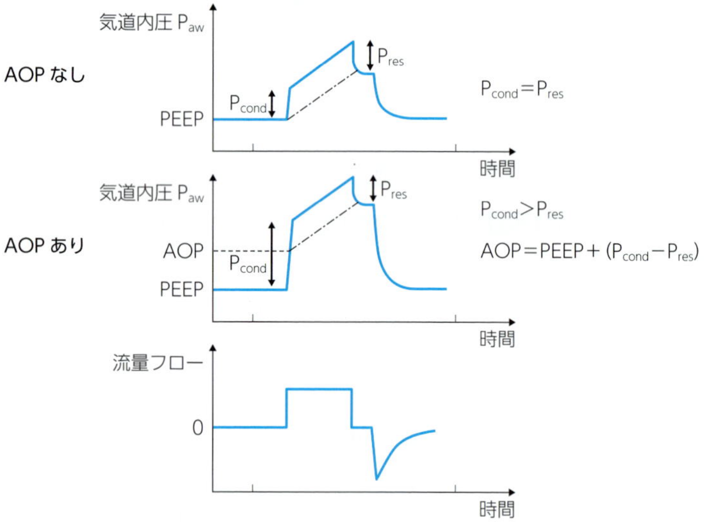

図12-17 気道開放圧AOPの検出と測定法（文献37より）

流量フロー一定である矩形波VCVモードで吸気立ち上がりの伝導圧P_{cond}は気道内圧・時間曲線でPEEPから急激な傾きの変化として認識でき，P_{cond}が気道抵抗圧P_{res}（ピーク圧P_{peak}－プラトー圧P_{plat}）と等しい場合は気道閉鎖がなく（上図），P_{cond}がP_{res}より高い場合は気道閉鎖があり気道開放圧AOPはPEEP+（$P_{cond}-P_{res}$）で求めることができる．

□ 繰り返しになりますがPEEP設定ではメリットとしての肺胞虚脱の改善とデメリットの肺胞過膨張を考慮する必要があり，リクルータビリティがある場合，PEEPを上げて酸素化能PaO_2/F_IO_2比（P/F比）が改善と死亡率低下につながり，PEEPを上げてもリクルータビリティがないと肺胞過膨張が起こるため酸素化（P/F比）が増悪し死亡率上昇と関連する報告があります．

□ またPEEPを上げて酸素化改善によりリクルータビリティを判断することは様々な因子の影響を受けます．

□ 実際にプラトー圧P_{plat}，駆動圧ΔP，食道内圧バルーンカテーテルによる経肺圧P_L（P_{tp}），経肺圧による駆動圧ΔP_L（P_{tp}）を用いたPEEP設定では，$P_{plat}<28$，$\Delta P<15$，$P_L(P_{tp})<22$〜24，$\Delta P_L(P_{tp})<8$〜10の範囲内を目標に調整します（☞18章p.656参照）．

□ 筆者が実際にARDS患者の人工呼吸器PEEP設定を行う際，日々の臨床現場では肺炎や敗血症性ショックによる重症AHRF，中等症から重症ARDSとなるケースが多いため，循環動態が安定するまではPEEP 5〜10cmH_2O〔ないし低いPEEP（lower PEEP）テーブル〕設定とします．

□ 同時に心エコーでショックを評価し，心窩部から心室間相互依存ventricular interdependenceによるD型中隔所見による右室内容量過剰＝右心不全の確認を行います（☞2章p.54参照）．

□ ショック・循環不全では前負荷・後負荷，心収縮力・心拍数を最適化させ，可能な限り人工呼吸器の陽圧換気の影響を最小とします．

□ 右心不全合併の場合は循環安定化とともに早期の腹臥位療法を含む肺内不均一性を改善させ右室後負荷の解除を目指します．

□ このショック・循環不全の治療中では鎮痛・深鎮静とし自発呼吸なしでの調節換気とし可能ならば，矩形波VCVモードで吸気終末・呼気終末ホールドでのプラトー圧P_{plat}・総PEEP計測およびStress index（SI）を目視確認します．

□ そして循環が安定したら組織の酸素化（乳酸，$S\bar{v}O_2/ScvO_2$，ΔPCO_2 gap）を評価しながら非侵襲的循環モニタリング（FloTrac®，PiCCO®）を行いながら心拍出量COが最大となるようPEEP 5〜10cmH_2Oの範囲内で調整します．

□ 治療開始6〜12時間でショック・循環不全改善の徴候がみられたら，リクルータビリティ評価を行いながら，ARDSでは生理学的死腔増加と死亡率が相関するため，PEEPを上げて量・カプノグラフィVCapで最小となる生理学的死腔率となるPEEP値設定を考慮します．

□ 心拍出量CO，生理学的死腔率（$V_{D\text{-}phys}/V_T$），呼吸器系コンプライアンスC_{rs}（駆動圧ΔP）モニタリングを継続します．

□ リクルータビリティがあれば高いPEEP（higher PEEP）テーブルを参考にし，プラトー圧P_{plat}，駆動圧ΔP，経肺圧P_L（P_{tp}），経肺圧による駆動圧ΔP_L（P_{tp}）の上限範囲内（P_{plat}

<28, $\Delta P<15$, $P_L(P_{tp})<22$〜24, $\Delta P_L(P_{tp})<8$〜10)でPEEPを上げていきます.

□またリクルータビリティがあれば，次項の特殊な肺保護換気モード(APRV, HFOV)を考慮してもよいと考えます.

□以上より，

- 非侵襲的動的循環モニタリング
- 中心静脈カテーテル
- 心エコー

は標準的なモニタリングとして使用し，可能ならば，

- 量・カプノグラフィ VCap
- 食道内圧バルーンカテーテル

をARDS合併の敗血症性ショックでは準備するようにしています.

MEMO 肺胞リクルートメント手技

□虚脱肺胞に高い圧をかけ再開通することを肺胞リクルートメント手技といい，リクルータビリティがある場合に肺胞リクルートメント手技は効果があると考えられます.

□肺胞リクルートメント手技により一時的に高い経肺圧かけて，ヒステレシスが大きい圧・容量曲線(PVカーブ，図12-18でupper inflection point(UIP)以上にし虚脱した肺胞を開きます.

□再開通した肺胞は吸気カーブから呼気カーブに変わり，lower inflection point (LIP)よりも高いPEEPを維持することで，より低いPEEPで肺胞虚脱を回避する方法です.

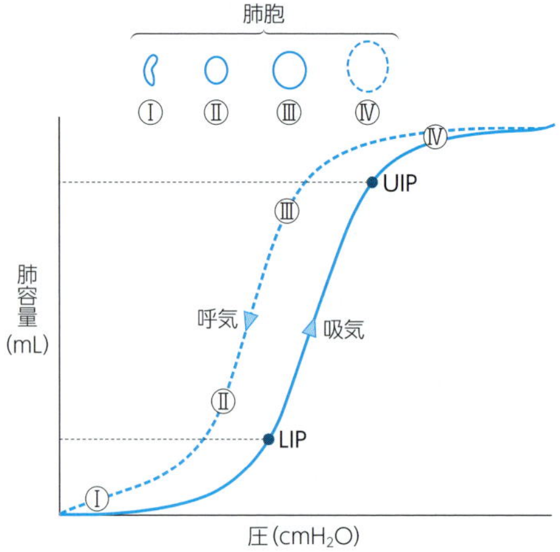

図12-18 図12-9再掲
リクルートメント手技によりatelectrauma部分から脱し，さらに呼気カーブに移行するため以前より低いPEEPで肺胞虚脱予防となる.

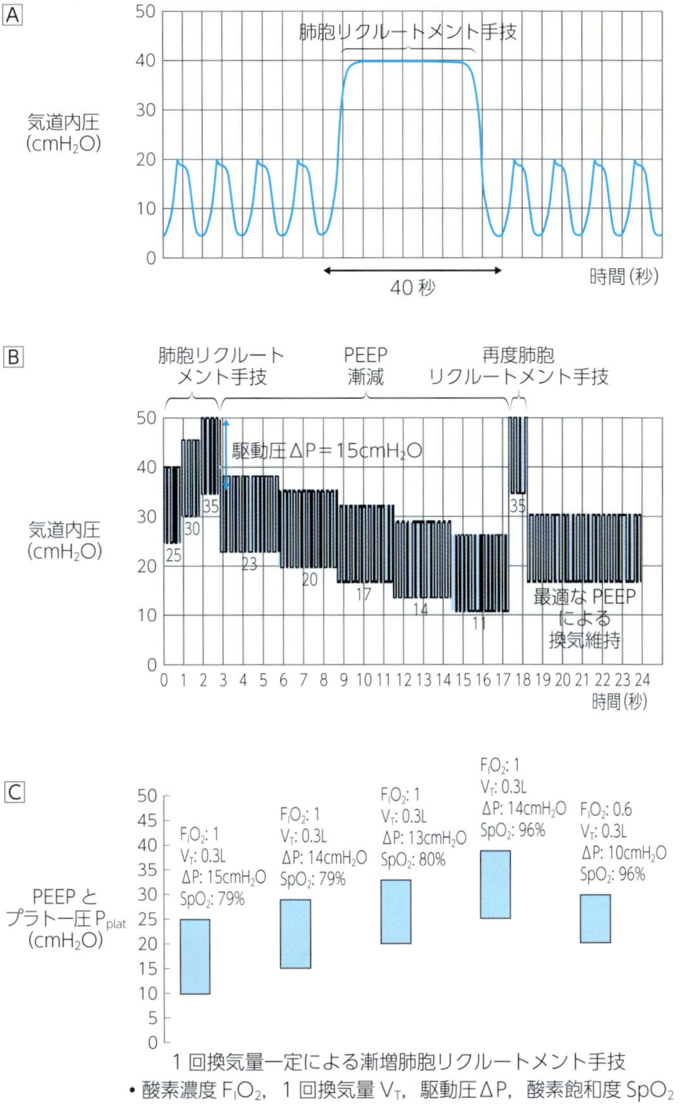

図12-19 実際の肺胞リクルートメント手技の例(文献6，9より)

A：CPAP40, 40秒 “40-40”. 現在は10秒でも効果があるとされている.

B：駆動圧ΔP 15cmH$_2$O一定で吸気圧とPEEPを漸増し吸気圧50cmH$_2$O，PEEP 35cmH$_2$Oでリクルートメント終了とし，PEEPを漸減し再度肺胞リクルートメント手技を行い最適なPEEP設定としています(呼吸器系コンプライアンス上昇や酸素化改善など).

C：1回換気量一定でPEEPを漸増し駆動圧ΔPが最小となるPEEP値を探す.

□実際の肺胞リクルートメント手技としては，鎮痛・深い鎮静±筋弛緩の上で，
① CPAP 40cmH$_2$O，酸素濃度F_IO_2 1.0で40秒
② PACV：F_IO_2 1.0，吸気圧P_{insp} 15，吸気時間T_{insp} 1.0秒，呼吸回数f 15/分，PEEP 15→20→25を1分ずつ漸増，
などの方法があります(図12-19).

□肺胞リクルートメント手技はリクルータビリティがある場合に限って施行すべきでARDSガイドラインでも条件付きの弱い推奨となっています.

□また高いPEEP設定＋肺胞リクルートメント手技施行では死亡率が高くなる報告もあります.

□炎症による肺胞虚脱や輸液過剰・胸水・無気肺による肺胞虚脱などが混在した重症AHRFやARDSではリクルートメントに数時間〜数日かかると考えられ，肺胞リクルートメント手技は特別な場合を除いて筆者は施行しません.

特殊な肺保護換気モード

□人工呼吸器関連肺傷害VILIを最小限にしたARDSの人工呼吸器管理では，「(虚脱した)肺を開いて開通を維持する(open the lung and keep it open)」ことが重視されており，虚脱した肺胞をリクルートメントさせる肺保護換気モードとしてAPRVとHFOVがあります.

□圧・容量曲線(PVカーブ)の吸気カーブ傾きが呼吸器系コンプライアンスを示し，コンプライアンスからの肺胞虚脱・肺胞過膨張を予防する肺保護換気において，量換気VCVモード，APRVモード，HFOVモードは次の図のようになります(図12-20，図12-21).

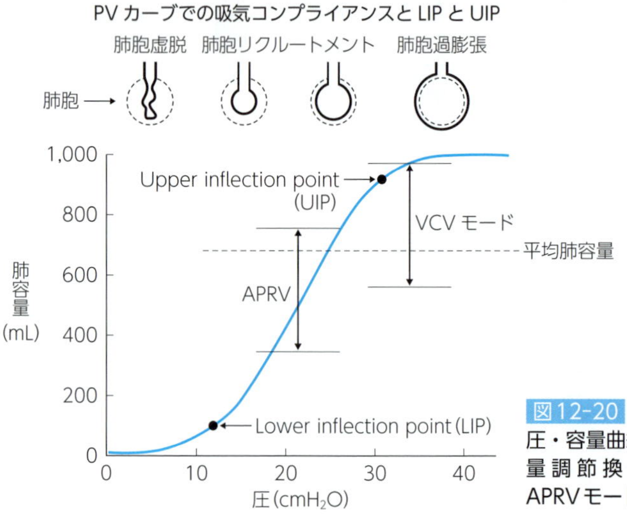

図12-20
圧・容量曲線(PVカーブ)での量調節換気VCVモードとAPRVモード(文献11より)

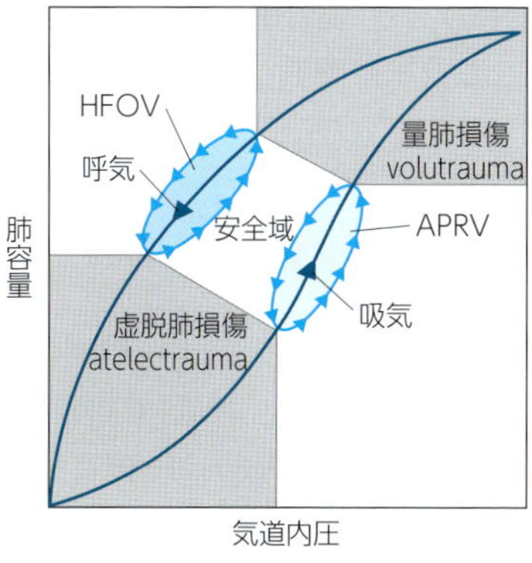

図12-21
圧・容量曲線(PVカーブ)での
APRVモードとHFOVモード
(文献28より)

1)APRV(airway pressure release ventilation)

□ APRVモードはStockらが1987年に報告した換気モードで，自発呼吸を温存し高い気道内圧を維持させることで酸素化と虚脱肺胞のリクルートメントを促進し，ごく短時間の圧リリースで肺胞虚脱せずに換気しCO_2を排出します(図12-22).

□ 高い気道内圧を維持できるため，肺胞虚脱・再開通を繰り返す虚脱肺損傷atelectraumaを予防し，自発呼吸温存による換気血流比不均等の改善や循環動態の維持にもつながります.

□ 有効性を示す強いエビデンスはありませんがARDSでとくに酸素濃度F_IO_2＞60%，PEEP＞10cmH_2Oで低酸素血症が持続する場合に使用されるモードです.

□ また肥満患者での著明な無気肺に対しても有効だと考えられますが，禁忌として重症閉塞性肺疾患(肺気腫/COPD，喘息など)，肺高血圧症・右心不全があげられます.

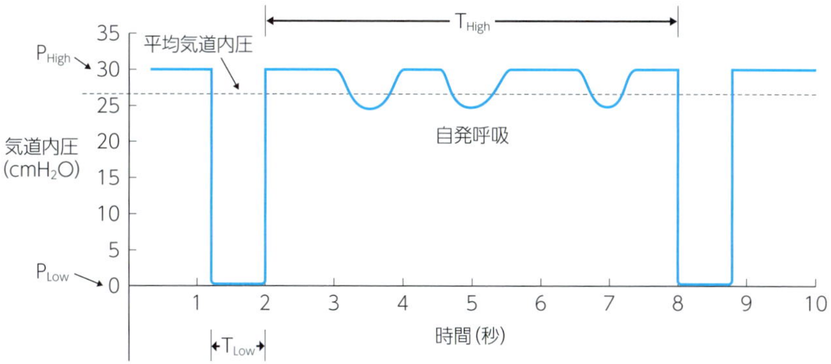

図12-22 APRVモード(文献11より)

Chapter 12

重症急性低酸素性呼吸不全のアプローチ

□設定するパラメータ：① 酸素濃度F_IO_2，② 高圧$PEEP_{High}$（P-High）と低圧$PEEP_{Low}$（P-Low），③ 高圧時間T_{High}と低圧時間T_{Low}，④ リリース回数f〔60÷（T_{High}＋T_{Low}）〕

① 酸素濃度F_IO_2：

□1.0で開始しPaO_2 55〜75mmHg維持しながら下げます．

② 高圧$PEEP_{High}$（P-High）と低圧$PEEP_{Low}$（P-Low）：

□P-Highは量換気VCVモードからはプラトー圧P_{plat}，圧換気PCVモードからは吸気圧P_{insp}とします．一般的には20〜30cmH_2O設定（最大30cmH_2O）となります．

□P-High過剰設定では肺胞過膨張や駆動圧ΔP上昇でのVILI高リスク，右室後負荷過剰となります．

□P-High過小設定では肺胞虚脱，低酸素血症および分時換気量低下・高二酸化炭素血症となります．

□P-Lowは0cmH_2Oに設定しますが，APRVの有効性を示した単施設スタディでは5cmH_2O設定で施行されています．

□P-Lowをゼロ以上で設定するメリットとして肺胞虚脱予防・過剰な1回換気量予防があり，またP-High過剰設定なしに低酸素血症が改善する可能性があります．

□P-Lowをゼロ以上で設定するデメリットとして1回換気量減少・高二酸化炭素血症，駆動圧ΔP低下と呼気流量フロー低下があります．

③ 高圧時間T_{High}（T-High）と低圧時間T_{Low}（T-Low）：

□リリース回数fは60÷（T_{High}＋T_{Low}）で求められ，10〜14回/分で設定します．

□可能な限りT-High：T-Lowが8〜9：1の割合となるようにします．

□T-High過剰設定（T-High延長⬆）ではCO_2呼出時間短縮による高二酸化炭素血症，圧開放回数低下による患者呼吸仕事量が増大します．

□T-High過小設定（T-High短縮⬇）では圧開放回数が増えて肺胞虚脱リスクがあり，APRVモードの肺保護換気が機能しなくなる可能性があり，肺胞でのCO_2呼出低下にもつながります．

□T-Low設定が一番難しく，呼気最大流量フローと呼気終末流量フロー比（termination peak expiratory flow rate：TPEFR）75%としフロー・時間曲線をみながら設定します（☞MEMO p.423参照）．

□T-Low過剰設定（T-Low延長⬆，TPEFR＜50〜75%）では圧開放による呼出増大で肺胞虚脱による虚脱肺損傷atelectrauma，低酸素血症，高二酸化炭素血症につながります．

□とくにT-Low延長⬆⬆，TPEFR＜50%ではAPRVモードの肺保護換気が機能しなくなる可能性があります．

□ T-Low過小設定（T-Low短縮⬇，TPEFR＞75%）では圧開放による呼出低下で高二酸化炭素血症，患者呼吸仕事量が増大します．

□ T-Lowは1呼気時定数（TC＝R×C）またはTPEFR 50〜75%（可能ならば75%）で設定します．

MEMO Termination peak expiratory flow rate（TPEFR）

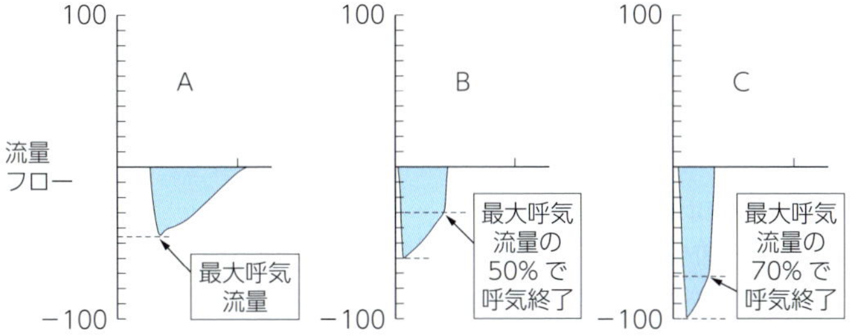

図12-23 TPEFR

□ TPEFRは呼気終末時フロー（%）を表し，ゼロにせず内因性PEEPを作り肺胞虚脱しないように．1呼気時定数（TC＝R×C）または最大呼気流速75%で設定します（図12-23）．

□ 肺メカニクスによって最大呼気流量や吸気時定数は変化するためフロー・時間曲線でのT-Low時間について適宜評価し調整します（図12-24）．

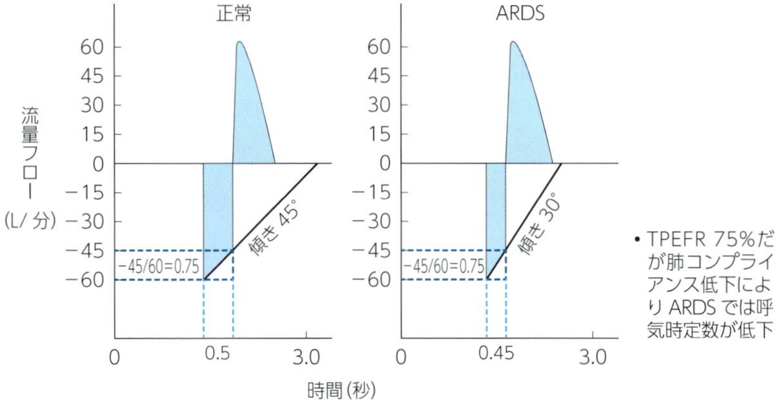

図12-24 正常肺とARDS肺でのTPEFRの違い（文献41より）

正常肺（呼気時定数正常）では傾き45°．
急峻となる傾き（右図では30°）は肺胞虚脱ないし拘束性障害（呼気時定数短縮）を示す．
鈍化する傾きでは肺胞過膨張ないし閉塞性障害（呼気時定数延長）を示す．

MEMO　APRVの一般的な初期設定と予後改善報告での初期設定

□ APRVの一般的な初期設定

- P-High：VCVモードのプラトー圧P_{plat}，PCVモードのピーク圧P_{peak}
- P-Low：0cmH_2O
- T-High：5秒
- T-Low：0.5秒で開始しTPEFR 75%で調整
- 酸素濃度F_IO_2：SpO_2 88～94%(PaO_2 55～75mmHg)で調整
- 挿管チューブ自動補正ATCモード追加

□ 予後改善の報告があるAPRV初期設定

- P-High：VCVモードのプラトー圧P_{plat}(≦30cmH_2O)
- P-Low：5cmH_2O(無気肺予防)
- T-High：圧開放回数10～14回/分としT-Low値により調整
- T-Low：呼気時定数TC 1～1.5倍で開始しTPEFR≧50%で調整
- 自発呼吸温存は分時換気量MVの約30%となるよう鎮痛・鎮静調整

MEMO　APRVトラブルシューティング

① 低酸素血症

□ 一般的に肺胞リクルートメント不足が原因(および他の原因検索も行う，右心不全，卵円孔開存PFO，心原性ショックなど).

□ リクルートメント目的で，① T-Low 0.05～0.1秒短縮(TPEFR<75%ないし呼出換気量>8mL/kg PBWならば)，② P-High 1～2cmH_2O増加(P-High<30～35cmH_2Oならば)，③ T-High 0.5～1秒延長，④ P-Low 1～2cmH_2O上げる(①～③で改善ない場合).

□ 酸素化改善乏しい場合，異なるモード(高頻度振動換気HFOVなど)へ変更考慮.

② 高二酸化炭素血症

□ 循環動態不安定でなければpH 7.15程度まで高二酸化炭素血症許容permissive hypercapniaで対応する.

□ ① 自発呼吸がない場合，鎮静深度を下げ自発呼吸温存，② P-High 1～2cmH_2O上げる(～30～35cmH_2O)，③ T-High 0.5～1秒延長(肺胞虚脱の場合)または0.5～1秒短縮(分時換気量増やす場合．APRVモードの肺保護換気が機能しなくなる可能性あり)，④ P-Low 1～2cmH_2O下げる，⑤ T-Low 0.05～0.1秒延長(TPEFR≧50%の場合のみ，①～④で改善ない場合).

③ 低二酸化炭素血症

□ APRVモードで低二酸化炭素血症の場合，ウィーニングできる可能性があり，P-Highを下げ，T-High延長・T-Low短縮させる．

④ ウィーニング（図12-25）

□ P-High 2cmH_2Oずつ下げT-High 0.5～2秒ずつ延長（“drag and drop”）．

□ P-High 15～16cmH_2OとT-High 13～15秒でCPAPモードへ変更．

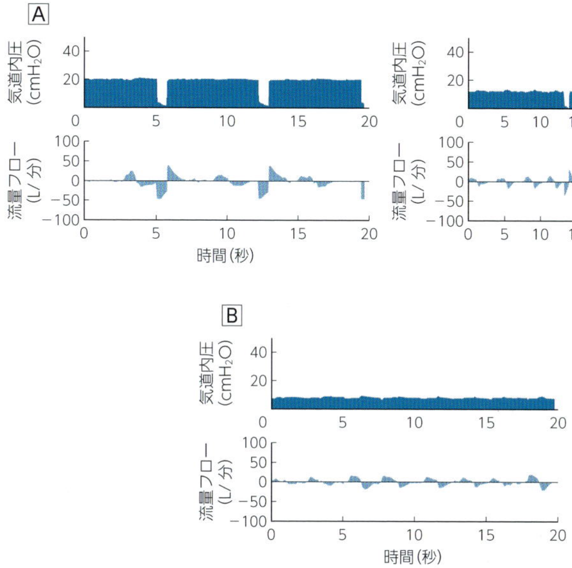

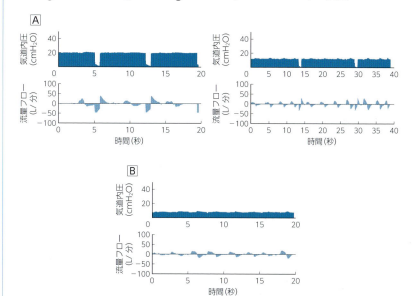

図12-25 APRVモードでのウィーニング，“drag and drop”（文献10より）

⑤ 全分時換気量の10%以上を自発呼吸温存となるように浅鎮静light sedationを行う

□ APRVモードでは自発呼吸温存により経肺圧P_L(P_{tp})コントロールができず，1回換気量増加での肺胞過膨張での量肺損傷volutraumaと，意図的に内因性PEEP設定にしていますが肺胞虚脱・再開通の繰り返しによる虚脱肺損傷atelectraumaの人工呼吸器関連肺傷害VILIリスクが回避できないデメリットがあります．

MEMO Biphasic positive airway pressure(BiPAP)モード

□ 1989年にBaumらが二相性に気道陽圧をかけ(高圧相，低圧相)，高圧・低圧相どちらでも自発呼吸可能である換気モードを報告しました.

□ BiPAPモードは浅鎮静での自発呼吸温存ができウィーニング促進に役立つと考えられます.

□ **設定するパラメータ**：① 酸素濃度F_IO_2，② 高圧$PEEP_{High}$と低圧$PEEP_{Low}$，③ 高圧時間T_{High}と低圧時間T_{Low}，④ 圧支持PS

□ APRVモードとの違いは低圧相の時間T_{Low}で分類されています.

・BiPAPでは$T_{Low} \geqq 1.5$秒→T_{High}：T_{Low} 1：1〜1：4

・APRVでは$T_{Low} < 1.5$秒→T_{High}：T_{Low} 4：1

□ APRVモードは高い平均気道内圧を維持した肺胞リクルートメントによるARDSでの肺保護を目的とし，BiPAPモードは同調性が目的であるという点で違いがあります.

□ 深鎮静や筋弛緩により自発呼吸消失の状態ではBiPAPモードは圧調節換気PCVモードと同様になります.

□ 初期設定はAPRVモード同様ですが，BiPAPモードでは低圧時間T_{Low}が長くなり低圧相での自発呼吸も可能となる点が異なります(図12-26).

□ APRVモード可能な人工呼吸器ならばBiPAPモード使用可能です.

□ 非侵襲的人工呼吸器NIVでのフィリップス社のV60でのBiPAPモードとは異なることに注意してください.

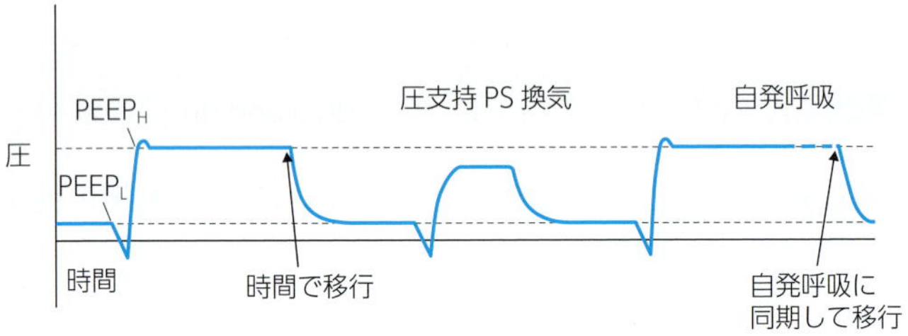

図12-26 Biphasic positive airway pressure(BiPAP)モード(文献32より)

2相の異なるPEEP圧(高圧相PEEPHと低圧相PEEPL)で換気され，高圧相で自発呼吸があると低圧相に切り替わる(破線)．低圧相で自発呼吸があると圧支持PSの換気となり，高圧相に切り替わる.

高圧・低圧相の切り替えは① 設定した時間(高圧・低圧時間)または② 患者自発呼吸に同調する.

2)高頻度振動換気HFOV(high-frequency oscillation ventilation)

- □ 高頻度振動換気HFOVは1952年にEmersonが記述し，臨床では1970年代初期にLunkenheimerによって報告されました．
- □ HFOVは解剖学的死腔量(2～3mL/kg)より小さい1回換気量(ストロークボリュームSVまたはアンプリチュードamplitude)で1秒間に5～15回(5～15Hz＝300～900回/分)と高頻度に換気を行うモードであり，ストロークボリュームによって生じる気道内圧の振幅amplitudeは人工呼吸器Yピース接続部で60～100cmH_2Oと大きく，肺胞に向かうにつれて圧変動が小さくなります(図12-27)．
- □ 高い平均気道内圧を維持しながら，ごくわずかな1回換気量と高頻度振動によって肺胞レベルでの圧変動を最小限にできる特徴があります．
- □ 肺胞開存を維持しながら最小限の圧変動で換気するため，VILIでの① 肺胞過伸展による量肺損傷volutraumaと② 肺胞虚脱・再開通による虚脱肺損傷atelectraumaを最小限にできます．
- □ HFOVは回路内に吸気定常流バイアスフローを流しながら，発振ポンプoscillatorで小さな振幅amplitude(ないし1回換気量ストロークボリューム)を高頻度で振動させ末梢気道で拡散・対流の機序で換気を行います(図12-27)．
- □ HFOVモードが使用できる呼吸器はR100(メトラン社，日本)と3100B(SensorMedics社，米国)の2種類があり，1回換気量ストロークボリュームないし振幅amplitudeの設定の違いはありますが，HFOVの機序は同等です．
- □ HFOVでは，自発呼吸を抑制するために深鎮静で適宜筋弛緩を用いた人工呼吸器管理となります．
- □ 換気(CO_2クリアランス)改善には振動数減少，振動振幅amplitude増加，吸気定常流バイアスフロー流量上昇，吸気延長を行い，酸素化改善には酸素濃度F_IO_2増加と平均気道内圧上昇で対応します．

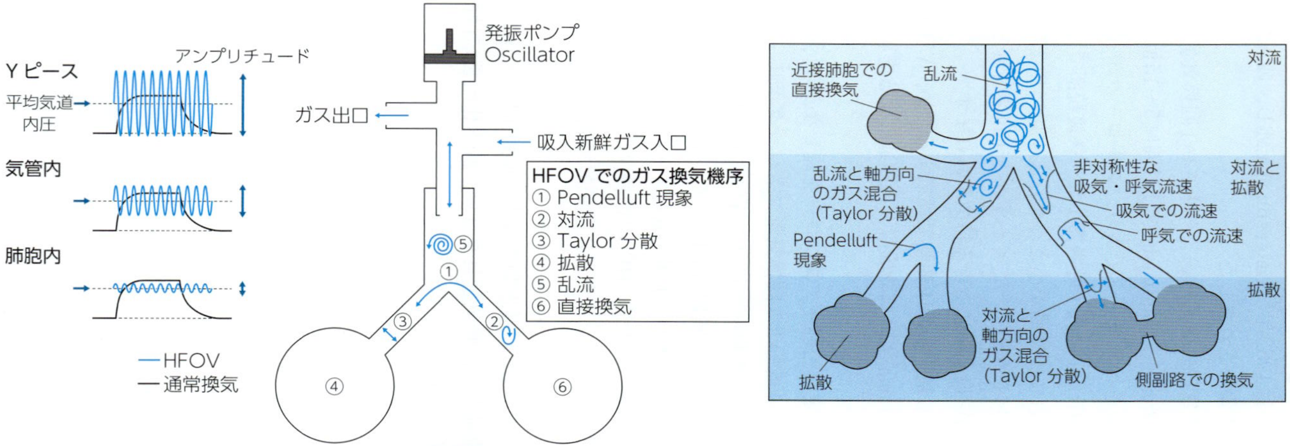

図 12-27 高頻度振動換気 HFOV (文献 28 より)

□日本呼吸療法医学会の高頻度振動換気法使用指針作成のためのワーキンググループが2015年に成人症例のための高頻度振動換気療法(HFOV)プロトコルを発表しています(表12-10〜表12-13).

表12-10 HFOVモード初期設定

R100	3100B
平均気道内圧 mP_{aw}: 直前の通常換気時の mP_{aw}+5cmH_2O	
振動数f: 10Hz	
ストロークボリュームSV: 2〜3mL/kg−理想体重	アンプリチュードAmp(またはΔP): 90cmH_2O以下
ベース・フロー(*バイアス・フロー): 20〜40L/分	
	吸気時間: 50%(I:E=1:1)
F_IO_2: 1.0	
リクルートメント手技はルーチンには行わない	

(文献42より)

表12-11 HFOVモードの酸素化調節

1. 酸素化が良好に維持されている場合

a	SaO_2≧92%のとき，まずF_IO_2を0.05〜0.1ずつ下げる
b	貧血がなく，循環安定，肺以外の臓器障害を認めない症例では，目標値をSaO_2≧85%としてもよい(目標SaO_2を低く設定すれば，F_IO_2およびmP_{aw}を低く維持することができる)
c	F_IO_2が0.4〜0.5に達したら，数時間おきにmP_{aw}を1〜2cmH_2Oずつ下げる
d	mP_{aw}を下げたことで酸素化が悪化する場合は直前のmP_{aw}に戻す mP_{aw}を戻しても改善が得られない場合はリクルートメント手技を試みる リクルートメント手技のみで改善が得られない場合は，胸部X線にて気胸の有無など胸部所見を確認した後にmP_{aw}を2cmH_2Oずつ上げる
e	mP_{aw}が20〜24cmH_2Oに達したら，そのまま12〜24時間安定していることを確認した後にHFOVを中止+通常換気へ戻す

2. 酸素化の改善が得られない場合

a	SaO_2<88%が持続する場合，mP_{aw}を2cmH_2Oずつ上げる 同時にリクルートメント手技を行ってもよい
b	mP_{aw}を上げてゆくときは，心エコーやCVP測定を行ってmP_{aw}上昇に伴う右心機能低下の徴候に注意する
c	35cmH_2Oまで上げても目標SaO_2をクリアできない場合，リクルートメント手技をもう一度行い，さらにmP_{aw}を2cmH_2Oずつ上げてもよい ただし35cmH_2Oを超えるmP_{aw}は循環抑制や肺の圧外傷の誘因となる可能性がある
d	mP_{aw}>35cmH_2Oのときや循環抑制などにより，それ以上mP_{aw}を上げにくい場合はF_IO_2を0.05〜0.1ずつ上げてSaO_2≧88%(PaO_2≧55)を維持する
e	これらにより安定した酸素化の改善が得られれば前項の手順でF_IO_2から下げる
f	複数回のリクルートメント手技によっても酸素化の改善が得られない場合は，腹臥位を考慮する

(文献42より)

表12-12 HFOVモードの換気調節

1. pH>7.35で循環が安定している場合

<table>
<tr><th></th><th>R100</th><th>3100B</th></tr>
<tr><td>a</td><td colspan="2">pH≧7.35が得られればfを1Hz上げる
30分～1時間後に動脈血ガス分析を行ってpH≧7.35が維持されていれば再度fを1Hz上げ，これを繰り返す(目標10Hz)→注1)</td></tr>
<tr><td>b</td><td>fが10HzでもpH>7.35となる場合は，SVを5～10mLずつ減らす
なおfが高い方がより肺保護効果を期待でき，10Hz以上で管理してもよい</td><td>fが10HzでもpH≧7.35となる場合は，Ampを5～10cmH$_2$Oずつ下げる
なおfが高い方がより肺保護効果を期待でき，10Hz以上で管理してもよい</td></tr>
</table>

注1)R100では，機器の特性上分時換気量を一定に維持するようにfとSVが連動する．つまりfを上げるとSVは減少し，fを下げるとSVは増加するため，必要に応じて再設定を行う．

2. pH<7.25となる場合

<table>
<tr><th></th><th>R100</th><th>3100B</th></tr>
<tr><td>a</td><td>SVを3mL/kg－理想体重となる値を目安に5～10mLずつ増やす
なおR100はあるf値に対するSVの最大値が決まっている(下表)
SV 3mL/kg－理想体重を達成できない場合，先にfを1Hzずつ下げる</td><td>Ampを90cmH$_2$Oまで5～10cmH$_2$Oずつ上げる</td></tr>
<tr><td>b</td><td>SV 3mL/kg－理想体重を達成しても呼吸性アシドーシス(pH<7.25)が持続するとき，fを1Hzずつ下げる(8Hzまで)
このときSVは3mL/kg－理想体重を超えてもよい</td><td>Amp 90cmH$_2$Oを達成しても呼吸性アシドーシス(pH<7.25)が持続するとき，fを1Hzずつ下げる(8Hzまで)</td></tr>
<tr><td>C</td><td>f 8HzとしてもpH<7.25のとき，気管チューブのカフ圧を下げカフリークを発生させる
このときmP_{aw}が低下しない程度にリーク量を調節する
カフリークによりmP_{aw}が低下する場合はベース・フローを増やしてmP_{aw}の低下を最小限にする</td><td>f 8HzとしてもpH<7.25のとき，気管チューブのカフ圧を下げカフリークを発生させる
このときmP_{aw}が低下しない程度にリーク量を調節する
カフリークによりmP_{aw}が低下する場合はmP_{aw}値を再設定する</td></tr>
<tr><td>d</td><td colspan="2">f 8Hzとしてカフリークを加えてもpH<7.25の場合は，7Hz以下のfを用いることになるが，このときHFOVによる肺保護効果は低下する</td></tr>
<tr><td>e</td><td colspan="2">pH<7.15など呼吸性アシドーシスが高度な場合，重炭酸ナトリウムを用いて緩徐に補正を行ってもよい</td></tr>
</table>

表 R100における振動数fと設定しうる最大ストロークボリュームSV値

f(Hz)	最大SV(mL)
13	119
12	132
11	144
10	160
9	180
8	205
7	240
6	285

(文献42より)

表12-13 HFOVモードの離脱

a	F_IO_2 0.4，mP_{aw}≦20～24cmH_2Oが達成できたらその状態で安定させ，12～24時間後に通常換気に変更する
b	通常換気は，離脱前のHFOVのmP_{aw}と同じか，やや低いmP_{aw}（HFOVのmP_{aw}－5cmH_2Oまで）となるようなPEEPと1回換気量（PCVのときはピーク圧PIP）の設定とする
c	通常換気に戻してガス交換が悪化する場合は，再度HFOVに戻す（HFOVの設定は離脱直前の設定とする）
d	HFOVに伴う不利益（合併症等）が利益を上回ると判断される場合には，HFOVの中断を検討する

（文献42より）

□ HFOVでの設定項目：

□ ① 酸素濃度F_IO_2，② 平均気道内圧mP_{aw}，③ 振動数，④ 吸気％（吸気・呼気比），⑤ 吸気定常流バイアスフロー，⑥ ストロークボリューム（R100）ないし振幅amplitude（3100B）

□ APRVモードでは浅鎮静による自発呼吸温存とし，HFOVモードでは深鎮静±筋弛緩薬使用での管理が必要なため，2010年当時は筋弛緩薬のARDS予後改善の報告（ACURASYSスタディ，2010年）から，

- 中等症から重症ARDS人工呼吸器管理開始時点→HFOVモード
- 中等症から重症ARDS人工呼吸器管理開始24～48時間後（いわゆる"筋弛緩薬による生命予後改善効果"消失後）→APRVモード

といった考えかたがありました．

□ そこで早期の中等症から重症ARDS（PaO_2/F_IO_2≦200）に対するHFOVについて，2013年の2つの多施設RCTのOSCARスタディとOSCILLATEスタディが行われ，低1回換気量による調節換気とHFOVモードを比較したところHFOVの優位性を示せず，OSCILLATEスタディでは予後を悪化させる可能性が示されたためルーチンの使用は推奨されていません．

□ とくに予後を悪化させたOSCILLATEスタディでは，① 高い平均気道内圧による循環不全，② 8Hz未満での比較的低い振動数，③ HFOVに習熟していない施設での使用といった問題点が指摘されています．

□ 現時点のHFOVの適応としては，① **（早期ではない）とくにPaO_2/F_IO_2＜150となる中等症から重症ARDSで従来の肺保護換気を最適化しても低酸素血症が持続する場合と**② **腹臥位療法やVV-ECMOなど体外式呼吸サポートが禁忌・使用できない場合の代替療法がない最終手段**（"last resort"）として考慮すべきです．

Section 4 急性呼吸促迫症候群ARDSの人工呼吸器以外の管理

筋弛緩薬

- □筋弛緩薬は神経筋接合部でアセチルコリンAChと競合することで神経筋接合部を遮断し作用します．脱分極性〔スキサメトニウム（サクシニルコリン）〕と非脱分極性筋弛緩薬に分かれます．
- □人工呼吸器管理中に使用する筋弛緩薬は非脱分極性であり，とくに重症急性低酸素性呼吸不全AHRF・中等症から重症急性呼吸促迫症候群ARDSの多施設RCTスタディではシスアトラクリウムが使用されています．
- □非脱分極性筋弛緩薬は① アミノステロイド系（パンクロニウム，ベクロニウム，ロクロニウム）と② ベンジルイソキノリン系（アトラクリウム，シスアトラクリウム，ミバクリウム）の2種類に分かれます（表12-14）．
- □アミノステロイド系にはパンクロニウム，ベクロニウム，ロクロニウムがあります．
- □パンクロニウムは以前ICUでよく用いられていましたが，迷走神経遮断作用による頻脈，高血圧の副作用があり心筋虚血のリスクがある患者には不適切です．
- □ベクロニウムはパンクロニウムと構造的には類似していますが，効果発現が早く迷走神経遮断作用はありません．
- □**パンクロニウムとベクロニウムは肝臓で代謝され，代謝産物が腎排泄であるため，肝機能・腎機能低下時に効果が遷延します．**
- □ロクロニウムはベクロニウムよりもさらに効果発現が早く，半減期も短くなっていますが，**肝代謝であるため肝機能低下時には効果が遷延します．**国内で最も使用されている非脱分極性筋弛緩薬です．
- □ベンジルイソキノリン系にはアトラクリウムとシスアトラクリウム，ミバクリウムがあります．
- □国外ではベンジルイソキノリン系筋弛緩薬が最も使用されています．国内ではシスアトラクリウムを含めベンジルイソキノリン系筋弛緩薬は2025年3月現在使用できません．
- □**ベンジルイソキノリン系筋弛緩薬は血中でHofmann反応/エステル加水分解されるため，肝機能・腎機能低下時にも効果が遷延しません．**
- □アトラクリウムは急速大量投与でヒスタミン遊離作用があり，血圧低下が起こります．またアトラクリウムの代謝産物であるラウダノシンは神経興奮作用による痙攣誘発のリスクがあります．
- □シスアトラクリウムにはヒスタミン遊離作用がなく，代謝産物のラウダノシンもアトラクリウムの1/5程度であるため，薬理学的にはクリティカルケアで最も使いや

JCOPY 498-06694

すい筋弛緩薬であり，重症AHRF・中等症から重症ARDSでの多施設RCT（2010年ACURASYSスタディ，2019年ROSEスタディ）で使用され安全性含めエビデンスがあります．

表12-14　筋弛緩薬の特徴

特徴	脱分極性	非脱分極性					
		アミノステロイド系			ベンジルイソキノリン系		
	スキサメトニウム（サクシニルコリン）	パンクロニウム	ベクロニウム	ロクロニウム	アトラクリウム	シスアトラクリウム	ミバクリウム
ED95/挿管量（mg/kg）	0.5～0.6/0.5～1	0.07/0.1	0.05/0.08～0.1	0.3/0.6～1	0.2/0.4～0.5	0.05/0.1/0.2	0.08/0.25
持続静注（μg/kg/分）	推奨せず	0.8～1.7	0.8～1.7	8～12	5～20	1～3	5～6
作用発現	30～60秒	3～5分	3～5分	1～2分	3～5分	3～5分	2～3分
作用持続	超短時間（5～10分）	長時間（60～90分）	中間（20～35分）	中間（20～35分）	中間（20～35分）	中間（20～35分）	短時間（12～20分）
代謝・排泄	血漿コリンエステラーゼ	腎（70～80%）>肝	腎（10～20%）≦肝，胆汁排泄80%	腎<肝	Hofmann反応，血漿エステラーゼ	Hofmann反応	血漿コリンエステラーゼ
筋弛緩作用のある代謝産物	なし	3-デスアセチルパンクロニウム（50%活性）	3-デスアセチルベクロニウム（50～70%活性）	なし	ラウダノシン（中枢神経毒性）	なし	なし
腎不全の影響	なし	パンクロニウムとその代謝産物の作用延長	ベクロニウム代謝産物の作用が著明延長	わずかに作用延長	なし	なし	なし
肝不全の影響	なし	中等度作用延長	中等度作用延長	作用延長	なし	なし	なし
心臓ムスカリン受容体への影響	刺激し徐脈	遮断し頻脈，血圧上昇＋＋	なし	遮断し頻脈，血圧上昇＋	なし	なし	なし
ヒスタミン分泌作用	＋	なし	なし	なし	＋	なし	＋
ICU-AW（ICU関連脱力，重症疾患ポリニューロミオパチー）との関連	該当なし	＋＋＋	＋＋＋	＋	＋	＋	該当なし

＋わずかにあり，＋＋あり，＋＋＋著明にあり．
ED95：短収縮高（T1 height）が95%抑制されるときの薬剤量．
ベクロニウムとロクロニウムが国内で使用可能．
アトラクリウム，シスアトラクリウム，ミバクリウムは血中でHofmann反応/エステル加水分解されるため，肝機能・腎機能と関係しない．

□ 筋弛緩薬は全て鎮痛および鎮静効果がないため，必ず鎮痛薬と鎮静薬と併用することが重要です．

□ クリティカルケアでの筋弛緩薬は，① 人工呼吸器への同調性，② 頭蓋内圧コントロール(痙攣重積時を含む)，③ 破傷風での筋攣縮コントロール，④ 酸素消費量減少目的，⑤ 挿管処置で使用されます．

□ 中等症から重症ARDSでの筋弛緩薬の効果について考えてみます(図12-28)．

□ 筋弛緩薬使用前の低酸素血症による呼吸ドライブ亢進・強い自発呼吸努力で1回換気量増加と頻呼吸から非同調となり，人工呼吸器関連肺傷害VILIと自発呼吸誘発性肺傷害P-SILIを含む"換気"誘発性肺傷害を増悪させると考えられます(☞16章p.570, 573参照)．

□ また交感神経系賦活による呼吸筋などの酸素消費量増加により混合静脈血酸素飽和度$S\bar{v}O_2$が低下し，多臓器機能不全症候群MODSにつながります．

□ この状態で筋弛緩薬を使用することで，強い自発呼吸努力を抑えられ，経肺圧を低く維持できるため1回換気量増加の抑制と人工呼吸器との同調性が改善しVILI, P-SILIを予防すると考えられます(図12-29)．

□ 呼吸筋を含め末梢組織での過剰な酸素消費量が減少することで$S\bar{v}O_2$が上昇するとともに，肺での換気血流比不均等を是正し酸素化が改善します．

□ 2010年のACURASYSスタディでは48時間の非脱分極性筋弛緩薬シスアトラクリウム使用で対照群との予後改善・死亡率の差が12～18日後から出現したためVILIでもとくに炎症性肺損傷biotraumaに対する抗炎症効果も指摘されています．

□ これらの機序で重症AHRF・中等症から重症ARDSで生存率が改善すると考えられています．

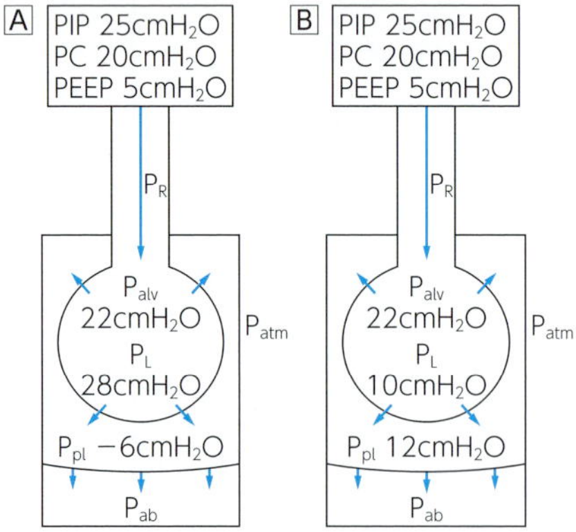

図12-29 自発呼吸時(A)と筋弛緩薬使用での調節換気時(B)の経肺圧P_Lの違い

PIP：吸気ピーク圧，PC：吸気圧，P_R：気道抵抗による圧低下，P_{alv}：肺胞圧，P_{atm}：大気圧，P_L：経肺圧，P_{pl}：胸腔内圧，P_{ab}：腹腔内圧

自発呼吸：経肺圧P_L 22－(－6)→28cmH₂O

筋弛緩使用時：経肺圧P_L 22－(12)→10cmH₂O

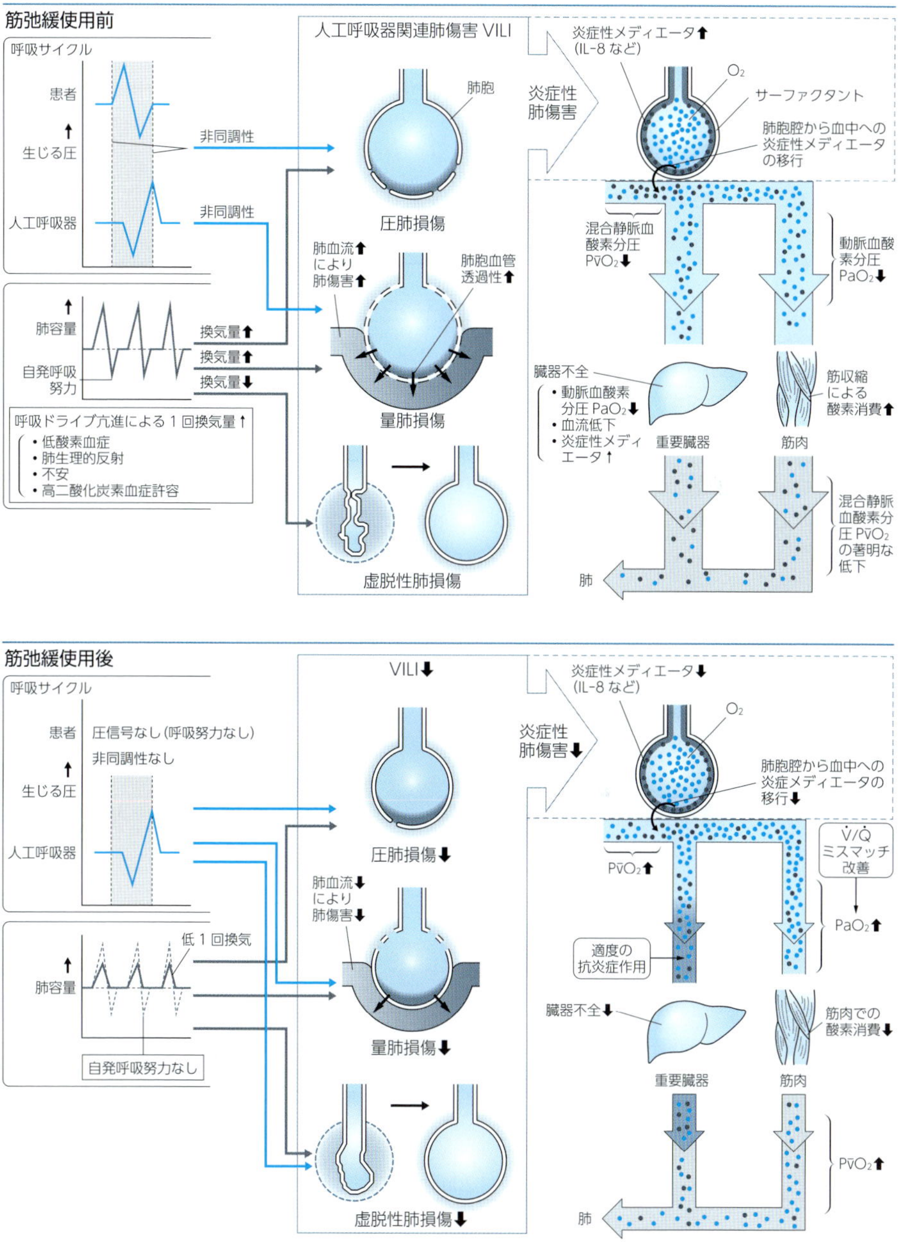

図12-28 急性呼吸促迫症候群ARDSに対する筋弛緩薬の作用機序(文献14より)

□ しかし重症AHRF・中等症から重症ARDS患者(PaO_2/F_IO_2<150mmHg)への48時間筋弛緩薬使用による予後改善を示した2010年ACURASYSスタディと異なり，2019年に行われたROSEスタディでは筋弛緩薬シスアトラクリウム使用によって予後改善は示されませんでした(表12-15).

表12-15 ACURASYSとROSEスタディの比較(文献15より)

	ACURASYS (2010)	ROSE (2019)
国	フランス	アメリカ
患者数	340(筋弛緩薬178，対照群162)	1006(筋弛緩薬501，対照群505)
ARDS診断基準(PaO_2/F_IO_2<150)	AECC診断基準	Berlin定義
ARDS診断からスタディ組み入れ(時間)	筋弛緩薬18(6～31) 対照群15(6～29)	筋弛緩薬8.2(4～16.4) 対照群6.8(3.3～14.5)
人工呼吸器開始からスタディ組み入れ(時間)	筋弛緩薬22(9～41) 対照群21(10～42)	－
使用した筋弛緩薬(48時間持続投与)	シスアトラクリウム，37.5mg/時	シスアトラクリウム，37.5mg/時
筋弛緩薬使用による組み入れ除外数	42人	655人
48時間以内の筋弛緩薬中止	なし	12時間後酸素濃度F_IO_2≦0.4，PEEP 8cmH_2Oで中止
48時間以降の筋弛緩薬使用	酸素濃度F_IO_2≦0.6なら3日目にウィーニング開始	治療にあたる医師の裁量
対照群での筋弛緩薬使用(%)	56	17～36
対照群での鎮静戦略	深鎮静(Ramsayスコア6点)	浅鎮静(Ramsayスコア2～3点，RASSスコア－1～0点，SASスコア3～4)
PEEP (cmH_2O)	筋弛緩薬9.2±3.2 対照群9.2±3.5	筋弛緩薬12.6±3.6 対照群12.5±3.6
腹臥位療法(%)	筋弛緩薬28 対照群29	筋弛緩薬16.8 対照群14.9
人工呼吸器離脱プロトコル使用	あり	－
合併症(%)	圧損傷 筋弛緩薬9 vs 対照群19 気胸 筋弛緩薬7 vs 対照群19	圧損傷・気胸差なし 心血管系合併症(血圧低下など) 筋弛緩薬 14 vs 対照群4
90日死亡率(%)	筋弛緩薬31.6 比較対照群41.4 (とくにPaO_2/F_IO_2<120mmHg)	筋弛緩薬42.5 比較対照群42.8

□ ROSEスタディでなぜ筋弛緩薬の有効性が示せなかったのかについて① 組み入れ時期，② 人工呼吸器設定と鎮静法の違い，③ 重症度の違いが指摘されています.

□ ROSEスタディをみていくと，中等症から重症ARDSの診断から8時間と早期筋弛緩薬使用で死亡率に差がなく，また身体活動能力や重度の心血管系イベントの副作用が発生しました．

□ これは早期筋弛緩薬使用の時点でまだ循環動態安定化や人工呼吸器設定が不十分であった可能性，重症ARDSで用いられる他の有効な腹臥位療法の頻度が低いことも関係していると考えられます．

□ ROSEスタディでの比較対照群が浅鎮静でACURASYSスタディより高いPEEP設定(中等症から重症ARDSでは高いPEEP設定がのぞましい)だったことで死亡率に差が出なかった可能性もあります．

□ 中等症から重症ARDSで有効性を示した筋弛緩薬のACURASYSスタディ(ARDS診断から組み入れまで16時間)や後述する腹臥位療法のPROSEVAスタディ(ARDS診断から組み入れまで12〜16時間)からは，

- ARDS診断12〜24時間以内の早期は循環・呼吸管理の適正化(仰臥位で適切なPEEP設定・肺保護換気での管理)
- ARDS診断12〜24時間後も中等症から重症ARDSが持続する場合，深鎮静±筋弛緩薬を使用して腹臥位療法

という治療の選択が適切と考えられます．

□ ACURASYS，ROSEスタディともに用いられている筋弛緩薬はシスアトラクリウムであり国内で使用可能なアミノステロイド系とは異なるため，国内で頻用されるロクロニウムで代用できるかは不明です．

□ 筋弛緩薬の副作用には咳嗽反射消失による誤嚥性肺炎，不動immobilityに伴う静脈血栓塞栓症VTE，閉眼困難・角膜反射消失による角膜乾燥・潰瘍そしてICU-AW(ICU関連筋力低下)リスクがあります．

□ ICU-AWについては筋弛緩薬とくにステロイド，抗菌薬アミノグリコシドとの併用によるリスク増大が指摘されてきましたが，現在は重症疾患による長期臥床期間がICU-AWと関連していると考えられています．

□ そのため筋弛緩薬を使用する際は投与量および投与期間を必要最小限とし適切に用い，とくに不動に対する予防策を講じることが重要です(四肢廃用予防での早期リハビリテーション，VTEに対する機械的・薬物的予防，眼球保護など)．

□ 多施設RCTスタディで用いられたベンジルイソキノリン系のシスアトラクリウムではICU-AWについて重症疾患によるポリニューロミオパチーは対照群と有意差なしと報告されており，ベンジルイソキノリン系筋弛緩薬の短期間使用(<48時間)は比較的安全だと考えられています(ロクロニウムなどアミノステロイド系では不明)．

MEMO 筋弛緩薬の拮抗ースガマデクス(ブリディオン®)

□非脱分極性筋弛緩薬のベクロニウム，ロクロニウムの拮抗として，筋弛緩回復剤であるスガマデクスがあります．スガマデクスは血管内でロクロニウム，ベクロニウムと薬物同士が結合し複合体を作り(包接という)，筋弛緩薬を神経筋接合部から速やかに除去します(表12-16)．

□しかしERや手術室と異なりICU/CCUでは筋弛緩薬の中止により体内からの排泄を待てばよいため，迅速な筋弛緩薬の拮抗はふつう必要ありません．重症ARDSで筋弛緩薬を使用している場合，迅速な拮抗によりむしろ急激に酸素化が増悪するリスクがあります．

表12-16 スガマデクスの投与量

	浅い筋弛緩状態の拮抗	深い筋弛緩状態の拮抗	緊急時の拮抗(ロクロニウム投与3分後)
ロクロニウム	2mg/kg	4mg/kg	16mg/kg
ベクロニウム	2mg/kg	4mg/kg	−

MEMO 筋弛緩薬のモニタリング

□筋弛緩薬使用中は筋弛緩効果と鎮静・鎮痛についてモニタリングを行います．

□筋弛緩薬使用前・使用中は鎮痛・鎮静スコアによる評価およびバイタルサインの変化(頻脈，高血圧など)，発汗，流涙，自発呼吸の有無，呼気終末二酸化炭素分圧$P_{ET}CO_2$値・カプノグラフィ波形，体動モニタリングを行います．

① 筋弛緩効果のモニタリング(表12-17)

□臨床所見としては人工呼吸器の自発トリガーの有無(呼吸器グラフィックやカプノグラフィ波形)および呼吸パターンを観察します．

□また末梢神経へのTOF(train of four)〔2Hz(0.5秒ごと)の4回連続の神経刺激〕で1回目(T1)と4回目(T4)の反応比(T4/T1)で筋弛緩効果を評価します．

□TOFでは① 母指の尺骨神経支配の母子内転筋刺激，② 顔面神経支配の眼輪筋刺激のどちらかを用い，筋弛緩薬持続静注ではTOF 1〜2/4観察されるよう投与量を調整します．

□クリティカルケアでは四肢浮腫の頻度が高いため母指内転筋刺激は使いにくい欠点があります．

表12-17 TOFモニタリング法と受容体占有率

モニタリング	受容体占有率(%)	コメント
TOF 4/4	70～75	－
TOF 0/4	>90	－
5秒間頭部を挙上できるか(TOF 0.6)	50	仰臥位で介助なしで施行
手を握れるか(TOF 0.7)	50	筋弛緩薬使用前と同等を維持
持続して噛めるか(TOF約0.85)	50	舌圧子で歯を持続して食いしばれるかを確認

② 鎮静のモニタリング

□筋弛緩薬使用中は鎮静・鎮痛の詳細な評価が困難であり，十分な鎮静と鎮痛を行ってから筋弛緩を開始する必要があります(ACURASYSスタディでは鎮静深度として眉間叩打に反応ないこと(＝Ramsay鎮静スコア6点)を確認し筋弛緩薬を投与しています)．

□筋弛緩薬使用時のモニタリングとしてBISモニターの有用性が指摘されおり頻繁に使用されますが浅鎮静となるリスクがあり，ガイドラインではBISモニターは推奨されていません．

□そのため筋弛緩開始前にRASS －5～－4とし持続静注での使用は48時間以内とすることで筋弛緩薬の耐性による不十分な鎮静を回避します．

腹臥位療法prone positioning

① 仰臥位・腹臥位によるガス交換能の変化

□仰臥位での人工呼吸器管理では，① 胸郭がひろがりやすい腹側肺に換気が集中し換気量が増加し(腹側肺で肺胞過膨張リスク)，② 背側肺では腹側肺・心臓の重力による加重と炎症による肺組織の浮腫，そして腹部から圧迫による経肺圧低下により著明に換気量が減少します(背側肺で肺胞虚脱リスク)．

□一方で肺内血流量は背側肺で多く，腹側肺で少ないために酸素化の効率が悪くなります．

□腹臥位により肺胞換気が腹側と背側肺で仰臥位と比較して均一化することがわかっています(図12-30)．

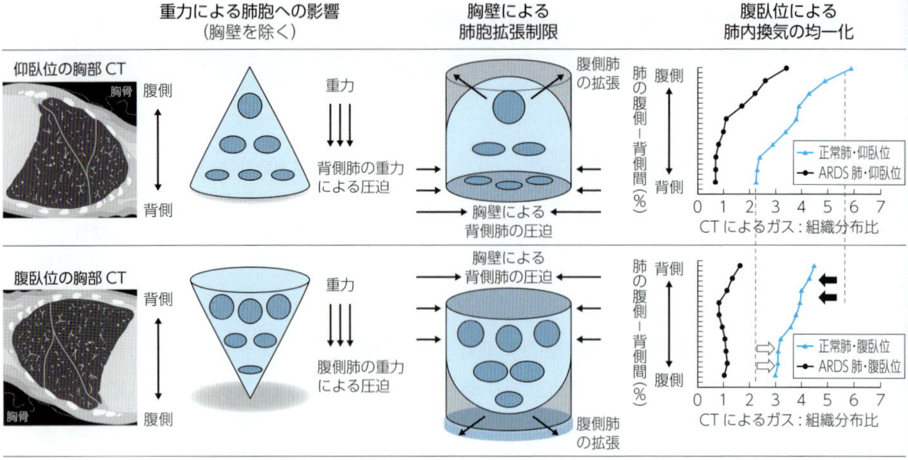

図12-30 仰臥位と腹臥位での換気の変化(文献18より)

左図：胸壁を除いた重力による肺と肺胞への影響，腹側より背側に肺胞が多くとくに仰臥位では重力の圧迫を受ける肺胞が多いことがわかる．腹臥位では重力の圧迫を受ける肺胞が減少する．
中央図：強固な胸壁に囲まれた場合の肺と肺胞への影響，仰臥位では腹側肺は拡張するが背側肺は重力の圧迫に加え胸壁からの圧迫も受ける．腹臥位では反対に背側肺胞が拡張・腹側肺胞が圧迫され結果として均一化する
右図：中央図のことを実験で示したデータ．縦軸は腹側から背側にかけての肺内での換気分布を表し，仰臥位では腹側と背側肺での換気不均一性が大きく，腹臥位ではより均一に換気されている(白矢印は重力依存部位のリクルートメント効果を示し，黒矢印は重力非依存部位で肺胞過膨張の減少を示す)

□一方，肺内血流量の分布については，仰臥位と腹臥位では大きく変化せず，健常肺でもARDS患者の肺でも背側に血流が多く分布します(図12-31).

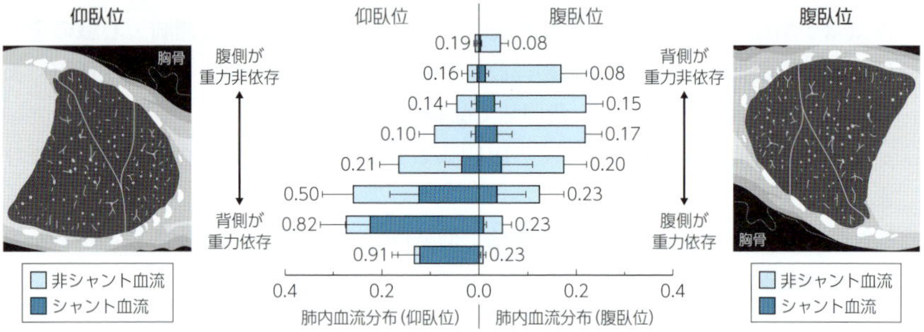

図12-31 仰臥位と腹臥位での血流分布の変化(文献18より)

仰臥位と腹臥位による肺内血流分布の違い：縦軸に腹側から背側にかけて8カ所の局所血流比を示す．青色がシャント血流，水色が非シャント血流を表し，仰臥位では背側の重力依存部位は全血流(肺内血流分布)の13%のうち91%がシャント血流である．一方，腹臥位では腹側・背側への血流分布は変わらないがシャント率が著明に減少する．

JCOPY 498-06694

□血流分布が比較的一定で，腹臥位による換気の均一化により，肺内シャント率の著明な改善が起こることが重症AHRF，中等症から重症ARDSでの低酸素血症の改善効果と考えられています．

□また腹臥位では背側肺胞虚脱を再開通・リクルートメントし，腹側肺胞過膨張を減少させることで肺野全体を均一化し，人工呼吸器関連肺傷害VILIで問題となる量肺損傷volutraumaと虚脱肺損傷atelectraumaを減少させ，生命予後の改善につながると考えられています．

② PROSEVAスタディ以前とPROSEVAスタディ

□1970年代より重症AHRFに対して腹臥位療法により酸素化が改善することがわかっており，ARDS患者の70〜80%で酸素化が改善し，PaO_2/F_IO_2比で平均35mmHg増加することが示されています．

□しかし2013年のGuérinらのPROSEVAスタディまで多施設RCTスタディが何度も組まれましたが有効性を示すことができませんでした．

□PROSEVAスタディでは，PaO_2/F_IO_2＜150mmHgの中等症から重症ARDS患者466人を対象とし(実際の組み入れ時点ではPaO_2/F_IO_2比の平均100)，腹臥位群と仰臥位群に分け，ARDS診断早期(＜1.5日)に1回換気量V_T 6mL/kg PBWの肺保護換気による人工呼吸器管理と約90%で筋弛緩薬を用い，腹臥位群では腹臥位療法を平均17時間/日行ったところ，人工呼吸器管理期間の短縮と28日死亡率(腹臥位群16 vs 仰臥位群 32.8%)低下が示されました．

□つまり，PROSEVAスタディでは，

① 重症ARDS患者群
② 肺保護換気による人工呼吸管理と筋弛緩薬使用
③ 腹臥位療法を長時間施行(＞16時間/日)
④ ARDS診断早期(＜1.5日)に開始

の4点が特徴的であり，腹臥位療法の有効性を示せなかった以前のスタディとの違いとしてあげられています．

□腹臥位療法を実際に施行するにあたって表12-18に注意点，図12-32に手技(①手動，② シートとリフト仕様，③ ストラップとリフト使用)を示します．

表12-18 腹臥位療法実施時の注意点

腹臥位療法の適応 ・重症ARDS (PaO_2/F_IO_2＞150mmHg) ・早期〔理想的には発症48時間以内，早すぎてもいけない(☞p.452参照)〕 ・低1回換気での肺保護戦略と筋弛緩薬併用での腹臥位療法が効果的	**腹臥位療法の相対的禁忌** ・顔面・頸椎外傷や脊椎不安定性がある患者 ・開心術後や腹側広範囲熱傷患者 ・頭蓋内圧亢進 ・大量血痰の患者 ・心肺蘇生・除細動が必要な循環不全患者
腹臥位療法の施行 ・3～5人で行い，施設ごとにチェックリストを作成し挿管チューブ・各種ルート類に注意を払う ・準備：前酸素化，胃内容物吸引，口腔内・気管内吸引，心電図モニター移動，各種圧モニター補正 ・腹臥位で圧がかかる部位の除圧(顔面，肩，骨盤前側)	**腹臥位療法の合併症** ・口腔・気管内分泌物による気道閉塞 ・挿管チューブ位置ずれ・脱落 ・静脈カテーテルねじれ ・頭蓋内圧亢進 ・胃内容物貯留増加 ・顔面褥創，顔面浮腫，口唇浮腫，腕神経叢障害(上肢伸展による)
腹臥位療法施行期間 ・PROSEVAスタディでは16時間以上/日 ・長時間の腹臥位により肺胞虚脱を回避	**腹臥位療法の終了** ・PROSEVAスタディの腹臥位終了基準－仰臥位($PEEP$＜10cmH_2O，酸素濃度F_IO_2＜0.6)で，4時間後PaO_2/F_IO_2＞150mmHg ・最適な腹臥位療法終了基準は不明であり，ガス交換，肺メカニクス，治療経過をみて総合的に判断

(文献18より)

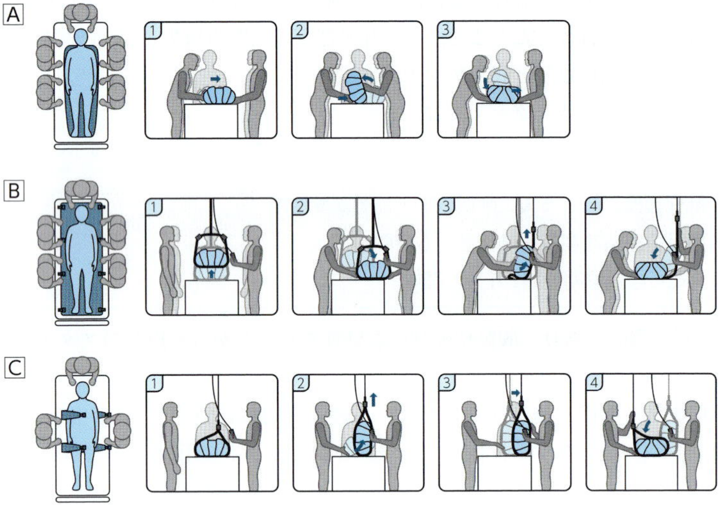

図12-32 腹臥位療法の実際の手技(文献43より)

A：手動での腹臥位
①患者自身をベッド柵に移動し，②側臥位まで回転，③腹臥位にしベッド中央に移動.

B：シートとリフトによる腹臥位
①患者をリフト挙上し②ベッド柵まで移動，③側臥位まで回転，④腹臥位にしベッド中央に移動

C：ストラップとリフトによる腹臥位.
①患者をリフト挙上し②側臥位まで回転，③患者体重はリフト補助でベッド柵まで移動し，④腹臥位にしベッド中央に移動.

MEMO **覚醒下腹臥位療法APP**

□ 2015年に呼吸不全，肺炎の非挿管患者15例に対する覚醒下腹臥位療法（awake prone positioning: APP）の報告があります．

□ このAPPプロトコルでは，マスクまたは非侵襲的人工呼吸器NIV（マスク，ヘルメットCPAP）で3〜8時間を経過中2回施行したところ，一時的ですが酸素化の改善を認めAPP前後で$PaCO_2$，pH，呼吸数，血行動態は変化しませんでした．

□ この時点でAPPは急性呼吸不全の非挿管患者で有効ではないかと報告されています．

□ そして新型コロナウイルス感染症COVID-19パンデミックで限られた医療資源の中，COVID-19急性呼吸不全患者でのAPPが注目されました．

□ 仰臥位からAPPとすることにより，中等症から重症ARDSでの挿管・腹臥位療法と同様の呼吸生理学的変化が得られます．

① 背側虚脱肺リクルートメントし酸素化⬆

② 換気血流比不均等改善し酸素化⬆

③ 気道分泌物クリアランス促進し酸素化⬆

□ そしてCOVID-19でもAPPにより酸素化改善，挿管回避の報告が増えました．そのため適応症例を選び，リスクとベネフィットを説明した上で，覚醒下腹臥位APP・体位変換（腹臥位→右側臥位→坐位60〜90°→左側臥位→腹臥位）を30分〜2時間ごとに繰り返します．

□ 体位変換後のチェックポイントとして，① バイタルサイン，② 呼吸パターン，③ 臨床症状・外観があります．

□ 体位変換直後に酸素化が増悪した場合は，① 酸素デバイス接続チェック，② さらに次の体位変換へ移行，③ 酸素投与量⬆で15分後チェックを行います．

□ APPが適応となる状態として，適切なモニタリング可能な環境下で，① **意識障害なし，従命可能**，② **患者自身で体位変換可能**，③ **低酸素血症以外の循環動態・バイタルサインが安定**していることが必須です．

□ またAPPの禁忌と合併症として，

① 禁忌：

- 低血圧
- 即座の挿管が必要
- 顔面・頸椎，脊髄不安定
- 胸部外傷，最近の腹部手術
- 意識障害

② 合併症：

- 皮膚トラブル
- 挿管の遅れ

がありますが，ARDSでの腹臥位療法よりはるかに合併症が少ないことがわかっています．

□ APPは他の呼吸ケアデバイスとの併用が可能であり，

・覚醒下腹臥位APP＋室内気RA

・覚醒下腹臥位APP＋鼻カニュラ，リザーバーマスク

・覚醒下腹臥位APP＋高流量鼻カニュラHFNC

・覚醒下腹臥位APP＋非侵襲的人工呼吸器NIV

といった併用オプションがあり，中等症から重症ARDSへの従来の腹臥位療法を考慮すると，理論的には“覚醒下腹臥位＋NIV-CPAP”が肺野均一化および背側リクルートメントでの酸素化改善で最も効果が高いと考えられます．

□ APP実施の5つのステップは図12-33のようになり，従来の腹臥位療法と比較すると表12-19のようになります．

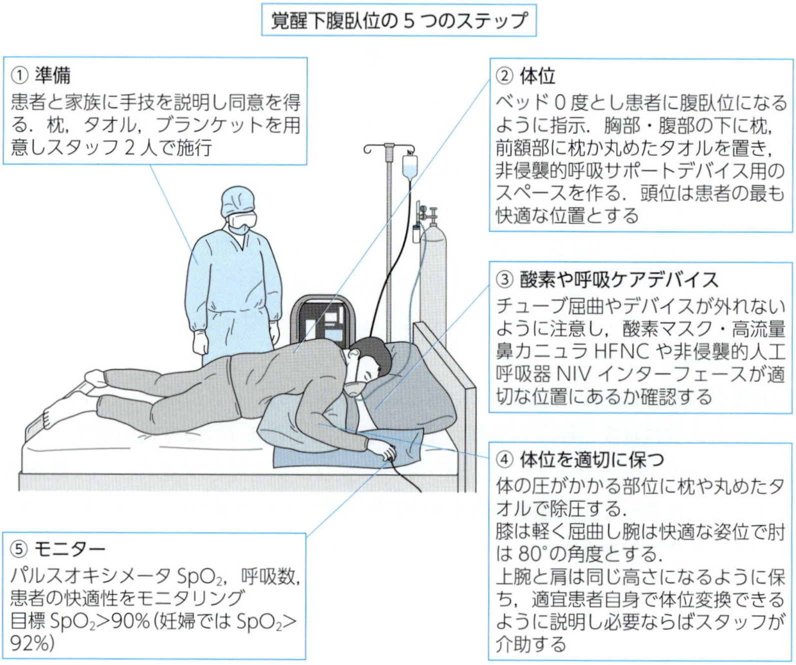

図12-33 覚醒下腹臥位療法APP（文献45より）

JCOPY 498-06694

表12-19 ARDSでの従来の腹臥位療法と覚醒下腹臥位療法の比較

	ARDS腹臥位	覚醒下腹臥位
タイミング	ARDS、12～24時間後	いつでも
適応症例	中等度～重症ARDS	だれでも(禁忌なければ)
人手・コスト	高	低
難易度	高	低
効果	あり	あり
鎮静・筋弛緩の有無	必要，筋弛緩もほぼ必須	不要
合併症	あり，多い	あり，少ない
患者の協力	不要	必要
他の呼吸デバイス併用	限定：挿管・人工呼吸器管理±ECMO	可能：様々なオプションあり
モニタリング	必要	必要

体外式呼吸サポート

□循環不全や呼吸不全に対する膜型人工肺とポンプを用いた体外循環回路による治療は重症急性低酸素性呼吸不全の治療として確立され，国内・国外で症例の集約化・経験豊富なECMOチーム(医師，看護師，コメディカル，薬剤師など)によって生存率の改善が報告されています．

□とくに呼吸不全患者ではVV-ECMO(静脈脱血・静脈返血(送血)による体外式膜型人工肺veno-venous extracorporeal membrane oxygenation)が使われます．

□ECMOを含む体外式呼吸サポートとして，① 低酸素血症・高二酸化炭素血症を改善するVV-ECMOと，最近国外で報告が増えてきた② 高二酸化炭素血症を改善するECCO$_2$R(体外式二酸化炭素除去装置extracorporeal CO_2 removal)があります．

□世界的な疫学報告であるLUNG SAFEスタディでは，挿管・人工呼吸器管理を必要とするARDS患者の約3%でECMOは使用され，重症ARDSでは約7%と報告され，とくにCOVID-19パンデミックでVV-ECMO使用頻度が増え多くの生存率改善が報告されました．

□ECCO$_2$Rは高二酸化炭素血症を伴う急性呼吸不全に使われ，換気不全が問題となるCOPD急性増悪や気管支喘息重積に加え，重症AHRFや重症ARDSに対する超低1回換気の肺保護戦略として1回換気量V_T 3mL/kg PBWでECCO$_2$R併用の有効性についての報告があります．

□ECCO$_2$Rと VV-ECMOの回路構成は次のようになっています(図12-34～図12-36)．

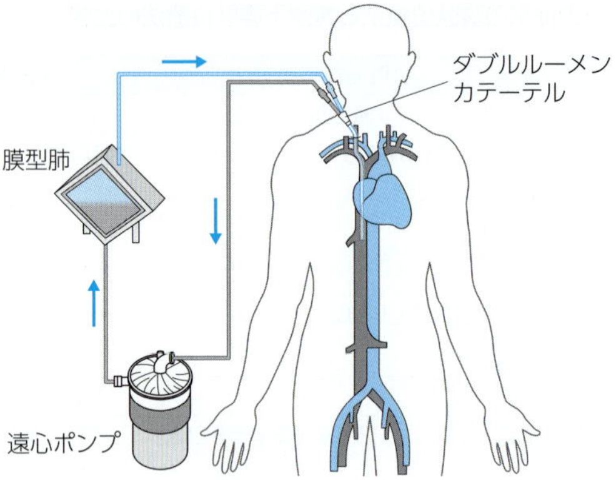

図12-34 $ECCO_2R$

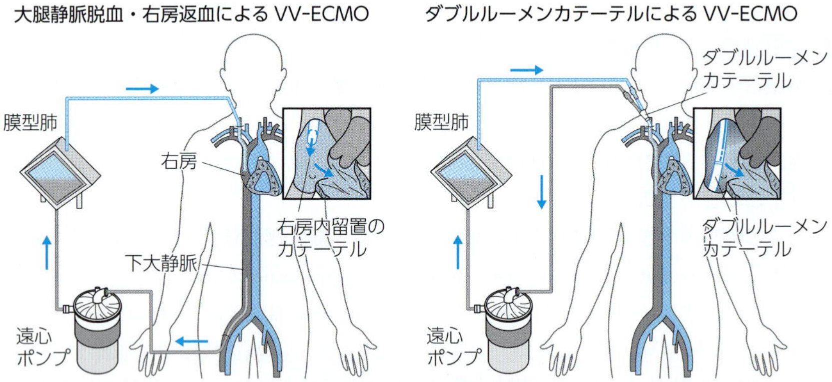

図12-35 VV-ECMO

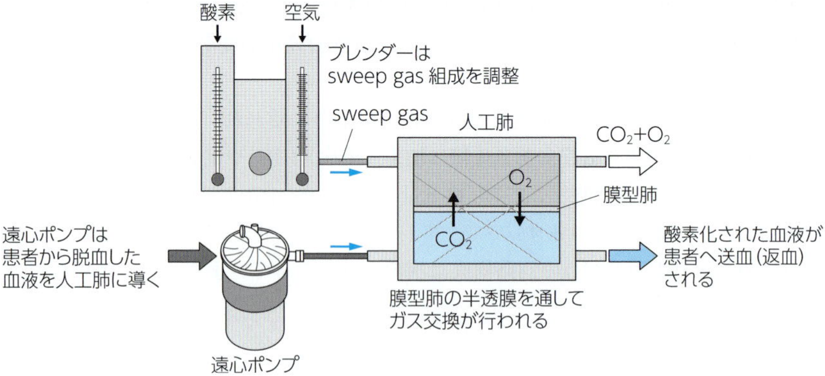

図12-36 ECMOの構造

JCOPY 498-06694

□ $ECCO_2R$ と VV-ECMO の違いは表 12-20 のようになります.

表 12-20 体外式 CO_2 除去装置 $ECCO_2R$ と VV-ECMO の違い

体外式呼吸サポート	$ECCO_2R$		VV-ECMO
脱血・送血	静脈脱血・静脈返血	動脈脱血・静脈返血	静脈脱血・静脈返血
治療適応	高二酸化炭素血症を伴う急性呼吸不全	高二酸化炭素血症を伴う急性呼吸不全	高二酸化炭素血症を伴うII型急性呼吸不全 急性低酸素性呼吸不全(I型呼吸不全)
体外式回路	静脈→膜型肺→静脈	動脈→膜型肺→静脈	静脈→膜型心肺→静脈
流量	0.5〜5L/分	0.5〜5L/分	2〜6L/分
メリット	シングルカテーテルで施行可能	遠心ポンプ不要	酸素化と二酸化炭素除去
デメリット	二酸化炭素除去のみ	二酸化炭素除去のみ 平均動脈圧MAP>65mmHg必要	$ECCO_2R$ より複雑

□ 国内では2025年3月時点で $ECCO_2R$ は使用できません. 一方, 指定施設で使用できるダブルルーメンカテーテル(Avalon Elite Catheter, Getinge社)を用いた低流量での VV-ECMO により $ECCO_2R$ と同様の効果が得られます.

□ VV-ECMO の適応・禁忌・合併症は表 12-21 のようになります.

表 12-21 ECMO の適応・禁忌・合併症

適応	禁忌	合併症
重度低酸素血症(PaO_2/F_IO_2<80)で適切な1回換気量とPEEP設定での人工呼吸器管理3〜6時間施行しても改善しない場合 呼吸性アシドーシス合併の重度高二酸化炭素血症(pH<7.15)で適切な人工呼吸器管理3〜6時間施行しても改善しない場合	人工呼吸器管理>7日 中枢神経病変 肺移植の適応のない不可逆的な病態 抗凝固療法の絶対禁忌 多臓器機能不全症候群 年齢>70歳	感染症 出血(カテーテル刺入部, 肺, 消化管, 頭蓋内) 血栓形成(回路, 遠心ポンプ) 溶血 播種性血管内凝固DIC 酸素化不良(膜型肺)

(文献6より)

その他

① 輸液管理

□ クリティカルケアの重症患者で輸液反応性がない場合の輸液負荷は血管内容量過剰から血管内皮表層 glycocalyx の破綻・間質浮腫の悪化につながります.

□ とくに肺では血管外肺水分量(extra-vascular lung water: EVLW)増加による呼吸不全の進行につながるため注意が必要です(図 12-37).

Chapter 12 重症急性低酸素性呼吸不全のアプローチ

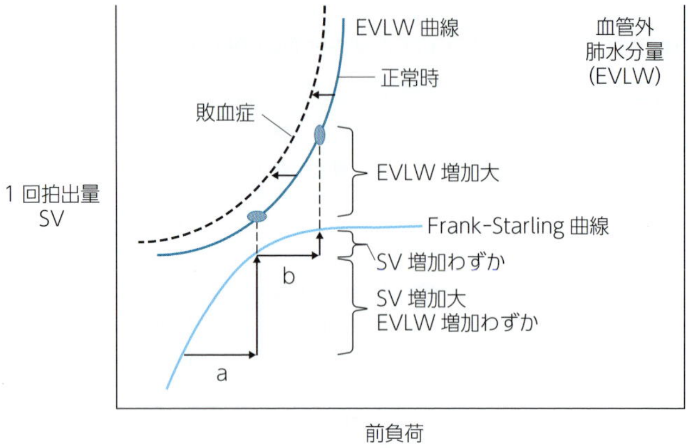

図12-37 Frank-Starling曲線の輸液反応の部分では輸液負荷により1回拍出量SVは増加し血管外排水分量EVLW増加は少ない(a)．一方，輸液反応性がない部分ではSVは増加せずEVLWの増加が著明となる(b)

- □2006年に行われた多施設RCTであるFACTTスタディでは循環維持されている状態で中心静脈圧CVP＜4mmHg・肺動脈楔入圧PCWP＜8mmHgとなるように輸液制限・利尿薬使用群で生存率には差がなかったものの肺機能改善と人工呼吸器管理期間・ICU入室期間短縮が認められました．
- □そのため重症AHRF，中等症から重症ARDSでは蘇生期を過ぎ循環が維持されるならば輸液制限に適宜利尿薬を用いた輸液管理を行うべきです．

② 吸入血管拡張薬(一酸化窒素NO，プロスタグランジン)

- □選択的に換気のある肺血管拡張により酸素化改善と肺高血圧低下作用がありますが生存率改善の報告はありません．
- □プロスタグランジン吸入は国内では使用できず，一酸化窒素(nitric oxide：NO)吸入が成人および小児心臓手術の周術期における肺高血圧に対し使用適応があります．
- □NOは血管平滑筋細胞内のグアニル酸シクラーゼを活性化しcGMP上昇により血管平滑筋を弛緩させ，吸入により経気道的に換気良好な肺胞にNOはより多く取り込まれるため速やかにその周囲血管平滑筋拡張に選択的に作用し換気血流比不均等を改善させ，また肺血管抵抗減少により右室後負荷を軽減させます．一方，換気不良な肺胞周囲には相対的に取り込まれません(図12-38)．
- □NOは生物学的半減期が0.1～5秒と代謝が非常に早く，すばやく血中のヘモグロビンと結合し不活化され，低濃度で用いれば体循環中では活性がなく全身血圧低下が起こりにくいとされています．

□ 一方で，硝酸薬など血管拡張薬の経静脈投与では肺血管すべてを拡張させるため，低酸素性肺血管攣縮を打ち消すことで換気血流比不均等の悪化と全身血圧低下の可能性があります．

□ 成人では吸入濃度20ppmで吸入を開始し臨床効果をみながら40ppmまで増量できます．

□ 吸入期間は7日間程度までであり，離脱時には血行動態と酸素化改善を評価しながら5ppmまで漸減し，安全に離脱できる状態になるまで吸入を継続します．

□ NO吸入の副作用としてメトヘモグロビン血症，低血圧と腎機能障害，突然中止した場合の肺水腫などがあります．

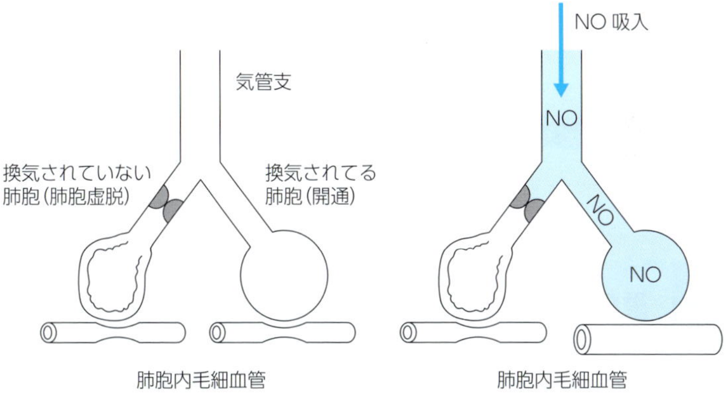

図12-38 一酸化窒素NO吸入の作用機序

MEMO 急性呼吸促迫症候群ARDSでの卵円孔開存PFOと急性肺性心ACP

□ 適切な人工呼吸器設定や特殊な治療(筋弛緩薬や腹臥位療法)に反応しない重度ARDSでの低酸素血症では，① (右心不全による)卵円孔開存(patent foramen ovale：PFO)，② 急性肺性心(acute cor pulmonale：ACP)の2つを考慮します．

□ PFOは急激な右房圧上昇から卵円孔が開き右左シャントができる病態で酸素投与に反応しない重度の低酸素血症が起こります．

□ PFOを疑ったら経胸壁・経食道心エコーでのマイクロバブルテストを行います．

□ ACPは右室後負荷上昇による急性右心不全により起こります(☞2章p.55参照)．

□ ACPでは，心エコーで心室中隔偏位(D型中隔)を伴う拡張末期右室/左室比>0.6の有無を評価し，右室後負荷解除で肺胞内毛細血管抵抗PVR低下，低酸素血症と高二酸化炭素血症とアシドーシス補正を行います(図12-39)．

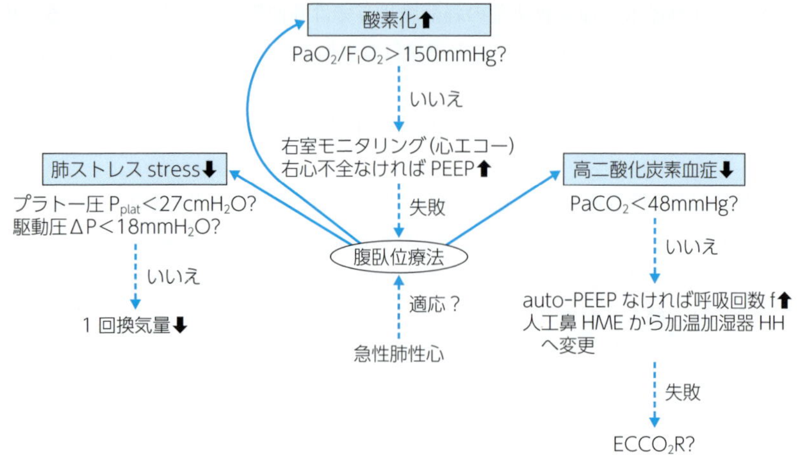

図12-39 右室保護目的の換気戦略（文献30より）

Section 5 重症急性低酸素性呼吸不全への臨床的なアプローチ

- □ 急性呼吸促迫症候群ARDSのベルリン定義を使って，実際の重症急性低酸素性呼吸不全AHRFへのアプローチについて考えます．
- □ ベルリン定義によるARDS診断と中等症から重症ARDSへの有効性がある治療（筋弛緩薬や腹臥位療法など）で注意すべき点は，

> ① 本来のARDSと類似する病態を除外できないこと（→臨床的には“症候群”である）
> ② ベルリン定義の重症度分類に用いられる酸素化能 PaO_2/F_IO_2 は様々に変化する

ことです．

- □ ARDSの鑑別診断（表12-6 p.398参照）と，急激に低酸素血症を起こし PaO_2/F_IO_2（P/F比）＜150となる臨床現場でよくみられる急性低酸素性呼吸不全の病態として① Ⅳ型呼吸不全，② 輸液負荷，③ 胸水，④ 無気肺があります．

Ⅳ型呼吸不全

- □ Ⅳ型呼吸不全は組織での低酸素を指し，① 循環不全で酸素運搬量 $\dot{D}O_2$ 低下や② 末梢組織での酸素消費量 $\dot{V}O_2$ 増加で起こり，右心系の肺循環に戻る血液中の酸素含有量が少ない状態（混合静脈血酸素飽和度 $S\bar{v}O_2$/中心静脈血酸素飽和度 $ScvO_2$ 低下）で起こります．

□ Ⅳ型呼吸不全による低酸素血症について重症肺炎からの敗血症性ショックで考えてみます(図12-40).

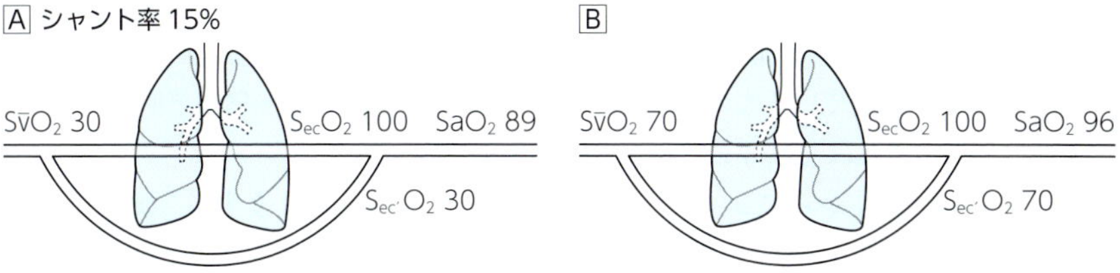

図12-40 肺内シャント(シャント率15%)でA: $S\bar{v}O_2$ 30%のⅣ型呼吸不全とB: 循環改善し$S\bar{v}O_2$ 70%の場合

□ 挿管・人工呼吸器管理となり初期治療開始時に，酸素濃度F_IO_2 100%，PEEP 5cmH_2Oで，肺炎により換気血流比不均等とシャントがありシャント率15%，循環不全で$S\bar{v}O_2$ 30%であった場合，動脈血ヘモグロビン酸素飽和度SaO_2は肺胞で換気されたヘモグロビン酸素飽和度$S_{ec}O_2$とシャントで酸素化が改善しない混合静脈血ヘモグロビン酸素飽和度$S\bar{v}O_2$の和となるため，SaO_2 89%と低酸素血症となります(図12-40A).

□ この状態から適切な循環管理を行って，酸素運搬量$\dot{D}O_2$が増加し$S\bar{v}O_2$ 70%となるとSaO_2 96%と上昇します(図12-40B).

□ つまり，循環不全の改善で低酸素血症が改善することがわかります.

□ Ⅳ型呼吸不全は循環不全，多臓器機能不全症候群MODSで起こるため，MODSの肺病変としてARDS(=シャントが病態)を合併すると低酸素血症が著明となります.

輸液負荷

□ 輸液負荷による急激な酸素化能低下(P/F比<150)は次のような経過で起こります.

> **Case**
>
> • 重度肥満患者の肺炎で，敗血症の診断となり，30mL/kgの初期輸液蘇生，抗菌薬投与など6時間で約8L輸液され数時間後に患者の呼吸状態が悪化し挿管・人工呼吸器管理.
>
> • そして両肺野浸潤影を認め酸素化能低下よりARDSと診断され，輸液制限と利尿薬を適宜使用され，速やかに酸素化改善し3日目に人工呼吸器離脱.

□ 輸液負荷によって増悪する低酸素血症は肺炎や急性膵炎などARDSのリスクファクターがあり，医原性に輸液過剰になり肺水腫が悪化した状態です.

□ 利尿薬に反応して低酸素血症も改善しているため真の中等症から重症ARDSには当てはまりません.

胸水

□ 胸水による急激な酸素化能低下(P/F比<150)のAHRFは，胸部X線で両側浸潤影がありARDSに似ているものの，CTでは両側胸水による背側無気肺著明な状態で，肺野浸潤影がそれほどはっきりしない状態です.

□ 胸水による無気肺からのシャントで著明な低酸素血症となりますが，胸水穿刺によって著明に改善します.

□ 胸水が漏出性でも利尿薬による胸水減少には数日かかるため胸水による無気肺・シャントの状態では早期に胸水穿刺ドレナージを行うべきです.

無気肺

□ 無気肺による急激な酸素化能低下(P/F比<150)のAHRFは，高度肥満患者で両下葉の背側無気肺が典型的であり，挿管・人工呼吸器管理中にもよくみられPEEP 5cmH_2Oでは肺胞虚脱が改善しないこともあり肺胞リクルートメント手技で速やかに改善しPEEP 10cmH_2O以上必要になることもあります.

酸素化能P/F比の変動 (☞3章p.118参照)

□ ベルリン定義ではP/F比で重症度が分類されますが，P/F比は酸素濃度F_IO_2や酸素運搬量$\dot{D}O_2$，酸素消費量$\dot{V}O_2$によって変動します.

□ つまり，F_IO_2 1.0でP/F比が改善し，また心拍出量，血中ヘモグロビン濃度，組織代謝率(発熱，敗血症，シバリング，痙攣など)に大きく影響を受けます.

□ 腹臥位療法の有効性を示した“PROSEVAスタディ”，筋弛緩薬の有効性を示した“ACURASYSスタディ”の適応からわかるように，重症AHRF，中等症から重症ARDS疑いに対し，まず診断12〜24時間後に適切な循環管理と肺保護換気による人工呼吸器管理を行い，Ⅳ型呼吸不全・輸液過剰・胸水・無気肺に対応します.

□ この循環・人工呼吸器管理による呼吸管理の最適化でも改善しない酸素化能低下(P/F比<150)に対し特異的な治療法を考慮するアプローチが臨床現場では有効だと考えられます(図12-41)(実際“ROSEスタディ”ではARDS診断8時間で筋弛緩薬を使用し有効性を示せませんでした).

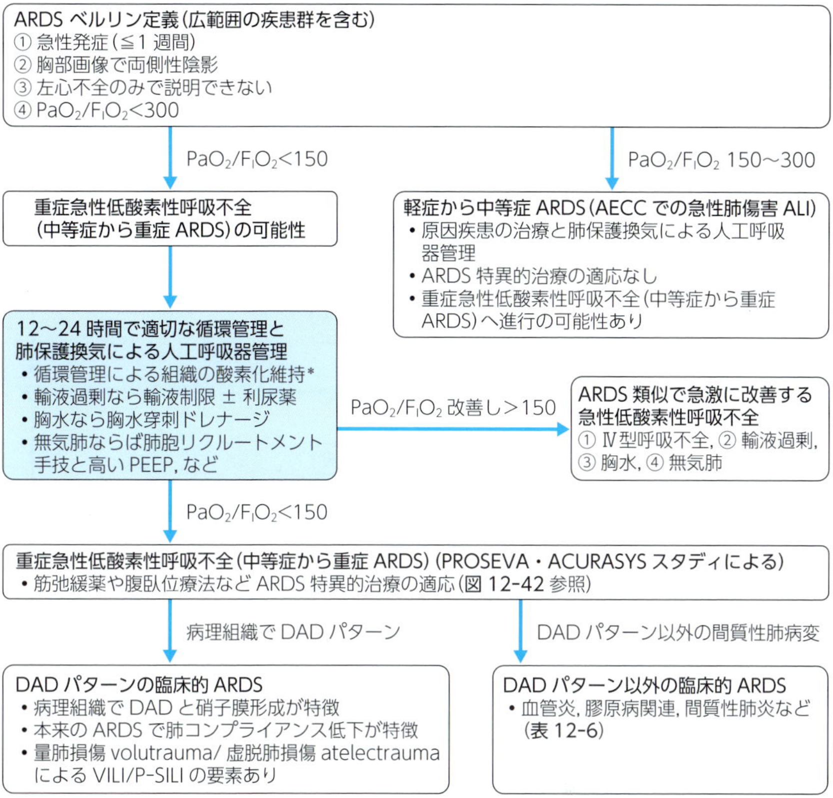
ARDS ベルリン定義(広範囲の疾患群を含む)
① 急性発症(≦1 週間)
② 胸部画像で両側性陰影
③ 左心不全のみで説明できない
④ PaO_2/F_IO_2<300
PaO_2/F_IO_2<150
PaO_2/F_IO_2 150〜300
重症急性低酸素性呼吸不全
(中等症から重症 ARDS)の可能性
軽症から中等症 ARDS(AECC での急性肺傷害 ALI)
• 原因疾患の治療と肺保護換気による人工呼吸器管理
• ARDS 特異的治療の適応なし
• 重症急性低酸素性呼吸不全(中等症から重症 ARDS)へ進行の可能性あり
12〜24 時間で適切な循環管理と
肺保護換気による人工呼吸器管理
• 循環管理による組織の酸素化維持*
• 輸液過剰なら輸液制限 ± 利尿薬
• 胸水なら胸水穿刺ドレナージ
• 無気肺ならば肺胞リクルートメント手技と高い PEEP, など
PaO_2/F_IO_2 改善し>150
ARDS 類似で急激に改善する
急性低酸素性呼吸不全
① Ⅳ型呼吸不全, ② 輸液過剰,
③ 胸水, ④ 無気肺
PaO_2/F_IO_2<150
重症急性低酸素性呼吸不全(中等症から重症 ARDS) (PROSEVA・ACURASYS スタディによる)
• 筋弛緩薬や腹臥位療法など ARDS 特異的治療の適応(図 12-42 参照)
病理組織で DAD パターン
DAD パターン以外の間質性肺病変
DAD パターンの臨床的 ARDS
• 病理組織で DAD と硝子膜形成が特徴
• 本来の ARDS で肺コンプライアンス低下が特徴
• 量肺損傷 volutrauma/ 虚脱肺損傷 atelectrauma による VILI/P-SILI の要素あり
DAD パターン以外の臨床的 ARDS
• 血管炎, 膠原病関連, 間質性肺炎など(表 12-6)

*循環不全の原因が右心不全・急性肺性心 acute cor pulmonale と考えられる場合, 早期の腹臥位療法を考慮

図 12-41 重症 AHRF・中等症から重症 ARDS への実際の臨床的アプローチ

□ また"組織の酸素化"のため酸素運搬量 $\dot{D}O_2$ を意識した循環管理を行う中で, 循環不全の原因が右心不全・急性肺性心 ACP である場合のみ, 早期の腹臥位療法を考慮します(☞ 2 章 p.73, MEMO p.449 参照).

□ 重症 AHRF・中等症から重症 ARDS への特異的な治療のアプローチ例を図 12-42 に示します. あくまで一例であり参考にしつつ患者ごとに適切に対応すべきと考えます.

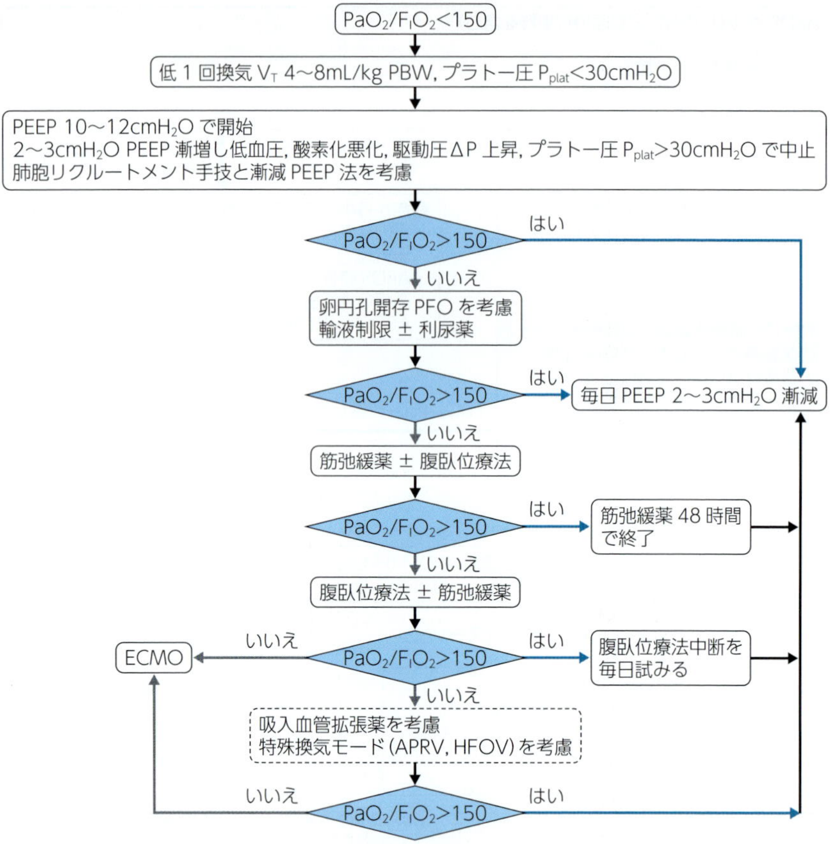

図 12-42 重症 AHRF・中等症から重症 ARDS へのアプローチの一例 (文献 6 より)

MEMO 急性呼吸促迫症候群 ARDS の予防

□ 重症 AHRF, 中等症から重症 ARDS に対する低 1 回換気量や適切な PEEP 設定での人工呼吸器管理や筋弛緩薬や腹臥位療法は人工呼吸器誘発性肺傷害 VILI や自発呼吸誘発性肺傷害 P-SILI をいかに起こさないように管理するかに重点が置かれ, 重症 AHRF, 中等症から重症 ARDS 自体に対する効果的な薬物治療がなく, 死亡率が高いことを考えると治療法の研究とともに予防が重要になります.

□ ARDS のリスクファクターがわかっており (☞表 12-2 p.393 参照), とくに肺炎, 敗血症, 胃内容物誤嚥が 85%を占めるため, ① 予防チェックリスト (表 12-22) と② 予測スコア (表 12-23) を用いて ARDS 発症前の予防の重要性が指摘されています.

表12-22 肺傷害予防チェックリスト(The Checklist for Lung Injury Prevention: CLIP)

CLIP項目	最良な診療
肺保護換気	1回換気量6～8mL/kg PBWとプラトー圧制限(<30cmH_2O) PEEP≧5cmH_2O ショック離脱後は最小の酸素濃度F_IO_2，目標SpO_2 88～92%
誤嚥予防	経験ある術者による迅速挿管 頭部挙上 口腔ケア 経腸栄養未施行では胃酸中和
非侵襲的人工呼吸器NIVの適応早期確認	呼吸仕事量の再評価とNIV開始30分後の治療効果判定，効果がない患者で挿管を遅らせない
適切な経験的抗菌薬治療と感染源コントロール	疑われる感染源，病院内感染，免疫状態に応じた抗菌薬選択
適切な輸液管理	敗血症性ショックでの早期蘇生輸液・循環作動薬使用 ショック離脱後の輸液制限(FACTTプロトコル使用)
制限輸血	活動性出血や心筋虚血なければ目標ヘモグロビンHb≧7g/dL 活動性出血なければ血小板・新鮮凍結血漿輸血を避ける
肺傷害高リスク患者の早期ICU入室	SBARを用いたICU入室が必要な高リスク患者の申し送り

SBAR: 医療者間のコミュニケーションをスムーズにし，チームとしてのよりよい実践と患者安全を高めるためのツール「Situation(状況)＝起こっている事柄と状況」「Background(背景)＝患者に関すること」「Assessment(アセスメント)＝実際に患者の対応をした看護師の見解」「Recommendation(提案)＝看護師としての要望や提案」の頭文字からなる.
(文献22より)

表12-23 肺傷害予測スコア(Lung Injury Prediction Score: LIPS)

リスク因子	LIPS点数	リスク装飾因子	LIPS点数
ショック	2	アルコール乱用	1
誤嚥	2	肥満(BMI>30)	1
敗血症	1	低アルブミン血症	1
肺炎	1.5	化学療法	1
高リスク手術*		酸素濃度F_IO_2>0.35(>4L/分)	2
整形外科脊椎	1	頻呼吸(RR>30)	1.5
急性腹症	2	酸素飽和度SpO_2<95%	1
心臓	2.5	アシドーシス(pH<7.35)	1.5
大血管	3.5	糖尿病**	−1
高リスク外傷			
外傷性脳損傷	2		
気道熱傷	2		
溺水	2		
肺挫傷	1.5		
多発骨折	1.5		

*緊急手術では1.5点追加，**敗血症の場合のみ (文献22より)

□ 例1: アルコール乱用の既往あり，酸素濃度F_IO_2>0.35を必要とする肺炎による敗血症性ショック患者

→敗血症(1)＋ショック(2)＋肺炎(1.5)＋アルコール乱用(1)＋F_IO_2>0.35(2)＝7.5

□ 例2: 外傷性脳損傷, 肺挫傷でF_IO_2>0.35が必要なショック合併の交通外傷患者
→外傷性脳損傷(2)＋肺挫傷(1.5)＋ショック(2)＋F_IO_2>0.35(2)＝7.5

□ 例3: 糖尿病の既往あり, 尿路感染症による敗血症性ショック患者
→敗血症(1)＋ショック(2)＋糖尿病(－1)＝2

□ 肺傷害予測スコアLIPS≧4点で急性肺傷害ALI(AECC基準)の感度0.69, 特異度0.78, 陽性的中率0.18, 陰性的中率0.97と報告されており, LIPS高値ではARDSへの進展に注意して呼吸管理を行います

MEMO 急性呼吸促迫症候群ARDSへのステロイド

□ クリティカルケアではステロイドは治療オプション(ショックでの相対的副腎不全・CIRCI, COPD急性増悪AECOPDなど)として重要ですが, ARDSに対しては約50年間に渡り様々な研究・多施設RCTスタディが進められてきましたが, 現時点でも有効・無効の報告に分かれ評価が一定ではありません.

□ 実際ガイドラインでも約5～10年ごとに推奨が異なっており, これは① ARDSはあくまで症候群であり, ARDSを起こした原因疾患がステロイド反応性かどうかにより異なる, ② ARDS自体の診断基準の変更, ③ スタディごとの異なる治療プロトコルが原因と考えられます.

□ 現時点ではガイドラインでは条件付き推奨となっており, 一般的には① 酸素投与が必要な新型コロナウイルス感染症COVID-19と② 中等症から重症ARDSでの早期・亜急性期でのステロイド投与法があります(表12-24).

□ しかしARDSはあくまで症候群であるため, とくに②での使用については常にステロイド反応性がある病態・疾患かどうかの見極めが重要であり, またARDSの原因疾患に対するステロイド投与プロトコルがあればそちらを優先します.

表12-24 急性呼吸促迫症候群ARDSへのステロイド投与法

病態	ステロイド投与法
新型コロナウイルス感染症COVID-19で以下の場合 ・酸素療法COT ・非侵襲的人工呼吸器NIV ・挿管・人工呼吸器IMV	デキサメタゾン6mg(静注, 経口)1回/日～10日間
中等症から重症ARDS, ≦発症72時間	メチルプレドニゾロン1mg/kg PBW/日, 持続静注 緩徐に漸減し14日間以上かけて投与 経口投与1回/日へ変更可能
中等症から重症ARDS, 発症7～14日	メチルプレドニゾロン2mg/kg PBW/日, 持続静注 緩徐に漸減し14日間以上かけて投与 経口投与1回/日へ変更可能

ケースの解説：

Case1

□ 重症肺炎からの敗血症性ショック，急性呼吸促迫症候群ARDSでPaO_2/F_IO_2＜150と低く1回肺胞リクルートメント手技を行い漸減PEEPテストにより循環不全合併のため心係数CIと1回拍出量SVの最適化を優先（酸素運搬量$\dot{D}O_2$）したPEEP設定を行っています．

Case2

□ 急性化膿性閉塞性胆管炎と誤嚥による化学性肺臓炎での敗血症性ショック・ARDSに対して従来の圧補助調節換気PACVでの肺保護換気で酸素化能維持困難なため，APRVモードを使用しています．

Case3

□ 気道熱傷でPaO_2/F_IO_2＜150から重症ARDSで深鎮静管理下で酸素化改善目的で筋弛緩薬および腹臥位療法を行っています．

□ 筋弛緩薬を使用するため不十分な鎮静とならないようにBISモニターを用いて鎮静モニタリングを行っています．

＊この章でのポイント＊

- ☑ 重症急性低酸素性呼吸不全と中等症から重症急性呼吸促迫症候群ARDSに対して，① 人工呼吸器関連の治療オプション〔PEEP設定，肺胞リクルートメント手技，特殊な肺保護換気モード（APRV，HFOV）〕，② 人工呼吸器関連以外の治療オプション（筋弛緩薬，腹臥位療法，体外式呼吸サポートなど）について理解する．
- ☑ 重症急性低酸素性呼吸不全で循環不全では急性肺性心acute cor pulmonaleを除き，組織の酸素化を意識した循環管理を優先する．
- ☑ 急性肺性心acute cor pulmonaleを合併した場合の対応を理解する．
- ☑ 急性呼吸促迫症候群ARDSの予防チェックリストと肺傷害予測スコアを理解する．

For Further Readings：さらに理解を深めるために

1. ARDS Definition Task Force; Ranieri VM, Rubenfeld GD, Thompson BT, et al. Acute respiratory distress syndrome: the Berlin definition. JAMA. 2012; 307: 2526–33.
2. Ferguson ND, Fan E, Camporota L, et al. The Berlin definition of ARDS: an expanded rationale, justification, and supplementary material. Intensive Care Med. 2012; 38: 1573–82.
3. Acute Respiratory Distress Syndrome Network. Ventilation with lower tidal volumes as compared with traditional tidal volumes for acute lung injury and the acute respiratory distress syndrome. N Engl J Med. 2000; 342: 1301–8.
4. Bellani G, Laffey JG, Pham T, et al; LUNG SAFE Investigators; ESICM Trials Group. Epidemiology, patterns of care, and mortality for patients with acute respiratory distress syndrome in intensive care units in 50 countries. JAMA. 2016; 315: 788–800.
5. Bernard G. Acute lung failure—our evolving understanding of ARDS. N Engl J Med. 2017; 377: 507–9.
6. Narendra DK, Hess DR, Sessler CN, et al. Update in management of severe hypoxemic respiratory failure. Chest. 2017; 152: 867–79.
7. Kallet RH, Branson RD. Respiratory controversies in the critical care setting. Do the NIH ARDS Clinical Trials Network PEEP/F_IO_2 tables provide the best evidence-based guide to balancing PEEP and F_IO_2 settings in adults? Respir Care. 2007; 52: 461–75.
8. Gattinoni L, Carlesso E, Cressoni M. Selecting the 'right' positive end-expiratory pressure level. Curr Opin Crit Care. 2015; 21: 50–7.
9. Suzumura EA, Amato MBP, Cavalcanti AB. Understanding recruitment maneuvers. Intensive Care Med. 2016; 42: 908–11.
10. Habashi NM. Other approaches to open-lung ventilation: airway pressure release ventilation. Crit Care Med. 2005; 33 (3 Suppl): S228–40.
11. Frawley PM, Habashi NM. Airway pressure release ventilation and pediatrics: theory and practice. Crit Care Nurs Clin North Am. 2004; 16: 337–48, viii.
12. Goffi A, Ferguson ND. High-frequency oscillatory ventilation for early acute respiratory distress syndrome in adults. Curr Opin Crit Care. 2014; 20: 77–85.
13. Papazian K, Forel JM, Gacouin A, et al. Neuromuscular blockers in early acute respiratory distress syndrome. N Engl J Med. 2010; 363: 1107.
14. Slutsky AS. Neuromuscular blocking agents in ARDS. N Engl J Med. 2010; 363: 1176–80.
15. Hraiech S, Yoshida T, Annane D, et al. Myorelaxants in ARDS patients. Intensive Care Med. 2020; 46: 2357–72.
16. Papazian L, Forel JM, Gacouin A, et al; ACURASYS Study Investigators. Neuromuscular blockers in early acute respiratory distress syndrome. N Engl J Med. 2010; 363: 1107–16.
17. National Heart, Lung, and Blood Institute PETAL Clinical Trials Network; Moss M, Huang DT, Brower RG, et al. Early neuromuscular blockade in the acute respiratory distress syndrome. N Engl J Med. 2019; 380: 1997–2008.

18. Scholten EL, Beitler JR, Prisk GK, et al. Treatment of ARDS with prone positioning. Chest. 2017; 151: 215-24.
19. Guérin C, Reignier J, Richard JC, et al; PROSEVA Study Group. Prone positioning in severe acute respiratory distress syndrome. N Engl J Med. 2013; 368: 2159-68.
20. Qadir N, Sahetya S, Munshi L, et al. An Update on Management of Adult Patients with Acute Respiratory Distress Syndrome: An Official American Thoracic Society Clinical Practice Guideline. Am J Respir Crit Care Med. 2024; 209: 24-36.
21. Papazian L, Aubron C, Brochard L, et al. Formal guidelines: management of acute respiratory distress syndrome. Ann Intensive Care. 2019; 9: 69.
22. Beitler JR, Schoenfeld DA, Thompson BT. Preventing ARDS: progress, promise, and pitfalls. Chest. 2014; 146: 1102-13.
23. Thompson BT, Chambers RC, Liu KD. Acute respiratory distress syndrome. N Engl J Med. 2017; 377: 562-72.
24. Gattinoni L, Carlesso E, Caironi P. Stress and strain within the lung. Curr Opin Crit Care. 2012; 18: 42-7.
25. Gattinoni L, Pesenti A. The concept of "baby lung". Intensive Care Med. 2005; 31: 776-84.
26. Gattinoni L, Marini JJ, Pesenti A, et al. The "baby lung" became an adult. Intensive Care Med. 2016; 42: 663-73.
27. Thille AW, Vuylsteke A, Bersten A. Does the Berlin definition for acute respiratory distress syndrome predict the presence of diffuse alveolar damage? Intensive Care Med. 2015; 41: 342-4.
28. Facchin F, Fan E. Airway pressure release ventilation and high-frequency oscillatory ventilation: potential strategies to treat severe hypoxemia and prevent ventilator-induced lung injury. Respir Care. 2015; 60: 1509-21.
29. Chen L, Del Sorbo L, Grieco DL, et al. Potential for lung recruitment estimated by the recruitment-to-inflation ratio in acute respiratory distress syndrome. A clinical trial. Am J Respir Crit Care Med. 2020; 201: 178-87.
30. Paternot A, Repessé X, Vieillard-Baron A. Rationale and description of right ventricle-protective ventilation in ARDS. Respir Care. 2016; 61: 1391-6.
31. 中山龍一, 渡辺梨花, 岩元悠輔, 他. 肺リクルータビリティの基礎知識. 人工呼吸. 2022; 39: 153-9.
32. Singer BD, Corbridge TC. Pressure modes of invasive mechanical ventilation. South Med J. 2011; 104: 701-9.
33. deBacker J, Hart N, Fan E. Neuromuscular blockade in the 21st century management of the critically ill patient. Chest. 2017; 151: 697-706.
34. Suter PM, Fairley B, Isenberg MD. Optimum end-expiratory airway pressure in patients with acute pulmonary failure. N Engl J Med. 1975; 292: 284-9.
35. Gattinoni L, Collino F, Camporota L. Assessing lung recruitability: does it help with PEEP settings? Intensive Care Med. 2024; 50: 749-51.
36. Haudebourg AF, Moncomble E, Lesimple A, et al. A novel method for assessment of airway opening pressure without the need for low-flow insufflation. Crit Care. 2023; 27: 273.

37. Sun XM, Chen GQ, Chen K, et al. Stress index can be acurately and reliably assessed by visually inspecting ventilator waveforms. Respir Care. 2018; 63: 1094-101.
38. P/V Tool® Pro user Guide. Hamilton Medical社資料.
39. Hedenstierna G, Chen L, Brochard L. Airway closure, more harmful than atelectasis in intensive care? Intensive Care Med. 2020; 46: 2373-6.
40. Sklar MC, Fan E, Goligher EC. High-frequency oscillatory ventilation in adults with ARDS: past, present, and future. Chest. 2017; 152: 1306-17.
41. Jain SV, Kollisch-Singule M, Sadowitz B, et al. The 30-year evolution of airway pressure release ventilation (APRV). Intensive Care Med Exp. 2016; 4: 11.
42. 日本呼吸療法医学会 高頻度振動換気法使用指針作成のためのワーキンググループ. 成人症例のための高頻度振動換気療法(HFOV)プロトコル. 人工呼吸. 2015; 32: 223-34.
43. Wiggermann N, Zhou J, Kumpar D. Proning patients with COVID-19: a review of equipment and methods. Hum Factors. 2020; 62: 1069-76.
44. McNicholas BA, Ibarra-Estrada M, Perez Y, Li J, et al. Awake prone positioning in acute hypoxaemic respiratory failure. Eur Respir Rev. 2023; 32: 220245.
45. Stilma W, Åkerman E, Artigas A, et al. Awake proning as an adjunctive therapy for refractory hypoxemia in non-intubated patients with COVID-19 acute respiratory failure: Guidance from an International Group of Healthcare Workers. Am J Trop Med Hyg. 2021; 104: 1676-86.
46. Grasselli G, Calfee CS, Camporota L, et al; European Society of Intensive Care Medicine Taskforce on ARDS. ESICM guidelines on acute respiratory distress syndrome: definition, phenotyping and respiratory support strategies. Intensive Care Med. 2023; 49: 727-59.

column ③

急性呼吸促迫症候群ARDSの早期発見・早期治療
—今日からあなたもARDSハンター！

世界のICUにおいて実際に約3分の2でARDS診断の遅れや見逃し，そして40%で診断されていないことが2016年のLUNG SAFEスタディで報告されました．ARDSの認識は軽症ARDSで51%，重症ARDSで79%といわれています．

ARDSの予後を改善する治療として① 肺保護換気，② 輸液制限，③ 補助的治療（腹臥位療法や筋弛緩薬など）があるため，ARDS早期診断が非常に重要です．

ARDSのベルリン定義の項目ごとで診断の遅れや見逃しの原因として図1のような5つの因子が指摘されています．

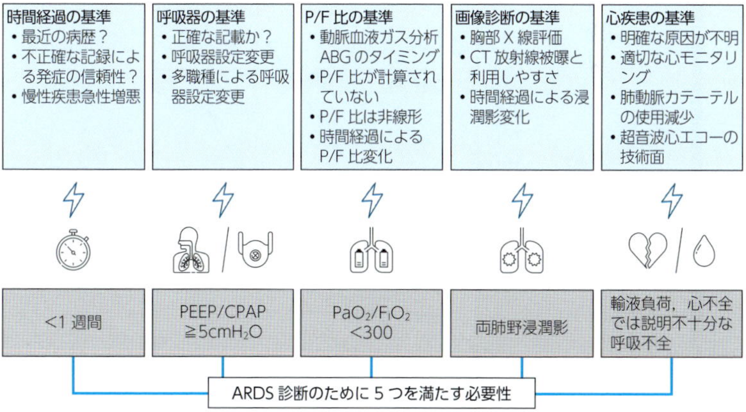

図1 ARDS診断遅れや見逃しにつながる因子（文献1より）

ARDSは，“非”心原性肺水腫であり，重度の呼吸不全の病態は“シャント”です．

まず稀な病態ではないという認識を持つことが重要であり，とくにクリティカルケアでは急性低酸素性呼吸不全，ARDSは頻度の高い症候群です〔ICU入室の10%，人工呼吸器管理（NIV含む）の25%〕．また40%と高い死亡率であることが知られています．

ARDSの死因は，① 重度の低酸素血症，② 基礎疾患からの多臓器機能不全症候群MODSであり，それぞれ半数程度とされています．

早期診断での肺保護換気，輸液制限，補助的治療導入により予後を改善できる可能性が指摘されています．

このコラムでは，ARDSを早期に見つけるための3つのステップを取り上げ，これをマスターして“今日からあなたもARDSハンター！”を目指しませんか．

Step 1 適切なバイタルサインで急性呼吸不全をみつけだす！

まずバイタルサイン（心拍数，血圧，体温，呼吸回数（急性呼吸不全で呼吸回数⬇（＜20）の場合は呼吸筋疲労・呼吸停止の可能性あり），酸素飽和度，意識レベル），呼吸パターン（体位，呼吸補助筋の使用など）を観察し（可能であれば）室内気の SpO_2/PaO_2 で急性呼吸不全の診断を行います（室内気で SpO_2＜90%，PaO_2＜60mmHg）．

Step 2 高濃度酸素投与により病態（とくにシャント）をみつけだす！

- □ 高濃度酸素 F_IO_2⬆に反応しない低酸素血症は病態生理としてシャントが起こっており，ガス交換改善には，① 確実な陽圧換気，② 高いPEEPが必須です（☞3章p.114参照）（図2）．
- □ そのため再呼吸なしリザーバー付きマスクRM 15L/分投与で酸素化が改善しない場合，ARDSの可能性を考えます（図3）．

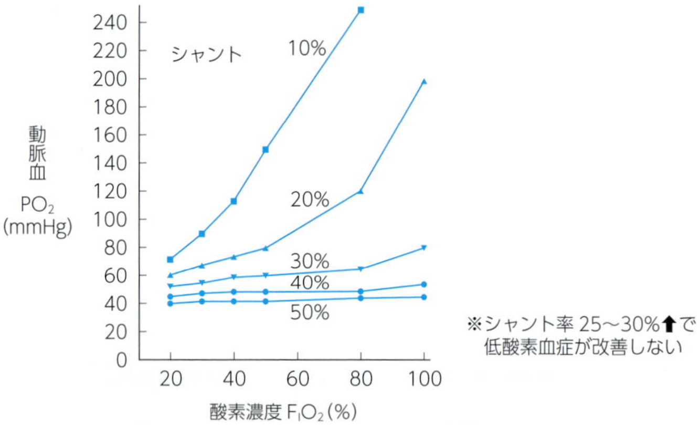

図2 シャント率ごとの酸素濃度と動脈血酸素分圧の関係

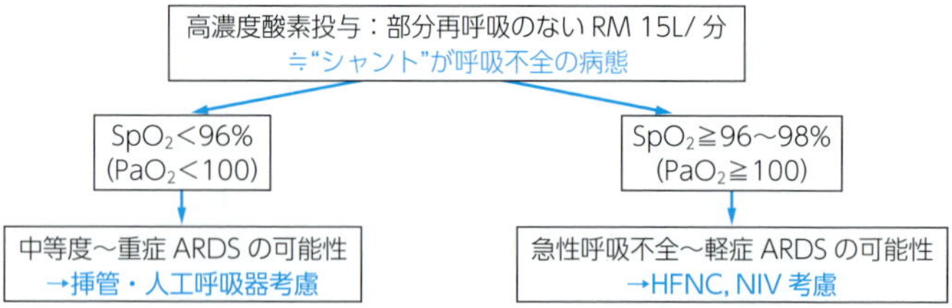

図3 短時間100%酸素投与で酸素化改善の有無をチェック

Step 3 PEEPをかけてARDS重症度をチェック

ARDSの診断基準，重症度(☞12章p.393参照)はPEEP 5cmH_2O以上での酸素化PaO_2/F_IO_2比で分類されます．そのため，Step 2でシャントが病態の急性呼吸不全を診断した次のステップとして，

① 挿管・人工呼吸器：補助調節換気ACVモード 酸素濃度F_IO_2 1.0，PEEP 5cmH_2O
② 非侵襲的人工呼吸器NIV：NIV-CPAP 酸素濃度F_IO_2 1.0，PEEP 5cmH_2O
③ 高流量鼻カニュラHFNC：37℃，流量50L/分以上，酸素濃度F_IO_2 1.0

の3つをどれかを用いてPaO_2/F_IO_2比を計算します(図4)．

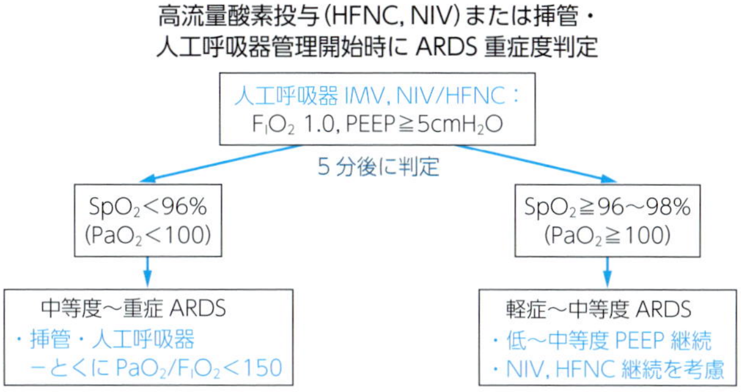

図4 PEEP≧5cmH_2Oが得られる呼吸ケアデバイス設定からARDS重症度を判定する

この3つのステップによって，ARDS早期診断が可能となり，肺保護換気(とくに低1回換気量および駆動圧ΔPを意識)を行いながら重症度による治療法を選択でき，世界的にARDS認識や早期診断・治療が不十分であるARDSの予後を改善する可能性があります．

筆者が勤務していた病院のER，ICU/CCU，救急病棟で看護師主導で次の3つの活動を通してARDS早期診断・治療の啓蒙を行っていました．

① ARDSの早期発見・早期治療のための"ARDSチェックシート"作成
② "急性呼吸不全ARDSチェックシート"のER，ICU，救急病棟での使用推進
③ 定期的な勉強会・実技・チェックテストの開催：呼吸不全，人工呼吸器管理の教育・啓蒙

□ 実際のARDSチェックシートは図5のようになっています．

急性呼吸不全　チェックリスト　　　ID＿＿＿＿＿＿

1. バイタルサイン

BP＿＿＿mmHg　HR＿＿＿/分　RR＿＿＿回/分　SpO_2＿＿%　BT＿＿＿℃

qSOFA

□ SBP=100mmHg 以下　□呼吸回数 22 回/分以上　□GCS15 点未満

酸素化

□ SpO_2=90%以下　酸素投与量＿＿＿＿L/分

2. ARDS となる原因疾患・リスクの有無　□レ点チェック

□肺自体の損傷－□重症肺炎　□胃液の誤嚥　□肺挫傷　□脂肪塞栓　□溺水　□有毒ガス吸入

□肺以外の傷害－□敗血症　□多発外傷　□大量輸血　□人工心肺　□薬物中毒　□急性膵炎

一つでもチェックが入れば下記へ

3. 予想体重 **Predicted Body Weight**

男性：50+0.91×(＿＿＿cm-152.4)　女性：45.5+0.91×(＿＿＿cm-152.4)　結果＿＿＿＿＿**kg**

4. コード

□人工呼吸器を希望する（Full　CPR）

□分からない（コード未定）

□DNAR NIV は希望する

□DNAR 希望しない

5. ARDS の重症度評価・判定方法

i)部分再呼吸のないリザーバーマスク 15L/分 → SpO_2<96% → 中等度~重度の ARDS の可能性！

→ SpO_2≧96-98% → 急性呼吸不全~軽度 ARDS の可能性！

リザーバーマスク 15L/分 5 分値 PaO_2＿＿＿＿SpO_2＿＿＿＿

ii)i での評価後、挿管・人工呼吸器管理もしくは高流量酸素投与開始時の重症度判定

人工呼吸器・NIV・HFNC：F_IO_2 = 1.0　PEEP≧5cnH₂O（HFNC では 37℃、流量 50L/分以上）設定

→5 分後に評価 → SpO_2＜96％／PaO_2<100 → 中等度~重症 ARDS → 挿管・人工呼吸器管理

→ SpO_2≧96-98％／PaO_2≧100 → 軽度~中等度 ARDS → HFNC、NIV 継続を考慮

上記条件 5 分後 PaO_2/SpO_2＿＿＿＿/＿＿＿＿

6. ARDS の重症度分類

軽度 mild	200＜PaO_2/F_IO_2≦300	PEEP or CPAP≧5cmH₂O	□NIV/HFNC 考慮
中等度 moderate	100＜PaO_2/F_IO_2≦200	PEEP≧5cmH₂O	□挿管・人工呼吸器、ICU 入室考慮
重症 severe	PaO_2/F_IO_2≦100	PEEP≧5cmH₂O	

P/F 比＿＿＿＿＿＿　重症度：＿＿＿＿＿＿

図5

□ ぜひみなさんの施設でも積極的にARDS早期診断・早期治療をすすめていきませんか．

参考文献

1. Bellani G, Pham T, Laffey JG. Missed or delayed diagnosis of ARDS: a common and serious problem. Intensive Care Med. 2020; 46: 1180-3.

Chapter 13 人工呼吸器の非同調

ケース

Case 1

- 55歳男性．肺気腫/COPDの既往あり，呼吸不全でER受診．COPD急性増悪AECOPDの診断でステロイド点滴静注，気管支拡張薬吸入，抗菌薬投与および非侵襲的人工呼吸器NIV開始するもCO_2ナルコーシス進行し，挿管・人工呼吸器IMV管理となり速やかに自発呼吸が出現したため圧支持換気PSVモードとした．
- PSV-酸素濃度F_IO_2 0.4，圧支持PS 16cmH$_2$O，PEEP 5cmH$_2$O，フロートリガー 2L/分，Rise 0.2秒，呼気トリガー感度ETS 25%で次のような波形を示しウィーニングが進まない．

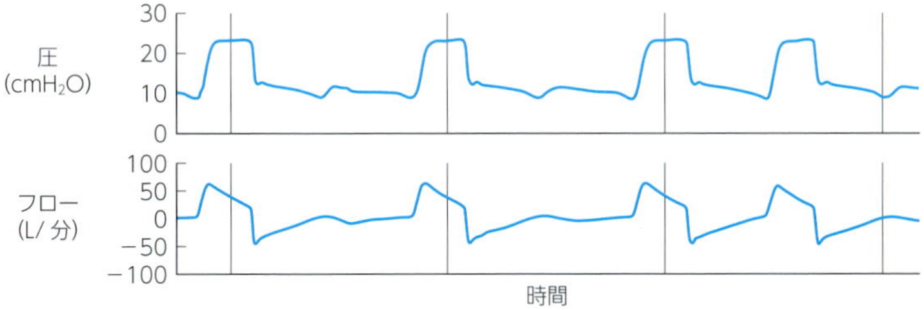

Case 2

- 45歳女性．溺水による急性呼吸促迫症候群ARDSで挿管・人工呼吸器管理中．
- 深鎮静に筋弛緩薬を適宜使用した肺保護換気LPVで低1回換気，高PEEPで10日間管理し，F_IO_2 0.4，PEEP 10.
- 胸部X線では改善傾向だが両肺野浸潤影残存あり，人工呼吸器離脱に向け浅鎮静とし圧補助調節換気PACV→PSVモードへと変更したが低酸素血症進行し，再度浅鎮静でのPACVモードに戻すも呼吸努力が強く次のような波形を示した．

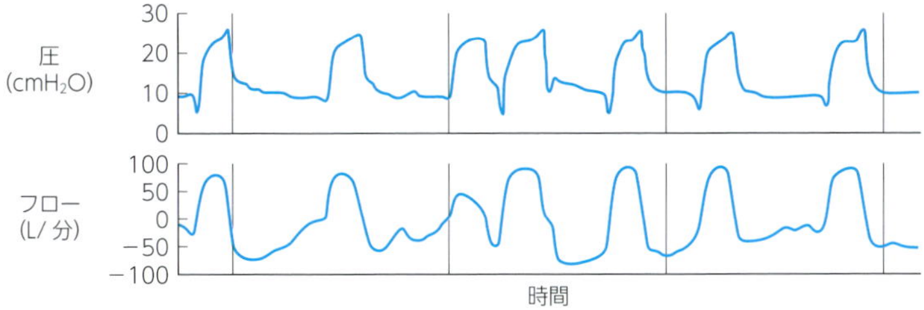

Case 3

- □陳旧性心筋梗塞による低左心機能・慢性心不全CHF，肺気腫/COPD，慢性腎臓病CKD G3bの既往がある70歳男性．2日の経過で増悪する労作時呼吸困難，発熱でER搬送となり肺炎球菌性肺炎，COPD急性増悪AECOPDと急性心原性肺水腫ACPEで挿管・人工呼吸器管理でICU入室．
- □当初はAECOPDとACPEに準じ非侵襲的人工呼吸器NIV管理を考慮していたため，挿管後も自発呼吸温存の浅鎮静でデクスメデトミジン使用し量補助調節換気VACVとした．
- □3時間後，患者が強い呼吸努力と不快感を訴え，担当看護師より鎮静調整について相談された．次のような波形を示した．

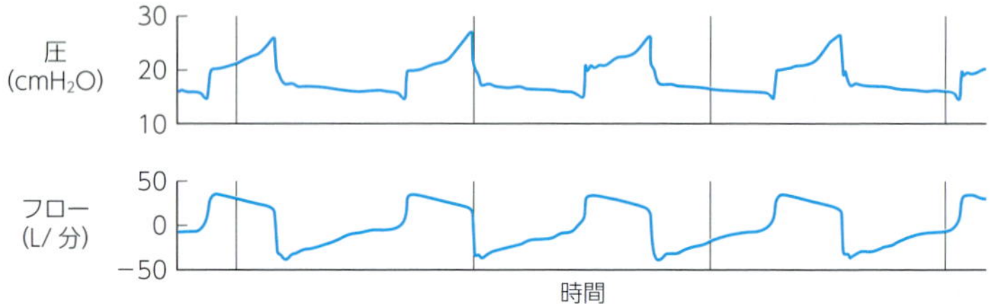

- □クリティカルケアでの循環不全を伴う急性呼吸不全では，治療開始時は循環管理で“組織の酸素化”を優先させます．
- □そのため，可能な限り深鎮静±筋弛緩薬を用いた挿管・人工呼吸器IMV管理とし，自発呼吸努力を抑制し機械調節換気(controlled mechanical ventilation：CMV)でのサポートを行うことで，呼吸仕事量を減らし，酸素化・換気能を維持します．
- □原疾患の治療が奏効し循環不全からの改善の徴候がみられ次第，自発呼吸温存とし早期離脱・早期離床を念頭に置いた治療方針にします．
- □自発呼吸のメリットとして自発呼吸を温存することで，呼吸筋運動により胸腔内の陰圧が均一に肺表面に伝わり経肺圧(肺胞を外側に引っ張る力)が増加し，気道内圧が低くても肺胞リクルートメントが促進され肺胞虚脱を改善させます．つまり呼気終末肺容量EELVが維持され，無気肺予防につながります．
- □また自発呼吸の温存＝横隔膜収縮の温存であるため，仰臥位では背側領域優位の換気を促進し換気血流比不均等($\dot{V}/\dot{Q}$ミスマッチ)も改善し酸素化が維持されます．また横隔膜・呼吸筋の収縮の維持が呼吸筋機能不全・廃用症候群予防につながります．
- □一方，自発呼吸を温存することのデメリットとして，①とくに重症呼吸不全では過剰な自発呼吸努力から，人工呼吸器関連肺傷害VILIと病態が類似した自発呼吸誘発性肺傷害P-SILIリスク(☞16章p.573参照)と②患者・人工呼吸器の非同調(patient-ventilator asynchrony：PVA)が問題となります．

Section 1 患者・人工呼吸器の非同調はどうして起こるのか

□ 患者・人工呼吸器の非同調PVAは，人工呼吸器の吸気・呼気サイクルが患者呼吸と同期しない場合に起こります．つまり，

- 患者の吸気時間≠人工呼吸器吸気時間
- 患者の呼気時間≠人工呼吸器呼気時間

を指します．

□ 自発呼吸ドライブは延髄呼吸中枢でコントロールされ，① 遠心性経路と② 求心性経路の2つから成り立っています．

□ ① 遠心性経路は自律神経による呼吸リズムと呼吸筋収縮パターンを生成し，横隔神経から横隔膜，肋間神経から肋間筋を収縮させることで胸腔拡張・胸腔内陰圧上昇から肺が拡張します．また大脳皮質から延髄呼吸中枢への随意刺激(痛みや運動など)による調節も加わります．

□ ② 求心性経路である末梢・中枢化学受容体(血中酸素・二酸化炭素濃度変化)，機械的受容体(呼吸運動で起こる肺の伸展・収縮)からの刺激信号を受けて，延髄呼吸中枢は呼吸運動が円滑に起こるよう調整します(図13-1)．

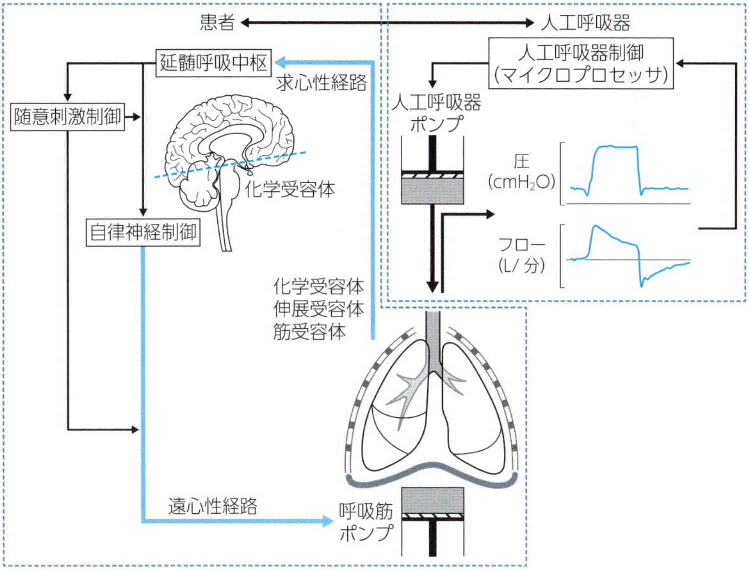

図13-1 患者自発呼吸と人工呼吸器の相互関係(文献11より)

□自発呼吸温存での人工呼吸器管理では，自発呼吸といかに同調するかが重要ですが，脳・中枢神経での求心性と遠心性経路，そして横隔膜・肋間筋および肺換気といった3つの臓器による複雑な自発呼吸コントロールに対し，メカニズムが異なるパラメータ〔① トリガー，② リミット（ターゲット），③ サイクル〕設定でのマイクロプロセッサによるコントロールの人工呼吸器サポートでは必然的に非同調につながります．

□PVAによる3つの臓器への影響とその結果は図13-2のようになります．

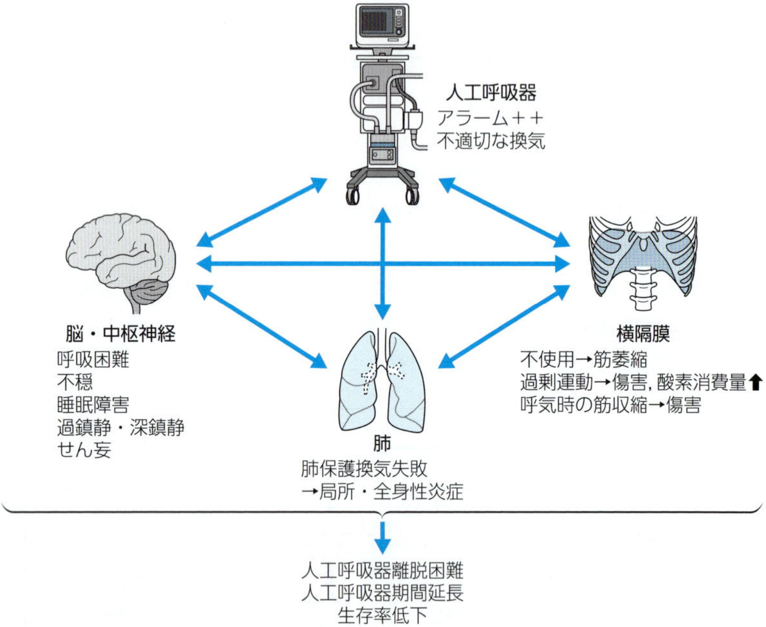

図13-2 **非同調PVAによって起こる3つの臓器への影響とその結果**（文献2より）

MEMO **食道内圧モニタリングでの自発呼吸の有無**（図13-3A〜C）

□経口・経鼻胃管に特殊な圧センサーを付け食道下部1/3の位置に留置して食道内圧P_{es}を測定し，胸腔内圧P_{PL}の代用となります．

□**自発呼吸がない場合に上向きの陽圧波形**となり，**自発呼吸がある場合に下向きの陰圧波形**となります．

□P_{es}波形の有無，陽圧・陰圧波形，波形変動のタイミングと呼吸ごとの変動ΔP_{es}により患者・人工呼吸器の非同調性の原因を調べることができます．

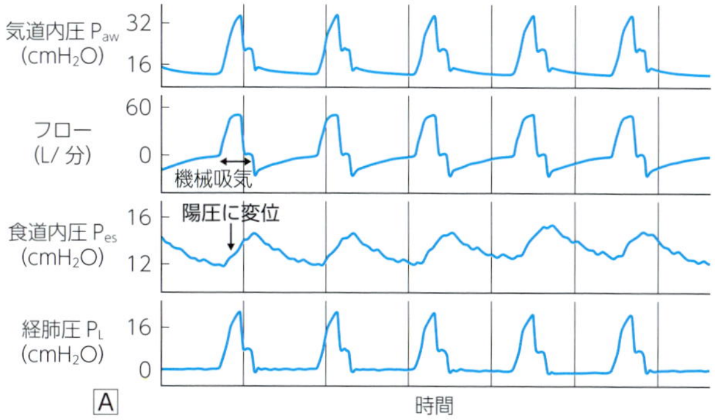

図13-3A 食道内圧波形：量換気VACVで自発呼吸なく機械換気の場合（文献12より）
人工呼吸器の吸気によりP_{es}が陽圧になり呼気時に基準線に戻る．

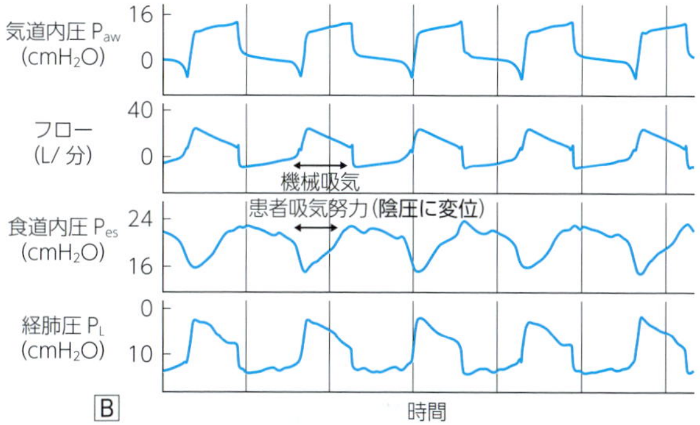

図13-3B 食道内圧波形：圧支持換気PSVで自発呼吸がある場合（文献12より）
患者自発呼吸努力でP_{es}が陰圧になり吸気トリガーが起こる．

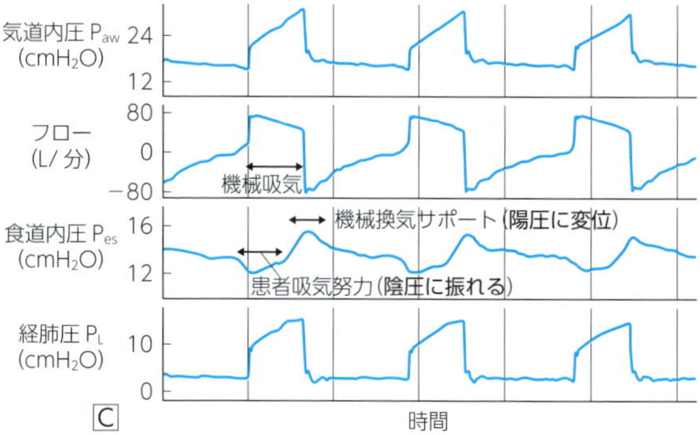

図13-3C 食道内圧波形：呼吸努力でトリガーするも自発呼吸が弱い場合（文献12より）
吸気途中で自発呼吸停止し人工呼吸器の吸気によりP_{es}が陽圧になる

□ 患者自発呼吸と人工呼吸器サポートが同時に吸気開始・終了，そして呼気開始・終了が理想的ですが，残念ながら大部分の人工呼吸器モードで自発呼吸では時間差が生じるため一致させることは不可能です(図13-4).

□ 吸気開始時の患者自発呼吸と呼吸器トリガー，吸気終了時の患者自発呼吸と呼吸器サイクルの時間差をそれぞれ“トリガー非同調 trigger asynchrony”，“サイクルオフ非同調 cycling-off asynchrony”と呼びます.

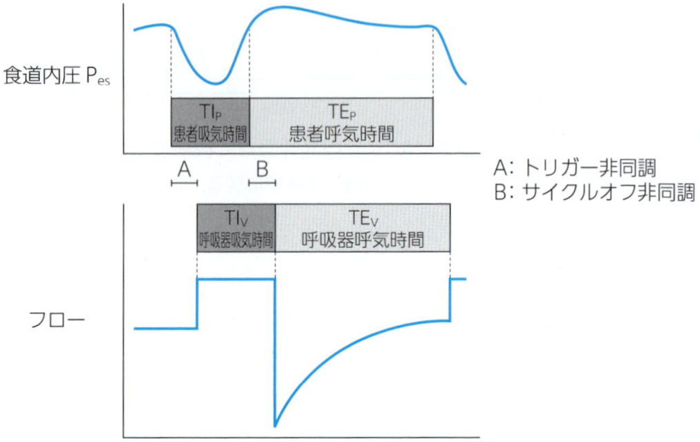

図13-4 患者と人工呼吸器の吸気・呼気の時間差(文献4より)

Section 2 非同調はどうして問題なのか

□ 患者・人工呼吸器の非同調PVAは高い死亡率，長期人工呼吸器管理，ICU入室期間延長と関連しています.

□ 因果関係は明確ではないものの，PVAの病態生理的背景からは，PVAによる強い呼吸努力による1回換気量上昇が肺保護換気LPV失敗や呼吸筋・横隔膜傷害につながることで死亡率上昇や人工呼吸器・ICU入室期間延長を起こすと考えられています(表13-1).

□ またPVAにより間欠的に経肺圧P_Lが上昇することで人工呼吸器関連肺傷害VILIとの関連も指摘されています.

□ PVAの頻度を計測するために非同調指数(asynchrony index: AI)があり，

> • 非同調指数AI(%)
> ＝非同調数/全呼吸数 × 100%

があり，AI>10%では有意に人工呼吸器管理期間延長，気管切開頻度上昇，ICU入

JCOPY 498-06694

室期間・入院期間延長，入院中死亡率上昇との関連が報告されています.

□ しかし非同調は単一でなく様々なタイプがあるため，不整脈と同じく，非同調のタイプによって① 経過観察のみ，② 呼吸器設定変更など介入する必要があるものを明確にし，非同調の種類によって患者にどのような影響を与えるかについてさらなる研究が必要です.

表13-1 患者・人工呼吸器の非同調性PVAによるデメリット

- 無効換気
- 低酸素血症
- 肺胞過膨張による肺傷害
- 動的過膨張dynamic hyperinflation
- 呼吸仕事量の増加
- 患者の不快感増大
- 人工呼吸器ファイティング
- ベッドサイドの医療スタッフ，患者家族への悪影響
- 鎮静薬・筋弛緩薬の過剰使用
- 呼吸筋の機能障害
- 人工呼吸器離脱判断の迷い
- 人工呼吸器管理期間の延長
- 長期臥床による神経筋合併症

Section 3 非同調の分類とメカニズム

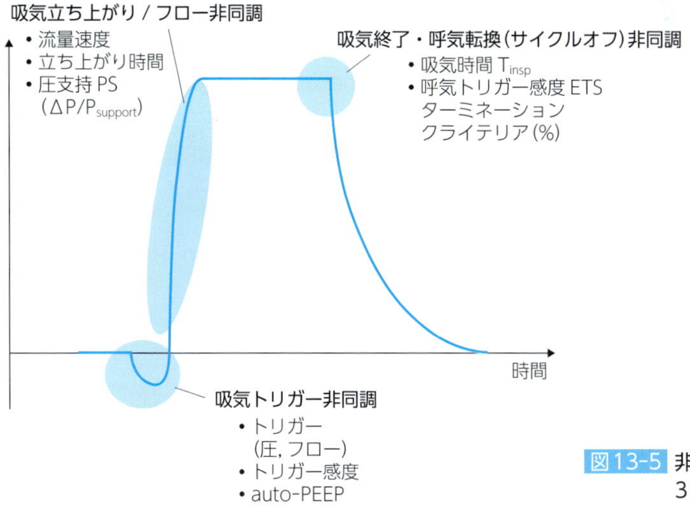

図13-5 非同調が起こる3つのフェーズ

非同調の分類

□ モード設定に必要な3つの変数：① トリガー，② ターゲット（リミット），③ サイクルオフ自体が呼吸器マイクロプロセッサには必要であっても患者自発呼吸とはなんら関係なく別に設定された変数であるため，この3つのフェーズで非同調が起こります（図13-5）．

> ① **吸気トリガー非同調**
> - トリガーできない
> - 不必要にトリガーされる
>
> ② **吸気立ち上がり〔リミット（ターゲット）〕/フロー非同調**
> - フローが（患者吸気努力に対して）不十分
> - フローが（患者吸気努力に対して）過剰
>
> ③ **吸気終了・呼気転換（サイクルオフ）非同調**
> - （人工呼吸器吸気）早期の終了
> - （人工呼吸器吸気）終了の遅延

□ フェーズによる非同調以外に，④ **呼吸器自体で起こるリバーストリガー**，⑤ **呼吸器モード自体の非同調**，⑥ **上限圧設定に伴う無呼吸**も非同調として注意が必要です．

□ フェーズごとの非同調の中で最適な日本語訳がない場合は適宜英語で記載します．

① 吸気トリガー非同調

□ トリガーができない，または不必要にトリガーされる場合の2種類があります．

□ トリガーできない場合，

> ① 吸気努力と実際の吸気トリガーに遅延がある（トリガー遅延delayed triggering）
> ② 患者が吸うことができない（無効トリガーineffective triggering，ミストリガーmissed triggering，wasted effort）

の2つに分かれます．

□ 患者が吸気トリガーできないと呼吸仕事量が増加します．

□ 原因として，① **トリガー設定閾値が高い**，② 疾患によるauto-PEEPの2つがあります．

□ 人工呼吸器の吸気トリガーは，圧ないしフロートリガーに分かれ

> 圧トリガー→－1～－2cmH_2O，フロートリガー→1～2L/分

が一般的な設定ですが，吸気トリガー閾値が高い（例：圧→－5cmH_2O，フロー→5L/分）場合，トリガーするための呼吸努力が強くなりトリガーできない場合があります．

□ しかしトリガーできない原因の大部分は，肺気腫/COPDなど閉塞性肺疾患によるauto-PEEPの場合です(図13-6).

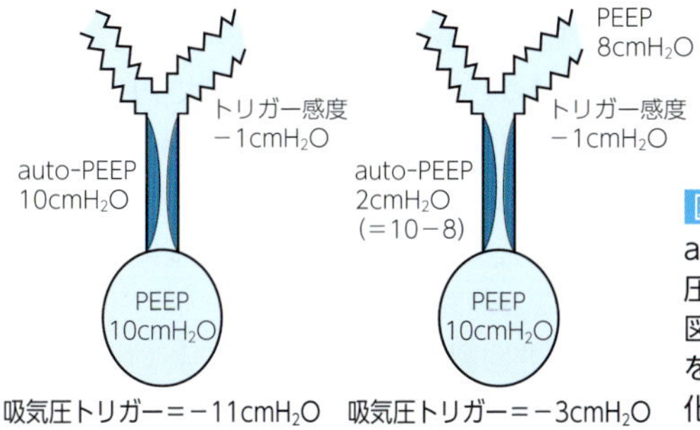

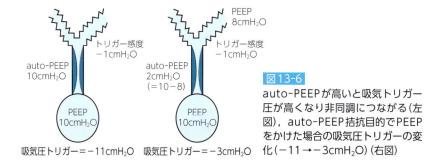

図13-6
auto-PEEPが高いと吸気トリガー圧が高くなり非同調につながる(左図)，auto-PEEP拮抗目的でPEEPをかけた場合の吸気圧トリガーの変化($-11 \rightarrow -3cmH_2O$)(右図)

□ 気道狭窄によって呼気時間内に呼出しきれず蓄積した肺内ガスによってauto-PEEPが起こると，まずauto-PEEP分の患者吸気努力が必要となるため吸気トリガーまで遅れ(トリガー遅延)(図13-7)，重度な場合，トリガーされない状態となります(無効トリガー，ミストリガー)(図13-8，図13-9).

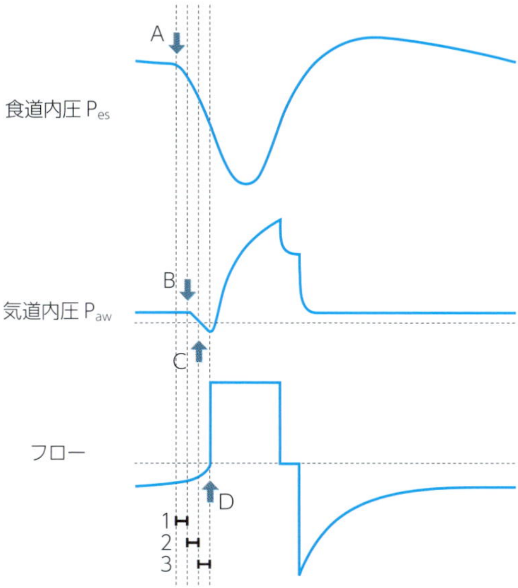

図13-7 auto-PEEPによるトリガーまでの遅れ(トリガー遅延delayed triggering)(文献4より)

呼気フローがゼロとなる機能的残気量FRC前に吸気努力が起こると(A)，肺胞内は気管内圧より高いため(＝auto-PEEP)，まずauto-PEEPの分だけ時間がかかり(B)，吸気トリガー閾値に到達してから(C)呼吸器による吸気が開始される(D).
そのため，患者吸気努力開始から呼吸器の吸気開始まで，auto-PEEPに打ち勝つ時間(1)，吸気トリガー閾値までの時間(2)，呼吸器が吸気弁を開くまでの時間(3)の合計となる.

□ トリガー遅延や無効トリガー・ミストリガーの原因がauto-PEEPの場合，閉塞性肺疾患の治療(気管支拡張薬β_2刺激薬吸入，抗炎症薬ステロイド)およびauto-PEEP拮抗目的で外因性PEEP設定があります(呼気ホールドによりauto-PEEP計測が可能であればauto-PEEP 75%でPEEP設定する)(図13-6右).

□ 対処法として，①トリガー設定閾値を下げる，②auto-PEEP拮抗でPEEP再設定する以外に，③auto-PEEP減少目的で呼気時間延長，吸気時間短縮，設定呼吸回数減少(→自発呼吸がある場合改善乏しい)，④圧補助調節換気PACV/圧支持PSVでは吸気圧を下げる(≒1回換気量を下げる)，⑤鎮痛・鎮静を浅くし自発呼吸を促す，⑥圧からフロートリガーへ変更することがあげられます.

□ 無効トリガー・ミストリガーは最も多い非同調であり，呼吸器による吸気過剰サポートの影響や深鎮静によっても増加するため，「非同調あり→鎮静深度⬆」という安易な対応は避けるべきです.

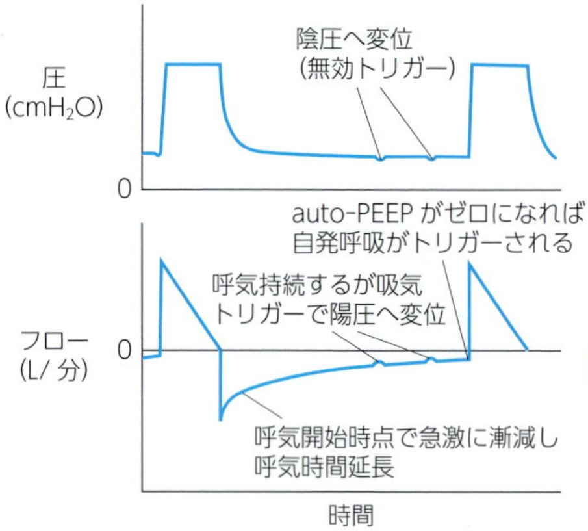

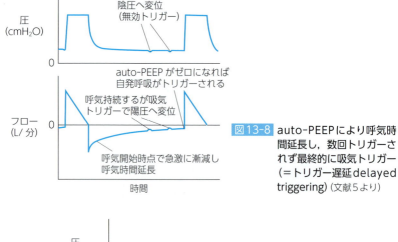

図13-8 auto-PEEPにより呼気時間延長し，数回トリガーされず最終的に吸気トリガー(=トリガー遅延delayed triggering)(文献5より)

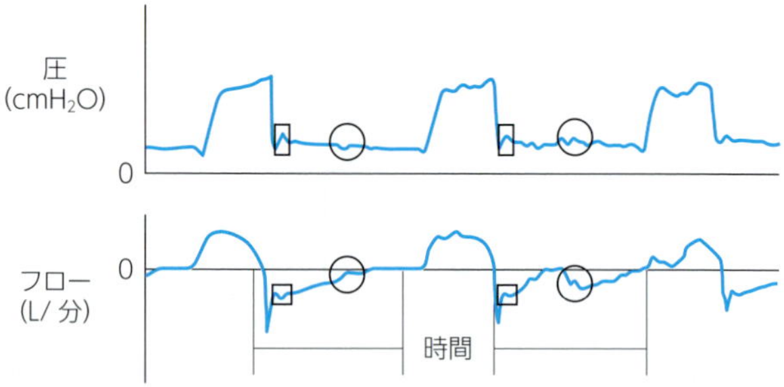

図13-9 吸気がトリガーできない(無効トリガー ineffective triggering, ミストリガー missed triggering)

ineffective triggering: 圧・時間曲線でトリガーされていない(丸印)，3呼吸目でトリガーされているが吸気努力が強く不十分なフローとなっている(flow starvation)(四角印).

□ 一方，不必要にトリガーされ吸気がはじまるオートトリガー auto triggeringは，呼吸器回路内の圧低下・フロー変化を患者自発呼吸と誤認し吸気トリガーが起こる非同調です（図13-10，図13-11）．

□ 原因として，① トリガー閾値が低い，② 心拍動の揺れや回路内結露の移動，圧トリガーでは回路リークの誤認があげられます．

□ トリガー閾値が低すぎるとノイズをトリガーするため，① トリガー感度・閾値を高くする，② 回路内結露除去，回路内リークチェック，③ 圧からフロートリガー変更で対応します．

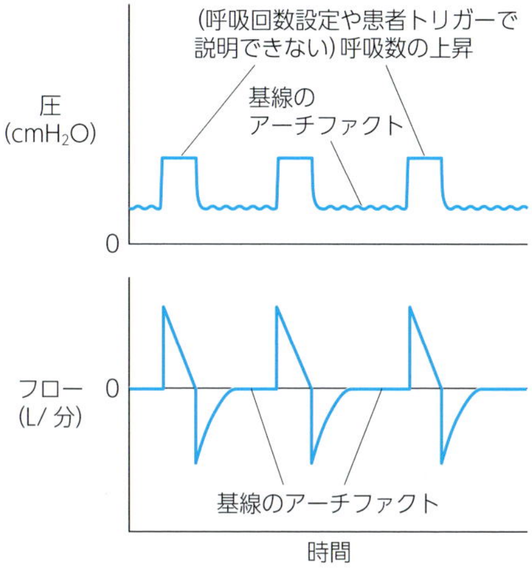

図13-10 心拍動などのアーチファクト・雑信号によるオートトリガー（文献5より）

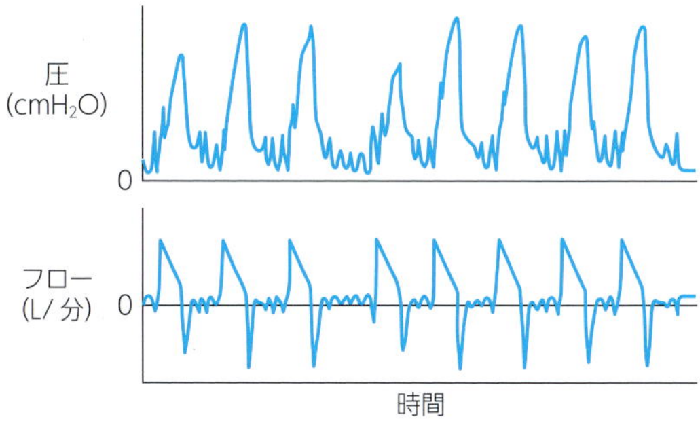

図13-11 実際の心拍動によるオートトリガー（文献5より）

② 吸気立ち上がり〔リミット(ターゲット)〕/フロー非同調

□ 患者吸気努力に対してフローが不十分と過剰である場合の2つがあります.

□ 患者の呼吸努力が強く，とくにフローが一定である量換気VACVでは非同調が起こります(flow starvation, sagging)(図13-12〜図13-14).

□ 一方，圧換気PACVでは圧一定であり吸気フローは患者呼吸努力で変化するため非同調は起こりにくいものの，圧一定になるまでの吸気立ち上がり(Rise time, Ramp)の調整は必要になります.

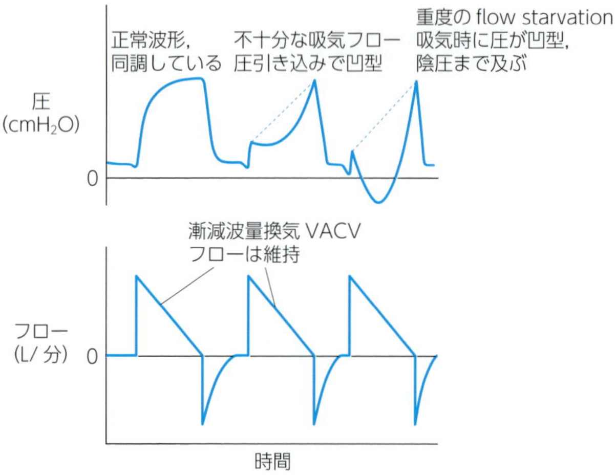

図13-12 フローが患者吸気努力に対して不十分(文献4より)

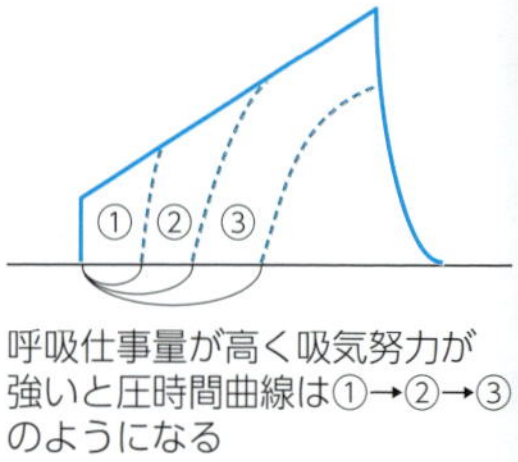

図13-13 flow starvation

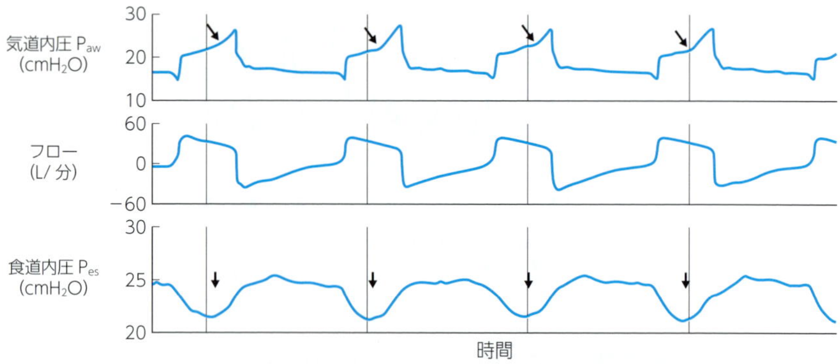

図13-14 フローが患者吸気努力に対して不十分，漸減波量換気VACV(文献2より)

呼吸器吸気フローが患者吸気努力に対して不十分であり，圧・時間曲線で吸気時凹型に変位し，食道内圧・時間曲線では呼吸努力により陰圧に変位.

□ 不十分な吸気フローを患者呼吸努力に合わせる必要があり，量換気VACVでは①吸気流量フローを上げる，② 矩形波から漸減波量換気VACVに変更する，③ 圧換気PACVに変更することで対応します．

□ しかし量換気VACVから圧換気PACVに変更すると1回換気量制限ができないため，厳密な肺保護換気LPVが維持できない欠点があります．

□ 圧換気PACVまたは圧支持換気PSVでは吸気立ち上がり(Rise time, Ramp)短縮で対応します．

□ 痛み，挿管チューブ不快や発熱などの原因で強い患者呼吸努力が起こっている場合，原因への対症療法を行います．

MEMO　吸気フロー不十分を示すflow starvationとPEEP設定時の"Stress index"とは異なる

□ 図13-12，図13-14の呼吸器吸気フローが患者吸気努力に対して不十分な場合のflow starvationの吸気時波形は，急性低酸素性呼吸不全AHRFや急性呼吸促迫症候群ARDSでの適切なPEEP設定の評価での"Stress index"に一見すると似ています(☞12章p.410参照)．

□ 吸気時凹型波形は，Stress indexでは>1のため量肺損傷volutraumaと関連しますが，flow starvationとの大きな違いは，"自発呼吸の有無"です．つまり，

・吸気時凹型波形＋自発呼吸努力強い→flow starvation

・吸気時凹型波形＋自発呼吸なし→Stress index>1

と判断します．

□ 患者の吸気努力よりも呼吸器吸気流量フローが速い場合も頻度は少ないですが非同調が起こります(flow overshoot, pressure overshoot)(図13-15，図13-16)．

□ 患者呼吸努力に対して呼吸器吸気フローが不十分で起こるflow starvationへの過剰な補正でも起こります．

□ また圧換気VACV，圧支持換気PSVでは吸気立ち上がりが短すぎる場合に起こります．

□ 呼吸器吸気フローが過剰だと，圧・時間曲線で吸気相早期に波形突出がみられます．

□ 吸気フロー過剰では，患者の吸気時不快感につながり，また最大吸気フローに対する呼気トリガー感度ETS/ターミネーションクライテリアを設定するPSVでは吸気時間が短縮し吸気終了・呼気転換(サイクルオフ)非同調につながります．

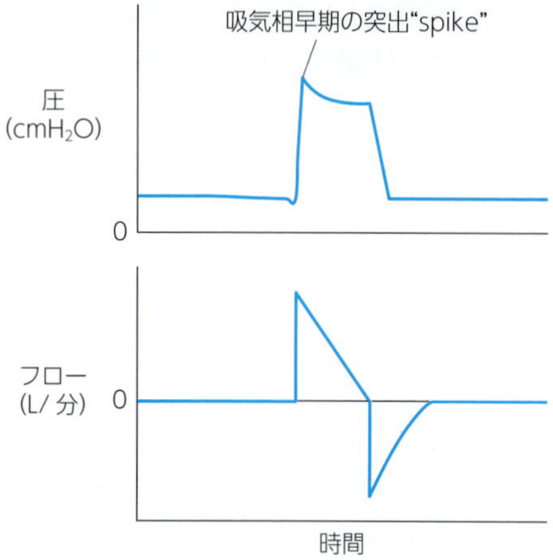

図13-15 圧・時間曲線での吸気相初期の突出(文献4より)

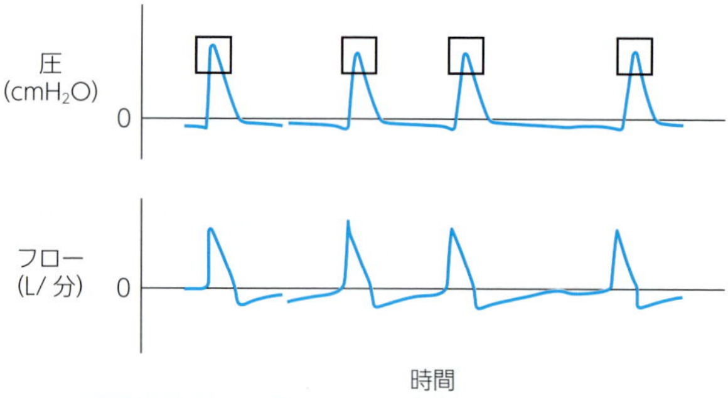

図13-16 重度のflow overshoot(文献4より)

漸減波量換気VACVでは圧・時間曲線はふつう矩形波になるが吸気相初期に著明な突出を認める.

□ 過剰な吸気流量フローを患者呼吸努力に合わせる必要があり，量換気VACVでは吸気流量を下げます.

□ 圧換気PACV，圧支持換気PSVでは吸気立ち上がり(Rise time, Ramp)を延長します.

③ 吸気終了・呼気転換(サイクルオフ)非同調

□ 人工呼吸器吸気の早期終了と終了遅延の2つがあります.

□ 早期に吸気が終了する場合(premature cycling, short cycling, double triggering, breath stacking)，呼吸器設定吸気時間が患者自発吸気より短いため，患者はまだ吸いたい状態のまま吸気終了となります(図13-17，図13-18).

□ 吸気早期終了は，量換気VACVで低1回換気の肺保護換気LPVを行う際，強い患者吸気努力で頻繁にみられ不快感が強くなります.

□ また圧換気PACVで吸気早期終了は呼吸器設定吸気時間が短い場合にみられます.

□ 患者吸気努力が強く呼吸延長では，呼気転換前に再度吸気が起こります(double triggering, breath stacking). 吸気が続けて起こるため1回換気量過剰となり人工呼吸器関連肺傷害VILIおよび自発呼吸誘発性肺傷害P-SILIリスクが高くなります.

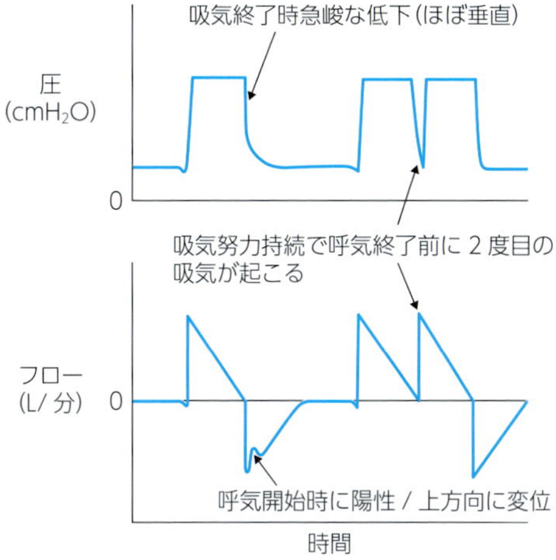

図13-17 吸気早期終了とダブルトリガー(文献4より)

最初の呼吸では呼気開始時のフロー・時間曲線で上方向への変位が吸気早期終了を示す. 2つめの呼吸では患者吸気努力が強く呼気終了前に2回目の吸気が起こっている(double triggering, breath stacking). どちらも患者自発呼吸トリガーで起こっているため“リバーストリガー”とは異なる.

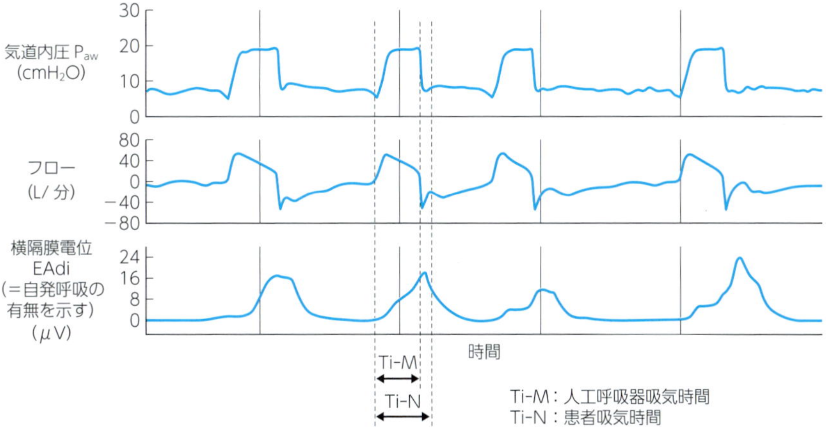

図13-18 圧支持換気PSVでの吸気早期終了premature cycling(文献2より)

患者吸気時間(Ti-N: 吸気トリガーから最大横隔膜電位70%まで低下する時間)が呼吸器吸気時間(Ti-M)よりも長い.

□ 量換気VACVでは吸気時間を延長させる場合，①1回換気量を上昇するか，②1回換気量維持の場合，吸気流量フロー低下のどちらかを行います．

□ 1回換気量上昇では肺保護換気LPVが維持できない可能性があり，また吸気フローを下げると呼吸努力が強いためflow starvationになる可能性があります．

□ 圧換気PACVでは吸気時間延長，圧支持換気PSVでは呼気トリガー感度ETS/ターミネーションクライテリアを下げて吸気時間を延長します．

□ 吸気早期終了とダブルトリガーが起こり，強い自発呼吸により1回換気量駆動圧ΔP上昇でのVILI，P-SILI，また横隔膜筋損傷myotraumaリスクが高い場合，鎮痛・鎮静の適正化(深鎮静)と筋弛緩薬使用により自発呼吸なしでの換気設定変更が必要です．

□ 吸気終了が遅延する場合(delayed cycling)，呼吸器設定吸気時間が患者自発吸気より長く，患者は呼出したいものの吸気が持続します．

□ 量換気VACVでの高い1回換気量，圧換気PACVでの長い吸気時間設定や圧支持換気PSVでの呼気トリガー感度ETS/ターミネーションクライテリアの不適切な設定で起こります(図13-19，図13-20)．

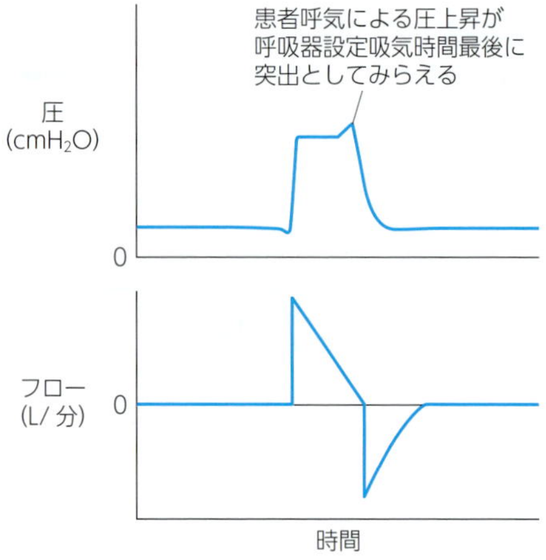

図13-19 圧・時間曲線で患者呼気により吸気相後半に突出，
フロー・時間曲線は量換気VACVのため変化せず(文献4より)

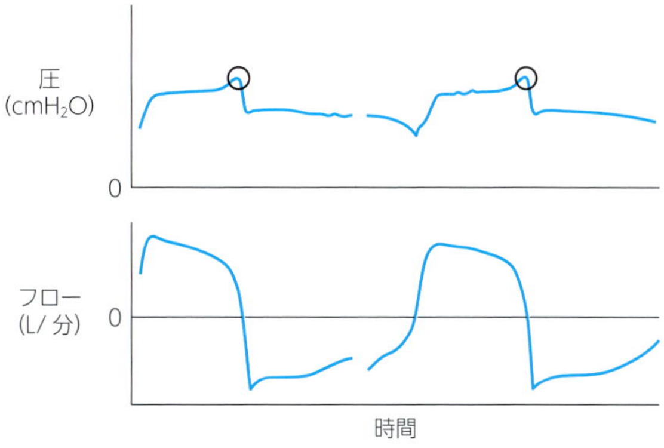

図13-20 圧・時間曲線で患者呼気により吸気相後半に突出，
フロー・時間曲線は量換気VACVのため変化せず（文献4より）

□ 量換気VACVでは吸気時間短縮には，① 1回換気量を下げるか，② 吸気流量フロー増加させます．

□ 圧換気PACVでは吸気時間短縮，圧支持換気PSVでは呼気トリガー感度ETS/ターミネーションクライテリアを上げて吸気時間を短縮します．

そのほかの非同調

④ 呼吸器自体で起こるリバーストリガー

□ リバーストリガー（reverse triggering, entrainment）（図13-21）は吸気早期終了に伴うダブルトリガーに類似した波形ですが，ダブルトリガーが強い患者呼吸努力に続いて起こるのに対し，リバーストリガーでは最初の吸気波形が機械換気である点が異なります．

□ **深鎮静や呼吸抑制された状態で，人工呼吸器による機械換気トリガーでの呼吸筋反応をリバーストリガーと呼びます．**

□ リバーストリガーの機序として，肺移植や脳死患者でもみられるため迷走神経を求心路とした中枢神経系とは関係がなく，呼吸筋や胸壁機械受容器刺激による脊髄反射によって起こる可能性が考えられています．

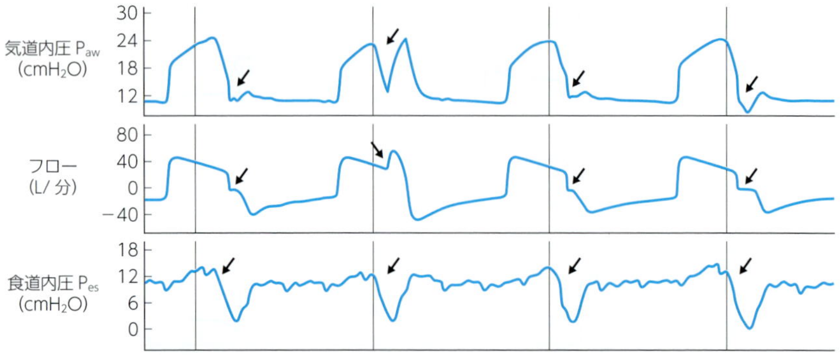

図13-21 漸減波量換気VACVでのリバーストリガー（文献2より）

吸気開始は全て呼吸器トリガーであり，4つの呼吸ともに吸気終了時に食道内圧が陰圧となりリバーストリガーが起こり，吸気圧が下方に変位し呼吸器での吸気中に圧上昇がみられる．

□ リバーストリガーに対して，患者自発呼吸モードへの変更(圧支持換気PSV)や深鎮静から浅鎮静への変更を行います．

⑤ 呼吸器モード自体の非同調

□ 量換気SIMV＋PSVモードで起こる非同調であり，SIMV＋PSVモードでは，患者自発呼吸がある場合にウインドウピリオド内では量換気となり，それ以外では圧支持換気の2つの呼吸パターンで換気されます．

□ そのため患者自身が次の呼吸パターンを認識できず非同調となり，呼吸仕事量増加につながります．

□ SIMVモードは，量換気VACV，圧換気PACV，圧支持換気PSVよりも非同調が起こることがわかっており，デメリットを十分に理解すると積極的に用いるメリットはありません．しかし長年使用されてきたモードであることと親しみやすさから現在もよく使われています．

⑥ 上限圧設定に伴う無呼吸

□ 厳密には非同調には当てはまりませんが，知っておくべきアラームとして量換気VACVでの上限圧設定があります(圧換気PACVでは吸気圧自体を設定するため上限圧アラームが問題となることは少ない)．

□ 量換気VACVで上限圧アラームに達すると，人工呼吸器からの吸気流量フローがその時点で自動的に停止し無呼吸となります．軽度であれば1回換気量低下となりますが，十分な最大吸気圧(ピーク圧)が必要な病態では1回換気量がほぼゼロになり，“機能的な無呼吸”状態が続きます．

□ とくに気管支攣縮のためピーク圧が異常高値となるCOPD急性増悪治療初期(プラ

ト一圧は正常)や，経肺圧は正常ですがプラトー圧とピーク圧が異常高値となる病的肥満での人工呼吸器管理では上限圧アラームを初期設定(大部分の機種で40 cmH_2O)のままで使用すると機能的な無呼吸リスクがあります.

- 量換気VACVでの人工呼吸器管理で，① **ピーク圧が上限圧アラームと同じ**，② **1回換気量低下**の場合に**上限圧設定に伴う無呼吸**を考え，対応としては上限圧アラームを高く設定し直すことで速やかにピーク圧・1回換気量ともに高くなり改善します.
- その後，高く設定し直した上限圧アラーム・ピーク圧が許容できる病態か，またはピーク圧を下げる治療的介入が必要かを判断します.

Section 4 非侵襲的人工呼吸器NIVでの非同調性

- 挿管しない非侵襲的人工呼吸器NIV管理中は，自発呼吸が常にある状態です.
- NIVはCOPD急性増悪AECOPDおよび心原性肺水腫ACPEでは第1選択の呼吸ケアデバイスですが，使用頻度が世界的にも十分でなく，急性呼吸不全でのNIV継続失敗率は約40%にのぼります.
- その失敗原因として，① NIV使用患者選択の誤り(疾患重症度，診断など)，② 原因疾患の進行，③ インターフェースフィッティング失敗(サイズ，リーク)，④ NIVに用いる人工呼吸器の性能不足(とくにリーク補正)，⑤ 不適切な人工呼吸器設定，⑥ 医師の経験不足があげられています.
- その中でもNIV耐用性が重要であり，NIV治療継続のカギを握るのはリークをいかにコントロールするか，つまり非意図的リークをいかに減らすか，そのためにインターフェースであるマスクフィッティングが非常に重要になります(☞MEMO p.484参照).
- NIVを用いた呼吸管理で補正以上の非意図的リークがあると，NIV効果減弱，患者耐用性低下，患者覚醒・睡眠断片化，非同調増大につながります.

ポイント!

- NIVでの非同調性の改善には適切なマスクフィッティングが最も重要である.

MEMO **NIVの"非意図的リーク unintentional leak"を減らし NIVマスクによる皮膚トラブルを予防するためのチェック項目**

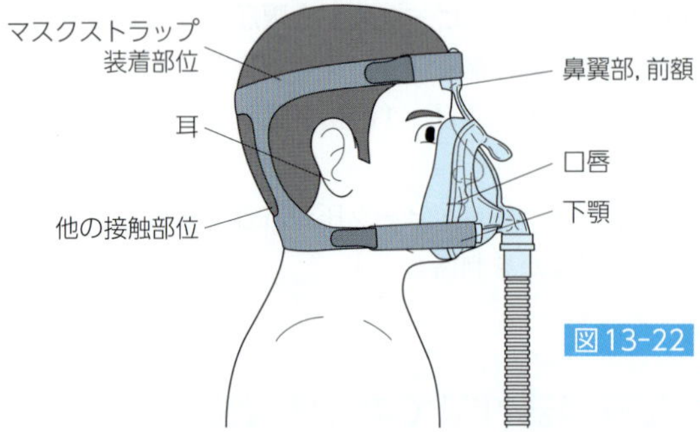

図13-22 NIV鼻口マスク(フルフェイス)での皮膚トラブル部位

□ NIVによる患者自発呼吸との同調性向上のために非意図的リークを可能な限り減らす必要があります.

□ NIVマスクフィッティングが非意図的リークを減らしNIV継続成功のカギであると同時に皮膚トラブルのリスクでもあるため細心のケアが必要です.

・顔面の解剖アセスメント(図13-22参照)
・患者および治療内容に合わせたマスクサイズと形態の選択
・圧による皮膚トラブル早期発見で定期的な皮膚チェック
・マスクの定期的な位置替え
・(可能であれば)治療中のマスクサイズ・形態の定期的な変更

□ 挿管・人工呼吸器IMVでの非同調研究と同様に, NIVでの非同調の評価で,

• 非同調指数 (asynchrony index: AI) (%)
 =非同調数/全呼吸数×100%

があり, AI>10%を重症とした場合, 全体の43%でオートトリガー, 無効トリガー, 早期サイクル終了, サイクル遅延がみられ, 圧支持PS〔P_{insp}($P_{support}$)=IPAP−EPAP〕設定とリークとの関連が指摘されています.

□ そのため, ① 圧支持の適切な設定と② リーク補正に対応可能なNIV専用呼吸器(またはICU専用人工呼吸器)を用いてマスクフィッティングを適切に行う必要があります.

□ NIVでの呼吸管理がIMVと異なるのは患者と会話が可能であるため, とくに非同調を考える際にNIV圧・フロー波形に加え質問によって原因が検索可能です.

吸気トリガー非同調

□ NIVでの吸気トリガー非同調はリークによるオートトリガーや無効トリガー, また

原疾患(肺気腫/COPDなどの閉塞性肺疾患)によって無効トリガーが起こります.

□ しかし最新のNIV専用呼吸器やICU専用人工呼吸器でNIVを行う場合，リーク補正機能が改善されているため，マスクフィッティングによる非意図的リークに対応しながら，吸気トリガー非同調の原因として原疾患の治療効果を考えます.

吸気立ち上がり〔リミット(ターゲット)〕非同調

□ NIVでの吸気立ち上がり非同調については，患者呼吸努力に合わせて吸気立ち上がりを調整します．とくに呼吸努力が強い場合，立ち上がりを早く(Rise time, Ramp短縮)設定します.

□ このとき立ち上がりが早くなると吸気流速も早くなるため吸気時間の短縮，リーク量増加，患者の不快感が強くなる可能性もあるため微調整が必要になります.

吸気終了・呼気転換(サイクルオフ)非同調

□ NIVでの吸気から呼気への転換(サイクルオフ)はNIV-PSVモードだと一般的に吸気フローに対する減少率で吸気時間が決まります．つまり，患者の吸気努力に応じて吸気時間が変化することを意味します.

□ NIV-PSVモードの中でもPCVを選択すると一定の吸気時間が確保されるため，とくに呼吸努力が強いケースでは酸素化・換気が改善しやすいと考えられます.

□ 当然リークがあると一定圧まで上昇しないため吸気時間延長→呼気時間短縮によるauto-PEEPリスクがあり遅延トリガーや無効トリガーにつながります.

□ しかし吸気トリガーされなくなるため，逆に呼気時間が延長しauto-PEEPの解消につながり最終的にはトリガー可能となります.

□ 圧換気であるNIVではauto-PEEPがあると1回換気量低下が起こるため，呼気時間が不均一で呼吸回数が一定せず，1回換気量が毎回変動する場合はauto-PEEPの存在を考慮します.

□ NIVでの非同調への対応は次のようになります.

① 吸気サイクル開始時:“吸気トリガー非同調”
- トリガー感度を調整する
- auto-PEEPがある場合，PEEPを上げて相殺する
- 非意図的リークを最小限にする(マスクフィッティングを確認する)
- 急性呼吸不全の原因疾患を治療する(例: 喘息重積患者で気道抵抗・エアトラッピング改善目的で気管支拡張薬吸入，ステロイド投与など)

② 吸気立ち上がり時:“吸気立ち上がり〔リミット(ターゲット)〕非同調”
- 圧換気，量換気を患者に合わせて選択する

- 圧換気では吸気圧，量換気では１回換気量・吸気流量フローを調整する
- 立ち上がり時間・圧を調整する(Rise time, Ramp)
- 非意図的リークを最小限にする(マスクフィッティングを確認する)
- 呼吸努力を減らす(例：アシドーシスを改善させ換気を抑える)

③ **吸気サイクル終了時："吸気終了・呼気転換(サイクルオフ)非同調"**

- 非意図的リークを最小限にする(マスクフィッティングを確認する)
- 流量フローサイクルから，吸気時間一定の時間サイクルによるPCVモードへ変更する
- フローサイクルの設定(呼気トリガー感度ETS/ターミネーションクライテリア)を変更する．また非意図的リークにより吸気終了が遅延する場合，リークがないときの吸気時間より0.2秒長く最大吸気時間を設定する．
- 吸気圧P_{insp}($\Delta P_{support}$)(＝IPAP－EPAP)を調整する
- 急性呼吸不全の原因疾患を治療する(例：喘息重積患者で気道抵抗・エアトラッピング改善目的で気管支拡張薬吸入，ステロイド投与など)

④ **換気モードでの非同調**

- 無呼吸や間欠的な呼吸停止に備えてバックアップ呼吸回数の設定

□ NIVでは吸気トリガー非同調である無効トリガー，オートトリガーそしてダブルトリガーがよくみられ，挿管・人工呼吸器IMVと同様，圧・時間曲線，フロー・時間曲線の波形を分析するのと同時に患者へ簡単な質問をすることで鑑別ができます．

① 吸気トリガーできない(無効トリガー ineffective triggering)

□ 患者への質問:「息を吸いたいときに呼吸器からガスが送られてきますか?」,「息を吸うときに呼吸器がサポートしてくれますか?」→「いいえ」の場合に考慮．

□ 波形：図13-23

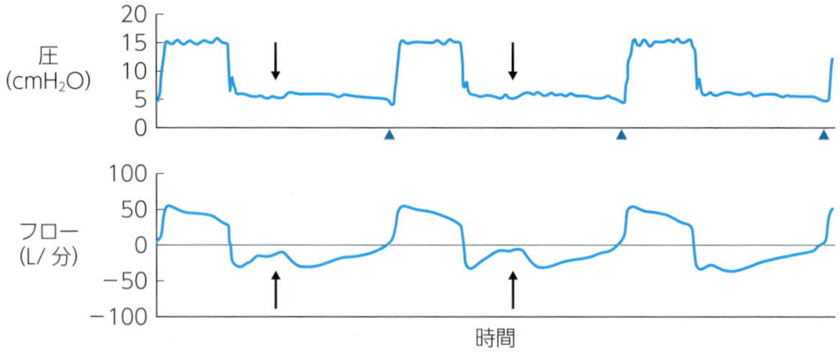

図13-23 無効トリガー ineffective triggering(文献13より)

フロー・時間曲線で呼気時に突然基線に凸型になり圧・時間曲線で同時に基線に凹型になる．

□ 対応: ① 吸気トリガー閾値を下げる(感度上げる), ② PEEPを上げる.

② 不必要にトリガーされる(オートトリガー auto-triggering)

□ 患者への質問: 「息を吸いたくないときに呼吸器からガスが送られてきますか?」→「はい」の場合に考慮.

□ 波形: 図13-24

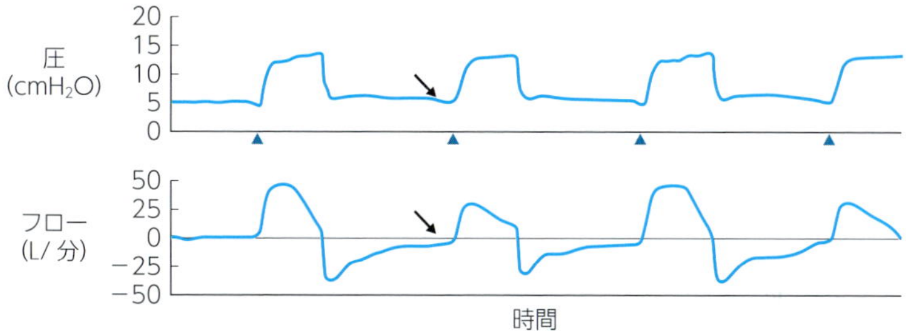

図13-24 オートトリガー auto-triggering(文献13より)
患者自発呼吸がないため機械トリガー開始時のフロー波形が異なり, ピークフローが低く, 吸気時間も短縮する.

□ 対応: 吸気トリガー閾値を上げる(感度下げる).

③ 患者吸気努力よりも呼吸器フローが過剰(フロー過剰 flow overshoot)

□ 患者への質問: 「吸うときに呼吸器から強い空気が送られますか?」, 「息を吸うときに急激な感じがしますか?」→「はい」の場合に考慮.

□ 波形: 図13-25

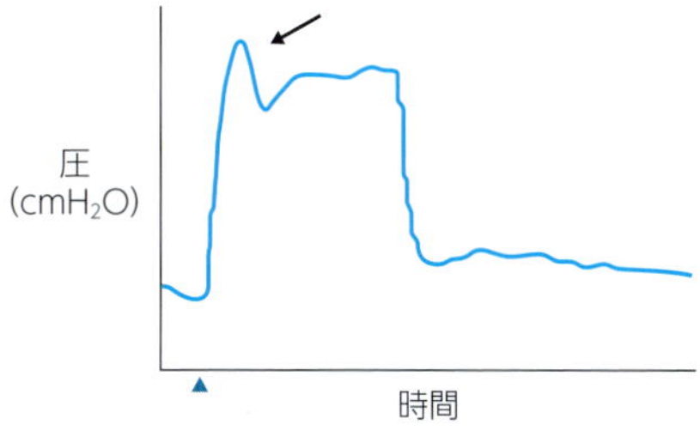

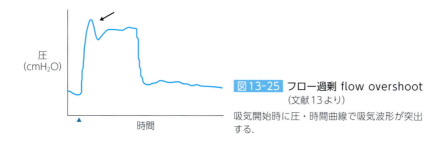

図13-25 フロー過剰 flow overshoot(文献13より)
吸気開始時に圧・時間曲線で吸気波形が突出する.

□ 対応: 吸気立ち上がりが吸気波形の突出がなくなるまで下げる(Rise time延長, Ramp上げる).

JCOPY 498-06694

④ 患者吸気努力よりも呼吸器フローが不十分(不十分なフロー flow starvation, sagging)

□ 患者への質問:「吸うときに呼吸器から空気があまりに遅くないですか?」,「息を吸うときにゆっくりな感じがしますか?」→「はい」の場合に考慮.

□ 波形: 図13-26

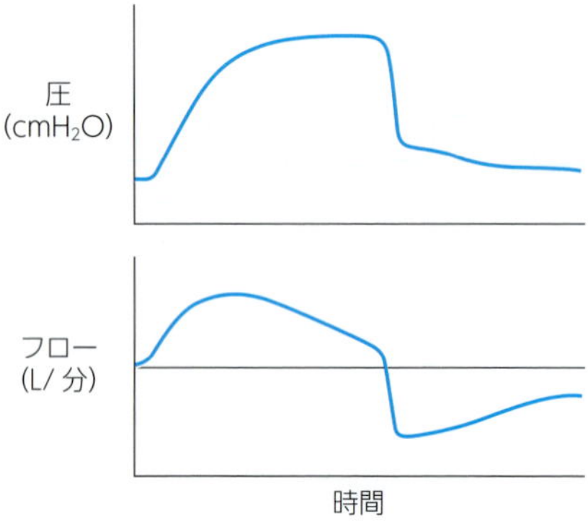

図13-26
不十分なフロー flow starvation, sagging(文献13より)
圧・時間曲線で緩やかな吸気立ち上がりで下に凹型は立ち上がりに時間がかかっていることを示す.

□ 対応: 吸気立ち上がりが速やかな吸気立ち上がりになるまで上げる(Rise time短縮, Ramp下げる).

⑤ 呼吸器吸気が早期に終了(吸気早期終了 premature cycling)

□ 患者への質問:「吸う時間があまりに短いですか?」→「はい」の場合に考慮.

□ 波形: 図13-27

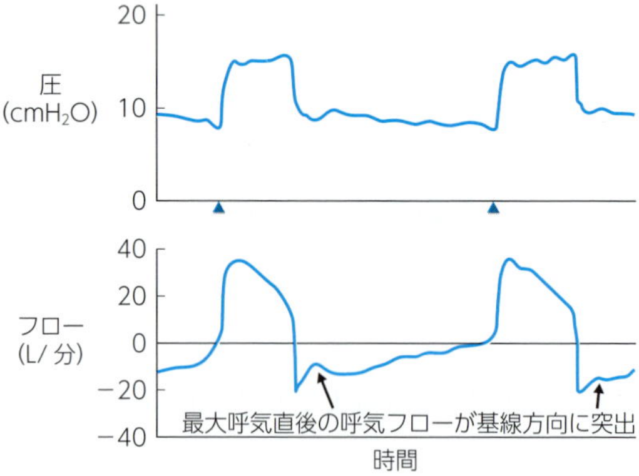

図13-27
吸気早期終了 premature cycling
(文献13より)
フロー・時間曲線で最大呼気フロー後の呼気初期に小さな基線への突出があり, その後呼気波形が戻る.

□ 対応: 患者吸気サイクルに一致するまで呼気トリガー感度ETS/ターミネーションクライテリアを徐々に下げる(例: 40→25%).

⑥ 呼吸器吸気の終了が遅延(吸気遅延 delayed cycling)

□ 患者への質問:「吸う時間があまりに長くないですか?」または「息がはきにくくないですか?」→「はい」の場合に考慮.

□ 波形: 図13-28

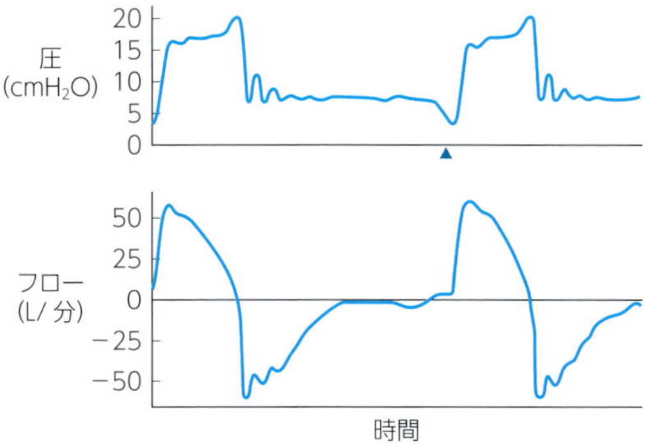

図13-28
吸気遅延 delayed cycling
(文献13より)
圧・時間曲線では吸気終末に急激な突出がみられ，フロー・時間曲線では吸気波形が速やかに減弱し，その後緩徐に指数関数的に減弱.

□ 対応: 患者吸気サイクルに一致するまで呼気トリガー感度ETS/ターミネーションクライテリアを徐々に上げる(例: 25→40%).

⑦ ダブルトリガー double triggering

□ 患者への質問:「続けて2回吸気が送られてきますか?」→「はい」の場合に考慮.

□ 波形: 図13-29

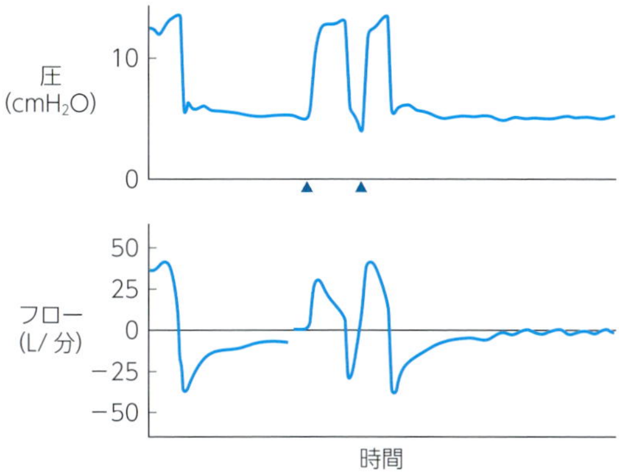

図13-29
ダブルトリガー double triggering
(文献13より)
フロー・時間曲線で呼気なしに2回連続で吸気がある，または吸気時間1/2未満の呼気時間に2つめの吸気が起こる(フロー・時間曲線で吸気に2つのピークがしばしばみられる).

□ 対応: ① 患者吸気サイクルに一致するまで呼気トリガー感度ETS/ターミネーションクライテリアを徐々に下げる(例: 40→25%)，② 圧支持PSが低い場合，PSを上げる(PS＝IPAP−EPAP).

Section 5 非同調性を改善させる呼吸器モード：PAV，NAVA

□ 患者自発呼吸は末梢化学受容体，機械・筋受容体からの求心路刺激からの求心性経路からの刺激から，自立的な呼吸リズム・呼吸筋収縮パターンを生成し，大脳皮質からの随意刺激での修飾をうけて，遠心性経路を通して呼吸を行います．

□ 一方，人工呼吸器は吸気圧，1回換気量，吸気時間，PEEP，酸素濃度を設定し人工呼吸器中枢であるマイクロプロセッサ処理によるアルゴリズムで患者呼吸サポートを行います．

□ つまり，患者と人工呼吸器それぞれの呼吸生成パターンがあるため，今まで述べてきたように圧・時間曲線，フロー・時間曲線の波形分析で非同調に気付き呼吸器設定変更を行ったとしても患者自発呼吸パターンは時々刻々と変化するため従来の人工呼吸器モードでは非同調が常に出現する可能性があります（図13-1 p.467参照）．

□ 患者の呼吸努力に同期することで非同調を改善し呼吸仕事量を軽減する目的で1992年にproportional assist ventilation（PAV），1999年に神経調節補助換気（neurally adjusted ventilatory assist：NAVA）が提唱され，2000年代後半PAV（その後PAV＋モード），2010年代にNAVAモードとして実用化されました（図13-30）．

□ PAV, NAVAともに従来の人工呼吸器モードと全く異なり換気パラメータ（吸気圧，1回換気量，呼吸回数，吸気時間など）設定は必要とせず，患者呼吸努力をサポートする，いわば呼吸筋補助により非同調改善と呼吸仕事量減少を目的とした自発呼吸モードで，PAV＋，NAVAを合わせてプロポーショナルモードproportional modeといいます．

□ 現在PAVはBennett840/980（Medtronic社）搭載のPAV＋モードとEvitaシリーズ（Dräger社）搭載のproportional pressure support（PPS）モードがあり，NAVAは横隔膜活動電位Edi測定可能な専用SERVOシリーズ（Getinge社）搭載のNAVAモード，NIV NAVAモードがあります．

JCOPY 498-06694

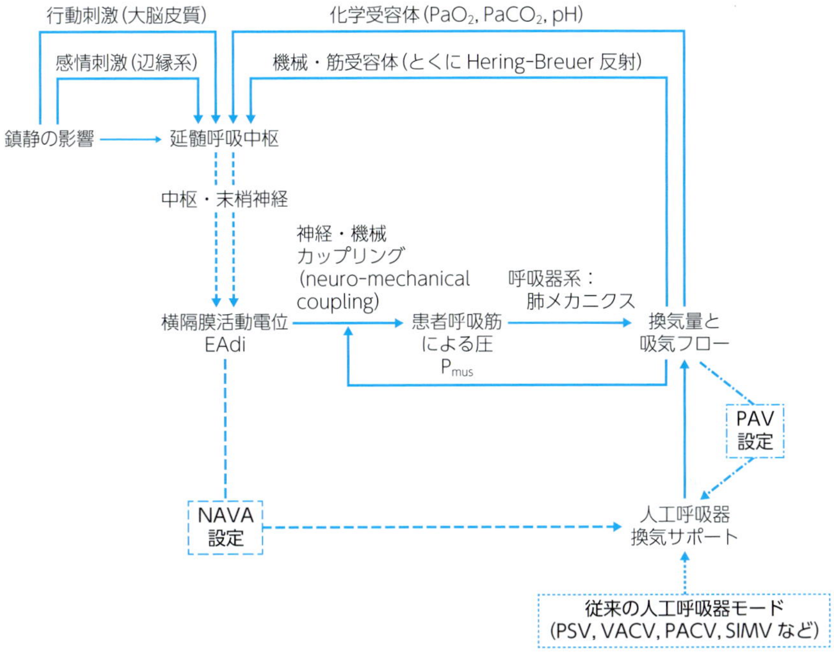

図13-30 従来の人工呼吸器モードとPAV，NAVAモードの違い(文献10より)

中枢呼吸ドライブ，呼吸筋による吸気圧P_{mus}と換気量・フローの流れを示す.
化学受容体，機械・筋受容体の求心性経路からの刺激および大脳皮質・辺縁系からの刺激で呼吸中枢から呼吸パターンが生成され横隔神経・横隔膜と呼吸筋を通して肺メカニクスに応じて換気量・フローが決定される．また呼吸中枢は鎮静の影響を受ける.
従来の人工呼吸器モードによる換気補助(点線)は患者呼吸パターンを認識しないため過剰・過小サポートになる可能性があるが，患者肺メカニクスから圧・呼吸仕事量モニタリングで間接的に患者自発呼吸に同期するPAVモード(破線・点線)や横隔膜電位EAdiから直接的に患者自発呼吸パターンに同期するNAVAモード(破線)は患者呼吸を最適にサポートする.
またNAVAモードはEAdiモニタリングで動作するため，横隔膜での神経・機械カップリング変化や肺メカニクス変化(auto-PEEPなど)，呼吸器リークなどの影響を受けない.

PAVモード

□ PAVは気道内圧と吸気フローを患者呼吸努力に合わせて増強・減少させるモードであり，呼吸ごとに吸気圧，1回換気量が異なります(図13-31).

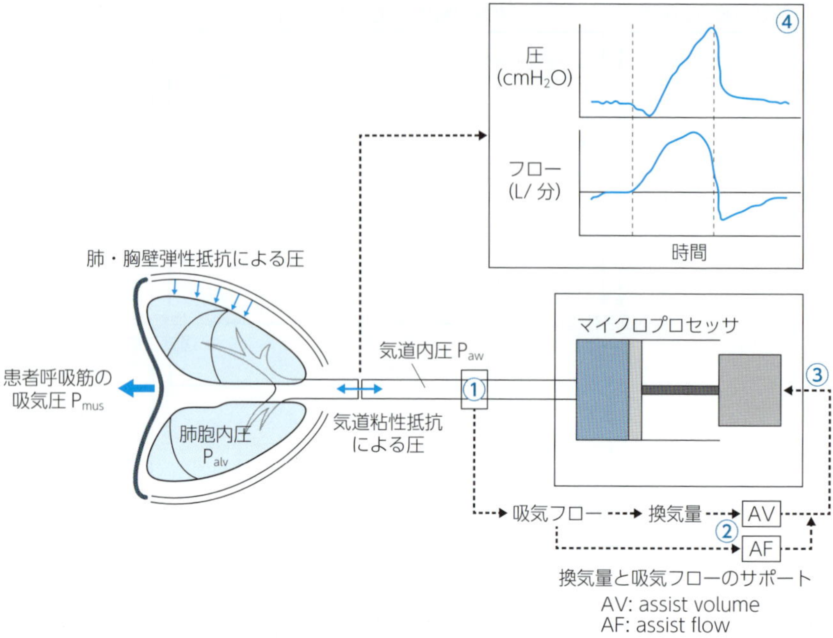

図13-31 **PAVの概念**(文献11より)

吸気フローと換気量を持続的にモニタリングし(①)，呼吸筋による圧P_{mus}を計算し肺胞圧P_{alv}低下につながるよる調整する．呼吸器マイクロプロセッサで吸気フローと換気量増強の処理を行い，呼吸サポートにより気道粘性抵抗と肺・胸壁弾性抵抗を拮抗する(②，③)．圧・時間曲線とフロー・時間曲線で吸気終了・呼気転換(サイクルオフ)と一致して吸気圧が低下し自発呼吸に合わせた特徴的な正弦波となっている(④)．

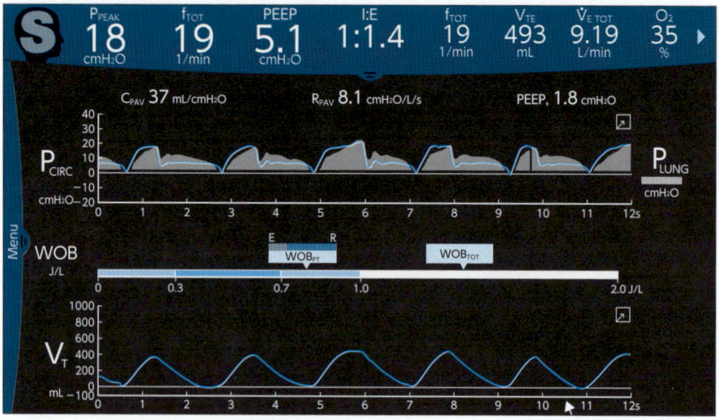

図13-32 **PAV＋モード**

吸気圧P_{circ}，1回換気量V_Tが呼吸ごとに異なる．

□呼吸の運動式 equation of motion から，

・換気にかかる全ての圧 P_{total}

　＝患者呼吸筋による圧 P_{mus} ＋人工呼吸器による気道内圧 P_{aw}

　＝1回換気量 V_T/コンプライアンス C＋吸気フロー $\dot{V}$×気道抵抗 R

であり，また呼吸仕事量（work of breathing：WOB）は，

$$\mathrm{WOB} = \int P_{total} \times \text{フロー}\, dt$$

となります．

□PAV＋モードではコンプライアンスと気道抵抗を4〜10呼吸ごとに短い吸気終末ポーズ（0.3秒）をかけ流量フローがない状態でプラトー圧 P_{plat} を測定し，

・コンプライアンス C＝1回換気量 V_T/（P_{plat} − PEEP）

を元にして，換気にかかる圧 P_{total} と WOB がリアルタイムに表示されるため，WOB を指標に呼吸サポート（%）設定を行います（図13-32，図13-33）．

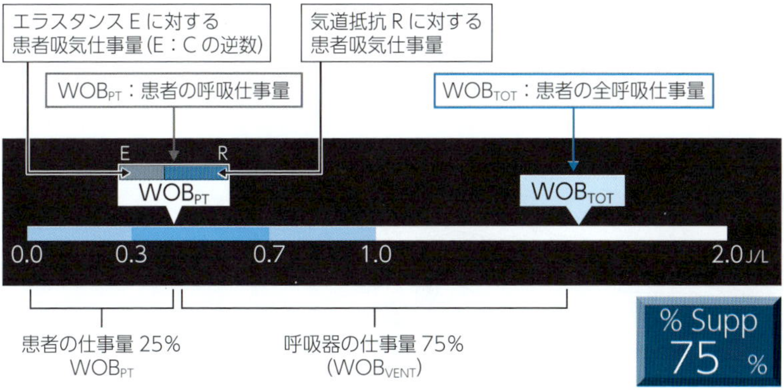

図13-33 PAV＋モードでのWOBバー

□気道内圧 P_{aw} と患者呼吸筋による圧 P_{mus}，呼吸サポート（%）の関係は，

・P_{aw} ＝呼吸サポート（%）× P_{total}

・P_{aw} ＝ P_{mus} ×呼吸サポート（%）/［100 −呼吸サポート（%）］

となり，実際に呼吸サポート5〜85%で設定します．

□WOBを指標に呼吸サポート75%とすると，全呼吸仕事量の75%が呼吸ごとに呼吸器サポートされ，患者は残りの25%の呼吸仕事量を行う形になります．

□そのため，患者自発呼吸努力が強い（＝呼吸仕事量WOB大きい）場合，呼吸サポートも大きくなります．一方，自発呼吸努力が弱くなるとそれに同期して呼吸サポートも小さくなります．

□PAVでは，酸素濃度 F_IO_2 と PEEP 設定および吸気開始時のトリガーは従来のモードと同様に圧・フロートリガーの設定が必要です．また吸気から呼気サイクルにつ

いては設定吸気フロー(初期設定は3L/分)で吸気が終わります．

□ PAVのメリットは非同調が減少し，また呼吸仕事量を減らすことで適切な呼吸筋使用が可能になります．一方，デメリットとしては呼吸努力が強い場合に人工呼吸器関連肺傷害VILIを起こすリスクがあり，またリークがある場合は呼吸仕事量モニタリングが不適切になり過度なサポートとなる可能性(ラナウェイ現象という)があります．

NAVAモード

□ 特殊なNAVAチューブを食道内に留置し横隔膜電気的活動(electrical activity of the diaphragm: EAdi)をモニタリングし，呼吸補助タイミング，吸気圧・換気量をサポートする人工呼吸器モードです(図13-34)．

□ 新生児，小児から成人まで使用でき，患者のEAdiモニタリングにより自発呼吸に対し適切な吸気時間，吸気圧設定が可能であるため非同調を改善するとともに，患者呼吸努力モニタリングも可能です．

□ 挿管・人工呼吸器IMV管理中も非侵襲的人工呼吸器NIV管理中でも使用できます．

□ NAVAモードの大きな特徴は吸気トリガー，吸気サポートレベル，吸気終了・呼気転換(サイクルオフ)のコントロールにEAdiを用いている点です．

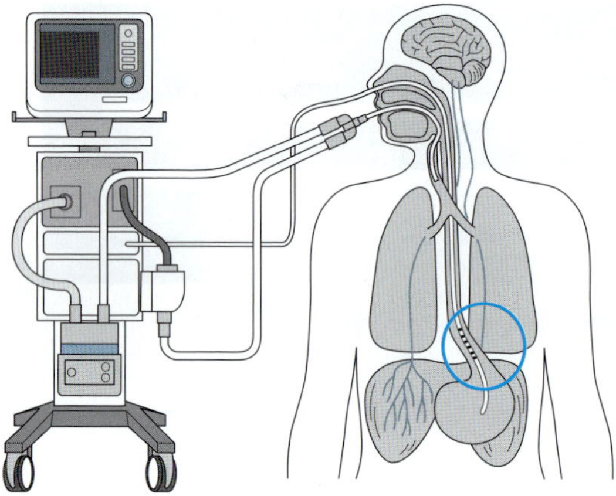

図13-34 NAVAチューブの食道内への留置
(文献14より)
経鼻胃管と同様に食道内の横隔膜脚の高さにNAVAチューブを留置し横隔膜電位EAdiモニタリングを行う．

□ EAdiベースラインから0.5 μV上昇で吸気トリガーされます．

□ 吸気圧と横隔膜電気的活動波形との同期は0.016秒毎に行われ，NAVAではEAdiシグナルに比例定数であるNAVAレベルを設定し吸気圧を調整します．

□ NAVAレベル0.5〜4で調整し，NAVAレベルとEAdiを掛け合わせた値が吸気圧サポートとなります．

- 供給圧(cmH_2O)
  ＝横隔膜電気的活動(μV)×NAVAレベル(cmH_2O/μV)

- そのため，EAdi振幅10，NAVAレベル1.5ならば，気道内圧P_{aw}は，P_{aw}＝10×1.5＋PEEPとなり，PEEPより15cmH_2Oとなります．

□ NAVAモードでは，EAdiピーク値の70%で吸気終了となります(図13-35，図13-36)．

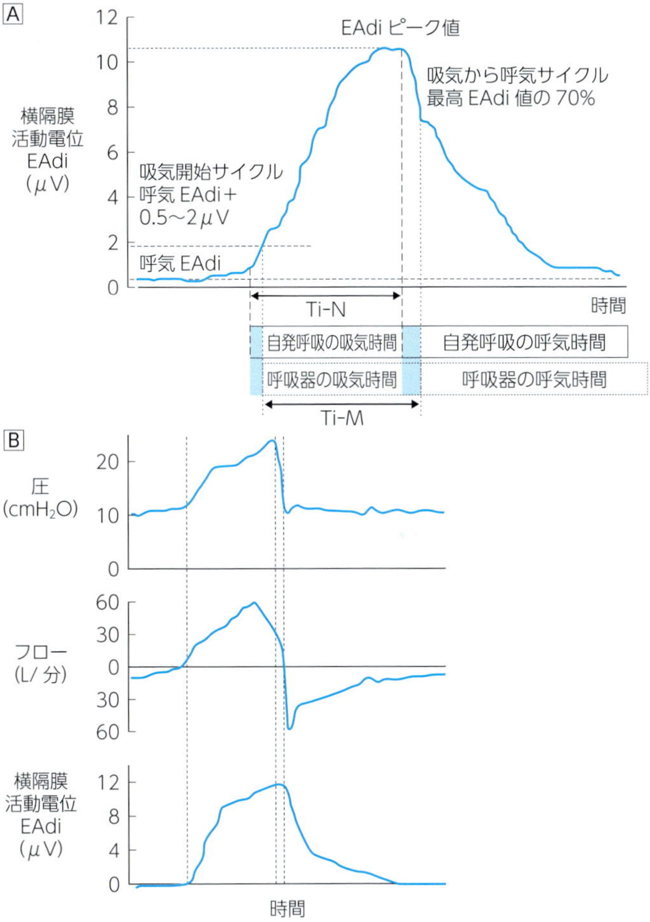

図13-35 横隔膜電位信号EAdiと典型的なNAVAモードの呼吸波形(文献11より)

A: EAdi信号．**EAdi活動電位増加が自発吸気開始**(縦破線¦)となる．最初の縦点線(⁝)の閾値にEAdiが達すると，呼吸器サポートを開始し**EAdiピーク値の70%低下**まで圧サポートを行う．自発呼吸の吸気時間はTi-NとなりEAdiピーク値で終了となる．呼吸器吸気時間はTi-Mとなる．最小限でも自発呼吸と機械換気の時間差が生じることに注意する．

B: 圧，フロー，EAdi信号の変化．患者自発吸気と呼気に同期し，自発呼吸開始とともに患者圧波形とEAdi波形が類似していることに注意．PAVと同様に圧サポートは緩徐であり，圧・時間曲線で22cmH_2Oとなる．これは，EAdi(＝12)×NAVA level(＝1)＋PEEP(＝10)に一致する．

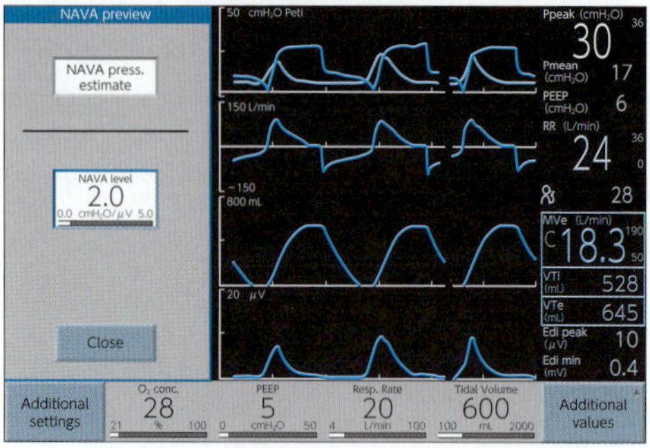

図13-36 実際のNAVAモードの波形

- □ EAdi信号と流量フロー・圧の非同調(25%以上が5秒以上), 心電計波形による干渉, EAdi信号消失した場合, バックアップ設定になり, ① 無呼吸ではPCVモード, ② 自発呼吸があればPSVモードとなります.
- □ NAVAは挿管・人工呼吸器IMV管理で問題となる, 人工呼吸器関連肺傷害VILI, 自発呼吸誘発性肺傷害P-SILI, 横隔膜筋損傷myotraumaを予防でき, 人工呼吸管理期間が短縮できる可能性があります.
- □ PAV, NAVAモードは患者自発呼吸に合わせた換気サポートを行うため, PSVモードで管理する状態の非同調性改善で用いられるという認識で使用します(表13-2).
- □ またPAVの呼吸仕事量, NAVAのEAdiは持続的にモニタリングできるため患者呼吸状態モニタリング, 設定変更での変化, 治療的介入による効果判定にも使用できます.

表13-2 PAVとNAVAのまとめ

PAV	・気道内圧, 吸気フロー, 1回換気量およびエラスタンス(コンプライアンス逆数)と気道抵抗計算が必要 ・特殊な追加器具の必要なし ・挿管・人工呼吸器IMV, 非侵襲的人工呼吸器NIVで使用可能であるが異なる人工呼吸器機種である ・患者体重>20kgで使用推奨 ・リークや内因性PEEPの影響を受ける
NAVA	・横隔膜電気的活動EAdiモニタリングが必要 ・特殊な経鼻胃管カテーテル(NAVAチューブ)が必要 ・同じ人工呼吸器機種で挿管・人工呼吸器IMV, 非侵襲的人工呼吸器NIVの両方で使用可能 ・新生児, 小児, 成人で使用可能, 体重制限なし ・リークや内因性PEEPの影響を受けない

JCOPY 498-06694

□実際のPAV+モードのサポート率(%)，NAVAモードのNAVAレベル設定法は表13-3を参考にしてください．

表13-3 PAV+とNAVAモードでの吸気サポート調整(文献15より)

方法	メリット	デメリット
NAVAレベル初期設定		
最高気道内圧(ピーク圧)に合わせる	容易で直感的に理解可能 PSVモードの非同調原因検索に役立つ	PSVとNAVAモードの平均気道内圧が同等のサポートになるか不明 設定直前のPSV設定に依存 呼吸ごとのEAdi振幅変動で調整が困難 PSVからNAVAモード変更によるEAdi変動が考慮されない
平均気道内圧に合わせる	容易で直感的に理解可能 PSVモードの非同調原因検索に役立つ PSVとNAVAモードで同等のサポートになる	設定直前のPSV設定に依存 呼吸ごとのEAdi振幅変動で調整が困難 PSVからNAVAモード変更によるEAdi変動が考慮されない
換気に合わせる	容易	設定直前のPSV設定に依存 NAVAモードでは換気制御が不可能 EAdi信号が使用できない
患者呼吸状態によるNAVAレベル調整		
気道内圧と1回換気量の二相性応答	生理学的に適切 呼吸筋出力を反映 NAVAレベル初期設定より個別化可能	吸気サポートレベルによるEAdiと呼吸筋努力間の曲線関係からベッドサイドで施行困難 強い呼吸努力や過剰なHering-Breuer反射の患者では二相性応答がみられない
自発呼吸トライアルSBT中の最大EAdi振幅の60%(60%×$EAdi_{maxSBT}$)	生理学的に適切 NAVAレベルとEAdiを毎日評価可能 理論的に全ての換気補助モードで使用可能	PSVモード(PS 7/PEEP 0cmH_2O)のSBTでの使用に限定 TピースやCPAPモードでのSBTでは$EAdi_{maxSBT}$測定困難 SBT失敗時の呼吸補助筋の影響が考慮されない 60%目標値は恣意的であり，高い呼吸ドライブの患者では強い呼吸努力となる可能性
NVE〔neuro-ventilatory efficiency index，呼吸ごとの1回換気量と最高EAdi値の比(V_T/ピークEAdi)〕による呼吸負荷軽減	生理学的に適切 ベッドサイドで施行可能 NVEの40%負荷軽減設定を推奨	呼吸器離脱フェーズに限定 VNEは換気効率を反映し呼吸努力は反映していない NVE測定時は換気サポートゼロではない(最小吸気圧(2〜3cmH_2O)によりNVEを過剰評価)
PAV+サポート率調整		
平均気道内圧に合わせる	容易で直感的に理解可能	設定直前のPSV設定に依存 PSVとPAV+の平均気道内圧が同等のサポートになるか不明
患者吸気努力(P_{mus}，PTP/分)	生理学的に適切 呼吸器のグリッド線を使用	強い吸気努力では目標値達成が困難

MEMO 呼吸ドライブ・自発呼吸努力による非同調の分類

- □ 呼吸サイクルから① 吸気トリガー，② 吸気立ち上がり〔リミット（ターゲット）〕/フロー，③ 吸気終了・呼気転換（サイクルオフ）で非同調を分類することが一般的です（☞Section3 p.471参照）.
- □ 一方で，急性低酸素性呼吸不全AHRF，急性呼吸促迫症候群ARDSに対する人工呼吸器管理として現在重視されている“肺・横隔膜保護換気戦略”の面からは，① 呼吸ドライブ亢進・強い自発呼吸努力，② 呼吸ドライブ抑制・弱い自発呼吸努力と関連の2つから非同調を分類すると実際の呼吸ケアに直結します.

呼吸ドライブ亢進・強い自発呼吸努力による非同調	flow starvation 吸気早期終了 premature cycling ダブルトリガー double triggering/ breath-stacking
呼吸ドライブ抑制・弱い自発呼吸努力による非同調	リバーストリガー reverse triggering 吸気終了遅延 delayed cycling 無効トリガー ineffective triggering

- □ 呼吸ドライブ亢進・強い自発呼吸努力に関連する非同調は不十分な呼吸サポートを示し，呼吸ドライブ抑制・弱い自発呼吸努力に関連する非同調は過剰な呼吸サポートを示します.
- □ そのため非同調を呼吸ドライブ・自発呼吸努力の面から分類し，自発呼吸努力モニタリング〔① P0.1，② PMI（P_{mus} index），③ 食道内圧変動ΔP_{es}〕を評価することで肺・横隔膜保護換気戦略が可能となります（☞16章p.582参照）.

ケースの解説

Case 1

- □ COPD急性増悪によるとみられる吸気トリガーの失敗（無効トリガー，ミストリガー）であり，肺メカニクスとしてCOPDなど閉塞性障害では内因性PEEPが原因であるため，**① 気道抵抗の減弱（気管支拡張薬やステロイド，粘稠気管分泌物によるチューブ内閉塞除去など），② 十分な呼気時間の確保（吸気時間短縮，呼吸回数低下），③ 1回換気量低下（吸気圧サポート低下）**を行います.
- □ とくにPSVモードの場合，吸気立ち上がり短縮と呼気トリガー感度ETS（フローターミネーションクライテリア）25→70%程度まで上げることで吸気時間を短縮させます.
- □ また挿管・人工呼吸器管理で気道抵抗が高く，呼気時定数上昇が速やかに改善せず持続する場合，24〜48時間程度は深鎮静に適宜筋弛緩薬を用いることで呼吸筋疲労の回復および気道抵抗低下を待つことも必要になります.

Case 2

□ 重症呼吸不全で患者自発呼吸努力が強く，低1回換気や短い吸気時間での人工呼吸器設定でみられるダブルトリガーです．

□ 患者自発呼吸努力への対応として，① **1回換気量を上げる**，② **吸気時間を上げる**，③ **深鎮静**があります．

Case 3

□ 量補助調節換気VACVでは1回換気量を設定することで，吸気流量フロー，吸気時間が固定されるため，急性呼吸不全で挿管・人工呼吸器管理初期の患者自発吸気努力が強い場合，圧・時間曲線で吸気開始時に凹む形での不同調(非同調)がみられます(いわゆる“flow starvation”)．

□ 対応としては，① **VACVで吸気フロー(流量)を60L/分以上に上げる**，② **VACVで吸気波形を矩形波→漸減波に変更**，③ **VACV→圧補助調節換気PACVに変更**，があります．当然，痛みや発熱など他の要因で自発呼吸努力が強い場合，それに対するアプローチも必要になります．

＊この章でのポイント＊

☑ 患者・人工呼吸器の非同調PVAは吸気開始時，吸気終了時に起こる．

☑ 患者自発呼吸努力が強い場合にPVAは著明である．

☑ PVAには，① 吸気トリガー非同調，② 吸気立ち上がり/フロー非同調，③ 吸気終了・呼気転換(サイクルオフ)非同調と④ その他に分類され，原因と対応が異なる．

☑ 非同調指数AI>10%は人工呼吸器管理延長，ICU入室・入院期間延長，死亡率上昇に関連する．

☑ PAVとNAVAは患者・人工呼吸器の同調性を最適化させるモードであり，肺・横隔膜保護換気に有用である可能性がある．

For Further Readings：さらに理解を深めるために

1. Pham T, Brochard LJ, Slutsky AS. Mechanical ventilation: State of the art. Mayo Clin Proc. 2017; 92: 1382-400.
2. Pham T, Telias I, Piraino T, et al. Asynchrony consequences and management. Crit Care Clin. 2018; 34: 325-41.
3. Georgopoulos D, Prinianakis G, Kondili E. Bedside waveforms interpretation as a tool to identify patient-ventilator asynchronies. Intensive Care Med. 2006; 32: 34-47.

4. Murias G, Villagra A, Blanch L. Patient-ventilator dyssynchrony during assisted invasive mechanical ventilation. Minerva Anestesiol. 2013; 79: 434-44.
5. Oto B, Annesi J, Foley RJ. Patient-ventilator dyssynchrony in the intensive care unit: a practical approach to diagnosis and management. Anaesth Intensive Care. 2021; 49: 86-97.
6. MacIntyre NR. Patient-ventilator interactions: optimizing conventional ventilation modes. Respir Care. 2011; 56: 73-84.
7. Hess DR. Patient-ventilator interaction during noninvasive ventilation. Respir Care. 2011; 56: 153.
8. Gilstrap D, MacIntyre N. Patient-ventilator interactions. Implications for clinical management. Am J Respir Crit Care Med. 2013; 188: 1058-68.
9. Mirabella L, Cinnella G, Costa R, et al. Patient-ventilator asynchronies: clinical implications and practical solutions. Respir Care. 2020; 65: 1751-66.
10. Navalesi P, Longhini F. Neurally adjusted ventilatory assist. Curr Opin Crit Care. 2015; 21: 58-64.
11. Suarez-Sipmann F; Acute Respiratory Failure Working Group of the SEMICYUC. New modes of assisted mechanical ventilation. Med Intensiva. 2014; 38: 249-60.
12. Pham T, Telias I, Beitler JR. Esophageal manometry. Respir Care. 2020; 65: 772-92.
13. The basics of noninvasive positive pressure ventilation. Hamilton Medical社資料.
14. 髙橋大二郎, Sinderby C, 中村友彦, et al. Neurally adjusted ventilatory assist (NAVA). 人工呼吸. 2012; 29: 220-31.
15. Jonkman AH, Rauseo M, Carteaux G, et al. Proportional modes of ventilation: technology to assist physiology. Intensive Care Med. 2020; 46: 2301-13.

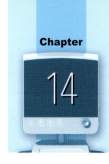

Chapter

14 加温加湿

ケース

Case 1

- ADL自立した40歳女性．うつ病の既往あり，意識障害でER来院．いびき様呼吸で舌根沈下あり．抗うつ薬SSRI，ベンゾジアゼピン系睡眠薬大量服薬による急性薬物中毒の診断．
- 舌根沈下による上気道閉塞のリスク高く呼吸不安定なため気管挿管，人工呼吸器管理となり，気管内の喀痰・気道分泌物は少なく加湿目的で人工鼻HMEを使用した．

Case 2

- ADL自立した65歳男性．右上葉肺炎，急性呼吸不全にて入院加療．2病日にリザーバーマスク10L/分で酸素飽和度SpO_2 70%と著明な低酸素血症，胸部X線上両肺野浸潤影であり粘稠な気道分泌物が多量．肺炎からの急性呼吸促迫症候群ARDS合併し呼吸不全進行したため，気管挿管の上，低1回換気量・高PEEPによる人工呼吸器管理を開始した．加湿目的で加温加湿器HH(熱線付き)を使用した．

Case 3

- 肺気腫/COPDのある81歳男性．ADLは自立．3日前に感冒様症状，2日前からの発熱，労作時呼吸苦，喀痰，咳嗽でERに救急搬送．
- O_2 6L/分でSpO_2 80%，BP 110/60，HR 100，RR 20，BT 37.5℃．粘稠な喀痰あり．胸部X線上は浸潤影はっきりせず，COPD急性増悪AECOPDの診断でステロイド点滴静注，β_2刺激薬吸入，抗菌薬投与およびNIV専用呼吸器で鼻口マスク(フルフェイス)装着しNIV-PSVモード開始した．
- 粘稠気道分泌物が多く，加温加湿目的でNIV1本回路に加温加湿器HH(熱線なし)を使用した．

Section 1 気道の生理的な加温加湿機能

□ 気道は① 上気道(鼻腔，口腔，咽頭，喉頭)と② 下気道(気管，気管分岐部，気管支，肺胞)に分かれます．

□ 生理的な機能として，① 加温，② 加湿，③ 気道浄化(粉塵・微生物などの異物除去)の3つがあり，75%が上気道で，残りの25%が下気道で行われます．

□ 吸気時には鼻腔，口腔内粘膜により加温加湿がかかり下気道の気管分岐部周囲では37℃相対湿度100%(44mgH_2O/L)になっており，これを等温等湿度境界(isothermic saturation boundary：ISB)といいます(図14-1)．

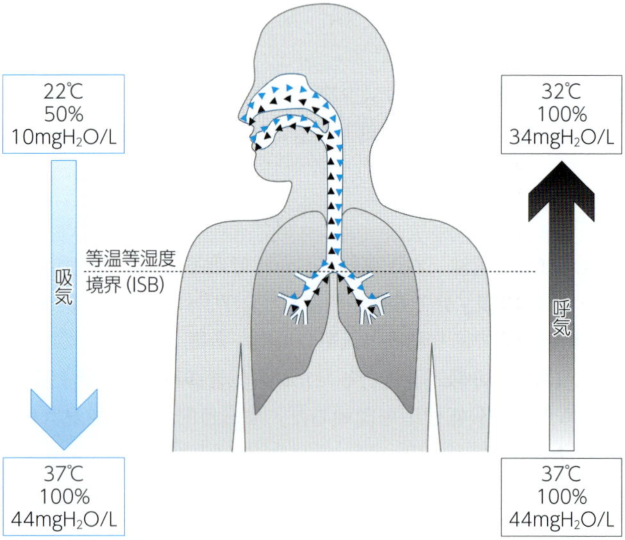

図14-1 吸気時と呼気時の温度・湿度

吸気時には22℃相対湿度50%(10mgH_2O/L)からISBで37℃相対湿度100%(44mgH_2O/L)となる．一方，呼気時には37℃相対湿度100%(44mgH_2O/L)から上気道到達時には32℃相対湿度100%(34mgH_2O/L)となる．

□ 挿管・人工呼吸器IMV管理では，挿管により上気道がバイパスされることでISB〔37℃相対湿度100%(44mgH_2O/L)〕が気管分岐部よりさらに下気道に移動するため，下気道の気管支・肺胞レベルでの加温加湿が不十分になります(図14-2)．

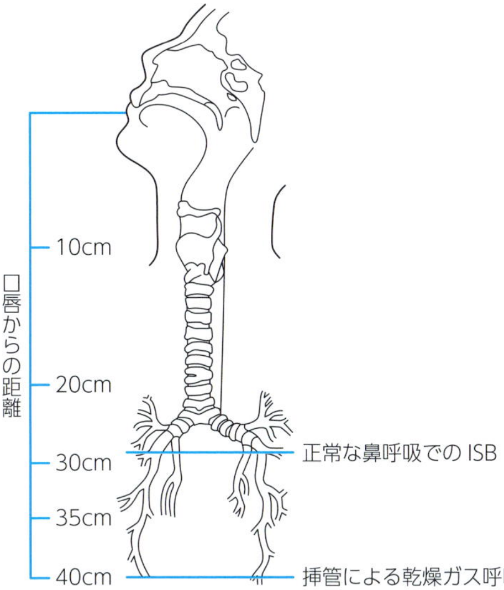

図14-2 正常鼻呼吸と挿管され乾燥ガス呼吸による等温等湿度境界ISBの移動（文献3より）

□ その結果，下気道の気管支粘膜の線毛運動が障害されます．また乾燥した冷気である高流量ガスで呼吸管理するため，適切な加温加湿が行われないと下気道の気管支粘膜障害が増悪し気道浄化機能がさらに低下します（表14-1）．

表14-1 不適切な加温加湿で挿管・人工呼吸器管理した場合の下気道障害

① 気管支粘膜の粘稠度増加と粘膜腫脹による線毛運動の傷害
② 気道分泌物増加と痂皮形成による気道抵抗増大，コンプライアンス低下
③ サーファクタント機能低下による無気肺形成
④ 気道閉塞，肺胞虚脱，無気肺形成による肺胞ガス交換能低下
⑤ 気道感染リスクの上昇

□ そのため，挿管・人工呼吸器管理では，

① 気道粘膜水分の保持
② 粘膜線毛運動を最適化
③ 感染リスクの低減
④ 呼吸仕事量の軽減
⑤ スムーズな喀痰吸引

を目標とした適切な加温加湿が必要です．

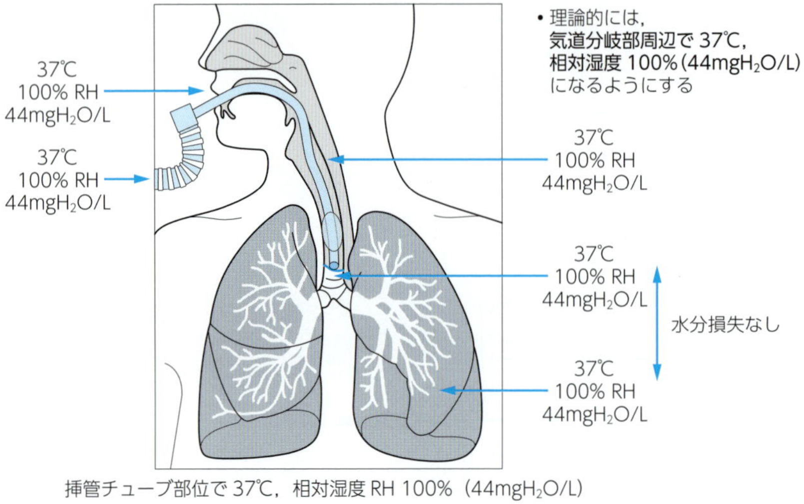

図 14-3 挿管気道での最適な温度・湿度

ポイント!

- 挿管・人工呼吸器管理では気管分岐部で37℃相対湿度100%(44mgH_2O/L)となるよう加温加湿を行う(図14-3)

Section 2 湿度: 絶対湿度と相対湿度

□ 湿度は大気ガス中に水蒸気として存在する水分量を表し, ① **絶対湿度(absolute humidity: AH)**と② **相対湿度(relative humidity: RH)**があります.

□ 絶対湿度AHは大気ガス1L中に含まれる水蒸気量を表し, 温度と相対湿度で決まります.

□ 相対湿度RHはその温度で最大水蒸気量に対する実際に含まれている水蒸気の割合を表します.

- **絶対湿度AH(単位: mgH_2O/L)**
  1L中に含まれている水蒸気の量
  =飽和(最大)水蒸気量×相対湿度(%)
- **相対湿度RH(単位: %)**
  その温度の飽和(最大)水蒸気量に対して, 実際に含まれている水蒸気の割合
  =(実際の水蒸気量)/(飽和(最大)水蒸気量)

□大気ガス中に含まれる最大水蒸気量は温度によって変化します(表14-2).

表14-2 大気ガス温度，絶対湿度(相対湿度100%)，水蒸気圧の関係

大気ガス温度(℃)	絶対湿度(mgH_2O/L)	水蒸気圧(P_{H_2O})
0	4.85	4.6
5	6.8	6.5
10	9.4	9.2
15	12.8	12.8
20	17.3	17.5
25	23.0	23.7
30	30.4	31.7
32	33.8	35.5
34	37.6	39.8
36	41.7	44.4
37	43.9	46.9
38	46.2	49.5
40	51.1	55.1
42	56.5	61.3
44	62.5	68.1

□温度上昇により含まれる最大水蒸気量は増加し，温度低下により最大水蒸気量が低下します.

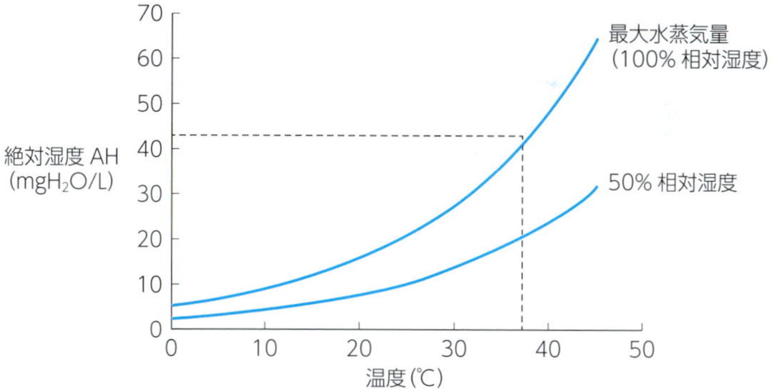

図14-4 相対湿度RH 50%と100%での温度と絶対湿度AHの関係
(37℃で絶対湿度AH44mgH_2O/L)

□温度上昇により絶対湿度は上昇し，温度低下により絶対湿度も低下します(図14-4).
□ある温度で相対湿度100%でも温度が上昇すると相対湿度として低下します.
□一方，ある温度で相対湿度100%でも温度が低下すると大気ガス中に含むことができる最大水蒸気量が低下し，過剰分が凝結水，結露となります.

□呼吸ケア，人工呼吸器管理では挿管チューブや呼吸器回路内に結露として目視で確認できます．

□つまり，挿管チューブ・呼吸器回路内に結露があれば相対湿度100%を示します．

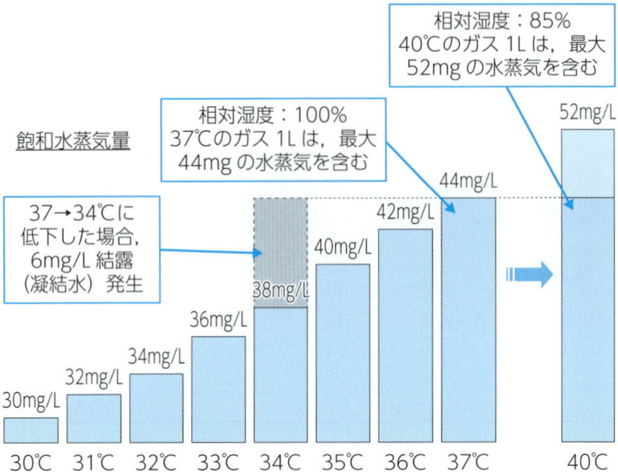

図14-5 湿度—とくに温度と相対湿度の関係

□37℃，相対湿度100%（44mgH_2O/L）を考えてみます（図14-5）．このときガス中には絶対湿度44mgH_2O/Lの水分が水蒸気として存在します．

□温度が上昇し40℃となった場合，飽和（最大）水蒸気量52mgH_2O/Lとなり，相対湿度は85%（44/52×100）に低下し，温度上昇により相対湿度低下が起こります．

□一方，温度が低下し34℃となった場合，飽和（最大）水蒸気量38mgH_2O/Lとなり，相対湿度は100%ですが，余剰分の6mgH_2O/L（44−38）が凝結水，結露となります．温度低下により結露が出現し相対湿度100%であることを示しています．

ポイント!
- 挿管チューブ・呼吸器回路内の結露は相対湿度100%であることを示す

Section 3 クリティカルケアにおける呼吸ケアでの加温加湿

□クリティカルケアにおける呼吸ケアでは，① 気道粘膜水分の保持，② 粘膜線毛運動を最適化，③ 感染リスクの低減，④ 呼吸仕事量の軽減，⑤ スムーズな喀痰吸引目的で，気管分岐部で37℃，相対湿度100%（44mgH_2O/L）となるように加温加湿を行います．

□ 加温加湿には，① 積極的加湿，② 受動的加湿があります．

□ 積極的加湿は，加温加湿器(heated humidifier: HH)を用い熱線付き(ICU専用人工呼吸器Yピース回路)と熱線なし(NIV専用呼吸器の1本回路の場合)の2つに分かれます．

□ 鼻腔と同様の機序で加温器を用いない受動的加湿には人工鼻(heat and moisture exchanger: HME)があります．

- 加温加湿器HHを使用→**"積極的"加湿** active humidification
- 人工鼻HMEを使用→**"受動的"加湿** passive humidification

□ 2012年の人工呼吸器の加湿についてガイドラインでは次の7項目が指摘されています．

1. 挿管・人工呼吸器管理を行う場合，加湿器(積極・受動的)装着が推奨される
2. 非侵襲的人工呼吸器NIVでは積極的加湿が推奨される
3. 挿管・人工呼吸器IMVで積極的加湿を行う場合，湿度33〜44mgH_2O/L，Yピース部でガス温度34〜41℃，相対湿度100%が推奨される
4. IMVで受動的加湿を行う場合，人工鼻HMEは最低30mgH_2O/Lの加湿をかける
5. NIVでは受動的加湿は推奨されない
6. 死腔換気が増え，呼吸仕事量および$PaCO_2$上昇につながるため，低1回換気による肺保護換気LPVの加湿ではHMEは推奨されない
7. 加湿器選択と人工呼吸器関連肺炎VAP発生頻度は関係しないため，VAP予防目的でHMEの選択は推奨されない

□ クリティカルケアで用いる医療ガス，室内気，肺胞気での温度，湿度(相対，絶対)について，人工呼吸器の出口ガスである医療ガスをATPD(室温乾燥状態ambient temperature and pressure, dry)，室内気をATPS(室温飽和水蒸気状態ambient temperature and pressure, saturated with water vapor)，肺胞気をBTPS(体温飽和水蒸気状態body temperature and pressure, saturated with water vapor)といいます(表14-3)．

表14-3 医療ガス，室内気，肺胞気の違い

	医療ガスATPD	室内気ATPS	肺胞気BTPS
温度	15℃	20℃	37℃
相対湿度	0〜2%	50〜60%	100%
絶対湿度	0〜0.5mg/L	8.7〜10.4mg/L	44mg/L

□ 上気道が生理的な加温加湿の75%を行うため，挿管・人工呼吸器管理中は加湿器により喪失される温度・湿度を補充します．

□ 気管分岐部で37℃，相対湿度100%（44mgH_2O/L）となるために，加湿器の能力として，

$$0.75 \times 44mgH_2O/L = 33mgH_2O/L$$

の加湿が最低限必要になります．

□ そのため，ガイドラインでは，

> ① 積極的加湿を行う場合，加湿器湿度33～44mg/L，Yピース部でガス温度34～41℃，相対湿度100%
> ② 受動的加湿を行う場合，加湿器で最低30mg/Lの加湿

が推奨されています．

Section 4 “受動的”加湿─人工鼻HME

□ 受動的加湿である人工鼻HMEは挿管チューブと人工呼吸器回路の間に装着します．患者からの“呼気”中の熱と水蒸気をとらえ，“吸気”時に再度その熱と水蒸気を患者側に戻すことで加温加湿を維持します（図14-6）．

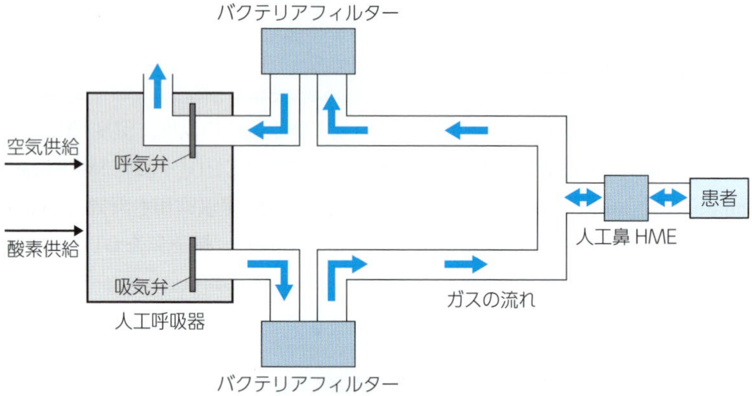

図14-6 人工鼻HMEを使用した人工呼吸器回路

HMEはY字チューブより患者側に取り付けるため死腔となる．

□ HMEは吸気・呼気ともに気道抵抗が増大し，気管支拡張薬など吸入薬投与時には毎回外す必要があります（人工鼻に吸着するため）．

□ HMEは患者気道から発生する熱と水蒸気のみを使用し，特別に熱と水蒸気を発生させていないため，“受動的”加湿passive humidificationと呼ばれます(図14-7).

□ HMEは加温加湿器と異なり，簡便で使いやすくコストも安価であることが特徴です.

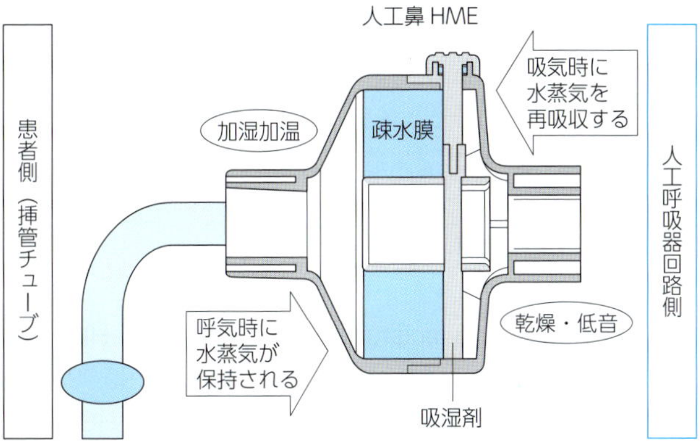

図14-7 人工鼻HMEの構造

□ メーカーにより性能は異なりますが，一般的に27～30℃，絶対湿度30～32mgH_2O/Lといわれています．しかし室温，吸気・呼気流量，表面積によって性能が大きく異なるため実際に使用するときには注意が必要です.

□ 絶対湿度30mgH_2O/以上の性能がHMEにあれば気管チューブ閉塞のリスクは低く，一方で絶対湿度25mgH_2O/L以下ではチューブ閉塞リスクが高くなります.

□ メーカー推奨は24時間ごとの交換ですが，必ずしも24時間ごとを守るべきでなく最低48時間は安全に使用可能であることが示されています.

□ また気道分泌物でHME内が汚染する場合は交換が必要ですが，汚染および気道抵抗など問題がなければ1週間使用したという報告もあります.

□ 交換のタイミングは最適な湿度が維持されているか，チューブ内の結露をチェックし，

> ① 吸引カテーテル挿入時の抵抗はどうか？
> ② 喀痰分泌物の粘稠度と性状はどうか？
> ③ 喀痰量はどうか？

を総合的に評価してHME交換，またはHMEから加温加湿器HHへの変更を検討します.

□ HMEの欠点として，

> ① 使用日数が増えると流量抵抗が増加する

② HME前後の圧差拡大，呼気時間の延長により，量換気VACVでは吸気圧増加，圧換気PACVでは換気量の低下が発生する
③ 死腔量の増加により換気効率が低下する

ことがあげられます．

□ HMEはHHよりも簡便で使いやすく安価ですが，最大でも患者の呼気ガスの70～80%の加温加湿しかできないため，使用とともにHME全体として温度・湿度の喪失につながります．そのためとくに気道にトラブルがない短期間使用で用いるとよいでしょう（大手術後，意識障害で気道確保など）．

MEMO 人工鼻HMEの種類

□ HMEは4つに分かれます．

① **人工鼻フィルター（heat and moisture exchanger filter：HMEF）**

□ バクテリアフィルター機能によって，気道内への細菌侵入を99.999%防止します．

② **吸湿性凝縮加湿器（hygroscopic condenser humidifier：HCH）**（図14-8）

□ 吸湿性の塩類（塩化リチウムLiClや塩化カルシウム$CaCl_2$など）が負荷されたHMEで，呼気中の捕捉水分量を増やし発熱反応により加温加湿能を高めます．

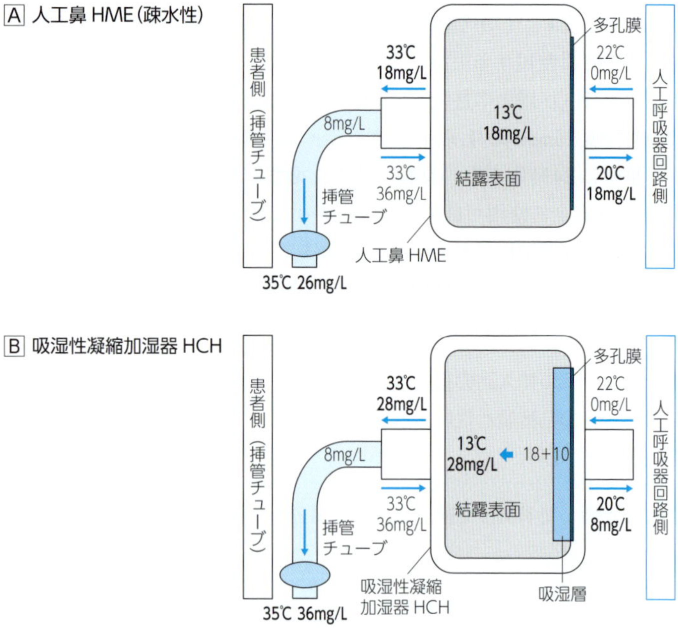

図14-8 人工鼻HMEと吸湿性凝縮加湿器HCHの違い（文献10より）

③ **吸湿性凝縮加湿フィルター(hygroscopic condenser humidifier filter：HCHF)**

□バクテリアフィルターが追加された吸湿性化学物質によるHCH.

④ **人工鼻フィルター HMEF ブースターシステム(図14-9)**

□積極的加湿システムをHMEFに組み込んだもの．下気道の温度と湿度を適度に補う.

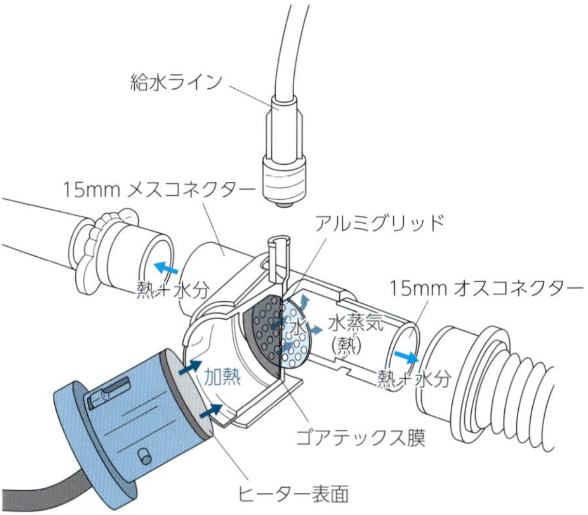

図14-9 人工鼻HMEFブースターシステム(文献3より)

給水ラインからの水分が，ヒーターとゴアテックス膜の間で加湿され，水を通さず水蒸気だけを通過させるゴアテックスを通して呼吸回路内に水蒸気が送られ熱を伴うため，効果的に挿管チューブ内の加湿ができ，アルミグリッドにより加温される.

人工鼻HMEの禁忌

□HMEの禁忌を表14-4に示します.

表14-4 人工鼻HMEの禁忌

① 大量の気道分泌物，粘稠度の高い喀痰，血性気管分泌物がある場合
② 呼気時の1回換気量が吸気の70%以下である患者(気管胸膜瘻，カフ周囲からのリークがある，カフなしチューブ)
③ 低1回換気による肺保護療法行っている患者(人工鼻の気流抵抗や死腔が無視できない)
④ 低体温療法中の患者(<32℃)
⑤ 分時換気量が多い患者(>10L/分)
⑥ 気管支拡張薬の吸入器を呼吸器回路に組み込み使用する場合

Chapter 14 加温加湿

□大量の気道分泌物，粘稠度の高い喀痰，血性気管分泌物がある場合HMEの閉塞リスクがあり，また閉塞しなくてもHMEに吸着し著明な気道抵抗上昇が起こります．

□気管胸膜瘻やカフ周囲のリーク，カフなしチューブ使用など十分な呼気量が得られない場合HMEの加温加湿能が維持できません．

□急性呼吸促迫症候群ARDS，重症呼吸不全で低1回換気による肺保護換気LPVではHMEによる気流抵抗と死腔が無視できないため，積極的に加温加湿器HHを使用すべきです．

□低体温療法(<32℃)では患者自身の気管内のガス温度が低いためHMEでの加温ができず粘膜傷害のリスクが高くなります．

□分時換気量が多い(>10L/分)場合HMEの加温加湿能では補正できません．

□また気管支拡張薬の吸入器を呼吸器回路に組み込み使用する場合，HMEでは適宜外さなければいけないため，感染・汚染リスクが高まります．また気管支拡張薬が必要な挿管・人工呼吸器管理ではHMEによる気道抵抗の上昇も無視できません．

□そのため表14-4のHMEの禁忌があれば熱線付き加温加湿器HHを第1選択として使用します．

MEMO　人工鼻HMEは垂直に使う

□人工鼻HMEは気管チューブ患者側で加温加湿を行うため，患者側に凝結水・結露が発生します．その凝結水の貯留が患者気管内に逆流しないように注意します．

□凝結水を貯留させないようHMEは患者に対し垂直の位置を保ちます(図14-10)．

MEMO　終末呼気CO_2モニタリングは人工鼻HMEより人工呼吸器側で使う

□$P_{ET}CO_2$モニターはHMEの患者側でも人工呼吸器側のどちらに装着しても測定値に大きな誤差はありません．そのため，患者側の分泌物による汚染・感染のリスクを減らすために$P_{ET}CO_2$モニターはHMEより人工呼吸器側に装着します．

MEMO 人工呼吸器回路から人工鼻HME脱着時は呼吸器側から外す

□ 開放式吸引を行う場合，人工呼吸器からの大量の吸気ガスにより患者側で外すと気道分泌物が噴出する可能性が高く，汚染・感染リスクがあります．

□ そのため人工呼吸器側を最初に外し，清潔操作で続いてHMEを外してから開放式吸引を行います(図14-10)．

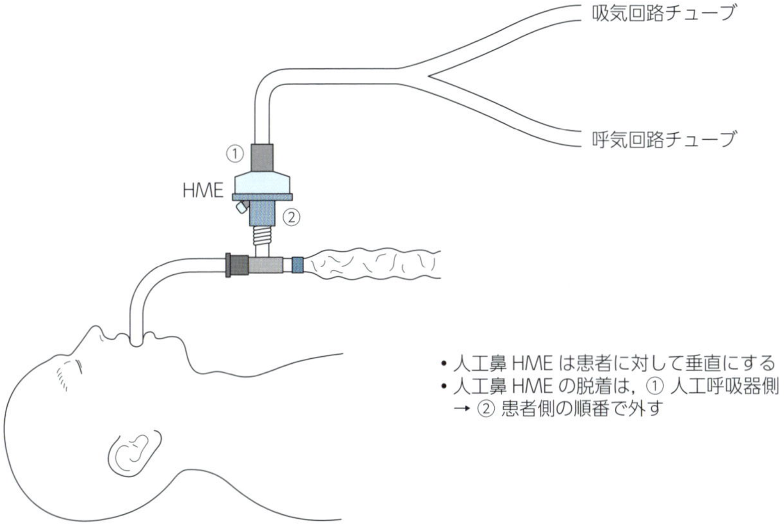

図14-10 患者に対する人工鼻HMEの位置と脱着の順番

MEMO 人工鼻HMEと加温加湿器HHは同時に使用しない

□ HMEより人工呼吸器側で加温加湿器HHを装着して使用すると，結露・凝結水により容易にHMEが閉塞するため決して同時に使用してはいけません

Section 5 "積極的"加湿—熱線付き/なし加温加湿器

□ 加温加湿器HHは外部電源を用いて加熱することで水蒸気を発生させ加温加湿を行うため，積極的加湿active humidificationと呼ばれます．

□ 人工鼻HMEと異なり，人工呼吸器回路の吸気回路内に装着します(図14-11)．

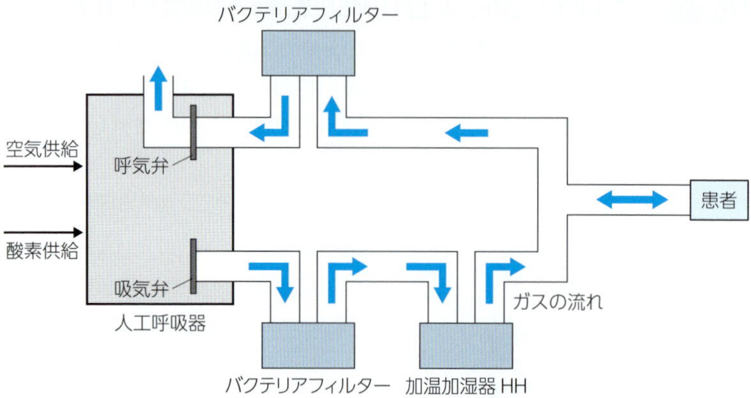

図 14-11 加温加湿器 HH は吸気回路内に取り付ける

□ HH での呼吸器回路構成には，NIV 専用呼吸器 1 本回路での熱線なし回路（図 14-12）と ICU 専用人工呼吸器 Y ピースでの熱線（ヒーターワイヤー）付き回路があります（図 14-13，図 14-14）．

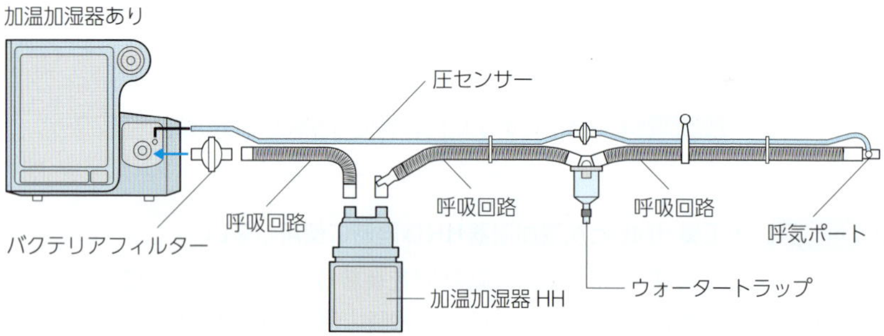

図 14-12 NIV 専用呼吸器 1 本回路での熱線なし加温加湿器 HH
熱線なしのためウォータートラップが必要であることに注意.

□ ICU 専用人工呼吸器 Y ピースでの加温加湿器回路では，人工呼吸器からの吸気ガスが吸気回路側の HH で温められて患者の肺へと入っていきます．

□ しかし HH を通った吸気は冷めると結露となるため回路内を加温するための熱線（ヒーターワイヤー）が必要になります．

□ そのため，ICU 専用人工呼吸器の HH では“吸気回路に必ず”熱線が付いています．

□ 一方，温められた吸気が患者の肺に到達して，その後呼気となって排出される場合を考えてみます．

□ Y ピースの呼気回路を通るときに冷めて結露・水滴となって水分が貯留します．この結露・水滴を除去するために，① 呼気回路にも熱線を入れる(図14-13)，② ウォータートラップを呼気回路内に付ける(図14-14)，2つの方法があります．

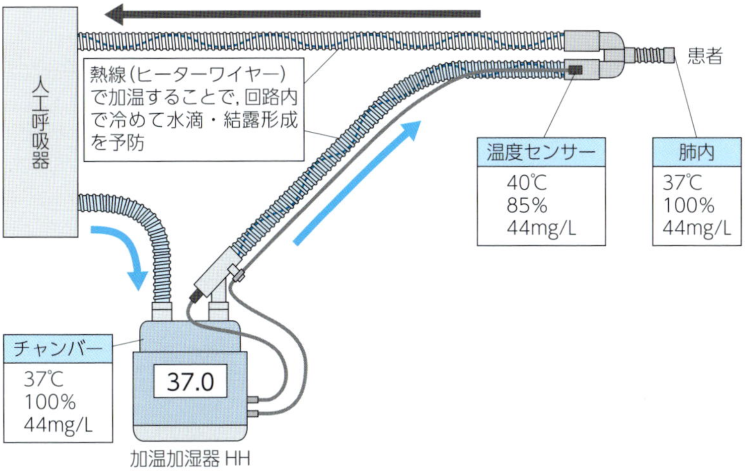

図14-13 吸気・呼気回路ともに熱線(ヒーターワイヤー)が入った加温加湿器HH

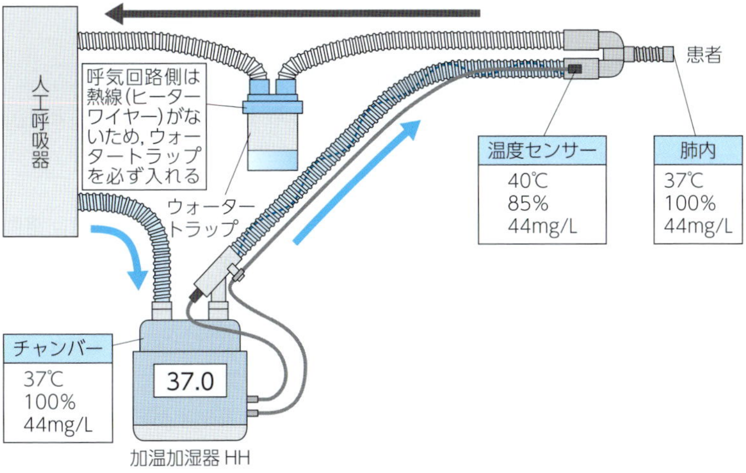

図14-14 吸気回路のみの熱線(ヒーターワイヤー)では呼気回路側ウォータートラップが必須

□ 呼気回路側に熱線(ヒーターワイヤー)がない場合，呼気ガスが冷えて結露・凝結水形成を予防するためウォータートラップは吸気・呼気回路チューブで最も低い位置で管理しなければいけません(図14-16参照)．

□加湿の方法として① 水泡バブル式と② パスオーバー式があります(図14-15). 高流量酸素およびHHではパスオーバー式が一般的です.

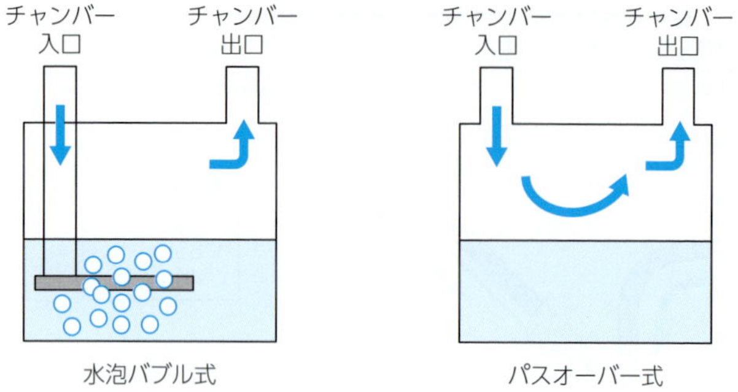

図14-15 水泡バブル式とパスオーバー式加湿

水泡バブル式加湿 bubble humidifier

□水柱内に吸気ガスを通して水泡形成により吸気ガスの加湿を行います. 加温で絶対湿度が上がり加湿効率が上がります.

□しかし加温水泡バブル式の加湿により吸気ガスの抵抗が増大するため, 現在はパスオーバー式の加湿がメインとなっています.

パスオーバー式加湿 passover humidifier

□パスオーバー式加湿では, 加温された蒸留水からの水蒸気を通過することで, 吸気ガスを加湿します.

MEMO 吸気回路側のみ熱線付き加温加湿器HHでは呼気回路・吸気回路側の位置関係に注意し, 常にウォータートラップを一番低い位置で管理する

□熱線付きHHでは, 吸気回路チューブ内が加温されているため, 熱線による加温で熱傷のリスクがあり, 吸気回路と患者の接触を避けなければいけません.

□また吸気回路を上側に置き, 呼気回路を下側の位置関係を保つように注意します. なぜなら熱線のない呼気回路チューブでは結露, 凝結水が発生し, 吸気回路チューブ内に逆流したらYピース部温度センサーにつき温度が下がり, チャンバーが誤って加温されすぎてしまうためです.

□熱線(ヒーターワイヤー)がない呼気回路チューブ内には, 冷却された結露・凝結水を貯めるためのウォータートラップが必要であり, 最も低い位置とし, 汚染・感染性がある結露・凝結水を患者側に逆流させないようにします(図14-16).

□基本的にマスク・グラブ装着で廃棄し, 処置前後の手洗いを行います.

□ウォータートラップに貯まった結露・凝結水が溢れると気道抵抗上昇や人工呼吸器のミストリガーにつながるため頻繁に貯留量をチェックして適宜廃棄します.

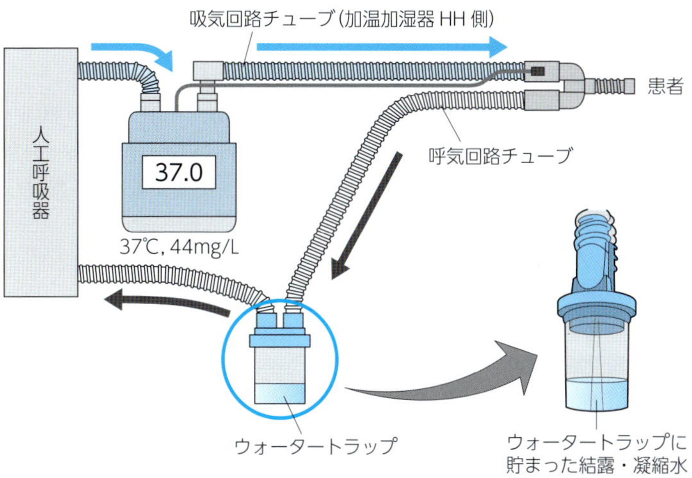

図14-16 吸気回路チューブと呼気回路チューブの位置関係

MEMO 加温加湿器HHでは常に加温チャンバー内の蒸留水量に注意する

□HHはパスオーバー式加湿であり,

①交換用の滅菌注射用水ボトルの準備はできているか?

②チャンバー内に水滴あるか?

③空焚きしていないか?

④最高水位を超えていないか?

に注意し,チャンバー内の水位を定期的に確認することが大切です(図14-17).

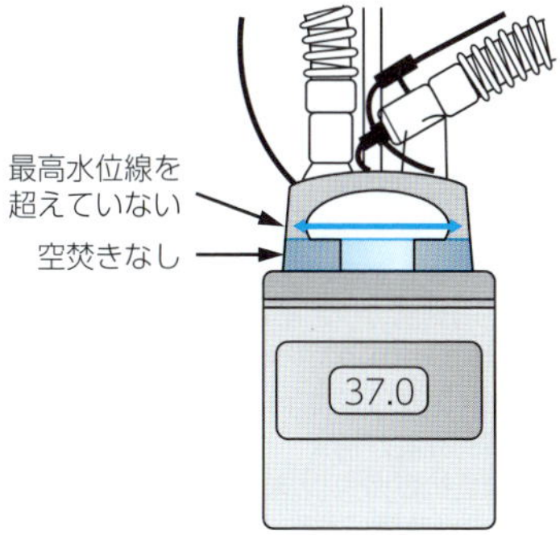

図14-17 チャンバーの水位確認

Section 6 加温加湿器の選択と合併症

□ 人工鼻HMEと加温加湿器HHの使い分けについては，とくに禁忌がなければ，使いやすく安価であるHMEを第1選択とします(図14-18).

□ HMEの禁忌項目(表14-4)，患者気管内の加湿不十分，HME閉塞が頻回・気道抵抗上昇著明の場合は，HHを選択します．また人工呼吸器管理期間が5日以上の長期にわたる場合，気道の最適な加温加湿およびコストの面からHHを選択します.

- 第1選択：人工鼻HME
  使いやすさ，コストパフォーマンスからは第1選択となる
  とくに術後覚醒遅延や急性薬物中毒気道確保目的など72～96時間以内に抜管，短期間使用の際に優先して使用する
  ① 人工鼻HMEの禁忌あり
  ② 人工鼻HME使用時に吸引で気道分泌物の乾燥が著しい
  ③ 人工鼻HMEがすぐに目詰まりする(≧4回/日)，気道抵抗上昇が頻回
  ※"加湿不十分の所見があるかないか"に注目する
- 第2選択：加温加湿器HH(人工呼吸器—熱線付き，NIV—熱線なし)
  低1回換気が必要になるARDS，気道抵抗が問題である喘息重積・COPD急性増悪AECOPDでは加温加湿器HHが第1選択

図14-18 加温加湿器の選び方

人工鼻HMEと加温加湿器HHのメリット・デメリット(表14-5)

□ HMEは使いやすく安価ですが加湿が不十分になる欠点があり，一方，HHは適切な加湿が可能ですが合併症・注意点が多く管理の面で使いにくいことが欠点です.

表14-5 加温加湿器HHと人工鼻HMEのメリット・デメリット

	メリット	デメリット
加温加湿器HH	禁忌がない 吸気回路側に装着するため死腔が増えない 適切な使用で気道抵抗にならない アラームがある 効率がよく加温加湿が正確	患者・医療スタッフに感電・漏電リスク 気道の高温暴露リスク 結露・凝結水が回路内にあると流量制限になる 結露による気道内圧変化が非同調につながる 回路内細菌コロナイゼーション 正確に使用するためにモニタリングが必要
人工鼻HME	単純 軽量 コスト安い ICUで使いやすい 実際の使用に手間がかからない	病態・臨床状況によって禁忌がある 機械的死腔が増大 気道抵抗が増大(大部分で無視できる範囲) HHより効率が劣る 吸入療法施行時に外さなければいけない

(文献9より)

Section 7 非侵襲的人工呼吸器NIVでの加温加湿の考え方

□ 非侵襲的人工呼吸器NIVでは，挿管・人工呼吸器管理と異なり，挿管によって上気道をバイパスしないため，一般的に加湿は必須ではありません．

□ とくにNIV長期使用や在宅では加温加湿目的での人工鼻HMEや加温加湿器HHは使用されません．

□ しかしクリティカルケアでのNIV専用呼吸器では，① 急性呼吸不全で呼吸仕事量が増加していること，② 急性呼吸不全に対し分時換気量が多く高流量・高濃度酸素が必要であること，③ マスクリーク補正でのガスが高流量となることから，容易に鼻腔・上気道粘膜が乾燥し，生理的な加温加湿機能が損なわれます(図14-19)．

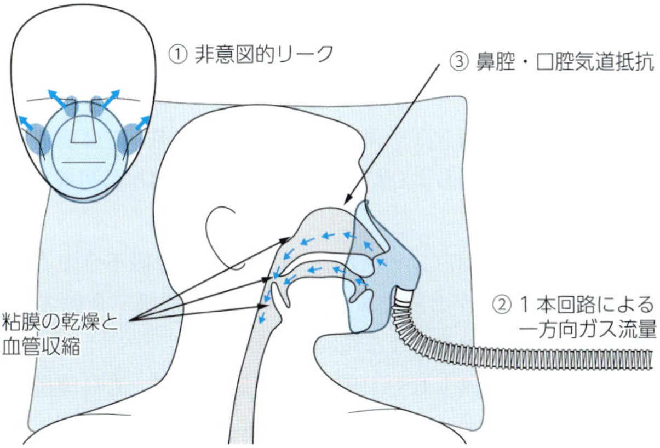

図14-19 NIV専用呼吸器でのリーク増加・高流量ガスにより上気道粘膜の乾燥と血管収縮が起こり加温加湿不十分となる(文献7より)

□ 不十分な加湿による影響として表14-6があげられ，不快感増大からのNIV継続失敗では挿管・死亡率上昇につながるため，クリティカルケアでは適切な加温加湿を行うべきだと考えます．

表14-6 クリティカルケアでのNIV管理中の不十分な加湿による影響

① 鼻腔・咽頭を含む上気道での気道抵抗上昇
② 鼻腔・口腔内・咽頭粘膜の機械的・機能的障害
③ 呼吸仕事量の増大
④ 挿管困難
⑤ NIV装着不快感の増大とNIV継続失敗

NIV管理での加湿：人工鼻HMEか加温加湿器HHか

- □ NIVでHMEによる加湿は，① リークによる不十分な加湿と② 気道抵抗および死腔増大に伴う呼吸仕事量が増加するため推奨されません．
- □ NIV管理の加湿はHHを用い，NIV専用呼吸器は1本回路で熱線なしHHのため1本回路内にウォータートラップが必要です(図14-12)．
- □ NIV専用呼吸器での熱線なしHHでの1本回路使用中は，① 気道分泌物の性状，② インターフェース内の結露・水滴，口腔内の浸潤の程度で加温加湿を評価し，HHの温度調整を行います．

Section 8 高流量鼻カニュラHFNCでの加温加湿の考え方

- □ 高流量鼻カニュラHFNCは専用鼻カニュラによって正確な酸素濃度で高流量ガスを投与する呼吸ケアデバイスであるため，適切な加温加湿は患者快適性や耐用性に必須です．
- □ そのため，HFNCでは温度37℃，相対湿度100%の等温等湿度境界ISBで高流量ガスが投与できる加温加湿器および結露を生じにくく保温維持可能な呼吸回路チューブが用いられます．
- □ HFNC使用中の温度設定37℃が一般的であり，重症呼吸不全患者では呼吸努力が強いため十分な加温加湿が必要である一方で，軽症呼吸不全患者では37℃まで加温された温風では不快感が強くなる傾向があります．
- □ そのため上気道をバイパスしないHFNCでは31℃設定でも高流量ガスの気道粘膜障害は少ないため，耐用性を優先し使用継続できるよう快適な温度31～37℃で調整します(Fisher & Paykel社HFNC専用器AIRVO™ 2では31，35，37℃に設定可能)．

Section 9 有効な排痰につなげるための加温加湿の評価

- □ 重症呼吸不全患者が有効に排痰できない場合，単に吸引を繰り返すことでは改善がみられないことを頻繁に経験します．
- □ 有効な排痰促進には4つのポイントがあります．

> ① 重力(体位ドレナージの利用)
> ② 喀痰・気道分泌物の粘稠度(効果的な気道の加温加湿)
> ③ 吸気量と呼気速度(深呼吸，咳嗽，徒手的呼気介助—主に呼吸理学療法士によ

るケア)
④ 全身状態が溢水か脱水かの経時的な評価

□ そのため，排痰困難なケースでは，重力を利用した体位ドレナージや吸気量・呼気速度を利用した呼吸介助による呼吸理学療法的アプローチだけでなく，常に喀痰・気道分泌物の粘稠度および患者の全身状態として脱水傾向でないかについて評価すべきです．
□ とくに喀痰・気道分泌物の粘稠度が高く，① 人工鼻HME使用中では加温加湿が無効と考え加温加湿器HHへの変更，② HH使用中では設定変更について検討します．
□ 効果的な加温加湿では3つのポイントを定期的にアセスメントすることが大切です．

① 気道分泌物吸引時に分泌物が柔らかくなっている
② 吸気回路末端〜気管チューブ内壁に結露，水滴がある
③ 吸引カテーテルが気管チューブにスムーズに入る

ケースの解説

Case 1

□ 急性薬物中毒の気道確保目的で挿管・人工呼吸器管理となっており，とくに気道分泌物も多くないため，管理が容易で安価な人工鼻HMEを気道加湿目的に使っています．

Case 2

□ 肺炎から急性呼吸促迫症候群ARDS合併し挿管され高PEEP，低1回換気での人工呼吸管理のため，HMEでは気道抵抗・死腔増大リスクがあり加温加湿器HHによる気道加湿を行っています．

Case 3

□ COPD急性増悪AECOPDに対しNIV管理でHHを気道加湿目的に使用しています．HMEでは① リークによる不十分な加湿となること，そして② 気道抵抗および死腔増大に伴う呼吸仕事量が増加するためNIV管理では推奨されません．
□ 熱線なし1本回路のNIV専用呼吸器では結露に対しウォータートラップが必要です．

＊この章でのポイント＊

☑ 呼吸ケアデバイス（挿管・人工呼吸器IMV，非侵襲的人工呼吸器NIV，高流量鼻カニュラHFNC）を有効に使用するために適切な加温加湿を行う．
☑ 相対湿度，絶対湿度と気道の加温加湿の目標値について理解する．
☑ 人工鼻HMEと加温加湿器HHの使い分けを理解する．
☑ 急性呼吸不全でのNIV使用時には加温加湿器HHによる加湿を行う．
☑ 高流量鼻カニュラHFNCでの加温加湿の重要性を理解する．

For Further Readings：さらに理解を深めるために

1. American Association for Respiratory Care, Restrepo RD, Walsh BK. Humidification during invasive and noninvasive mechanical ventilation: 2012. Respir Care. 2012; 57: 782-8.
2. Gross JL, Park GR. Humidification of inspired gases during mechanical ventilation. Minerva Anestesiol. 2012; 78: 496-502.
3. Branson RD. Humidification for patients with artificial airways. Respir Care. 1999; 44: 630-41.
4. Branson RD. Secretion management in the mechanical ventilated patient. Respir Care. 2007; 52: 1328-42; discussion 1342-7.
5. Hess DR, Kallstrom TJ, Mottram CD, et al. Care of the ventilator circuit and its relation to ventilator-associated pneumonia. Respir Care. 2003; 48: 869.
6. Al Ashry HS, Modrykamien AM. Humidification during mechanical ventilation in the adult patient. Biomed Res Int. 2014; 2014: 715434.
7. Esquinas Rodriguez AM, Scala R, Soroksky A, et al. Clinical review: humidifiers during non-invasive ventilation -key topics and practical implications. Crit Care. 2012; 16: 203.
8. Nava S, Navalesi P, Gregoretti C. Interfaces and humidification for noninvasive mechanical ventilation. Respir Care. 2009; 54: 71-84.
9. Plotnikow GA, Accoce M, Navarro E, et al. Humidification and heating of inhaled gas in patients with artificial airway. A narrative review. Rev Bras Ter Intensiva. 2018; 30: 86-97.
10. Re R, Lassola S, De Rosa S, et al. Humidification during invasive and non-invasive ventilation: a starting tool kit for correct setting. Med Sci (Basel). 2024; 12: 26.
11. 大藤 純. 呼吸管理のデバイス 呼吸管理中の加温加湿デバイス: その原理と使用法. 人工呼吸. 2020; 37: 179-86.

Chapter 15

吸入療法

ケース

Case 1

- 気管支喘息，重喫煙の45歳男性．年に1，2回喘息発作でER搬送・入院歴あり．
- 当日朝からの呼吸困難，喘鳴でER搬送．非侵襲的人工呼吸器NIVを使用し気管支拡張薬β_2刺激薬サルブタモール・ジェットネブライザー，エピネフリン筋注投与するも改善なく，著明なチアノーゼ，血液ガスでCO_2貯留あり．気管挿管，全身管理目的でICU入室．
- 人工呼吸器回路Yピース吸気側にベントチャンバーと加圧式定量噴霧器pMDI接続しサルブタモール，ステロイド・メチルプレドニゾロン点滴静注を行った．
- フロー・時間曲線とフロー・ボリュームカーブで呼気延長，auto-PEEP著明のため，呼気時間を確保するため量換気VACVモード，低1回換気で高二酸化炭素血症許容permissive hypercapniaとした．
- 気管支拡張作用もあるケタミン，プロポフォールで鎮痛・鎮静し，循環作動薬エピネフリン持続静注行い，ロイコトリエン拮抗薬モンテルカスト内服し，硫酸マグネシウム点滴静注行ったところ12～24時間かけて徐々に改善し人工呼吸器離脱・抜管した．

Case 2

- 肺気腫/COPD，高血圧，慢性心不全の85歳男性．
- 2日前から感冒様症状，咳，呼吸苦，喀痰増加でER受診．起坐呼吸でバイタルサイン：BP 130/70，HR 100，BT 37.5℃，RR 25，SpO_2 87%室内気．両肺全体に喘鳴，両下肢軽度浮腫あり．胸部X線で滴状心と両側バタフライシャドーの所見．心エコーではEF 40%，IVC 12～15mm，呼吸性変動あり，急性心原性肺水腫ACPEとCOPD急性増悪AECOPDの診断でICU入室．
- NIV/HFNC専用呼吸器使用しマスク型NIVでNIV-PSVモード，COPD急性増悪に対して，1本回路の加温加湿器入口に振動メッシュネブライザーVMNを接続しβ_2刺激薬サルブタモールと抗コリン薬イプラトロピウム吸入療法開始．フロー・時間曲線モニタリングし呼気延長，auto-PEEPに対しEPAP調整し無効トリガー非同調に対応した．

- ステロイド，メチルプレドニゾロン点滴静注と抗菌薬セフトリアキソンおよび心不全に対してループ利尿薬フロセミド静注を行い徐々に改善．
- NIV離脱後はVMN継続で高流量鼻カニュラHFNCに変更，48時間かけて徐々に呼吸状態改善傾向した．

- 吸入療法は，肺・呼吸器系への局所投与のため全身投与と比べて薬剤投与量が少量でよいため全身への副作用が少なく速効性があります．
- 自発呼吸下での気管支拡張薬，ステロイド，去痰薬などの薬剤の吸入療法〔加圧式定量噴霧器(pressurized metered-dose inhaler: pMDI)，ネブライザー〕によって，気管支や肺胞へ直接投与する方法の歴史は古く治療法として確立され効果も認められています．
- 吸入療法で用いられる薬剤として気管支拡張薬，ステロイド，抗微生物薬(抗菌薬，抗真菌薬など)，サーファクタント，去痰薬などがあります(表15-1)．

表15-1 吸入療法で用いられる薬剤

抗微生物薬	アミカシン，アムホテリシンB，アンピシリン，セファゾリン，コリスチン，ゲンタマイシン，イミペネム・シラスタチン，ネチルマイシン，ペンタミジン，リバビリン，バンコマイシン，トブラマイシン
抗凝固薬	ヘパリン
気管支拡張薬	アルブテロール，アトロピン，エピネフリン，フェノテロール，ホルモテロール，イプラトロピウム，マグネシウム，テルブタリン
ステロイド	ベクロメタゾン，ブデソニド，デキサメタゾン，フルチカゾン，ヒドロコルチゾン
利尿薬	フロセミド
去痰薬	アセチルシステイン，アンブロキソール，ブロムヘキシン，ドルナーゼα，ゴメノール，メズナ，チロキサポール
イオン溶液	高浸透圧食塩水，等イオン化食塩水，炭酸水素ナトリウム
タンパク，ペプチド	インスリン
プロスタグランジン類似体	エポプロステノール，イロプロスト，トレプロスト
サーファクタント	合成，ウシ由来，ブタ由来
その他	パーフルオロカーバン

- 挿管・人工呼吸器を含む陽圧換気での呼吸ケアデバイスを用いながら，クリティカルケアで急性呼吸不全患者に対する吸入療法は頻繁に行われていますが，効果的な使用について注意点が多数あります．

JCOPY 498-06694

□クリティカルケアの吸入療法で用いられる薬剤として頻用されるのは気管支拡張薬と去痰薬です(表15-2).

表15-2 吸入気管支拡張薬・去痰薬，吸入療法で用いるデバイス選択

一般名	製品名	薬効分類	ネブライザー			pMDI
			ジェット式	超音波式	振動メッシュ式	
サルブタモール	ベネトリン吸入液0.5%	気管支拡張薬	○	○	○	−
	サルタノールインヘラー100μg		−	−	−	○
プロカテロール	メプチン吸入液0.01% メプチン吸入液ユニット 0.3mL/0.5mL	気管支拡張薬	○	○	○	−
	メプチンエアー10μg 吸入100回 メプチンキッドエアー5μg 吸入100回 メプチンスイングヘラー10μg 吸入100回		−	−	−	○
イソプレナリン	アスプール液(0.5%)	気管支拡張薬	○	○	○	−
アセチルシステイン	ムコフィリン吸入液20%	気道粘液溶解薬	○	○	○	−
ブロムヘキシン	ビソルボン吸入液0.2%	気道粘液溶解薬	○	○	○	−
アドレナリン	ボスミン外用液0.1%	アドレナリン製剤	○	○	○	−
イプラトロピウム	アトロベントエロゾル20μg	短時間作用性抗コリン薬	−	−	−	○

□とくに吸入気管支拡張薬について，呼吸ケアデバイス(挿管・人工呼吸器IMV，非侵襲的人工呼吸器NIV，高流量鼻カニュラHFNC)使用中の有効な投与法について考えてみます.

Section 1 クリティカルケアの吸入療法総論

自発呼吸下と人工呼吸器管理中の吸入療法の違い

□自発呼吸下と人工呼吸器管理中では患者体位，吸入法，湿度・温度，吸気フロー，気道が大きく異なります(表15-3).

表15-3 自発呼吸下と人工呼吸器管理中の吸入療法の違い

	自発呼吸下	挿管・人工呼吸器管理中
患者体位	坐位，立位	臥位，半坐位
吸入器具	pMDI，pMDI+スペーサー，ドライパウダーインヘラー，ネブライザー	pMDI+スペーサー，ネブライザー
吸入法	マウスピース，フェイスマスク	挿管チューブと人工呼吸器回路に接続
湿度	周囲湿度	十分な加湿下(相対湿度～97%)
温度	室内，周囲温度	十分な加温下(31～37℃)
吸気フロー	正弦波	定流波，漸増波
呼吸様式	患者制御	人工呼吸器制御
エアロゾル投与	自己投与	看護師，呼吸理学療法士投与
気道	患者口腔，鼻腔，上気道	人工気道(挿管・気切チューブ)

(文献8より)

吸入療法のメリットと吸入薬の気道沈着部位

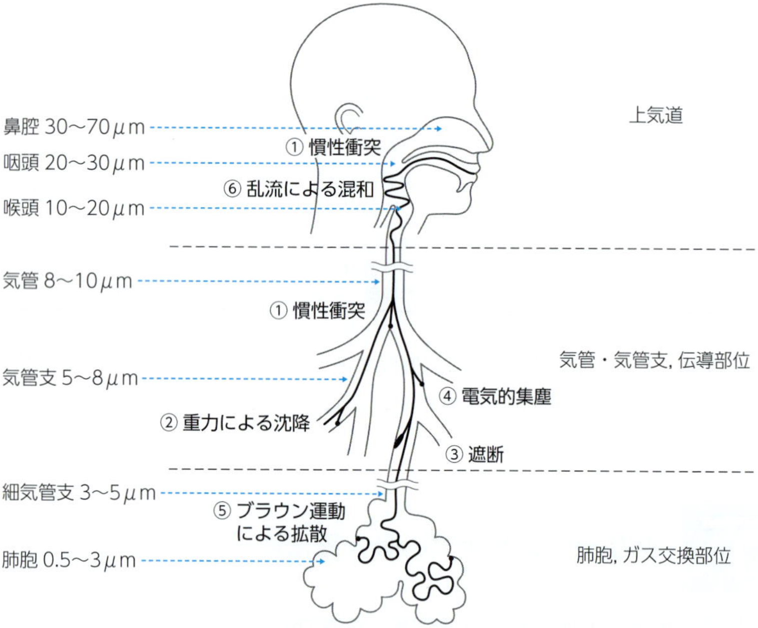

図15-1 上気道・下気道で吸入エアロゾル粒子の大きさと沈着部位(文献10より)

□ 薬剤の吸入療法では，薬剤エアロゾルを肺・呼吸器系のどの目的部位に十分量到達させ，それ以前の部位への沈着を減らせるかが最も重要です．

□ 薬剤エアロゾルの大きさ，重さ，キャリアガスの粘稠度・加速度，温度，気道径の影響を受け，沈着機序としては① **慣性衝突**，② **重力による沈降**，③ **遮断**，④ **電気的集塵**，⑤ **ブラウン運動による拡散**，⑥ **乱流による混和**があります(図 15-1)．

□ 噴霧する粒子の大きさによって気道内到達部位が異なり，薬液エアロゾル生成のネブライザー装置には① **ジェットネブライザー(jet nebulizer：JN)**，② **超音波ネブライザー(ultrasonic nebulizer：USN)**，③ **振動メッシュネブライザー(vibrating mesh nebulizer：VMN)**があり，生成されるエアロゾルの大きさが異なります．

□ 薬剤エアロゾルの大きさは空気力学的直径の正中値(mass median aerodynamic diameter：MMAD)で表され，気道内への薬剤沈着にはMMAD 2～5 μmの大きさが有効で，肺胞への沈着には1～3 μmのサイズが最適です(表 15-4)．

□ 薬剤エアロゾルの大きさとして，30～70 μmの大きな粒子では咽頭や喉頭の上気道に到達し，3～10 μmの小さな粒子では末梢気管支に到達します．

□ 主に気管・気管支に到達させる吸入器具としてはジェットネブライザー JNが適しています．一方，超音波ネブライザー USNや振動メッシュネブライザー VMNは1～8 μmの微細粒子の吸入であるため肺胞まで到達させることができます．

□ 加圧式定量噴霧器pMDIでは1～5 μmの薬剤エアロゾルの大きさであり，ばらつきが非常に少なく気管支および肺胞への沈着率が高いことが特徴です．

表 15-4 ネブライザー装置とpMDIでのエアロゾルの大きさ(μm)

• JN	1～15	• USN	1～5	• VMN	1～8
• pMDI	1～5	• ウイルス	0.017～0.3	• 細菌	0.2～10
• 気管支	2～5	• 肺胞	1～3		

用いる吸入薬

□ 重症患者の呼吸ケアの吸入療法で用いる吸入薬として表 15-1 のように様々な薬剤が使用可能です．とくに頻度として高い薬剤は気管支拡張薬と去痰薬になります(表 15-2)．

用いる吸入器具

□ 呼吸ケアデバイス使用中の吸入療法で用いる吸入器具として，① 加圧式定量噴霧器pMDIと② ネブライザー装置があります．

① 加圧式定量噴霧器pMDI

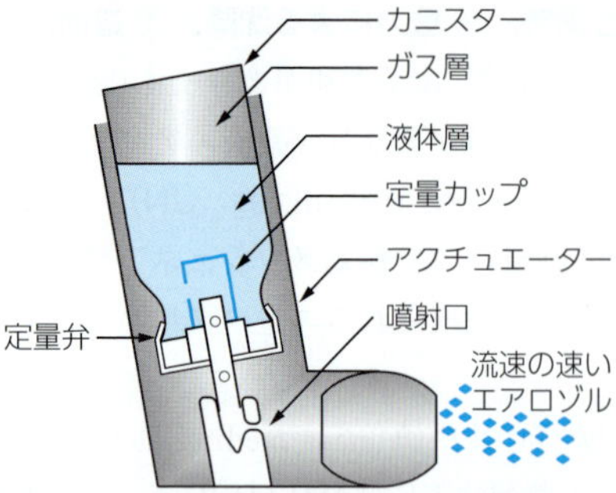

図15-2 加圧式定量噴霧器pMDI

□pMDIは小さく携帯でき，電源不要の便利な複数回投与可能な定量噴霧器であり，加圧噴射され，発生する薬剤エアロゾルの大きさは1～5 μmです(図15-2).

□挿管・人工呼吸器IMVや非侵襲的人工呼吸器NIV管理中はスペーサーを接続し使用します(図15-3).

□pMDIの押すタイミングを患者または人工呼吸器吸気開始時に合わせることが重要です.

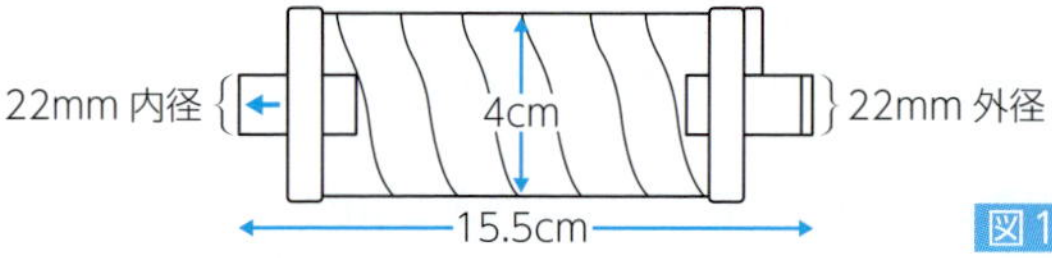

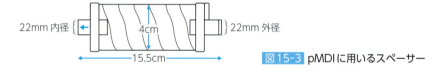

図15-3 pMDIに用いるスペーサー

② ネブライザー装置

□ネブライザー装置には，① ジェットネブライザーJN，② 超音波ネブライザーUSN，③ 振動メッシュネブライザーVMNがあります.

a)ジェットネブライザーJN(図15-4)

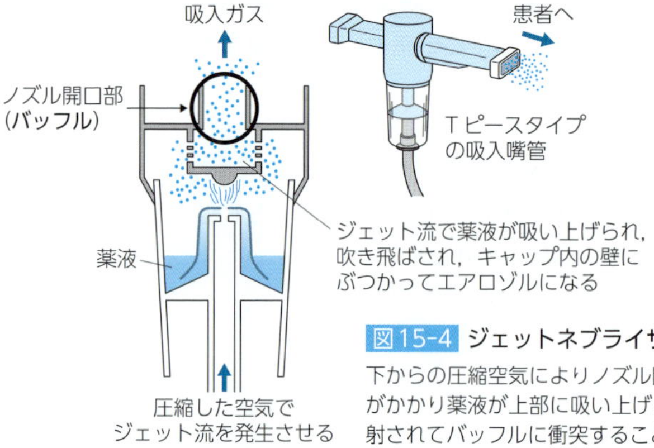

図15-4 ジェットネブライザー

下からの圧縮空気によりノズル開口部(バッフル)に陰圧がかかり薬液が上部に吸い上げられ圧縮空気とともに噴射されてバッフルに衝突することでエアロゾルとなる.

□JNは圧縮空気による毛細管現象を用いて1～15μmと比較的大きい粒子のエアロゾルを発生するネブライザー装置で電源が必要です.

□安価で様々な種類があり，ほぼ全ての吸入薬剤に使用できますが，噴霧時間が長く，薬剤残留量が多く騒音が生じ，ガス流量による気道内圧の上昇など人工呼吸器への影響といったデメリットがあります.

□その他にもJNでは同種同製品でもエアロゾルの大きさにばらつきがあり正確でなく信頼性に欠け，製品によるばらつき，駆動ガス圧や流量によっても違いが生じます．とくに人工呼吸器の駆動ガスでは低い圧のためエアロゾルの量が少なくサイズが大きくなり，ネブライザーボトル内の溶液は水分が先に蒸発するため，時間の経過とともに薬液濃度が上昇します．また薬剤充填時，回路の開放による気道内圧低下や感染性エアロゾルの環境飛散や呼吸回路汚染リスクがあります.

b)超音波ネブライザーUSN(図15-5)

□USNは超音波振動により薬液を霧状にするネブライザー装置で電源が必要です.

□静音で粒子径にばらつきが少なく大量噴射が可能なためJNより短時間投与のメリットがありますが，超音波振動で加熱され薬効が消失，吸入溶液の濃度上昇などデメリットがあります.

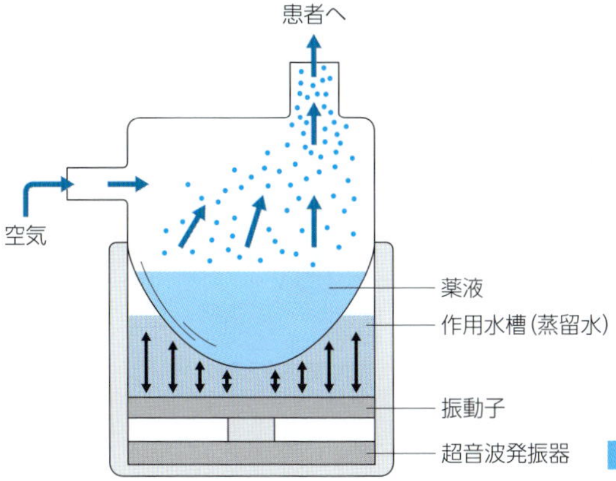

図15-5 超音波ネブライザー

c)振動メッシュネブライザーVMN

□VMNはパラジウムプレートの振動子が1秒間に128kHzで振動し直径5mmのメッシュ中の先細状の微細な穴から薬液を霧状にすることで，ばらつきの少ない粒子径が小さいエアロゾルを発生する小型軽量のネブライザー装置で電源が必要です.

□リユースとシングルユースタイプがあり，T字アダプターを用いて人工呼吸回路に組み込み使用します(図15-6，図15-11，図15-14も参照).

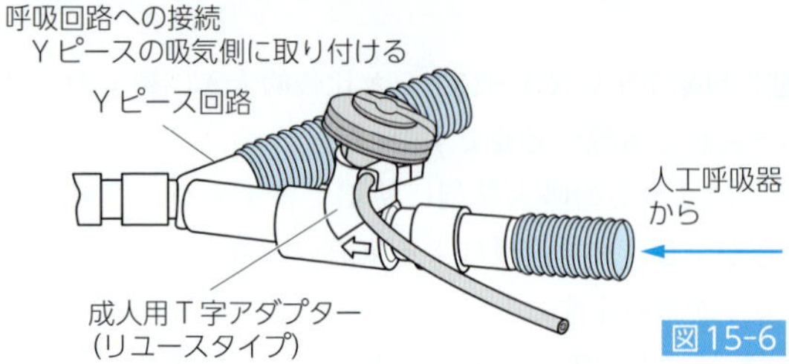

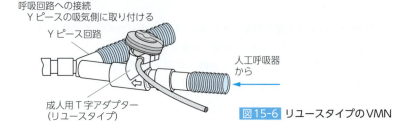

図15-6 リユースタイプのVMN

- VMNは薬剤充填時の回路を開放が不要であり，人工呼吸器の気道内圧低下や感染リスクが予防できます．また薬液残量が少なく加熱しないためUSNと異なり薬効が維持でき，JNでのガス流量は生じないため人工呼吸器の作動への影響は少ないといったメリットがあります．
- 重症患者の呼吸ケアデバイス使用中の吸入療法に用いるネブライザー装置として，新型コロナウイルス感染症COVID-19パンデミック以降，人工呼吸器回路開放による環境飛散や回路内汚染リスクが低いためVMNが推奨されています．

MEMO　振動メッシュネブライザーVMNとジェットネブライザーJNでの薬液注入時の呼吸器回路

- VMNで薬液注入時は呼吸器回路の閉鎖が維持されますが(図15-7A)，JNでは薬液注入時に呼吸器回路が大気に開放され，周囲環境飛散および回路内汚染による感染リスクが高まります(図15-7B)．

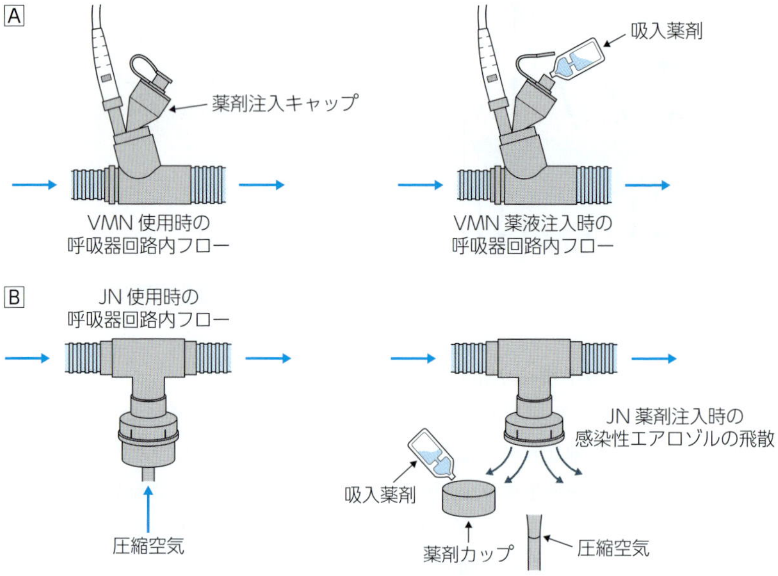

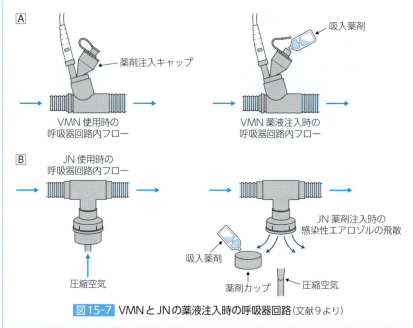

図15-7 VMNとJNの薬液注入時の呼吸器回路(文献9より)

□ 加圧式定量噴霧器pMDIとネブライザー装置の特徴を表15-5にまとめます.

表15-5　吸入器具の特徴

特徴	pMDI	JN	USN	VMN
駆動源	不要	圧縮ガス，電源	電源	バッテリー，電源
携帯性	携帯可能	携帯不可	携帯不可	携帯可能
騒音	静音	騒音あり	静音	静音
エアロゾル温度	周囲温度	低温	高温	周囲温度
残留量(mL)	−	0.8〜2.0	0.8〜1	<0.2
吸入性能の変動	低い	高い	低い	低い
吸入薬の準備	不要	必要	必要	必要
放出投与量	低い	高い	高い	高い
吸入薬の混注	不可能	可能	可能	可能
治療時間	短い	長い	中間	短い
吸入薬到達度	高い	低い	高い	高い
汚染リスク	なし	あり	あり	稀
デバイス価格	＋＋	＋	＋＋＋	＋＋＋

Section 2 クリティカルケアの吸入療法各論

□ 呼吸ケアデバイス(挿管・人工呼吸器IMV，非侵襲的人工呼吸器NIV，高流量鼻カニュラHFNC)使用中の吸入療法では気管支および肺胞には極めて少量の薬液しか到達しません.

□ 肺内到達率をみると，挿管・人工呼吸器IMV管理中の吸入療法ではpMDI(スペーサー使用)10〜38%，JN 1〜16%，USN 5〜17%，VMN 10〜30%と様々な報告があり，どのデバイスを用いても10〜20%となります.

□ その原因としてネブライザー発生装置の性能，患者呼吸パターン，気管チューブや呼吸器回路，加温加湿器による吸入器湿度，人工呼吸器に対する影響などがあげられます.

□ IMV，NIV，HFNC使用中の吸入療法に影響を与える因子と実際の効果的な使用法について考えてみます.

挿管・人工呼吸器IMV管理中の吸入療法

□ 挿管・人工呼吸器IMVではβ_2刺激薬吸入について，① **pMDIで4パフ(400μg)またはネブライザーで2.5mg投与で著明な気管支拡張作用が発現すること**，② **効果持続が短縮するため3〜4時間ごとに吸入することがわかっています.**

□ そしてIMV管理中の吸入療法では，① 人工呼吸器関連，② 呼吸器回路関連，③ 吸入デバイス関連，④ 吸入薬剤関連，⑤ 患者関連の因子を考慮します(図15-8).

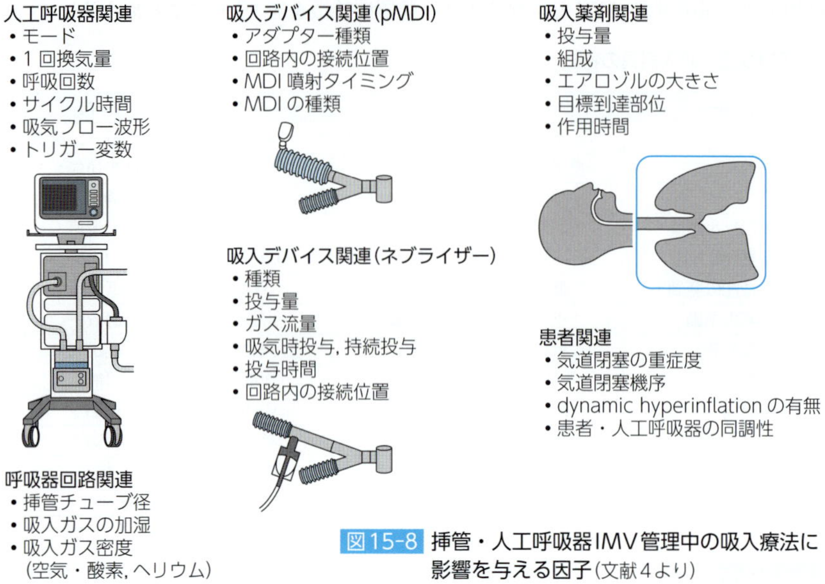

人工呼吸器関連
• モード
• 1 回換気量
• 呼吸回数
• サイクル時間
• 吸気フロー波形
• トリガー変数
吸入デバイス関連(pMDI)
• アダプター種類
• 回路内の接続位置
• MDI 噴射タイミング
• MDI の種類
吸入薬剤関連
• 投与量
• 組成
• エアロゾルの大きさ
• 目標到達部位
• 作用時間
吸入デバイス関連(ネブライザー)
• 種類
• 投与量
• ガス流量
• 吸気時投与, 持続投与
• 投与時間
• 回路内の接続位置
患者関連
• 気道閉塞の重症度
• 気道閉塞機序
• dynamic hyperinflation の有無
• 患者・人工呼吸器の同調性
呼吸器回路関連
• 挿管チューブ径
• 吸入ガスの加湿
• 吸入ガス密度
(空気・酸素, ヘリウム)

図 15-8　挿管・人工呼吸器 IMV 管理中の吸入療法に影響を与える因子(文献 4 より)

□ 非挿管状態と比べて，IMV 管理中の重症患者で望ましい吸入療法は図 15-9 のようになります．

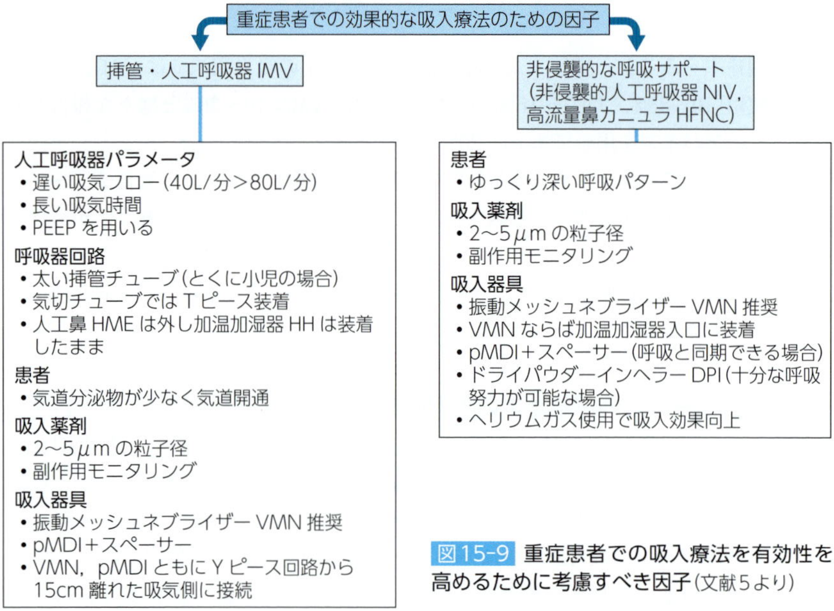

重症患者での効果的な吸入療法のための因子
挿管・人工呼吸器 IMV
非侵襲的な呼吸サポート
(非侵襲的人工呼吸器 NIV,
高流量鼻カニュラ HFNC)
人工呼吸器パラメータ
• 遅い吸気フロー(40L/分>80L/分)
• 長い吸気時間
• PEEP を用いる
呼吸器回路
• 太い挿管チューブ(とくに小児の場合)
• 気切チューブでは T ピース装着
• 人工鼻 HME は外し加温加湿器 HH は装着したまま
患者
• 気道分泌物が少なく気道開通
吸入薬剤
• 2〜5 μm の粒子径
• 副作用モニタリング
吸入器具
• 振動メッシュネブライザー VMN 推奨
• pMDI+スペーサー
• VMN, pMDI ともに Y ピース回路から 15cm 離れた吸気側に接続
患者
• ゆっくり深い呼吸パターン
吸入薬剤
• 2〜5 μm の粒子径
• 副作用モニタリング
吸入器具
• 振動メッシュネブライザー VMN 推奨
• VMN ならば加温加湿器入口に装着
• pMDI+スペーサー(呼吸と同期できる場合)
• ドライパウダーインヘラー DPI(十分な呼吸努力が可能な場合)
• ヘリウムガス使用で吸入効果向上

図 15-9　重症患者での吸入療法を有効性を高めるために考慮すべき因子(文献 5 より)

□ 人工呼吸器回路の吸気側にMDIスペーサー，ネブライザーを組み込んで投与します（図15-10，図15-11）．

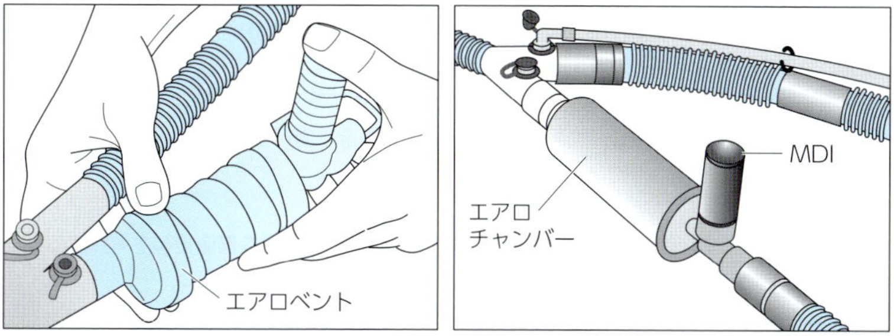

図15-10 人工呼吸器回路へのMDIスペーサーの組み込み

Yピース回路の吸入側に装着する．

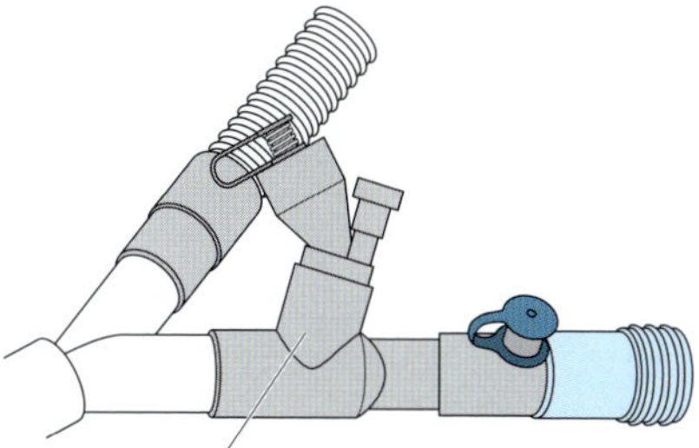

図15-11 人工呼吸器回路へのネブライザーの組み込み（シングルユースタイプのVMN）

Yピース回路の吸入側に装着する．

□ 効果的な吸入療法のために，

> **“ゆっくり深い呼吸パターンを作り出し，人工呼吸器と同調させて吸気開始に合わせて吸入すること”**

が重要になります．

□ そのため自発呼吸温存より深鎮静として，

・人工呼吸器と同調：圧換気PACVないし量換気VACV

・1回換気量：8mL/kg PBW

・呼吸回数：8〜10回/分

で行います．

□ 加圧式定量噴霧器pMDI，ネブライザー装置（ジェットネブライザーJN，振動メッシュネブライザーVMN）による実際の吸入手技を表15-6〜表15-8に示します．

表15-6　加圧式定量噴霧器pMDIによる人工呼吸器管理中の吸入手技

①患者体位は坐位ないし半坐位で行う
②オーダーと患者の確認，気管支拡張薬吸入の必要性のアセスメントを行う
③挿管チューブ内を吸引し気道分泌物を除去する(分泌物が多いと薬剤が吸着してしまう)
④pMDIカニスターをよく振り，手技者の手指温で温める
⑤挿管チューブから15cm離れた吸気側にスペーサーチャンバー付きで接続する
⑥人工鼻HME使用中の場合外し，加温加湿器HHではそのまま施行する
⑦呼吸器回路内にリークがないことを確認する
⑧吸気最初のタイミングでMDI吸入を行う
⑨15秒あけて繰り返す．回路内結露と吸入薬効果により通常量，2～3倍量投与を考慮する
⑩副作用モニタリングを行う(とくに不整脈)
⑪人工鼻HME使用中ならば再度接続する
⑫治療効果判定を行う

表15-7　ジェットネブライザーJNによる人工呼吸器管理中の吸入手技

①患者体位は坐位ないし半坐位で行う
②オーダーと患者の確認，気管支拡張薬吸入の必要性のアセスメントを行う
③挿管チューブ内を吸引し気道分泌物を除去する(分泌物が多いと薬剤が吸着してしまう)
④薬液4～6mLを吸入カップに注入する
⑤呼吸器Yピースから46cm離れた吸気側にJNを接続する
⑥JN使用中はフロートリガーのバイアスフローを止める
⑦人工鼻HME使用中の場合外し，加温加湿器HHではそのまま施行する
⑧ネブライザーガス流量6～8L/分で設定する
⑨追加ガス流量を考慮し人工呼吸器流量・吸気圧を調整する
⑩ネブライザーが噴射するよう断続的にネブライザーを叩く
⑪ネブライザー終了後呼吸器回路から外し，滅菌水ですすぎ，乾燥させ保管する
⑫人工鼻HME使用中ならば再度接続し，呼吸器設定・アラーム設定を元に戻す
⑬副作用モニタリングを行う(とくに不整脈)
⑭治療効果判定を行う

表15-8　振動メッシュネブライザーVMNによる人工呼吸器管理中の吸入手技

①患者体位は坐位ないし半坐位で行う
②オーダーと患者の確認，気管支拡張薬吸入の必要性のアセスメントを行う
③挿管チューブ内を吸引し気道分泌物を除去する(分泌物が多いと薬剤が吸着してしまう)
④VMNネブライザーを正確に組み立て，製造元の指示に従い初回使用前点検を行う
⑤VMNネブライザーを常時回路内接続とするため，加温加湿器HHを用い入口側に垂直に接続する
⑥薬液を吸入カップに注入する
⑦電源を入れ吸入療法を行い，終了後は電源を切る
⑧終了後はVMNネブライザーを分解し製造元の指示に従い清潔に保管する
⑨メッシュ部分には触れないように注意する
⑩吸入療法中は副作用モニタリングを行う(とくに不整脈)
⑪治療効果判定を行う

非侵襲的人工呼吸器NIV管理中の吸入療法

□ 挿管・人工呼吸器IMVと同様，非侵襲的人工呼吸器NIV中の吸入療法では，① 人工呼吸器関連，② 呼吸パラメータ，③ 呼吸器回路関連，④ インターフェース，⑤ 吸入デバイス関連，⑥ 吸入薬剤関連，⑦ 患者関連の因子を考慮します(図15-12)．

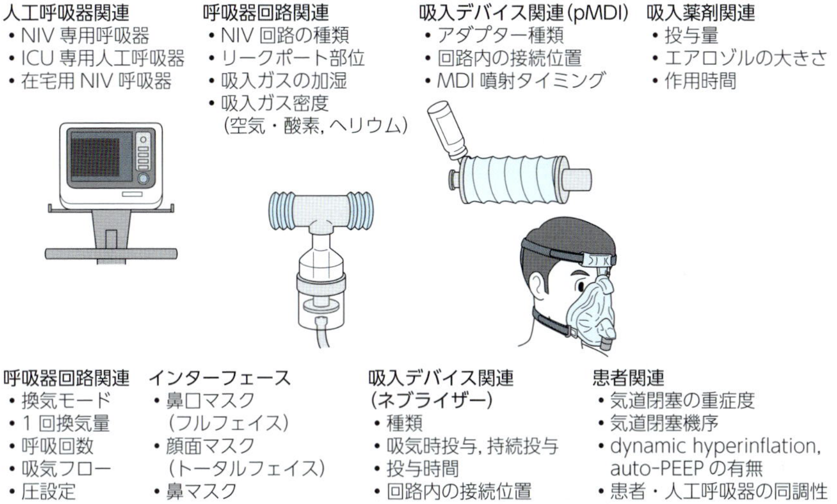

図15-12 非侵襲的人工呼吸器NIV管理中の吸入療法に影響を与える因子(文献11より)

□ 回路の呼気リークとマスクの間にMDIスペーサー，ネブライザーを組み込んで使用します(図15-13，図15-14)．

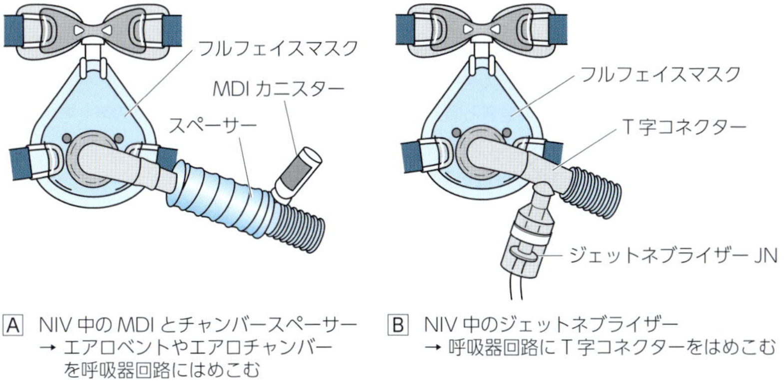

図15-13 NIV回路へのMDIスペーサー(A)とジェットネブライザー JN(B)の組み込み

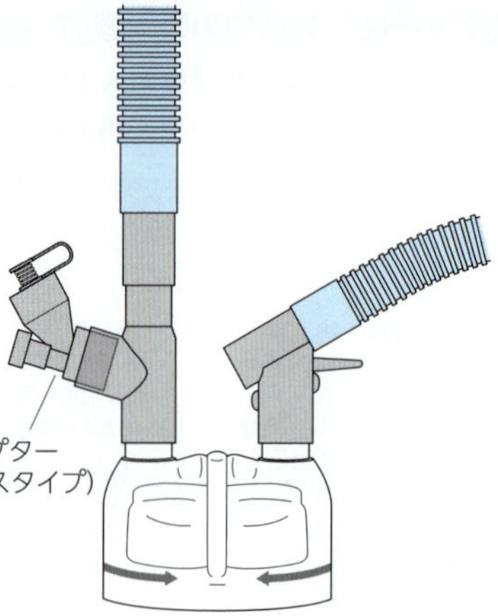

図15-14 NIV回路(高流量鼻カニュラHFNCも同様)での加温加湿器入口部位へのVMNアダプターの組み込み

□加圧式定量噴霧器pMDI，ネブライザー装置(ジェットネブライザー JN，振動メッシュネブライザー VMN)による実際の吸入手技を表15-9〜表15-11に示します．

表15-9 加圧式定量噴霧器pMDIによる非侵襲的人工呼吸器NIV管理中の吸入手技

① 患者体位は坐位ないし半坐位で行う
② オーダーと患者の確認，気管支拡張薬吸入の必要性のアセスメントを行う
③ マスクフィッティング・耐用性，患者・人工呼吸器の同調性を確認する
④ インターフェースとNIV回路のリークを最小限にする
④ pMDIカニスターをよく振り，手技者の手指温で温める
⑤ インターフェースとNIV回路の間にスペーサーチャンバー付きで接続する
⑥ NIV-PSVモードでEPAP 5，IPAP 15〜20cmH_2Oにする
⑦ 30分以上NIV使用中の場合，加温加湿器HHをつけたまま行う
⑧ 吸気最初のタイミングでMDI吸入を行う
⑨ 15秒あけて繰り返す．回路内結露と吸入薬効果により通常量または2〜3倍量投与を考慮する
⑩ 副作用モニタリングを行う(とくに不整脈)
⑪ 人工鼻HME使用中ならば再度接続する
⑫ 治療効果判定を行う

表15-10 ジェットネブライザー JNによる非侵襲的人工呼吸器NIV管理中の吸入手技

① 患者体位は坐位ないし半坐位で行う
② オーダーと患者の確認，気管支拡張薬吸入の必要性のアセスメントを行う
③ マスクフィッティング・耐用性，患者・人工呼吸器の同調性を確認する
④ インターフェースとNIV回路のリークを最小限にする
⑤ 薬液4～6mLを吸入カップに注入する
⑥ インターフェースとNIV回路の間に垂直に接続する
⑦ NIV-PSVモードでEPAP 5，IPAP 15～20cmH_2Oにする
⑧ 30分以上NIV使用中の場合，加温加湿器HHをつけたまま行う
⑨ ネブライザーガス流量6～8L/分で設定する
⑩ ネブライザーが噴射するよう断続的にネブライザーを叩く
⑪ ネブライザー終了後呼吸器回路から外し，滅菌水ですすぎ，乾燥させ保管する
⑫ 人工鼻HME使用中ならば再度接続し，呼吸器設定・アラーム設定を元に戻す
⑬ 副作用モニタリングを行う（とくに不整脈）
⑭ 治療効果判定を行う

表15-11 振動メッシュネブライザー VMNによる非侵襲的人工呼吸器NIV管理中の吸入手技

① 患者体位は坐位ないし半坐位で行う
② オーダーと患者の確認，気管支拡張薬吸入の必要性のアセスメントを行う
③ マスクフィッティング・耐用性，患者・人工呼吸器の同調性を確認する
④ インターフェースとNIV回路のリークを最小限にする
⑤ VMNアダプターを正確に組み立て，製造元の指示に従い初回使用前点検を行う
⑥ VMNアダプターを常時回路内接続とするため，加温加湿器HHを用い入口側に垂直に接続する
⑦ NIV-PSVモードでEPAP 5，IPAP 15～20cmH_2Oにする
⑧ 30分以上NIV使用中の場合，加温加湿器HHをつけたまま行う
⑨ 薬液を吸入カップに注入する
⑩ 電源を入れ吸入療法を行い，終了後は電源を切る
⑪ 終了後はVMNアダプターを分解し製造元の指示に従い清潔に保管する
⑫ メッシュ部分には触れないように注意する
⑬ 吸入療法中は副作用モニタリングを行う（とくに不整脈）
⑪ 治療効果判定を行う

高流量鼻カニュラHFNC管理中の吸入療法

□ クリティカルケアの呼吸不全患者への高流量鼻カニュラHFNCの使用は急速に広まっています．

□ HFNCの特徴は，① 加温（31～37℃）と② 加湿（相対湿度100%）した③ 正確な酸素濃度F_IO_2のガスを④ 高流量（～60L/分）で使用できる呼吸ケアデバイスです．

□ 呼吸ケアデバイスとしてHFNCを使用する際の生理的効果として，① 高流量ガスによる上気道死腔ウォッシュアウト（CO_2クリアランス），② 鼻腔を通して高流量ガス送気による吸気・呼気中の陽圧効果(閉口で呼気終末圧2～4cmH_2O)，③ 十分に加温加湿されたガス送気による気道浄化，④ 高流量送気による正確な酸素濃度F_IO_2の維持があります．

□ HFNCの使用頻度が高まるにつれて，HFNCを使用しながらの最適な吸入療法について研究が進みました．

□ 現在，HFNC回路の加温加湿器入口・出口に振動メッシュネブライザー VMN(ジェットネブライザー JNも使用可能)を装着した吸入療法が推奨されています．

□ HFNCでの吸入療法のデメリットとして，他の呼吸ケアデバイス(IMV，NIV)と比較し，① 鼻カニュラを用いた鼻腔からの吸入であるため経口吸入よりエアロゾルの上気道沈着が多いこと，② 高流量ガスを用いるため衝突によるエアロゾル沈着リスクが高いこと，③ 100%加湿ガスによるエアロゾルサイズが大きくなること，④ HFNC1本回路内で吸気・呼気の連続吸入となることがあげられます．

□ これらのデメリットを考慮した上で，① 成人では**流量計・酸素ブレンダー設定は50～60L/分より20～40L/分と流量を下げ**，② **加温加湿器入口または出口にネブライザー(VMNまたはJN)を装着し**吸入療法を行います．

□ ネブライザー装置を鼻カニュラ近くより加温加湿器の入口/出口に組み込むほうが，より多くのエアロゾルが下気道に到達します．またJNよりVMNのほうがHFNCの酸素濃度F_IO_2と流量が変化しないためVMNを用いるとよいでしょう(図15-15)．

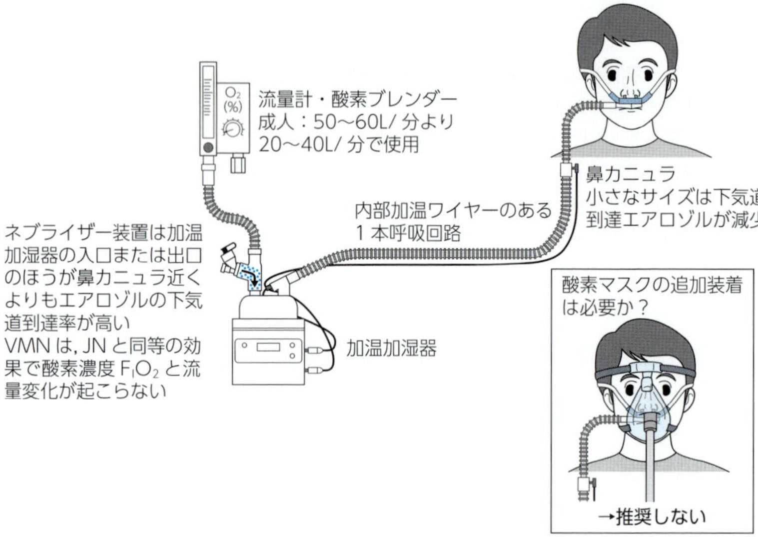

図15-15 高流量鼻カニュラHFNC使用中の吸入療法(文献14より)

□ HFNCの呼吸ケアデバイスに吸入療法を加温加湿器入口・出口に組み込むことで気管支拡張薬の効果がみられない場合は，HFNC適宜中断の上で，① 振動メッシュネブライザーVMN単体または② 定量噴霧式吸入器pMDI＋スペーサーを用いた吸入療法への切り替えについて検討します．

□ 呼吸ケアデバイス使用中の吸入療法での2023年時点での推奨を最後にまとめます（図15-16）．

吸入器具

□ 吸入器具はVMNとpMDI＋スペーサーの両方が推奨され，JNは限定された薬剤で使用可能です．

□ VMNとJNは加温加湿器入口，pMDI＋スペーサーはYピースから15cmに接続し設置します．

加温加湿器と人工呼吸器設定

□ 吸入薬剤の肺内到達率に加温加湿，人工呼吸設定の変更は影響を与えますが，その程度は小さいため設定変更なしが推奨されています．また吸入療法中の加温加湿として人工鼻HMEは使用すべきではありません．

呼気フィルター

□ 感染性エアロゾル飛沫感染予防と機器センサー保護から呼気フィルター装着が推奨されています．

気道と薬剤濃度

□ 成人では挿管・気切チューブのサイズによる効果の違いはなく，太いチューブを使用すべきですが，吸入療法のためにチューブを交換することは推奨されていません．

□ また薬剤の希釈や注入量増減の調整も不要です．

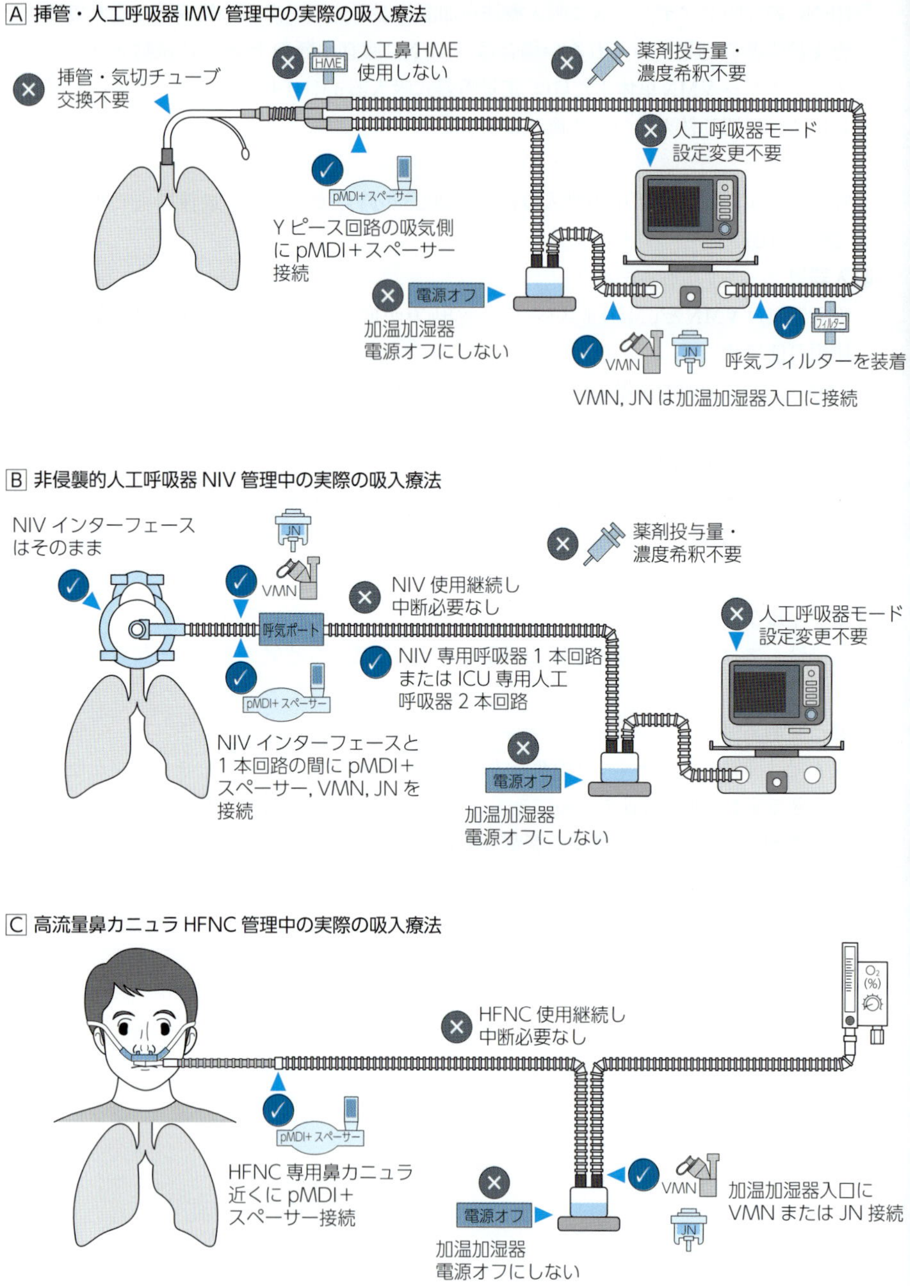

図 15-16 呼吸ケアデバイスごとの推奨される吸入療法（文献 6 より）

Section 3 気管支拡張薬吸入療法の効果判定

□ 短時間作用型気管支拡張薬β_2刺激薬，抗コリン薬吸入による治療効果は速やかにあらわれるため，バイタルサインを含め視診・聴診および人工呼吸器装着中の場合は客観的データで確認する必要があります．

観察ポイント

□ 呼吸回数→頻呼吸が落ち着いてきているか．
□ 呼吸パターン→シーソー呼吸や呼吸補助筋使用していた場合改善傾向があるか．
□ 喘鳴や呼吸音→呼吸回数・パターンの改善に合わせて喘鳴が減弱しているか．
□ 酸素療法や非侵襲的人工呼吸器NIV中に呼吸パターンが悪化し呼吸努力が弱くなり喘鳴が聴取されない場合，"Silent chest"の状態であり，動脈血液ガス分析ABGとともに挿管・人工呼吸器管理を考慮すべきです．

人工呼吸器データ

① 気道抵抗(圧・時間曲線で確認)

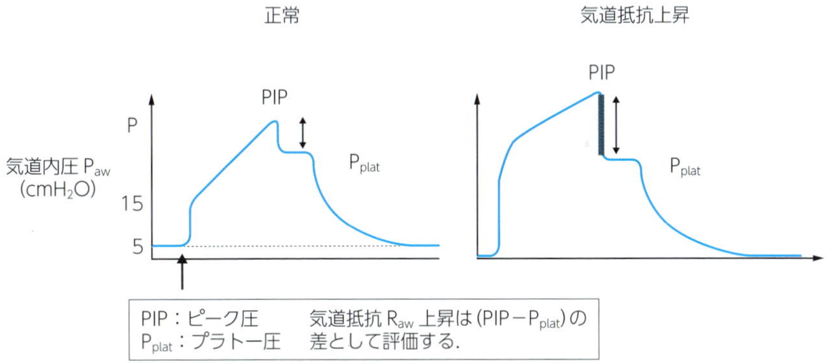

図15-17 気道抵抗：PIP－P_{plat}による治療効果判定

□ 気道抵抗は矩形波量換気VACVのピーク圧PIP－プラトー圧P_{plat}の差で評価できます(流量フロー一定であるため)．吸入前後でPIP－P_{plat}低下がみられるか確認します(図15-17)．
□ 気道抵抗値の変化を正確に評価する場合，吸気終末ホールドを行い，

$$気道抵抗R_{aw}=\frac{PIP-P_{plat}}{\dot{V}} \quad (\dot{V}：流量フロー)$$

で求めます(☞7章p.230参照)．

Chapter 15 吸入療法

② auto-PEEP(フロー・時間曲線で確認)

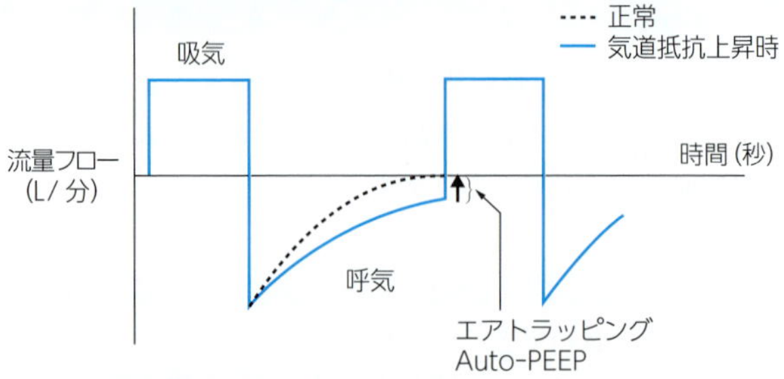

図15-18 エアトラッピング＝auto-PEEP

□ フロー・時間曲線で呼気終末にフローがゼロにならない場合，エアトラッピングすなわちauto-PEEPがあると判断します．吸入前後でこのauto-PEEPが改善しているかどうかを確認します(図15-18)．

③ フロー・時間曲線の呼気波形

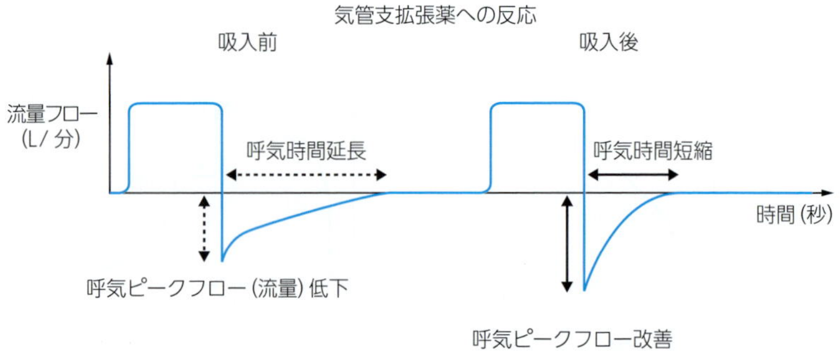

図15-19 フロー・時間曲線での治療効果判定

□ フロー・時間曲線で，吸入前後での① 呼気時の下向きのピークフローが深くなっているか，② 吸気時間が短縮しているかを確認します(図15-19)．

④ フロー・ボリュームループ

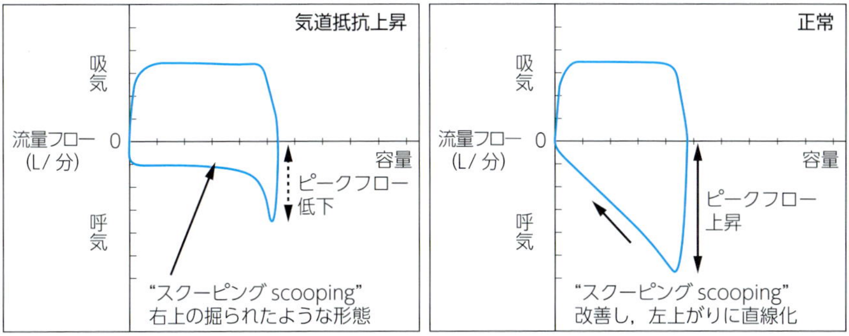

図15-20 フロー・ボリュームループでの治療効果判定(文献15より)

□ フロー・ボリュームループは基線より上が吸気，下が呼気を示し，① 呼気時の低下したピークフローが上昇しているか，② 呼気時の右上凸となっている"scooping"が左上がり直線になっているか，を検討します(図15-20).

MEMO COPD急性増悪の治療－"ABCアプローチ＋α"

□ クリティカルケアで気管支拡張薬が頻用されるCOPD急性増悪AECOPDの標準的治療，アドバンスト治療については，"ABCアプローチ"＋αと覚えるとよいでしょう.

A：Antibiotics

□ 重症ケース〔ICU入室，呼吸ケアデバイス(IMV，NIV使用)〕や急性増悪を繰り返す場合には抗菌薬投与を行います.

□ AECOPDの気道感染で問題になる細菌としては肺炎球菌，インフルエンザ桿菌，モラキセラ・カタラーリスがあります．また入退院を繰り返すケースでは病院内感染としてMRSA，緑膿菌も関連します.

□ 3世代セフェム系抗菌薬(セフォタキシム，セフトリアキソン)および適宜MRSAカバーではバンコマイシン，リネゾリド，緑膿菌カバーで4世代セフェム・カルバペネム，アミノグリコシド，抗緑膿菌フルオロキノロン(レボフロキサシン，シプロフロキサシン)を使用します.

B：Bronchodilators

□ 気管支拡張薬として短時間作用型β_2刺激薬・抗コリン薬吸入を行います．とくに定量噴霧式吸入器ではスペーサー，エアロベントを使用することで口腔内・上気道付着を最少にして効果的です.

C：Corticosteroid

□ 点滴静注または経口でのステロイド全身投与を行います.

□これら"ABCアプローチ"で対応しますが，クリティカルケアでは＋αである2つの治療も筆者は重要だと考えています．

＋αその①：心房細動AF，多源性心房頻拍MATへの治療

□不整脈AF，MATを合併すると肺高血圧からの右心不全が急激に悪化する可能性が高いため可能な限り洞調律復帰を目指す治療を行います．

□マグネシウム補充を行い，リズムコントロールとしてアミオダロン，フレカイニドなどⅠc群抗不整脈薬，レートコントロールとしてCa拮抗薬ジルチアゼムやベラパミル，β遮断薬ビソプロロールやランジオロールを用います．

＋αその②：静脈血栓塞栓症VTE合併可能性への予防的・治療的抗凝固療法

□肺塞栓も重要なAECOPDの誘因になること，AECOPD自体右心負荷とD-ダイマー陽性となり，肺塞栓診断で重要な造影CT，肺血流シンチが重症COPDで当てにならないことからVTEを疑う閾値を下げるとともに，出血リスクが高くないケースでは積極的な抗凝固療法も検討します．

MEMO　喘息重積の治療(表15-12)

□クリティカルケアで気管支拡張薬が頻用される気管支喘息重積についてCOPD急性増悪AECOPDと比較すると，喘息重積はβ_2刺激薬がより有効でありより高用量のステロイドが使用されることがあげられます．

□喘息重積では，① SABA吸入，② 全身ステロイド投与を基本的な治療として，重症ケースでは初期に限って③ SAMA吸入併用，そして短時間で効果発現する④ LTRA内服を行うことが重要です．

□これらに反応しない重症ケースではエピネフリン，硫酸マグネシウム，メチルキサンチン(テオフィリン)を考慮します．

□呼吸ケアデバイスとして非侵襲的人工呼吸器NIVや挿管・人工呼吸器IMVを用いる際には，気管支拡張作用をもつプロポフォール，ケタミンでの鎮痛・鎮静も考慮します．

表15-12　喘息重積とCOPD急性増悪の内科的治療

	喘息重積	COPD急性増悪
短時間作用型β_2刺激薬SABA吸入	＋＋	＋＋
短時間作用型抗コリン薬SAMA吸入	＋	＋＋
ステロイド全身投与	＋＋(2mg/kg/日)	＋(1mg/kg/日)
抗菌薬	−	＋
酸素	＋＋	＋(注意して投与)
非侵襲的人工呼吸器NIV(±高流用鼻カニュラHFNC)	＋	＋＋
メチルキサンチン	−	−
去痰薬	−	−

＋＋：十分なエビデンスあり，＋：エビデンスあるも弱い，−：エビデンスなし

JCOPY 498-06694

ケースの解説

Case 1

□ 喘息重積発作で挿管・人工呼吸器となり，気管支拡張薬β_2刺激薬吸入および循環不安定であったため，気管支拡張作用も期待して血管収縮薬としてエピネフリン持続静注を行っています．またステロイド全身投与と喘息重積のため，気管支拡張作用を期待してロイコトリエン拮抗薬とマグネシウム点滴静注追加投与しています．鎮痛・鎮静で気管支拡張作用のあるプロポフォールとケタミンを使用しています．

□ 挿管・人工呼吸器管理中であり加圧式定量噴霧器pMDI＋スペーサーで気管支拡張薬の吸入療法を行っています．

Case 2

□ COPD急性増悪AECOPDに気管支拡張薬β_2刺激薬，抗コリン薬吸入を行い，全身ステロイドと抗菌薬投与を行っています．急性心原性肺水腫ACPEに対しては利尿薬で対応しています．

□ ACPEとAECOPDの両方の合併は珍しくなく，どちらの病態にもNIVは第1選択となる呼吸ケアデバイスです．

□ NIVで超急性期の呼吸ケアを行い，その後HFNCに移行しています．とくにシングルユースによる振動メッシュネブライザーVMNであるエアロネブソロ®は加温加湿器入口に装着することでNIVとHFNCともに使用できる吸入装置で最近使用頻度が国内外で増えてきています．

＊この章でのポイント＊

☑ クリティカルケアでの呼吸ケアデバイス使用時の吸入療法に影響を与える因子を理解する．

☑ 呼吸ケアデバイス使用時の主な吸入療法器具として，① 加圧式定量噴霧器pMDI＋スペーサー，② ネブライザーがあり，それぞれの特徴を理解する．

☑ 挿管・人工呼吸器IMV，非侵襲的人工呼吸器NIV，高流量鼻カニュラHFNC使用中の適切な吸入療法について理解する．

☑ クリティカルケアの吸入療法で最も使用される気管支拡張薬について治療効果判定を理解する．

For Further Readings：さらに理解を深めるために

1. Lazarus SC. Clinical practice. Emergency treatment of asthma. N Engl J Med. 2010; 363: 755-64.
2. Oddo M, Feihl F, Schaller MD, et al. Management of mechanical ventilation in acute severe asthma: practical aspects. Intensive Care Med. 2006; 32: 501-10.
3. Hess DR. Respiratory care management of COPD exacerbations. Respir Care. 2023; 68: 821-37.
4. Dhand R, Guntur VP. How best to deliver aerosol medications to mechanically ventilated patients. Clin Chest Med. 2008; 29: 277-96, vi.
5. Dhanani J, Fraser JF, Chan HK, et al. Fundamentals of aerosol therapy in critical care. Crit Care. 2016; 20: 269.
6. Li J, Liu K, Lyu S, et al. Aerosol therapy in adult critically ill patients: a consensus statement regarding aerosol administration strategies during various modes of respiratory support. Ann Intensive Care. 2023; 13: 63.
7. Fink JB. Metered-dose inhalers, dry powder inhalers, and transitions. Respir Care. 2000; 45: 623-35.
8. Dhand R. How should aerosols be delivered during invasive mechanical ventilation? Respir Care. 2017; 62: 1343-67.
9. MacLoughlin R, Martin-Loeches I. Not all nebulizers are created equal: considerations in choosing a nebulizer for aerosol delivery during mechanical ventilation. Expert Rev Respir Med. 2023; 17: 131-42.
10. Darquenne C. Deposition mechanisms. J Aerosol Med Pulm Drug Deliv. 2020; 33: 181-5.
11. Dhand R. Aerosol therapy in patients receiving noninvasive positive pressure ventilation. J Aerosol Med Pulm Drug Deliv. 2012; 25: 63-78.
12. Hess DR. Aerosol therapy during noninvasive ventilation or high-flow nasal cannula. Respir Care. 2015; 60: 880-91; discussion 891-3.
13. Li J, Fink JB. Narrative review of practical aspects of aerosol delivery via high-flow nasal cannula. Ann Transl Med. 2021; 9: 590.
14. Dugernier J, Reychler G, Vecellio L, et al. Nasal high-flow nebulization for lung drug delivery: theoretical, experimental, and clinical application. J Aerosol Med Pulm Drug Deliv. 2019; 32: 341-51.
15. Ball L, Sutherasan Y, Pelosi P. Monitoring respiration: what the clinician needs to know. Best Pract Res Clin Anaesthesiol. 2013; 27: 209-23.
16. 第15章 気管支拡張薬. In: 大野博司. ICU/CCUの薬の考え方，使い方 ver.2. 東京: 中外医学社; 2015. p.611-37.
17. 五十嵐義浩. 人工呼吸中の吸入療法. 呼吸療法. 2024; 41: 98-106.

Chapter

16

人工呼吸器合併症

ケース

Case1

- ADL自立した80歳女性．急性腎盂腎炎による敗血症性ショックでICU入室．
- 輸液負荷，血管収縮薬ノルエピネフリン，バソプレシン使用中．
- 播種性血管内凝固DICと急性呼吸促迫症候群ARDS合併したため挿管・人工呼吸器管理となり，ストレス潰瘍予防としてランソプラゾール30mg静注24時間ごとを開始した．

Case2

- 80歳男性．慢性心不全CHF，慢性腎臓病CKD，心房細動AFの既往．転倒による頭部外傷でER救急搬送．急性硬膜下血腫で緊急開頭血腫除去術後に挿管・人工呼吸器管理を含めた集学的治療目的でICU入院．
- 量補助調節換気VACVで開始し循環・呼吸状態安定し圧支持換気PSVへ変更．PSV: 酸素濃度F_IO_2 0.25，圧支持PS 5cmH_2O，PEEP 5cmH_2O．3病日に鎮静offしたが痙攣発作あり，再度深鎮静としVACVモードに戻し人工呼吸器管理継続．
- 5病日に発熱39度台とともに膿性痰，胸部X線で両肺野浸潤影あり．人工呼吸器設定をF_IO_2 0.5，PEEP 5と上げた．
- 人工呼吸器関連肺炎VAPとして喀痰・血液(2セット)・尿培養採取し，抗菌薬ピペラシリン・タゾバクタム4.5gローディングし4.5g 4時間×4回/日開始するとともに，手指衛生・飛沫感染予防策を再度徹底した．

Case3

- 高血圧，重喫煙歴の65歳男性．178cm，75kg(PBW73kg)．
- 右上葉肺炎，急性呼吸不全にて入院加療．2病日に高流量鼻カニュラHFNC 50L/分，80%でもSpO_2 70%と低酸素血症，胸部X線上両肺野透過性低下進行．重症肺炎による敗血症性ショック，ARDSの診断で気管挿管・人工呼吸管理となりICU入室．
- 同期式間欠的強制換気V-SIMV＋PSV-漸減波量換気・1回換気量V_T 900mL,

吸気時間T_{insp} 1.5秒，呼吸回数f 10回/分，PS 10，F_IO_2 0.8，PEEP 5の設定でピーク圧PIP(P_{peak}) 60cmH_2O，プラトー圧P_{plat} 40cmH_2O，動脈血液ガス分析ABG：PaO_2 120mmHg，pH 7.45，PaCO_2 35mmHg.

Case4

□ 63歳女性が頭痛後の意識障害でER受診.
□ 頭部CTでくも膜下出血の診断でGCS 5点，挿管・人工呼吸器管理となりICU入室.
□ 胸部X線正常，自発呼吸ありPSVモード-F_IO_2 0.35，PS 10，PEEP 5で管理し，呼吸回数40，V_T 12mL/kg PBWと中枢呼吸ドライブ亢進.
□ ABG：pH 7.55，PaO_2 130，PaCO_2 25，HCO_3^- 23，アルカローシスによる脳血流低下を危惧し，集中治療医は鎮静使用，吸気圧・圧支持PSを低く再設定したが頻呼吸持続.
□ 筋弛緩薬を使用し，深鎮静でVCVモード-F_IO_2 0.3，PEEP 3，V_T 7mL/kg PBW，f 15で設定しABG：pH 7.38，PaO_2 95，PaCO_2 40，HCO_3^- 23.

Section 1 総論

□ 挿管・人工呼吸器IMV管理は，呼吸ケアにおいて酸素化・換気能維持や呼吸仕事量軽減によるメリットだけでなく多くの合併症があります.
□ 可能な限り合併症を予防し必要最小限の期間でのIMVで管理するために合併症の発症機序と陽圧換気が全身に与える影響を理解する必要があります(表16-1).

気道合併症

□ 主に挿管操作・挿管チューブ自体による合併症であり，① 挿管直後の合併症〔低酸素血症，低血圧(陽圧換気による，食道挿管，片肺挿管)，誤嚥，頸椎損傷〕，② 挿管持続による合併症〔口腔内(口唇，舌，歯牙)，咽頭・食道・気管損傷，喉頭浮腫，気管圧迫壊死による気管・食道瘻・口腔内，咽頭，食道，気管粘膜損傷〕があります.
□ 適切な気道確保・(チューブ固定を含む)気道管理・日々のルーチンケアが重要です.
□ また，挿管・人工呼吸器管理では，上気道がバイパスされるため，気道加温加湿能の喪失・低下につながります(☞14章p.502参照).

表16-1 人工呼吸器管理中の合併症

① 気道合併症	
・口腔内，咽頭，食道，気管粘膜損傷	・喉頭浮腫
・上気道バイパスによる気道加温加湿低下	・気管圧迫壊死による気管・食道瘻
② 人工呼吸器機器トラブル	
・チューブ離脱	・呼吸器回路リーク
・電源消失	・ガス供給停止
③ 肺合併症	
・圧損傷(気胸，縦隔気腫，皮下気腫など)	・人工呼吸器関連肺傷害VILI
・酸素毒性	・人工呼吸器関連肺炎VAP
・非同調	・Auto-PEEP
・人工呼吸器関連横隔膜障害VIDD，横隔膜筋損傷myotrauma	
④ 心血管系合併症(陽圧換気による)	
・静脈還流量低下・心拍出量低下	・血圧低下
⑤ 消化器・栄養合併症	
・胃十二指腸ストレス潰瘍，消化管出血	・栄養不良・過剰栄養
⑥ 腎・電解質合併症	
・腎静脈うっ滞，急性腎障害AKI	
・抗利尿ホルモンADH分泌増加，心房ナトリウム利尿ペプチドANP分泌低下	
・呼吸性アシドーシス/アルカローシス	
⑦ 神経・筋合併症	
・せん妄	・睡眠障害
・頭蓋内圧亢進	・ICU-AW(ICU関連四肢筋力低下・脱力)
・鎮静薬，鎮痛薬中止による離脱症候群	

人工呼吸器機器トラブル

□ 人工呼吸器の機器としてのトラブル(誤作動，電源消失，ガス供給停止)と閉鎖回路の開放(チューブ脱落・事故抜去，呼吸器回路リーク)があります.

□ 人工呼吸器使用前後でのメンテナンスおよび日々の呼吸器閉鎖回路の維持チェックが重要です.

肺合併症

□ 人工呼吸器管理での肺合併症は感染症と非感染症に分かれます.

□ 感染症としては① 人工呼吸器関連肺炎VAPとVAPの前段階である② 人工呼吸器関連気管支炎VATがあり，これらを含めて人工呼吸器関連下気道感染症(ventilator associated lower respiratory tract infections: VA-LRTI)と位置づけられています(☞MEMO p.554参照).

□ 非感染症として，肺への過剰な圧・量換気での肺胞破裂によって気胸，縦隔気腫，皮下気腫が起こります.

□ 肺胞破裂まで起こらない過剰な肺胞への応力stressとひずみstrain(経肺圧⬆・駆動圧⬆)により人工呼吸器関連肺傷害VILIが起こります.

□ また高濃度酸素投与による酸素毒性(☞4章p.129参照)，人工呼吸器設定による非同調やauto-PEEPが起こります.

□ 最近では横隔膜に対する合併症である人工呼吸器関連横隔膜障害VIDD, 横隔膜筋損傷myotraumaが人工呼吸器管理の長期化につながる病態として注目されています(☞p.578参照).

心血管系合併症

□ 心血管系合併症は"陽圧換気"によって起こります(☞2章p.50参照).

□ 自発呼吸下の状態は胸腔内陰圧ですが, 挿管・人工呼吸器管理では陽圧換気となり, とくに"平均気道内圧(mean airway pressure: MAP)"により, ① 静脈還流量低下・心拍出量低下, ② 血圧低下が起こるため, 平均気道内圧MAPに影響を与える因子を理解することが重要です(図16-1).

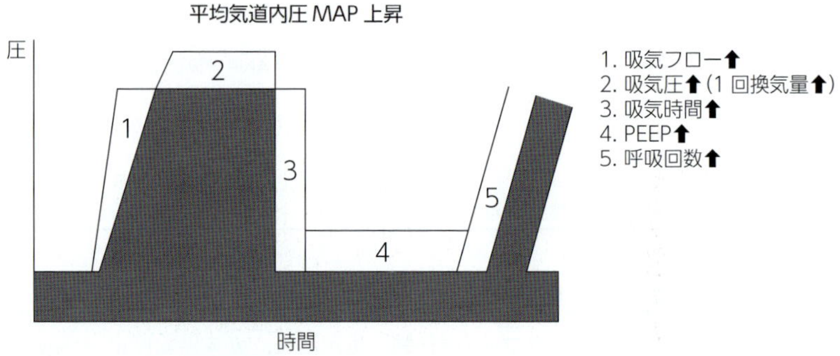

図16-1 平均気道内圧MAPに影響を与える因子

圧・時間曲線での面積増加がMAP上昇と関連するため, これらパラメータ変更時は常にMAP値モニタリングと静脈還流量低下による心拍出量低下・血圧低下からの酸素運搬量$\dot{D}O_2$変化に注意する.

消化器・栄養合併症

□ 人工呼吸器管理中は消化管出血リスクが高くなるためプロトンポンプ阻害薬PPI, ヒスタミンH_2ブロッカーH_2RAを適宜用います.

□ 消化管出血予防の一方でPPI, H_2ブロッカー使用によりVAPリスクが高くなる報告もあり漫然とした使用は控えるべきです.

□ 人工呼吸器管理が必要な重症患者では異化亢進状態であるため栄養管理が重要であり, 栄養投与不足は筋力低下や肺炎合併につながります. 一方, 過剰栄養投与ではCO_2産生増加・呼吸仕事量増加につながるためクリティカルケアで呼吸・循環管理のフェーズを意識した栄養管理を行う必要があります.

腎・電解質合併症

- 陽圧換気による静脈還流量低下での腎静脈うっ滞，心拍出量・血圧低下による腎血流低下からの急性腎障害AKIリスクがあります.
- 陽圧換気により抗利尿ホルモンADH分泌増加と心房ナトリウム利尿ペプチドANP分泌低下により尿量低下と体液量貯留が起こります.
- 呼吸器疾患への人工呼吸器設定によって呼吸性アシドーシス・アルカローシスが起こり，循環不全やAKI合併により様々な酸塩基平衡異常が起こります.

神経・筋合併症

- クリティカルケアでの重症患者の長期予後に関係する集中治療後症候群(post intensive care syndrome: PICS)は，ICU入室中・退室後に起こる身体障害，認知機能・精神障害を指します.
- 鎮静薬・鎮痛薬(および筋弛緩薬)使用による人工呼吸器管理は，せん妄・睡眠障害およびICU-AW(ICU関連四肢筋力低下・脱力)が起こり，PICSと関連します.
- また鎮静薬・鎮痛薬中止による離脱症候群による神経合併症もあり，短期間の適切な鎮痛・鎮静が重要であり，人工呼吸器管理中の鎮痛評価と鎮静深度モニタリングは必須です(☞11章p.361参照).
- 陽圧換気では胸腔内陽圧・静脈還流量低下から頭蓋内圧亢進となり，とくに中枢神経疾患の人工呼吸器管理では頭蓋内圧上昇に注意した呼吸器設定が必要です(☞19章p.713参照).

Section 2 各論① 人工呼吸器関連肺炎VAP

- 挿管・人工呼吸器管理中は感染症合併症として人工呼吸器関連肺炎(ventilator associated pneumonia: VAP)とその前段階である人工呼吸器関連気管支炎VATがあり，人工呼吸器関連下気道感染症VA-LRTIにVAPとVATが含まれます.
- 最も重要なポイントは，診断がはっきりしない場面でもVAPを疑った時点で，“見切り発車で”迅速に治療を開始し，治療継続・中止のタイミングを見極めることです.

人工呼吸器関連肺炎VAPの頻度・疫学

- クリティカルケアでVAPは最も多い感染症といわれ，VAP発症率は挿管・人工呼吸器管理で5〜40%と定義や診断基準，微生物学的検査法の違いから報告に幅があります.
- 一般的に挿管5〜9日目でVAPリスクが高くなり，とくに人工呼吸器管理期間とVAP発生率には密接な関係があります.

□ 人工呼吸器管理の黎明期である1960年代は人工呼吸器自体が肺炎の原因と考えられており，予防的に頻回の回路交換を行っていましたがVAPは減りませんでした．

□ 人工呼吸器回路内からの病原微生物の侵入によるVAP発症は“閉鎖回路が守られている限り”稀であり，現在ではVAP発症の大部分が気管挿管操作・留置自体が原因です．

□ そのためVAPよりも正確には“artificial airway associated pneumonia＝人工気道・気管挿管関連肺炎”や“gravity-tube pneumonia＝重力・チューブ肺炎”といったほうがよく，早期の人工呼吸器離脱・抜管が最もVAP発症を減らすために重要になります．

□ VAPは人工呼吸器管理・入院期間延長につながりますが，死亡率上昇についてはとくに原疾患の重症度に関連するため，VAP自体は死亡率上昇に直接結びつかないとされています．

ポイント!

- 人工呼吸器関連肺炎VAPの原因は挿管チューブのため，正確には“artificial airway associated pneumonia”(人工気道・気管挿管関連肺炎)，“gravity-tube pneumonia”(重力・チューブ肺炎)といったほうがよい

病院内肺炎HAPと人工呼吸器関連肺炎VAPの定義

□ 病院内肺炎(hospital-acquired pneumonia: HAP)は入院48時間後に発症した肺炎を指し，人工呼吸器関連肺炎VAPは，挿管時に肺炎を発症しておらず気管挿管48時間後に発症した肺炎であり，入院4日以内を① 早期(early-onset)VAP，入院5日以後を② 晩期(late-onset)VAPと定義します(図16-2)．

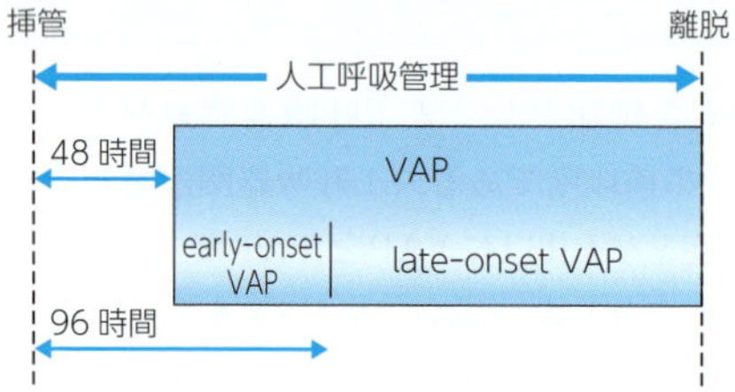

図16-2 VAP: early-onsetとlate-onset

ポイント!

- 病院内肺炎HAP
  - ・入院48時間後に発症した肺炎
- 人工呼吸器関連肺炎VAP
  - ・気管挿管48時間後に発症した肺炎
  - ・挿管時に“肺炎を発症していない”点がポイント

人工呼吸器関連肺炎VAPの病態生理とリスクファクター

□ VAPの発症機序は，口腔咽頭・挿管チューブ直上への病原微生物のコロナイゼーションが起こることが感染源として重要です．

□ ① **鼻咽頭からのたれ込み**，② **口腔内からのたれ込み**，③ **食道・胃からの逆流**によってコロナイゼーションが起こるとされています．

□ 感染ルートして，① **挿管チューブのカフ周囲からの**誤嚥，② **挿管チューブ内・呼吸器回路内の汚染した結露の落下**の2つがあります．大部分は① カフ周囲の誤嚥と挿管チューブ先端でのコロナイゼーション・Biofilm形成で起こります(図16-3)．

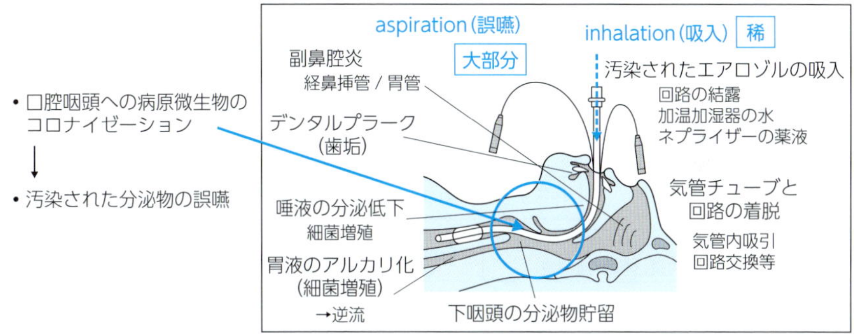

• 口腔咽頭へは以下の3経路がある
① **鼻咽頭**: 経鼻挿管，胃管
② **口腔内**: 齲歯，口腔内衛生状態不良: 菌量が非常に多く"細菌リザーバー"となる
③ **食道・胃**: 胃管，嘔吐，胃食道逆流．とくに胃酸抑制薬による胃内耐性グラム陰性菌のコロナイゼーションが起こる

図16-3 人工呼吸器関連肺炎VAPの発症機序

□ 挿管チューブカフ周囲からの誤嚥の促進因子として，① **意識レベル低下**，② **咽頭反射低下**，③ **嚥下障害**，④ **胃内容物停滞**，⑤ **腸管蠕動能低下**，が重視されています．

□ VAPのリスクファクターとして，

> ① 挿管チューブの存在，② 60歳以上の高齢者，
> ③ 原疾患の重症度(APACHE II，SAPS II高スコア)，④ 低栄養，
> ⑤ 急性呼吸促迫症候群ARDS，⑥ 熱傷，⑦ 最近の胸腹部手術，
> ⑧ 多臓器機能不全症候群MODS，⑨ 意識レベル低下，GCS低スコア，
> ⑩ 抗菌薬使用歴，⑪ 胃pH上昇(PPI，H_2RA)，⑫ 大量誤嚥，⑬ 経鼻胃管使用，
> ⑭ 不十分な挿管チューブカフ圧，⑮ 鎮静・筋弛緩薬長期使用，
> ⑯ ベッド上長期安静臥床，⑰ 高カロリー輸液，⑱ 再挿管，⑲ 低体温療法

があります．

ポイント!

- 人工呼吸器関連肺炎VAPは
  ① 挿管チューブのカフ周囲からの落下：誤嚥，挿管手技，Biofilm，汚染した分泌物
  ② 挿管チューブ内・呼吸器回路内の汚染した結露の落下：稀
  で起こり，口腔咽頭・気道/挿管チューブへのコロナイゼーションによる①が重要である

MEMO　人工呼吸器関連肺炎VAPと人工呼吸器関連気管支炎VAT

□ VAPの前段階として肺実質の感染を伴わないVATがあり，VAPと合わせて人工呼吸器関連下気道感染症VA-LRTIと呼ばれます．

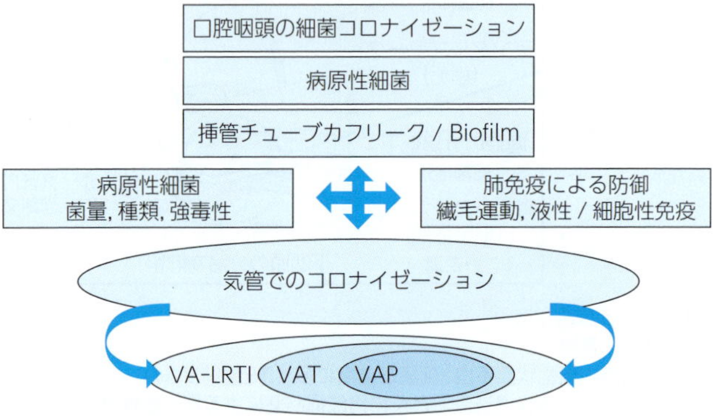

図16-4 人工呼吸器関連下気道感染VA-LRTIの病態生理

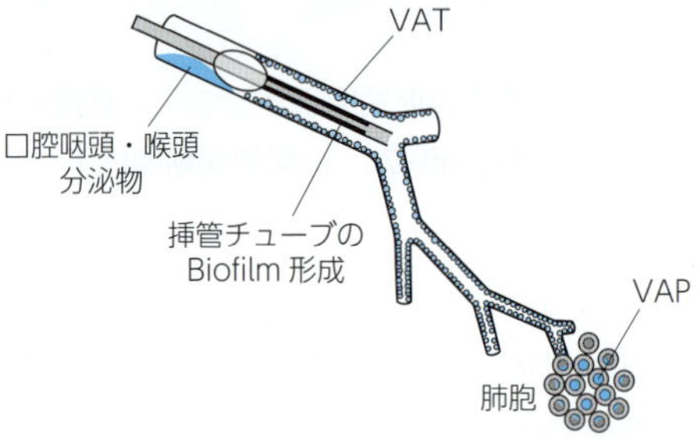

図16-5 VATとVAP

□ 口腔・咽頭および挿管チューブのコロナイゼーション/Biofilm形成が起こり，微生物の種類・病原性・菌量と生体の免疫応答〔粘膜・繊毛運動による局所バリア，液性(B細胞・補体)・細胞性免疫(T細胞)による全身免疫〕のバランスでVA-LRTIの発症が決まります(図16-4，図16-5)．

□ VATの状態で治療的介入を行えばVAP進行阻止やVAPの重症化予防につながる可能性があり，実際にVATとVAPは同様の原因微生物によって起こり，炎症マーカーであるプロカルシトニン，CRP値の分布も類似しています．

□ VATは臨床的には肺実質に炎症がないことで診断されますが，診断に胸部X線を用いる場合，感度・特異度ともに低いため，① 気管支鏡での気管支の炎症所見・適切な微生物学的検査の施行，② 胸部CTでの気管支炎あり・肺炎所見なしが検査のゴールドスタンダードです．

□ しかしCTは移動リスクと放射線曝露を考慮すると実践的でないため，ベッドサイドで速やかに繰り返し評価可能である超音波肺エコー(lung ultrasonography：LUS)でのVAT診断の可能性が研究されています．

□ 超音波肺エコーLUSでの胸膜下肺硬化像が早期所見であり図16-6に診断アルゴリズムを示します．

□ 現時点では抗菌薬吸入療法・抗菌薬全身投与を含めVATに対する治療は推奨されていませんが，VATの段階で診断可能になると① 短期間静注抗菌薬治療(3～5日，VAPでは一般的に7～10日間)や② 抗菌薬吸入療法によってVAP進行を抑制できる可能性があります．

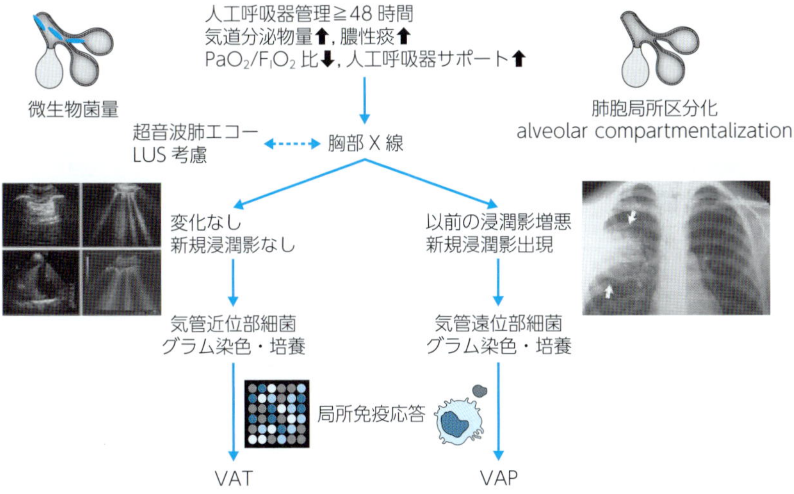

図16-6 人工呼吸器関連下気道感染症VA-LRTI：VAPとVATの診断(文献4より)

人工呼吸器関連肺炎VAPの原因微生物と経験的治療エンピリックセラピー

□ VAPの50～70%がグラム陰性菌(緑膿菌17%，腸内細菌科11%，クレブシエラ7%，大腸菌6%，インフルエンザ桿菌6%，セラチア5%)によるとされ，また15～30%が黄色ブドウ球菌(MRSA含む)，4%がレジオネラ(とくに病院内アウトブレイク時)，残りの10～20%がウイルス(インフルエンザ，パラインフルエンザ，アデノウイルス，RSウイルス，麻疹ウイルス)という報告があります(表16-2)．

□ 嫌気性菌は主な起因菌として頻度は低いものの口腔衛生不良の患者でのVAPで重要と考えられます．

表16-2 VAPの原因微生物

微生物	頻度(%)
緑膿菌*Pseudomonas aeruginosa*	24.4
アシネトバクター *Acinetobacter* spp.	7.9
Stenotrophomonas maltophilia	1.7
腸内細菌科*Enterobacteriaceae*(クレブシエラ15.6%，大腸菌24.1%，プロテウス22.3%，エンテロバクター 18.8%，セラチア12.1%，シトロバクター 5%，ハフニア2.1%)	14.1
Haemophilus spp.	9.8
黄色ブドウ球菌*Staphylococcus aureus*(MSSA44.3%，MRSA55.7%)	20.4
Streptococcus spp.	8.0
肺炎球菌*Streptococcus pneumoniae*	4.1
表皮ブドウ球菌Coagulase-negative staphylococci	1.4
Neisseria spp.	2.6
嫌気性菌Anaerobes	0.9
真菌Fungi	0.9
その他(コリネバクテリウム，モラキセラ，腸球菌)	3.8

□ 喀痰培養で次の微生物が陽性となった場合は原因微生物とは考えるべきではないとされています．

喀痰培養で無視すべき微生物：

グラム陽性球菌：表皮ブドウ球菌，腸球菌

真菌：カンジダ

グラム陽性桿菌：ノカルジア，炭疽菌，コリネバクテリウム以外

※しかし実際の臨床現場では腸球菌(上部消化管穿孔術後のVAP)，カンジダ(AIDS発症患者のカンジダ食道炎からの誤嚥性肺炎・VAP)は特殊環境下では考慮しますが稀です

□ とくに表皮ブドウ球菌，腸球菌，カンジダは頻繁に喀痰培養陽性となりますが，これらの菌種が肺炎を起こすことは非常に稀であり，一般的に治療対象とすべきでは

ありません．

□ カンジダは治療適応にはなりませんが，カンジダの気道コロナイゼーションは緑膿菌VAPリスクとして知られています．

□ とくにVAPで多剤耐性菌のリスクファクターとしては次の6項目が指摘されており，その中でも過去90日以内の静注抗菌薬療法と密接に関連しています．

多剤耐性菌リスクファクター

① 過去90日以内の静注抗菌薬療法
② 入院期間が5日以上
③ VAP発症時に敗血症性ショック
④ ARDS患者のVAP
⑤ VAP発症前に腎代替療法RRT
⑥ 以前に多剤耐性菌MDR pathogenの保菌

□ 原因微生物は，① 多剤耐性菌リスクなし，② 耐性菌リスクあり：とくに耐性グラム陰性菌に分けて考えると選択すべき抗菌薬がわかりやすいと思います．

□ ガイドラインで，MRSAについて① 過去90日以内の抗菌薬療法，② VAPでMRSA分離率が不明ないし>20%（ヨーロッパでは>25%）でエンピリックセラピーとして考慮する記載がありますが，実際にはVAPを含む病院内肺炎HAPで気道培養からMRSA分離率>20%の施設でも，実際に原因微生物がMRSAであったVAPは5%という報告もあるため，**MRSAによるVAP発症率>20%の施設に限ってエンピリックにカバーすべきです**（表16-3）．

□ 多剤耐性菌リスクがない場合，肺炎球菌，インフルエンザ桿菌，MSSA，感受性良好なグラム陰性菌をカバーする目的でアンピシリン・スルバクタム，3世代セフェム（セフトリアキソン，セフォタキシム）から1剤を選択します．

□ 多剤耐性菌リスクがある場合はMRSA，多剤耐性緑膿菌，ESBL産生型腸内細菌科，多剤耐性アシネトバクター，カルバペネム耐性腸内細菌科も原因微生物として考慮する必要があり，ICU施設ごとの分離頻度およびアンチバイオグラムに基づいて抗菌薬を選択します．

□ とくに多剤耐性グラム陰性菌を2剤併用で初期治療を行う理由は，感受性結果が出るまでスペクトラムを外さないためです．

表16-3　人工呼吸器関連肺炎VAPの初期経験的治療エンピリックセラピー

	種類	抗菌薬
早期VAP(<5日)，多剤耐性菌リスクなし	緑膿菌カバーしないβラクタム系薬	アンピシリン・スルバクタム3g 6時間ごと 3世代セフェム(セフトリアキソン2g 24時間ごと，セフォタキシム2g 6〜8時間ごと)
晩期VAP(≧5日)，多剤耐性菌リスクあり	抗緑膿菌活性のあるβラクタム系薬 ＋ βラクタム以外の抗緑膿菌薬1剤(アミノグリコシド，フルオロキノロン)	セフェピム2g 8時間ごと セフタジジム2g 8時間ごと ピペラシリン・タゾバクタム4.5g 6時間ごと メロペネム2g 8時間ごと アミカシン25mg/kg/日 トブラマイシン7mg/kg/日 シプロフロキサシン600mg 12時間ごと レボフロキサシン750mg 24時間ごと
MRSAコロナイゼーション，MRSAによるVAP発症率(>20%)	抗MRSA薬	バンコマイシン30〜45mg/kg/日 リネゾリド600mg 12時間ごと
カルバペネム耐性腸内細菌科，緑膿菌コロナイゼーション，新規βラクタム系薬のみ感受性があることがわかっている場合	新規βラクタム系薬	セフトロザン・タゾバクタム(セフトロザン2g，タゾバクタム1g) 3g 8時間ごと(1時間投与)# セフタジジム・アビバクタム(セフタジジム2g，アビバクタム0.5g) 2.5g 8時間ごと(2時間投与)# メロペネム・バボルバクタム(メロペネム2g，バボルバクタム2g) 4g 8時間ごと(3時間投与)# レレバクタム・イミペネム・シラスタチン(イミペネム0.5g，シラスタチン0.5g，レレバクタム0.25g) 1.25g 6時間ごと(30分投与)# セフトビプロール500mg 8時間ごと(2時間投与)# セフィデロコール2g 8時間ごと(3時間投与)#

多剤耐性菌リスクファクター：① 過去90日以内の静注抗菌薬療法，② 入院期間>5日，③ VAP発症時に敗血症性ショック，④ ARDS患者のVAP，⑤ VAP発症前に腎代替療法RRT，⑥ 以前に多剤耐性菌MDR pathogenの保菌．
#これらの抗菌薬はカルバパネム耐性腸内細菌科や超多剤耐性extensively drug-resistant緑膿菌のコロナイゼーションが確認された患者に限定して初期治療に用いるべき．

人工呼吸器関連肺炎VAPの診断

- □ 診断で最も重要な点は，ゴールドスタンダードのVAP診断基準が存在しないことです．
- □ VAPを疑った時点で培養など検査を行った上で治療を開始し，治療経過で治療継続(escalation，de-escalation)，治療終了を判断することになります．
- □ 挿管・人工呼吸器管理開始48時間以降で肺炎と考えられる臨床症状(① 発熱・低体温，② 白血球上昇・減少，③ 膿性分泌物，④ 酸素化不良，⑤ 原因不明の低血圧・ショック，⑥ 原因不明の分時換気量上昇など)に加え⑦ 新たな/進行する肺野浸潤影があれば，VAPを疑い治療を開始します．
- □ 診断について抗菌薬開始前の微生物学的検査として，① 血液培養2セット(他の血流感染症の診断にも用いる)と② 気道分泌物検体のグラム染色・喀痰培養を提出します.

□喀痰検体採取法には4つの方法があります.

- 気管内吸引(endotracheal aspirates：ETA)の喀痰培養(定量Q-ETA，半定量SQ-ETA)
- 気管支鏡下の気管支肺胞洗浄(bronchoalveolar lavage：BAL)
- 盲目的な(気管支鏡を使用しない)気管支肺胞洗浄ミニBAL
- 気管支鏡下の検体保護ブラシ(protected specimen brushing：PSB)

□VAP診断の定量培養基準はPSBで10^3cfu/mL，BALで$10^{4\sim5}$cfu/mL，ETAで10^6cfu/mLとなります.

□気管内吸引ETA，気管支鏡下気管支肺胞洗浄BAL，検体保護ブラシPSB，盲目的ミニBALにはそれぞれメリット・デメリットがあります(表16-4).

表16-4 気管内吸引ETA，気管支鏡下気管支肺胞洗浄BAL，検体保護ブラシPSB，盲目的ミニBALのメリット・デメリット

	メリット	デメリット
ETA	安価，患者侵襲度⬇，容易，感度⬆	特異度⬇，コンタミネーション多い・抗菌薬使用増
BAL，PSB(盲目的ミニBAL)	特異度⬆，コンタミネーション少ない・抗菌薬使用減	感度⬇，コスト，患者侵襲度⬆，特殊な技術

□VAP診断にどの方法が最適かは議論があり，どの方法も単純には比較できないため，施設ごとに最も使い慣れた定量培養の方法を用いるべきです.

□2016年のIDSA/ATSガイドラインでは，非侵襲的な気管内吸引痰の半定量培養が推奨されています.

□気管支肺胞洗浄BALや検体保護ブラシPSBによる下気道分泌物の採取は，コンタミネーションや常在菌に対する不必要な抗菌薬投与を減らす意味があります.

□どの方法を選択するにしても，検体採取に時間がかかりすぎて治療開始を遅らせないことが重要です.

□また胸部X線(とくにポータブル)は感度・特異度ともに低く，胸部CTを行ってもVAPの診断において感度53%，特異度63%程度とされ，画像所見が診断に大きな影響を与えません.

□VAP診断の臨床スコアとして，The Clinical Pulmonary Infection Score(CPIS)があります.

□VAP診断において感度77%，特異度42%であり治療開始の指標にはならないため，CPIS 6点未満の場合にVAP否定的・治療中止の指標として使用すべきです.

□現在では画像所見・細菌培養結果を含めたModified CPISを用いて，特に治療開始後48〜72時間で判断し6点以下の場合VAPの可能性が低く，VAPとしての抗菌薬治療を中止する目安になり得ると考えられています(表16-5).

表16-5 Modified CPIS(Clinical Pulmonary Infection Score)

項目	点数		
	0	1	2
体温	36.5〜38.4℃	38.5〜38.9℃	36℃または≧39℃
白血球数(/μL)	4,000〜11,000	＜4,000 or ＞11,000	＜4,000 or ＞11,000 +bands(＞500)
気道分泌物	ほとんどなし	多量	多量かつ膿性
胸部X線の陰影	なし	びまん性	局在性
PaO_2/F_IO_2	＞240またはARDS		≦240でARDSなし
細菌培養	陰性		陽性

score≦6：抗菌薬を必要としない，抗菌薬の早期中止を考慮

□ また人工呼吸器管理中の新たな/増悪する胸部浸潤影をみた場合，人工呼吸器関連肺炎VAPと鑑別すべき7つの非感染症疾患として，① 無気肺，② 肺塞栓，③ 急性呼吸促迫症候群ARDS，④ 肺胞出血，⑤ 心不全，⑥ 肺癌，⑦ 呼吸器基礎疾患(肺気腫/COPD，気管支拡張症，間質性肺炎など)の増悪，があります．とくに無気肺，肺塞栓，ARDS，心不全は人工呼吸器管理中によくみられる病態であり，これらは低酸素血症および循環動態不安定化するため積極的に治療を行う必要があります．

人工呼吸器管理中の新たな/増強する胸部浸潤影でVAPと鑑別すべき
7つの非感染症疾患
① 無気肺　② 肺塞栓　③ ARDS　④ 肺出血　⑤ 心不全
⑥ 肺癌　⑦ 呼吸器基礎疾患の増悪とその他(感染後器質化肺炎，薬剤性など)

ポイント!
- 人工呼吸器関連肺炎VAP診断のゴールドスタンダードは存在しない
- 挿管・人工呼吸器管理開始48時間以降で，肺炎と考えられる臨床症状(① 発熱・低体温，② 白血球上昇・減少，③ 膿性分泌物，④ 酸素化不良)に加え新たな/進行する肺野浸潤影があればVAPとして治療を開始し，治療開始48〜72時間で臨床経過・培養結果そして修正CPISを参考にして治療継続・中止の判断を行うことが現実的である

□ 実際のVAP診断・治療の流れは図16-7のようになります．

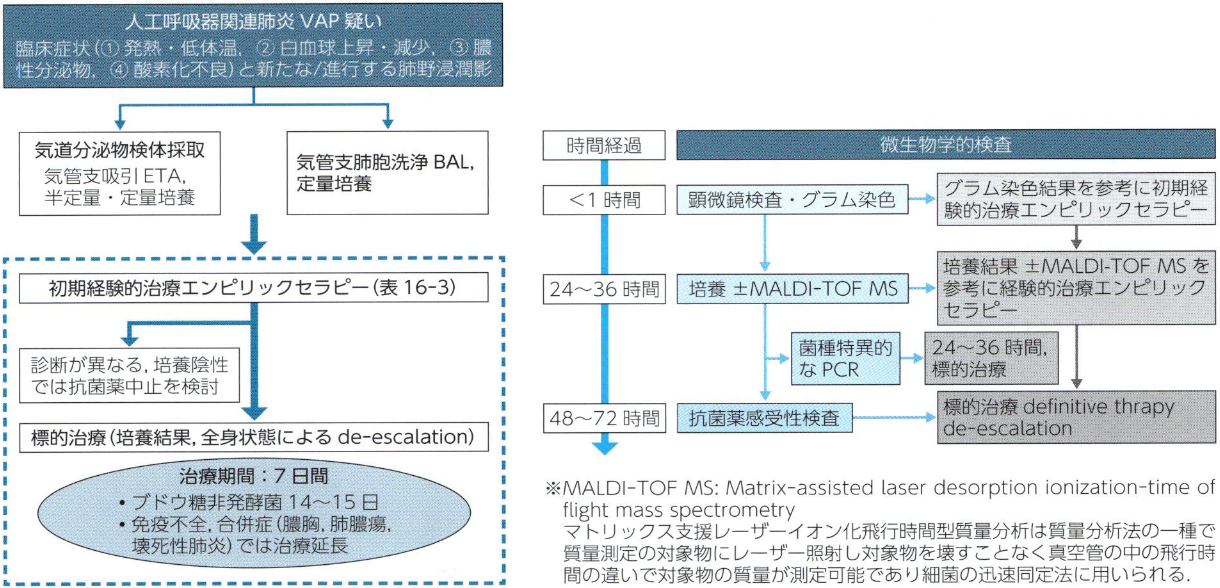

※MALDI-TOF MS: Matrix-assisted laser desorption ionization-time of flight mass spectrometry
マトリックス支援レーザーイオン化飛行時間型質量分析は質量分析法の一種で質量測定の対象物にレーザー照射し対象物を壊すことなく真空管の中の飛行時間の違いで対象物の質量が測定可能であり細菌の迅速同定法に用いられる.

図 16-7 **人工呼吸器関連肺炎 VAP の診断と治療の流れ** (文献 6 より)

人工呼吸器関連肺炎VAP治療開始後のde-escalation，標的治療definitive therapy

□ VAP治療開始後，患者の状況および細菌検査結果が得られる72時間以降でde-escalation可能かどうかについて検討します．

□ 初期経験的抗菌薬治療後の経過で，① カバーをひろげるため他のレジメを含むさらにスペクトラムの広い広域抗菌薬への変更-いわゆる“escalate”，② より最適で狭い抗菌薬への変更“de-escalate”，③ 初期抗菌薬の継続，の3通りの選択があります(表16-6)．

表16-6 微生物学的検査結果と臨床状況によるde-escalationの考え方

微生物学的検査結果	臨床状況の改善	
	あり	なし
利用可能	継続ないしde-escalate	escalate
利用不可能	継続	escalate

□ 細菌学的検査・培養結果が利用できない場合(培養結果陰性を含む)，理論的にはより狭域の適切なスペクトラムの抗菌薬(その微生物に対する第1選択薬)への変更は不可能になります．この場合臨床状況が改善していたら，現在の抗菌薬を続行するオプションがあります．

□ もし臨床状況が悪化していれば，さらに広域の抗菌薬に変更し，カバーされていない菌種にスペクトラムをひろげます．このときに多剤耐性菌の可能性はどうかの判断も必要になります．細菌検査・培養結果が得られていればその結果も参考にします．

□ 72時間で治療への反応が悪い場合は表16-7の7点について検討します．

表16-7 人工呼吸器関連肺炎VAP治療開始後72時間で治療抵抗性の場合考慮すべき原因

① 診断の間違い：
・肺炎以外の疾患－とくに非感染症：感染後器質化肺炎，肺塞栓，心不全，血管炎，急性呼吸促迫症候群ARDS，肺腫瘍，無気肺，胸水，薬剤性肺臓炎

② ドレナージが必要な病態：
・膿胸，肺膿瘍

③ 抗菌薬の副作用：
・薬剤熱

④ 抗菌薬選択の誤り：
・スペクトラム，感受性の問題(耐性菌，結核，ニューモシスチス肺炎)

⑤ 抗菌薬投与量の誤り：
・とくに国内ではβラクタム・長時間投与，アミノグリコシドの世界標準量・1日1回投与について確認

⑥ 他の感染症の合併：
・病院内感染症(カテーテル関連尿路感染症，外科術後創部感染症，*Clostridioides difficile*感染症，カテーテル関連副鼻腔炎，カテーテル関連血流感染症，人工呼吸器関連肺炎)合併を検討

⑦ 患者自身の免疫応答：
・治療反応が悪い場合の最も多い原因であり，適切な循環・呼吸管理，栄養含む全身管理を行い患者自体の免疫状態を改善させる

人工呼吸器関連肺炎VAPの予防

□ 従来のガイドラインで推奨されていた予防法とポイント・問題点は表16-8のようになります.

表16-8 人工呼吸器関連肺炎VAPの推奨されてきた予防法と問題点

①ケアする医療従事者の処置前後の手洗い
→最も重要で効果的

②半坐位30〜45°
→胃・食道からの逆流を予防, 10〜15°程度の頭部挙上でも効果あり
→脊髄損傷, 腹部コンパートメント症候群など安静臥床でVAPリスク上昇

③気管挿管を避け, 適応あれば非侵襲的人工呼吸器NIVを考慮
→"人工気道・挿管チューブ"自体を避ける, NIVの適応(心原性肺水腫, COPD急性増悪)を見分ける

④経口気管挿管, 経口胃管>経鼻気管挿管, 経鼻胃管
→経鼻による鼻腔内細菌叢の咽頭・喉頭コロナイゼーションを減少させるが, 口腔内汚染著明な場合, 効果は不明

⑤人工呼吸器ウィーニングプロトコルの徹底
→早期人工呼吸器離脱・抜管がなによりVAP予防に重要

⑥気管チューブカフ圧をカフ周囲の細菌の下気道への落下予防で20〜30cmH_2Oに維持する
→カフ圧維持でカフ周囲からの落下を減らす, エビデンスははっきりしていない
→挿管患者の検査・処置での移動でカフ圧維持が困難となるため移動は最小限にする

⑦ストレス潰瘍予防
→胃酸抑制薬(H_2RA, PPI)により胃内細菌コロナイゼーションが増えVAP自体の頻度は上がるため注意が必要

⑧経腸栄養>静脈栄養
→腸管免疫維持でバクテリアルトランスロケーションを減らす
→経腸栄養による胃拡張・胃内容逆流に注意が必要

⑨声門下分泌物のカフ上部持続的吸引
→カフ周囲の落下分泌物量を減らす

⑩口腔ケアとクロルヘキシジンによる口腔内殺菌ODD
→口腔内細菌量を減らす
→クロルヘキシジンはVAP発症率を減らすが死亡率上昇の報告がある

⑪腸管内選択的殺菌SDD: 有効だが米国ATS/IDSAガイドラインでは推奨されず
→腸管内細菌量を減らしバクテリアルトランスロケーションを減らす
→耐性菌増加のエビデンスはないが, 耐性菌誘導の危惧から実際は積極的には行われていない

⑫輸血制限
→輸血による非感染性合併症である輸血関連免疫修飾TRIMによる免疫抑制により感染発症⬆

⑬厳格な血糖コントロール
→全身の免疫能維持目的であるが厳格に行うと低血糖, 死亡率上昇につながる
→現在は寛容な血糖コントロール(140〜180mg/dL程度)が推奨

⑭人工呼吸器回路の定期的な交換は不要
→不必要な回路内開放は回路内の汚染につながり, 回路内の汚染がある場合のみ交換
→閉鎖式気道分泌物吸引により閉鎖回路を維持させる

⑮人工呼吸器回路の結露は手袋をして扱う
→回路内の汚染を防ぐ

⑯静脈血栓塞栓症VTE(DVT/PE)予防を行う
→VAP予防に関わらず人工呼吸器管理/クリティカルケアでの全身管理として必須

⑰鎮静を1日1回とめて意識状態を確認する
→早期人工呼吸器離脱・抜管がなによりVAP予防に重要

□ 国内では，人工呼吸関連肺炎予防バンドル2010年改訂版として日本集中治療医学会から次の5項目が推奨されています．

① 手指衛生を確実に実施する
② 人工呼吸器回路を頻回に交換しない
③ 適切な鎮静・鎮痛を図る．とくに過鎮静を避ける
④ 人工呼吸器からの離脱ができるかどうか，毎日評価する
⑤ 人工呼吸中の患者を仰臥位で管理しない

□ また2025年3月時点での最新の非薬物的VAP予防策のエビデンスでは，

① 手指衛生コンプライアンス遵守
② 半臥位，ギャッジアップ45°維持
③ ICU感染管理チームと定期サーベイランス構築
④ 挿管チューブカフ上部・声門下分泌物吸引

が確実に推奨されています．

□ 有効・無効のエビデンスがまだ確実でないVAP予防策としては，

⑤ 早期呼吸理学療法
⑥ 腹臥位
⑦ 挿管チューブ持続カフ圧モニタリング
⑧ 閉鎖式吸引チューブ

があり，施設ごとにVAP予防として行うかどうか判断が必要です．

MEMO　ゼロVAPキャンペーンとCDCの人工呼吸器合併症疫学調査

□ 米国では病院ごとの機能評価として病院内感染症発生率が加わったことと，人工呼吸器関連肺炎VAP予防策を講じることでVAP発生率をゼロにできると誤解されたことから（いわゆるVAP BundleによるゼロVAPキャンペーン），病院内感染が発生した場合に，病院の評価が下がるとともに米国では病院内感染症自体に医療費が支払われなくなりました．そのため大部分の病院でVAP発生率ゼロが誤って報告されるようになり，疫学データの正確な集計が困難となりました．

□ 実際の臨床診断とは別に，2013年CDCが米国でのVAPの“疫学サーベイランス目的”に人工呼吸器関連イベントの診断基準ができました．

① 人工呼吸器関連状態VAC

□ 人工呼吸器関連イベント（ventilator associated events：VAE）サーベイランスアルゴリズムとして，人工呼吸管理が安定化した『基準時期』のあと2日以上に

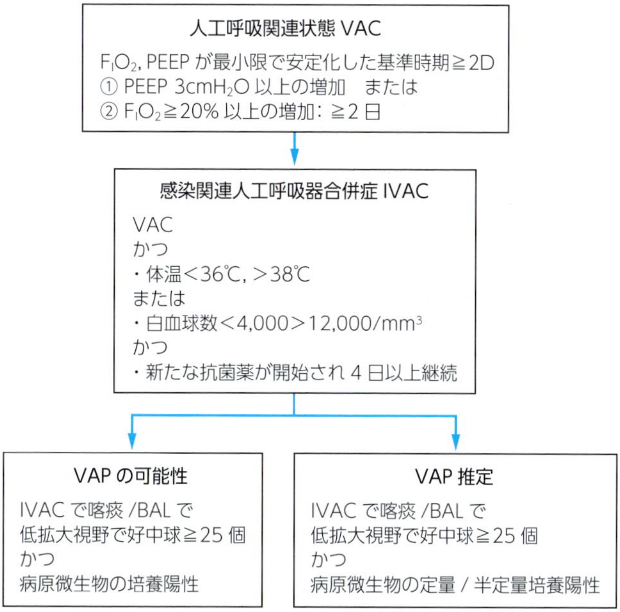

図 16-8 人工呼吸器関連状態VAC，感染関連人工呼吸器合併症IVACとVAP

わたり(1)PEEP 3cmH_2O以上の増加，(2)F_IO_2設定≧20%以上の増加：つまり酸素化の悪化を人工呼吸器関連状態(ventilator-associated condition：VAC)とします．

② 感染関連人工呼吸器合併症IVAC

□ VACの中で感染所見があるケースを感染関連人工呼吸器関連合併症(infection-related ventilator associated complication：IVAC)とします．

③ VAP推定またはVAPの可能性Possible VAP/Probable VAP

□ IVACの中で，人工呼吸管理開始後3日以上で酸素化能の悪化を認め培養にて菌の検出を認めたものをVAP推定(Possible VAP)もしくはVAPの可能性(Probable VAP)に分類します．

□ 図16-8の診断アルゴリズムの特徴は① VAPだけに限らず人工呼吸器関連の合併症を全て含んでいること，そして② 診断の上で信頼性が欠ける画像所見が削除されていることの2つがあげられます．また③ 48時間の安定と呼吸状態の改善期間を設定したことで，人工呼吸器管理前の基礎疾患増悪と新規発症の人工呼吸器関連の合併症を区別できるようにしたことがあげられます．

□ しかしこの診断アルゴリズムはあくまで疫学調査目的で作られており，実際のVAPの診断・治療の臨床現場では役には立ちません．

ポイント!

- 米国ではVAP bundle遵守によるゼロVAPキャンペーンにより正確なVAPの疫学調査が困難になった
- CDCではVAP疫学調査目的でVAC，IVAC，VAP診断基準を提唱したが，実際のVAPの診断・治療において臨床現場では役に立たない

MEMO ポストCOVID-19の感染予防策

□ クリティカルケアの呼吸ケアで感染予防策は不可欠です．

□ 敗血症・敗血症性ショックの抗菌薬投与の原則として治療開始時には想定される原因微生物を“絶対に外さない”ように広域抗菌薬，多剤併用で開始（とくに菌量が多く，強毒性，耐性菌の可能性を考慮）し，循環・呼吸の改善と培養結果により狭域抗菌薬，単剤へスイッチする“de-escalation”の考え方が重要です．

□ つまり，① 経験的治療エンピリックセラピー empiric therapyと② 最適治療definitive therapy（de-escalation）です．

□ 感染予防策でも同様であり，敗血症・敗血症性ショックにおいて治療開始時には**想定される原因微生物を“絶対に外さない”ように感染予防策**を行い，培養結果により**感染予防策を“de-escalation”**します．

□ 従来，手指衛生をユニバーサルプレコーションとして，感染伝播様式に従い① 飛沫感染予防，② 接触感染予防，③ 空気感染予防を併用する形でした（図16-9左）．

□ しかし新型コロナウイルス感染症COVID-19から，”手指衛生＋飛沫感染予防”が基本となります（図16-9右）．

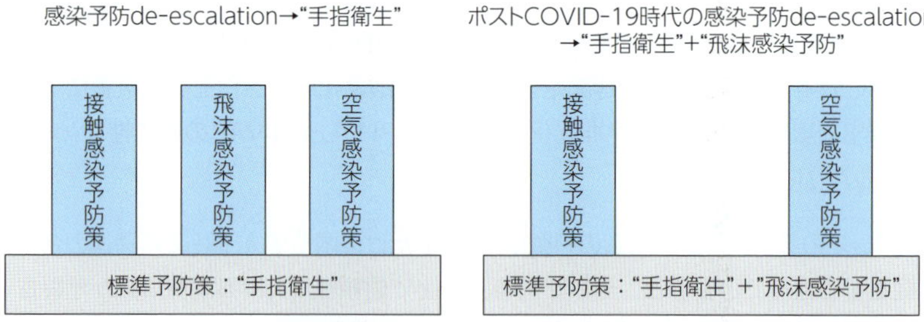

図16-9 標準予防策と感染経路別予防策

手指衛生

□速乾性手指消毒剤を十分量使った医療的手指衛生の手順ととくに汚れが残りやすい部位は図16-10，図16-11のようになります．

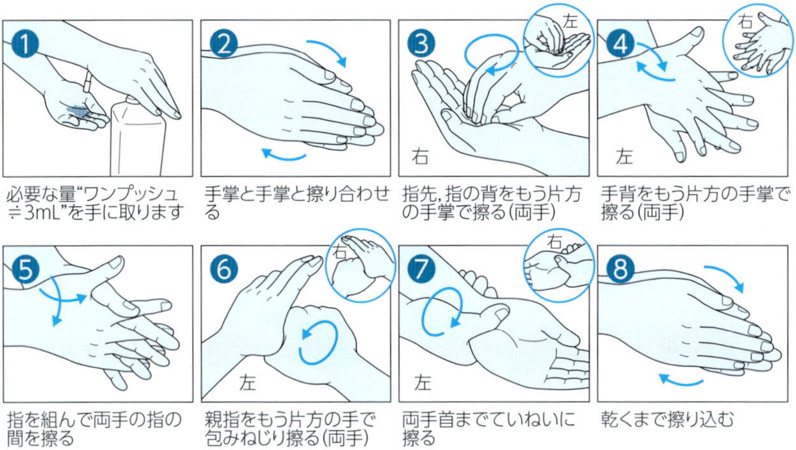

図16-10 医療的手指衛生の手順

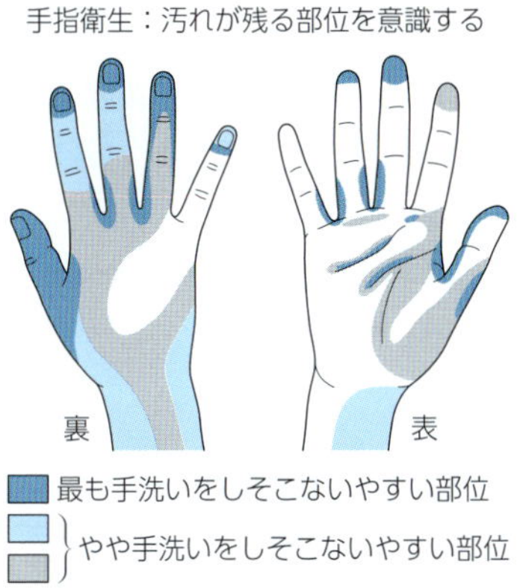

図16-11 手洗いをしそこないやすい部位

□速乾性手指消毒剤は添付文書をみてみるとMRSA，ESBL，CRE，緑膿菌，結核，カンジダ含む多くの病院内感染で問題となる微生物に効果があります．

□しかし，速乾性手指消毒剤は① 芽胞形成菌(*Clostridioides difficile*など)やHBVウイルスには効果不十分であるため，これらの微生物を想定する場合，流水下手洗いが必要になります．

□また"流水手洗い"と"速乾式手指消毒剤"による手指衛生のどちらも手指が乾燥

してはじめて効果がでます．とくに濡れた手指は乾燥した手指と比較して100～1,000倍の菌を運ぶことにも注意すべきです．

□ WHOの手指衛生を受け，国の薬剤耐性対策AMR，日本集中治療医学会では敗血症・医療関連感染予防として，とくに医療的手指衛生が必要な5つの場面を含め手指衛生キャンペーンを行っています（図16-12）．

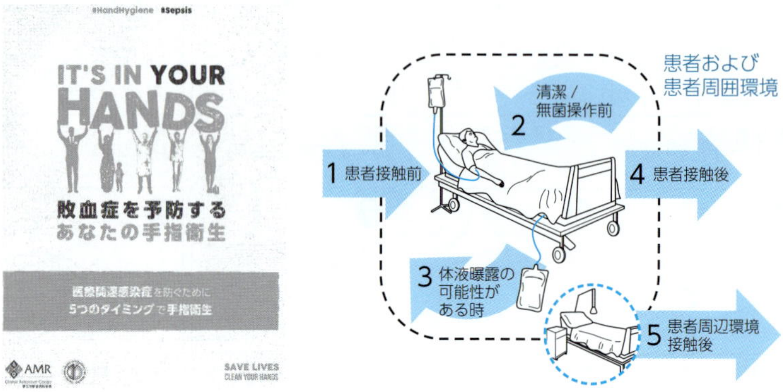

図16-12 “手指衛生”が必要な5つの場面

□ 施設ごとにICUの建付けが異なり，全室個室なら患者周囲環境を個室内に設定すべきですが，とくにオープンスペースでカーテン・ボード隔離の場合は，ナース処置用オーバーテーブルから患者側を“患者周囲環境”とするアイデアを生かした施設ごとの取り組みを行ってもよいでしょう（図16-13）．

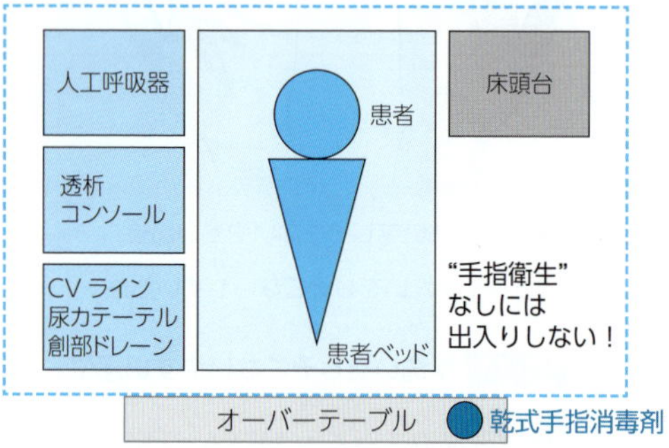

図16-13 オープンスペースでの患者周囲環境設定→必ず“手指衛生”してから進む

□ 飛沫感染・接触感染・空気感染予防のポイントは図 16-14 のようになります．

飛沫感染予防

飛沫感染

5μm 以上の飛沫

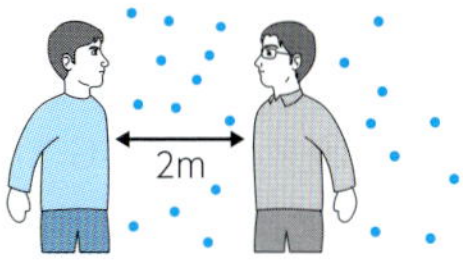

- 【主な感染源】
  インフルエンザ，マイコプラズマ，肺炎球菌など
- 【予防策】
  ① 他の患者から 2m 離す
  ② 2m 以内に入る場合はサージカルマスク着用

接触感染予防

接触感染

直接接触感染　間接接触感染

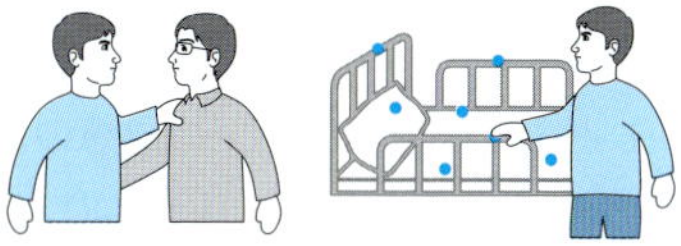

- 【主な感染源】
  MRSA，VRE，ESBL，ノロウイルス，疥癬など
- 【予防策】
  ① 手袋・ガウンの着用
  ② 聴診器などの物品は，専用のものにする

空気感染予防

空気感染

5μm 以上の飛沫核，
感染病減退を含む塵

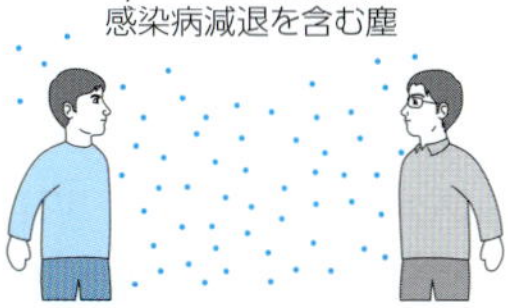

- 【主な感染源】
  結核菌，水痘ウイルス，麻疹ウイルス
- 【予防策】
  ① 空気感染隔離室
  ② 入室時は N95 マスクを装着
  ③ 患者が室外に出る際は，サージカルマスクを着用

図 16-14 飛沫感染・接触感染・空気感染予防のポイント

Section 3 各論② 人工呼吸器関連肺傷害VILI

□1950年代初頭のポリオ流行時にコペンハーゲンでBjørn Aage Ibsenが導入した陽圧換気によりポリオ患者の死亡率は80%から40%に下がり，劇的に救命率が上昇しました．

□そうした人工呼吸陽圧換気の恩恵の反面，動脈血液ガス分析ABGでは動脈血酸素分圧PaO_2と二酸化炭素分圧$PaCO_2$正常値を維持することが不文律とされ高濃度酸素投与と高い1回換気量15〜20mL/kgでの人工呼吸器管理導入後に多くの患者が死亡することがわかっていました．

□そのため高い酸素濃度F_IO_2による酸素毒性と1回換気量15〜20mL/kg PBWと高い設定のため気胸や肺過膨張による圧肺損傷barotraumaが人工呼吸器管理上の問題でした．

□さらにAshbaughらが急性呼吸促迫症候群ARDSをはじめて報告した1967年と同年に人工呼吸器患者で両肺野にびまん性の浸潤影を起こし死後の剖検で肺透過性亢進，炎症細胞浸潤，肺水腫，硝子膜形成といったARDSと同様の所見を示す(人工呼吸器肺respirator lungについて報告されました．

□この人工呼吸管理によって起こる"ARDS類似"の病態を人工呼吸器関連肺傷害(ventilator-induced lung injury: VILI)といい，VILIは高い肺容量による肺胞過膨張(量肺損傷volutrauma)，低い肺容量による肺胞虚脱・再開通(虚脱肺損傷atelectrauma)と機械的伸展による炎症性メディエータ分泌による免疫反応と全身性炎症反応(炎症性肺損傷biotrauma)によって起こることがわかってきました．

① 量肺損傷volutrauma

□過剰な換気量による肺への傷害は量肺損傷volutraumaと呼ばれ，高い最高気道内圧(45cmH_2O)で高い1回換気量で呼吸管理したラットでは肺血管透過性亢進と肺水腫が起こります．

□しかし高い最高気道内圧でも胸腹部バンドをつけ1回換気量を制限したラットでは肺水腫が起こりませんでした．

□そのため，気道内圧よりも肺容量に依存した肺損傷と考えられ，圧肺損傷barotraumaよりも**量肺損傷volutrauma**が病態生理として考えられます．

② 虚脱肺損傷atelectrauma

□高い最高気道内圧(45cmH_2O)で肺水腫を起こしたラットにPEEP 10cmH_2O付加すると肺水腫が起こらないことがわかりました．

□その後PEEPゼロと比較し高いPEEPを用いた換気により肺胞上皮傷害が減少す

ることから，肺胞虚脱・再開通を繰り返すことで起こる**虚脱肺損傷atelectrauma**が病態生理として考えられます(図16-15).

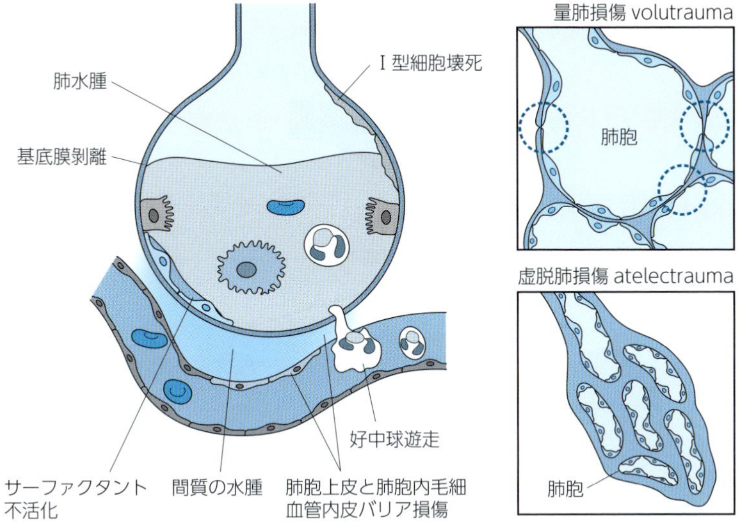

図16-15 量肺損傷volutraumaと虚脱肺損傷atelectrauma(文献11より)

□ ARDSの傷害肺では炎症により肺内換気分布が不均一になり仰臥位では腹側で肺胞過膨張から正常，背側で肺胞虚脱が起こります.

□ 特に肺野不均一性が大きいと量肺損傷volutraumaと虚脱肺損傷atelectraumaによるVILIが起こりやすくなります.

□ 換気が不均一である傷害肺で，換気可能な正常肺胞領域が減少し(baby lungと呼ばれる)，換気可能な肺胞と虚脱肺胞が近接した部位でずり応力が高く，とくに肺損傷が起こりやすいことがわかっています.

③ 炎症性肺損傷biotrauma

□ 換気によって起こる量肺損傷volutraumaと虚脱肺損傷atelectraumaにより，炎症メディエータ(TNF-α，IL-1β，IL-6，IL-8など)が放出し，血管透過性亢進により炎症/抗炎症サイトカインや細菌の全身播種が起こり全身性炎症反応につながります(炎症性肺損傷biotrauma と呼びます)(図16-16).

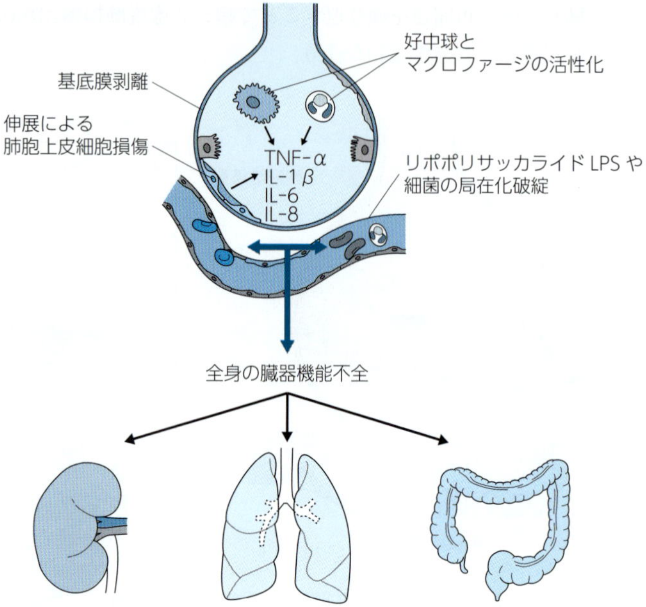

図16-16 炎症性肺損傷biotrauma：肺胞・毛細血管バリア破綻と血管透過性亢進による肺から全身性炎症反応への伸展（文献11より）

MEMO　WebbとTierneyによる人工呼吸器関連肺傷害VILIに対するPEEP効果の研究

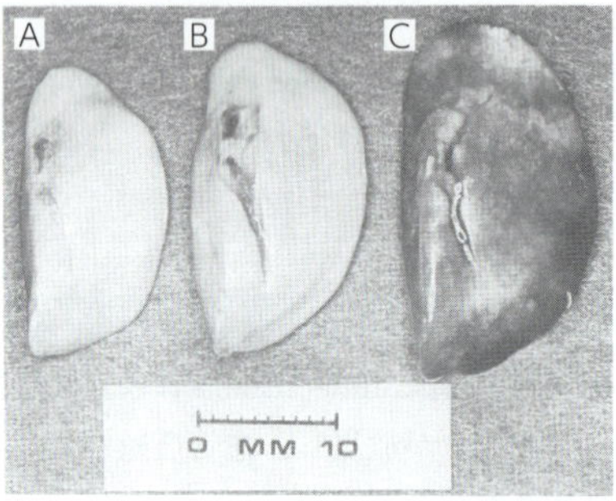

図16-17 PEEP付加による肺損傷の抑制（文献19より）

A：ピーク圧14cmH_2O，PEEP 0.
B：ピーク圧45cmH_2O，PEEP 10cmH_2O.
C：ピーク圧45cmH_2O，PEEP 0で換気したラットの肺

- □ ピーク圧45cmH_2Oで換気した肺は肺水腫で拡張しています（図16-17B, C）.
- □ ピーク圧45cmH_2O，PEEP 0では広範囲に出血がみられ（図16-17C），PEEP 10cmH_2Oの付加で出血が抑制されています（肺損傷の抑制）（図16-17B）.
- □ PEEP付加により虚脱肺胞が開通し，とくに呼気終末経肺圧P_L（P_{tp}）≧0になるようPEEP付加することで呼気終末の肺胞虚脱を最小限にできます.

□ 関連VILIの量肺損傷volutrauma，虚脱肺損傷atelectrauma，炎症性肺損傷biotrauma へのアプローチは，肺保護換気を含む重症急性低酸素性呼吸不全AHRF・中等症から重症ARDSへの治療を行うことと同様であり図16-18のようになります．

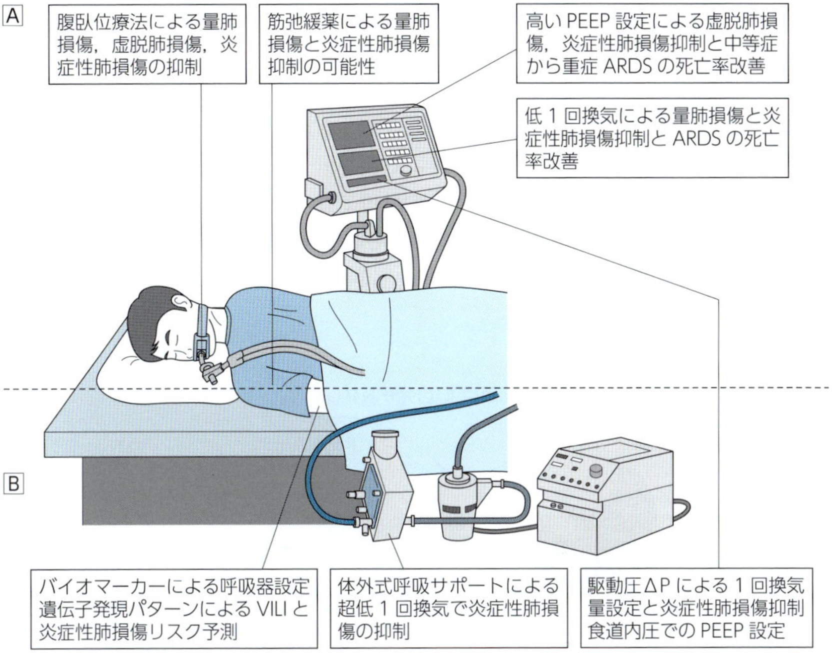

図16-18 人工呼吸器関連肺傷害VILIへの様々なアプローチ（文献11より）

低1回換気量換気，腹臥位，筋弛緩薬とPEEPを用いた肺保護戦略はVILIを軽減し予後を改善する．将来的にはより個別化されたアプローチとして，駆動圧ΔPや食道内圧を使用した1回換気量やPEEP設定，体外式呼吸補助による超低1回換気，バイオマーカーや遺伝子発現パターンを用いたVILIや多臓器機能不全症候群MODSリスクのスクリーニングなどがあげられる．

Section 4 各論③ 自発呼吸誘発性肺傷害P-SILI

- □ 人工呼吸器早期離脱のために浅鎮静light sedationで自発呼吸を温存した人工呼吸器管理が現在は優先されます.
- □ 自発呼吸温存では酸素化が改善し，また鎮痛第一・浅鎮静で管理することで早期離脱・早期離床が可能となり，せん妄やICU-AW(ICU関連脱力)やICU後症候群PICSといった長期的な神経筋合併症予防にもつながります.
- □ また自発呼吸温存は呼吸器・循環に対してもメリットがあり，① **横隔膜機能不全と萎縮を予防し**，② 調節換気と比較し**仰臥位で背側換気が増加し換気血流比不均等が改善し**(図16-19)，また③ **心前負荷・心収縮力を維持**します.
- □ 自発呼吸を温存することでガス交換改善や筋萎縮・横隔膜機能の維持など様々なメリットがあります.

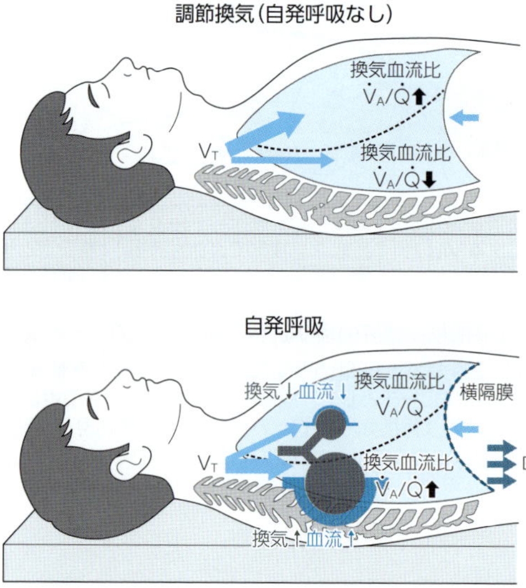

図16-19 自発呼吸の有無と仰臥位での背側換気血流比の違い

- □ しかし重症急性低酸素性呼吸不全AHRF，中等症から重症急性呼吸促迫症候群ARDSで自発呼吸を温存することは，低酸素血症，中枢呼吸ドライブの亢進・強い呼吸努力，肺メカニクス異常と不均一な肺膨張により悪循環へとつながり注意が必要です.

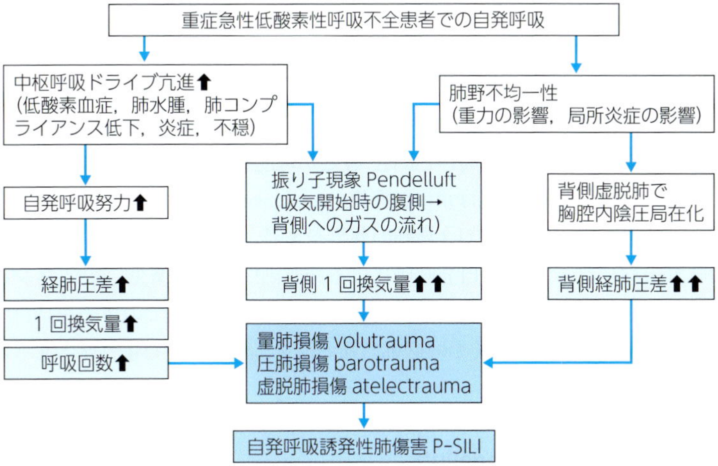

図16-20 自発呼吸誘発性肺傷害P-SILIの発症機序(文献12より)

□ 呼吸中枢での呼吸ドライブ亢進はガス交換障害，肺メカニクス異常，代謝性アシドーシス，炎症，発熱，不穏などで起こり，強い自発呼吸努力となり1回換気量増加と頻呼吸が起こり，次の3つの機序で自発呼吸誘発性肺傷害(patient self-inflicted lung injury: P-SILI)を起こします(図16-20).

① 肺全体・局所の過膨張

□ 圧補助調節換気PACVや圧支持換気PSVで自発呼吸があると胸腔内圧が低下し，経肺圧P_L(P_{tp})と1回換気量V_Tは増加します.

□ 誤った人工呼吸器設定や強い自発呼吸による高い経肺圧P_L(P_{tp})は肺全体の過膨張につながり量肺損傷volutraumaを起こします.

□ とくに胸腔内圧の大きな低下は傷害肺では背側に局在化し，肺局所の過膨張につながります〔振り子現象Pendelluftと呼ばれる(☞MEMO p.576参照)〕.

② 肺血流増加

□ 自発呼吸による胸腔内陰圧のさらなる低下は肺内血管の壁内外圧差transmural pressure上昇につながり胸腔内血管を拡張させ肺血流増加と肺水腫を起こします(☞MEMO p.577参照).

③ 患者と呼吸器の非同調

□ 強い自発呼吸努力があると人工呼吸器との非同調が頻繁に起こります.

□ とくにダブルトリガー(double triggering, breath stacking)は患者の1回換気量V_Tが上昇するため肺傷害につながる可能性があります

□ また自発呼吸が抑制された状態で起こる非同調のリバーストリガーreverse triggeringも胸腔内圧陰圧低下と1回換気量V_T上昇，振り子現象Pendelluftが起こり肺

傷害につながる可能性があります.

□ P-SILIに対して，① 呼吸中枢の呼吸ドライブ亢進の原因(低酸素血症，肺メカニクス異常，代謝性アシドーシス，炎症，発熱，不穏など)への対応，② 非同調への対応を適切に行い，③ より高いPEEP設定が可能かを検討し，その上で鎮静調整を行います(鎮静薬調整の際は常に鎮痛第一analgosedationで行う).

□ 高いPEEP設定によりP-SILI抑制の報告があり，その機序として① 無気肺減少での肺野の均一化，② 強い自発呼吸による胸腔内圧低下の減少，③ ガス交換改善による呼吸ドライブ抑制，④ 外因性PEEPによる細気管支での圧差を拮抗することで吸気トリガーをしやすくし呼吸筋負荷の減少につながる可能性が考えられています.

MEMO　振り子現象Pendelluft

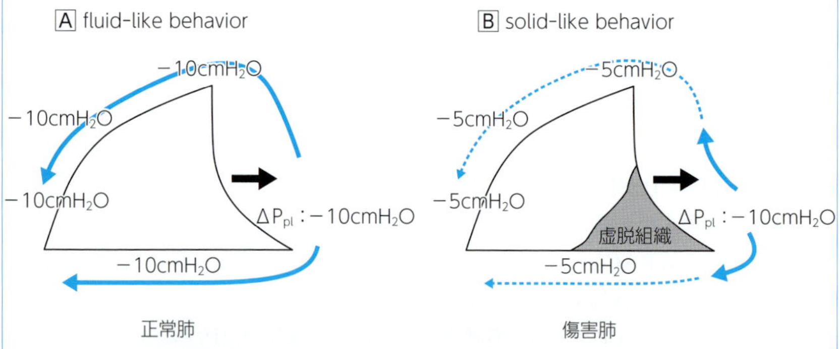

図16-21 正常肺と傷害肺での胸腔内圧の分布(文献17より)

□ 自発呼吸での横隔膜収縮による胸腔内陰圧は，正常肺では肺全体に均一に伝わります(fluid-like behaviour)が，傷害肺では背側に局在化(solid-like behaviour)し，腹側と背側で圧差を生じるため，とくに吸気開始時に腹側肺胞から背側肺胞へとガスが流れ背側肺胞換気量の局所での上昇につながり，振り子現象Pendelluftと呼びます(図16-21).

□ Pendelluftにより背側換気量が増加し低1回換気量(6mL/kg PBW)での肺保護換気でも背側肺傷害が進行する可能性があります.

□ Pendelluftの評価には肺内局所換気を可視化できる電気インピーダンストモグラフィEITが有用です(図16-22).

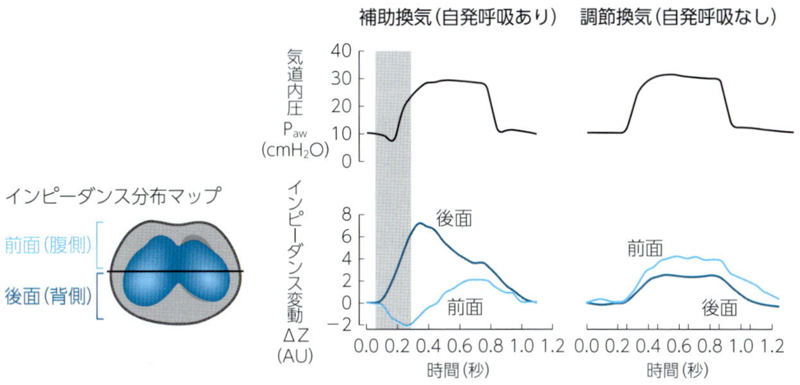

図16-22 EITによる自発呼吸下でのPendelluftの可視化(文献26より)

補助換気(自発呼吸あり)と調節換気(自発呼吸なし)でのインピーダンス変動ΔZと気道内圧の変化.
濃い青線: 肺後面(背側), 水色線: 肺前面(腹側), 補助換気になると肺前面で吸気開始時にΔZが低下(=換気量減少)し同時に肺後面でΔZが上昇(=換気量増加)しPendelluftを示す.

MEMO **調節換気(自発呼吸なし)と強い自発呼吸での経肺圧と胸腔内血管内外圧差の変化**(図16-23)

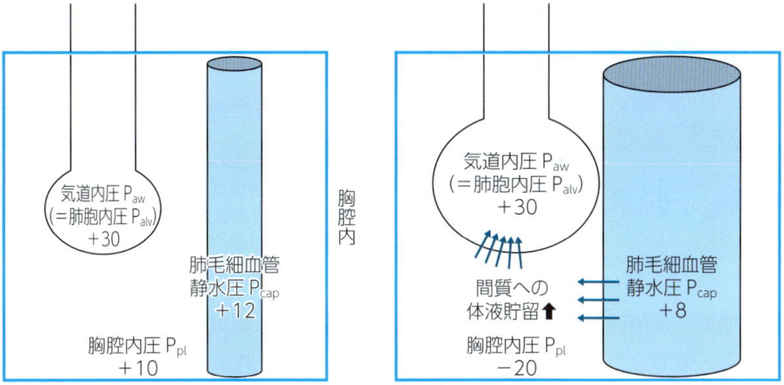

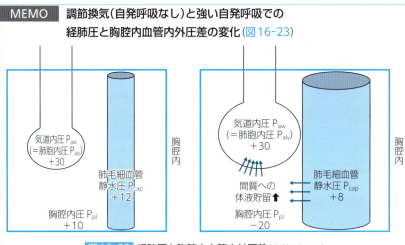

図16-23 経肺圧と胸腔内血管内外圧差(文献13より)

- □ 自発呼吸なしの調節換気では(左図), 経肺圧〔$P_{aw} - P_{pl} = P_L(P_{tp})$〕は**+20**{+30-(+10)}となり, 胸腔内血管内外圧差($P_{cap} - P_{pl}$)は**+2**{+12−(+10)}となります.
- □ 強い自発呼吸下では(右図), 経肺圧$P_L(P_{tp})$は**+50**{+30−(−20)}となり1回換気量V_Tが上昇し肺傷害を起こします. また, 胸腔内陰圧低下により肺血管を拡張し肺血流が上昇し, また胸腔内血管内外圧差は**+28**{+8−(−20)}となり血管内→間質への体液貯留が起こり, とくに肺での炎症があるとさらに血管透過性亢進で肺水腫につながります.

Section 5 各論④ 横隔膜筋損傷Myotrauma

□ 人工呼吸器による肺損傷および患者自発呼吸による肺損傷について，人工呼吸器関連肺傷害VILIと自発呼吸誘発性肺傷害P-SILIで取り上げました．

□ 最近では人工呼吸器による横隔膜・呼吸筋損傷が明らかになり横隔膜筋損傷myotraumaや人工呼吸器管理中の横隔膜機能障害を人工呼吸器関連横隔膜機能不全(ventilator-induced diaphragm dysfunction：VIDD)と呼ばれます(表16-9)．

□ 呼吸筋および四肢筋力低下であるICU-AWはクリティカルケアではよくみられ，人工呼吸器離脱の際に63%で横隔膜機能不全，34%で四肢筋力低下，21%に両方がみられたという報告があり，敗血症，薬剤(ステロイド，筋弛緩薬など)や代謝異常(高血糖など)との関連が指摘されています．

□ 横隔膜筋損傷myotrauma，VIDDは四肢筋力低下より早期にみられ，とくに人工呼吸器離脱困難やウィーニング延長の場合に疑います．

表16-9 重症患者での筋傷害用語

ICU関連脱力(ICU-aquired weakness：ICU-AW)	ICUでの重症疾患で発症する全身の筋力低下(体幹骨格筋の筋力低下，あらゆる筋力低下を含む)
重症疾患関連横隔膜脱力critical illness-associated diaphragm weakness	敗血症，薬剤，人工呼吸器など重症患者に起こる横隔膜の筋力低下
人工呼吸器関連横隔膜機能不全(ventilator-induced diaphragm dysfunction：VIDD)	人工呼吸器管理中の横隔膜の筋力低下
横隔膜筋損傷myotrauma	重症患者と人工呼吸器の相互作用による横隔膜萎縮や損傷が起こり，最終的にVIDDに至る(人工呼吸器関連肺傷害VILIでの量肺損傷volutraumaや虚脱肺損傷atelectraumaに類似)

□ 自発呼吸時，横隔膜は安静吸気の約70%に関わる重要な吸気筋であり正常ではドーム状になっており，第3-5頸髄からの横隔神経に支配されます(☞3章p.87参照)．

□ 人工呼吸器による横隔膜への影響は2，3日以内に起こり構造的変化により急性の横隔膜筋筋力低下，ウィーニング困難につながります．

□ 横隔膜筋損傷myotraumaには4つの機序：① 横隔膜廃用萎縮，② 過剰負荷横隔膜傷害，③ 呼気時の横隔膜収縮，④ 過剰PEEPでの長軸方向のサルコメア萎縮があります(図16-24，図16-25)．

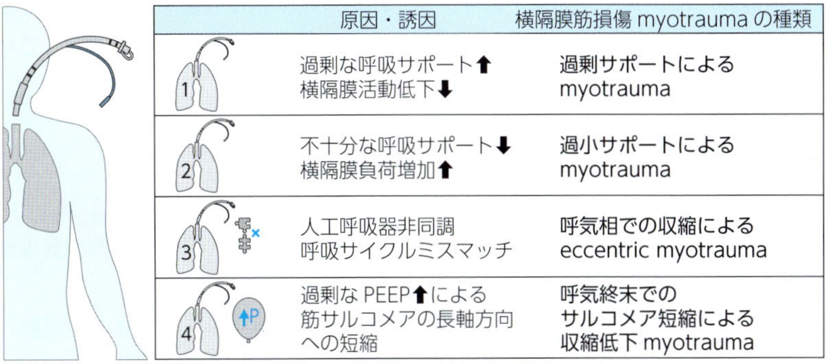

図16-24 横隔膜筋損傷myotraumaの分類

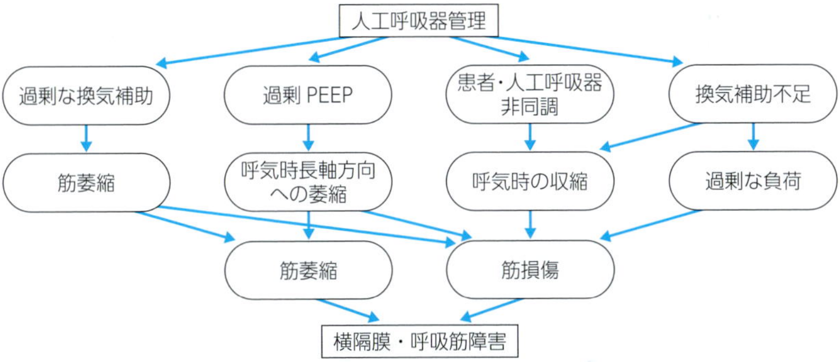

図16-25 人工呼吸器管理中の横隔膜・呼吸筋障害の発症機序(文献14より)

(1)横隔膜廃用萎縮 disuse atrophy

□ 過剰な人工呼吸器サポートによる横隔膜活動低下から廃用萎縮が起こり，人工呼吸器患者の約50%で起こります．

□ 調節換気のみならず自発呼吸温存での補助換気や圧支持換気PSVでも起こるため，萎縮予防には自発呼吸トリガーのみでは不十分であることを示しています．

□ 安静時の自発呼吸努力により萎縮予防ができるため，PSVモードでも過剰圧サポートにならないよう注意が必要です(☞7章p.267参照)．

(2)過剰負荷横隔膜傷害concentric load-induced injury

□ 不十分な呼吸器サポートによる横隔膜過剰負荷での筋疲労・脱力を指します．

(3)呼気時の横隔膜収縮eccentric load-induced injury

□ 人工呼吸器呼気相での非同調(無効トリガー，呼気時間短縮，リバーストリガー)による横隔膜収縮によって起こる筋損傷を指します．

□ また横隔膜にはブレーキ効果があり，ふだんから呼気相に収縮を維持することで急激な肺胞虚脱を防止していますが，過剰な収縮が起こることで筋損傷が起こる可能性が指摘されています．

(4)過剰PEEPによる長軸方向のサルコメア萎縮

excessive PEEP induced longitudinal atrophy

□ 高いPEEP設定により筋線維のサルコメアの長軸方向への短縮が起こり，その後PEEP設定を急激に下げて自発呼吸トライアルSBTを行う際に横隔膜の収縮機能低下の一因となると考えられています．

□ とくに過剰呼吸器サポートによる横隔膜廃用萎縮と過小サポートによる横隔膜への過剰負荷傷害の2つが横隔膜筋損傷myotraumaの主な発生機序です．

□ 人工呼吸器自体によるVILI，自発呼吸自体によるP-SILIに加え横隔膜筋損傷myotraumaが明らかになるにつれて，肺保護換気をさらに発展させた肺・横隔膜保護換気戦略lung-and diaphragm-protection ventilationの概念が提唱されています．

□ 肺・横隔膜保護換気戦略として，**可能な限り自発呼吸を温存し**，①(過剰でも過小でもない)**適切な吸気努力の維持**，②**呼気サイクルの同調性の維持**，③**呼気時の過剰な横隔膜収縮の回避**があげられています(図16-26)．

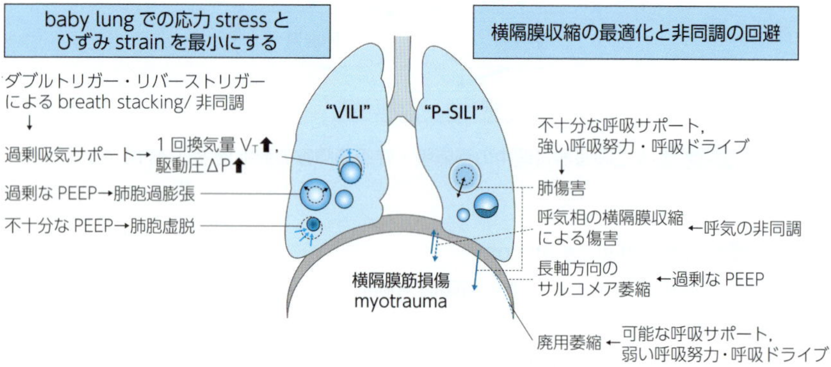

図16-26 肺・横隔膜保護換気戦略の原則(文献21より)

□ 肺・横隔膜保護換気戦略のために①適切な吸気設定(トリガー，吸気流量・吸気圧，サイクル)，②適切なPEEP圧設定，③非同調の回避(吸気・呼気)，④適切な鎮静薬使用(表16-10)を行います．また今後の研究分野として①体外式CO_2除去装置$ECCO_2R$，②部分筋弛緩，③呼吸筋刺激の使用が提唱されています(図16-27，図16-28)．

表16-10 鎮痛・鎮静薬の呼吸ドライブ・呼吸努力と呼吸パターンへの影響

種類	吸気努力・1回換気量	呼吸回数	高二酸化炭素血症・低酸素血症への換気応答	横隔膜機能・患者呼吸器同調性への影響
ベンゾジアゼピン	⬇	⟷または⬆ 高用量で⬇	⬇	横隔膜活動回復遅延
プロポフォール	⬇	⟷または⬆ 高用量で⬇	⬇	非同調⬆(呼吸努力低下による無効トリガー)
オピオイド	⟷または⬆	⬇	⬇	非同調⬇(緩徐で深い呼吸努力による無効トリガー回避)
デクスメデトミジン	⟷	⟷	⟷	不穏・せん妄抑制し非同調⬇

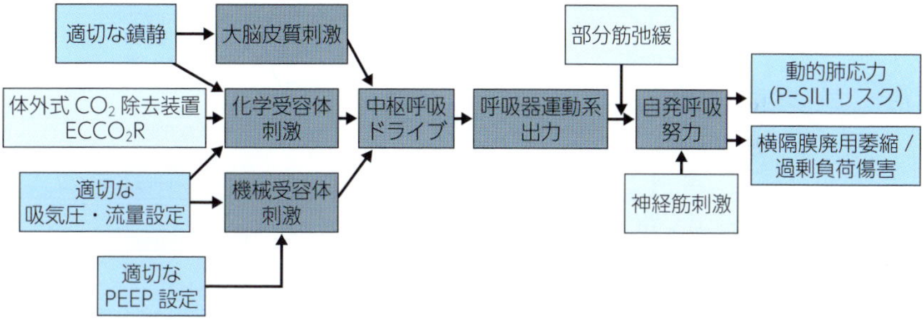

図16-27 肺・横隔膜保護換気戦略の治療的介入①(文献21より)

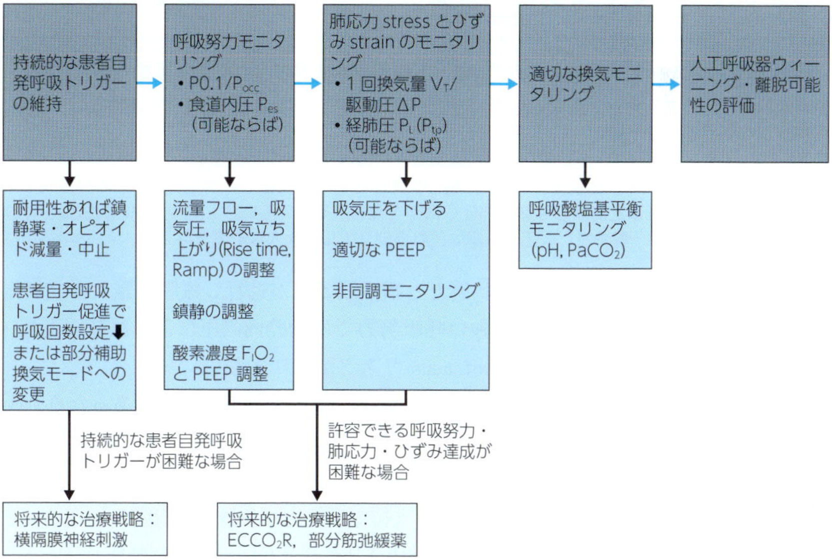

図16-28 肺・横隔膜保護換気戦略の治療的介入②(文献21より)

Section 6

各論⑤ 人工呼吸器管理中の自発呼吸努力モニタリング

□ Section 4，5で取り上げたように自発呼吸誘発性肺傷害P-SILIに注意し適切な自発呼吸を温存した横隔膜保護換気を行うために，呼吸中枢の呼吸ドライブ制御メカニズムおよび弱い呼吸努力と強い呼吸努力がもたらす影響を理解した上で，自発呼吸モニタリングの評価を行うべきです(図16-29).

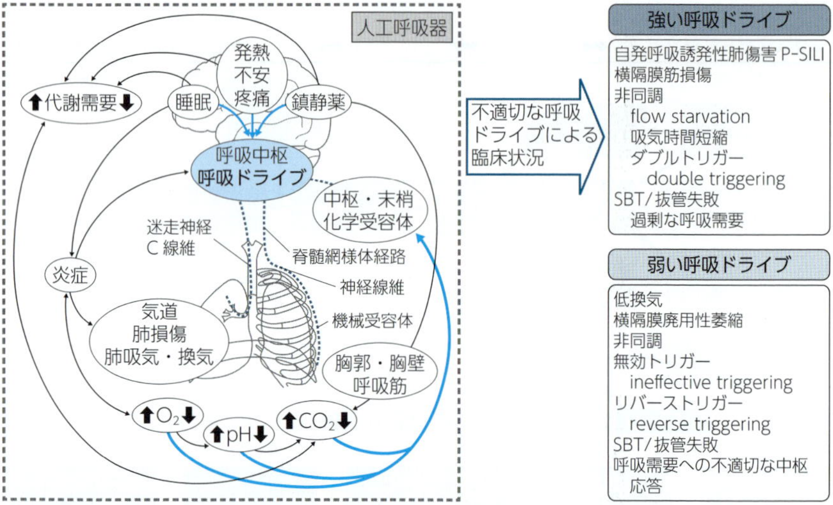

図16-29 呼吸中枢の呼吸ドライブ制御と不適切な呼吸ドライブによる影響(文献25より)

脳幹呼吸中枢からの入力シグナルにより呼吸筋で換気が起こり，$PaCO_2$，pH，酸素化によるフィードバックを受ける.
青色矢印は主要な決定シグナルであり，黒色矢印はより複雑な相互作用を表す.
睡眠，発熱・不安・疼痛や鎮静薬など上位中枢シグナルと気道，胸壁，肺や呼吸筋からの直接的な末梢シグナルがあり，気道と肺からは迷走神経C線維を介し，そして筋紡錘・腱・関節の機械受容体は脊髄網様体経路を介し伝導され，人工呼吸器はこれらシグナルに大きな影響を与える.

□ 弱い呼吸努力や自発呼吸がない状態だと横隔膜萎縮が進行し離脱困難および無気肺・低酸素血症となり，一方で強い呼吸努力では胸腔内陰圧による経肺圧上昇・P-SILIリスクと横隔膜筋損傷myotraumaリスクがあります.

□ 自発呼吸温存で浅鎮静での補助調節換気ACVでも補助換気メインであったり，圧支持換気PSVで自発呼吸トリガーとしても必ずしも“良好な”自発呼吸が維持されていることは保証されません.

□ なぜなら弱い呼吸努力でも補助換気・圧支持で換気され(過剰な圧サポート)，一方強い呼吸努力ではプラトー圧P_{plat}や駆動圧ΔPが許容範囲内でも経肺圧P_L(P_{tp})の上昇によるP-SILIと横隔膜筋損傷myotraumaリスクがあるからです.

□過小・過剰な呼吸サポートを回避するために自発呼吸努力モニタリングを行い評価し，適切な呼吸器設定や鎮静深度を維持することが大切です．

□自発呼吸努力モニタリングには，① 食道内圧バルーンカテーテルによる侵襲的モニタリングと② 人工呼吸器のみ使用した非侵襲的モニタリングがあります．

① 侵襲的モニタリング（食道内圧による評価）

□吸気時に横隔膜・吸気筋群が収縮すると胸腔内圧が低下し腹腔内圧が上昇（＝経横隔膜圧の上昇）することで，自発呼吸および補助呼吸時に大気圧と胸腔内圧の圧差により吸気ガスが肺内へ送気されます．

□食道内圧ダブルバルーンカテーテル挿入により胸腔内圧と腹腔内圧として食道内圧 P_{es} と胃内圧 P_{ga} で代用できます．

□胸腔内圧と腹腔内圧の圧差である経横隔膜圧 P_{di} は，食道内圧 P_{es} と胃内圧 P_{ga} の圧差で求められ，

- 経横隔膜圧 P_{di}＝腹腔内圧－胸腔内圧
  ＝胃内圧 P_{ga} －食道内圧 P_{es}

となります．呼気終末を基準として胃内圧と食道内圧がどの程度変動したか（ΔP_{ga} と ΔP_{es}）を考慮することで呼吸努力の安全域を判断します（$\Delta P_{di} = \Delta P_{ga} - \Delta P_{es}$）．

- 食道内圧変動 ΔP_{es} の安全域　－3～－8cmH_2O（絶対値で3～8cmH_2O）
- 経横隔膜圧変動 ΔP_{di} の安全域　3～12cmH_2O

□食道内圧バルーンカテーテル挿入では閉塞テスト occlusion test を行って適切な位置を確認します（☞18章p.650参照）．

□また呼吸仕事量は食道内圧測定による pressure-time product（PTP/分）があり，呼吸筋による吸気圧 P_{mus} とともに全体の呼吸努力の指標として用いられます（図16-30）（☞18章p.658参照）．

- 呼吸仕事量PTP/分の安全域　50～200cmH_2O*秒/分
- 呼吸筋による吸気圧 P_{mus} の安全域　5～15cmH_2O

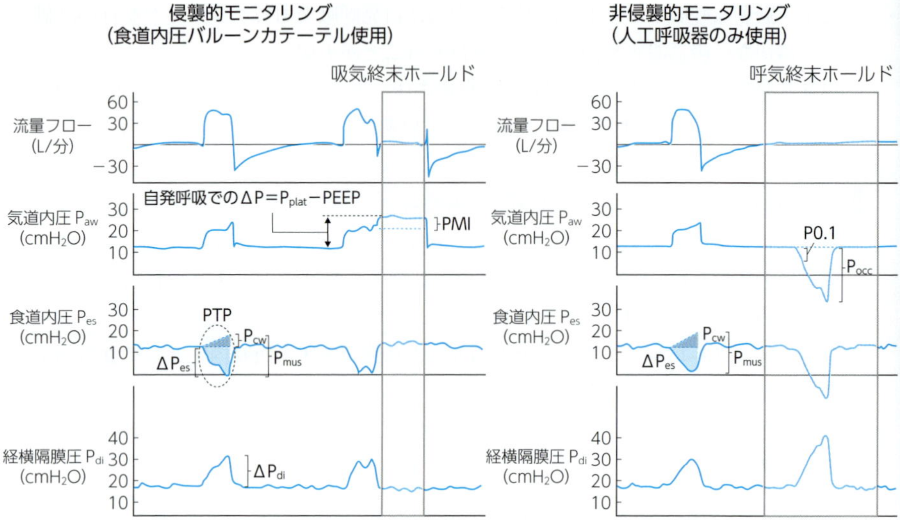

図16-30 自発呼吸努力の侵襲的(左)・非侵襲的モニタリング(右) (文献24より)

圧支持換気PSVモード(PS 10cmH_2O, PEEP 12cmH_2O, フロートリガー 2L/分)でのARDS患者の自発呼吸努力モニタリング. 左図は侵襲的な食道内圧バルーンカテーテルを用いた測定, 右図は人工呼吸器のみの非侵襲的な測定.

＜左図＞

食道内圧変動ΔP_{es} − 13.8cmH_2O(実測)であり, 呼吸筋による吸気圧P_{mus}〔19.7cmH_2O(実測)〕は胸壁圧P_{cw}(5.9cmH_2O)と吸気時ΔP_{es}の差($P_{mus}=P_{CW}-\Delta P_{es}$)で求められる.

P_{cw}は1回換気量V_T〔578mL(実測)〕と胸壁エラスタンスE_{cw}〔10.2cmH_2O/L(実測)〕の積で求められ, 吸気時P_{mus}を積分することで呼吸仕事量(PTP/分)が算出される. 胃内圧P_{ga}を測定することでP_{es}との圧差($P_{di}=P_{ga}-P_{es}$)が経横隔膜圧P_{di}(15.1cmH_2O)となる.

＜右図＞

非侵襲的モニタリングでは吸気終末ホールド(左図)と呼気終末ホールド(右図)による計測を行う.

吸気終末ホールドで最大吸気圧(PS+PEEP値)より高いプラトー圧P_{plat}は吸気努力が強いことを示す. **このプラトー圧P_{plat}と最大吸気圧との圧差をPMI(P_{mus} index)と呼び, 呼吸努力と相関する和**(PMI=P_{plat}−(PS+PEEP)=5.2cmH_2O).

呼気終末ホールドで, ① 閉塞最初の100ミリ秒の圧であるP0.1(− 3cmH_2O)と② 気道閉塞の全期間での呼吸筋努力による気道内圧変動を示す気道閉塞圧P_{occ}(− 24.8cmH_2O)を測定する.

P_{occ}測定で呼吸筋による推定吸気圧P_{mus}は− 0.75×P_{occ}(18.6cmH_2O)となり, 左図のΔP_{es}とP_{cw}で直接測定したP_{mus}値(19.7と17.5cmH_2O)の平均(18.6cmH_2O)に一致し, ΔP_{es}とΔP_{aw}値は呼気閉塞テストocclusion testでほぼ同様の波形となっていることに注意.

② 非侵襲的モニタリング(人工呼吸器自体による圧評価)

□ 0.1秒間気道閉塞した気道内圧変動をみるP0.1(ピーポイントワン)が40年以上前に報告され, 肺メカニクスや患者呼吸様式および呼吸筋疲労に影響を受けず, 中枢呼吸ドライブ評価に用いられ, P0.1は呼吸仕事量PTP/分と相関し, 陰圧成分のため絶対値で評価します.

- P0.1＜1.0 cmH_2O（≒PTP/分＜50 cmH_2O＊秒/分）→弱い呼吸努力
- P0.1＞4.0 cmH_2O（≒PTP/分＞200 cmH_2O＊秒/分）→強い呼吸努力

□気道閉塞したとき1回の自発呼吸全体における胸腔内圧変化は気道内圧 P_{aw} に反映され，とくに最大気道内圧変動・気道閉塞圧 P_{occ} は吸気努力の簡便な指標として用いられ，呼気終末ホールドによって計測できます．

□ P_{occ} 値（陰圧）に－0.75と－0.66を掛けることで呼吸筋による吸気圧 P_{mus} と胸腔内圧変動の代用である食道内圧変動 ΔP_{es} を推定できます（図16-30）．

- 推定 $P_{mus} = -0.75 \times P_{occ}$
- 推定 $\Delta P_{es} = -0.66 \times P_{occ}$

□とくに推定 ΔP_{es} は人工呼吸器のPEEP値を加えることで動的経肺駆動圧を評価できるため重要と考えられています．

□吸気終末ホールドを行うとプラトー圧 P_{plat} を求められ，とくに強い呼吸努力時には設定した圧支持PS＋PEEPより高くなります．

□プラトー圧 P_{plat} から最高気道内圧（PS＋PEEP）を引いた差はどの程度自発吸気努力があるかを示し，P_{mus} index（PMI）といいます（図16-30左）．

□PMIは自発呼吸時の駆動圧 ΔP（$= P_{plat} -$ PEEP）の中で呼吸筋による吸気努力成分を示しARDS患者の死亡リスクと相関する報告があります（P_{plat}＝PMI＋PS＋PEEP）．

PMI＜0→弱い自発呼吸努力

- 鎮静中止・浅鎮静を考慮

PMI＞6 cmH_2O→強い自発呼吸努力

- PSVでの圧支持PSやPACVでの吸気圧 P_{insp}・深鎮静を考慮
- 自発呼吸温存不可能なら深鎮静＋筋弛緩で自発呼吸なし調節換気モード変更を考慮

□P0.1とPMIは非侵襲的に計測可能であり自発呼吸を温存した圧換気（PACVやPSVモード）での適切な吸気圧設定に用いることができ，さらに横隔膜エコーと合わせることでとくに急性呼吸促迫症候群ARDSでの人工呼吸器離脱まで比較的長期間を要するケースにおいて，

① 自発呼吸なし調節換気VCV/PCV

↓

② 自発呼吸温存による補助調節換気VACV/PACV

↓

③ 自発呼吸による換気，圧支持PSV

↓

④ 人工呼吸器離脱

の一連の挿管・人工呼吸器IMV管理において，とくに自発呼吸温存において“肺・横隔膜保護ウィーニングlung-diaphragm protective weaning”の指標となると考えられます(①→②，②→③，③→④の各段階で役立つ).

□ 自発呼吸温存での吸気終末ホールドによる適切なプラトー圧 P_{plat} 測定の注意点は以下の通りです(図16-31).

① 吸気終末ホールドにより急激に上昇し平坦で心拍動アーチファクトが認められる波形となる

② 吸気終末ホールドは2～3秒間行う

③ 測定中はフローがゼロとなることを確認する

④ P_{plat} 値が曲線形状であったり測定中に減少または増加したり，ピーク圧(PS＋PEEP)からプラトー圧 P_{plat} への増加が急峻でない場合，吸気終末ホールド中の吸気フローがゼロにならない・明らかに患者の呼気筋収縮が認められる場合，P_{plat} 値は信頼すべきではない

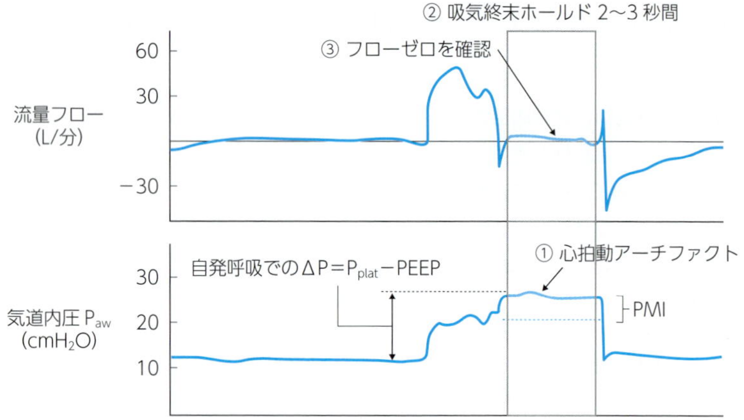

図16-31 自発呼吸陽圧換気でのプラトー圧 P_{plat} 測定の注意点

ポイント!

- 自発呼吸努力の評価では，① 食道内圧バルーンカテーテルによる侵襲的モニタリングでの ΔP_{es}，ΔP_{di}，PTP/分，P_{mus}値，② 人工呼吸器自体による非侵襲的モニタリングでのP0.1，P_{occ}，推定P_{mus}，推定ΔP_{es}，PMIについて理解する

ケースの解説：

Case1

□ 挿管・人工呼吸器管理中であり，播種性血管内凝固DICで出血傾向を考慮しストレス潰瘍予防でのプロトンポンプ阻害薬PPI静注を使用しています．

Case2

□ 頭部外傷術後のケースであり，経過中に痙攣発作があり① 人工呼吸器管理が長引いたこと，② 意識レベル低下があること，③ 脳神経外科患者・頭部外傷患者ではCT検査など移動が多くカフ圧維持が困難であること，などのリスクかについてもVAPを併発したと考えられます．

□ ピペラシリン・タゾバクタム単剤で治療が開始されていますが，ショック・循環不全の有無，喀痰グラム染色，ICUでのMRSAによるVAP頻度など総合的に判断してMRSAカバー追加および耐性グラム陰性菌カバー２剤併用にするかについても同時に検討する必要があります．

Case3

□ 重症肺炎による敗血症性ショックで挿管・人工呼吸器管理となっていますが，1回換気量V_T 12mL/kg PBW，プラトー圧P_{plat}>30cmH_2Oであり，人工呼吸器関連肺傷害VILIのリスクが高く肺保護換気LPVに変更する必要があります．

Case4

□ くも膜下出血による呼吸ドライブ亢進による高1回換気量，頻呼吸状態が続くと，元々の呼吸器病変がなかったとしても，疾患による中枢呼吸ドライブ亢進と強い自発呼吸努力からの自発呼吸誘発性肺傷害P-SILIのリスクが高くなるため，鎮痛・鎮静に筋弛緩を加え自発呼吸ドライブを抑えています．

＊この章でのポイント＊

- ☑ 人工呼吸器合併症と陽圧換気が全身に与える影響を理解する．
- ☑ 人工呼吸器関連肺炎VAPの診断・治療アルゴリズム，VAP予防を理解する．
- ☑ 人工呼吸器関連肺傷害VILIの発症機序として① 量肺損傷volutrauma，② 虚脱肺損傷atelectrauma，③ 炎症性肺損傷biotraumaについて理解する．
- ☑ 中枢呼吸ドライブ亢進・強い自発呼吸努力により，① 肺全体・局所の過膨張，② 肺血流増加，③ 呼吸器非同調から人工呼吸器関連肺傷害VILIと類似した自発呼吸誘発性肺傷害P-SILIを起こす．
- ☑ 人工呼吸器関連肺傷害VILIと自発呼吸誘発性肺傷害P-SILIを合わせて，“換気”誘発性肺傷害“vetilation” induced lung injuryということもある．
- ☑ 横隔膜筋損傷myotraumaの分類と発症機序について理解する．
- ☑ 肺・横隔膜保護換気戦略の機序と実際のアプローチについて理解する．
- ☑ 自発呼吸努力モニタリングについて理解し，自発呼吸温存での呼吸ケアに生かす．

For Further Readings：さらに理解を深めるために

1. Pingleton SK. Complications of acute respiratory failure. Am Rev Respir Dis. 1988; 137: 1463-93.
2. Pingleton SK. Complications of acute respiratory failure. Med Clin North Am. 1983; 67: 725-46.
3. Tremblay LN, Slutsky AS. Ventilator-induced lung injury: from the bench to the bedside. Intensive Care Med. 2006; 32: 24-33.
4. Martin-Loeches I, Povoa P, Nseir S. Ventilator associated tracheobronchitis and pneumonia: one infection with two faces. Intensive Care Med. 2023; 49: 996-9.
5. Metersky ML, Kalil AC. Management of ventilator-associated pneumonia: guidelines. Clin Chest Med. 2018; 39: 797-808.
6. Papazian L, Klompas M, Luyt CE. Ventilator-associated pneumonia in adults: a narrative review. Intensive Care Med. 2020; 46: 888-906.
7. Bassetti M, Mularoni A, Giacobbe DR, et al. New antibiotics for hospital-acquired pneumonia and ventilator-associated pneumonia. Semin Respir Crit Care Med. 2022; 43: 280-94.
8. Klompas M. Potential strategies to prevent ventilator-associated events. Am J Respir Crit Care Med. 2015; 192: 1420-30.
9. Klompas M, Branson R, Cawcutt K, et al. Strategies to prevent ventilator-associated pneumonia, ventilator-associated events, and nonventilator hospital-acquired pneumonia in

acute-care hospitals: 2022 Update. Infect Control Hosp Epidemiol. 2022; 43: 687-713.
10. Slutsky AS, Ranieri VM. Ventilator-induced lung injury. N Engl J Med. 2014; 370: 980.
11. Curley GF, Laffey JG, Zhang H, et al. Biotrauma and ventilator-induced lung injury: clinical implications. Chest. 2016; 150: 1109-17.
12. Grieco DL, Maggiore SM, Roca O, et al. Non-invasive ventilatory support and high-flow nasal oxygen as first-line treatment of acute hypoxemic respiratory failure and ARDS. Intensive Care Med. 2021; 47: 851-66.
13. Yoshida T, Fujino Y, Amato MB, et al. Fifty years of research in ARDS. Spontaneous breathing during mechanical ventilation. Risks, mechanisms, and management. Am J Respir Crit Care Med. 2017; 195: 985-92.
14. Schepens T, Dres M, Heunks L, et al. Diaphragm-protective mechanical ventilation. Curr Opin Crit Care. 2019; 25: 77-85.
15. Goligher EC, Dres M, Patel BK, et al. Lung- and diaphragm-protective ventilation. Am J Respir Crit Care Med. 2020; 202: 950-61.
16. Cook D, Deane A, Lauzier F, et al; REVISE Investigators. Stress ulcer prophylaxis during invasive mechanical ventilation. N Engl J Med. 2024; 391: 9-20.
17. Yoshida T, Uchiyama A, Fujino Y. The role of spontaneous effort during mechanical ventilation: normal lung versus injured lung. J Intensive Care. 2015; 3: 18.
18. Brochard L, Slutsky A, Pesenti A. Mechanical ventilation to minimize progression of lung injury in acute respiratory failure. Am J Respir Crit Care Med. 2017; 195: 438-42.
19. Webb HH, Tierney DF. Experimental pulmonary edema due to intermittent positive pressure ventilation with high inflation pressures. Protection by positive end-expiratory pressure. Am Rev Respir Dis. 1974; 110: 556-65.
20. 板垣大雅, 大藤 純. 急性呼吸不全における横隔膜保護的人工呼吸戦略. 2022; 29: 510-7.
21. Goligher EC. Myotrauma in mechanically ventilated patients. Intensive Care Med. 2019; 45: 881-4.
22. Goligher EC, Jonkman AH, Dianti J, et al. Clinical strategies for implementing lung and diaphragm-protective ventilation: avoiding insufficient and excessive effort. Intensive Care Med. 2020; 46: 2314-26.
23. Bertoni M, Spadaro S, Goligher EC. Monitoring patient respiratory effort during mechanical ventilation: lung and diaphragm-protective ventilation. Crit Care. 2020; 24: 106.
24. Cornejo R, Telias I, Brochard L. Measuring patient's effort on the ventilator. Intensive Care Med. 2024; 50: 573-6.
25. Telias I, Brochard L, Goligher EC. Is my patient's respiratory drive (too) high? Intensive Care Med. 2018; 44: 1936-9.
26. Bachmann MC, Morais C, Bugedo G, et al. Electrical impedance tomography in acute respiratory distress syndrome. Crit Care. 2018; 22: 263.

Chapter 17

人工呼吸器離脱

ケース

Case 1

- □ 75歳男性が肺炎・呼吸不全，意識障害でICU入室．気管挿管，人工呼吸器管理となり，圧補助調節換気PACV(酸素濃度F_IO_2 1.0cmH$_2$O，PEEP 5cmH$_2$O)で開始した．抗菌薬投与，輸液負荷，カテコラミン使用し徐々に全身状態改善した．鎮痛・鎮静でフェンタニル，ミダゾラム使用．
- □ 呼吸状態改善し5病日抜管予定となり，4病日にミダゾラムoffし，ラシックス静注で利尿を促し，F_IO_2 0.3に下げ，呼吸回数f 12→4へ減らした．
- □ 5病日覚醒得られず，6病日朝に意識レベル改善あり，圧支持換気PSV(PS 8, PEEP 5)とした．抜管1時間前にPSV(PS 5，PEEP 3)，30分前よりインスピロンTピース50% 5L/分吹流しへ変更．自発呼吸トライアルSBTを施行し抜管．

Case 2

- □ 75歳男性が肺炎・呼吸不全，意識障害でICU入室．気管挿管，人工呼吸器管理となり，PACV(F_IO_2 1.0，PEEP 5)で開始した．抗菌薬投与，輸液負荷，カテコラミン使用し，徐々に全身状態改善した．鎮痛・鎮静でフェンタニル，プロポフォール使用．
- □ 呼吸状態改善し4病日抜管予定となり，3病日未明にラシックス・ダイアモックス静注で利尿を促した．RASSを用いたナース主導の浅鎮静light sedationとし自発呼吸出現を確認し，F_IO_2 0.3に下げ，PSV(PS 3, PEEP 5)へ変更．
- □ 4病日朝に抜管4時間前にステロイド・メチルプレドニゾロン40mg静注し1時間前にプロポフォールoff，CPAP 0(ZEEP)として，SBTを施行し，酸素化，血ガス，呼吸パターンを確認し抜管．

※Case1とCase2がどのように違うか意識してください．

Case 3

- □ 認知症，低心機能・慢性心不全のある80歳女性．尿路結石陥頓による複雑性尿路感染症からの敗血症性ショックで緊急尿管ステント留置術後に全身管理目的で挿管・ICU入室．循環・呼吸管理と抗菌薬投与で全身状態改善．

- □ 2病日に量補助調節換気VACVからPSV(F_IO_2 0.25, PS 3, PEEP 5)に変更した．30分SBT行い人工呼吸器離脱したが，抜管30分後に血圧180台となり呼吸困難感強くなり呼吸・血行動態不安定のため再挿管となった．
- □ 人工呼吸器離脱時に入院時からの輸液量＋2,500mLであり低心機能により心不全悪化が原因と考えられた．

Case 4

- □ 心臓外科で冠動脈バイパス術後の72歳男性．＋3,000mLで挿管ICU帰室．プロポフォール，フェンタニルで鎮静・鎮痛され，人工呼吸器VACV(F_IO_2 1.0, PEEP 5)．輸液負荷せずに前負荷維持され，強心薬ミルリノン，血管拡張薬ニカルジピンを使用した．
- □ 止血・循環確認できたため，術後3時間でプロポフォールoffとして覚醒を確認し，PSV(F_IO_2 0.3, PS 5, PEEP 5)とし人工呼吸器離脱．人工呼吸器離脱後に高流量鼻カニュラHFNC(37℃，流量40L/分，F_IO_2 0.3)を使用し，再挿管にならず3病日に一般病棟転棟となった．

Case 5

- □ S状結腸穿孔による腹膜炎で緊急手術となった84歳男性．肺気腫/COPDの既往．
- □ 術後挿管され人工呼吸器管理．VACV(F_IO_2 1.0，PEEP 5)で開始した．
- □ 5病日に循環・呼吸安定したため，フェンタニルで鎮痛，デクスメデトミジンで鎮静しカフリークテストを施行．カフリーク100mLであった．抜管後喉頭浮腫リスクありと判断し，抜管12時間前からメチルプレドニゾロン30mg 4時間ごと投与を行った．デクスメデトミジン終了しPSV(F_IO_2 0.3，PS 7，PEEP 5)で120分SBT行い，6病日に人工呼吸器離脱．離脱直後からCO_2貯留ありII型呼吸不全の肺気腫/COPDを考慮し非侵襲的人工呼吸器NIVでNIV-PSVモードを使用した．

Case 6

- □ ADL自立した75歳女性．慢性心不全，高血圧，糖尿病の既往．
- □ 発熱，呼吸困難でER救急搬送．著明な低酸素血症あり，肺炎と慢性心不全急性増悪合併の診断で挿管・人工呼吸器管理となりICU入室．
- □ VACV(F_IO_2 1.0，PEEP 5)で抗菌薬，血管拡張薬，利尿薬投与で全身状態改善し，3病日よりRASSを用いたナース主導の浅鎮静light sedationとしてPSV(F_IO_2 0.4, PS 15, PEEP 5)に変更し自発呼吸温存可能を確認．
- □ スタッフ数が限られているため自動ウィーニングでSmartCare/PSモード

(Dräger社)を選び，① 患者：身長160cm，PEEPmax 5cmH$_2$O，$F_IO_2$max 40%，② 挿管方法：ATC OFF，気管挿管・内径7.0mm，③ 患者状態：中枢神経の障害 NO，COPD NO，④ 就寝設定：NO，⑤ ガイドライン変更：NO を設定し，⑥ 患者セッションでSmartCare ONとした．

□ 換気診断を2分または5分ごとに行い，3時間後に「SBT：完了しました」とメッセージあり人工呼吸器離脱した．

Section 1 人工呼吸器“ウィーニング”から“離脱・解放”へ

□ 人工呼吸器管理の患者において，全人工呼吸器管理期間は，① **原因疾患に対する治療効果がでるまでのサポート期間**と② **治療効果がでて人工呼吸器離脱の期間**の2つに分かれます．そして約40%が人工呼吸器離脱にかかるといわれています(図17-1)．

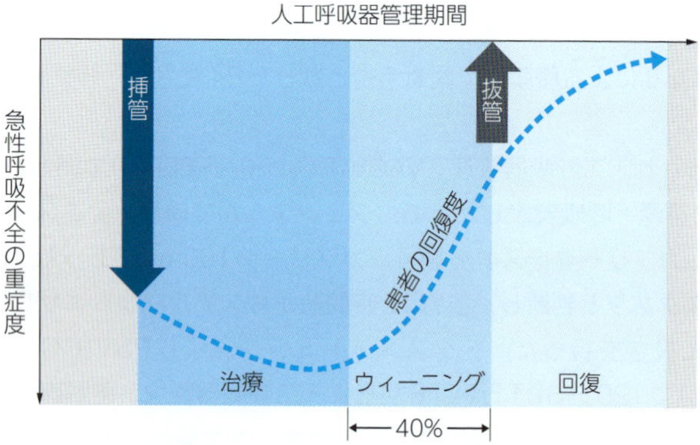

図17-1 人工呼吸器ウィーニング・離脱までの期間

□ 挿管・人工呼吸器管理が長期化するほど合併症(人工呼吸器関連肺傷害VILI，人工呼吸器関連肺炎VAP，せん妄，ICU-AWなど)およびICU入室期間・入院期間の延長につながります．

□ 人工呼吸器離脱プロセスが開始されるまでの「① **原因疾患に対する治療効果がでるまでのサポート期間**」は疾患および患者ごとに異なります．そのため「② **人工呼吸器離脱にかかる時間**」減少につながる介入により，人工呼吸器管理期間全体の短縮を目指します．

□『人工呼吸器ウィーニング』は患者の呼吸筋・呼吸努力の改善にあわせた人工呼吸器

設定の段階ごとの変更を指していましたが，人工呼吸器管理が必要となる多くの患者では，“① **超急性期の人工呼吸器サポート100%の時期**”と原因疾患の改善に伴って“② **人工呼吸器離脱直前の自発呼吸100%の時期**”の2つを意識した呼吸管理のみでよいため，

- (人工呼吸器)離脱“Discontinuation”
- (人工呼吸器)解放“Liberation”

と呼ぶほうが妥当です．

□ ウィーニングで徐々に人工呼吸器サポートを下げる方法により人工呼吸器離脱の成功率が改善したというデータはなく，人工呼吸器管理時間の延長につながります．

□ 現在の『人工呼吸器離脱 ventilator discontinuation』の流れは，

① 酸素濃度F_IO_2下げていく
② a. 原疾患コントロール，b. 循環・呼吸評価，c. (最少の鎮痛・鎮静または鎮静中止し)覚醒させ自発呼吸温存可能か評価
③ 人工呼吸器開始：ACV(人工呼吸器100%サポート)から，
人工呼吸器離脱：PSV，CPAPまたはTピース(自発呼吸100%)へモード変更
④ 人工呼吸器離脱と抜管

□ つまり，以前までのSIMV±PSVをはさむ，またはACVで呼吸回数fを下げるなど，徐々に人工呼吸器サポートを減らして自発呼吸へ変更していく過程をなくすことで呼吸器管理期間を短縮させます．

□ 毎朝呼吸不全の原因疾患の改善，循環・呼吸の安定，患者が覚醒可能かを確認することが必要であり，呼吸器設定の微調整や漸減することは一般的に不要です(図17-2，表17-1)．

表17-1 人工呼吸器離脱の4つのStep

Step1：	鎮静を止め自発覚醒トライアル(spontaneous awake trial：SAT) (プロトコルに基づく浅鎮静 light sedation では不要)
Step2：	患者が離脱可能かを評価する
Step3：	自発呼吸トライアル(spontaneous breathing trial：SBT)
Step4：	抜管可能か(抜管後の気道開通・気道分泌物排出可能かを含む)判断

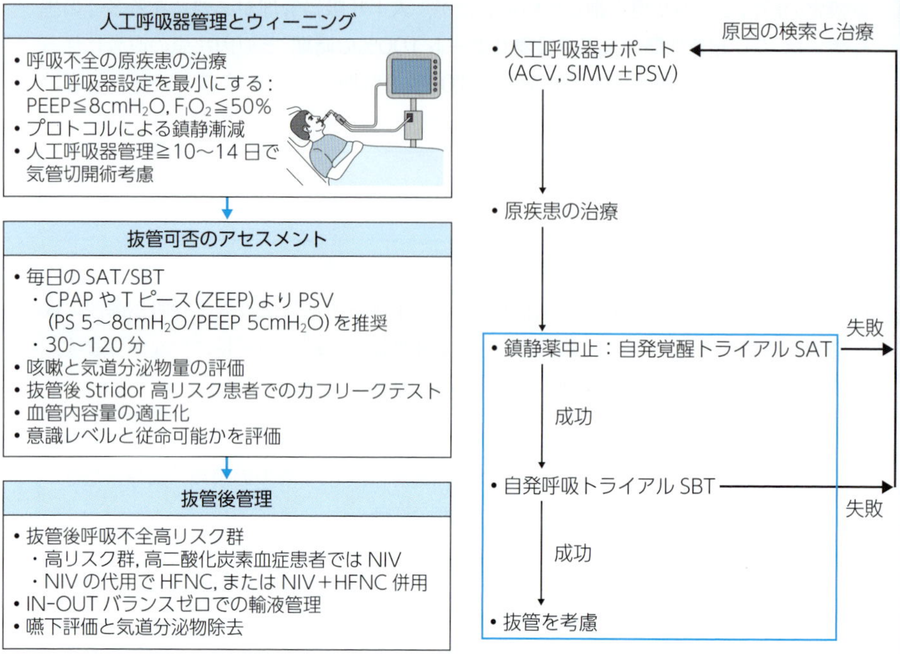
人工呼吸器管理とウィーニング
• 呼吸不全の原疾患の治療
• 人工呼吸器設定を最小にする：
PEEP≦8cmH_2O, F_IO_2≦50%
• プロトコルによる鎮静漸減
• 人工呼吸器管理≧10〜14日で
気管切開術考慮
抜管可否のアセスメント
• 毎日のSAT/SBT
・CPAPやTピース(ZEEP)よりPSV
(PS 5〜8cmH_2O/PEEP 5cmH_2O)を推奨
・30〜120分
• 咳嗽と気道分泌物量の評価
• 抜管後Stridor高リスク患者でのカフリークテスト
• 血管内容量の適正化
• 意識レベルと従命可能かを評価
抜管後管理
• 抜管後呼吸不全高リスク群
・高リスク群，高二酸化炭素血症患者ではNIV
・NIVの代用でHFNC，またはNIV＋HFNC併用
• IN-OUTバランスゼロでの輸液管理
• 嚥下評価と気道分泌物除去
• 人工呼吸器サポート
(ACV, SIMV±PSV)
原因の検索と治療
• 原疾患の治療
• 鎮静薬中止：自発覚醒トライアルSAT
失敗
成功
• 自発呼吸トライアルSBT
失敗
成功
• 抜管を考慮

図17-2 人工呼吸器離脱のアプローチ(青枠部分は図17-3参照)(文献8，22より)

ポイント!

- クリティカルケアで多くの人工呼吸器管理は，① 開始時ACVの“100%人工呼吸器サポート”と② 離脱時PSV，CPAP，Tピースの“100%自発呼吸温存”の2つの時期しかない
- そのため人工呼吸器“ウィーニングweaning”より人工呼吸器“離脱discontinuation”，“解放liberation”のほうが適切である
- 人工呼吸器管理継続の必要性がなくなった時点で早期に離脱することで，① 挿管に伴う呼吸器合併症減少，② 死亡率低下，③ ICU入室・入院期間短縮をもたらす

Section 2 人工呼吸器離脱に関する世界的なガイドラインの経緯

□ 2001年，2007年，2017年に発表された人工呼吸器離脱について世界的なガイドラインでの推奨を示します(表17-2〜表17-4).

表17-2 エビデンスに基づく人工呼吸器離脱ガイドライン2001年

推奨1:
- 24時間以上人工呼吸器管理が必要な患者では，人工呼吸器継続の原因を検索する

推奨2:
- ① 呼吸不全の原因疾患が改善傾向，② 酸素化・pH改善，③ 循環動態安定，④ 自発呼吸可能の4つを満たした場合，人工呼吸器離脱のアセスメントを行う

推奨3:
- 自発呼吸トライアルSBT開始直後に継続可能かを判断し，SBT中に呼吸パターン，十分なガス交換能，血行動態安定，主観的な快適性を評価する．SBTは30〜120分続ける

推奨4:
- 気道開通性と患者自身の気道確保可能かを評価して抜管を行う

推奨5:
- SBTが失敗した場合，原因検索とその治療を行い24時間ごとにSBTを繰り返す

推奨6:
- 呼吸不全でSBTが失敗した患者では疲労しない快適な人工呼吸器サポートを行う

推奨7:
- 術後患者では早期抜管に向けた鎮痛・鎮静および人工呼吸器管理を行う

推奨8:
- 医師以外のスタッフ向けウィーニング・人工呼吸器離脱プロトコルを作成するとともに，適切な鎮静を目的としたプロトコルも作成し実践する

推奨9:
- 長期人工呼吸器管理が必要な患者では早期から気管切開術を考慮すべきである
- とくに① 挿管チューブ維持に高用量の鎮静薬が必要，② 気管切開チューブにより気道抵抗・呼吸仕事量が減少，③ 早期経口摂取，スピーチカニュラによるコミュニケーションで精神的に安定し離床意欲が高まる，④ 早期離床する場合，早期の気管切開術が薦められる

推奨10:
- 上位頸髄損傷や筋萎縮性側索硬化症ALSなど不可逆的な疾患でなければ，長期人工呼吸器管理中の患者でも3カ月までは離脱を試みるべきである

推奨11:
- 集中治療室のスタッフは地域・病院内で長期人工呼吸器管理が必要な患者受け入れ可能な施設・病棟に精通する必要がある

推奨12:
- 長期人工呼吸器管理での離脱は緩徐に行いSBTを徐々に延長するように行う

(文献2より)

表17-3　人工呼吸器離脱ガイドライン　2007年

推奨1:
・ウィーニングの困難さと期間に基づいて3群に分ける
推奨2:
・人工呼吸器離脱はできるだけ早期に考慮する
推奨3:
・自発呼吸トライアルSBTで抜管の可否を判断する
推奨4:
・初回SBTは30分継続し，TピースかPSVで行う
推奨5:
・SBT失敗時にはPSVかACVを用いる
推奨6:
・挿管期間短縮のために非侵襲的人工呼吸器NIVの対象となる患者では用いるべきであるが，抜管失敗時にルーチンには用いない

（文献3より）

表17-4　人工呼吸器離脱ガイドライン　2017年

推奨1:
・24時間以上人工呼吸器管理中でウィーニング条件を満たす患者では自発呼吸トライアルSBTを行う．初回のSBTは吸気圧補助（5〜8cmH_2O）で行う．
推奨2:
・24時間以上人工呼吸器管理中の患者では最小限の鎮静になるようプロトコルを用いる
推奨3:
・24時間以上人工呼吸器管理中の患者でSBTをパスした患者で，抜管失敗高リスク群では抜管直後より非侵襲的人工呼吸器NIVを使用する．抜管失敗リスクとして，① 肺気腫/COPD，② 慢性心不全，③ 高二酸化炭素血症，④ そのほかの重篤な合併症がある．
推奨4:
・24時間以上人工呼吸器管理中の患者では早期離床のためのリハビリテーションプロトコルを用いる
推奨5:
・24時間以上人工呼吸器管理中の患者では人工呼吸器離脱プロトコルを用いる
推奨6:
・抜管後喉頭浮腫リスクがある患者では，カフリークテストを行いリークなしの場合，抜管4時間前までにステロイド全身投与を行う．喉頭浮腫リスクは，① 挿管時損傷，② 挿管6日以上，③ 内径が大きな挿管チューブ使用，④ 女性，⑤ 予期せぬ抜管後の再挿管がある

（文献4より）

Section 3　自発覚醒トライアルSAT，自発呼吸トライアルSBTによる人工呼吸器離脱プロトコル

□ 人工呼吸器離脱のためには，離脱の条件として4つをクリアする必要があります（表17-5）．

JCOPY 498-06694

表17-5　人工呼吸器離脱のための4つの条件

① 人工呼吸器管理となった原因疾患の改善
② ガス交換能の改善
③ 自発呼吸が可能
④ 血行動態の安定

人工呼吸器管理となった原因疾患の改善

□ 早期人工呼吸器離脱で最も重要なポイントは，“人工呼吸器管理が必要な急性呼吸不全を併発した原因疾患の改善”がみられるかどうかです．

□ 重症肺炎，汎発性腹膜炎などの敗血症・敗血症性ショックならば感染がコントロールされなければいけません．うっ血性心不全では前負荷・後負荷・心収縮の改善が必要です．

□ また原因疾患の改善には多臓器機能不全の場合には臓器ごとの改善(肝機能，腎機能，電解質バランス，栄養状態など)にも注意を払います．

ガス交換能の改善

□ 早期人工呼吸器離脱のためのガス交換能(酸素化，換気)の改善の目安としては，

> ① 酸素濃度 F_IO_2 50%以下，PEEP 8cmH_2O以下でPaO_2 60〜65mmHg以上
> ② 分時換気量10L/分未満でpH 7.25以上

とされています．

□ またガス交換能以外のウィーニングパラメータとして使われる評価項目として，① 換気ドライブ，② 換気筋力，③ 換気能の3つがあり表17-6に示します．

表17-6　人工呼吸器離脱予測のためのウィーニングパラメータ

パラメータ	数値
① 換気ドライブ	
P0.1 (0.1秒の気道閉鎖圧)	<6cmH_2O
② 換気筋力	
最大1回換気量	>10mL/kg
最大吸気圧	<−30cmH_2O
③ 換気能	
分時換気量MV ($\dot{V}_E$)	<10L/分
最大自発換気量	<1回呼気量×3倍
RSBI (rapid shallow breathing index)	<105
呼吸数	<30回/分

□ 表17-6のパラメータの中でRSBIは最も人工呼吸器離脱で研究されてきました.

□ 自発呼吸に耐えられない患者では，ウィーニングの過程で自発呼吸が誘発されると，速く浅い呼吸となり，この指標として呼吸数と1回換気量の比〔RR/V_T(L)〕をRSBIと定義し，正常は30～50となります.

□ 人工呼吸からのウィーニングの成否を判定するRSBIは105とされ，

- RSBI＞105：ウィーニングに失敗する可能性が高い．SBT中止，抜管延期
- RSBI＜105：ウィーニングに失敗はしないが確実に成功するわけでもない

□ その後の研究でRSBIの人工呼吸器離脱の精度が高くないことも指摘されており，現時点では確実に人工呼吸器離脱成否を決めるパラメータは存在せず，自発呼吸トライアルSBTを行うことで離脱可能かどうかを判断することが重要です.

自発呼吸が可能

□ 患者自身の自発呼吸が十分に可能であるために，『中枢呼吸ドライブに問題がない＝覚醒し呼吸抑制がないこと』を確かめます.

□ 毎日自発覚醒トライアルSATを行い，従命が入り開眼したらSAT成功です.

□ SATで覚醒しない・従命が入らない場合，半分量で再度鎮静を再開しRASSスコアで鎮静深度を確認します.

□ SATとは別に，ナース主導のプロトコルに基づいた浅鎮静light sedationがあります．SAS 3か4点またはRASS －3～0とした浅鎮静プロトコルを用いた場合，SAT追加の有無で人工呼吸器管理・ICU入室期間が異なりませんでした.

□ そのため呼吸状態が安定し次第，ナース主導のプロトコルに基づいた浅鎮静light sedationとしてすぐに覚醒できる状態を維持できれば，必ずしも鎮静中断によるSATは必要ありません.

□ また使用する鎮静薬の選択も重要であり，ベンゾジアゼピンより非ベンゾジアゼピン(プロポフォール，デクスメデトミジン)を用いた鎮静のほうが抜管までの期間が短縮され，せん妄発生率が低いため，非ベンゾジアゼピンによる鎮静が推奨されています.

血行動態の安定

□ 早期人工呼吸器離脱のために血行動態が安定していることも大切になります．①不整脈がないこと，② 血管内容量過剰でないこと，③ 十分な心筋収縮力(または適切な前負荷・後負荷・心筋収縮の状態である)が得られていることを確認します.

□ 不整脈については上室性不整脈—とくに心房細動でのレートコントロール，心室性不整脈のコントロールを適宜行います.

□ とくに低左心機能・慢性心不全の既往があり血管内容量過剰の場合，人工呼吸器離

脱・抜管による陽圧換気→自発呼吸による陰圧換気への変化によりうっ血性心不全を誘発する可能性があるため，血管内容量を適正化しておく必要があります(☞2章p.71参照).

□ とくに血中BNP値(NT-proBNP含む)，Ht値や肺エコー変化を離脱・ウィーニング過程で評価し，必要に応じた利尿薬・血管拡張薬の投与が離脱成功につながります.

□ 血管収縮薬(ノルエピネフリン，ドパミン，バソプレシン)や強心薬(ドブタミン，ミルリノン)は人工呼吸器離脱前に中止していることが離脱の条件でした.

□ 循環作動薬終了まで待ってからの人工呼吸器離脱・ウィーニングでは人工呼吸器管理時間が延長し，合併症，死亡率が上昇する可能性があります.

□ 現在では循環作動薬使用中でも，① 24時間以内の循環作動薬増量がなく，② 循環作動薬漸減できており血行動態が安定(ドパミン＜10 μg/kg/分，ドブタミン＜10 μg/kg/分，ノルエピネフリン＜0.5 μg/kg/分)の場合は安全に人工呼吸器離脱が可能と考えられます.

ポイント!

- 人工呼吸器離脱のためには，① 人工呼吸器管理となった原因疾患の改善，② ガス交換能の改善，③ 自発呼吸が可能，④ 血行動態の安定が必要である
- 人工呼吸器離脱成否を決める確実なパラメータは存在せず，自発呼吸トライアルSBTが最も有効である
- SBT前に自発覚醒トライアルSATを行うが，ナース主導の鎮静スケールを用いた浅鎮静で管理できれば鎮静中断によるSATは必要なく，鎮静には非ベンゾジアゼピン(プロポフォール，デクスメデトミジン)を用いる
- 血行動態安定の指標は，① 不整脈なし，② 血管内容量最適化，③ 循環作動薬(強心薬，血管収縮薬)投与量漸減があげられる

□ 国内では2015年に人工呼吸療法を主導する3学会(日本集中治療医学会，日本呼吸療法医学会，日本クリティカルケア看護学会)による「人工呼吸器離脱に関する3学会合同プロトコル」が発表されています．その中でSATとSBTを含む人工呼吸器離脱プロトコルが紹介されています.

自発覚醒トライアルSAT

□ SATでは鎮静薬を中止または減量し自発的に覚醒が得られるか評価します.

□ 麻薬鎮痛薬は中止せずに継続し，挿管チューブによる苦痛を最小限とします.

□ 観察時間は30分から4時間程度を目安とし，RASSなど鎮静スケールを用いて覚醒の程度を評価します(☞表11-5 p.365参照).

自発呼吸トライアルSBT

- □ SBTでは人工呼吸による補助がない状態に患者が耐えられるかどうか確認します．
- □ 患者がSBT開始基準(表17-7)を満たせば，人工呼吸器設定をCPAPまたはTピースに変更し30分から2時間観察します．
- □ SBT成功基準を満たせば抜管を考慮します．

表17-7 SBT開始安全基準(文献10より)

原疾患の改善を認め，①〜⑤をすべてクリアした場合，SBTを行う．それ以外はSBTを行う準備ができていないと判断し，その原因を同定し対策を講じた上で，翌日再度の評価を行う．

① 酸素化が十分である
- F_IO_2≦0.5かつPEEP≦8cmH_2OのもとでSpO_2＞90%

② 血行動態が安定している
- 急性の心筋虚血，重篤な不整脈がない
- 心拍数≦140bpm
- 昇圧薬の使用について少量は容認する
  (DOA≦5μg/kg/min，DOB≦5μg/kg/min，NAD≦0.05μg/kg/min)

③ 十分な吸気努力がある
- 1回換気量＞5ml/kg
- 分時換気量＜15L/分
- Rapid shallow breathing index
  〔1分間の呼吸回数/1回換気量(L)〕＜105回/min/L
- 呼吸性アシドーシスがない(pH>7.25)

④ 異常呼吸パターンを認めない
- 呼吸補助筋の過剰な使用がない
- シーソー呼吸(奇異性呼吸)がない

⑤ 全身状態が安定している
- 発熱がない
- 重篤な電解質異常を認めない
- 重篤な貧血を認めない
- 重篤な体液過剰を認めない

著者注　DOA：ドパミン，DOB：ドブタミン，
　　　　NAD：ノルアドレナリン(ノルエピネフリン)

- □ SATとSBTを組み合わせた“Wake Up and Breathe(目を覚まし呼吸する)”プロトコルを用いることで人工呼吸器離脱が3日間短縮され，ICUおよび入院期間が4日間短縮されたと報告されています．そして1年死亡率の32%減少が示されています(図17-3)．

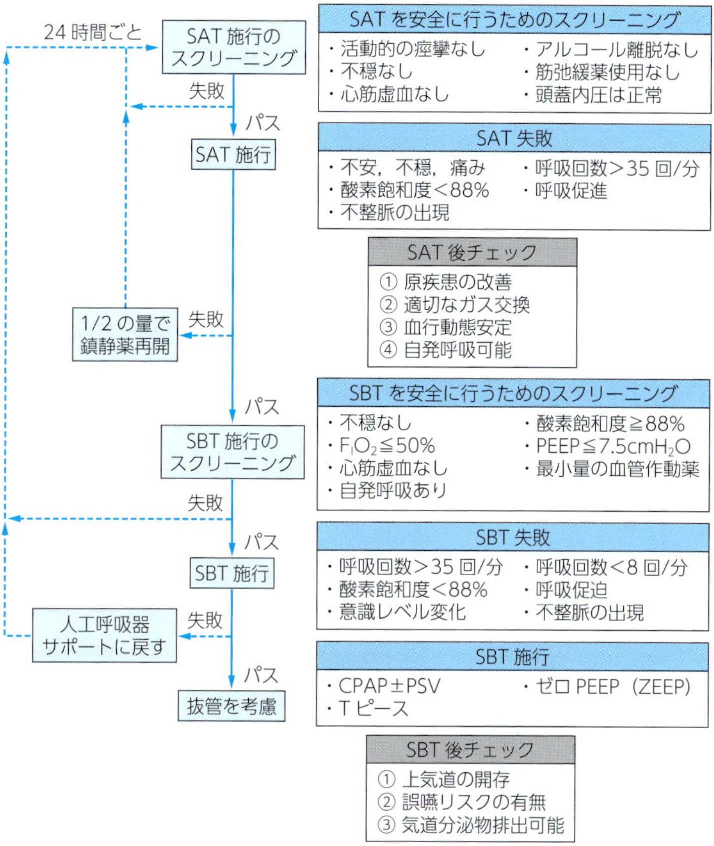

図17-3 "Wake Up and Breathe"プロトコル（自発覚醒トライアルSAT，自発呼吸トライアルSBT）（Vanderbilt大2008による）

SATの部分をナース主導による鎮静スコアを用いた浅鎮静light sedationで置き換え可能，図17-4も参照.

□ このWake Up and Breatheプロトコルでは，早期人工呼吸器離脱の条件である①人工呼吸器管理となった原因疾患改善，② ガス交換能改善，③ 血行動態安定と，SATの禁忌がないことを確認し，SATとして鎮静中止と鎮静効果が出ないように必要最小限の鎮痛薬のみとします.

□ SATを4時間まで施行し，その間に呼びかけで開眼できればSATパスとなります.

□ SAT失敗項目があればSATを中止し鎮痛に加え半量で鎮静薬を再開し，原因の評価と治療を行い24時間後にSATを行います.

□ 原疾患の改善の兆しがみられ次第ナース主導による鎮静スコアを用いた浅鎮静light sedationで管理するならば，必ずしも鎮静薬中断によるSATを行う必要はありません.

□浅鎮静プロトコルとSBTを併用する場合は図17-4のようになります.

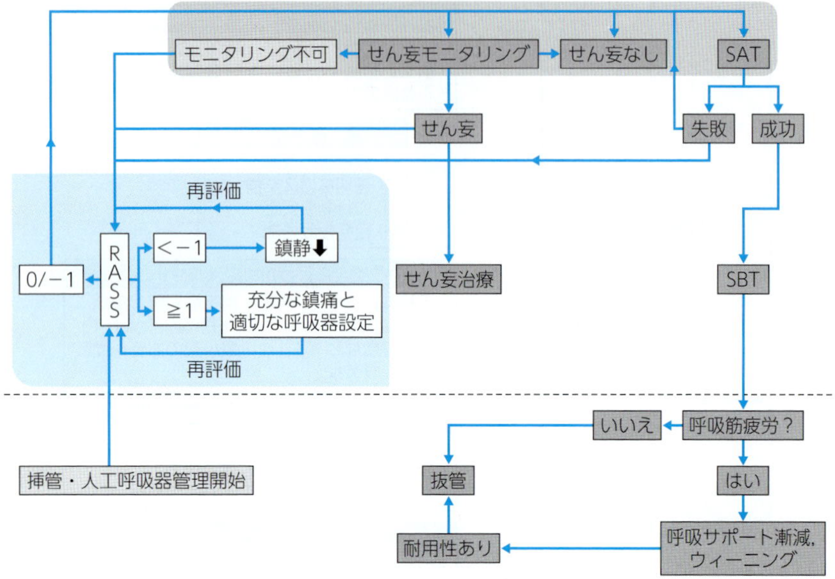

図17-4 プロトコルによる浅鎮静とSBT

□SATをパスまたは浅鎮静プロトコルで管理しSBTを行う前に患者の状態が表17-8の条件を満たすことを確認します.

表17-8 SBT前に確認する項目

・人工呼吸器管理となった原因の改善
・気道分泌物排出可能
・十分な咳嗽
・F_IO_2<0.5, PaO_2/F_IO_2>200
・PEEP≦7.5cmH_2O
・分時換気量MV<10L/分
・鎮静薬中断
・血行動態安定〔循環作動薬(強心薬, 血管収縮薬)投与なしまたは24時間以内の増量なし〕
・24時間以内の心筋虚血なし
・覚醒し従命が入る
・酸塩基平衡異常がない
・低K血症, 低P血症, 低Mg血症がない
・輸液負荷が必要な時期から離脱している
・24時間以内に全身麻酔予定がない

□ ウィーニングにかかる時間として，SIMVでの離脱はPSV，CPAP，Tピース吹き流し(またはZEEP)と比較して長時間となるためSIMVは推奨されません．

自発呼吸トライアルSBTに用いるモード(図17-5，図17-6)

① PSV：F_IO_2 0.21〜0.4，PS 5〜8cmH_2O，CPAP 3〜5cmH_2O
② CPAP：F_IO_2 0.21〜0.4，CPAP 3〜5cmH_2O
③ ZEEP：F_IO_2 0.21〜0.4，PS/CPAP 0cmH_2O
④ インスピロンTピース：35% 6L/分，または50% 11L/分

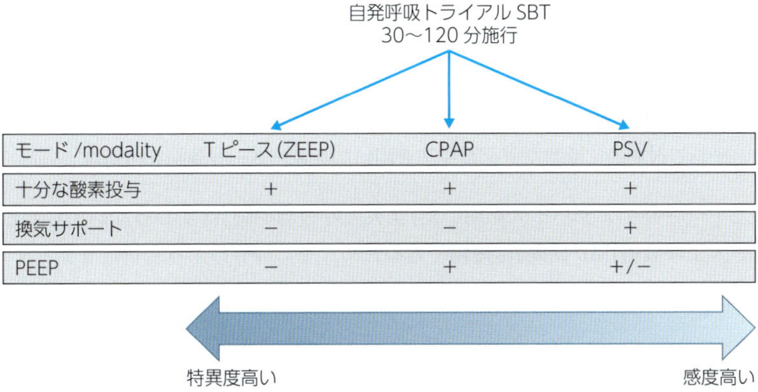

図17-5 SBTに用いられる3つのモード〔PSV，CPAP，Tピース(ZEEP)〕(文献22より)

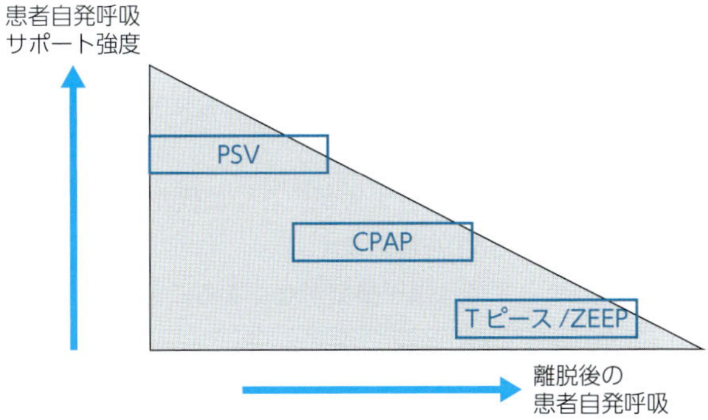

図17-6 PSV，CPAP，Tピース/ZEEPの患者自発呼吸へのサポート強度

□ SBT成功率は報告により異なりますが，最新のガイドラインではPSVでのSBTが推奨されています(☞表17-4 p.596参照)．

□ 挿管・人工呼吸器IMVの合併症を減らすために，いかに速やかに挿管・人工呼吸器IMVから離脱・抜管するかを重視したらPSVモードが優先され，心疾患・呼吸器疾患の基礎疾患がない大部分のケースで離脱・抜管が可能です(PSVモード，PS 7，PEEP 5でSBT 30分)．

□ 当然，Tピース/ZEEP 60～120分のSBTと比較して抜管後呼吸不全リスクは上昇します．

□ 一方で，高齢者(>65歳)，慢性心疾患・呼吸器疾患の既往がある抜管後呼吸不全高リスク群では，

- PSVモードで離脱・抜管
  →離脱・抜管後速やかに
  「非侵襲的人工呼吸器NIV±高流量鼻カニュラHFNC使用」で呼吸不全を予防
  そして最終的に呼吸ケアデバイスを用いた呼吸サポート離脱を目指す

ことで**「(呼吸ケアデバイスを用いた)全人工呼吸器期間」は変わらないとしても「挿管・人工呼吸器IMV期間」は短縮できる**ため，主に挿管による合併症を減らすことが可能になります．

□ 筆者としては，

① PSVモード
③ (PSVより多少時間がかかるものの)ZEEP

の2つを用いたSBTを使い分けることを勧めます．

□ 離脱・抜管後呼吸不全高リスク群(高齢者，慢性心疾患，高二酸化炭素血症を伴う慢性呼吸器疾患など)ではPSVモード→離脱・抜管後にNIV(±HFNC)を使用してもNIV継続失敗がある一定数存在します．

□ 挿管継続による合併症リスクはありますが，とくに低左心機能・慢性心不全では③ゼロPEEP(ZEEP)でのSBTを勧めます．

□ 心機能に予備能がないケースでは陽圧換気がなくなることで，

① 急激な陽圧換気→陰圧換気への変更による右室前負荷⬆，右室後負荷⬇→左室前負荷⬆
② 意識改善に伴い交感神経の過緊張による左室後負荷⬆

での心原性肺水腫リスクが高く，ZEEPで離脱・抜管前に陽圧換気を解除した状態で呼吸パターン・パラメータおよび循環動態がどうなるか確認できます(図17-7)．

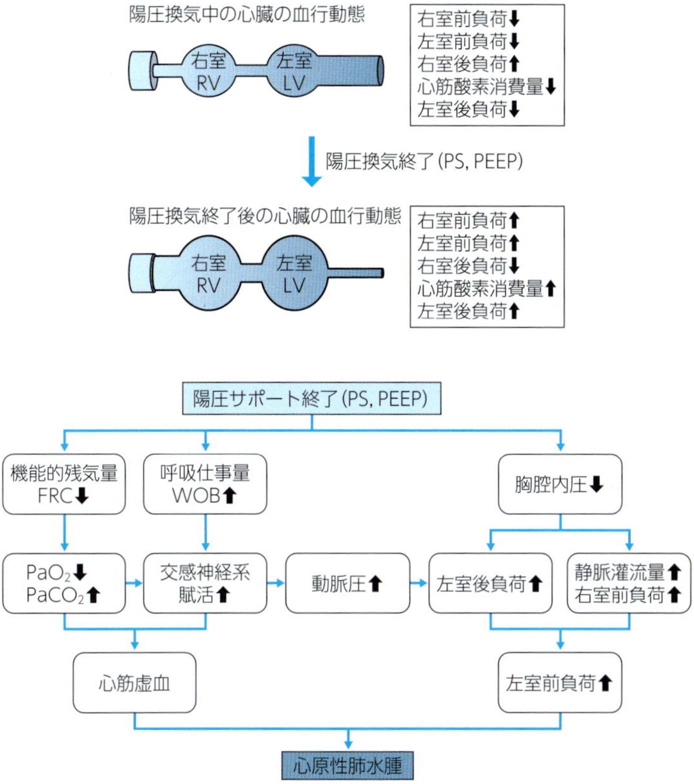

図17-7 陽圧換気から胸腔内陰圧の自発呼吸変更に伴う循環動態の変化(文献22より)

陽圧換気は静脈系と右心系の圧較差を減少させ，右室と左室への前負荷である静脈還流量が低下する．また陽圧換気は左室内外圧較差，心筋酸素消費量，後負荷を低下させて，左心収縮能が改善する．陽圧換気がなくなると，右室・左室前負荷が増大し，右室後負荷が低下する．また左室後負荷と心筋酸素消費量は増大する．

□ Tピースでは,

> ① 人工呼吸器回路を外さなければいけないためSBT失敗で再装着の手順が必要
> ② 酸素濃度F_IO_2，呼吸パラメータ〔1回換気量，分時換気量，呼吸数，呼吸メカニクス(気道抵抗，コンプライアンス)〕がモニタリングできず，またアラームがない,

ためZEEPを勧めます．

□ ZEEPならばモニタリングおよびアラームがある人工呼吸器接続を継続しながら，PEEP 0/PS 0cmH_2O設定であり，Tピースと変わりありません．

MEMO　自動チューブ補正(automatic tube compensation：ATC)モードは有用か

- □肺気腫/COPDやうっ血性心不全では挿管チューブ自体の気道抵抗による呼吸仕事量の増加でウィーニング・離脱が進まないことがあります.
- □ATCモードはこのチューブサイズとガス流速によってチューブ先端の圧較差ΔP_{tube}(=P_{ETT}−P_{trach})を補正し挿管チューブ自体の気道抵抗から生じる圧を相殺します(図17-8).
- □ATCでは人工気道の種類(挿管・気切チューブ), チューブサイズ(内径mm), 補正割合(100%)を設定します.
- □ATCモードの抜管成功率はPSVモードと同等で, 有効性が示されていません.
- □挿管中の患者の上気道は炎症で腫脹しており, 抜管後の気道抵抗は挿管中と同様でありATCモードの補正が抜管後の上気道浮腫の改善につながらないと考えられています.
- □筆者はATCモードを使う場合, APRVモードに併用します(☞12章p.421参照).

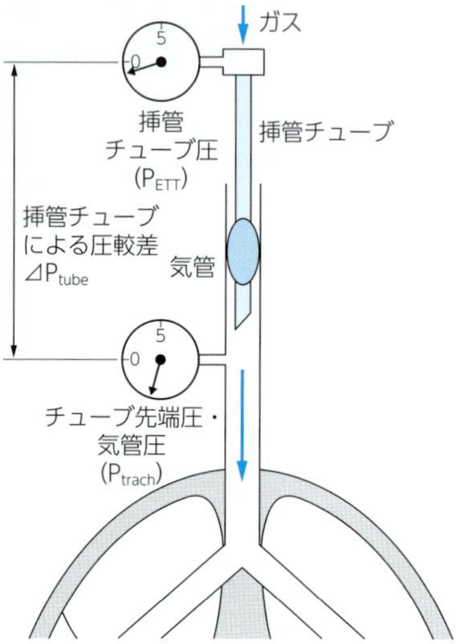

図17-8 ATCのメカニズム

- □SBT実施時間としては30分でも120分でも差がないとされており, 一般的には30分SBTを行います.
- □明らかに原疾患の改善とともに呼吸改善が認められるケース(例: 急性薬物中毒や全身麻酔手術覚醒遅延)では5分程度のSBTでも問題ありません.
- □一方, 低左心機能・心不全や肺気腫/COPDでは120分のSBTで十分に自発呼吸が問題なく行えるかどうかを判断する必要があります(PSVでのSBTでは30分の短時間でもよいとする報告があります).
- □表17-9のSBT失敗基準に当てはまる場合, SBTを中止し適切な鎮痛・鎮静を行いながら患者呼吸筋疲労が出ないモードで人工呼吸器サポートを再開しSBT失敗の原因検索を行い, 24時間後に再度SBTを行います.
- □再開する人工呼吸器サポートとして, 患者自発呼吸への同調性と呼吸仕事量を減らす可能性があるPAVモードやNAVAモードを選択してもよいでしょう(☞13章p.490参照).

表17-9 SBT失敗基準

- 呼吸数>35回/分
- 呼吸補助筋の使用，シーソー呼吸
- 呼吸困難，不安，発汗過多
- 酸素飽和度SaO_2<90%
- 心拍数>140回/分または20%以上の上昇
- 収縮期血圧SBP>180，拡張期血圧DBP>90mmHg

□ “SAT＋SBT”や“ナース主導浅鎮静light sedation＋SBT”を組み合わせた早期人工呼吸器離脱プロトコルを使用することで，プロトコルを用いない人工呼吸器ウィーニング・離脱と比較して人工呼吸器管理期間が25%短縮，ウィーニング時間75%短縮，ICU入室期間10%短縮と著明な効果が報告されており，人工呼吸器離脱プロトコルを施設ごとに作成することが大切です．

□ クリティカルケアで挿管・人工呼吸器管理となる大部分のケースではSAT/SBTまたは浅鎮静＋SBTを含む人工呼吸器離脱プロトコルを用いることができます．

□ 一方で重症の急性呼吸促迫症候群ARDSでは人工呼吸器管理が長期化する場合，また上位頸髄損傷，中枢神経系疾患でウィーニング自体が困難であり，早期人工呼吸器離脱とは異なるアプローチが必要になります．

□ 人工呼吸器離脱・ウィーニングはICCとWINDで表17-10のように分類されています．

表17-10 人工呼吸器離脱・ウィーニングの分類

分類	ICC2007	WIND2017
グループ1	**単純なウィーニング**：初回SBT後抜管成功	**短期ウィーニング**：24時間以内の抜管または死亡
グループ2	**困難なウィーニング**：7日以内SBT3回以内に抜管成功	**困難なウィーニング**：1～7日以内の抜管または死亡
グループ3	**延長したウィーニング**：SBT3回以上または7日以上で抜管成功	**延長したウィーニング**：抜管試み7日後も抜管困難（A最終的に人工呼吸器離脱可能，B人工呼吸器離脱困難）
グループ「離脱・ウィーニングなし」		人工呼吸器離脱当初よりなし

ICC: International Consensus Conference，WIND: Weaning Outcome According to a New Definition
（文献2，11より）

□2007年のICCの分類は，離脱試行から成功までの期間で分類しています．

□初回のSBTで人工呼吸器離脱が成功したら“単純なウィーニングsimple weaning”とし，SBT 3回以内または1週間未満に成功したら“困難なウィーニングdifficult weaning”，SBT 3回以上または1週間以上かかると“延長したウィーニングprolonged weaning”としています．

□そしてウィーニング失敗はSBT失敗または抜管後48時間以内の再挿管としています．

□この分類ではグループ1，2の容易にウィーニング可能な患者は定義されているもののグループ3について詳細に取り上げられておらず，またSBT非実施，最終的な呼吸器離脱失敗，気管切開後の患者，抜管後早期死亡ケースが除外され，NIV使用例は離脱失敗に該当するなどICC分類で評価できるケースが限定される問題点があります．

□ICCの問題点を解決するため，2017年のWIND分類では初回のSBT試行またはSBTなしで抜管試行を離脱試行(separation attempt：SA)と定義し，グループ1(短期ウィーニングshort weaning)を24時間以内の抜管または死亡，グループ2(困難なウィーニングdifficult weaning)を1〜7日未満の抜管または死亡，グループ3(延長したウィーニングprolonged weaning)をSAから7日後も抜管困難であり，サブグループ3A(最終的に人工呼吸器離脱)，3B(人工呼吸器離脱困難)に分類しています．

□またグループ「離脱・ウィーニングなし」はSA施行なしとしています．また**ウィーニング・離脱成功を抜管後7日以上人工呼吸器使用なしとしています．**

□このWIND分類はICC分類で45%しか評価できなかった患者群をすべて評価でき，死亡率はグループ1：5.8%，グループ2：16.5%，グループ3：29.8%でした．この結果からも早期人工呼吸器離脱が重要であることがわかります(図17-9)．

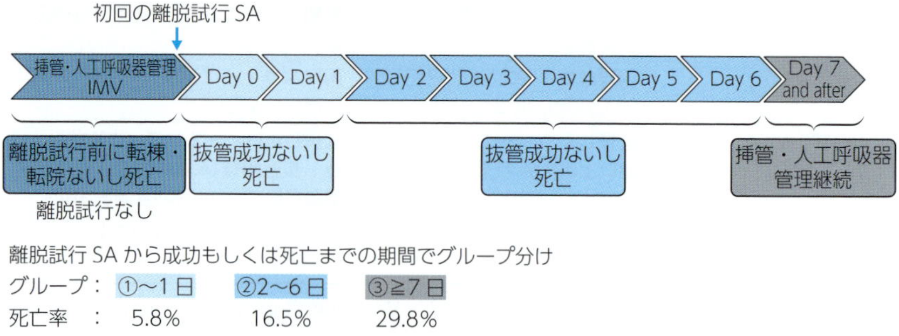

図17-9 **WIND分類**(文献11より)

□ICU/CCUの重症患者での人工呼吸器離脱管理法と実際のアウトカムを世界的に調

べたWEAN SAFEスタディでは，① PEEP＜10cmH_2O，② F_IO_2＜0.5，③ ノルエピネフリン＜0.2 γ (μg/kg/分)，④ 筋弛緩薬使用なしを満たす場合に人工呼吸器ウィーニング適格性基準(weaning eligibility critearia：WEC)とし，WIND分類をもとに初回のSAおよびグループ1〜3の患者群の分布，そしてWECを満たし初回SAまで1日以上遅れた場合のリスク因子と人工呼吸器離脱失敗のリスク因子について調べています.

- □ 人工呼吸器離脱期間の延長や離脱失敗について，① **挿管・人工呼吸器IMV開始からWECまで長いと離脱期間延長につながり**，また② **WECを満たし初回のSAまで遅れると離脱期間延長・失敗につながる**ことがわかりました.
- □ とくにWECを満たした時点での筋弛緩薬継続使用と中等度〜深鎮静での管理が初回のSAが遅れる要因であることがわかりました.
- □ そのため**WECを満たす時点で，深鎮静deep sedation±筋弛緩薬使用から可能なかぎり浅鎮静light sedationにする**ことで挿管・人工呼吸器IMV期間短縮と離脱成功率の向上につながる可能性があります.

Section 4 ウィーニング・離脱失敗 —とくにSBT失敗ケースに対する原因検索と対応

- □ 人工呼吸器離脱困難リスクには表17-11があり，これらの高リスク群の中でもとくに65歳以上と心疾患・呼吸器疾患の既往がある場合，人工呼吸器離脱・抜管後に非侵襲的人工呼吸器NIV(高流量鼻カニュラHFNCの代替使用やNIVとHFNC併用)を用いることで再挿管率低下が可能です(☞p.618〜619参照).

表17-11 人工呼吸器離脱困難の高リスク群

- 2回以上SBT失敗
- 慢性心不全，低心機能
- 抜管後$PaCO_2$≧45mmHg
- 心不全に加え，基礎疾患1つ以上(肺気腫/COPD，肝硬変，慢性腎臓病CKDなど)
- 咳嗽が微弱
- 抜管後のStridor，上気道狭窄所見あり
- 65歳以上
- 呼吸不全の原因が肺炎

- □ 人工呼吸器離脱のためには，① **疾患による呼吸仕事量への負荷**と② **患者呼吸能力**(ガス交換・換気能)の2つを比較して評価します(図17-10).

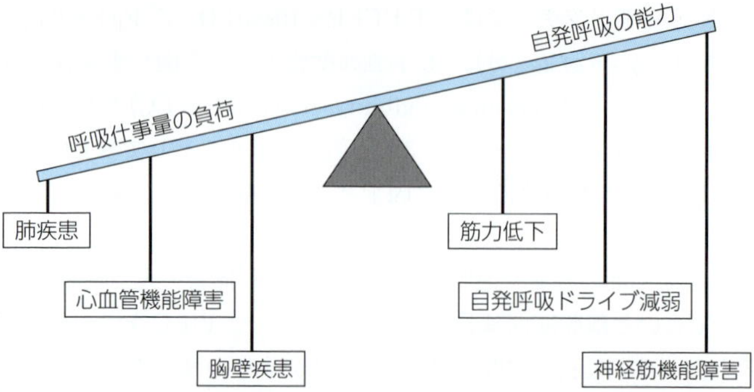

図 17-10 呼吸仕事量への負荷と患者呼吸能力の不均衡による病的状態 (文献 1 より)

□ 人工呼吸離脱のために，① 疾患の改善に伴う呼吸仕事量負荷の軽減と② 患者の呼吸能力 (ガス交換・換気能) が維持されることが重要であり，疾患が改善しても患者の呼吸能力低下が著しい場合は離脱が困難になります．

ポイント!

- 人工呼吸器離脱には常に① 疾患による呼吸仕事量負荷と② 患者の呼吸能力 (ガス交換・換気能) の2つを評価する
- SBT失敗の原因として，① 疾患による呼吸仕事量負荷⬆⬆または② 患者の呼吸能力 (ガス交換・換気能) ⬇⬇を考える

□ SBTが失敗した場合，人工呼吸器離脱失敗の原因として① 呼吸仕事量負荷増加と，② 呼吸能力低下が考えられ，呼吸仕事量負荷増加と呼吸能力低下の原因 (表 17-12) を検索・治療し，24時間後に再度SBTを施行します．

□ 実際の臨床で人工呼吸器離脱困難でよくみられる原因と対策について表 17-13 にまとめます．

表17-12 呼吸仕事量と呼吸筋機能のアンバランスによる離脱・ウィーニング失敗の原因

呼吸仕事量負荷増加		
弾性抵抗上昇	気道抵抗上昇	呼吸仕事量増加
肺実質 浮腫(あらゆる原因による) 肺炎，無気肺，肺線維症，ARDS 過剰な肺胞膨張(喘息重積) 高度な内因性PEEP(COPD) **胸壁** 腹部コンパートメント症候群，腹水，肥満 胸水貯留，気胸 胸郭変形，フレイルチェスト	**気道** 気道攣縮，粘膜浮腫，多量の気道分泌物，内因性PEEP(喘息，COPD) **挿管チューブ抵抗** 挿管チューブのキンク，気道分泌物による閉塞，人工呼吸器回路抵抗，内径が小さな挿管チューブ **人工呼吸器** 人工呼吸器弁機能不全 不適切な人工呼吸器設定 人工鼻HMEによる気道抵抗・死腔増加	**分時換気量MV⬆** 発熱，栄養過剰，過換気(不穏，痛み) 換気血流比不均等 肺内シャント，死腔増加(COPD) **人工呼吸器非同調** 不適切な人工呼吸器設定 無効トリガー(無駄な呼吸努力) オートトリガー(不必要な呼吸数増加) 不適切な吸気・呼気サイクル(呼気努力増加，吸気時間延長)
呼吸能力低下		
呼吸ドライブ低下	筋力低下	神経筋伝達能低下
薬物中毒，鎮痛・鎮静薬過剰 脳梗塞，頭部外傷，頭蓋内圧亢進，中枢性低換気 代謝性(尿毒症，代謝性アルカローシス) 中枢神経感染(髄膜炎，脳炎)	電解質異常(低K，低P，低Mg，低Ca) 低栄養 ミオパチー，筋ジストロフィー 薬剤，ステロイド 内分泌疾患(甲状腺，副腎不全)	脊髄病変 運動神経疾患(ALS，ギラン・バレー症候群) 横隔神経麻痺(外傷，ポリオ) ポリニューロパチー(敗血症，多臓器機能不全症候群，高血糖，コルチコステロイド，アミノグリコシド) 神経筋接合部(筋弛緩薬，重症筋無力症)

表17-13 人工呼吸器離脱・ウィーニング困難でよくみられる原因と対策

原因	対策
① **原疾患が改善していない**	原疾患の治療内容の見直し，改善のパラメータの再検討
② **輸液・血管内容量過剰**	薬物的除水(利尿薬)，機械的除水(急性血液浄化療法)，BNPやHt値，肺エコー変化を評価した離脱
③ **心筋虚血**	血管拡張薬±利尿薬による前負荷・後負荷の最適化(必要ならCAG/PCI)
④ **呼吸筋疲労**	呼吸筋の安静，人工呼吸器との同調性チェック
⑤ **電解質異常(とくに低カリウム血症，低リン血症，低マグネシウム血症)**	電解質補正
⑥ **甲状腺機能低下症・副腎不全など内分泌学的異常**	甲状腺ホルモン補充，ステロイド補充

最もよくみられるのは輸液・血管内容量過剰で，陽圧換気→自発呼吸による陰圧換気で前負荷⬆，後負荷⬆による心原性肺水腫であり，ウィーニング・離脱前後の利尿薬と血管拡張薬使用による血管内容量の適正化が重要である

MEMO　とくに低心機能・心筋虚血，血管内容量過剰への対応
―BNP値と利尿薬を用いた体液量最適化による人工呼吸器離脱

□ 輸液過剰は血管外肺容量増加による胸郭・肺コンプライアンス低下を起こし酸素化の悪化につながります．

□ そのため，人工呼吸器離脱で陽圧換気から胸腔内陰圧になる自発呼吸で容易に機能的残気量FRCが減少し離脱困難となります．とくに低心機能・慢性心不全ではわずかな輸液過多により人工呼吸器離脱が進みません．

□ とくに血中BNP値(またはNT-proBNP)上昇は血管内容量過剰を示唆し，初回離脱失敗のケースでは明らかにBNP値上昇がみられます．

□ BNP＞200pg/mLの場合に，輸液速度を落とし投与で尿量＞1.5～9mL/kg/時を目標とし利尿薬フロセミド10～30mg静注3時間ごとに行うことで人工呼吸器離脱・抜管までの期間短縮の報告があります．

□ そのため，血管内容量過剰や低左心機能・慢性心不全で人工呼吸器離脱が困難な場合，BNP値をガイドとした血管内容量のコントロールを行うとよいでしょう．

□ BNP値以外には，SBT前後でのHt値変動を用いた離脱プロトコルの報告もあります．

□ 利尿薬を用い体液コントロールを行う注意点として，フロセミドの頻回投与により① 代謝性アルカローシスと② 電解質異常(低K血症，低Mg血症)となり，pH維持のため代償性にCO_2貯留傾向となり，また呼吸筋機能低下の可能性があります．

□ そのためフロセミド使用による尿量確保の際には動脈血液ガス分析でpHのフォローを行い，適宜，アセタゾラミドを用いて代償性のHCO_3^-上昇を補正し低K血症，低Mg血症に対して積極的に電解質補正を行います．

□ WIND分類によるグループ1(短期ウィーニングshort weaning)，グループ2(困難なウィーニングdifficult weaning)，グループ3(延長したウィーニングprolonged weaning)でのSBT失敗の原因を表17-14に示します．

表17-14　ウィーニング時期によるSBT失敗の原因

短期ウィーニング short weaning	困難なウィーニング difficult weaning	延長したウィーニング prolonged weaning
・鎮静薬の効果遷延 ・離脱スクリーニング不足 ・人工呼吸器補助換気の過剰なサポート ・全身アセスメント不足 ・人員不足	・鎮静薬の効果遷延 ・血管内容量過剰 ・左心不全，低左心機能 ・呼吸筋力低下(ミオパチー) ・原疾患の不十分な改善による呼吸仕事量増加持続	・重症慢性心不全 ・重症慢性呼吸不全 ・呼吸筋力低下持続〔ニューロパチー，ミオパチー，ICU関連脱力(ICU-AW)〕 ・うつ病・抑うつ ・睡眠不足，重度の便秘，敗血症の持続など

MEMO　肺エコー LUSを用いた自発呼吸トライアルSBT・抜管失敗リスク評価

□ SBT前およびSBT開始・終了時で肺エコー LUSによる肺内含気スコア(前胸部・側胸部・背部の頭側・尾側の6カ所で0〜3点，総点数0〜36点)評価を行うことで，SBT・抜管失敗リスクの評価に用いることができます(図17-11).

□ SBT開始時と比較して終了時の含気スコア上昇は心原性肺水腫，気道分泌物排出不十分，呼吸筋疲労などが原因です.

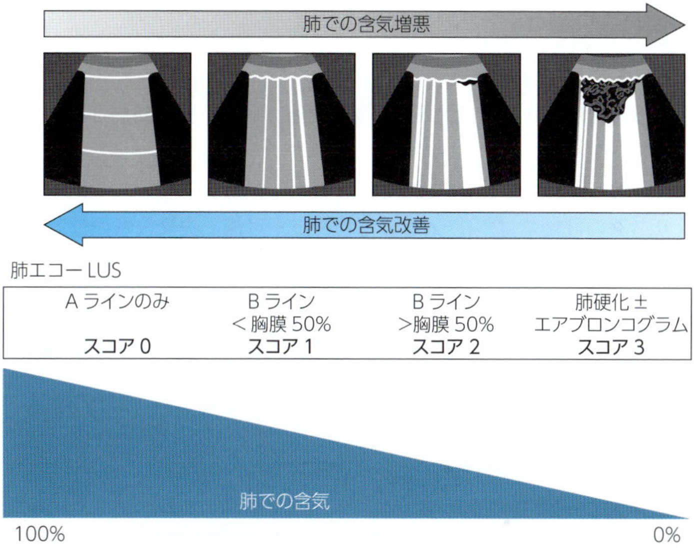

図17-11　肺エコー LUSによる肺内含気評価

□ 肺エコー LUSによる肺内含気評価については☞18章p.671参照.

□ このようにSBT前後でのBNP，Ht値，肺エコーでの変化および，量・カプノグラフィ VCapを使用し，① 呼気CO_2量や1回換気量の著明な上昇(＝呼吸仕事量の増加)，② 呼気CO_2量や1回換気量の低下と死腔率上昇(＝弱い自発呼吸努力)をモニタリングすることで，SBT成功・失敗の評価と失敗の原因検索のために非常に有用です.

Section 5 抜管

□ SBTを行い人工呼吸器離脱可能と判断したら抜管を行います.

□ 離脱と抜管は異なり,

- 人工呼吸器離脱liberation, discontinuation→人工呼吸器サポートなく, 挿管された状態
- 抜管extubation→挿管チューブ自体の抜去

を意味します.

□ 抜管後の再挿管により合併症・死亡率が上昇しますが, 抜管可能な患者で挿管延長も予後が悪いことがわかっているため抜管可能と判断したら早期抜管を行い, 可能な限り再挿管の回避を考慮します.

□ 再挿管リスクの評価では, ① 気道分泌物排出不可能・抜管後喉頭浮腫といった気道トラブル, ② 心肺機能低下といった気道以外の全身状態の2つに分けます.

抜管直前の3つの注意点, 意識レベルと気道閉塞と気道分泌物排出

□ 抜管直前の評価項目としては,

① 意識レベル
② 気道確保(咳嗽・咽頭反射)と気道分泌物量
③ 喉頭浮腫による気道閉塞

の3点があります.

□ ① 意識レベルについては一般的にGCS≧8点で抜管可能といわれており, ベッドサイドの評価としては従命での開眼, 離握手可能, 咳嗽可能かを確認します.

□ またせん妄の有無についての評価も抜管前に行うべきであり, CAM-ICUやICDSCを用います(☞11章p.366参照).

□ ② 気道確保については, 口腔内吸引での咽頭反射・挿管チューブ内吸引時の咳嗽反射を確認します. 咽頭反射減弱・消失は重度の脳障害を示唆し, また咳嗽反射によって横隔膜・肋間筋機能が十分であるかが確認できます.

□ 気道分泌物量については, 吸引回数が2時間以内に数回以上必要な場合, そして2.5mL/時以上だと多いと考えます.

□ またホワイトカードテストでは, 挿管チューブから1, 2cm離して白紙を置き, 患者に咳嗽を指示し気道分泌物を喀出できるかをみる試験です.

□ ① 意識レベルと② 気道確保・気道分泌物量の評価において,

- (従命による)開眼・離握手・挺舌不可能
- 気道分泌量≧2.5mL/時
- 咳嗽ピーク流速≦60L/分

の3つを満たすと再挿管率が上昇します．

□ ③ 抜管後の気道閉塞の評価にはカフリークテストがあります．

カフリークテスト(cuff-leak test: CLT)

□ 挿管チューブのカフ内空気を抜くと，喉頭浮腫がない場合はカフ周囲エアリークがあります(表17-15)．

□ 喉頭浮腫が著明な場合はカフ周囲カフリークが認められず，カフリークが110mL未満ないし24%未満では抜管後喉頭浮腫の高リスク群とされ，十分な再挿管準備での抜管および抜管後喉頭浮腫予防を行います(p.616参照)．

表17-15 カフリークテストCLTの実際：人工呼吸器管理中のカフリーク量測定

① CLT前にまず口腔内，気管内吸引を行い，ACVモードに変更する
② カフをふくらませた状態で，吸気/呼気時の1回換気量V_Tを測定し，等しい値であることを確認する
③ カフの空気を抜く
④ 2，3回の呼吸の後に呼気V_Tが落ちついたら，つづけて6回の呼吸サイクルでの呼気V_Tを記録する
⑤ 6回のうち低値3つの平均を求める
⑥ カフの空気を抜く前の吸気V_Tと平均した呼気V_Tの差をカフリーク量として求める

Section 6 抜管後の観察ポイントと再挿管の予防

抜管後の2つの観察ポイント

□ 抜管後は6～12時間は絶飲絶食として深呼吸と咳嗽を励行します．

□ そして人工呼吸器離脱・抜管後は，

- 自発呼吸パターン
- 上気道閉塞徴候

の2点に注意します．

□ 自発呼吸パターン：① 穏やかな呼吸か，② 呼吸時の姿勢，吸気：呼気比，酸素投与量，呼吸数と酸素飽和度SpO_2をモニタリングします．

□ 呼吸状態が不安定な場合は，SBT失敗の原因検索と同様，① 原疾患が十分に改善していない，② 輸液過剰，③ 抜管中のトラブル―無気肺や上気道閉塞，④ 痛み，⑤ 不安，⑥ せん妄を考慮する必要があります．

□ 上気道閉塞徴候として，① Stridorの有無，② 吸気・呼気での雑音の有無を確認し，無気肺や気道分泌物誤嚥評価を含め頸部，肺野(上・中・下・背側)の聴診を行います．

□ またシーソー呼吸など上気道閉塞の呼吸パターンの認識も重要です．

□ とくに呼吸不全を疑わせる状態して，

> ① ガス交換できない：呼吸数上昇(>20)，呼吸補助筋(とくに胸鎖乳突筋)の使用，起坐呼吸
> ② 換気できない：呼吸数低下，呼吸が止まっている，シーソー呼吸

などに注意します．

再挿管の予防

□ ① 抜管後の喉頭浮腫を予防し，また② 抜管後の呼吸不全再増悪の2点を予防することで再挿管を回避します．

① 抜管後喉頭浮腫の予防

□ 抜管後喉頭浮腫予防が必要な高リスク群(表17-16)に対してカフリークテストCLTを行うとともに**抜管最低4時間前のステロイド全身投与**により喉頭浮腫軽減，再挿管率減少の報告があります．

表17-16 抜管後喉頭浮腫予防が必要な高リスク群

① 長時間の気管挿管(6日以上)
② 挿管時に頻回の喉頭展開，挿管時損傷
③ 内径が大きな挿管チューブ使用
④ 女性
⑤ 予期せぬ抜管後の再挿管

□ 実際のCLT，ステロイド投与，抜管後喉頭浮腫出現時の対応は図17-12のようになります．

> 抜管後喉頭浮腫予防でのステロイド投与法：
> ① メチルプレドニゾロン24時間かけて40mg×4回
> ② メチルプレドニゾロン4時間前に40mg×1回
> ③ デキサメタゾン24時間かけて5mg×4回

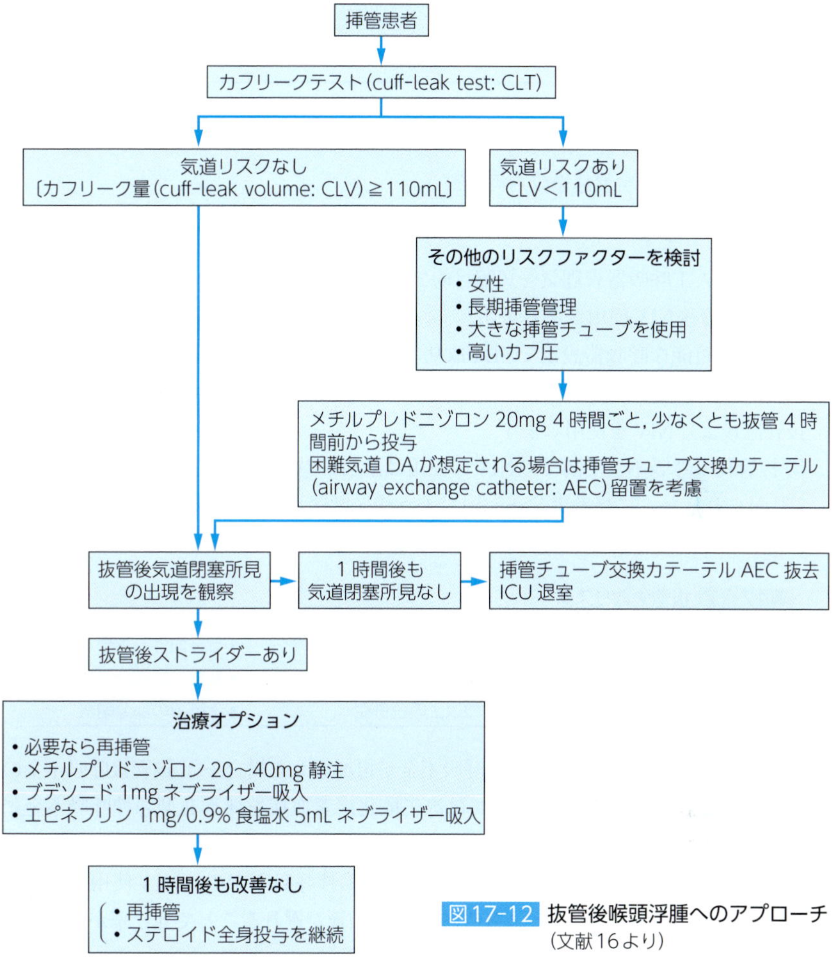

図17-12 抜管後喉頭浮腫へのアプローチ
(文献16より)

② 抜管後呼吸不全再増悪の予防

□ 再挿管の原因が気道トラブルの場合と気道以外の原因(抜管後呼吸不全)で死亡率が大きく異なり，呼吸不全再増悪による再挿管では死亡率が非常に高くなります．

□ 抜管後呼吸不全で再挿管を回避する方法として血管内容量の適正化とともに，

> ① 非侵襲的人工呼吸器NIV
> ② 高流量鼻カニュラHFNC(またはNIVとHFNC併用)
> ③ 機械的陽圧陰圧療法MI-E

の3つの方法があります．

抜管後の非侵襲的人工呼吸器NIV

□ 抜管後NIV使用の場面として,

> ① 挿管・人工呼吸器管理期間の短縮目的
> ② 抜管後の呼吸不全予防目的
> ③ 抜管後呼吸不全発症後の治療目的

の3つがあります.

□ ① 挿管・人工呼吸器管理気管短縮目的では, COPD急性増悪AECOPDや神経筋疾患での抜管後NIV使用があります.

□ SBT施行可能な呼吸器設定でSBT成功・失敗に関係なく抜管前の換気設定(PACVまたはPSV)PEEP 3〜5, PS 5〜8cmH_2Oで, NIV-PSVモードで同様の設定とし抜管直後よりNIVを使用します.

□ ② 抜管後の呼吸不全予防でのNIVの使用は, SBT成功後の抜管失敗リスク(表17-17)があり, とくに高齢者(>65歳), 心疾患・呼吸器疾患の既往, 高二酸化炭素血症があれば, 抜管直後よりNIVを使用します.

表17-17 抜管失敗リスク

• 高二酸化炭素血症	• 65歳以上, 1歳未満	• うっ血性心不全
• 肺気腫/COPD	• 有効な咳嗽ができない	• 多量の気道分泌物
• SBT1回以上失敗している	• 1つ以上の合併症	• 上気道の部分閉塞

□ SBTが成功し抜管48時間以内に呼吸不全が再増悪した場合─③ 抜管後呼吸不全の治療目的でNIVの有効性については高二酸化炭素血症を伴うII型急性呼吸不全に限られます.

□ 高二酸化炭素血症を伴わない抜管後急性低酸素性呼吸不全ではNIV使用による有効性を示すエビデンスがなく, NIV失敗・再挿管が遅れることで死亡率が高くなる可能性があります.

□ 抜管後にNIVを使用する場合, ① 上気道閉塞がない, ② 咳・咽頭反射があり気管分泌物排出が可能であることの2つの条件は必須です.

□ またNIV開始後1, 2, 6時間で効果判定を行い, 有効でないと判断したら速やかに再挿管することが重要です(後述する高流量鼻カニュラHFNCを抜管後に使用する際も同様です).

ポイント!

- 抜管後のNIV使用は, ① 人工呼吸器管理期間の短縮(肺気腫/COPD, 神経筋疾患), ② 抜管後呼吸不全再増悪の予防, ③ 抜管後呼吸不全の治療目的(II型呼吸不全に限る)の3つがある
- 抜管後のルーチンでのNIV使用は推奨されない

抜管後の高流量鼻カニュラHFNC

- 抜管後のHFNC使用について，抜管失敗・再挿管リスクに応じHFNC有効性の報告があり，とくに抜管失敗・再挿管高リスク群ではHFNCとNIVを併用することで再挿管率減少の報告があります．
- そのため抜管失敗・再挿管リスクに応じた呼吸ケアデバイスを使い分けるとよく，

> ① リスクなし～低リスク群：酸素療法を必要に応じて使用
> ② 低～中リスク群：高流量鼻カニュラHFNC 24時間使用
> ③ 高リスク群：マスク型NIVとNIV使用合間に高流量鼻カニュラHFNC併用で48時間使用(※NIVは最低1日12時間以上使用)

を行います(表17-18)．

表17-18 再挿管リスク分類

リスクなし～低リスク群	
人工呼吸器装着48時間未満	65歳未満
心不全での人工呼吸器管理でない	肺気腫/COPDがない
重症度が低い，APACHE IIスコア<12	BMI<30
気道閉塞リスクなし	気道分泌物の喀出可能
SBT試行まで短期間(1日以内)	基礎疾患<2つ
低～中リスク群	
低リスク群	
人工呼吸器装着7日未満	65歳未満
心不全での人工呼吸器管理でない	肺気腫/COPDがない
重症度が低い，APACHE IIスコア<12点	BMI<30
気道閉塞リスクなし	気道分泌物の喀出可能
SBT試行まで短期間(1日以内)	基礎疾患<2つ
中リスク群: 以下のうち1つ以上	
65歳以上	心不全が原因で人工呼吸器管理
中等度-重度肺気腫/COPD	抜管当日のAPACHE IIスコア≧12
BMI≧30	気道閉塞・喉頭浮腫リスクが高い
気道分泌物の喀出困難	困難なウィーニング，延長したウィーニング
基礎疾患≧2つ	7日間以上の人工呼吸器管理
高リスク: 以下のうち 4 つ以上	
65歳以上	心不全が原因で人工呼吸器管理
中等度-重度肺気腫/COPD	抜管当日のAPACHE IIスコア≧12
BMI≧30	気道閉塞・喉頭浮腫リスクが高い
気道分泌物の喀出困難	困難なウィーニング，延長したウィーニング
基礎疾患≧2つ	7日間以上の人工呼吸器管理
SBT終了時に高炭酸ガス血症($PaCO_2$>45mmHg)	

抜管後の高流量鼻カニュラHFNC使用時の設定：

- 温度37℃
- 流量20～50L/分
- 酸素濃度：CO_2貯留リスクなし：目標$SpO_2$92～96%
  CO_2貯留リスクあり：目標$SpO_2$88～92%で調整

抜管後の機械的陽圧陰圧療法MI-E

□ 機械的陽圧陰圧療法（mechanical insufflation-exsufflation：MI-E）は機械的な咳嗽補助で気道に陽圧＋20～70cmH_2Oによる吸気圧，陰圧－20～70cmH_2Oによる呼気圧を交互にかけることで呼気圧を高め，人工的に咳嗽を起こすことで気道分泌物の排出を促進する目的で使用します．

□ 神経筋疾患のケースで抜管後NIVとMI-E併用により有効性を示す報告もあり，咳嗽が弱く気道分泌物排出が困難で抜管失敗リスクがあるケースで，抜管後呼吸不全および再挿管を回避できる可能性があります．

MEMO MI-Eとは

□ マスクまたは挿管・気管切開チューブに回路をつなぎ，気道に陽圧を加えた後，急速に陰圧にシフトすることで換気と排痰の促進に用いられます（図17-13）．

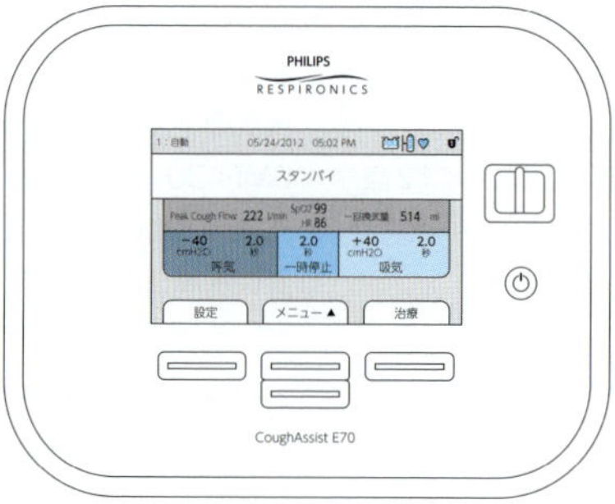

図17-13 カフアシストE70（フィリップス・レスピロニクス社）

□ カフアシストE70では，患者の吸気に同調させることが可能です．設定項目としては，

① 患者の吸気と同調させるか，呼吸と関係なく用いるか
② 吸気陽圧と呼気陰圧
③ 吸気陽圧時間と呼気陰圧時間
④ 吸気陽圧後の一時停止時間（ポーズ）

を決め，3～5回を1クールとして行います．

□ MI-Eは気道内圧の変化で換気・排痰を促進させるため，血行動態が不安定な場合は使用できません．また酸素投与ができないため重症の呼吸不全でも使用できません．

□ 国内で使用可能なMI-Eは2025年3月時点で4種類あります(表17-19)．

表17-19 国内で使用可能なMI-Eの比較

製品名	カフアシストE70	コンフォートカフプラス	ミニペガソII	パルサー
販売元	フィリップス・レスピロニクス	パシフィックメディコ	エア・ウォーター	チェスト
モード	オート マニュアル オシレーション: 60～1200/回 振幅圧力 1～10cmH_2O カフトラック	オート マニュアル パーカッサー: 10～600/分 パーカッションラップ	オート マニュアル パーカッション: 50～300/分 オートシンク イージースタート	オート マニュアル バイブレーション: 180～600/分 トリガー
最大陽圧・陰圧	±70cmH_2O	±60cmH_2O	±50cmH_2O	±60cmH_2O
最大吸気・呼気流量	10.0L/秒	10.0L/秒	2.6L/秒	2.0L/秒
吸気・呼気時間	0.0～5.0秒	0.0～5.0秒	0.0～9.9秒	0.0～5.0秒
休止時間	0.0～5.0秒	0.0～5.0秒	0.0～9.9秒	0.0～5.0秒
入力電力	100～240VAC	100～240VAC	100～240V	100～240V
寸法H×W×D (mm)	231×292×190	288×212×330	220×240×260	210×240×330
重量	4.3kg	6.4kg	4.4kg	3.9kg
バッテリー	あり	なし	あり	なし

Section 7

自動ウィーニング

□患者状態(生体情報)を人工呼吸器が取り入れてマイクロプロセッサにより演算処理し，自動換気制御を行うClosed loop ventilationにより，高い同調性や呼吸仕事量の低減，速やかな人工呼吸器離脱が可能になりました．

□Closed loop ventilationによる人工呼吸器離脱の自動ウィーニングとしてSmartCare/PS，ASV/INTELLiVENT ASVモードがあります(図17-14)．

□ここではSmartCare/PSモードについて取り上げます(ASV/INTELLiVENT ASVについては20章参照)．

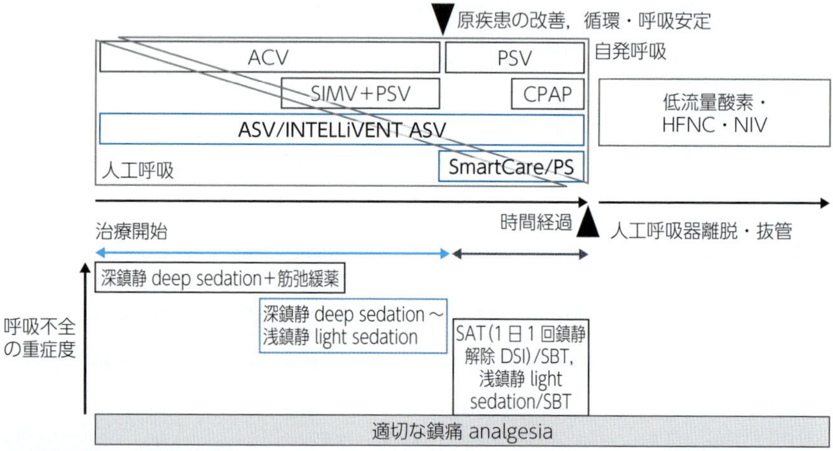

図17-14 人工呼吸器離脱におけるSmartCare/PSとASV/INTELLiVENT ASVの違いに注意

人工呼吸器管理において，原疾患の改善，循環・呼吸状態が不安定な場合は深鎮静deep sedationによるACVやSIMV±PSVモードが使われるが，状態安定とともに無鎮静，浅鎮静light sedationによる自発呼吸温存での早期離脱が求められるようになっている．また離脱後は適宜低流量酸素，高流量鼻カニュラHFNC，非侵襲的人工呼吸器NIVが用いられる．**SmartCare/PSは自発呼吸可能な状況下での使用，ASV/INTELLiVENT ASVは人工呼吸器管理気管全般での使用が可能である．**

SmartCare/PS

□Smart Care/PSはBrochardによる臨床現場でのデータ収集により作成されたKnowledge-Based System(KBS)が特徴です．

□KBSは「呼吸器が考えながら離脱へと導くシステム」を指し，設定の変化に対する1回換気量や呼吸数などの生体反応を個人のデータとして蓄積し，これらの情報を基にデータを解釈，設定変更を行い，変更後に再度検証を行う機能を持つシステムです．

□SmartCare/PSでは患者の臨床データをリアルタイムに評価し，前もって設定した範囲に① 呼吸数RR，② 1回換気量V_T，③ 呼気終末二酸化炭素分圧$P_{ET}CO_2$が維持されるよう吸気圧プレッシャーサポートPS圧を調整します(図17-15).

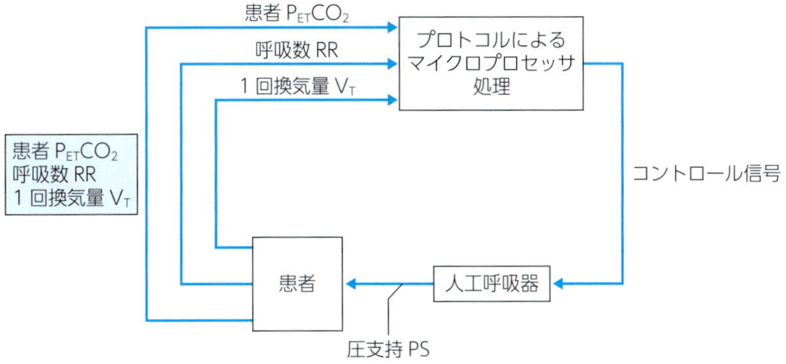

図17-15 SmartCare/PS

□ この設定した許容範囲内をコンフォートゾーンcomfort zoneといい，自動的にPS圧を調整し，自発呼吸トライアルSBTが可能な最小値まで下げていきます．SBT可能な最小値になったときにSBTを自動的に行い，『SBTが完了しました』というメッセージを表示します．

□ 自発呼吸時しか使用できないモードであるため，ACVやSIMVからSmartCare/PSにする場合，逆にSmartCare/PSから戻す場合には手動でのモード変更が必要です．

□ SmartCare/PSの概念として，① RR，② V_T，③ $P_{ET}CO_2$の3つのパラメータを元にして換気診断を2分(PS圧に変更がない場合)ないし5分ごと(PS圧に変更がある場合)に8つの呼吸パターンに分類し，診断に従いプレッシャーサポートPS圧を変化させます(図17-16，図17-17，表17-20，表17-21).

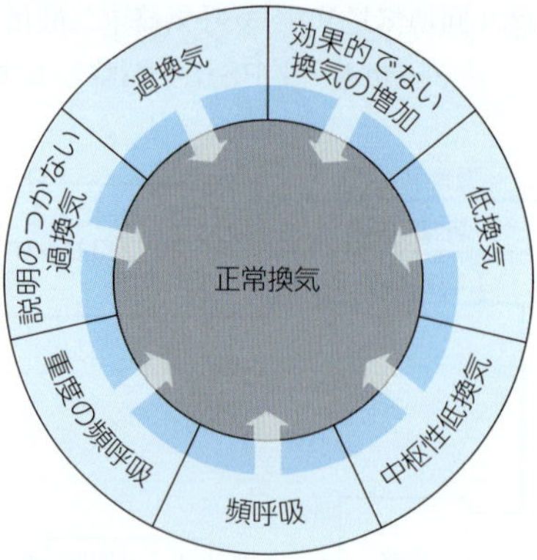

図17-16 SmartCare/PSでの8つの呼吸パターン
(Dräger社SmartCare/PSオプション資料より)

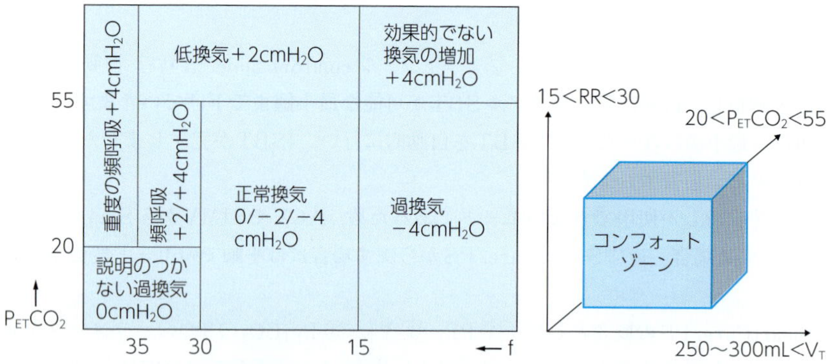

図17-17 8つの呼吸パターン診断後のPS圧の変化
中枢性低換気の診断時にはPS圧は変化なくアラームが鳴る.
(Dräger社SmartCare/PSオプション資料より)

表17-20 SmartCare/PSにおけるPS圧の目標値(cmH_2O)

	加温加湿器の種類	ATC off	ATC on	体重35kg以下
気管切開	加温加湿器	5	0	10
	人工鼻	9	5	
気管挿管	加温加湿器	7	0	
	人工鼻	10	5	

表17-21 8つの呼吸パターンの分類の診断条件と治療法

換気パターン	診断条件と治療法
正常換気	診断: ① 体重35kg以上: 中枢神経障害がない場合, f_{spn}は15〜30回/分 中枢神経障害がある場合, f_{spn}は15〜34回/分 体重が55kgを超える場合, V_Tは300mLを超える 体重が33〜55kgの場合, V_Tは250mLを超える 肺気腫/COPDがない場合, $P_{ET}CO_2$は55mmHg未満 肺気腫/COPDがある場合, $P_{ET}CO_2$は65mmHg未満 ② 体重15〜35kgの場合: f_{spn}は18〜40回/分, V_Tは6mL/kgを上回る, $P_{ET}CO_2$は55mmHg未満 反応: ウィーニングを継続し, 現在のPS圧に基づいて減らす
過換気	診断: $P_{ET}CO_2$と1回換気量は許容範囲内だが, 呼吸回数が低い. 患者へのサポートが高すぎる 反応: PS圧を下げる
頻呼吸	診断: $P_{ET}CO_2$と1回換気量は許容範囲内だが呼吸回数が高い 反応: PS圧を上げる, 3回連続して「頻呼吸」と診断されると「頻呼吸が続いています」のアラーム
重度の頻呼吸	診断: $P_{ET}CO_2$と1回換気量は許容範囲内だが, 呼吸回数がきわめて高い 反応: PS圧を上げる, 3回連続して「重度の頻呼吸」と診断されると「頻呼吸が続いています」のアラーム
効果的でない換気の増加	診断: 呼吸回数は許容範囲内だが, $P_{ET}CO_2$が高すぎるか1回換気量が低すぎる 反応: PS圧を上げる
低換気	診断: 1回換気量は許容範囲内だが, 呼吸回数が低く, $P_{ET}CO_2$が高い 反応: PS圧を上げる
中枢性低換気	診断: 1回換気量と呼吸回数が低く, $P_{ET}CO_2$が高い 反応: PS圧に変化なし, 「中枢性低換気」のアラーム
説明のつかない過換気	診断: 1回換気量は許容範囲内だが, 呼吸回数が高く, $P_{ET}CO_2$が低い 反応: PS圧に変化なし, 「説明のつかない過換気」のアラーム

PS: プレッシャーサポート, f_{spn}: 自発呼吸回数
(Dräger社SmartCare/PSオプション資料より)

□ そしてコンフォートゾーンに入れば正常換気と判断し, PS圧を段階的に下げ, PS圧が十分に下がればSBTを実施する自動ウィーニングを行います.

□ 表17-22にSmartCare/PSのプロトコルの概略を示します.

表17-22 SmartCare/PSのプロトコル

プロトコル

ウィーニング方式	自動調節プレッシャーサポート
プロトコルの実施	ナレッジベース
参照代謝パラメータ	$P_{ET}CO_2$
参照呼吸パラメータ	自発呼吸回数，1回換気量
データ収集間隔	5秒
換気状態の更新	2分/5分ごと
体重による分類	≧15～<36kg ≧35～55kg 56kg超～200kg
プロトコルに関連する換気診断	頻呼吸，重度の頻呼吸，効果的でない換気の増加，低換気，中枢性低換気，過換気，説明のつかない過換気
適応範囲	あらゆる患者に対応
$F_IO_2$max	範囲：30～100Vol%
PEEPmax	範囲：5～15cmH_2O
適応範囲	体重≧36kgを超える患者
SC-RR下限	範囲：10～15/分
SC-RR上限	範囲：20～40/分
SC-V_T下限	範囲：4~7mL/kgPBW
SC-$P_{ET}CO_2$上限	範囲：45～65mmHg (5.99～8.66kPa)

自発呼吸トライアル(SBT)	自動
SBT完了の通知	自動
PEEPを変更する操作の通知	自動
他のオプションとの組み合わせ	自動チューブ補正(ATC™) 体重≧36kgを超える患者
プレッシャーサポートの低減単位	最大4cmH_2O

設定

患者状態	COPD，中枢神経障害
体重	15～200kg
挿管方法	気管挿管，気管切開
加湿方法	加温加湿器，人工鼻
就寝設定	夜間の休息，時間，長さ
手動によるプレッシャーサポート変更	随時

SC-$P_{ET}CO_2$：SmartCareが設定した呼気終末CO_2濃度
SC-RR：SmartCareが設定した自発呼吸回数
SC-V_T：SmartCareが設定した1回換気量
(Dräger社SmartCare/PSオプション資料より)

□実際の設定するパラメータと初期設定は，自発呼吸のPSVモード(Dräger社EVITAではSPN-CPAP)でSmartCare/PSが使用可能です．

□設定項目は①患者，②挿管方法，③患者状態，④就寝設定，⑤ガイドライン変更，⑥患者セッションの6項目があります(図17-18，表17-23)．

JCOPY 498-06694

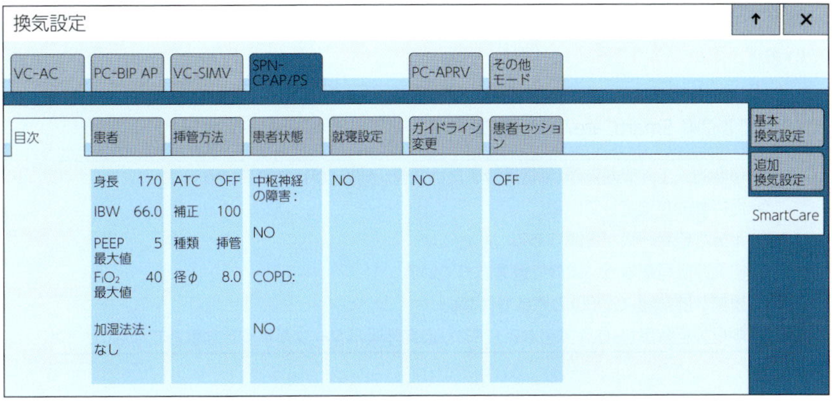

図17-18 SmartCare/PSの設定画面

表17-23 SmartCare/PSの設定項目

①患者	②挿管方法	③患者状態
④就寝設定	⑤ガイドライン変更	⑥患者セッション

□患者では，身長，PEEPmax(5〜15mmH$_2$O)，F$_I$O$_2$max(30〜100%)の3項目を設定します．身長を設定し理想体重IBWが自動的に計算されます．PEEP，F$_I$O$_2$maxは自発呼吸トライアルSBTを開始する基準値となります．

□挿管方法では，気管チューブ抵抗補正ATCの有無，挿管チューブ種類(気管挿管，気管切開)，内径(mm)，加温加湿器HH・人工鼻HMEを選択します．

□患者状態では，中枢神経の障害，COPDの有無を選択します．

□就寝設定では，就寝設定の有無，就寝・起床時間を選択することで，夜間就寝時にはウィーニングを停止して，患者をコンフォートゾーンで安定させる設定があります．

□ガイドライン変更では，特殊な疾患で通常のガイドラインでウィーニングが困難な場合，状態に応じて呼吸数RR，1回換気量V$_T$，呼気終末二酸化炭素分圧P$_{ET}$CO$_2$の条件を変更できます．通常は“NO”を選択します．

□患者セッションでは，これまで5つの設定項目が終了した後に“ON”にすることでSmartCare/PSが開始となります．

□SmartCare/PSは，24時間以上の人工呼吸器管理を行っており，血行動態が安定しているが容易にウィーニング・離脱が困難である患者が適応となります．長期間の人工呼吸器管理患者を合併症なしに安全にウィーニング・離脱することを目的に開発された経緯があるからです．実際には表17-24の条件を満たす場合とされています．

表17-24 SmartCare/PSの適応①

① 侵襲的人工呼吸器管理(気管挿管または気管切開術)が行われている
② 血行動態が安定している
③ 十分な自発呼吸が可能である
④ 自発呼吸可能な浅い鎮静で管理されている
⑤ 重篤な肺気腫/COPDの患者ではない
⑥ 中枢神経疾患(脳血管障害など)があり自発呼吸パターンが不安定な患者ではない

□ また同時に表17-25の4項目が満たされることも重要です．

表17-25 SmartCare/PSの適応②

① 患者の酸素化が十分に維持されている(F_IO_2 0.4でPaO_2>60mmHg)
② 重度の換気血流比不均等がない(肺血栓塞栓症など)
③ 酸塩基平衡異常がない
④ 発熱患者ではない

成人で用いる場合:

- 成人では体重35〜200kgで気管挿管・気管切開患者で，加温加湿器HH，人工鼻HMEのどちらでも使用可能とされています(成人で35kg以下では加温加湿器のみ)．また自動チューブ補正ATC使用時は補正率100%とすることが薦められています．

小児で用いる場合:

- 体重15〜35kgの気管挿管患者で加温加湿器のみ使用可能とされ，ATCは用いることができずリーク補正が必須とされています．

□ 一方で，SmartCare/PSは長期的に人工呼吸器管理されている患者の人工呼吸器ウィーニングを目的としているため，短期間の管理が必要な術後患者には適していないとされています．

□ リークが存在する場合(気管支肺胞瘻やカフなしチューブ使用時)には正確な$P_{ET}CO_2$が測定できないため使用は適していません．また重篤な肺気腫/COPDでは肺胞死腔換気が問題となるため動脈血液ガス分析でのPaO_2，$PaCO_2$値を常にSmartCare/PSの$P_{ET}CO_2$値とパルスオキシメータSpO_2値が反映しないため使用に適していません．

□ SmartCare/PSの禁忌を表17-26に示します.

表17-26 SmartCare/PSの禁忌

① 自発呼吸がない患者
② 呼吸が不安定，または呼吸努力が強い患者
③ 体重15kg未満，200kgを超える患者
④ 新生児
⑤ シャントが高い患者（著明な換気血流比不均等）
⑥ 高PEEP管理が必要な患者（とくにPEEP＞20cmH_2O）

ケースの解説：

Case1

□ 酸素濃度をまず下げて，モードをACV→SIMV±PSV→PSV→CPAP→Tチューブの流れや呼吸回数漸減は多くの患者では必要がないプロセスであり，無駄に人工呼吸器管理時間を延長させている可能性があります.

□ また鎮静でベンゾジアゼピン・ミダゾラムを長時間使用すると覚醒まで時間がかかります.

Case2

□ 原疾患である肺炎の改善とともに人工呼吸器サポートの時期と自発呼吸によるSBT（この場合PSVとゼロPEEP）の時期を明確に分けており，SBTを行い人工呼吸器離脱可能と判断し速やかに人工呼吸器離脱を行っています.

□ また鎮静に非ベンゾジアゼピン・プロポフォールを用い，抜管後喉頭浮腫予防でステロイドを使用しています.

Case3

□ 低心機能・心不全ケースでさらに血管内容量が多い状態で人工呼吸器離脱を行ったためにウィーニング失敗となっています.

□ 再挿管後に鎮静・鎮痛を行い，呼吸筋疲労を避けるために人工呼吸器サポートを十分とした上で，低心機能・心不全への治療（血管拡張薬や頻脈傾向であれば少量β遮断薬など）および血管内容量を適正化するために血中BNP値，Ht値，心エコー，肺エコーでの評価を行いながら利尿薬投与を考慮します.

□ またウィーニング失敗の原因が改善した場合，再度24時間ごとにSAT/SBTを行い人工呼吸器離脱を目指します.

□ ウィーニング・離脱がせん妄が原因で困難な場合にはデクスメデトミジン使用も考慮します.

Case4

□ 心臓外科術後の早期人工呼吸器離脱のケースです．心臓外科術後では一時的に低心機能となっているため十分に強心薬を用い，前負荷・後負荷を最適化してから離脱を行います．

□ VACVからPSVによるSBTを行い，術後再挿管回避目的で高流量鼻カニュラHFNCを使用しています．

Case5

□ 24〜48時間以上の長期間の人工呼吸器管理のため，抜管後喉頭浮腫の可能性を考慮して十分な鎮痛･鎮静のもとカフリークテストを行い，リーク量<110mLでリスクありと判断し，ステロイドを離脱12時間前から投与して人工呼吸器離脱を行っています．

□ また抜管後にNIVを使用することで基礎疾患の肺気腫/COPDの呼吸仕事量を減らすよう管理しています．

Case6

□ 肺炎，心不全で挿管・人工呼吸器管理となり，自発呼吸温存でPSVモード可能を確認し自動ウィーニングでSmartCare/PSを用いています．

＊この章でのポイント＊

☑ 人工呼吸器離脱の4つの条件を理解する．

☑ 人工呼吸器離脱・ウィーニングでの自発覚醒トライアルSAT/自発呼吸トライアルSBTを含む離脱プロトコルを理解する．

☑ 人工呼吸器離脱困難の原因検索とその対策を理解する．

☑ 抜管後喉頭浮腫の予防・対応を理解する．

☑ 抜管後呼吸不全・再挿管回避での非侵襲的人工呼吸器NIV，高流量鼻カニュラHFNCの使い方を理解する．

☑ Closed loop ventilationであるSmartCare/PSによる自動ウィーニングを理解する．

For Further Readings：さらに理解を深めるために

1. McConville JF, Kress JP. Weaning patients from the ventilator. N Engl J Med. 2012; 367: 2233-9.
2. MacIntyre NR, Cook DJ, Ely EW Jr, et al. Evidence-based guidelines for weaning and discontinuing ventilatory support. Chest. 2001; 120(6 Suppl): 375S-95S.
3. Boles J-M, Bion J, Connors A, et al. Weaning from mechanical ventilation. Eur Respir J. 2007; 29: 1033-56.
4. Schmidt GA, Girard TD, Kress JP, et al. Official Executive Summary of an American Thoracic Society/American College of Chest Physicians Clinical Practice Guideline: Liberation from Mechanical Ventilation in Critically Ill Adults. Am J Respir Crit Care Med. 2017; 195: 115-9.
5. Kress JP, Pohlman AS, O'Connor MF, et al. Daily interruption of sedative infusions in critically ill patients undergoing mechanical ventilation. N Engl J Med. 2000; 342: 1471-7.
6. Girard TD, Kress JP, Fuchs B, et al. Efficacy and safety of a paired sedation and ventilator weaning protocol for mechanically ventilated patients in intensive care (Awakening and Breathing Controlled trial): a randomized controlled trial. Lancet. 2008; 371: 126.
7. Brochard L, Rauss A, Benito S, et al. Comparison of three methods of gradual withdrawal from ventilatory support during weaning from mechanical ventilation. Am J Respir Crit Care Med. 1994; 150: 896-903.
8. Hess DR, MacIntyre NR. Ventilator discontinuation: why are we still weaning? Am J Respir Crit Care Med. 2011; 184: 392-4.
9. Perren A, Brochard L. Managing the apparent and hidden difficulties of weaning from mechanical ventilation. Intensive Care Med. 2013; 39: 1885-95.
10. 日本集中治療医学会，日本呼吸療法学会，日本クリティカルケア看護学会．人工呼吸器離脱に関する3学会合同プロトコル，2015年2月28日．https://www.jsicm.org/publication/kokyuki_ridatsu1503.html
11. Béduneau G, Pham T, Schortgen F, et al. Epidemiology of weaning outcome according to a new definition. The WIND study. Am J Respir Crit Care Med. 2017; 195: 772-83.
12. Pham T, Heunks L, Bellani G, et al. Weaning from mechanical ventilation in intensive care units across 50 countries (WEAN SAFE): a multicentre, prospective, observational cohort study. Lancet Respir Med. 2023; 11: 465-76.
13. Rochwerg B, Brochard L, Elliott MW, et al. Official ERS/ATS clinical practice guidelines: noninvasive ventilation for acute respiratory failure. Eur Respir J. 2017; 50: 1602426.
14. Dessap AM, Roche-Campo F, Kouatchet A, et al. Natriuretic peptide-driven fluid management during ventilator weaning. A randomized controlled trial. Am J Respir Crit Care Med. 2012; 186: 1256.
15. Cheng KC, Chen CM, Tan CK, et al. Methylpredonisolone reduces the rates of postextubation stridor and reintubation associated with attenuated cytokine responses in critically ill patients. Minerva Anestesiol. 2011; 77: 503-9.

16. Pluijms WA, van Mook WN, Wittekamp BH, et al. Postextubation laryngeal edema and stridor resulting in respiratory failure in critically ill adult patients: updated review. Crit Care. 2015; 19: 295.
17. Hernández G, Vaquero C, González P, et al. Effect of post extubation high-flow nasal cannula vs conventional oxygen therapy on reintubation in low-risk patients: a randomized clinical trial. JAMA. 2016; 315: 1354-61.
18. Maggiore SM, Idone FA, Vaschetto R, et al. Nasal high-flow versus Venturi mask oxygen therapy after extubation: effects on oxygenation, comfort, and clinical outcome. Am J Respir Crit Care Med. 2014; 190: 282-8.
19. Hernández G, Vaquero C, Colinas L, et al. Effect of postextubation high-flow nasal cannula vs noninvasive ventilation on reintubation and postextubation respiratory failure in high-risk patients: a randomized clinical trial. JAMA. 2016; 316: 1565-74.
20. Thille AW, Muller G, Gacouin A, et al. HIGH-WEAN Study Group and the REVA Research Network. Effect of postextubation high-flow nasal oxygen with noninvasive ventilation vs high-flow nasal oxygen alone on reintubation among patients at high risk of extubation failure: a randomized clinical trial. JAMA. 2019; 322: 1465-75.
21. Thille AW, Richard JC, Brochard L. The decision to extubate in the intensive care unit. Am J Respir Crit Care Med. 2013; 187: 1294-302.
22. Shahu A, Banna S, Applefeld W, et al. Critical care cardiology: liberation from mechanical ventilation in the cardiac intensive care unit. JACC Adv. 2023; 2: 100173.
23. Branson RD. Mode to facilitate ventilator weaning. Respir Care. 2012; 57: 1635-48.
24. Jouvet PA, Payen V, Gauvin F, et al. Weaning children from mechanical ventilation with a computer-driven protocol: a pilot trial. Intensive Care Med. 2013; 39: 919-25.
25. Taniguchi C, Victor ES, Pieri T, et al. SmartCare™ versus respiratory physiotherapy-driven manual weaning for critically ill adult patients: a randomized controlled trial. Crit Care. 2015; 19: 246.

Chapter 18 新しいモニタリングとその使い方

□ この章では人工呼吸器関連肺傷害VILIを予防するため，生体工学から導かれた肺での応力stress（ストレス）とひずみstrain（ストレイン）の考え方からはじめて，新しいモニタリング（駆動圧，経肺圧，同調性，呼吸ドライブ調整，肺局所換気，メカニカルパワー）についてみていきます．

□ 急性呼吸促迫症候群ARDSを含む呼吸不全に対する患者ひとりひとりに特化し個別化された呼吸ケアpersonalized mechanical ventilationに，これらのモニタリングをどのようにいかせばよいかについて考えてみます．

Section 1 応力stressとひずみstrainから人工呼吸器関連肺傷害VILIを理解する

□ 重症患者の呼吸ケアの目的は，重症肺炎による急性呼吸促迫症候群ARDSやCOPD急性増悪AECOPD，急性心原性肺水腫ACPEといった呼吸不全の原因疾患・病態に対するガス交換を改善することと呼吸仕事量を軽減することです．

□ とくに重症ARDSに対し挿管・人工呼吸器IMV管理は必要不可欠ですが，合併症として人工呼吸器管理自体が肺傷害リスクとなります（☞16章p.570参照）．

応力stressとひずみstrain

□ 生体工学bioengineeringの用語に応力stress（ストレス）とひずみstrain（ストレイン）があり，人工呼吸器による肺への影響を考慮する際に応用することができます．

□ 一般的に物体に力が加わると応力が生まれ，ひずみが生じます．

□ 応力stressとは**「単位面積あたりの物体の内部で発生している力（内力）」**をさし，物体に外力（外から物体に働く力）を加えると，物体の内部ではそれにつり合う力が生じます．

□ 例えば棒状の物体を引っ張ったとき，その引っ張る力と等しい大きさの「元の形に縮んで戻ろうとする力」が働きます．

□ また棒状の物体を押し込むと，その押す力と等しい大きさの「元の形に伸びて戻ろうとする力」が働きます．

□ この内力を物体の断面積で割ったものが応力stressと呼ばれます（図18-1）．

□ 内力を断面積で割った応力stressの考え方は圧力と同じです(☞3章 MEMO p.44参照).

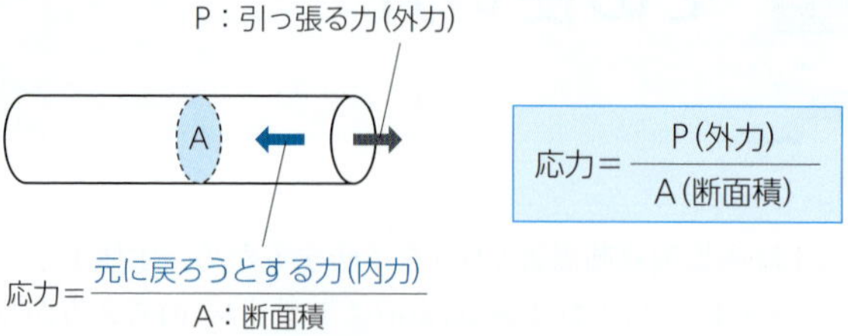

図18-1 応力stressとは

□ 一方，ひずみstrainは物体が変形したときの「**変形前の長さに対しての変形量の比率**」をさし，物体がどれだけ変形したのかを表します(図18-2).

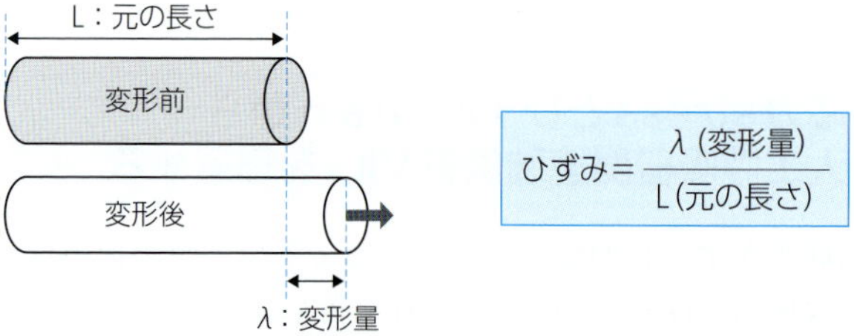

図18-2 ひずみstrainとは

□ そして，応力stressとひずみstrainの間には比例関係があり，「フックの法則Hook's law」といいます.

□ 肺実質に対する機械的な負荷が肺傷害を起こすことが1960年代より呼吸生理学者で認識されており，生体工学での応力とひずみの概念は人工呼吸器で換気中の肺にも当てはまります.

□ 肺への応力stressは肺膨張での肺胞内の圧力として定義されます.

□ この膨張力は経肺圧P_L(P_{tp})，つまり気道内圧P_{aw}と胸腔内圧P_{pl}の差となります.

> **肺への応力stress**
>
> 経肺圧P_L(P_{tp})
>
> ＝気道内圧P_{aw}－胸腔内圧P_{pl}

と表せます.

□ 一方，肺へのひずみstrainは換気中の肺容量の変化ΔVと安静時の肺容量V0との比(＝ΔV/V0)として定義できます.

□ このような肺容量比は機能的残気量FRC，PEEP効果による肺容量，1回換気量V_Tの比となります．PEEPによる肺容量分を分子・分母とするかで，

> 肺へのひずみstrain
> V_T÷(FRC＋PEEP容量)
> または，
> (V_T＋PEEP容量)÷FRC

のどちらかで表せます．

□ しかしFRCを臨床でルーチンにモニタリングできないため，正常肺では予想体重PBW(kg)あたりの換気量として，

> 肺へのひずみstrain
> V_T÷FRC
> ≒V_T÷6〜8mL/kg PBW→V_T/PBW

で臨床では代用します．

□ しかしARDSでの元々の換気量は機能している残存した正常肺容量(＝baby lung)であることを考えると，予想体重あたりの換気量を分母とするよりbaby lungあたりの変化で捉えるほうがより正確だと考えられます．

MEMO　ARDSでの“baby lung”の概念

□ ARDSでは“全体的に肺が硬く”なることで呼吸器系コンプライアンスが低下した状態だと長年考えられてきました．

□ しかしCTによる分析によってARDS肺は不均一肺であり，①肺胞過膨張，②正常，③肺胞虚脱が混在していることがわかりました．

□ つまり，コンプライアンス20mL/cmH_2O未満では正常肺約20%というように，コンプライアンスは正常含気の肺容量と正の相関を示し，コンプライアンスは肺容量が少ない「baby lung(＝赤ちゃんの肺)」の大きさと等しくなります(図18-3)．

□ そしてARDSで残存した肺の弾性抵抗〔エラスタンスE(コンプライアンスCの逆数)〕はほぼ正常であることが示されています．

□ そのため，現在のARDSでのコンプライアンス低下については，
×ARDSでのコンプライアンス⬇→肺全体がびまん性に硬化
◎ARDSでのコンプライアンス⬇→正常機能肺容量⬇
であるという認識が重要です．

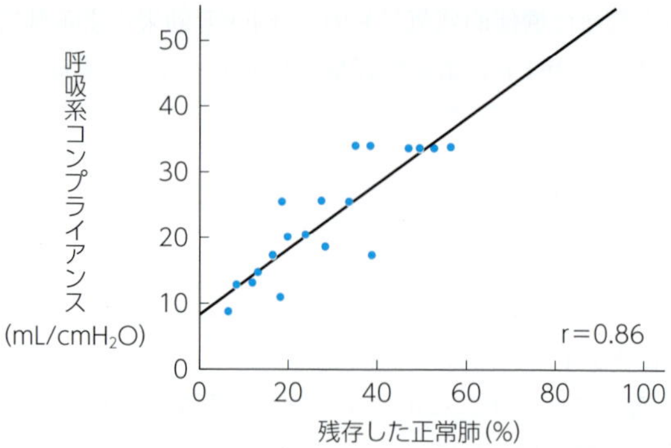

図18-3 ARDSでは残存した正常肺容量とコンプライアンスは正の相関を示す(文献2より)

□ そのため，正常肺では性別・身長から求めた予想体重で標準化した1回換気量V_T/PBWを用い，ARDSなど病的肺では機能している肺容量を示すコンプライアンスで標準化した1回換気量V_T/C_{rs}で評価することが理にかなっています(図18-4).

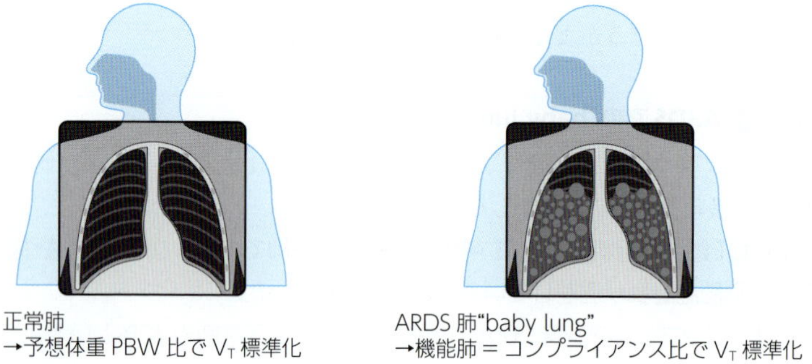

図18-4 ARDSでは"baby lung"でありV_T/C_{rs}(>V_T/PBW)で標準化する

□ baby lungがコンプライアンスに比例するため(☞12章p.402参照)，呼吸器系コンプライアンスC_{rs}を用いて,

ARDSなど肺障害が起こっている場合の肺へのひずみstrain

V_T÷FRC

≒V_T÷C_{rs}➡駆動圧ΔP

※C_{rs}＝V_T÷ΔP

と表されます.

JCOPY 498-06694

□肺での応力stressとひずみstrainがある一定値を超えるとVILIが生じると考えられ，経肺圧と駆動圧を用いた人工呼吸器管理はVILI予防につながる可能性があります．

ポイント!

- 人工呼吸器関連肺傷害VILIリスクでは肺での応力とひずみを考慮すべきである
- 肺での応力stressは経肺圧（＝気道内圧－胸腔内圧）で評価できる
- 肺でのひずみstrainは駆動圧（＝プラトー圧－総PEEP）で評価できる

□人工呼吸器による肺への応力stressとひずみstrainを制限することがVILIを減らし肺保護換気となる考えから，2000年発表されたARDSの予後改善を示した多施設RCT（ARMAスタディ）をみてみます．

□ARMAスタディでは，①1回換気量12mL/kg PBW，プラトー圧50cmH_2O以下とする呼吸管理と②1回換気量を6mL/kg PBW，プラトー圧30cmH_2O以下とする呼吸管理を比較し28日死亡率が低下しました（39.8% vs 31.0%）．

□つまり，ARMAスタディを肺での応力とひずみの制限の視点から捉えると，

- 肺での応力stress→プラトー圧P_{plat}制限
- 肺でのひずみstrain→理想体重による1回換気量V_T/PBW制限

となりますが，いままで述べてきたように，肺での応力stressには経肺圧制限，ひずみstrainには駆動圧制限が指標として用いられるべきです．

□プラトー圧には吸気終末の経肺圧P_L（P_{tp}）と胸腔内圧P_{pl}が含まれ，胸腔内圧が無視できない病態（肥満，腹部コンパートメント症候群など）では吸気終末経肺圧P_L（P_{tp}）が不正確になります．

□また予想体重で標準化した1回換気量は正常肺で使用可能ですが，機能的な正常換気容量が減少したARDS患者ではコンプライアンスC_{rs}で標準化した1回換気量のほうが正確に病態を示していると考えられます．

□実際には，①**食道内圧バルーンによる胸腔内圧測定が広まっていないこと（疫学調査ではARDS患者での食道内圧測定頻度1%以下と普及していない），②駆動圧ΔPを用いた多施設RCTスタディでの生存率改善のエビデンスが現時点ではない**ため，ARDSのガイドラインではプラトー圧制限と予想体重で標準化された低1回換気での肺保護戦略が推奨されています（本書でもプラトー圧制限とPBWによる低1回換気による肺保護を基本とし臨床で容易に測定可能な駆動圧ΔPを追加した人工呼吸器設定を基軸としています）．

□ Ashbaughらによる1967年のARDSの報告から現時点までのガス交換目標や1回換気量について人工呼吸器管理の歴史的な流れは図18-5のようになります.

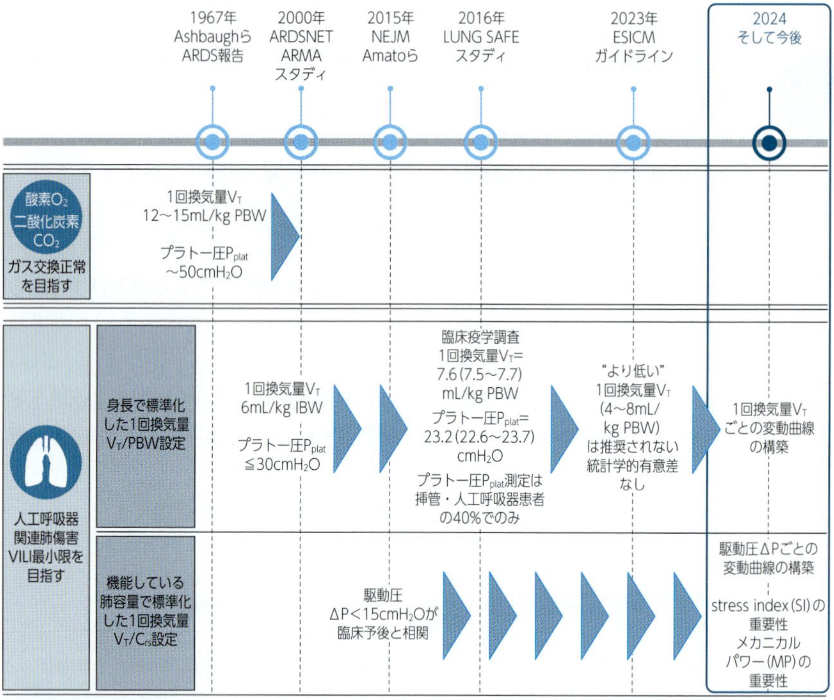

図18-5 ARDSの人工呼吸器管理での適切な1回換気量と気道内圧設定の歴史的な流れ

Section 2 駆動圧ΔP

□ 急性呼吸促迫症候群ARDSに対し，換気ごとに繰り返す肺胞虚脱と再開通atelectraumaおよび肺胞過膨張volutraumaを最小限とする肺保護換気が予後を改善し，とくに予後関連因子として，① 重症度(APACHE Ⅱ スコア)，② 十分なPEEP値〔圧・容量曲線(PVカーブ)でLIP以上〕，③ 駆動圧(driving pressure，ΔP)≦20cmH_2Oの3つが1998年の時点で推察されていました.

□ その後，ARDSでの予後改善を示した2000年のARDS networkによるARMAスタディでは1回換気量V_T 6mL/kg，プラトー圧P_{plat} 30cmH_2O以下とし適切なPEEP(表18-1)を用いた肺保護換気(図18-6)での人工呼吸器管理を行うことで死亡率が低下しました.

表 18-1 ARMAスタディで用いられた酸素濃度F_IO_2/PEEPテーブル

酸素濃度F_IO_2	0.3	0.4	0.5～0.6	0.7	0.8	0.9	1.0
PEEP	5	5～8	8～10	10～14	14	14～18	18～24

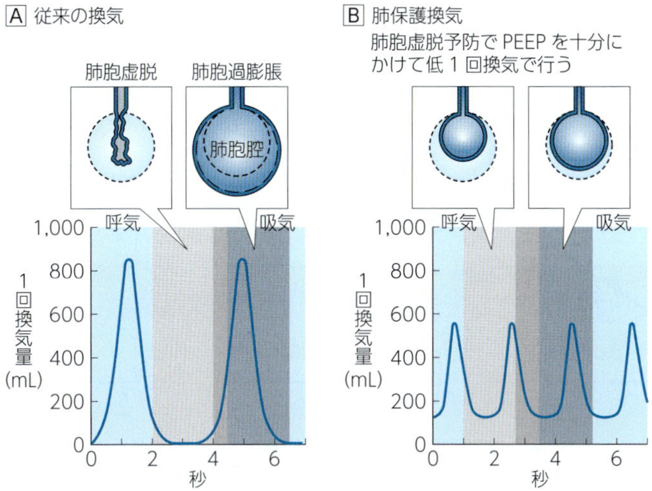

図 18-6 肺保護換気：低1回換気量での量肺損傷volutrauma予防，適切なPEEPによる虚脱肺損傷atelectrauma予防

□ARMAスタディで用いたARDSに対する肺保護戦略(① プラトー圧制限，② 低1回換気，③ 適切なPEEP)，そして“baby lung”の概念から機能的肺換気量を規定する重要な因子である④ 駆動圧ΔPを含む4つの中でARDS肺保護戦略での生命予後改善に最も関連する因子を調べるため，2015年にAmatoらが過去に発表された4つの多施設RCTデータを2次利用して統計的に解析し検証したところ，

- 駆動圧ΔP増加を伴うプラトー圧上昇時のみ死亡リスク上昇
- 駆動圧ΔP一定ならばPEEPを増加させても死亡リスク変化なし
- 駆動圧ΔP減少を伴うPEEP増加時のみ死亡リスク低下
- 予想体重PBWで標準化した1回換気量低下で死亡リスク変化なし
- コンプライアンスで標準化した1回換気量(V_T/C_{rs}=駆動圧ΔP)低下で死亡リスク低下

がわかり，駆動圧ΔPが院内死亡リスクと最も関連していることを示しました(図18-7，図18-8).

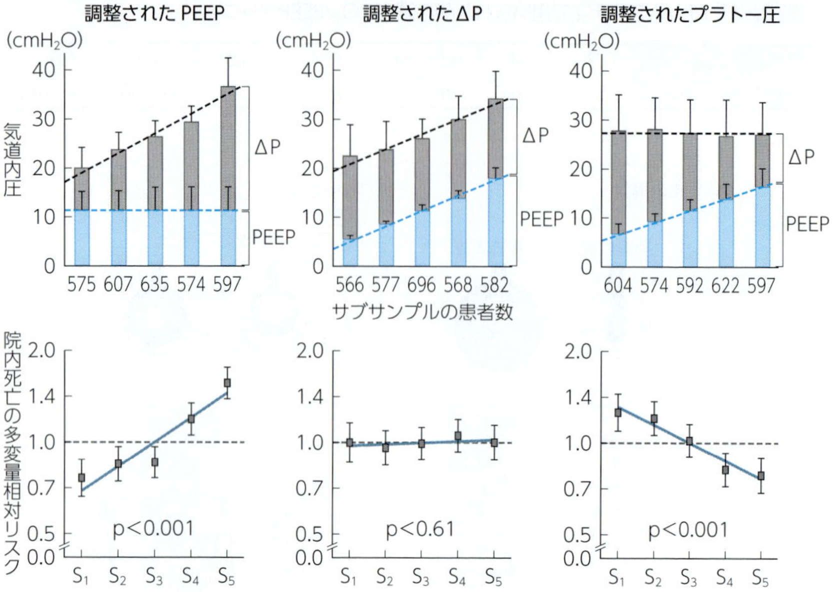

- ① PEEP，② プラトー圧と院内死亡リスクは関係なし
- ΔPが死亡率・院内死亡リスクと相関

図 18-7 PEEP，駆動圧ΔP，プラトー圧で気道内圧を調整した場合の院内死亡リスク(文献6より)

左図: PEEP一定でもΔPが大きくなると死亡リスク上昇.
中央: ΔP一定ならばプラトー圧が上昇しても死亡率リスク変化なし.
右図: プラトー圧一定でもΔPが下がると死亡リスク低下.

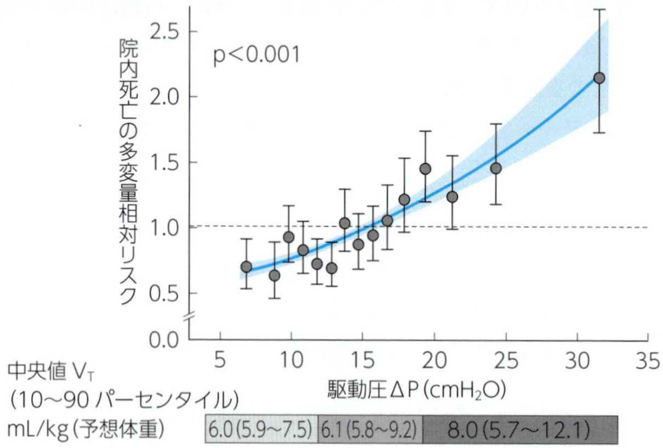

- 低1回換気を保てていてもΔPが高いと院内死亡リスク⬆
- ΔPが15を超えると院内死亡リスク⬆

図 18-8 駆動圧ΔP値と院内死亡リスクの関係(文献6より)

- また肺保護換気を実施した患者の中で駆動圧ΔPを低く保つことでさらに生存率を改善できる可能性も示唆されています.
- 目標駆動圧ΔPを設定した治療的介入の臨床的有効性を評価した前向き多施設RCTスタディのデータがありませんが，駆動圧ΔPをモニタリングしながら現時点ではΔP<15cmH_2Oを維持する治療的介入を行うことは生理学的な視点からは妥当と考えられます(表18-2).

表18-2 人工呼吸器モニタリング項目に駆動圧ΔP(プラトー圧−総PEEP)を加える

酸素濃度F_IO_2	40	設定1回換気量	412.2	平均気道内圧P_{aw}	16
設定呼吸回数	24	実際の1回換気量	410	吸気流量フロー	80
実際の呼吸回数	24	分時換気量	10	コンプライアンスC	25
身長	173	**PEEP/CPAP**	**10**	気道抵抗R	10
予想体重PBW	68.7	ピーク圧PIP	37	時定数RC	25
目標1回換気量mL/kg PBW	6	**プラトー圧P_{plat}**	**25**	**駆動圧ΔP**	**15**

- ΔPはプラトー圧と総PEEPの差として計算され，それぞれ吸気終末ホールド・呼気終末ホールドを0.2〜2秒程度行うことで求めることができます.
- 「自発呼吸がない」状態で評価すること(=気道粘性抵抗による圧を省くため)と吸気・呼気終末ホールドによる①「プラトー圧値」と②「総PEEP値」測定が重要です(図18-9).
- 臨床でよくある間違いとして，自発呼吸温存による圧補助調節換気PACVモードで設定吸気圧P_{insp}−設定PEEPをΔPとすることです.
- 自発呼吸があるとΔPが不正確になり，吸気時間設定によっては気道内圧≠プラトー圧，さらに頻呼吸では設定PEEP≠総PEEPとなるためです.

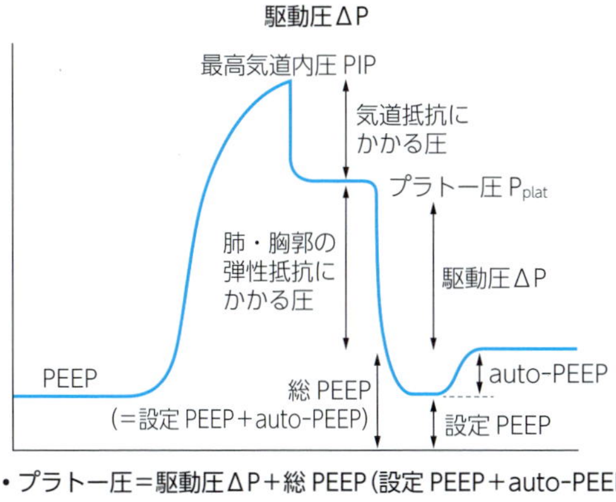

図18-9 駆動圧ΔPは自発呼吸がない状態で吸気終末ホールド・呼気終末ホールドでのプラトー圧，総PEEP値によって求める

□ コンプライアンス$C=\dfrac{\Delta V}{\Delta P}$，$\Delta P=P_{plat}-PEEP$であり，

$$C_{rs}=\frac{V_T}{P_{plat}-PEEP}$$

$$\Delta P=\frac{V_T}{C_{rs}}$$

□ ΔPを制限するためには，ΔPの式(上記)より，① **1回換気量V_Tを下げる**，② **呼吸器系コンプライアンスC_{rs}を上げる**ことのどちらかを行えばよいことがわかります.

□ ΔPを制限する方法として，① 筋弛緩薬，② 腹臥位療法，③ 呼吸器回路内死腔の減少(人工鼻HME→加温加湿器HHへ変更)，④ 体外式CO_2除去装置$ECCO_2R$・VV-ECMOなどがあります.

□ また適切なPEEP設定・1回換気量の低下でもΔPを下げることが可能です.

□ 実際にΔPを制限したPEEPと1回換気量の設定法について考えてみます(図18-10).

□ 圧・容量曲線(PVカーブ)での傾きがコンプライアンスであることを念頭に，3つのパラメータ(① 駆動圧ΔP，② 1回換気量V_T，③ PEEP)をみることが重要です.

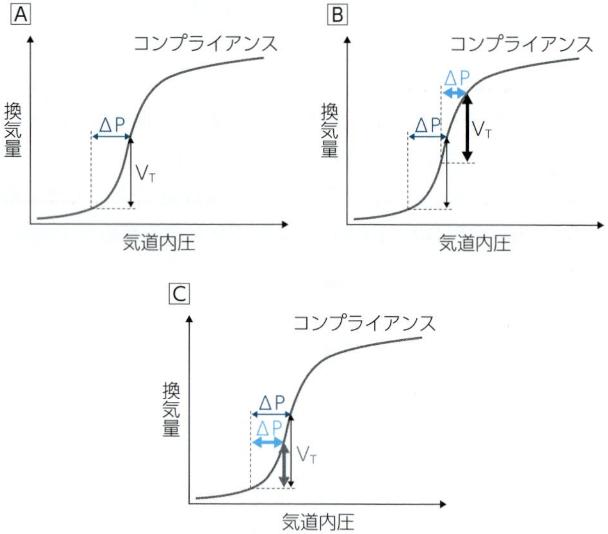

図18-10 PEEP値と1回換気量V_T変化による駆動圧ΔPの変化

A: 元々の$\Delta P=V_T/C_{rs}$.

B: 1回換気量V_T一定でPEEPを上げた場合.

C: PEEP値一定で1回換気量V_Tを下げた場合.

PEEPを最適化するためにΔPを用いる(図18-11)

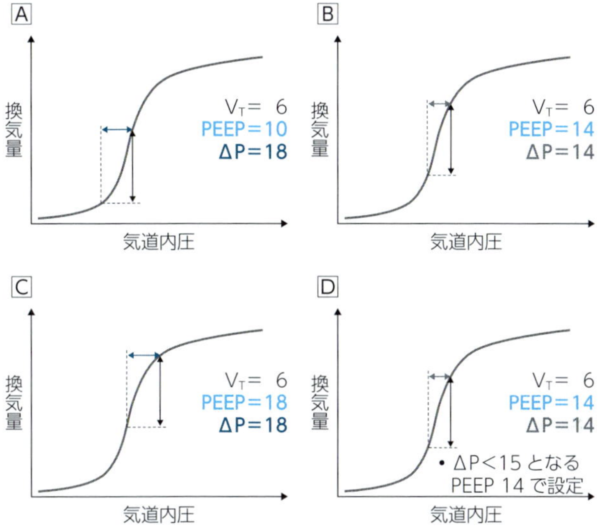

図18-11 PEEP最適化のために駆動圧ΔPを用いる

- □ 1回換気量V_Tを一定にし，PEEPを上げていってときに駆動圧ΔPの変化をモニタリングします(図18-11A→B→C).
- □ ΔP<15となるPEEP14(図18-11D)で設定します.
- □ またPEEP設定変更時のΔPと呼吸器系コンプライアンスの変化はΔPが下がると換気容量増加，ΔPが上がると肺胞過膨張を意味します(図18-12).

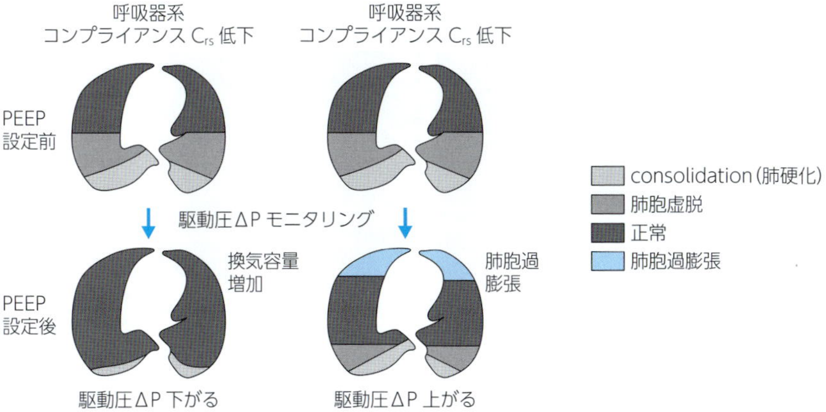

図18-12 PEEP設定前後での駆動圧ΔPと呼吸器系コンプライアンスの変化(文献4より)

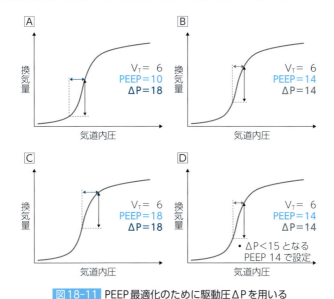

1回換気量V_Tを最適化するためにΔPを用いる(図18-13)

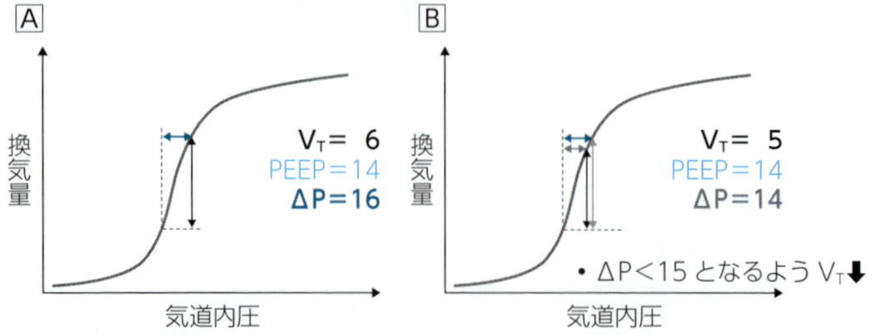

図18-13 1回換気量V_Tを最適化するためにΔPを用いる

□ PEEPを一定にし，1回換気量V_T 6mL/kg PBWで駆動圧ΔP≧15のときにV_Tを減らしていきΔPをモニタリングします(図18-13A→B).

□ ΔP<15となるV_T 5mL/kg PBW(図18-13B)で設定します.

□ ARDSでは時間経過で換気能が正常な肺容量が変化するため，常にコンプライアンスの変化に応じたΔPをモニタリングし適切なPEEP・1回換気量設定を心がけるべきだと考えます(図18-14).

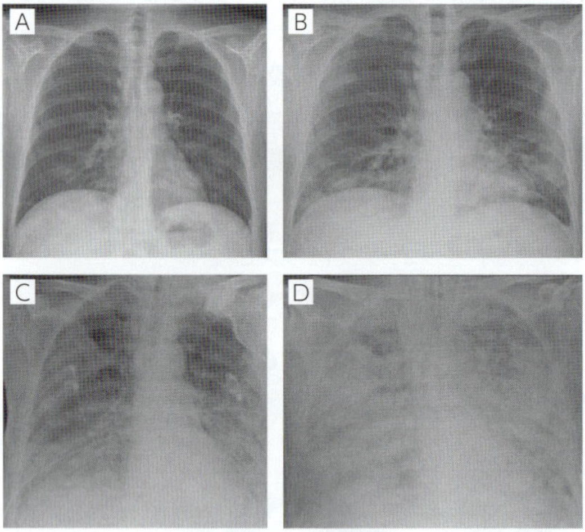

▪ 昨日のV_T=6mg/kg PBWが今日の最適なΔPにはつながらない

$$\Delta P = \frac{V_T}{C_{rs}} \left(> \frac{V_T}{PBW} \right)$$

図18-14 ARDSでの換気能正常な肺容量低下，baby lung低下

□ そのため，

① ARDSでは駆動圧ΔPを計算する
→体位変換・処置やリハビリテーション前後など
② ARDSでは駆動圧ΔPを経過表でモニタリングする
→2時間ごと
③ ARDSで駆動圧ΔP高値(≧15)
→PEEP・1回換気量V_T見直し，筋弛緩薬，腹臥位，体外式呼吸サポートを考慮

を考慮し，また原疾患への治療が奏効し，ARDSでの肺メカニクスが改善するとΔPが下がるため，治療効果判定モニタリングにも使用できます(図18-15).

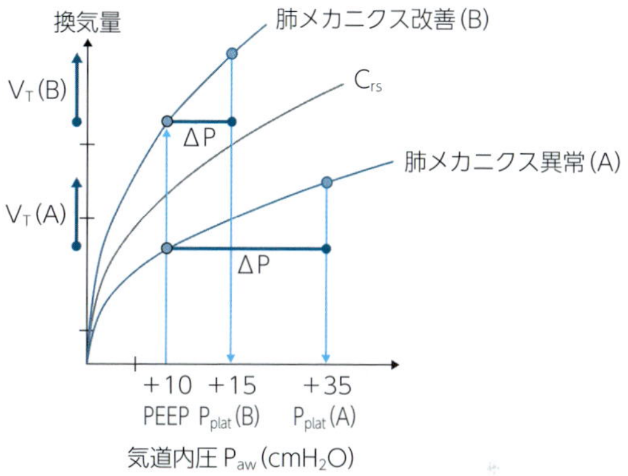

• 駆動圧ΔPは肺メカニクスのモニタリングに使える

図18-15 肺メカニクス変化による駆動圧ΔPの経時的変化

MEMO　予想体重で標準化した1回換気量(図18-16)

□ 身長が同じならば，痩せていても太っていても肺容量は一定といわれています.
□ 実際に同じ患者でもクリティカルケアで輸液負荷による体重増加，逆に利尿薬を用いて体重減少でも肺容量が同じであることから理解できると思います.
□ そのため，肺実質疾患がない場合(手術全身麻酔，神経筋疾患など)は予想体重で標準化した1回換気量で評価します.

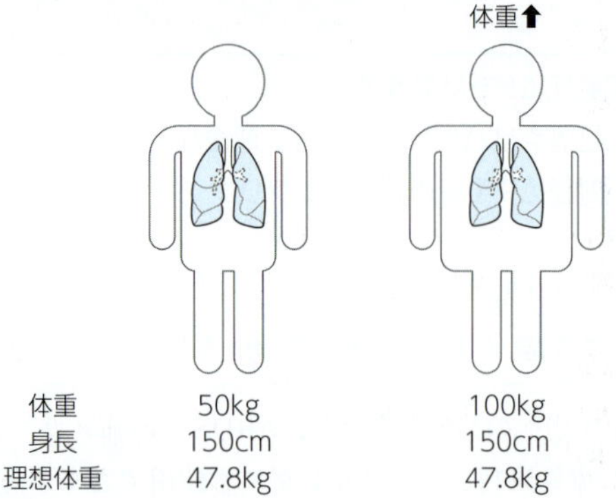

図18-16 性別・身長から求めた理想体重で1回換気量を標準化する

MEMO **自発呼吸がある場合の駆動圧ΔPの求めかた**

□自発呼吸がない場合の駆動圧ΔPについていままでみてきましたが，自発呼吸が温存された状態でのΔPの測定はどうしたらよいでしょうか．

□自発呼吸下でのΔP測定法として，圧支持換気PSVモードを用いて検討され，4つの方法が報告されています．

① 鎮静薬±超短時間作用型筋弛緩薬〔スキサメトニウム(サクシニルコリン)〕を用いて，自発呼吸がないときと同様に一時的に矩形波量調節換気VCVモードとして吸気終末ホールド(プラトー圧)と呼気終末ホールド(総PEEP)を行って呼吸器系コンプライアンスC_{rs}，ΔPを求めます(図18-17)．

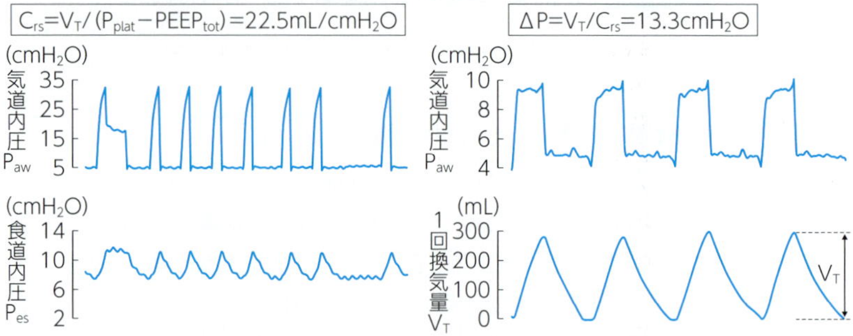

図18-17 自発呼吸下の駆動圧ΔP測定法①(文献7より)

圧支持換気PSVモードで1回換気量V_T 300mL，PS 5cmH_2Oのとき，鎮静薬±筋弛緩薬を用いて，一時的にVCVモードで吸気・呼気ホールド0.5秒行い，準静的コンプライアンスC_{rs} 22.5mL/cmH_2Oと駆動圧ΔP 13.3cmH_2O(V_T/C_{rs}=300/22.5)が求められる．

② 鎮静薬を使用せず，呼吸努力が強くない穏やかな自発呼吸下で吸気終末ホールドを行ってプラトー圧を求めると，このときプラトー圧が圧支持PS設定より高くなる差をPMI（P_{mus} Index：呼吸筋による吸気圧係数）と呼び，PMI＞6cmH_2Oだと自発呼吸努力が強く自発呼吸誘発性肺傷害P-SILIリスクと考えられています（図18-18，☞16章p.585参照）．

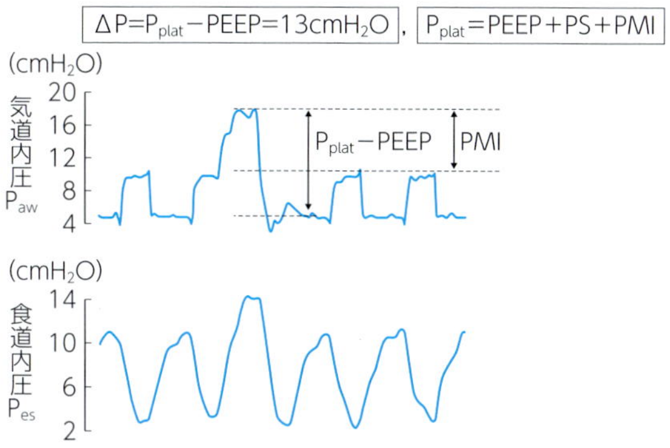

図18-18 自発呼吸下の駆動圧ΔP測定法②（文献7より）

圧支持換気PSVモードでPS 5cmH_2Oでの吸気終末ホールドでプラトー圧18cmH_2Oであり$\Delta P = P_{plat} - PEEP = 13cmH_2O$，$PMI = \Delta P - PS = 8cmH_2O$

③ 3番目は動的駆動圧dynamic ΔP（ΔP_{dyn}）と呼ばれる方法です（図18-19）．

□ 呼気終末ホールドを行い，続いて患者に吸気努力を促し気道閉塞圧P_{occ}を測定します．P_{occ}の0.75倍が吸気筋による圧P_{mus}（推定値）に一致するため圧支持PS設定にP_{mus}を引いて動的駆動圧ΔP_{dyn}が求めます．

□ 弾性成分だけでなく気道粘性抵抗成分も含むため本来の駆動圧ΔPより3〜5cmH_2O過剰評価となります．

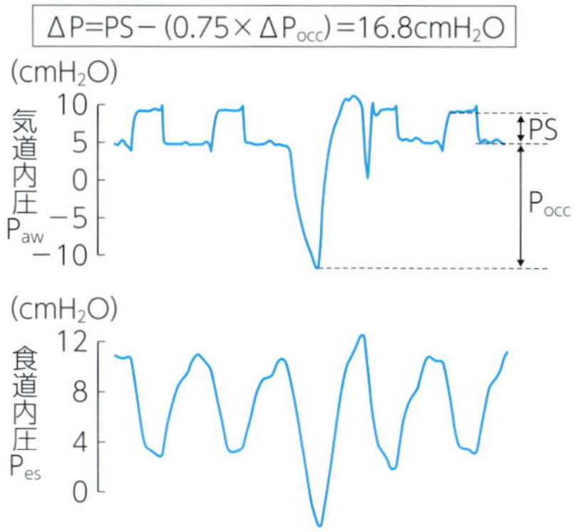

図18-19 自発呼吸下の駆動圧ΔP測定法③（文献7より）

圧支持換気PSVモードPS 5cmH_2Oで呼気ホールド後に吸気努力を促し気道閉塞圧P_{occ}（＝−15.7cmH_2O）測定を行い，係数0.75をかけ吸気筋による圧P_{mus}とし，設定したPS値から引くことで動的駆動圧dynamic ΔPを求める〔$dynamic\ \Delta P = PS - (0.75 \times P_{occ}) = 5 - (0.75 \times -15.7) = 16.8cmH_2O$〕．気道抵抗成分を含んでいるため，図18-18より3.8cmH_2O高い値となっている．

④ 4番目は気道閉塞圧P_{occ}を用い，胸壁成分を除去した肺だけの動的経肺駆動圧dynamic ΔP_L($\Delta P_{L\ dyn}$)です．

□ 気道閉塞圧P_{occ}による駆動圧は全て気道粘性抵抗成分を含んでいるため弾性成分のみを考慮した準静的な駆動圧quasi-static ΔPより高い数値となります．

□ しかし自発呼吸下では局所での振り子現象Pendelluftが起こるため準静的な弾性成分だけでなく，気道粘性抵抗成分を含む動的駆動圧ΔP_{dyn}(③)，動的経肺駆動圧$\Delta P_{L\ dyn}$で評価したほうがよいのではないかという意見があります．

□ このとき気道閉塞圧P_{occ}に係数0.66を用いて，

・$\Delta P_{L\ dyn} = (P_{peak} - PEEP) - (0.66 \times \Delta P_{occ})$

で求めることができます(推定値)(図18-20)．

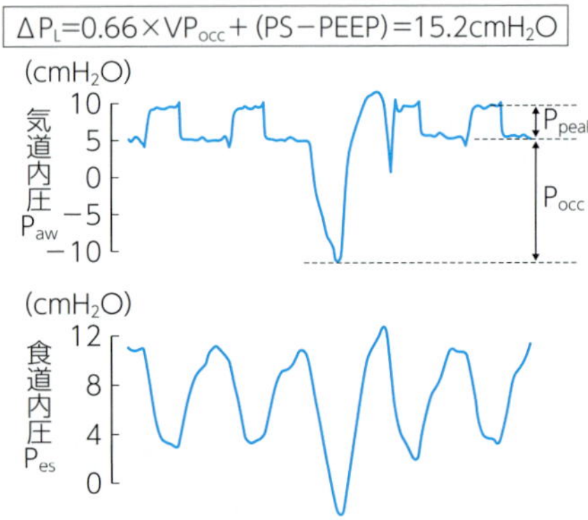

図18-20 **自発呼吸下の駆動圧ΔP測定法④**(文献7より)

□ 自発呼吸下での駆動圧ΔP測定は1番目の方法が最も信頼性が高いとされています．また，2番目の方法でPMIを評価することもベッドサイドでは簡易的です．

MEMO 自発呼吸下の駆動圧ΔP制限

□ 挿管人工呼吸器管理で自発呼吸下のΔPを制限するためには強い呼吸努力をコントロールする必要があります．

□ ΔP制限の治療的介入として，① 圧支持PSを上げる，② PEEPを上げてHering-Breuer反射を抑制する，③ 酸素濃度F_IO_2を上げ動脈血酸素分圧PaO_2正常と軽度アルカローシスとして管理，④ 体外式CO_2除去装置$ECCO_2R$の使用，⑤ 鎮静薬で自発呼吸抑制，⑥ 自発呼吸を残した部分的筋弛緩partial neuromuscular blockadeなどが提案されています．

Section 3 食道内圧

□ 食道バルーン留置による食道内圧測定は胸腔内圧の代用となり，食道内圧を評価することで，① 経肺圧・胸腔内圧，肺・胸壁コンプライアンス(エラスタンス)(呼吸器系弾性成分を肺と胸壁に分ける)，② 呼吸仕事量・呼吸努力，③ 患者と人工呼吸器の非同調PVAがわかります．

測定法

ステップ1：準備

□ 食道内圧バルーンカテーテル，2～5mLシリンジ，三方活栓，延長チューブ，圧トランスデューサー，圧ラインを用います．

□ 国内では胃管一体型食道バルーンカテーテルでSmart Cath GとNutriVent食道内圧バルーンキットが使用可能です．

□ シリンジでバルーンをふくらませてリークがないことを確認し十分脱気しておきます．

ステップ2：食道バルーン留置と圧モニター接続

□ 鼻孔から35～40cmの距離が食道下方3分の1となるため，いったん60cmほど進めバルーンカテーテルを胃内に留置してから少しずつ引き抜きます(最初から35～40cm固定で直接食道下部に留置する方法もありますが，筆者は胃内までいったん進める方法を勧めます)．

① 水溶性潤滑剤を用い，半臥位の姿勢で胃管カテーテルと同様の手技により容易に留置できます．

② 挿管・人工呼吸器管理中なら気管チューブ周囲カフ漏れがないか注意します．

③ 深さはカテーテルの目盛りを参照し，留置後はカテーテルを延長チューブと三方活栓で圧ポートと専用モニターに接続します．

ステップ3：食道バルーンをふくらませる(inflation)

□ シリンジを接続しバルーンから空気を十分脱気します．

□ 大気圧で圧校正し，三方活栓を大気中に開放した状態で食道内圧P_{es}ゼロ点補正します．

□ シリンジでメーカー規定最大量の空気を注入した後，最適量まで空気を抜き，添付文書に従います．

□ 胃内でふくらんだバルーン圧波形では低い波高で心臓アーチファクト(cardiac oscillation)が認められません．

ステップ4：徐々に引き抜き食道内圧P_{es}波形で心臓アーチファクト(cardiac oscillation)を確認する(図18-21)

□ 胃内留置から徐々に引き抜き食道内に位置すると，心臓アーチファクト(cardiac

oscillation）が出現します．

□ もし食道内圧 P_{es} と気道内圧 P_{aw} 波形が類似し，閉塞時 P_{es} と P_{aw} 値がまったく同じ場合，気管誤挿入の可能性があります（最初から直接食道下部に留置する方法でみられる）．

□ 胃内留置でバルーン波形を確認し引き抜く方法なら気管誤挿入を回避できます．

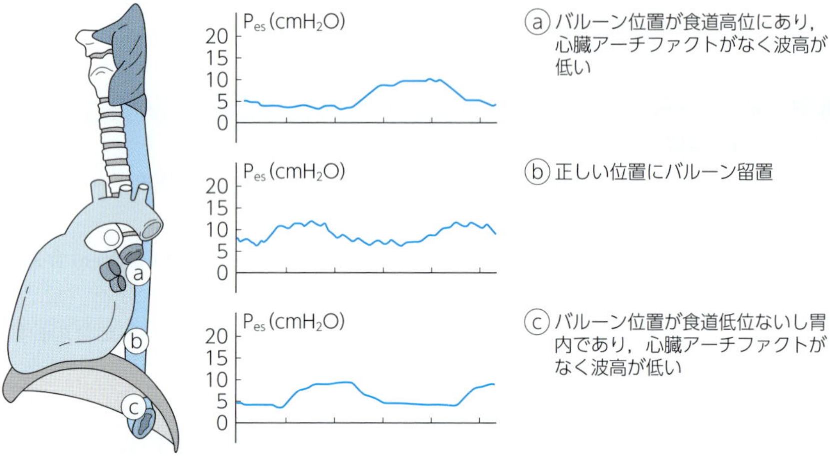

図 18-21 食道内圧バルーンカテーテルの正確な位置（文献 28 より）

ステップ 5：閉塞テスト（occlusion test）により食道内圧 P_{es} が正確であるか確認する（図 18-22）

- 自発呼吸がない患者→呼気終末閉塞を行い，両側胸郭を軽く圧迫し P_{aw} と P_{es} 増加（陽圧に振れる）を測定
- 自発呼吸がある患者→呼気終末閉塞を行い，閉塞時の吸気努力で P_{aw} と P_{es} 低下（陰圧に振れる）を測定

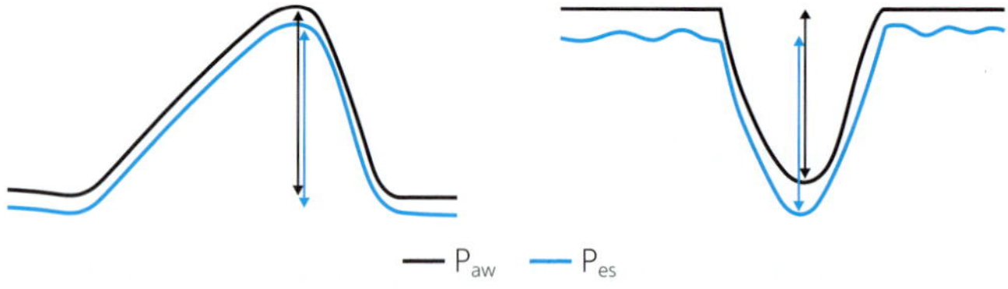

図 18-22 左図：自発呼吸がない患者，右図：自発呼吸がある患者

□ 自発呼吸がある場合もない場合でも変化分の ΔP_{aw} と ΔP_{es} 比が 0.8〜1.2 の範囲内に入るよう調整し，1.0 ならば正確であることを示し，範囲外の場合再度バルーン留

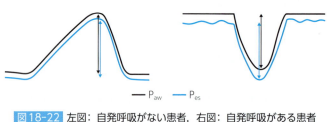

置し直しシリンジで最適量の空気を入れ直します.

ステップ6: 食道内圧P_{es}の妥当性を確認する

□ ベースラインのP_{es}基準値が非常に高い場合, バルーン過膨張の可能性があり, バルーン内を脱気し再度ふくらませて, バルーン内空気を減らした状態で閉塞テストを繰り返します.

□ また最適な食道バルーン内容量を確認する方法として, カテーテルに5〜10秒ごとに0.5〜1.0mLずつ空気を充填し毎回P_{es}値の周期的な波高変動を測定します.

□ P_{es}圧波高が最大となる最低バルーン内容量の場合, 最適な空気充填量となります(図18-23).

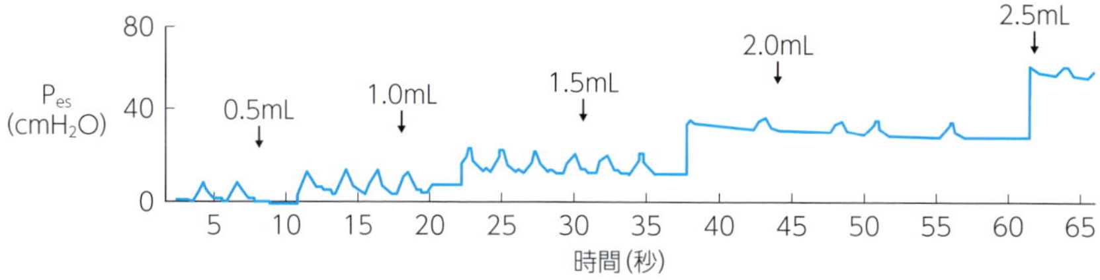

図18-23 最適な食道バルーン内空気充填量の確認(この場合1.5mL)(文献28より)

ステップ7: 食道バルーンを固定し食道内圧P_{es}測定開始

- 自発呼吸がない患者→呼気終末ホールドと吸気終末ホールドを実施しP_{es}(≒胸腔内圧P_{pl})を測定
- 自発呼吸がある患者→P_{es}(P_{pl})の呼吸性変化を測定

□ 人工呼吸器設定, 肺メカニクスの変化や患者体位変換後はステップ5を定期的に繰り返してP_{es}測定値を確認します.

□ 食道内圧バルーンの絶対禁忌には, ① 咽頭・食道病変, ② 出血リスク(食道静脈瘤, 重度血小板減少など), 留置部位の局所損傷(頭蓋骨・上顎顔面骨折など), 胃管留置が禁忌の病態があります.

□ 大量胸水では測定値が不正確になる可能性があり, 測定値の解釈に注意が必要です.

使い方① 経肺圧・胸腔内圧, 肺・胸壁コンプライアンス(エラスタンス)

□ 食道内圧は胸腔内圧に近似できるため, 食道内圧バルーンカテーテルの最大の有用性は呼吸器系の弾性抵抗に打ち勝つための圧成分を肺と胸壁に分けて評価できることです.

- $P_{es} = P_{pl}$

□ 3章で取り上げた呼吸の運動式equation of motionは, 「呼吸器系全体にかかる圧

P_{tot}は気管内の気道抵抗成分に打ち勝つための圧P_{res}と肺と胸壁拡張のため弾性成分に打ち勝つための圧P_{el}の合計」であり，食道内圧により肺と胸壁のそれぞれの圧として分離すると次のようになります(図18-24)．

呼吸器系全体にかかる圧P_{tot}

=人工呼吸器による圧P_{aw}+患者呼吸筋による圧P_{mus}

=(気管内の気道抵抗成分に打ち勝つための圧P_{res})+(肺と胸壁拡張のため弾性成分に打ち勝つための圧P_{el})+呼気終末の圧P_0(人工呼吸器なし→ゼロ(=大気圧)，人工呼吸器管理下→総PEEP)

$=P_{res}+P_{el}+P_0$

$=P_{res}+(P_L+P_{cw})+P_0$

=(吸気フロー×気道抵抗)+{(換気量×E_L(1/C_L)+(換気量×E_{cw}(1/C_{cw})}+P_0

※$P_L=V_T\times E_L$，$P_{cw}=V_T\times E_{cw}$

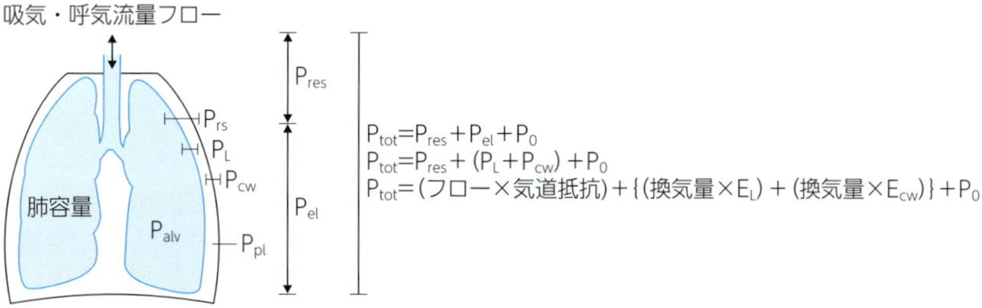

P_{tot}：呼吸器系全体の圧合計
P_{res}：気管内の気道抵抗に打ち勝つための圧
P_{el}：肺と胸壁拡張のため弾性抵抗に打ち勝つための圧
P_0：呼気終末の圧，人工呼吸器なしではゼロ(=大気圧)，人工呼吸器管理下では総PEEP値
P_{alv}：肺胞内圧
P_{rs}：呼吸器系全体の圧
P_L：経肺圧(肺内外圧差)
P_{cw}：胸壁圧(胸壁内外圧差)
P_{pl}：胸腔内圧
E_L：肺エラスタンス
E_{cw}：胸壁エラスタンス

図18-24 食道内圧による肺と胸壁成分を考慮した呼吸の運動式equation of motion (文献11より)

ポイント!

- 呼吸器系全体にかかる圧P_{tot}は人工呼吸器からの送気圧P_{aw}と患者呼吸筋による吸気圧P_{mus}の和である($P_{tot}=P_{aw}+P_{mus}$)
  ① 深鎮静±筋弛緩による自発呼吸がない人工呼吸器管理→$P_{tot}=P_{aw}$
  ② 呼吸ケアデバイスなく自発呼吸のみの状態→$P_{tot}=P_{mus}$
  ③ 浅鎮静による自発呼吸温存での人工呼吸器管理→$P_{tot}=P_{aw}+P_{mus}$

- 呼吸器系全体にかかる圧は気道抵抗成分にかかる圧P_{res}と弾性成分にかかる圧P_{el}と呼気終末の時点での圧P_0の和である($P_{tot}=P_{res}+P_{el}+P_0$)
- 食道内圧測定により弾性成分にかかる圧P_{el}は肺の弾性成分P_Lと胸壁の弾性成分P_{pl}に分解でき$P_{el}=P_L+P_{pl}$となる
- 吸気時は，① 気道抵抗に打ち勝って吸気ガスが気道を通過する圧，② 肺弾性力に打ち勝って吸気ガスが肺をふくらませる圧，③ 胸壁弾性力に打ち勝って吸気ガスが胸壁をふくらませる圧の3つに分けることができる

MEMO コンプライアンスとエラスタンスをもっとわかりやすく理解するために

□ コンプライアンスとエラスタンスはそれぞれ逆数の関係があり，

・**コンプライアンス$C=\Delta V/\Delta P$**

であり，式から「圧ΔPかける際にどの程度ひろがるかΔV」を表しているため，コンプライアンスは比較的理解しやすい概念だと思います．

・**エラスタンス$E=\Delta P/\Delta V$**

であり，式から「量ΔVふくらむ際にどの程度圧がかかるかΔP」といわれてもいまいちイメージがわきません．

□ そもそもエラスタンスとは弾性力のことであり，バネと同じで肺と胸壁の元の形に戻ろうとするために働く力です．それがわかると式は「量ΔVふくらむ際にどの程度の圧の強さΔPで元の形に戻そうとしているか」となります．

□ そのためエラスタンスをコンプライアンスの逆数としてではなく，元の形に戻ろうとする弾性力だとわかると，

・**呼吸器系全体での弾性力＝肺の弾性力＋胸壁の弾性力($E_{rs}=E_L+E_{cw}$)**

と分割ができることも理解しやすくなります(☞3章p.88も参照)．

□ 自発呼吸がない人工呼吸器管理下でのそれぞれの圧成分について考えてみます．

□ 呼吸器系全体にかかる圧P_{tot}は人工呼吸器による圧P_{aw}と等しくなり，吸気・呼気終末などフローがない場合は呼吸の運動式より，

- $P_{tot}=P_{aw}$
  $=$肺胞内圧$P_{alv}=$経肺圧P_L+胸腔内圧P_{pl}

となり，また自発呼吸がないため胸腔内圧P_{pl}と胸壁圧P_{cw}と等しくなります．

- $P_{pl}=P_{cw}$

□ 経肺圧P_Lが最大となる吸気終末に吸気ホールドを行うと肺胞内圧P_{alv}はプラトー圧P_{plat}と等しくなります．

□ プラトー圧P_{plat}は肺自体と胸壁の両方を拡張させる圧であり，

- P_{plat}＝吸気終末経肺圧$P_{L, end\text{-}insp}$＋吸気終末胸壁圧$P_{cw, end\text{-}insp}$

となり吸気終末ホールド状態で食道内圧測定により求められます．

□ また駆動圧ΔPについても肺自体と胸壁の両方の成分に分けて考えると，

- ΔP＝プラトー圧P_{plat}－総$PEEP_{tot}$
  ＝肺自体の駆動圧ΔP_L＋胸壁の駆動圧ΔP_{cw}

となります(図18-25)．

□ そのため，プラトー圧P_{plat}・駆動圧ΔPが同じ値であっても肺と胸壁それぞれのエラスタンスが異なると，吸気終末経肺圧$P_{L, end\text{-}insp}$と肺自体の駆動圧ΔP_Lは大きく異なります．

- 肺のエラスタンスが高い
  (＝肺の弾性力が高い，元の形に戻ろうとするために働く力⬆)
  (コンプライアンスが低い＝“硬い肺”肺がふくらみにくい)
  →吸気終末経肺圧$P_{L, end\text{-}insp}$⬆，肺自体の駆動圧ΔP_L⬆
- 胸壁のエラスタンスが高い
  (＝胸壁の弾性力が高い，元の形に戻ろうとするために働く力⬆)
  (コンプライアンスが低い＝“硬い胸壁”胸壁がひろがりにくい)
  →吸気終末経肺圧$P_{L, end\text{-}insp}$⬇，肺自体の駆動圧ΔP_L⬇

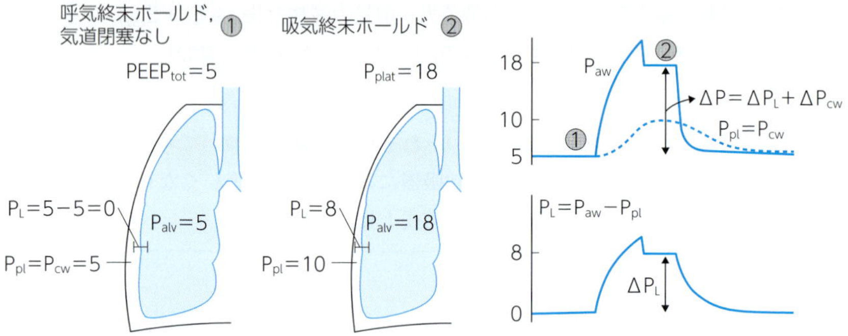

図18-25 自発呼吸がない場合の呼吸生理パラメータ(文献11より)

自発呼吸なしで気道抵抗成分がなくなる呼気・吸気終末ホールドで測定した総PEEP(①)とプラトー圧P_{plat}(②)により，呼吸器系駆動圧ΔPが求められ，肺を拡張する駆動圧ΔP_Lと胸壁を拡張する駆動圧ΔP_{cw}の合計となる．

□ また肺の内部でも重力の影響を受けない部分・受ける部分で経肺圧が変化することにも注意が必要です(図18-26).

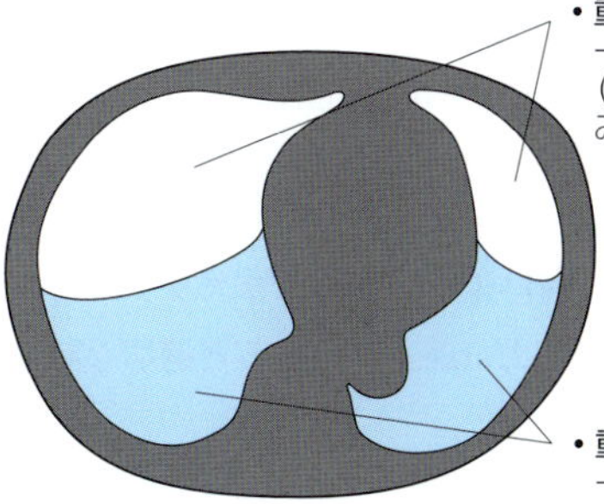

• 重力の影響を受けない肺野 non-dependent lung regions
→吸気終末経肺圧 $P_{L,\ end\text{-}insp}$⬇, 肺自体の駆動圧 ΔP_L⬇
(=仰臥位で腹側肺は重力の影響を受けにくいため, ふくらみやすく過膨張になりやすい)
• 重力の影響を受ける肺野 dependent lung regions
→吸気終末経肺圧 $P_{L,\ end\text{-}insp}$⬆, 肺自体の駆動圧 ΔP_L⬆
(=仰臥位で背側肺は重力の影響を受けやすくふくらみにくく虚脱しやすい)

図18-26 肺内部での重力の影響下での吸気終末経肺圧と肺自体の駆動圧の違い

□ 肺内部での重力の影響を受けるため, ① 食道内圧 P_{es} を直接用いた経肺圧 P_L 測定 "Direct method" と ② 肺と呼吸器系エラスタンスで補正した経肺圧測定 "Elastance-derived method" の2種類の方法があり, 臨床的な使い分けとして

- 重力の影響を受けない肺野 non-dependent lung regions (=仰臥位での腹側肺)
  →"Elastance-derived method" による経肺圧 P_L でとくに肺胞過膨張の有無を判断
- 重力の影響を受ける肺野 dependent lung regions (=仰臥位での背側肺)
  →"Direct method" による経肺圧 P_L でとくに肺胞虚脱の有無を判断

とします.

□ 経肺圧 P_L の実際の求め方は,

- "Direct method" による経肺圧 P_L

  $P_{L,\ end\text{-}exp} = PEEP_{tot} - P_{es,\ end\text{-}exp}$

  $P_{L,\ end\text{-}insp} = P_{plat} - P_{es,\ end\text{-}insp}$

- "Elastance-derived method" による経肺圧 P_L

  $P_{aw} = P_L + P_{pl}$ (呼吸器系全体の圧=肺自体と胸腔内圧の和),

  $E_{rs} = E_L + E_{cw}$ (呼吸器系全体の弾性力=肺自体と胸壁の弾性力の和) を用いて,

  $P_L = P_{aw} \times E_L / E_{rs}$

  $P_{L,\ end\text{-}insp} = P_{plat} \times E_L / E_{rs}$

  ※ $P_{cw} = V_T \times E_{cw}$, $E_{cw} = (P_{es,\ end\text{-}insp} - P_{es,\ end\text{-}exp}) / V_T$

となります.

食道内圧測定を急性呼吸促迫症候群ARDSでの経肺圧設定に生かす

□ 呼気終末経肺圧が陰圧だと肺胞虚脱による無気肺，肺不均一性の増大，肺内シャント増大と呼気終末肺容量低下につながります．つまり虚脱肺損傷atelectraumaによる人工呼吸器関連肺傷害VILIリスクとなります（図18-27）．

□ そのため，PEEP設定を行い呼気終末経肺圧$P_{L,\ end\text{-}exp}$を0〜2cmH_2Oとゼロ以上になるようPEEP設定し，このとき“Direct method”による経肺圧P_Lを用います．

□ また1回換気量V_T，プラトー圧P_{plat}，駆動圧ΔPを制限することで肺胞過膨張による量肺損傷volutrauma予防につながりますが，肺自体と胸壁のエラスタンスが病態によって異なるため食道内圧測定で肺自体への応力stressがわかると適切な設定が可能となります（p.654参照）．

□ 吸気終末経肺圧P_L，吸気・呼気終末経肺圧による肺自体の駆動圧ΔP_Lを用いて“Direct method”で吸気終末経肺圧P_L＜10〜12cmH_2O，また肺胞過膨張リスクがある重力の影響を受けない肺野であり，“Elastance-based method”による吸気終末経肺圧P_L＜20cmH_2Oを目標値とする報告があります（図18-28）．

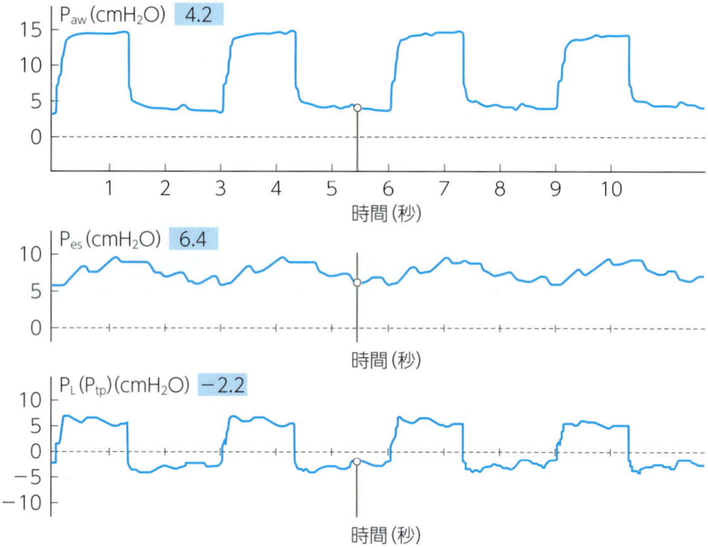

図18-27 食道内圧バルーンカテーテルを用いた気道内圧P_{aw}，食道内圧P_{es}，経肺圧P_L（P_{tp}）の呼気終末ホールドでの測定値（4.2－6.4＝－2.2cmH_2O）

呼気終末の経肺圧が陰圧であるため肺胞虚脱，無気肺リスクが高い．

□ 図18-27で呼気終末ホールドでの経肺圧P_L（P_{tp}）はマイナスになっています．

□ 呼気終末ホールドでの吸気終末経肺圧を0以上（図18-28A），吸気終末ホールドでの呼気終末経肺圧 20 未満(図 18-28B)で PEEP と 1 回換気量を調整します.

A 呼気終末経肺圧 P_L が 0±2cmH$_2$O("Direct method")となるよう PEEP を調整

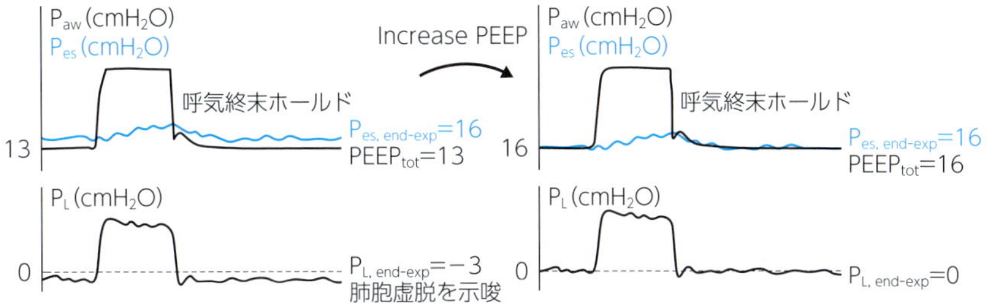

B 肺自体の駆動圧 ΔP_L が 10〜12cmH$_2$O("Direct method")未満となるよう 1 回換気量 V_T を調整

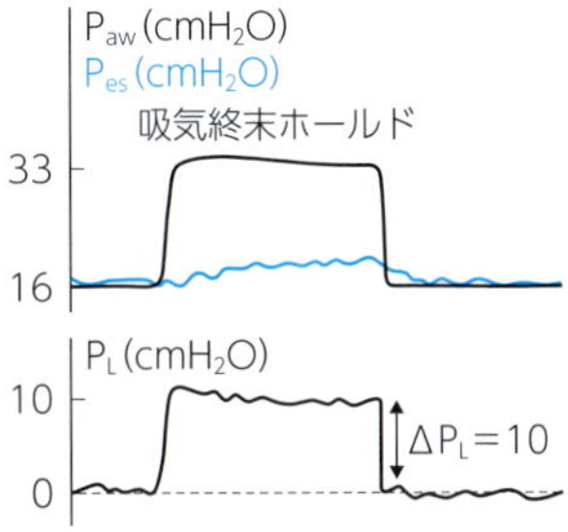

呼気終末経肺圧 P_L が 0cmH$_2$O で肺自体の駆動圧 ΔP_L が 10〜12cmH$_2$O("Direct method")未満ならば, 吸気終末経肺圧 P_L は 10〜12cmH$_2$O 未満となる

C "Elastance-derived method"を用いた吸気終末経肺圧 P_L が 20cmH$_2$O 未満であることを確認

P_{plat}=33cmH$_2$O, $PEEP_{tot}$=16cmH$_2$O
ΔP=17cmH$_2$O, ΔP_L=10cmH$_2$O,
V_T=450mL

E_{rs} と E_L:
$E_{rs}=\Delta P/V_T=17/450=0.038cmH_2$O/mL
$E_L=\Delta P_L/V_T=10/450=0.022cmH_2$O/mL

$P_{L,\,end\text{-}insp}=P_{plat}\times E_L/E_{rs}$
$P_{L,\,end\text{-}insp}=33\times(0.022/0.038)=19cmH_2$O

図 18-28 食道内圧を用いた ARDS での PEEP・1 回換気量設定法(文献 11 より)

A→B→C の順番で設定する.

ポイント!

- 急性呼吸促迫症候群 ARDS では食道内圧測定を行い,
  ① "Direct method" による経肺圧 P_L を用い呼気終末経肺圧 $P_{L,\,end\text{-}exp}$ 0〜2cmH$_2$O となるよう PEEP 設定
  ② "Direct method" による経肺圧 P_L を用い吸気終末経肺圧 $P_{L,\,end\text{-}insp}$ < 10〜12cmH$_2$O と "Elastance-based method" による経肺圧 P_L を用い吸気終末経肺圧 $P_{L,\,end\text{-}insp}$ < 20cmH$_2$O となるよう 1 回換気量 V_T 設定

使い方② 呼吸仕事量・自発呼吸努力

□ 食道内圧を用いた呼吸仕事量・自発呼吸努力測定はgold standardであり，pressure time product(PTP)とCampbell diagramを用いた呼吸仕事量(work of breathing: WOB)があります．

□ PTPは自発呼吸がない状態での胸壁エラスタンスE_{cw}からの胸壁コンプライアンスC_{cw}を求め，食道内圧・時間曲線の吸気時を積分することで求められます(図18-29)．

□ 自発呼吸がない状態での胸壁エラスタンスE_{cw}が使用できない場合，性別，身長，体重から予測肺活量VCを求めその4%を胸壁成分と推測する方法もあります．

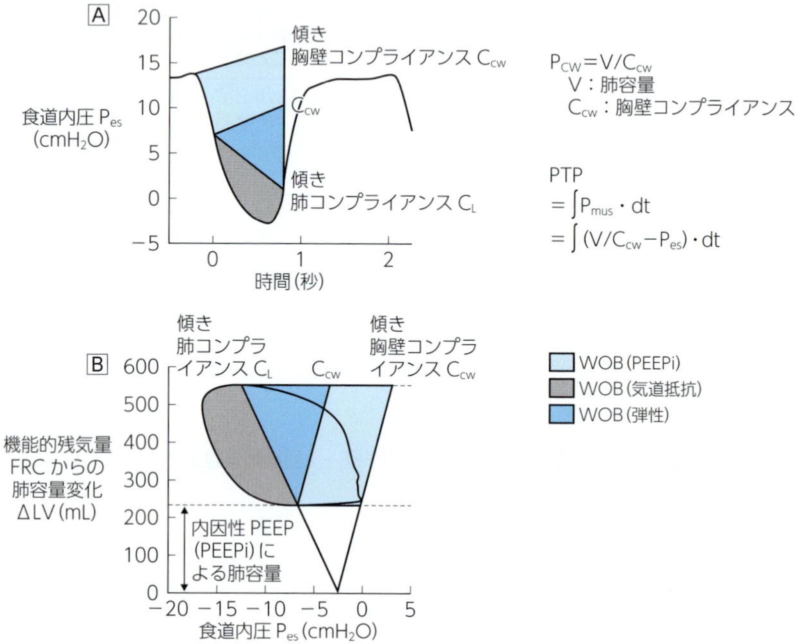

図18-29 食道内圧バルーンカテーテルを用いた呼吸仕事量計測(文献12より)

A：時間・食道内圧曲線で呼吸筋が発生する圧$P_{mus}=P_{es}-P_{cw}$の吸気時間での積分(＝面積)がPTPである．この図では胸壁圧P_{cw}曲線(肺容量をあらかじめ求めた胸壁コンプライアンスで除したもの)と患者食道内圧曲線で囲まれた部分の面積で求められる．
B：食道内圧・肺容量曲線(PVカーブ)．

□ このときPTPの安全域50〜200cmH$_2$O*秒/分，呼吸筋が発生する圧P_{mus}(＝$P_{es}-P_{cw}$)安全域5〜15cmH$_2$Oといわれています．

使い方③ 同調性

□ 自発呼吸温存での人工呼吸器管理中は，患者・人工呼吸器の同調性が重要になります．

□ フロー・時間曲線の流量フローや圧・時間曲線での気道内圧の波形のみで非同調を判断することは難しいことも多く，とくに無効トリガー ineffective triggeringは見逃されやすく，自発呼吸と関係しない非同調であるリバーストリガー reverse triggeringと強い呼吸努力からのダブルトリガー double triggering，breath stackingは波形からのみでは判断できません．

□ 自発呼吸の開始・終了を陰性成分として検知する食道内圧を用いることで非同調性モニタリングが容易になり早期介入につながると考えられます．

> **非同調性の分類**
>
> **① 吸気トリガー非同調**
> - トリガーできない→無効トリガー ineffective triggering
> - 不必要にトリガーされる
>
> **② 吸気立ち上がり〔リミット(ターゲット)〕/フロー非同調**
> - フローが(患者吸気努力に対して)不十分→flow starvation
> - フローが(患者吸気努力に対して)過剰
>
> **③ 吸気終了・呼気転換(サイクルオフ)非同調**
> - (人工呼吸器吸気が)早期に終了→吸気早期短縮premature cycling，(ダブルトリガー double triggering, breath stacking)
> - (人工呼吸器吸気が)終了が遅延→吸気終了遅延delayed cycling
>
> **その他**
>
> ④ 呼吸器自体で起こるリバーストリガー reverse triggering
>
> ⑤ 呼吸器モード自体の非同調
>
> ⑥ 上限圧設定に伴う無呼吸

□ ここでは食道内圧測定によって検知しやすくなる代表的な非同調(無効トリガー，flow starvation，吸気早期短縮，吸気終了遅延，リバーストリガー)についてみていきます．

□ 無効トリガー ineffective triggeringは患者の吸気努力により吸気サイクルがトリガーできないことを指し，呼気相早期(吸気終了遅延delayed cyclingに続いて起こる)やauto-PEEPがあるとわずかなフローや圧波形変化のため気づかれないことが多いです．

□ 食道内圧での自発呼吸陰圧開始がフローと気道内圧変化を伴っていないことで検知できます(図18-30)．

□ flow starvationは吸気開始時に患者呼吸努力と呼吸器吸気フローの不一致によって

起こり，圧・時間曲線で吸気立ち上がりに下向き凸の波形となります．

- □ 食道内圧では強い患者呼吸努力に合わせ大きな陰圧波形として容易に検知できます．
- □ 吸気早期短縮premature cyclingでは設定吸気時間が患者吸気努力より短縮しており，食道内圧での吸気陰圧が呼気相に入っても持続していることで検知できます(図18-31)．
- □ 吸気早期短縮で患者呼吸努力が強いと呼気相でも再度吸気が起こります(ダブルトリガー double triggering, breath stacking) (図18-32)．
- □ リバーストリガー reverse triggeringは自発呼吸がない状態で，呼吸器トリガーによる患者吸気筋の収縮で起こります(図18-32)．ダブルトリガーに波形は似ていますが，リバーストリガーでは呼吸トリガーで食道内圧陽圧となり，その後患者吸気筋収縮で陰圧成分となることで鑑別できます．
- □ 吸気終了遅延delayed cyclingでは設定吸気時間が患者吸気より延長しており，食道内圧での吸気陰圧が吸気相途中で終了していることで検知できます(図18-30)．

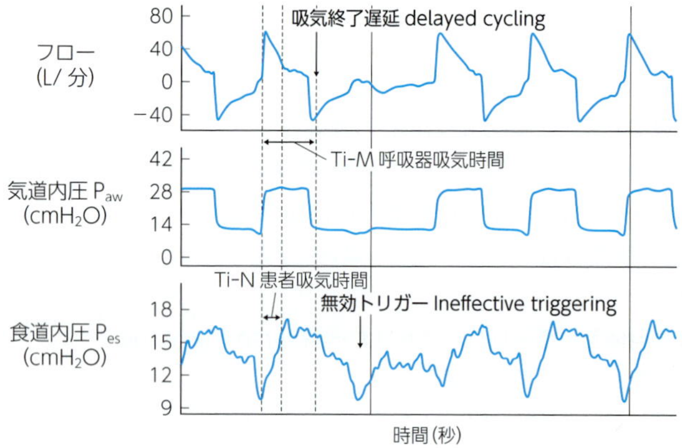

図18-30 吸気終了遅延と無効トリガー(文献12より)

圧補助調節換気PACVで呼吸器吸気時間Ti-Mが患者吸気時間Ti-Nより長いため，吸気終了遅延が起こり，過剰な換気補助により続いて患者吸気がトリガーされず無効トリガーが起こっている．食道内圧では吸気努力が容易にわかり，無効トリガーについてフロー・時間曲線で突出bumpがみられる．

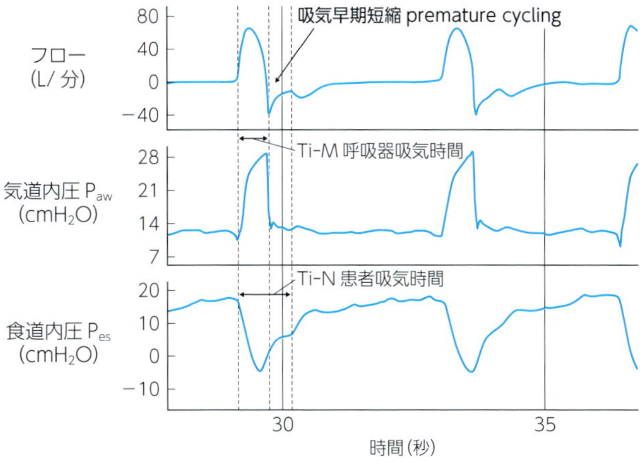

図18-31 吸気早期短縮(文献12より)

圧補助調節換気PACVで呼吸器吸気時間Ti-Mが患者吸気時間Ti-Nより短いため，吸気早期短縮が起こっている．患者吸気努力延長を反映して呼気相早期にフロー・時間曲線で突出bumpがみられる．

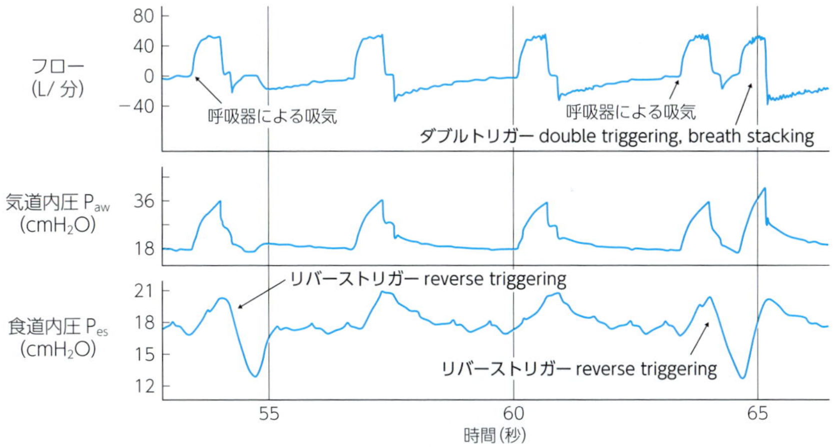

図18-32 リバーストリガーとリバーストリガー後のダブルトリガー・breath stacking(文献12より)

量調節換気VCVで1～4番目の呼吸は自発呼吸なしの呼吸器トリガーとなっている．
1番目の吸気終了時に患者呼吸が開始され(リバーストリガー)，呼気相で呼吸筋収縮が起こっておりフロー・時間曲線の呼気相での突出bumpで確認できる．
リバーストリガーで呼気相の横隔膜収縮が起こり横隔膜傷害につながり，さらに4番目の呼吸器トリガーによるリバーストリガー後のダブルトリガー・breath stackingでは2倍の換気量となるため肺傷害につながる．

Section 4 量・カプノグラフィ

測定法

□ 9章での時間・カプノグラフィ(time capnography: TCap)は時間軸による呼気CO_2分圧の評価に対し，量・カプノグラフィ(volumetric capnography: VCap)では1呼吸ごとの呼気CO_2分圧の推移を評価することで代謝産性，循環動態，肺からのCO_2排出量と死腔を測定することが可能です．

□ 死腔については，

① Bohrの式: $V_{D\ Bohr}/V_T = (P_ACO_2 - P_{\bar{E}}CO_2)/P_ACO_2$

とP_ACO_2を$PaCO_2$で代用した

② Enghoffの式: $V_{D\ Enghoff}/V_T = (PaCO_2 - P_{\bar{E}}CO_2)/PaCO_2$

の2つの公式，そしてFletcherによる肺胞CO_2分圧(P_ACO_2)は呼気の中央値が平均値となることを用い，図18-33のようなVCap曲線のそれぞれの面積が，

① CO_2排泄量(＝肺胞換気量，X領域)
② 肺胞死腔(Y領域)
③ 解剖学的死腔(Z領域)

となります．

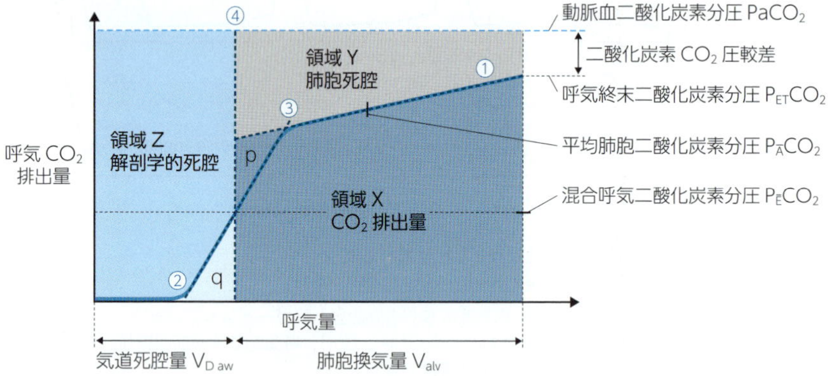

図18-33 量・カプノグラフィVCapでの第1・2・3相と呼気量・排出CO_2分圧による肺胞換気量と死腔量の関係(カプノグラフィ第1,2,3相は図18-34参照) (文献29より)

① 第3相の傾き，② 第2相の傾き，③ ①と②の交点で第2相から第3相への移行部，④ 第2相の傾きでpとqの面積が等しくなる垂直線を引く．

□ 分時肺胞換気量 $\dot{V}_{alv}$ は，

- $\dot{V}_{alv}$＝呼吸回数f×肺胞１回換気量 V_{Talv}
  ＝呼吸回数f×（１回呼気換気量 V_{TE}－生理的死腔量 $V_{D\,aw}$）

で求められます．このときの肺胞1回換気量は領域Xの面積と等しくなります．

□ $\dot{V}_{alv}$ 増加は適切なPEEP設定でリクルートメントされた場合にみられます．

□ 一方，$\dot{V}_{alv}$ 低下は肺水腫などガス交換の肺胞容量低下を示します．

□ 死腔率 $\%V_{D\,aw}/V_{TE}$ は，

- $\%V_{D\,aw}/V_{TE}=100\times V_{D\,aw}/V_{TE}$

で求められます．

□ 死腔率によって有効換気を評価でき，解剖学的死腔を考慮すると一般的に25～30%が正常です．

□ 死腔率上昇はARDS初期徴候として知られており，ARDSでとくに死腔率≧60%では死亡率が上昇することがわかっています．

□ そのため，ARDS患者では死腔率モニタリングを行い，死腔率を下げる（＝有効換気，肺胞換気量を上げる）治療的介入（適切なPEEP設定や腹臥位療法など）が重要になります．

使い方① 量・カプノグラフィ波形による病態の推測

□ 横軸に呼気量，縦軸に CO_2 排出量となる量・カプノグラフィ VCapは時間・カプノグラフィと同様に第1・2・3相に分かれます（図18-34）．

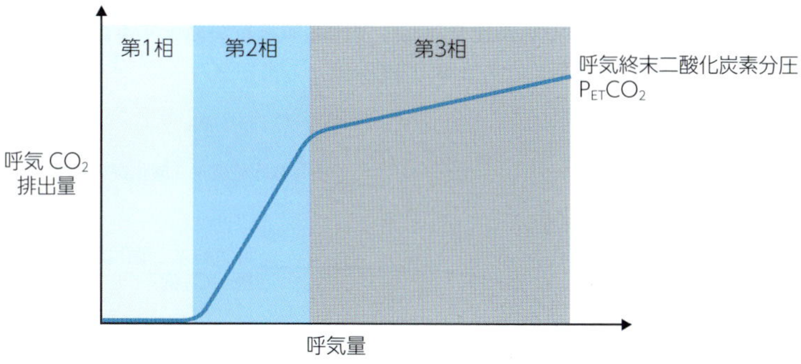

図18-34 量・カプノグラフィ VCap波形（文献29より）

□ 第１相：気道と呼吸器回路からの呼気ガスを反映し CO_2 を含まず，解剖学的＋呼吸器回路死腔を表すためゼロです．

→解剖学的死腔$V_{D\,aw}$増加で第1相が延長します.

→第1相がゼロでない場合，CO_2再呼吸のためセンサー補正が必要です.

□ **第2相**: 下気道遠位と時定数が小さい肺胞からの混合ガスにより急激にCO_2排出が起こり，第2相の傾きが肺血流と気道抵抗の影響を受けます.

→気道抵抗上昇や換気血流比不均等で第2相が延長します.

□ **第3相**: 純粋な肺胞内CO_2分圧を反映し，持続的な肺胞へのCO_2拡散や低い換気血流比($\dot{V}/\dot{Q}$⬇)，肺胞内CO_2上昇により傾きが影響を受けます.

→肺胞不均一性(様々な呼気時定数，換気血流比不均等)が上昇すると第3相の傾きが急峻になります.

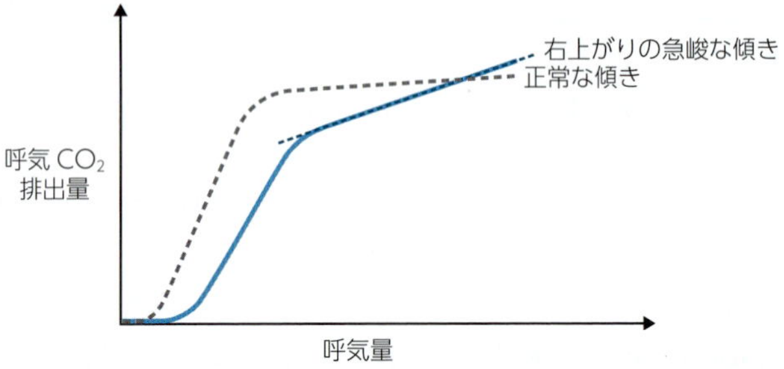

図18-35 量・カプノグラフィ VCapの第1・2相延長と第3相の急峻な傾きは肺メカニクス異常(COPD急性増悪，ARDS)でみられ状態改善とともに第1・2相短縮と右上がりの第3相の傾きがなだらかになる，常に正常なVCap曲線と比較して現在の波形を考えるとよい

□ そのため，第1・2相の延長や第3相の急峻な傾きはCOPD急性増悪や急性呼吸促迫症候群ARDSなど肺メカニクスの異常でみられます(図18-35).

□ また急激な死腔換気となる肺塞栓や急激に準間歇血液量が減少する出血性ショックではVCapは特徴的な波形になります(図18-36，図18-37).

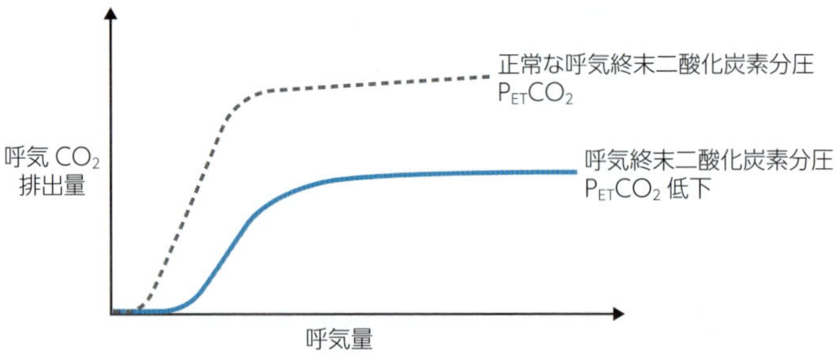

図18-36 **肺塞栓での量・カプノグラフィ VCap波形**(文献29より)

肺塞栓で肺血管が閉塞すると解剖学的死腔増加による第1相延長，肺血流低下による第2相延長と機能する肺胞面積減少により第3相の呼気終末二酸化炭素分圧$P_{ET}CO_2$低下が起こる.

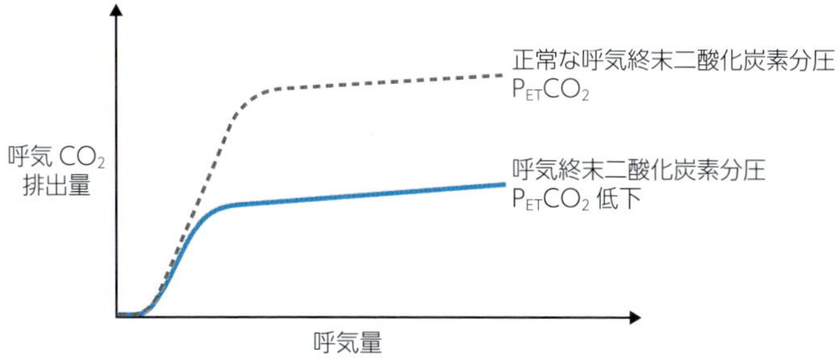

図18-37 出血性ショックでの量・カプノグラフィ VCap波形(文献29より)

出血性ショックで肺血流が低下すると死腔は関係ないため第1相は変化なく，第2・3相の傾きも変化しないが血流低下による相対的な肺胞死腔増加で第3相の呼気終末二酸化炭素分圧 $P_{ET}CO_2$ 低下が起こる

□ TCapと比べて，VCapを使用すると，非侵襲的かつ持続的に呼気1回換気量 V_{TE}，1呼吸ごとの CO_2 排出量 V_ECO_2・分時 CO_2 排出量 $\dot{V}_ECO_2$，平均排出二酸化炭素分圧 $P_{\bar{E}}CO_2$ と気道死腔 V_{Daw}・肺胞換気量 V_{Talv} モニタリングが可能です.

使い方② 死腔率と CO_2 排出量モニタリング

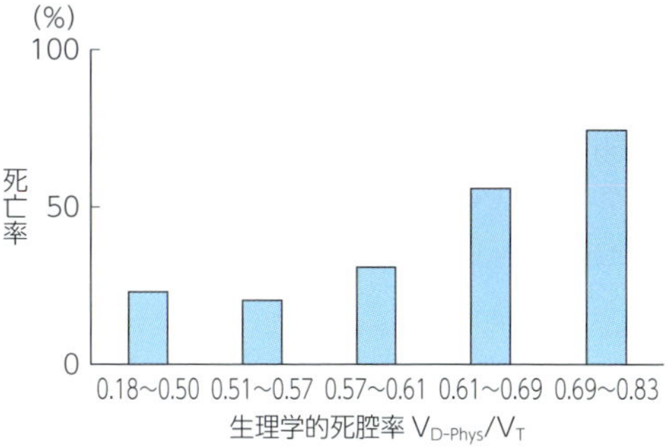

図18-38 急性呼吸促迫症候群ARDSでの死亡率と生理学的死腔率($V_{D\text{-}Phys}/V_T$)の関係(文献14より)

□ 急性呼吸促迫症候群ARDSで，生理学的死腔増加と死亡率が相関することが報告されており，とくに生理学的死腔率60%以上で死亡率50%以上であることがわかっています(図18-38).

□ ARDSでの生理学的死腔増加は肺血管傷害，圧排，微小血栓閉塞により換気血流比増加($\dot{V}/\dot{Q}$⬆)で起こり，肺胞死腔増加・無効換気につながります.

□ とくにEnghoffの式での生理学的死腔率がARDSの死亡率と相関するといわれており，これは換気血流比増加による肺胞・気道死腔増加だけでなく，換気血流比低下($\dot{V}/\dot{Q}$⬇)やシャントを含むガス交換異常全体を反映しているためと考えられます(図18-39).

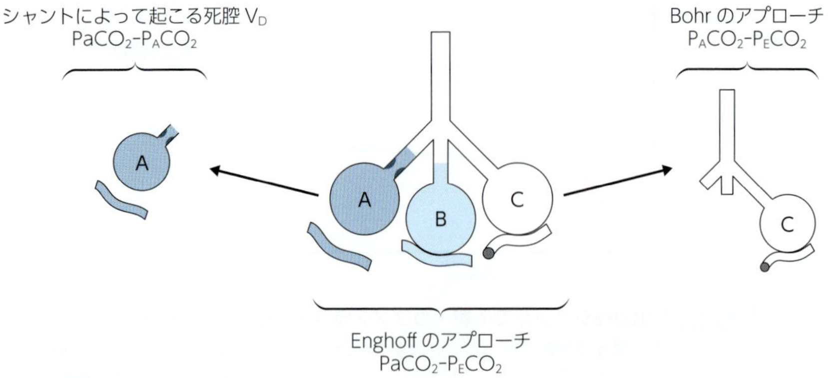

図 18-39 Rileyの3つのコンパートメント肺モデルによる死腔（文献13より）

A：換気なし，血流ありの肺胞（$\dot{V}/\dot{Q}=0$＝シャント），B：正常な換気と血流がある肺胞，C：換気あり，血流なしの肺胞（$\dot{V}/\dot{Q}=\infty$）．

Bの正常な換気血流比の肺胞を基準としてB→A，B→Cにかけて様々な低い$\dot{V}/\dot{Q}$，高い$\dot{V}/\dot{Q}$の肺胞が存在する．

$V_{D\ Bohr}$は，高い$\dot{V}/\dot{Q}$，$\dot{V}/\dot{Q}\infty$の肺胞のみ含み，真の生理学的死腔を表す．

$V_{D\ Enghoff}$はPaCO_2を使用し全ての$\dot{V}/\dot{Q}$異常を測定しガス交換の効率性を示す総合的な指標となるが厳密な死腔とは一致しない．とくにEnghoffアプローチに含まれるシャントは動脈血と肺胞CO_2分圧差で示される．

- □ 生理学的死腔率をモニタリングしARDSでの予後予測を行うことが可能です．
- □ またARDS人工呼吸器患者では最小となる死腔率となるPEEPを設定し（図18-40），肺胞リクルートメントで一時的にCO_2排出量の増加を利用した最適なPEEPのモニタリング目的で量・カプノグラフィ VCapが役に立ちます（図18-41）．

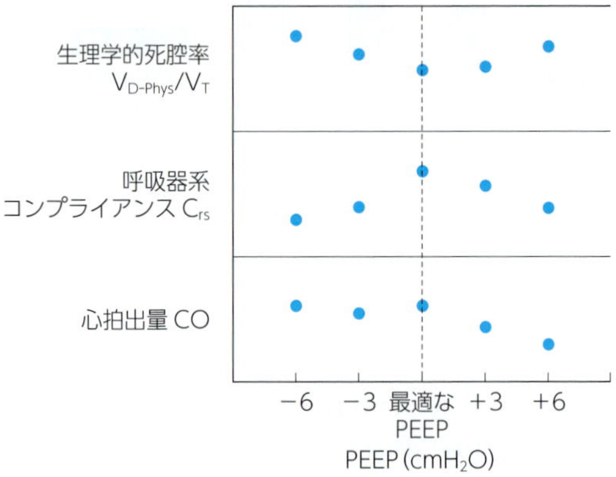

図 18-40 PEEP設定において，最小となる生理学的死腔率が呼吸器系コンプライアンス・心拍出量最大と一致し最適なPEEPと考えられる（文献14より）

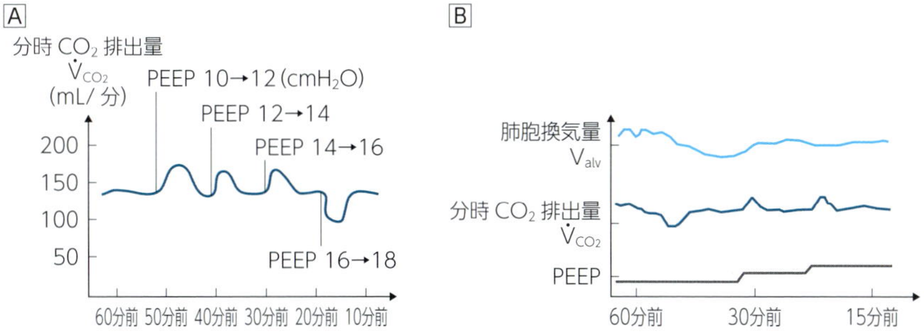

図18-41　最適なPEEP設定と分時 CO_2 排出量 $\dot{V}_{CO_2}$ (mL/分)と肺胞換気量 V_{alv} モニタリング

A：PEEP設定で肺胞虚脱がリクルートメントされ肺胞過膨張が起こらないと換気血流比 $\dot{V}/\dot{Q}$ が改善するため一時的に分時 CO_2 排出量 $\dot{V}_{CO_2}$ が上昇する．一方，PEEPを上げて肺胞過膨張が起こり換気血流比が増悪すると一時的に低下し平衡状態に戻る．

B：肺胞換気量 V_{alv} と分時 CO_2 排出量 $\dot{V}_{CO_2}$ は肺胞虚脱すると一時的に低下後に平衡状態となり，一方，PEEPを上げて肺胞リクルートメントされると一時的に上昇後に平衡状態となる．

Section 5　P0.1，気道閉塞圧 P_{occ}

- □圧支持換気PSVなど自発呼吸での呼吸器管理では，患者自身の中枢呼吸ドライブ・自発呼吸努力のモニタリングが重要になります．
- □中枢呼吸ドライブ亢進や自発呼吸努力が強い場合，肺と横隔膜にそれぞれ自発呼吸誘発性肺傷害P-SILIと横隔膜筋損傷myotraumaを起こします．
- □一方で圧サポート過剰や過鎮静によって起こる低い自発呼吸ドライブや弱い呼吸努力では，横隔膜筋萎縮を起こします．
- □とくに横隔膜保護換気が注目されている現在は，過剰でも過小でもない適切な中枢呼吸ドライブ・自発呼吸努力での人工呼吸器管理の重要性が指摘されています(☞16章p.580参照)．
- □とくに患者と人工呼吸器の非同調PVAからは，

> - 中枢呼吸ドライブ亢進・強い自発呼吸努力
>   →flow starvation，吸気時間短縮，ダブルトリガー
> - 中枢呼吸ドライブ抑制・弱い自発呼吸努力
>   →吸気時間延長，無効トリガー，リバーストリガー(±ダブルトリガー)

の原因となります(☞13章p.498参照)．

- □中枢呼吸ドライブと自発呼吸努力の評価法として，① 呼吸パターン(呼吸回数，1回換気量)，② 横隔膜活動電位EAdi，③ 食道内圧での吸気努力・横隔膜エコー，④ 気道閉塞圧 P_{occ}/P0.1があります．

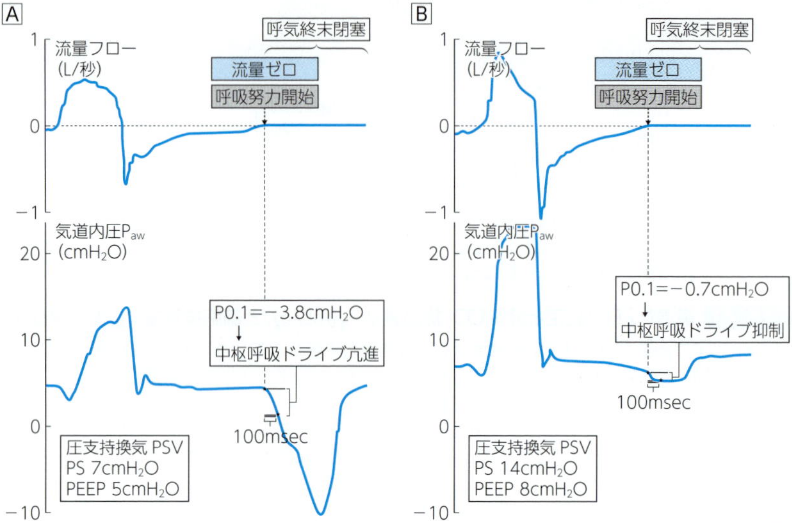

図18-42 気道閉塞圧P_{occ}/P0.1の測定(文献18より)

□ とくに単純な非侵襲的測定法である気道閉塞圧P_{occ}/P0.1(ピーポイントワン)，つまり吸気開始から0.1秒後の気道閉塞による圧測定は1975年にWhitelawらが初めて報告し，呼吸ドライブの評価に用いられます(図18-42).

□ 現在最新の人工呼吸器で直接P0.1測定可能な機種や呼吸ごとにP0.1を間接的に自動測定する機種があります.

□ P0.1は気道を閉塞し吸気努力開始から0.1秒後の陰圧であり，操作が短いため気道を閉塞することでの呼吸努力はなく，呼吸メカニクスや呼吸筋疲労の影響を受けないため，中枢呼吸ドライブ・自発呼吸努力の評価に使用されます.

□ P0.1は陰圧のため絶対値を用い，呼吸仕事量WOBやpressure-time product(PTP)と相関し，呼吸ドライブの機械的指標として機能します.

□ P0.1は呼吸ごとに変動するため3〜5回の測定値の平均で評価します.

P0.1値(絶対値)
- 0〜1.5→低い呼吸ドライブ・呼吸努力が弱い
- 1.5〜3.5→正常，許容範囲内
- >3.5→高い呼吸ドライブ・呼吸努力が強い

□ 非挿管の肺気腫/COPD患者では2.5〜5.0cmH_2O，挿管・人工呼吸器管理のARDS患者では3.0〜6.0cmH_2Oと報告されています.

□ HAMILTON C6など一部の新しい人工呼吸器では吸気バルブが常に開いているた

め，吸気時の気道内圧低下の最も急な部分からΔt/ΔPの最小勾配を求め，吸気0.1秒後の垂直線との交点として測定します(図18-43).

□ しかし吸気トリガーでの間接的測定はトリガーフェーズが0.05秒未満のためP0.1を過小評価する可能性が指摘されており，可能なら呼気終末ホールドにより計測すべきです.

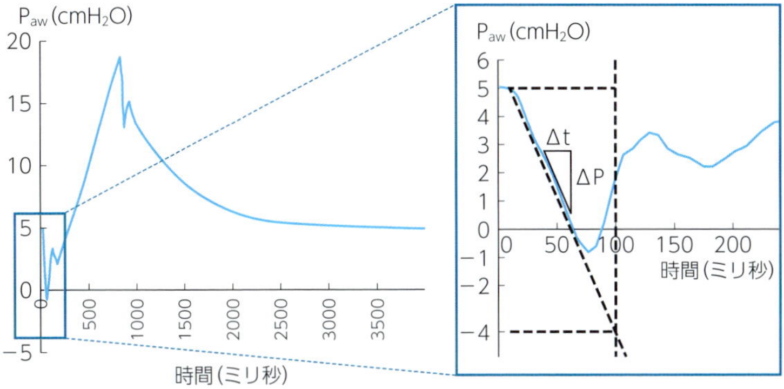

図18-43 呼吸ごとの間接的なP0.1測定法

□ ① ウィーニング・抜管時，② 挿管・人工呼吸器管理中の浅鎮静・自発呼吸温存での呼吸努力評価でP0.1は実際に使用できます.

□ ウィーニング・抜管前にP0.1が4以上だと過剰な呼吸ドライブを示します.

□ しかし人工呼吸器離脱・ウィーニングにおいてP0.1単独パラメータとして成否判定には有用ではありません.

□ 挿管・人工呼吸器管理中の深鎮静deep sedationから浅鎮静light sedationで自発呼吸温存に移行した際に，

- 0〜−2→弱い呼吸ドライブ・鎮静過剰，過剰な呼吸サポート
- −2〜−4→適切
- <−4→過剰な呼吸ドライブ・鎮静不足，呼吸サポート不足

が目安となります.

□ それ以外にCOPD急性増悪でのauto-PEEP拮抗でのPEEP調整において呼吸仕事量の改善評価目的での使用や，重症ARDSでVV-ECMOのSweep gas流量での$PaCO_2$調整においてP0.1使用の有用性が報告されています.

MEMO　その他の自発呼吸努力モニタリング

□ P0.1を含む自発呼吸努力モニタリングとして次のような指標があります(表18-3).

表18-3　自発呼吸努力モニタリング

パラメータ	使いかた	メリット	デメリット	基準値
気道閉塞圧・P0.1	・自発呼吸努力をモニタリングし呼吸努力低い・高いを評価	・非侵襲的 ・ほとんどの呼吸器で自動計測可能	・強い自発呼吸努力が呼吸筋努力と一致しない場合がある(呼吸筋疲労，吸気時間短縮)	・P0.1 1～4cmH_2O
気道閉塞圧ΔP_{occ}	・過剰呼吸努力と呼吸ごとの肺応力stressを評価	・非侵襲的 ・ベッドサイドで容易に計測 ・呼吸筋による圧P_{mus}と動的経肺圧$\Delta P_{L,dyn}$推測可能 ・無呼吸，オートトリガー，非同調の鑑別に使用可能	・強い呼吸努力や動的肺応力stressの感度・特異度は高いが，直接計測より劣る	・推　定P_{mus} 5～10cmH_2O(ΔP_{occ} 8～20cmH_2O) ・推定$\Delta P_{L,dyn}$<15～20cmH_2O
食道内圧P_{es}，経肺圧P_L	・呼吸努力と呼吸ごとの肺応力stressを直接計測し評価	・低い侵襲度 ・肺応力stress(ΔP_L)と呼吸努力(ΔP_{es}，PTP)のゴールドスタンダード	・特殊な装置と技術習得が必要 ・バルーンカテーテルの測定前補正が必要 ・P_{es}絶対値は不明	・ΔP_{es} 3～15cmH_2O(横隔膜保護) ・$\Delta P_{L,dyn}$<15～20cmH_2O(肺保護)
経横隔膜圧ΔP_{di}と胃内圧ΔP_{ga}	・横隔膜努力と呼気努力を直接計測し評価	・低い侵襲度 ・横隔膜努力を直接計測 ・呼気筋活動を評価	・特殊な装置と技術習得が必要 ・バルーンカテーテルの測定前補正が必要 ・吸気努力後の呼吸努力評価が困難(呼気相での収縮)	・ΔP_{di} 3～12cmH_2O
横隔膜エコーでの横隔膜厚さの呼吸変動率TFdi	・横隔膜収縮を非侵襲的に評価	・人工呼吸器管理中の横隔膜呼吸努力を評価 ・横隔膜機能の評価(最大TFdi)	・特殊な装置と技術習得が必要 ・持続モニタリング不可能	・TF_{di}15～30%
横隔膜活動電位EAdi	・横隔膜活動電位モニタリング	・低い侵襲度 ・自動出力で持続的 ・呼吸努力に応じてEAdiが変動	・特殊な装置と技術習得が必要 ・参考値なし	・P_{occ}，ΔP_{di}，ΔP_{es}で目標EAdiを標準化

肺エコー，横隔膜エコー

肺エコー LUS

□ 人工呼吸器管理中の肺モニタリングでとくに肺胞虚脱の評価や肺水腫との鑑別，気胸合併の有無について超音波エコーを用います．

□ 肺エコー(lung ultrasound：LUS)は仰臥位で行い，横隔膜と肝臓・脾臓を同定し左右片肺ずつについて前腋窩線と後腋窩線で区切って前面(腹側)，側面，後面(背側)に分けて評価します(図18-44)．

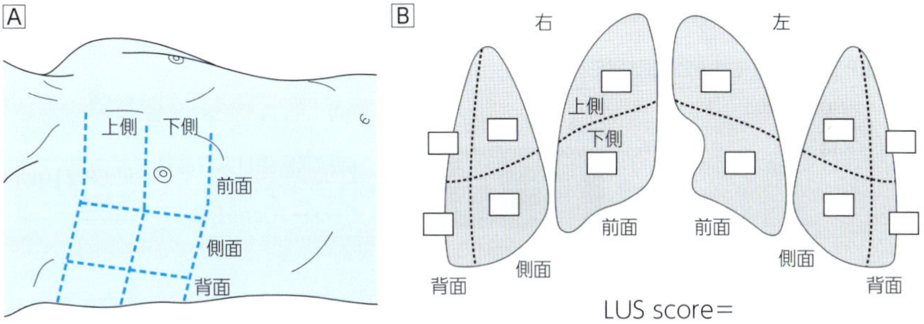

図18-44 肺エコーLUS：左右片肺についてそれぞれ6カ所に分けて評価(文献20より)

浅い部分はリニアプローブ，深い部分はコンベックスプローブを用いる．
Aラインのみの正常0点，境界明瞭なBライン1点，Bラインの融合2点，肺硬化consolidation3点で最も悪い得点をつける(0～36点)(図18-45も参照)．

□ 急性呼吸促迫症候群ARDSでの肺胞含気aerationの増悪とともに肺エコーLUS所見が① Aラインのみ(正常0点)，② 胸膜ラインより伸びる境界明瞭なBライン(1点)，③ Bラインの融合(2点)，④ 肺硬化consolidationと一部エアブロンコグラムあり(3点)の順番で増悪します(図18-45)．

□ そのため前胸部・側胸部・背面でそれぞれスコア評価を行い，経時的にモニタリングすることで点数増加が病態増悪を示し，病態の改善とともに点数が減少します．

□ ARDS治療経過中の急激な点数増加や新規の肺硬化consolidation出現によって人工呼吸器関連肺炎VAPの合併を示唆しVAP診断のきっかけにもなります．

□ またARDSでの肺エコーLUSの用途として，肺胞含気をモニタリングできるため適切なPEEP設定に用いることができます．

□ なお肺エコーLUSでの肺胞リクルートメント評価で**肺胞過膨張については評価困難です**．

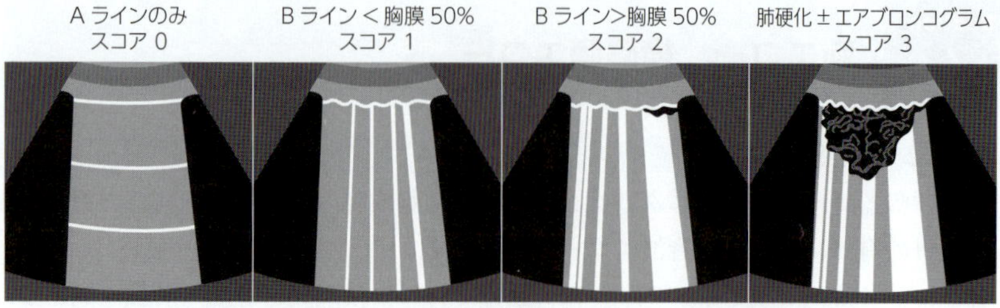

図18-45 ARDSでの肺エコーLUSでの含気モニタリング(文献27より)

スコア0点：ざらつきなく細い胸膜ラインから等間隔で並ぶAライン．Bラインなし．
※スコア1点：太く不規則な胸膜ライン，その直下から2本以上垂直に並ぶBライン．
※スコア2点：Bラインの融合±胸膜直下の肺硬化consolidation.
※スコア3点：大きな肺硬化consolidation±エアブロンコグラム．

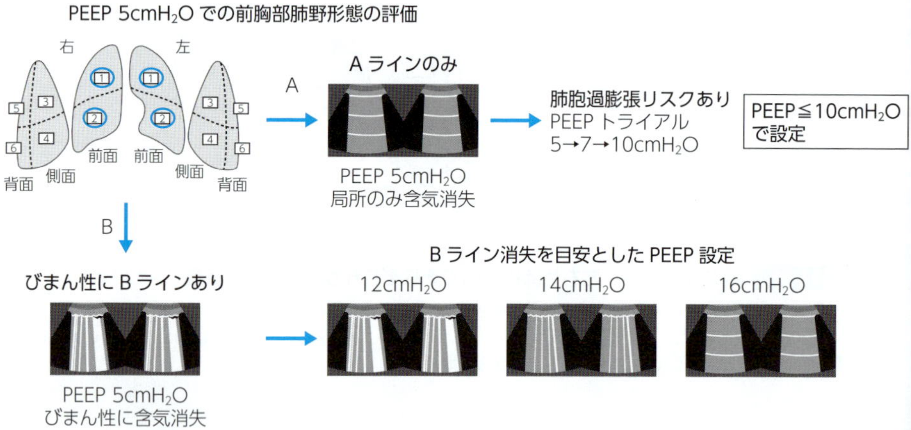

図18-46 ARDSでの肺エコーLUSを用いた適切なPEEP設定(文献20より)

最初に前胸部で$PEEP \leqq 5cmH_2O$で評価し正常ならば，$PEEP > 10cmH_2O$では肺胞過膨張リスクが高い．明瞭なBラインやBライン融合の所見があれば，びまん性に含気低下しているため，PEEPを上げていき肺エコーLUSでの再評価を行う．前胸部でのBライン消失がPEEP設定による肺胞リクルートメント効果を示す．しかし肺エコーLUSでは肺胞過膨張は評価できないことに注意．

- □まずPEEP $5cmH_2O$以下で前胸部の肺エコーLUS評価を行い，この時点でAラインのみで正常ならば肺胞過膨張リスクがあるため，$PEEP \leqq 10cmH_2O$で管理を行います．
- □前胸部スコア1点以上でPEEPを$2cmH_2O$ずつ上げていき，前胸部でのスコアの変化を経時的にモニタリングしBラインの消失により有効性を判断します(図18-46)．
- □またARDS人工呼吸器患者では気胸評価に肺エコーLUSを用いることも可能です(図18-47)．

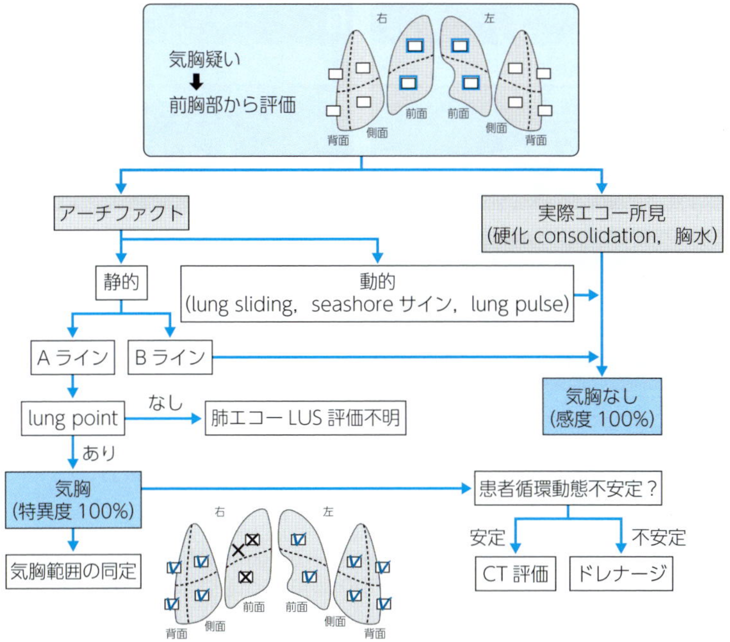

図 18-47 人工呼吸器管理中の肺エコー LUS による気胸診断アルゴリズム (文献 20 より)

横隔膜エコー

□ エコーでの横隔膜の厚さの変化と移動間距離 excursion モニタリングにより横隔膜機能を評価します．

□ 仰臥位，リニアプローブを用いて B モードで同定し M モードで吸気呼気時の横隔膜筋厚の変化と移動間距離を測定します (図 18-48)．

- **吸気呼気時の横隔膜筋厚の変化 (thickening fraction：TF)**

  ΔTdi＝(最大吸気 Tdi －最大呼気 Tdi) ÷最大呼気 Tdi×100 (%)

  ※正常：最大呼気時の横隔膜筋厚 2〜3mm，正常 ΔTdi≦20%

- **横隔膜間移動距離**

  ※正常：安静時呼吸 1.5cm，深呼吸時 7cm 程度

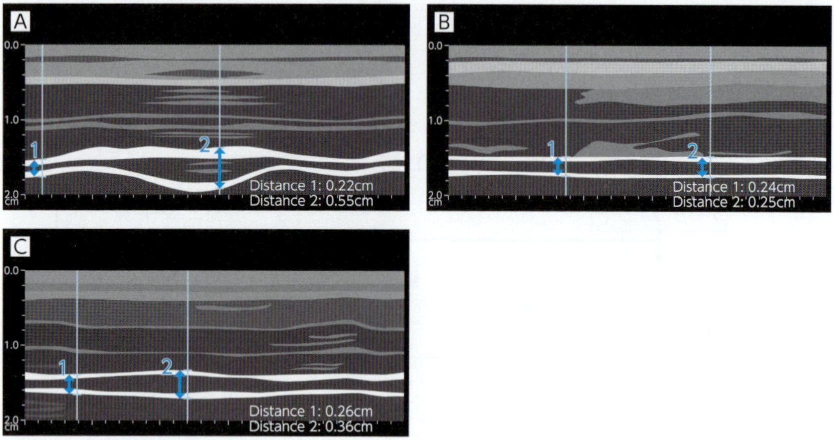

図18-48 人工呼吸器管理中の横隔膜エコー(Mモード) (文献21より)

呼気(青い垂直ライン1)，吸気(青い垂直ライン2)
A：換気サポート不足- ΔTdi＝150%(0.55－0.22cm)×100%/0.22cm
B：過剰な換気サポート- ΔTdi＝4%(0.25－0.24cm)×100%/0.24cm
C：適切な換気サポート- ΔTdi＝38%(0.36-0.26cm)×100%/0.26cm

□ ベッドサイドで実際に横隔膜エコーを行う際のポイントは図18-49のようになります.

	肋骨下アプローチ	肋間アプローチ
1. 検査時の状態	患者体位 • 半臥位 30〜45° 呼吸器設定 • 適切な呼吸ドライブ(P0.1>2cmH_2O)(無鎮静か少量) • (挿管・非挿管問わず)呼吸器サポートなし(か最小)	• 半臥位 30〜45° • 適切な呼吸ドライブ • (挿管・非挿管問わず)呼吸器サポートなし(か最小)
2. 使用プローブと評価部位	• 2〜5MHz の腹部・心エコープローブ • プローブは鎖骨中線上の肋骨下に置き，内側，背側，頭側に角度を向け横隔膜後方 3 分の 1 を観察 • 片側病変がなければ，右側だけで容易に十分に検査できる 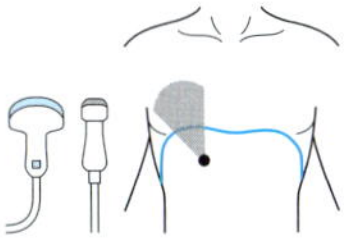	• 7〜12MHz のリニアプローブ • プローブは第 8 と 11 肋間前ないし中腋窩線上に置き，胸壁に垂直に肋間腔に沿って横隔膜収縮部位を観察 • 片側病変がなければ，右側だけで容易に十分に検査できる 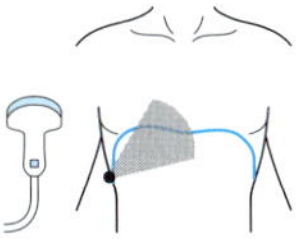
3. 画像評価	B モード 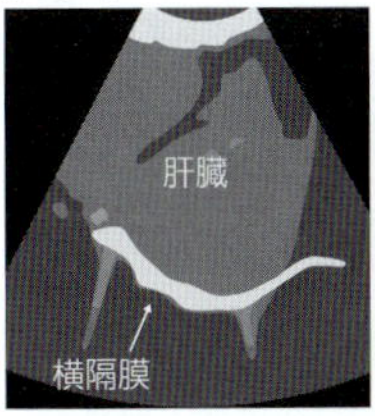 M モード 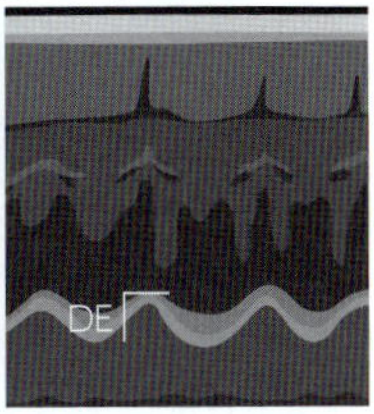 • 移動距離把握で深度を調整 • 周囲構造とのコントラストでゲインを調整 • 画質向上で焦点を調整 • 最大移動部位に合わせ、横隔膜の動きに垂直な M モードとする • 1 画面に最低 3 呼吸サイクル分入るよう調整	B モード 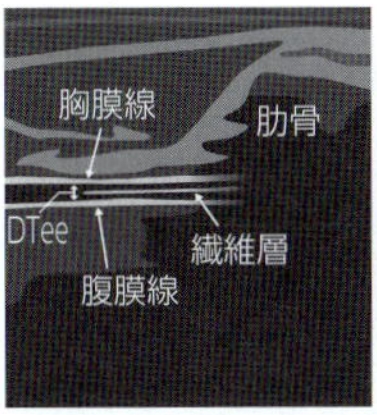 M モード 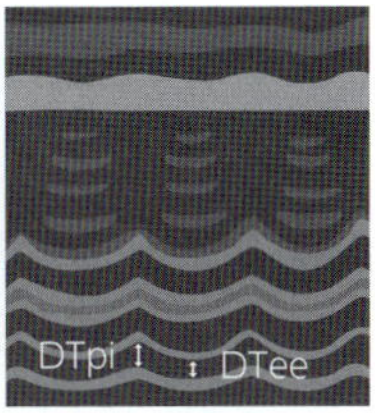 • 横隔膜を中心に深度を調整 • 周囲構造とのコントラストでゲインを調整 • 画質向上で焦点を調整 • 横隔膜の動きに垂直な M モードとする • 1 画面に最低 3 呼吸サイクル分入るよう調整
4. 計測	• M モードで安静呼吸時に横隔膜移動距離 DE 測定 • マーカーを吸気最低・最高点に置き縦軸を測定	• B/M モードの同一呼吸サイクルで吸気終末 DTpi と呼気終末 DTee の厚さを測定 • 胸膜・腹膜線の内側縁で垂直にキャリパーを置き DTF を計測 [(DTpi−DTee)×100/DTee] • 最低 3 回計測を行い誤差 <10% とする
5. 健常者での正常値	• 横隔膜移動距離DE：安静座位で呼気終末(平均±SD) 右：男性2.0±0.5cm，女性1.9±0.5cm 左：男性2.2±0.6cm，女性1.9±0.5cm	• 横隔膜厚さ：安静座位で呼気終末(平均±SD) 右：男性2.1±0.4mm，女性1.9±0.4mm 左：男性2.0±0.4mm，女性1.7±0.3mm • 吸気・呼気での横隔膜筋厚変化DTF：安静座位で呼気終末(平均±SD) 右：男性32±15%，女性35±16% 左：男性30±14%，女性33±15%
6. 関連する測定値	• 横隔膜移動距離 DE： DE<1 呼吸で 10〜15mm：横隔膜機能不全	• 吸気・呼気での横隔膜筋厚変化 DTF： DTFmax<20%：横隔膜機能不全 DTF<25〜33%：離脱失敗予測 DTF：<20%：NIV 失敗予測

図 18-49 横隔膜エコー実施時のポイント(文献 30 より)

電気インピーダンストモグラフィ EIT

□ 電気インピーダンストモグラフィ(electrical impedance tomography：EIT)は第4〜5肋間に電極ベルト(16〜32個の電極内蔵)を巻き，特定の一対の電極間から微弱電流を流し各電極間で組み合わせ回転して得られた電極間の電圧から肺のインピーダンス変化率を1秒間で50フレーム撮像し画像化したものです(図18-50).

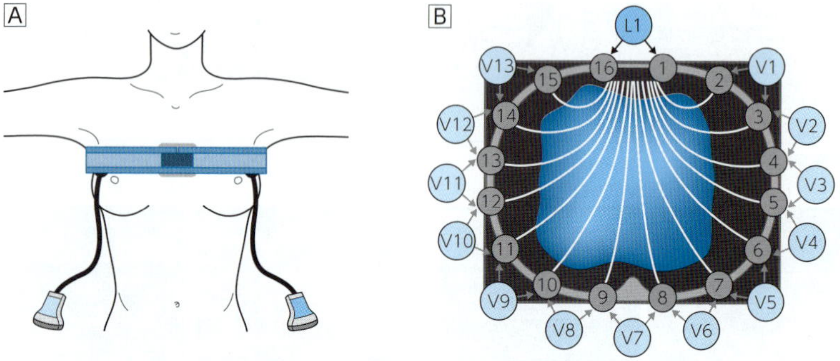

図18-50 EIT電極ベルトと16電極でのEITの仕組み(文献22，23より)

A：皮膚損傷がない第4〜5肋間に左右の電極ベルトを脊柱から胸骨まで左右に配置し装着.
B：16個の電極ベルト使用の場合，最初の一対L1から交流電流が他の13対の電極(V1〜V13)に流れる．L1からV1へと次々に移動し毎回13対の電極に送られ，胸部を一周し1回転すると16画像作成され，1画像あたり13対の電圧測定値が含まれるため208の値で構成されるフレームが作成され，単一の断面画像に再構成される．EITは1秒間に50回繰り返し，結果として肺での換気画像がリアルタイムで生成される.

□ とくに肺は胸郭直下と体表面から近い臓器であり，空気の電気インピーダンスは他の組織より高いため，肺での換気量変化についてEITでの評価が可能となります.

□ EITでのインピーダンス変化は肺での換気量変化と同等に考えると理解しやすく，EITに関する文献では，『呼気終末肺インピーダンス〔end-expiratory lung impedance: EELI(EELZ)〕増加→呼気終末肺容量増加』と考えるとよいでしょう.

ポイント!
- EITでのインピーダンス変化→肺換気量変化として捉える

□ 肺胞換気が十分な拡張領域はEITで大きなインピーダンス変化量ΔZとなり，肺胞虚脱の領域は変化が非常に小さくなります.

□ 急性呼吸促迫症候群ARDSでの周期的な拡張・虚脱といった虚脱肺損傷atelectraumaや肺胞過膨張による量肺損傷volutraumaといった人工呼吸器関連肺傷害VILIでの肺野の局所評価にはCTが有用ですが，放射線被曝の問題と撮影するために急性呼吸不全患者の移動に伴うリスクがありました.

□ EITはベッドサイドでリアルタイムに肺局所換気分布について, 放射線被曝リスクがなく動的に長時間モニタリングができます(図18-51).

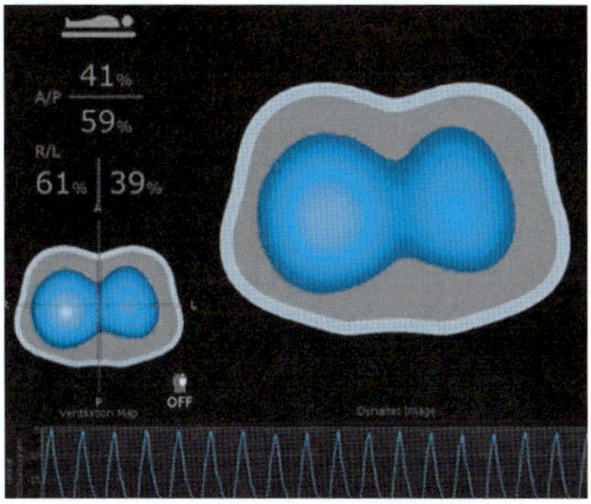

図18-51 EIT: Enlight 2100でのインピーダンス分布マップ, プレスチモグラム, インピーダンスダイナミックイメージ

前面・後面(A/P), 左側・右側(R/L)での換気分布がわかり青色が明るいほど局所換気が大きいことを示す.

□ とくにEITを用いた肺局所換気分布モニタリングでは, ① 肺局所換気の不均一性の評価(図18-52), ② 適切なPEEP設定(図18-53)と肺胞リクルートメント中の肺胞過膨張と虚脱評価(図18-54), ③ 患者・人工呼吸器非同調〔リバーストリガー reverse triggering, ダブルトリガー double triggering, breath stacking(図18-55), 振り子現象Pendelluft(図18-56)など〕で有用性が報告されています.

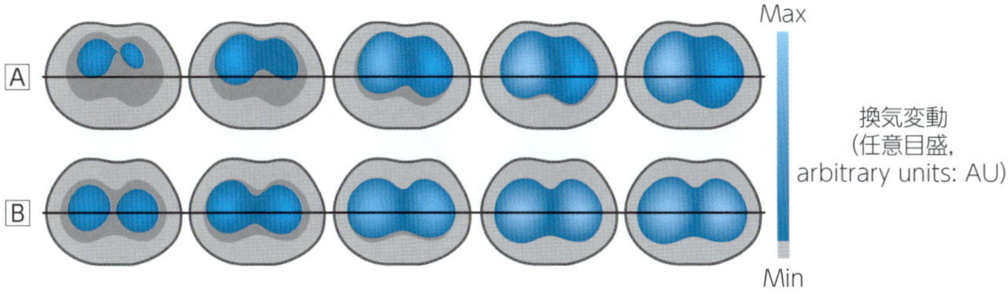

図18-52 EITによる肺局所換気の可視化(上図: 不均一な吸気, 下図: 均一な吸気)
(文献23より)

Aでは腹側領域が最初に換気され吸気後半になって背側領域が換気され不均一性が目立つ, Bでは腹側・背側が同時に換気され均一性が維持されている.

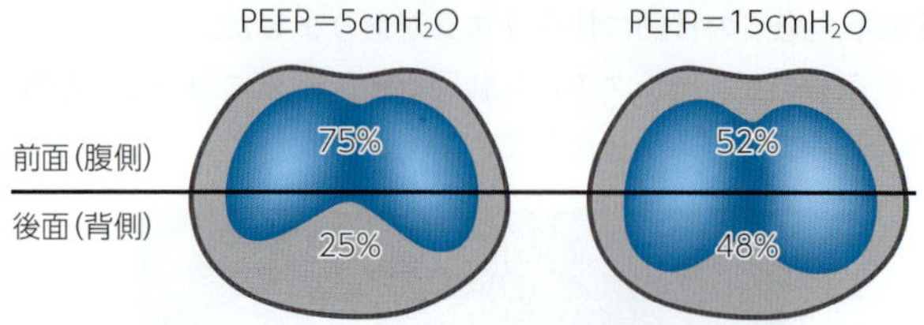

図18-53　急性呼吸促迫症候群ARDSでのPEEP値変更前後での前側（腹側）・後側（背側）の2つの関心領域（region of interest：ROI）でのインピーダンス分布マップの変化（文献23より）

PEEP 5cmH_2Oでは腹側・背側領域において換気不均一であったが，PEEP 15cmH_2Oでは換気分布が均一になっている．

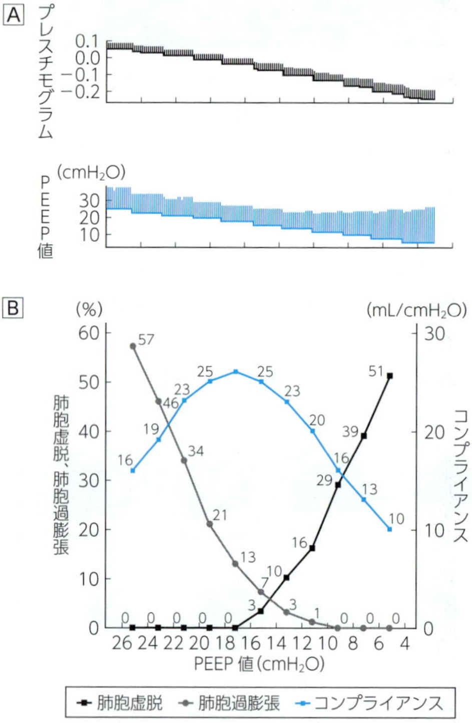

図18-54　PEEP漸減手技での肺胞虚脱と肺胞過膨張の評価（文献23より）

A：PEEP漸減（青色，下図）による呼気終末肺インピーダンス〔EELI（EELZ）〕の減少（黒色，上図），

B：PEEP漸減時の呼吸器系コンプライアンス値と肺胞虚脱・過膨張の割合．

B図で全体のコンプライアンスの最適値（17cmH_2O）と肺胞虚脱・過膨張が最小となるPEEP値（15cmH_2O）が異なることに注意．

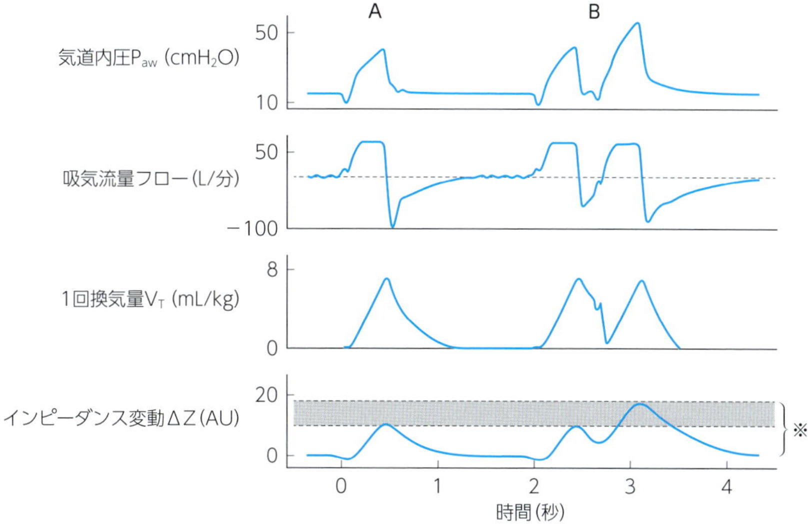

図18-55 気道内圧，吸気流量フロー，1回換気量とEIT波形(文献23より)

A：同調性あり，B：非同調でbreath stackingが起こり吸気流量が約2倍になっているのがインピーダンス変動ΔZのみでわかる(※).

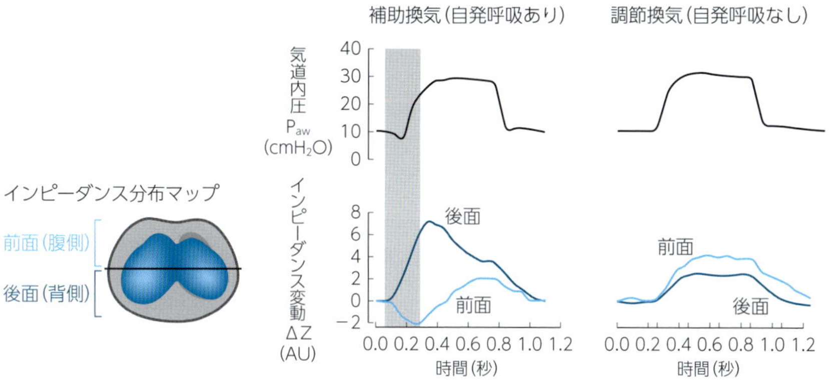

図18-56 EITによる自発呼吸下での振り子現象Pendelluftの可視化(文献23より)

補助換気(自発呼吸あり)と調節換気(自発呼吸なし)でのインピーダンス変動ΔZと気道内圧の変化．濃紺-肺後面(背側)，水色-肺前面(腹側)，補助換気になると肺前面で吸気開始時にΔZが低下(＝換気量減少)し同時に肺後面でΔZが上昇(＝換気量増加)しPendelluftを示す.

□ 最近では局所換気だけでなく心拍出量や肺局所血流評価でもEITは用いられるようになってきています.

Section 8 そしてメカニカルパワーへ

□ 呼吸器管理で人工呼吸器関連肺傷害VILI を予防するために低1回換気，適切なPEEP設定，駆動圧ΔP＜15cmH_2Oなど呼吸器設定の各パラメータを意識した治療目標が研究され実践されてきました．

□ しかしVILI発症を考える場合，人工呼吸器の1つのパラメータのみに注目するのではなく，① 人工呼吸器設定パラメータ（1回換気量，駆動圧ΔPなど）が与える影響と② 患者の肺自体の素因（急性呼吸促迫症候群ARDSでの不均一性，コンプライアンスで推定される換気量など）による相互作用の結果としてVILIが生じるという考え方が2016年より提唱されるようになりました（図18-57）．

□ そのため1回換気量や駆動圧ΔP，経肺圧P_Lなどパラメーター一つひとつでなく，人工呼吸器設定の全てのパラメータが患者肺に与える機械的な総エネルギーに注目し〔人工呼吸器が患者肺に与える総エネルギー（仕事量）を**メカニカルパワー（mechanical power：MP）**と定義〕，患者の肺自体の状態に応じて各設定パラメータをメカニカルパワー安全範囲内でコントロールすることの重要性が指摘されています．

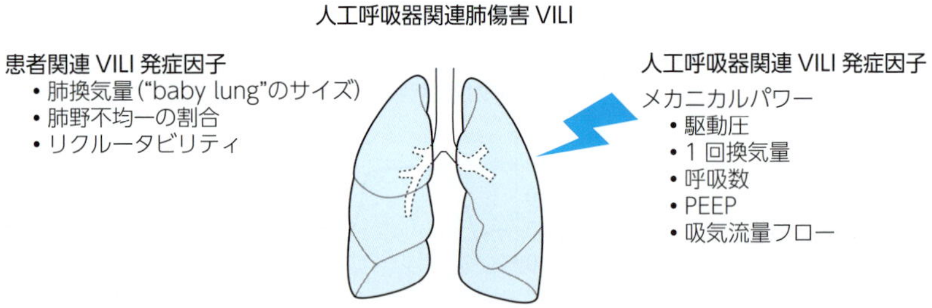

図18-57 患者肺素因と人工呼吸器設定による各パラメータによる人工呼吸器関連肺傷害VILIの機序（文献26より）

ポイント!
- 人工呼吸器関連肺傷害VILIは① 人工呼吸器設定が与えるメカニカルパワーと② 患者の肺自体の素因のバランスによって起こる

□ 呼吸ごとの患者肺への機械的総エネルギーは圧・容量曲線で示される面積で定義されます〔単位：J（ジュール）〕（図18-58）．

□ 機械的総エネルギーの計算式は単純か計算式と複雑な計算式の2つに分かれます．

・簡単な式：

肺への機械的総エネルギー＝$\Delta P_L{}^2/E_L$

※ΔP_L：経肺圧での肺内駆動圧，E_L：肺エラスタンス

・複雑な式：

肺への機械的総エネルギー

$= \Delta V^2 \times [(0.5 \times E_{rs} + RR \times (1 + I：E)/60 \times I：E \times R_{aw}) + \Delta V \times PEEP]$

※ΔV: 1回換気量変動，E_{rs}：呼吸器系エラスタンス，I：E吸気呼気比，

R_{aw}：気道抵抗

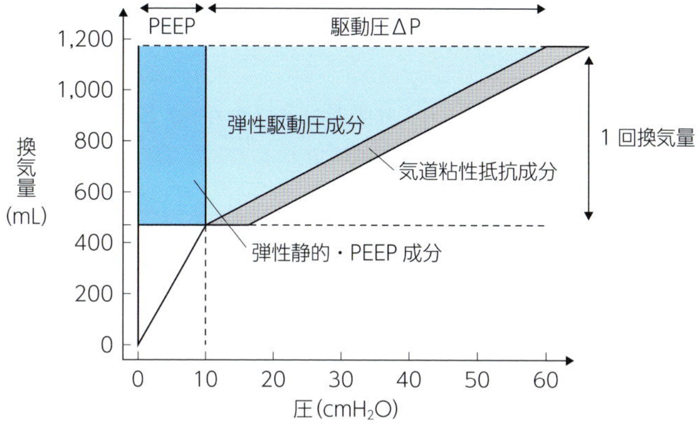

弾性駆動圧成分　気道粘性抵抗成分　弾性静的・PEEP 成分

$$Energy_{rs} = \boxed{\Delta V^2 \times [(0.5 \times E_{rs}} + \boxed{RR \times \frac{1 + I：E}{60 \times I：E} \times R_{aw})} + \boxed{\Delta V \times PEEP]}$$

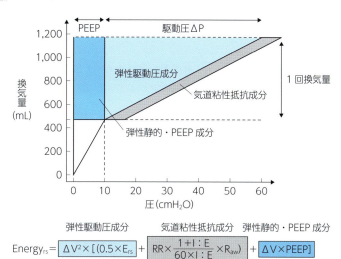

図 18-58　圧・容量曲線(PVカーブ)での呼吸器設定がメカニカルパワーに与える因子
(文献4より)

メカニカルパワーの各要素：水色枠$\Delta V^2 \times [(0.5 \times E_{rs})]$は弾性駆動圧成分，グレー枠$[RR \times (1 + I：E)/60 \times I：E \times R_{aw}]$は気道粘性抵抗成分，青枠[ΔV×PEEP]は弾性静的・PEEP成分

□ メカニカルパワーは①（周期的な吸気拡張による）弾性駆動圧要素，②気道粘性抵抗要素，③PEEPによる弾性静的要素の3つから構成されます．

□ この機械的総エネルギーに呼吸回数を掛けると単位時間あたりの患者肺に対するメカニカルパワー mechanical power となります．

メカニカルパワー MP

$$= RR \cdot \{\Delta V^2 \times [0.5 \times EL + RR \times \frac{1 + I：E}{60 \times I：E} \times R_{aw}) + \Delta V \times PEEP\}$$

※ΔV：1回換気量変動，E_{rs}：呼吸器系エラスタンス，RR：呼吸回数，I：E吸気呼気比，

R_{aw}：気道抵抗

□ メカニカルパワーを構成する各パラメータについて，1回換気量，駆動圧，吸気流量フローは指数関数係数2，呼吸回数は指数関数係数1.4，PEEPは比例すること

が示されています．

□ 例えば，1回換気量が4→8mL/kgに増加した場合2^2で4倍になります．

□ PEEPを上げると比例してメカニカルパワーは上がりますが，一方で，虚脱肺胞・不均一性といった患者の肺自体の素因を改善させる場合は必ずしもVILI発症リスクは上がりません．

□ 一方，健常肺では安全閾値内のメカニカルパワーであっても，患者肺がARDSなど病的肺（不均一性や虚脱肺）の状態ではVILIを発症する可能性があります（患者の肺換気容量が小さいと（"baby lung"），同じメカニカルパワーでもVILI発症リスクが上がる）．

□ つまり，VILI発症予防には① 人工呼吸器設定パラメータと② 患者の肺自体の素因のバランスを常に考慮することが大切です．

MEMO　メカニカルパワーでの駆動圧ΔPと呼吸回数

□ VILI予防でメカニカルパワーの観点からは，① 駆動圧ΔP制限および② 呼吸回数f制限があります．

□ 実際に1回換気量V_Tを下げて駆動圧ΔP制限を行う場合，呼吸回数fを上げる必要があります．

□ 駆動圧ΔPと呼吸回数fの関係をメカニカルパワー・死亡リスク減少からみると，ΔPを下げることは呼吸回数を下げて死亡リスクを減少させる効果の4倍です．

□ つまりΔPを1cmH_2O下げるためにV_Tを下げることで起こる呼吸性アシドーシスに対し呼吸回数f 4回/分上げると死亡率減少効果が相殺されることを意味します．

□ そのため，臨床では呼吸回数fを4回/分上げて呼吸性アシドーシスを補正する場合，ΔPが1cmH_2O上がることを意識した呼吸器設定の調整が重要です．

MEMO　量換気VCV・圧換気PCVモードでのメカニカルパワーMPとMPの弾性成分

□ メカニカルパワーMP＞17.0J/分が高い死亡リスクと関連する報告があり，ベッドサイドで量換気VCV・圧換気PCVモードでの実際のMP計算の代用式が研究されています．

量換気VCVモードでのMP代用式

$$MP_{VCV} = [\text{分時換気量}MV \times (\text{ピーク圧}P_{peak} + PEEP + \text{吸気流量フロー}/6)] / 20$$

圧換気PCVモードでのMP代用式

$$MP_{PCV} = 0.098 \times \text{呼吸回数}RR \times 1\text{回換気量}V_T \times (\text{吸気圧}P_{insp} + PEEP)$$
$$= 0.098 \times RR \times V_T \times P_{plat}$$

□ 図18-57のMPの構成因子の中でとくに総弾性エネルギー（弾性駆動圧成分＋弾

JCOPY 498-06694

性静的・PEEP成分）だけが肺を傷害する応力stressとひずみstrainに強い相関関係があると最近では考えられています．

□ 弾性駆動圧成分と弾性静的・PEEP成分を加えた総弾性エネルギーは1回換気量V_Tを生み出すプラトー圧P_{plat}（＝駆動圧ΔP＋PEEP）に関連し，1呼吸ごとの動的変化である弾性駆動圧成分のみの駆動圧エネルギーはPEEP以上のΔPに関連しており，この2つから肺傷害とMPについて現在検討されています．

＊この章でのポイント＊

- ☑ 人工呼吸器関連肺傷害VILIリスクとなる肺への応力stressとひずみstrainを理解する．
- ☑ 駆動圧ΔP測定法とΔPを用いたPEEP・1回換気量設定を理解する．
- ☑ 食道内圧測定法と測定値である① 経肺圧・胸腔内圧，肺・胸壁コンプライアンス（エラスタンス），② 呼吸仕事量・自発呼吸努力および波形からの同調性評価を理解する．
- ☑ 量・カプノグラフィの測定法と波形評価および生理学的死腔・呼気二酸化炭素排出量について理解する．
- ☑ P0.1と気道閉塞圧P_{occ}による自発呼吸努力評価を理解する．
- ☑ 肺エコーLUSでの含気評価とARDSでの経時的モニタリング，合併症（人工呼吸器関連肺炎VAPと気胸）評価を理解する．
- ☑ 横隔膜エコーでの横隔膜機能評価を理解する．
- ☑ EITの仕組みとEITの肺野換気分布評価および振り子現象Pendelluftの可視化を理解する．
- ☑ メカニカルパワーを理解する．

For Further Readings：さらに理解を深めるために

1. Gattinoni L, Carlesso E, Caironi P. Stress and strain within the lung. Curr Opin Crit Care. 2012; 18: 42-7.
2. Gattinoni L, Pesenti A. The concept of "baby lung". Intensive Care Med. 2005; 31: 776-84.
3. Gattinoni L, Marini JJ, Pesenti A, et al. The "baby lung" became an adult. Intensive Care Med. 2016; 42: 663-73.
4. Silva PL, Rocco PRM. The basics of respiratory mechanics: ventilator-derived parameters. Ann Transl Med. 2018; 6: 376.
5. Amato MB, Barbas CS, Medeiros DM, et al. Effect of a protective-ventilation strategy on

mortality in the acute respiratory distress syndrome. N Engl J Med. 1998; 338: 347-54.
6. Amato MB, Meade MO, Slutsky AS, et al. Driving pressure and survival in the acute respiratory distress syndrome. N Engl J Med. 2015; 372: 747-55.
7. Roca O, Goligher EC, Amato MBP. Driving pressure: applying the concept at the bedside. Intensive Care Med. 2023; 49: 991-5.
8. Pellegrini M, Del Sorbo L, Ranieri VM. Finding the optimal tidal volume in acute respiratory distress syndrome. Intensive Care Med. 2024; 50: 1154-6.
9. Talmor D, Sarge T, Malhotra A, et al. Mechanical ventilation guided by esophageal pressure in acute lung injury. N Engl J Med. 2008; 359: 2095-104.
10. Piquilloud L, Beitler JR, Beloncle FM. Monitoring esophageal pressure. Intensive Care Med. 2024; 50: 953-6.
11. Jonkman AH, Telias I, Spinelli E, et al. The oesophageal balloon for respiratory monitoring in ventilated patients: updated clinical review and practical aspects. Eur Respir Rev. 2023; 32: 220186.
12. Pham T, Telias I, Beitler JR. Esophageal manometry. Respir Care. 2020; 65: 772-92.
13. Suarez-Sipmann F, Bohm SH, Tusman G. Volumetric capnography: the time has come. Curr Opin Crit Care. 2014; 20: 333-9.
14. Kreit JW. Volume capnography in the intensive care unit: potential clinical applications. Ann Am Thorac Soc. 2019; 16: 409-20.
15. Kreit JW. Volume capnography in the intensive care unit: physiological principles, measurements, and calculations. Ann Am Thorac Soc. 2019; 16: 291-300.
16. Cornejo R, Telias I, Brochard L. Measuring patient's effort on the ventilator. Intensive Care Med. 2024; 50: 573-6.
17. Jonkman AH, de Vries HJ, Heunks LMA. Physiology of the respiratory drive in ICU patients: implications for diagnosis and treatment. Crit Care. 2020; 24: 104.
18. Telias I, Damiani F, Brochard L. The airway occlusion pressure (P0.1) to monitor respiratory drive during mechanical ventilation: increasing awareness of a not-so-new problem. Intensive Care Med. 2018; 44: 1532-5.
19. Lichtenstein DA. Lung ultrasound in the critically ill. Ann Intensive Care. 2014; 4: 1.
20. Bouhemad B, Mongodi S, Via G, et al. Ultrasound for "lung monitoring" of ventilated patients. Anesthesiology. 2015; 122: 437-47.
21. Schepens T, Dres M, Heunks L, et al. Diaphragm-protective mechanical ventilation. Curr Opin Crit Care. 2019; 25: 77-85.
22. Piraino T. An introduction to the clinical application and interpretation of electrical impedance tomography. Respir Care. 2022; 67: 721-9.
23. Bachmann MC, Morais C, Bugedo G, et al. Electrical impedance tomography in acute respiratory distress syndrome. Crit Care. 2018; 22: 263.
24. Tonetti T, Vasques F, Rapetti F, et al. Driving pressure and mechanical power: new targets for VILI prevention. Ann Transl Med. 2017; 5: 286.
25. Gattinoni L, Collino F, Camporota L. Mechanical power: meaning, uses and limitations. Intensive Care Med. 2023; 49: 465-7.
26. Russotto V, Bellani G, Foti G. Respiratory mechanics in patients with acute respiratory

distress syndrome. Ann Transl Med. 2018; 6: 382.
27. Smit MR, Mayo PH, Mongodi S. Lung ultrasound for diagnosis and management of ARDS. Intensive Care Med. 2024; 50: 1143-5.
28. 13 Expert Tips- Esophageal pressure measurement. Hamilton Medical社資料.
29. Volumetric Capnography. Hamilton Medical社資料.
30. Hermans G, Demoule A, Heunks L. How I perform diaphragmatic ultrasound in the intensive care unit. Intensive Care Med. 2024; 50: 2175-8.
31. Camporota L, Busana M, Marini JJ, et al. The 4DPRR index and mechanical power: a step ahead or four steps backward? Am J Respir Crit Care Med. 2021; 204: 491-2.
32. Marini JJ, Thornton LT, Rocco PRM, et al. Practical assessment of risk of VILI from ventilating power: a conceptual model. Crit Care. 2023; 27: 157.
33. Giosa L, Busana M, Pasticci I, et al. Mechanical power at a glance: a simple surrogate for volume-controlled ventilation. Intensive Care Med Exp. 2019; 7: 61.
34. Becher T, van der Staay M, Schädler D, et al. Calculation of mechanical power for pressure-controlled ventilation. Intensive Care Med. 2019; 45: 1321-3.

Chapter 19

病態による人工呼吸器初期設定

□ クリティカルケアでの急性呼吸不全に対し，病態に応じて4つの呼吸ケアデバイス（① 酸素療法COT，② 高流量鼻カニュラHFNC，③ 非侵襲的人工呼吸器NIV，④ 挿管・人工呼吸器IMV）を選択します（☞4章p.139参照）.

□ 最もよく研究されている拘束性障害の急性呼吸促迫症候群ARDSから，正常肺および閉塞性障害のCOPD急性増悪AECOPD・喘息重積に対する挿管・人工呼吸器IMV管理の際の実際の初期設定処方について考えてみます.

Section 1 人工呼吸器設定の処方のしかた

□ 量補助調節換気VACV・圧補助調節換気PACVと圧支持換気PSVの3つが国内・国外で最も使用されているモードです.

□ 急性期疾患の蘇生期の治療開始は，① VACVないしPACVモードで治療を開始し，② 安定期に入り人工呼吸器離脱考慮の段階でPSVモードへ変更とすることで大部分の人工呼吸器患者で対応可能です（☞7章p.267参照）.

□ そのため，この3つのモードのメリット・デメリットと効果的な初期設定とトラブルシューティングを身につけることが重要です.

□ それ以外のモードの特徴を考慮した選択すべき場面は，

- PRVCモード
  →VACV/PACVの代用で，圧換気だが1回換気量を保証したい（☞7章p.249参照）
- PAV＋，NAVAモード
  →PSVの代用で，同調性を考慮したい（☞13章p.490参照）
- APRV，HFOVモード
  →重症急性低酸素性呼吸不全・中等症から重症ARDSで肺保護換気戦略（☞12章p.420参照）

- BiPAPモード
  →APRV同様自発呼吸温存しさらに同調性を維持したい(☞12章p.426参照)
- SmartCareモード
  →人工呼吸器離脱での人的医療資源が限られている場合(☞17章p.622参照)
- ASV，INTELLiVENT ASVモード
  →呼吸管理全期間通し人的医療資源が限られている場合(☞20章参照)

となります．

□ 人工呼吸器の設定項目は，酸素化と換気の2つに大きく分かれ，酸素化では①酸素濃度F_IO_2(0.21〜1.0)と②PEEPです．

□ 重症患者に対するF_IO_2は可能な限り0.21まで下げるように考慮します．目標動脈血ヘモグロビン酸素飽和度SaO_2 92〜96%(動脈血酸素分圧PaO_2 60〜80mmHg，ARDSやCOPDではさらに低めも許容)となるように調整します．

□ シャント率が高い病態ではF_IO_2を上げても酸素化は改善しません．

□ PEEPは肺胞虚脱リクルートメントによる機能的残気量FRC増加により酸素化を改善させますが，コンプライアンス良好の肺胞では過膨張となり無効換気につながり，酸素化が改善しても心拍出量・酸素運搬量$\dot{D}O_2$は減少します．

□ 換気では①1回換気量V_T(吸気圧P_{insp}・吸気時間T_{insp})と②呼吸回数fにより，③分時換気量MV($\dot{V}_E$)を決めます．

□ 肺保護換気LPVでは1回換気量V_T制限が重要であり，患者身長から求めた予想体重を用います．

予想体重(predicted body weight：PBW)
- 男性：50.0＋0.91×(身長cm－152.4)
- 女性：45.5＋0.91×(身長cm－152.4)

□ それ以外に同調性を考慮する際の，①吸気立ち上がり(Rise time，Ramp)，②呼気トリガー感度ETS(ターミネーションクライテリア，サイクルオフ設定)などの項目があります．

□ 人工呼吸器の設定だけでなく，肺保護換気LPVの視点からはアラーム設定も重要になります(☞7章p.252，9章p.320参照)(表19-1)．

表19-1 人工呼吸器処方チェックリスト

患者氏名: ______________ ID: ______________

身長: ______cm, 予想体重PBW______kg 病態: ______________

人工呼吸器機種: ______________________

換気法: □ 圧換気 □ 量換気

モード: □ ACV(CMV)______________ □ PSV______________

□ その他______________

設定:

□ 酸素濃度 F_IO_2 (　　)%

□ PEEP(　　)cmH_2O

□ 1回換気量 V_T (　　)(　　)/kg PBW

□ 吸気流量(フロー)(　　)回/分

□ 吸気圧 P_{insp} (　　)cmH_2O

□ 呼吸回数 f(　　)回/分

□ 吸気時間 T_{insp} (　　)秒

□ 吸気: 呼気比 I:E(　　)

□ 吸気立ち上がり(　　)秒

□ 呼気トリガー感度ETS(　　)%

□ 吸気ポーズ/プラトー時間(　　)秒

□ 吸気トリガー(　　)

□ その他(　　)

★特殊なモードでの設定項目:

____

____

アラーム設定:

□ 気道内圧上限・下限(　　)(　　)

□ 分時換気量上限・下限(　　)(　　)

□ 1回換気量上限・下限(　　)(　　)

□ 無呼吸時間(　　)秒

□ 無呼吸時人工呼吸器設定(　　)

□ その他(　　)

特殊な治療:

□ 腹臥位療法(　　)

□ 筋弛緩薬(　　)

□ NO吸入(　　)

□ その他(　　)

特別な感染予防: □ あり(　　)

治療方針・治療テーマメモ:

・医師⇒

・看護師⇒

・呼吸理学療法士⇒

ダブルチェック: Dr.______________, Ns.______________

Section 2 人工呼吸器初期設定①：急性呼吸促迫症候群 ARDS

- ARDS患者の予後改善を示した2000年のARMAスタディでの肺保護戦略（低1回換気量換気・プラトー圧制限）を標準的な人工呼吸器設定とします．
- 肺保護戦略による人工呼吸器設定および酸素化アルゴリズムは図19-1，図19-2のようになります．

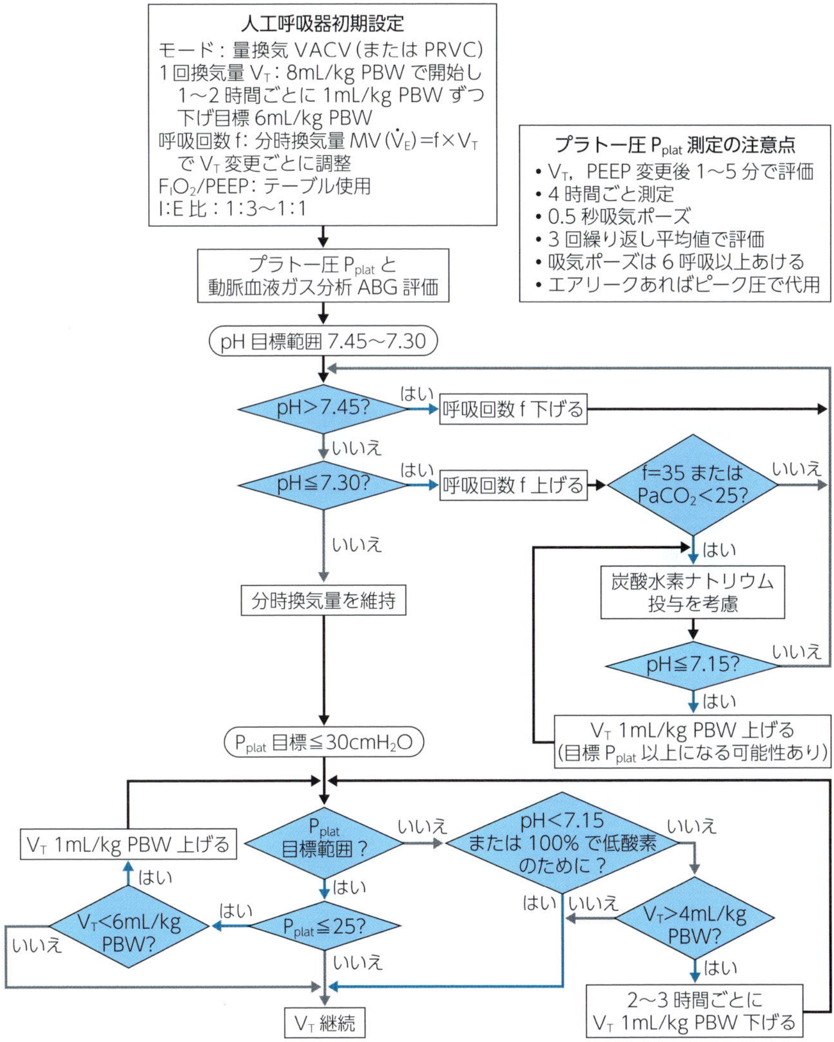

図19-1 ARDSNETでの人工呼吸器設定（文献5より）

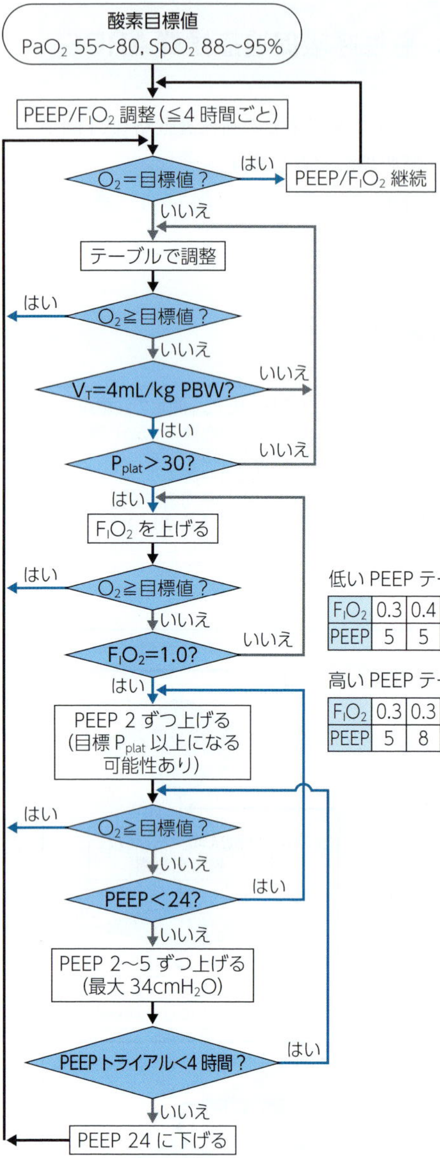

酸素化調整の注意点

- 4 時間以内に評価
- SpO_2/PaO_2 同時評価可能ならば PaO_2 優先
- 酸素化低下 5 分以内で改善ならば F_IO_2/PEEP 調整は不要
- 目標範囲外では 30 分以内に $PEEP/F_IO_2$ 調整し 15 分以内に再評価

患者・呼吸器同調性の注意点

- V_T<8mL/kg PBW と P_{plat}<30 を満たし, 吸気時強い flow starvation またはダブルトリガー(≧2 回 / 分)あれば, V_T 1mL/kg PBW 上げる
- V_T 8mL/kg PBW で P_{plat}≧30 で非同調あれば鎮静薬追加を考慮

低い PEEP テーブル(軽症 ARDS で使用)

F_IO_2	0.3	0.4	0.4	0.5	0.5	0.6	0.7	0.7	0.7	0.8	0.9	0.9	0.9	1.0
PEEP	5	5	8	8	10	10	10	12	14	14	14	16	18	18～24

高い PEEP テーブル(中等症～重症 ARDS で使用)

F_IO_2	0.3	0.3	0.3	0.3	0.3	0.4	0.4	0.5	0.5	0.5～0.8	0.8	0.9	1.0	1.0
PEEP	5	8	10	12	14	14	16	16	18	20	22	22	22	24

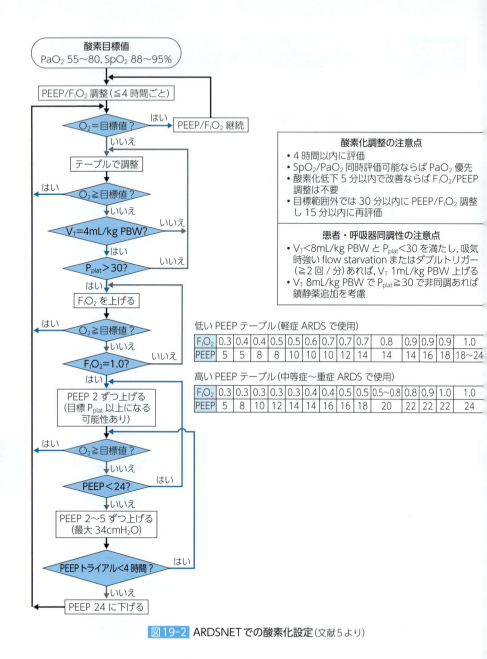

図 19-2 ARDSNET での酸素化設定(文献 5 より)

□ 実際の人工呼吸器初期設定の流れは次のようになります.

① 換気モード選択

□ ARMAスタディでは矩形波量調節換気VCVモードを用いていますが，量換気・圧換気問わず施設ごとに習熟したモードを使用します．

□ 圧換気モード(PCV，PRVC，PSV)を選択する際，自発呼吸努力によりプラトー圧P_{plat}制限は不正確であり，胸腔内圧低下で経肺圧P_L(P_{tp})が大きくなり，結果として過剰な1回換気量V_Tになるため，自発呼吸努力モニタリング(P0.1やPMI，食道内圧P_{es}など)を考慮します(☞16章p.582参照)．

② 予想体重PBWの計算

□ 性別，身長より予想体重を計算します．

③ 目標1回換気量V_T 6mL/kg PBWの設定

□ 開始時8mL/kg PBW設定で1，2時間ごとに1mL/kgずつ下げていきます．

④ PEEP設定

□ 開始時8～12cmH_2O.

□ ARDS重症度に応じて① 軽症ARDS: PEEP 5～10cmH_2O，② 中等症ARDS: PEEP 10～15cmH_2O，③ 重症ARDS: PEEP 15～20cmH_2OまたはPaO_2/F_IO_2比により低い/高いPEEPテーブルを用います(図19-2，☞12章p.407参照)．

⑤ プラトー圧P_{plat}測定

□ 4時間ごととV_T，PEEP変更時に測定します．

□ P_{plat}>30cmH_2OではV_T 5→4mL/kg PBWに下げ，P_{plat}≦30cmH_2Oを維持します．

□ V_T<6mL/kg PBWでP_{plat}<25cmH_2Oならば，V_T 1mL/kg PBWずつ上げて最大6mL/kg PBWまでとします．

⑥ 目標pHに合わせて呼吸回数fとV_Tを調整

□ pH<7.30では呼吸回数を最大35回/分まで上げ，このときauto-PEEPに注意します．

□ pH<7.15で呼吸回数35回/分ならば，P_{plat}を維持しながらV_Tを上げます．

⑦ 吸気時間・吸気呼気比の設定

□ 吸気呼気比は1：2としauto-PEEPや非同調性があれば調整します．

□ または呼気時間T_{exp}を呼気時定数TC 3～4倍となるように設定します．

⑧ 非同調性の確認

□ 重度の非同調性があれば，P_{plat}<30cmH_2Oを維持しながらV_Tを7～8mL/kg PBWまで上げます．

□ V_T 7～8mL/kg PBWでP_{plat}>30cmH_2Oならば，V_Tを下げ，同調性改善で呼吸器設定の調整と鎮静薬追加を考慮します．

⑨ PEEP設定

□ 肺胞過膨張を避け，虚脱肺胞リクルートメント目的でPEEPを設定します．

□ PEEPの漸増では5～10分ごとに2～3cmH_2Oずつ上げてSpO_2，V_T，P_{plat}，呼吸器系コンプライアンスCなどをモニタリングします(最適PEEP設定については☞12章p.405，18章p.643参照）.

□ PEEPの漸減では30分ごとに2～3cmH_2Oずつ下げます.

□ 胸壁コンプライアンス低下の病態（肥満，腹部コンパートメント症候群など）では食道内圧測定を考慮します.

⑩ 酸素濃度F_IO_2設定

□ SpO_2 88～95%（PaO_2 55～80mmHg）となるように調整します.

⑪ 呼吸器回路の開放回避

□ 閉鎖型吸引チューブを使用し，呼吸器回路の開放を避けます.

⑫ 呼吸器回路の加温加湿

□ 気道抵抗・死腔の点から人工鼻HMEではなく加温加湿器HHを選択します.

Case1

□ 65歳男性. 身長178cm，体重75kg.

□ 下部消化管穿孔による汎発性腹膜炎・敗血症性ショックで緊急開腹洗浄ドレナージ，ストーマ造設術後にICU入室.

□ ICU入室2日目に両肺野浸潤影出現し酸素化急激に増悪し急性呼吸促迫症候群ARDSの診断.

□ このときの呼吸器設定は，SIMV：酸素濃度F_IO_2 0.8，1回換気量V_T 800mL，呼吸回数f 15/分，吸気時間T_{insp} 1.5秒，圧支持PS 10cmH_2O，PEEP 5cmH_2Oで，PaO_2 120mmHg，pH 7.45，$PaCO_2$ 35mmHg，気道内圧P_{peak} 60cm-H_2O，プラトー圧P_{plat} 40cmH_2O.

□ 男性，身長178cmより予想体重PBW 73kgとなります.

□ 蘇生期であり深鎮静±筋弛緩薬を用いるためV-SIMVと量調節換気VCVで違いがないためVCVモードでの肺保護換気を選択します.

□ 自発呼吸が消失した調節換気中の矩形波量調節換気VCVモードで測定すべき項目を表19-2に示します.

表19-2 自発呼吸なし矩形波VCVモードでの肺メカニクス測定項目

- 気道抵抗Rと呼吸器系コンプライアンスC，呼気時定数TC（R×C）
- 吸気終末ホールドによるプラトー圧P_{plat}，呼気終末ホールドによる総PEEP値$PEEP_{tot}$
- 駆動圧ΔP
- 圧・時間曲線の吸気立ち上がりカーブからStress index（SI）（☞12章p.410参照）
- 圧・時間曲線で吸気立ち上がり時と吸気終末ホールド時の比較による気道開放圧AOPの有無（☞12章p.415参照）

最終的な初期設定:

- 矩形波量換気VACV
- 酸素濃度F_IO_2 1.0，PEEP 10cmH_2O
- 1回換気量V_T 440mL(6mL/kg PBW)，吸気時間T_{insp} 1.0(プラトー時間T_{PL} 0.2)，呼吸回数f 20

※V_T×f=分時換気量MVによりpH，PaCO_2値に合わせ調整.

※呼気時間を呼気時定数×3〜4で設定し吸気時間を決める.

□ ARDSNETでの肺保護戦略での非同調性に対するアプローチとして表19-3の10点について考慮します.

表19-3 ARDS人工呼吸管理中の患者・呼吸器非同調性へのアプローチ

① 鎮痛，鎮静，筋弛緩
- 1回換気量に関係なく人工呼吸器管理中の適切な深度での鎮痛・鎮静を行う
- 不穏，せん妄，代謝性アシドーシス，薬物離脱，敗血症性脳症や疼痛の評価を行う
- 挿管後48時間に限り筋弛緩薬使用を考慮し，鎮痛・鎮静の調整や非同調の原因に対するアプローチが無効の際にのみ筋弛緩薬を使用すべき

② 呼吸回数f
- 呼吸回数増加で，呼吸仕事量を減らし快適性を高めることで同調性を改善する
- 1回換気量を低1回換気にする際に分時換気量一定となるように呼吸回数を増加させる(〜最大35回/分)

③ 1回換気量V_T
- 肺胞換気増加による1回換気量増加により呼吸ドライブは低下する
- ARDSNETプロトコルでは非同調性や重度呼吸困難ではプラトー圧P_{plat}≦30cmH_2OでV_T 8mL/kg PBWまで許容している

④ 吸気トリガー感度
- オートトリガーに注意し吸気トリガー感度を下げて設定

⑤ auto-PEEP
- auto-PEEPを最小にする

⑥ 吸気流量フロー
- 患者吸気努力に合わせ吸気流量フローを上げて同調性を改善させる
- 高い吸気流量フローにより呼吸努力は低下するが，頻呼吸を誘発するため注意する

⑦ 吸気時間T_{insp}
- 高い吸気流量フローでの吸気時間の短縮は同調性を改善させるが，患者吸気よりも短い吸気時間ではダブルトリガーが起こり非同調となるため注意する

⑧ 吸気波形
- ARDS患者では矩形波型より漸減波型で非同調が改善することがある
- 同じ吸気流量フローでは矩形波型より漸減波型のほうが吸気時間が延長することに注意する

⑨ 圧調節換気PCV
- PCVモードは漸減波型で吸気時間を設定し，吸気流量フローが患者呼吸努力によって決まるため，同調性が改善する
- 患者呼吸努力が強いと胸腔内圧が強い陰圧となり，経肺圧P_L(P_{tp})が高くなり1回換気量V_T上昇につながる(人工呼吸器関連肺傷害VILIリスク⬆，自発呼吸誘発性肺傷害P-SILIリスク⬆)
- 1回換気量V_Tと吸気流量フロー一定の場合，量調節換気VCVと圧調節換気PCVでの仕事量は同じである

⑩ 吸気立ち上がり(Rise time, Ramp)
- 圧調節換気PCVでは同調性改善目的で吸気立ち上がりを調整できる

(文献6より)

MEMO 高二酸化炭素血症許容 permissive hypercapnia

□ ARDSに対する低1回換気での肺保護換気は人工呼吸器関連肺傷害VILIを予防する代わりに，結果として高二酸化炭素血症となります．これを高二酸化炭素血症許容permissive hypercapniaと呼びます．

□ 高二酸化炭素血症は全身に影響を与えます（図19-3）．

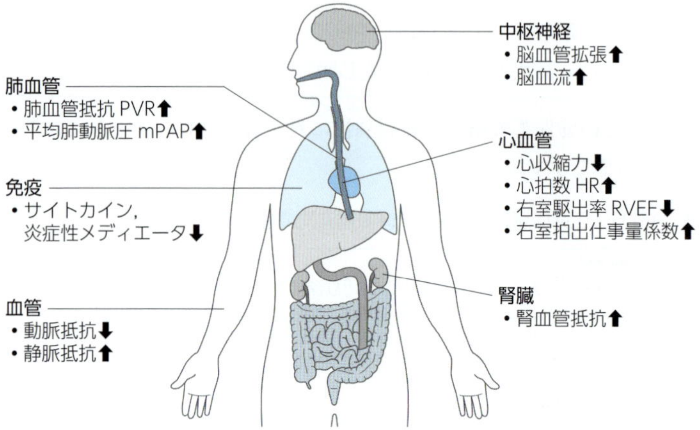

図19-3 高二酸化炭素血症による全身への影響（文献8より）

□ またアシドーシスの全身への影響を理解することも重要です（表19-4）．

表19-4 重度アシドーシスの全身への影響

心臓	・陰性変力作用 ・心拍出量↓ ・不整脈↑ ・カテコラミン反応性↓
血管	・動脈拡張，静脈収縮 ・循環血液の心臓への集中 centralization ・肺血管抵抗↑ ・カテコラミン反応性↓
呼吸	・過換気 ・呼吸困難 ・呼吸筋疲労
中枢神経	・脳代謝↓，細胞内容量制御↓ ・脳浮腫 ・頭痛，痙攣，混乱，昏睡
代謝	・インスリン抵抗性 ・カテコラミン分泌↑ ・嫌気性解糖阻害 ・ATP合成↓ ・肝臓での乳酸取り込み↓ ・タンパク分解↑
消化管	・嘔気・嘔吐 ・腹痛
血中電解質	・高K血症 ・イオン化カルシウム増加

□ 高二酸化炭素血症許容でCO_2貯留$PaCO_2$>80mmHg，pH<7.2となることは稀ですが，pH<7.20で炭酸水素ナトリウムでの補正によりpH>7.25を維持するようにします．

□ 1mmol/kgの炭酸水素ナトリウム負荷により，体内の50%に分布すると仮定すると血中$[HCO_3^-]$は2mEq/L上昇します．

JCOPY 498-06694

□ 静注・ボーラス投与は急激なpH上昇と高ナトリウム血症となり，高張液投与が心抑制につながるため緩徐投与とします．
□ 高二酸化炭素血症許容による合併症に対し緩衝剤投与で改善がみられずpH維持での介入が必要な場合には，① 死腔換気改善で肺胞リクルートメント手技と適切なPEEP設定，② 腹臥位療法，③ 体外式CO_2除去装置$ECCO_2R$(国内では2025年3月現在使用できません)，④ VV-ECMOが治療オプションとしてあります．

急性呼吸促迫症候群ARDSに対する圧補助調節換気PACVによる呼吸器管理

□ 最近は量換気よりも圧換気の使用頻度が増加しています．
□ 量補助調節換気VACVと比較して生理学的，予後的な違いはありませんが，クリティカルケアでの重症患者の人工呼吸器管理では蘇生期を脱したら，速やかに浅鎮静での自発呼吸温存で早期離脱を目指します．
□ この際に同調性を考慮すると圧換気であるPACVやPSVが最適です．
□ 治療開始の“蘇生期”から圧補助調節換気PACVを用いる場合，筆者は挿管直後に矩形波量換気VACVモードを用いて，まず表19-2(p.692)の肺メカニクスについてのパラメータ測定を行った上で，VACV→PACVへ変更するようにしています．
□ PACVモードでも低1回換気V_T(ARDS 4～6mL/kg PBW，ARDS以外6～8mL/kg PBW)，プラトー圧P_{plat}制限(≦25～28cmH_2O)〔+駆動圧ΔP制限<15cmH_2O〕での肺保護換気を意識し，VACVで得られた上記データを参考にしてPEEP，吸気圧，吸気時間，呼吸回数を設定します．
□ PACVでは，下記のようになります．

> ① 酸素化設定は酸素濃度F_IO_2とPEEP，
> ② 換気設定は吸気圧P_{insp}，吸気時間T_{insp}と呼吸回数f

□ 酸素化設定についてはVACVの場合と同様に考えます．一方，換気設定については，① 高二酸化炭素血症(≒低換気)と② 低二酸化炭素血症(≒過換気)の場合に分けて優れたアルゴリズムを以下に紹介します．
□ ポイントは低換気・過換気の原因となる病態・肺メカニクス異常へのアプローチを優先し，改善がみられない場合に呼吸器設定変更を考慮します．
□ 主に重症急性低酸素性呼吸不全AHRF・中等症から重症ARDSに対するPACVのアルゴリズムですが，常に吸気圧P_{insp}，呼吸回数f(吸気時間T_{insp})変更時は，

> • 吸気時間T_{insp}→吸気流量フローがゼロになるように1回換気量を確保する
> • 呼気時間T_{exp}(呼吸時間－T_{insp})→auto-PEEPを生じない

設定が重要です．

□ また呼吸器設定変更後の換気評価（$PaCO_2$ とpH）は30分後に動脈血液ガス分析ABGで行います．

① 圧補助調節換気PACV中の高二酸化炭素血症へのアプローチ（図19-4〜図19-7）

□ 高二酸化炭素血症に対して，高二酸化炭素許容permissive hypercapniaでの管理継続が可能かどうかを検討します．

□ $PaCO_2$ ＜50〜70mmHg，pH＞7.25で循環動態が安定し頭蓋内圧亢進がない場合は現状設定で経過観察することが多いと思います．

□ 治療介入を行う場合，まず組織の酸素消費量低下が可能かどうかを検討し，肺メカニクス異常（気道抵抗R⬆でのauto-PEEP，過剰PEEP付加での呼吸器系コンプライアンスC⬇・肺胞過膨張での無効換気（☞3章p.116参照）からの高二酸化炭素血症の可能性を考慮します．

□ そして肺保護換気〔低1回換気・プラトー圧制限（駆動圧制限）〕内かどうかで1回換気量と呼吸回数のどちらを上げるかを決めます．

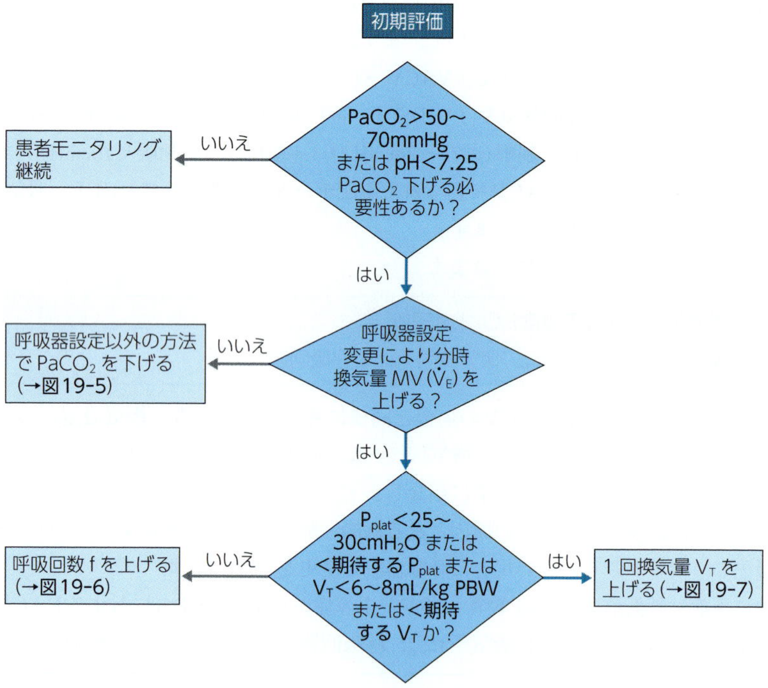

図19-4 圧補助調節換気PACVでの高二酸化炭素血症へのアプローチ①：初期評価（文献7より）

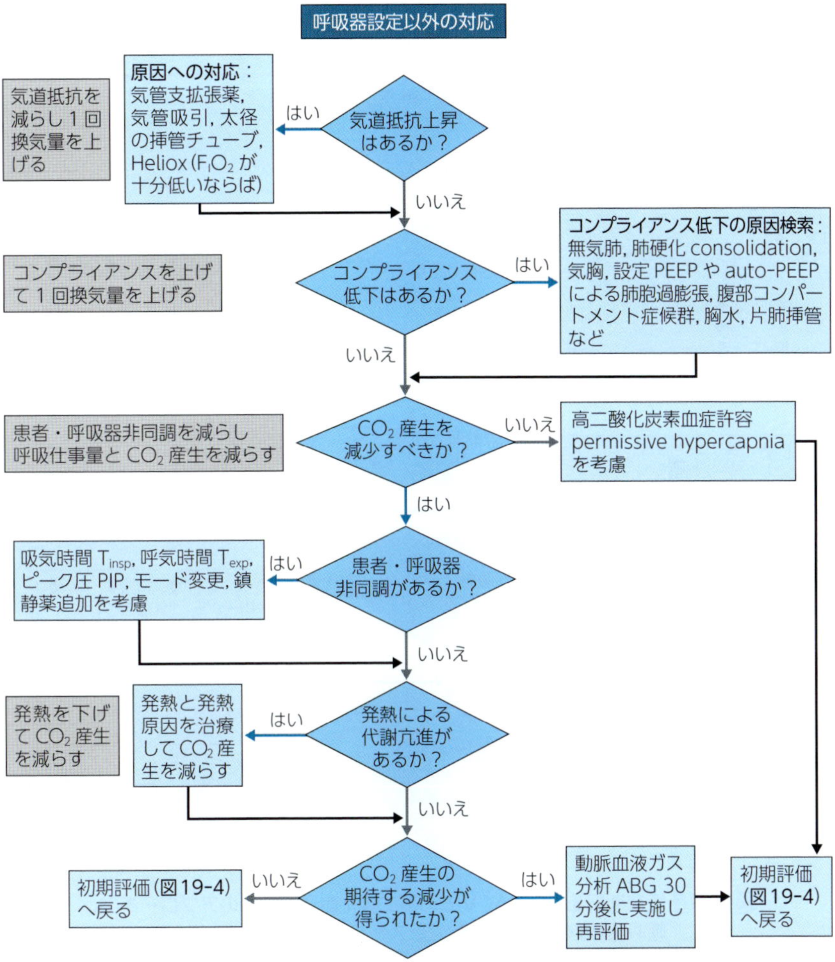
呼吸器設定以外の対応
気道抵抗を減らし１回換気量を上げる
原因への対応：気管支拡張薬，気管吸引，太径の挿管チューブ，Heliox（F_IO_2 が十分低いならば）
はい
気道抵抗上昇はあるか？
いいえ
コンプライアンスを上げて１回換気量を上げる
コンプライアンス低下はあるか？
はい
コンプライアンス低下の原因検索：無気肺，肺硬化 consolidation，気胸，設定 PEEP や auto-PEEP による肺胞過膨張，腹部コンパートメント症候群，胸水，片肺挿管など
いいえ
患者・呼吸器非同調を減らし呼吸仕事量と CO_2 産生を減らす
CO_2 産生を減少すべきか？
いいえ
高二酸化炭素血症許容 permissive hypercapnia を考慮
はい
吸気時間 T_{insp}，呼気時間 T_{exp}，ピーク圧 PIP，モード変更，鎮静薬追加を考慮
はい
患者・呼吸器非同調があるか？
いいえ
発熱を下げて CO_2 産生を減らす
発熱と発熱原因を治療して CO_2 産生を減らす
はい
発熱による代謝亢進があるか？
いいえ
初期評価（図 19-4）へ戻る
いいえ
CO_2 産生の期待する減少が得られたか？
はい
動脈血液ガス分析 ABG 30 分後に実施し再評価
初期評価（図 19-4）へ戻る

図 19-5 圧補助調節換気 PACV での高二酸化炭素血症へのアプローチ②：呼吸設定以外の対応（文献 7 より）

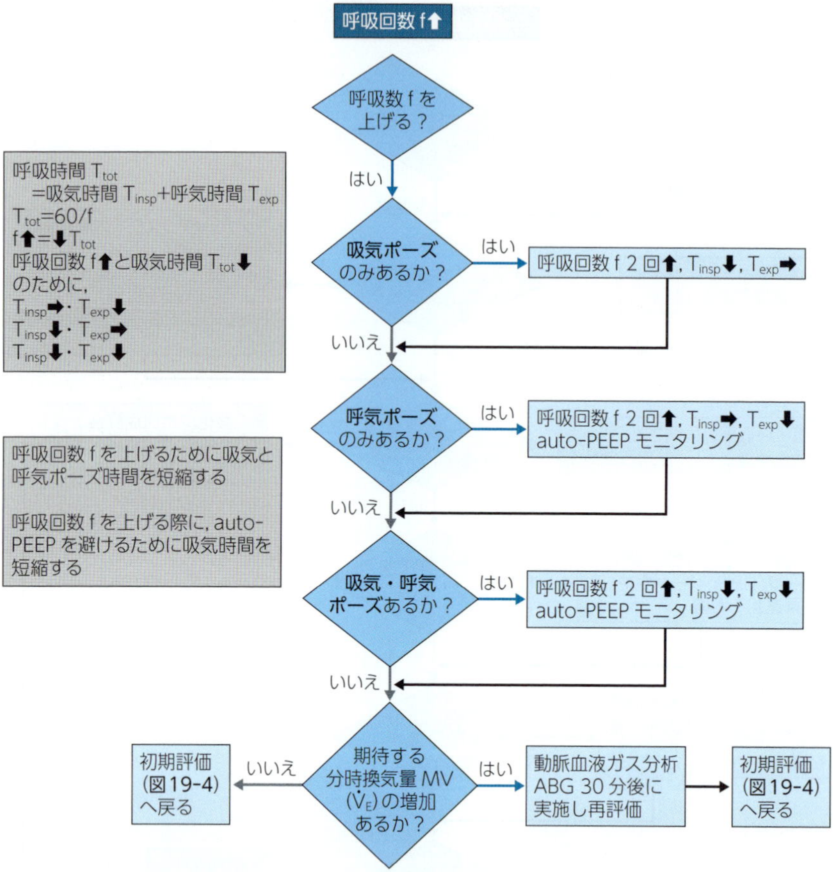

図 19-6 圧補助調節換気 PACV での高二酸化炭素血症へのアプローチ③: 呼吸回数 f を上げる場合（文献 7 より）

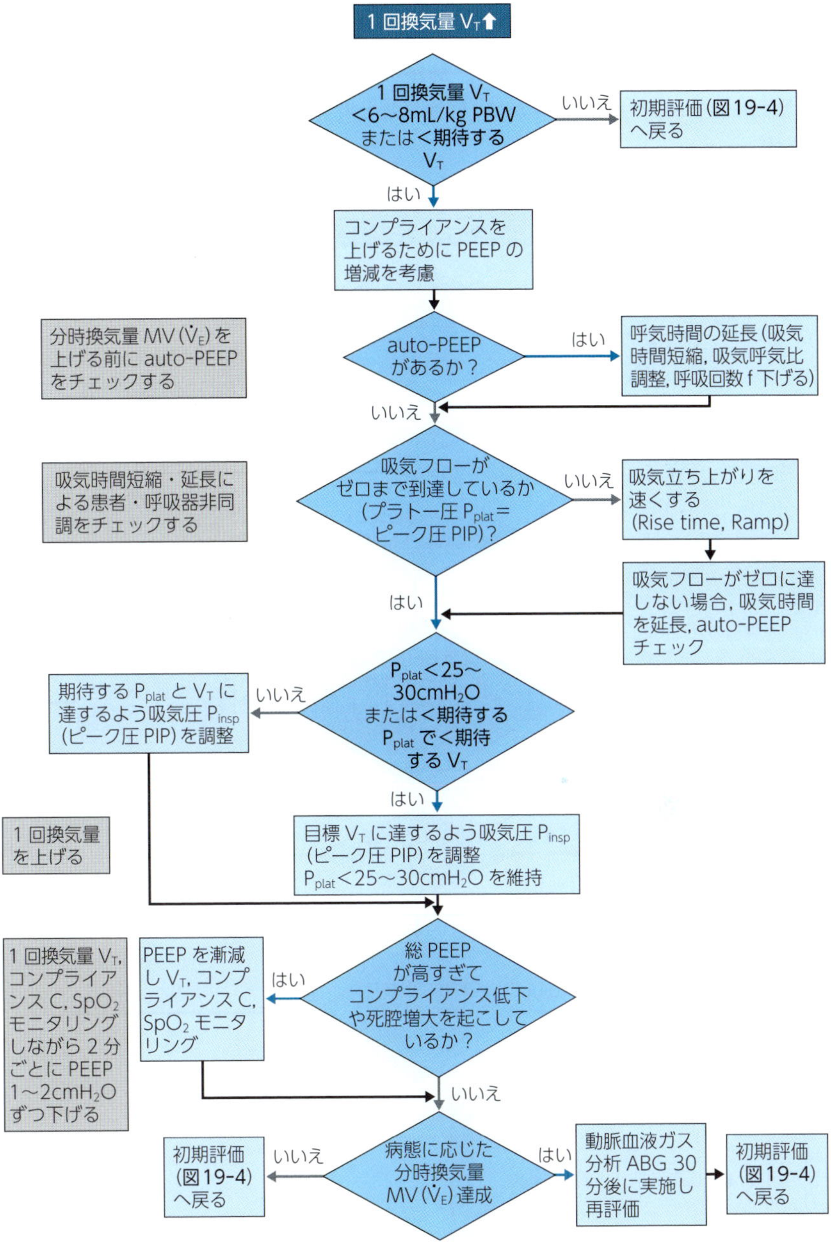

図 19-7 圧補助調節換気 PACV での高二酸化炭素血症へのアプローチ④：1 回換気量 V_T を上げる場合(文献 7 より)

② 圧補助調節換気 PACV 中の低二酸化炭素血症へのアプローチ (図 19-8)

□ 低二酸化炭素血症に対しては，まずオートトリガー auto triggering の有無，次に痛みや不穏のチェックを行った上で，肺保護換気〔低1回換気・プラトー圧 P_{plat} 制限(駆動圧 ΔP 制限)〕内かどうかで1回換気量と呼吸回数のどちらを下げるかを決めます．

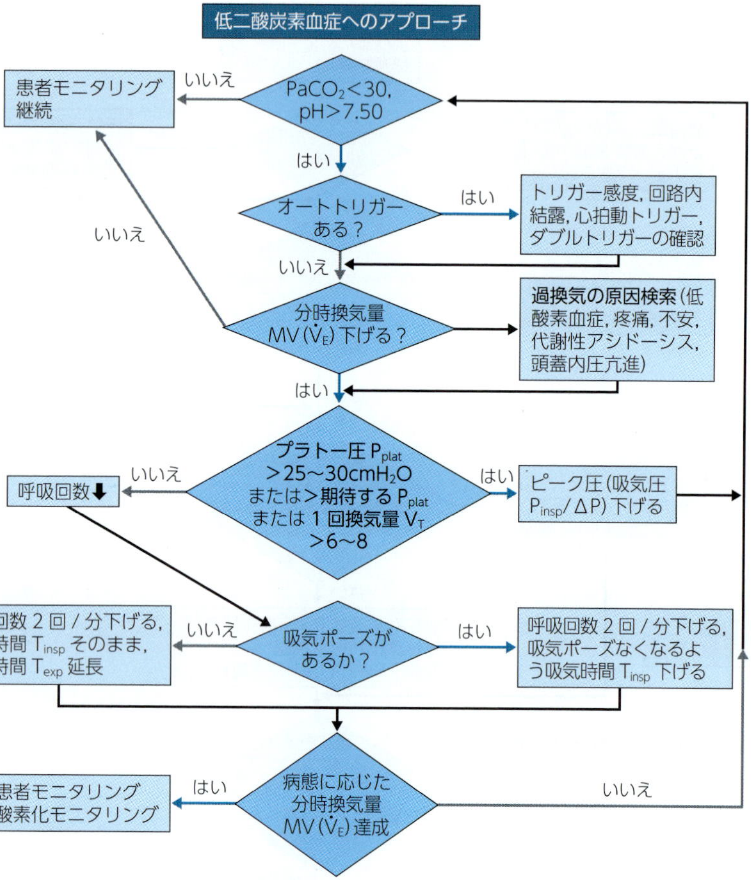

呼吸時間 T_{tot}= 吸気時間 T_{insp} + 呼気時間 T_{exp}
T_{tot} = 60/f
f⬇ = ⬆T_{tot}
呼吸回数 f⬇と吸気時間 T_{tot}⬆のために、
T_{insp}➡・T_{exp}⬆
T_{insp}⬆・T_{exp}➡
T_{insp}⬆・T_{exp}⬆

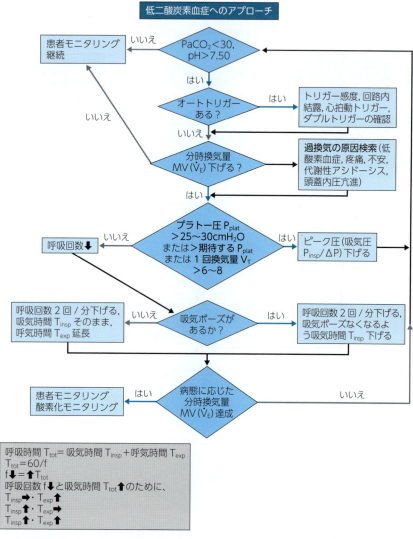

図 19-8 圧補助調節換気 PACV での低二酸化炭素血症へのアプローチ (文献 7 より)

JCOPY 498-06694

MEMO **自発呼吸温存でのPACVモードやPSVモードを使用する際のモニタリング**

□深鎮静±筋弛緩で自発呼吸がない状態での矩形波量調節換気VCVモードで呼吸管理開始時の測定項目は，① 肺メカニクス評価〔気道抵抗Rと呼吸器系コンプライアンスC，呼気時定数TC(☞3章p.88参照)〕，② プラトー圧P_{plat}，駆動圧ΔP〔吸気終末ホールドによるP_{plat}，呼気終末ホールドによる総PEEP値(☞7章p.228，18章p.638参照)〕，③ 適切なPEEP設定〔圧・時間曲線の吸気立ち上がりカーブからStress index(SI)(☞12章p.410参照)〕，④ 気道開放圧AOPの有無〔圧・時間曲線で吸気立ち上がり時と吸気終末ホールド時の比較(☞12章p.415参照)〕の4つがあります．

□これらモニタリング値を参考にVCVないしPCVモードでの呼吸器設定に生かすことは前述しました．

□一方で，浅鎮静light sedationとし自発呼吸温存でのPACVモードやPSVモードに変更すると，とくに急性呼吸促迫症候群ARDSでは自発呼吸努力によってそれまでの1回換気量よりもはるかに高い換気量となります．

□この自発呼吸努力が安全域なのか，または自発呼吸誘発性肺傷害P-SILIリスクとなる強い中枢呼吸ドライブ・自発呼吸努力なのかを判断することが重要になります(16章p.582参照)．そのため自発呼吸努力モニタリングを自発呼吸温存変更時に測定します．

侵襲的モニタリング

□食道内圧バルーンカテーテルを使用し，① 食道内圧変動ΔP_{es}，経横隔膜圧変動ΔP_{di}，② 呼吸仕事量PTP/分，③ 呼吸筋による吸気圧P_{mus}があります．

非侵襲的モニタリング

□① P0.1/P_{occ}，② PMI(P_{mus} index)があります．

□自発呼吸下での吸気週末ホールドでのプラトー圧とPMIの関係は

・P_{plat}＝PMI＋P_{insp}/PS＋PEEP

となります．

Chapter 19 病態による人工呼吸器初期設定

Section 3 人工呼吸器初期設定②：正常肺

□ 急性呼吸促迫症候群ARDSで2000年のARMAスタディでの低1回換気・プラトー圧制限，そして駆動圧制限も含めた肺保護換気はその後，非ARDS患者のメタ解析によって低1回換気量による肺保護換気と生存率改善の関連性が指摘され，人工呼吸器患者全てで行うべきだと考えられるようになりました．

□ 低1回換気でPEEPと肺胞リクルートメント手技を行うことで，大手術(胸部・腹部)術後の合併症低下の報告があります．

□ また非ARDS患者で低1回換気での肺保護戦略によりARDS進行が減少し，人工呼吸器管理期間減少，入院期間減少，死亡率低下の報告があります．

□ 脳死ドナー患者では十分なPEEPと低1回換気を行うことで最適な移植肺が通常人工呼吸器管理と比較し2倍に増加しました．

ARDS以外の患者での呼吸器初期設定(☞7章p.256参照)

1回換気量 V_T	6〜8mL/kg PBW
呼吸回数f	$PaCO_2$ 35〜45mmHgとなるように設定
プラトー圧	$P_{plat} \leqq 20cmH_2O$
PEEP	5〜8cmH_2O
駆動圧ΔP	≦13cmH_2O
酸素濃度F_IO_2	SpO_2 90〜96%，PaO_2＞55〜80mmHg

□ そのため大手術術後人工呼吸器患者，ベルリン定義を満たさないがARDSリスクファクターが高い患者〔LIPSスコア≧4点(☞12章p.454参照)〕，脳死ドナー患者ではARDSでの肺保護戦略に近づけた管理を行うべきです．

Case2

□ アルコール大酒家でアルコール性肝硬変の45歳男性．身長170cm，体重80kg．

□ 意識障害，低酸素血症でER搬送となり，肝性脳症を合併した重症肺炎の診断．

□ 酸素10L/分でSpO_2 95%，BP 80/60，HR 120，RR 20，BT 38.5℃，GCS：E1V1M3

□ 動脈血液ガス分析ABG(10L/分)：pH 7.25，PaO_2 150，$PaCO_2$ 50，HCO_3^- 20，乳酸30．

□ 挿管・人工呼吸器管理となりICU入室．

□ 挿管後，酸素濃度F_IO_2 1.0，PEEP 5でPaO_2 350．

→人工呼吸器初期設定は？

□ 男性，身長170cmより理想体重PBW 66kg.

□ 挿管後の動脈血液ガス分析ABGからPaO_2/F_IO_2 350でベルリン定義は満たしません.

□ しかし肺傷害予測スコアLIPS(☞12章p.455参照)は，

- 敗血症(1)＋ショック(2)＋肺炎(1.5)＋アルコール乱用(1)＋F_IO_2>0.35(2)＝7.5

と4点以上でありARDS高リスク群です.

□ そこで初期設定としてはARDSでの肺保護換気を意識します.

□ また挿管直後の深鎮静＋筋弛緩薬作用時に(可能ならば)矩形波量補助調節換気VACVモードで表19-2(p.692)の肺メカニクスを測定し，圧補助調節換気PACVに変更するとよいでしょう.

最終的な初期設定:
矩形波量換気VACV
酸素濃度F_IO_2 0.3，PEEP 5cmH_2O
1回換気量V_T 400mL(6mL/kg PBW)，吸気時間T_{insp} 1.2秒(プラトー時間T_{PL} 0.5秒)，呼吸回数f 15/分
※V_T×f＝分時換気量MV($\dot{V}_E$)で$PaCO_2$値に合わせ調整
※呼気時間を呼気時定数×3〜4で設定し吸気時間を決める

□ 上記設定で，5分後の動脈血液ガス分析ABG：pH 7.42，PaO_2 85，$PaCO_2$ 38

□ またプラトー圧P_{plat} 15，駆動圧ΔP 10

Section 4 人工呼吸器初期設定③：閉塞性肺疾患(肺気腫/COPD急性増悪，喘息重積)

□ 肺気腫/COPDと気管支喘息の急性増悪では，重度の気道閉塞による気流制限，エアトラッピング，肺胞過膨張dynamic hyperinflationと内因性PEEP(PEEPi，auto-PEEP)が特徴で，それぞれCOPD急性増悪AECOPD，喘息重積と呼ばれます.

□ 重度のAECOPDや喘息重積では呼吸ケアデバイスによる人工呼吸器が必要になります．呼吸ケアデバイスとしてはAECOPDには非侵襲的人工呼吸器NIVが第1選択であり，症例によっては高流量鼻カニュラHFNCを使用する場合もあります.

□ 一方，喘息重積でのNIVの有効性は不明でありガイドラインでは推奨されていませんが，酸素療法，気管支拡張薬吸入，ステロイドに反応が悪く，挿管まで時間的余裕があればNIVを試みる価値はあります.

□ AECOPDと喘息重積でのNIV設定は6章p.197を参照して下さい.

□挿管・人工呼吸器IMVが必要なAECOPDでは予後不良であり(1年・2年生存率60%, 40%), 挿管により気管切開術を含む救命より延命治療になる可能性も高いため, 呼吸ケアデバイス使用をNIVまでとするかの治療方針について, 本人・家族の希望を尊重すべきです.

□AECOPDと喘息重積での治療過程における呼吸ケアデバイスを含む管理について図19-9に示します.

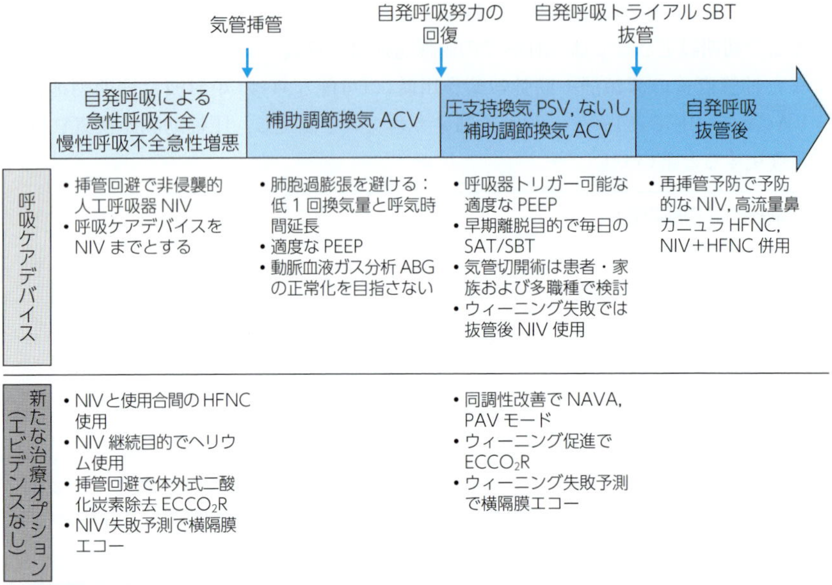

図19-9 COPD急性増悪AECOPDと喘息重積での治療過程での呼吸ケアオプション
(文献11より)

□AECOPDの病態生理は, 感染などを契機とした気腫肺による肺胞弾性抵抗低下と細気管支虚脱による気道閉塞・気道抵抗上昇が起こります.

□換気血流比$\dot{V}/\dot{Q}$が高い部分と低い部分の不均等が混在します.

□そして頻呼吸による呼気時間短縮と1回換気量増加により肺胞過膨張dynamic inflation, auto-PEEPが増悪します. 強い呼吸努力が最終的に呼吸筋疲労へとつながります.

□喘息重積の病態生理は, 感染などを契機とした気道攣縮, 気道炎症, 気道粘液栓による気道抵抗上昇が特徴的であり, 低酸素血症は低い$\dot{V}/\dot{Q}$が原因であり, 生理的代償変化として低酸素性肺血管攣縮による肺内血流分布の変化が起こります.

□AECOPD, 喘息重積ではこれらの機序によるエアトラッピング, 肺胞過膨張dynamic hyperinflationで呼気を通し肺胞内陽圧が維持されauto-PEEPとなります(図19-10).

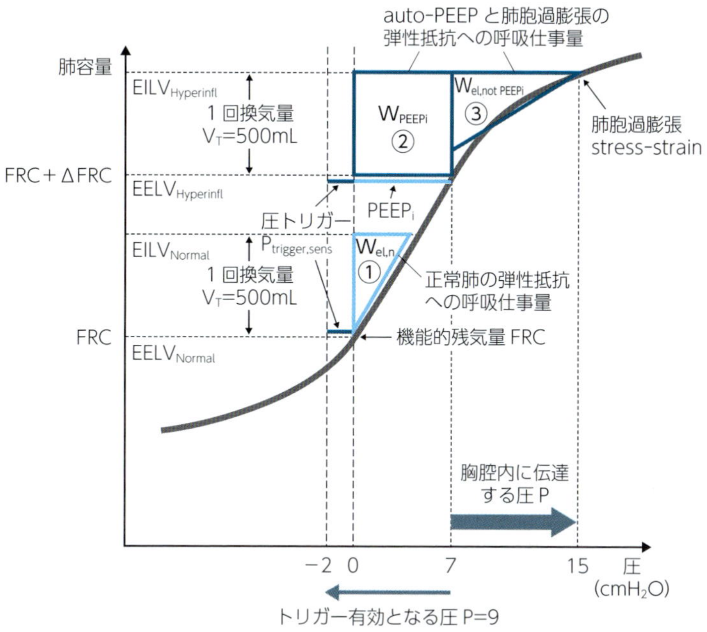

図 19-10 圧・容量曲線(PVカーブ)での正常肺と閉塞性肺疾患・auto-PEEPがある場合の呼吸仕事量の違い(文献 11 より)

正常肺では呼気終末肺容量 $EELV_{Normal}$ は機能的残気量FRCと等しく気道内フローがない状態である．そのため，圧トリガー 2cmH$_2$O で吸気がトリガーされ1回換気量 V_T 500mL で吸気終末肺容量 $EILV_{Normal}$ となる．
正常肺での弾性抵抗に対する仕事量は $W_{el,n}$ の三角形で表される(①)
COPD急性増悪や喘息重積の気道閉塞患者では呼気終末肺容量 $EELV_{Hyperinfl}$ は機能的残気量FRCより大きくなりΔFRCとすると，$EELV_{Hyperinfl}$ (＝FRC＋ΔFRC)で呼気終末の状態で＋7cmH$_2$O の auto-PEEP がある．
そのため，圧トリガー 2cmH$_2$O でも吸気開始時に auto-PEEP 分の吸気圧が必要となりトータル＋9cmH$_2$O の呼吸努力となり弱いと無効トリガーとなる．
圧・容量曲線(PVカーブ)から1回換気量 V_T 500mL で吸気終末肺容量 $EILV_{Hyperinfl}$ は肺胞過膨張となり肺傷害リスクが高くなる．
気道閉塞患者での呼吸仕事量は auto-PEEP に対する仕事 W_{PEEPi} (四角形) (②) と弾性抵抗に対する仕事量 $W_{el,not\ PEEPi}$ (③) の合計となり著明に増加する．

□ AECOPDや喘息重積での呼吸器・循環相互作用については☞2章p.68を参照してください．

MEMO COPD急性増悪AECOPDと喘息重積での挿管直後・人工呼吸時の血圧低下

□ AECOPDと喘息重積では挿管直後と人工呼吸器管理中に血圧低下の頻度は高く，① 食道挿管(挿管直後)，② 血管内容量不足(前負荷⬇)，③ auto-PEEP，④ 緊張性気胸，⑤ 心筋虚血を鑑別します．

□ とくに血圧低下は肺胞過膨張によるauto-PEEPと挿管による陽圧換気での右室後負荷増大の状態で挿管の際の鎮痛・鎮静薬での静脈還流量低下・右室前負荷低下が主な原因であり，輸液負荷・循環作動薬使用で対応します．

□ また人工呼吸器管理中の低血圧で肺胞過膨張によるauto-PEEPでは30〜60秒無呼吸とすることで改善がみられます．

□ 無呼吸30〜60秒でも改善がない場合，緊張性気胸と心筋虚血を疑い，心・肺エコー，胸部X線，12誘導心電図，心筋逸脱酵素測定を行います．

□ 胸部X線で緊張性気胸が否定できず，CT撮影ができない場合に膨張肺穿刺を回避するため鈍的剥離での胸腔ドレナージを考慮します．

□ 挿管・人工呼吸器管理では呼吸器グラフィックでの圧時間曲線での吸気・呼気終末ホールドによるプラトー圧・総PEEP測定を行い，フロー時間曲線で呼気終末にフローがゼロにならない場合，肺胞過膨張dynamic hyperinflationとauto-PEEPありと判断します(図19-11)．

□ 肺胞過膨張dynamic hyperinflation評価には呼気終末肺容量(end-expiratory lung volume：EELV)を用いますが，臨床では測定が容易でないためプラトー圧で代用します．

□ 最高気道内圧(ピーク圧)は吸気フローなど修飾因子が多いため，肺胞過膨張dynamic hyperinflation評価に有用ではありません(呼吸器設定が一定の場合，経過フォローには使用可能)．

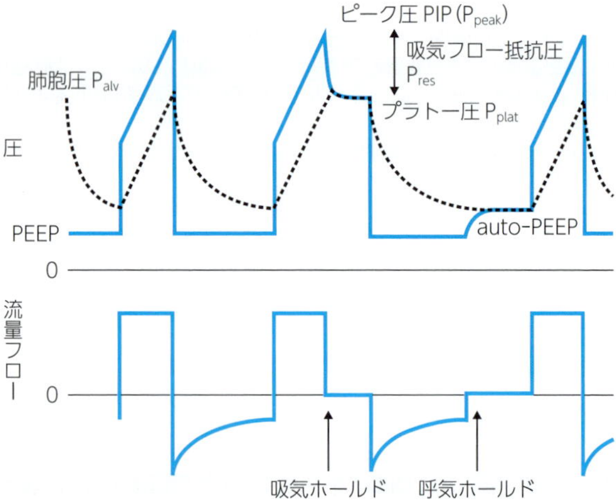

図19-11 気道閉塞患者での圧時間曲線とフロー時間曲線(文献10より)

呼気終末時に呼気フローがゼロにならず，呼気ホールドで総PEEP計測を行いauto-PEEPを求める(auto-PEEP＝総PEEP－設定PEEP)．

□ 人工呼吸器管理では，① 挿管直後の深鎮静±筋弛緩薬の時期と② 気道閉塞改善による自発呼吸温存の人工呼吸器離脱の時期の2つに分けて考えます(図19-9).

□ 挿管直後は気道閉塞が強く，肺胞過膨張によるauto-PEEPのため深鎮静±筋弛緩薬を用い，誘因除去と気管支拡張薬吸入・ステロイド投与などの治療を行いながら，矩形波量換気VCVでの人工呼吸器管理を行います.

□ AECOPDや喘息重積といった閉塞性肺障害の初期設定では，矩形波量換気VCVモードを選択すべきです.

□ その理由として，① 1回換気量と呼吸回数設定のため分時換気量が一定となる，② 矩形波のため短い吸気時間設定，③ 吸気・呼気終末ホールドでのプラトー圧・総PEEP測定が容易，④ 呼吸器設定変更・治療効果判定としてピーク圧，プラトー圧で評価可能であり，PEEP設定について圧時間曲線の吸気立ち上がりStress index(SI)で判断ができます.

□ 挿管・人工呼吸器管理開始時の深鎮静±筋弛緩の状態で表19-2(p.692)の項目を測定します.

□ 圧補助調節換気PACVを選ぶ場合の注意点としては，アラーム設定で① 最低1回換気量(=6mL/kg PBW)を確保する，② 最高気道内圧(≒50～60cmH_2O/気道内圧上限)を高くし，適切な1回換気量になるように吸気圧P_{insp}設定を行うことが重要です.

□ 初期設定では分時換気量を下げ，呼気時間を十分確保することが重要になります.

□ 1回換気量6～8mL/kg PBW，呼吸回数10～12回/分，矩形波VCVでは吸気流量フロー60～90L/分で吸気・呼気比1：4(測定した気道抵抗R・コンプライアンスCより時定数TC×3～4倍の呼気時間)で設定します.

□ 呼気時間延長のためには，

① 呼吸回数fを下げる
② 吸気時間T_{insp}を下げる
③ 1回換気量V_Tを下げる
④ 気道閉塞に対する治療(β_2刺激薬吸入，ステロイドなど)

を行います.

□ 分時換気量を下げることが肺胞過膨張dynamic hyperinflation，auto-PEEPに対して最も効果的であるため，人工呼吸器管理初期には深鎮静±筋弛緩薬での管理となります.

□ PEEP設定については，初期には機械換気となり純粋に気道抵抗上昇のみの病態ならばゼロPEEP(ZEEP)とし呼気時の駆動圧を最大にすることも理論的ですが，実際のAECOPD・喘息重積の肺胞過膨張dynamic inflationへのPEEP効果は3パターンがあります.

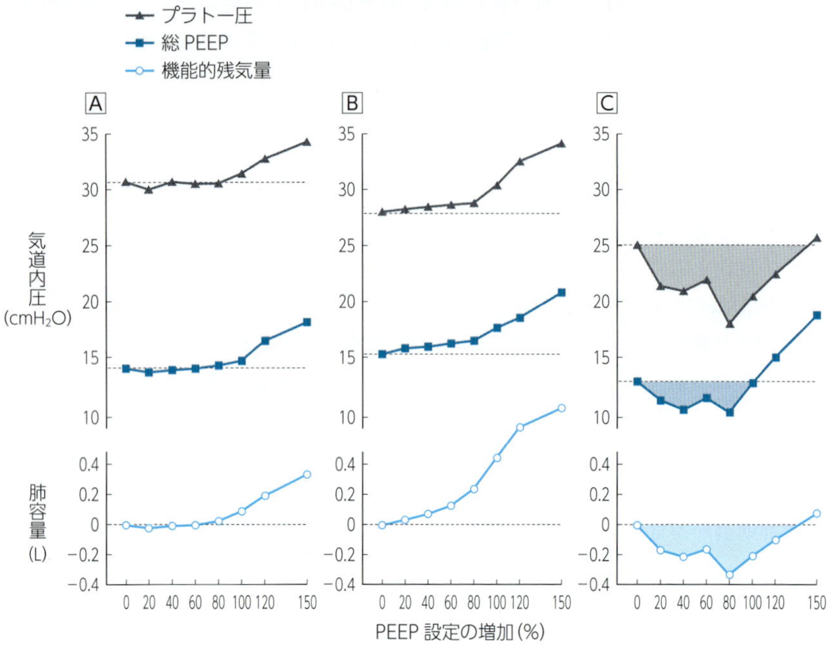

図19-12 **PEEP設定を増加した際の気道閉塞患者でのプラトー圧，総PEEP，肺容量の変化**
(文献10より)

A：二相性反応biphasic response − auto-PEEPまでは変化なし，auto-PEEP以上で全て上昇.
B：膨張反応overinflation response − auto-PEEP以下・以上どちらでもPEEPにより全て上昇.
C：虚脱反応“paradoxical” deflation − PEEPにより全て低下.

□ PEEP漸増とともに① 二相性反応，② 膨張反応，③ 虚脱反応となります(図19-12).

□ また自発呼吸温存での呼吸器管理ではPEEP設定によりauto-PEEPに対して吸気トリガー可能となります.

□ 深鎮静±筋弛緩薬での調節換気時には，筆者はPEEP 5cmH$_2$Oで初期設定し，その後，自発呼吸下では5cmH$_2$Oを基準として，プラトー圧P$_{plat}$が上昇しないようauto-PEEP拮抗目的で約80%のPEEP設定となるよう調節しています(→PEEP漸増しプラトー圧P$_{plat}$上昇あればそれ以上PEEPを上げない).

□ 自発呼吸下で圧支持PSVモードでは，1回換気量V$_T$ 6〜8mL/kg PBWとなるよう圧支持PSとし，呼気トリガー感度ETS(ターミネーションクライテリア，サイクルオフ設定)を25→70%⬆とすることで十分な呼気時間を確保するように設定します.

Case3

- □ 肺気腫/COPD，重喫煙歴の75歳女性．150cm，40kg
- □ 4日前からの発熱，呼吸苦増悪，喀痰増加でER救急搬送．COPD急性増悪AECOPDの診断．
- □ 非侵襲的人工呼吸器NIV使用を考慮したが，呼吸状態不安定でありCO_2ナルコーシスによる意識レベル低下・舌根沈下のため気管挿管となりICU入室．
- □ 気管支拡張薬β_2刺激薬サルブタモール吸入，抗コリン薬イプラトロピウム吸入を行い，抗菌薬セフトリアキソン投与，ステロイド・メチルプレドニゾロン静注30mg×2回/日投与を行った．

- □ 女性，身長150cmより理想体重PBW 43kg．
- □ 初期設定としてはARDSでの肺保護換気を意識します．
- □ また挿管直後の深鎮静＋筋弛緩薬作用時に矩形波量補助調節換気VACVモードで，表19-2 (p.692)を測定し，継続します．
- □ 前述したとおり，圧換気PACVはお勧めしません．

最終的な初期設定

矩形波量換気VACV

酸素濃度F_IO_2 0.5，PEEP 5cmH_2O

1回換気量V_T 320mL(7.5mL/kg PBW)，吸気時間T_{insp} 1.2秒(プラトー時間T_{PL}0.5秒)，呼吸回数f 10/分

※V_T×f＝分時換気量MV($\dot{V}_E$)でpH，$PaCO_2$値に合わせ調整

※呼気時間を呼気時定数×3〜4で設定し吸気時間を決める

ピーク圧P_{peak} 45，プラトー圧P_{plat} 20，pH 7.30，PaO_2 95，$PaCO_2$ 50.

- □ AECOPDと喘息重積では毎朝自発覚醒トライアルSAT，自発呼吸トライアルSBTを行い速やかな人工呼吸器離脱を目指します．
- □ とくにAECOPDではSBT施行なしで抜管→非侵襲的人工呼吸器NIVのせ替えのオプションおよび抜管後再挿管予防での予防的マスク型NIV(±高流量鼻カニュラHFNC)使用も検討します．
- □ 抜管後の予防的マスク型NIV＋HFNC併用は，HFNC単独使用による再挿管予防よりも効果があると報告されています．

MEMO 閉塞性肺疾患での高二酸化炭素血症はpermissive hypercapniaか

- □ COPD急性増悪AECOPD・喘息重積では大部分のケースで高二酸化炭素血症での初期呼吸管理となります．
- □ ARDSでの肺保護換気での高二酸化炭素血症許容permissive hypercapniaと表

面上は似ていますが，実際の病態生理は肺胞過膨張dynamic inflationによる死腔換気増大の結果であるため，動脈血二酸化炭素分圧$PaCO_2$を下げるために分時換気量を上げるとさらに肺胞過膨張となり悪循環のため，結果として高二酸化炭素血症となります．

□ そのため，AECOPD・喘息重積では高二酸化炭素血症許容permissive hyper-capniaと呼ぶべきではないと考えます．

□ 肺胞過膨張dynamic hyperinflationによる呼吸循環相互作用および人工呼吸器での吸入療法とその効果判定，内科的治療については，☞15章p.541を参照してください．

MEMO　COPD急性増悪AECOPDでのCO_2ナルコーシスの機序

□ AECOPDでは酸素の過剰投与でCO_2ナルコーシスを誘発する可能性があります．これは過剰な酸素投与により，低酸素による呼吸中枢刺激の抑制からCO_2ナルコーシスが起こると以前は考えられていましたが，現在では呼吸中枢抑制効果は少ないとされ，むしろ十分量の酸素投与による，

① **生理的機序である肺血管の低酸素性血管攣縮を阻害し，換気不良区域への血管拡張・血流増加により換気血流比不均等の増加による$PaCO_2$上昇**

② **ヘモグロビンと結合したCO_2がHaldane効果でヘモグロビンから解離し$PaCO_2$上昇**

が起こることでCO_2ナルコーシスを誘発すると考えられています．

□ そのため，AECOPDではPaO_2 55～60mmHg（酸素飽和度SpO_2 88～92%）を目標にして酸素投与を行います．

MEMO　COPD急性増悪AECOPD後の再入院回避のために

□ AECOPDでの退院後の再入院率が高いことがわかっており，その予防のために①合併症に対する治療（睡眠関連呼吸器疾患，虚血性心疾患），②肺気腫ケアバンドル（COPD Care Bundle）の重要性が指摘されています．

□ 合併症である睡眠関連呼吸器疾患に対する在宅酸素療法や在宅非侵襲的人工呼吸器NIV，虚血性心疾患に対しては心保護でのβ遮断薬，ACE阻害薬・ARB，ミネラルコルチコイド受容体拮抗薬MRA，スタチン，心筋虚血評価と介入，抗血小板薬投与などがあります．

□ また肺気腫ケアバンドルは，

① 適切な肺気腫治療薬の選択〔経口薬と吸入薬（吸入回数・デバイス）など〕

② 30日分の経口薬と吸入薬・吸入デバイス

③ 個人的な吸入指導

④ 退院時の在宅指導

⑤ 退院後15日以内にかかりつけ医受診
の5項目の遵守により時間外ER受診率，再入院率の低下が報告されています．

MEMO **ECMO管理中の人工呼吸器設定**

□ ECMO管理は重症急性低酸素性呼吸不全AHRFで重要な治療オプションですが，病的肺の回復のためには人工呼吸器設定を最適化させることが重要です．

□ 重症AHRF自体による炎症とECMO管理までの人工呼吸器管理による人工呼吸器関連肺傷害VILI・自発呼吸誘発性肺傷害P-SILIからの量肺損傷volutrauma(圧肺損傷barotrauma)，虚脱肺損傷atelectrauma，炎症性肺損傷biotraumaの状態に，体外式呼吸サポートが加わることでの炎症が惹起されるため(図19-13)，肺保護戦略を徹底する必要があります．

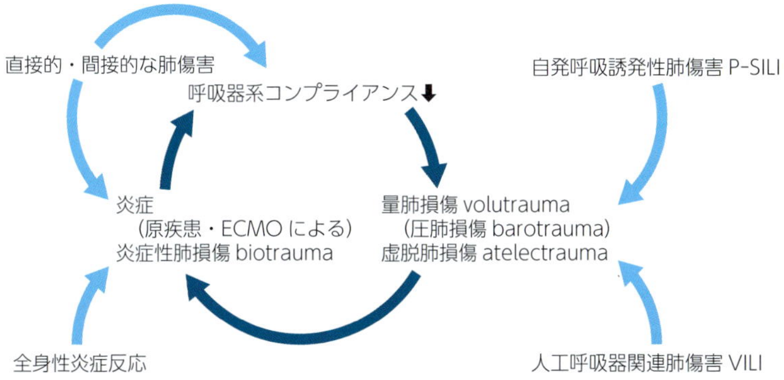

図19-13 **ECMO管理中の肺傷害の機序**(文献14より)

□ 世界的なECMOガイドラインとECMOと人工呼吸器管理を比較したEOLIA・CESARスタディでの人工呼吸器設定では肺保護換気LPVを行っており，とくにプラトー圧P_{plat}≦30cmH_2O，酸素濃度F_IO_2≦0.60，PEEP≧10cmH_2Oとなっています(表19-5)．

表19-5 **ELSOとEOLIA・CESARスタディでの人工呼吸器設定**

設定項目	ELSO許容範囲	ELSO推奨範囲	EOLIA Protocol	CESAR trial
吸気プラトー圧P_{plat}，cmH_2O	≦30	<25	≦24	20
1回換気量V_T	言及なし	言及なし	プラトー圧で調整	言及なし
PEEP，cmH_2O	≧10	10〜24	≧10	10
酸素濃度F_IO_2	0.30〜0.50	維持できる最低濃度	0.30〜0.50	0.30〜0.50
呼吸回数，回/分	4〜30	4〜15	4〜30	10

ELSO：Extracorporeal Life Support Organization，EOLIA：ECMO to Rescue Lung Injury in Severe ARDS，CESAR：Conventional Ventilation or ECMO For Severe Adult Respiratory Failure

□ 1回換気量V_TはECMO導入が必要な場合，≦6mL/kg PBW(4〜6)ですが，ECMO導入後は駆動圧ΔPを低く保ちV_T 6mL/kg PBWでの管理を目指します.

□ ECMO管理中の動脈血液ガス分析ABGでの酸素化・換気目標値(PaO_2, $PaCO_2$)は肺保護を優先するため，高二酸化炭素血症許容permissive hypercapnia，低酸素血症許容permissive hypoxemiaで対応します.

□ 実際には酸素運搬量$\dot{D}O_2$・組織の酸素化が維持されていればパルスオキシメータSpO_2 80%台は許容し，頭蓋内圧亢進や著明な肺高血圧・急性肺性心ACPの状態でなければpH≧7.2での呼吸性アシドーシス許容での管理を行います.

□ またECMO離脱直前まではsweep gas流量設定変更により$PaCO_2$を調整し呼吸性アシドーシスによるpH調整・(浅鎮静の人工呼吸器管理では)自発呼吸努力調整を行うべきです.

□ ECMO管理中は人工呼吸器(＋自発呼吸)による駆動圧ΔP制限が最も重要です.

□ ガイドラインおよび多施設RCTでのECMOスタディでの肺保護換気LPVを元に図19-14のようにアプローチすることが勧められます.

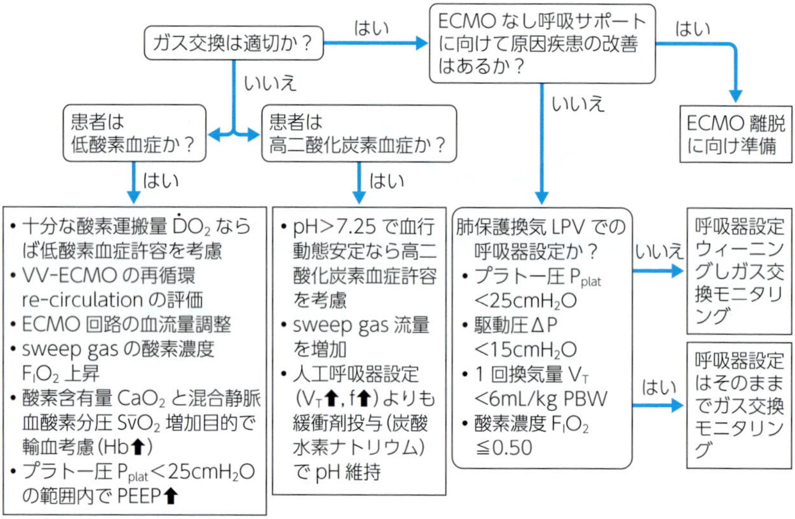

図19-14 ECMO中の人工呼吸器設定アルゴリズム(文献14より)

Section 5 中枢神経疾患患者の人工呼吸器管理のポイント

- 重症患者で用いる呼吸ケアデバイスおよび実施する呼吸ケアによって，3つの臓器（肺，横隔膜，中枢呼吸ドライブ）に様々な影響・相互作用が起こります（☞13章p.467，16章p.582参照）
- また自発呼吸温存での呼吸ケアを行う際，中枢呼吸ドライブと自発呼吸努力を常に考える必要があり，中枢神経疾患により大きな影響を受けます（意識障害による舌根沈下・上気道閉塞や無呼吸，くも膜下出血による中枢性頻呼吸など）（表19-6）．

表19-6 呼吸ケアが必要になる神経疾患

挿管・人工呼吸器管理が必要になる神経疾患	神経筋障害によりⅡ型呼吸不全を起こす神経疾患
脳血管障害（脳梗塞，脳出血，くも膜下出血），外傷性脳損傷，痙攣重積状態，代謝性脳症，敗血症性脳症，髄膜炎，脳炎	上位頸髄損傷，重症筋無力症，Guillain-Barré症候群，筋萎縮性側索硬化症（amyotrophic lateral sclerosis：ALS），急性炎症性ミオパチー，薬物中毒など

- 動脈血酸素分圧PaO_2・二酸化炭素分圧$PaCO_2$が中枢神経疾患に与える影響をとくに脳血流の面から理解することが重要です．

血圧

- すでに中枢神経が原疾患により障害を受けているため，低血圧は避けるべきであり①（脳出血やくも膜下出血を除き）平均動脈圧MAP＞80mmHgを目標にするか，または② 高血圧の既往を含む，ふだんの血圧を聴取し血圧維持を考慮すべきです．
- MAPとPaO_2，$PaCO_2$と脳血流量（cerebral blood flow：CBF）の変化を図19-15に示します．

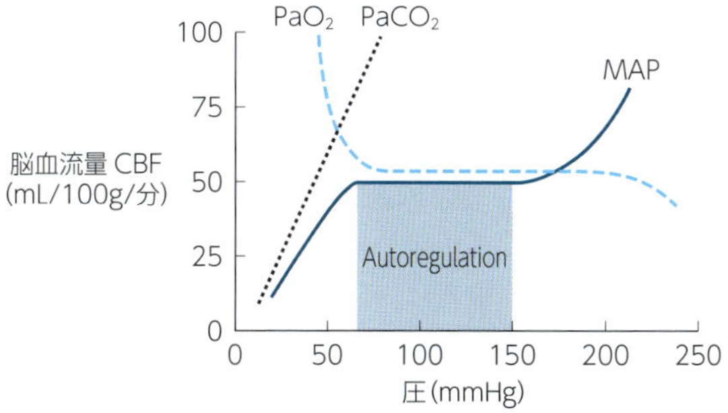

- CO_2正常を目標とした換気（$PaCO_2$：40±5mmHg）
  - $PaCO_2$⬆：脳血流量CBF⬆
  - $PaCO_2$⬇：脳血流量CBF⬇
  - モニタリング：頻回に動脈血ガスABGが施行できない場合，カプノグラフィでの呼気終末二酸化炭素分圧$P_{ET}CO_2$と$PaCO_2$値の圧較差を把握し$P_{ET}CO_2$モニタリングを行う

図19-15 MAPとPaO_2，$PaCO_2$と脳血流量の関係

□また脳血流量は脳灌流圧(cerebral perfusion pressure：CPP)により規定されMAPとCPPと頭蓋内圧(intracranial pressure：ICP)の関係は

- CPP＝MAP－ICP

となります．

□とくに頭蓋内圧亢進時はMAP≧90mmHg以上を維持させるCPPを高く保つには，①ICPを下げる，②MAPを上げることを考慮します．決してMAPを下げるべきではありません．

酸素

□低酸素は絶対に避けるべきであり，一般的にPaO_2を60〜80mmHgでコントロールします．

□一方，PaO_2＞130といった高酸素血症も避けるべきであり，フリーラジカルによる脳損傷リスクが指摘されています．

二酸化炭素，pH

□二酸化炭素分圧およびpHは脳血流に大きな影響を与え，

① CO_2⬆，pH⬇：低換気でアシドーシス，脳血管拡張・脳血流増加，頭蓋内圧亢進
② CO_2⬇，pH⬆：過換気でアルカローシス，脳血管収縮・脳血流低下，頭蓋内圧低下と脳虚血リスク上昇

となります．

□そのため頭蓋内圧亢進リスクがある重症中枢神経疾患では$PaCO_2$を32〜45mmHgに維持することで予後が改善すると考えられています．

人工呼吸器設定：とくに1回換気量V_TとPEEP

□現在の中枢神経疾患での挿管・人工呼吸器IMV管理の疫学調査では多くがV_T＞8mL/kg PBWと高い設定で行われていることがわかっています．

□おそらく上記に示したように，低1回換気量ではCO_2貯留による頭蓋内圧亢進リスクを考慮して高いV_T設定になる傾向があると考えられます．

□しかし中枢神経疾患や高いV_T管理は，急性呼吸促迫症候群ARDSリスクと人工呼吸器関連肺傷害VILIリスクに関連しており，6〜7mL/kg PBWでの肺保護換気が勧められます．

□またPEEPについても，PEEPによる胸腔内圧上昇は静脈還流量障害・頭蓋内圧亢進と平均動脈圧MAP低下・脳血流量低下につながると長年考えられ，多くの中枢神経疾患で0〜3cmH_2Oと低い設定が報告されています．

□しかし血管内容量が適切であれば，ARDSを合併した頭部外傷(traumatic brain injury：TBI)患者でPEEP 15cmH_2OまでICPとCPPに影響を与えず，むしろ脳組

JCOPY 498-06694

織酸素分圧が改善したという報告があります.

□ そのため，$PaCO_2$・pH値を正常に維持しながら低1回換気・適切なPEEP設定(≧5cmH_2O)による肺保護換気LBVは中枢神経疾患患者にも有効だと考えられます.

人工呼吸器離脱

□ 中枢神経疾患でのIMV管理では，抜管失敗の怖れから人工呼吸器離脱基準を満たしていても48時間以内に抜管されず長期間挿管されていることが多くみられます.

□ 抜管の遅れは長期の人工呼吸器管理による医療資源コスト増加，人工呼吸器関連肺炎VAP，ICU入室期間延長，入院期間延長につながり，また十分な中枢神経回復までの挿管管理継続で必ずしもこれらのリスクを回避できるわけではありません.

□ そのため，中枢神経疾患でのIMV管理においても，輸液バランスがマイナス管理となり，咳嗽や咽頭反射可能であり，VISAGEスコア(年齢＜40歳，意識レベルGCS＞10，追視，嚥下可能)を満たせば90%以上で抜管成功の報告があります.

MEMO　プラトー圧P_{plat}と低1回換気量V_T，駆動圧ΔPの関係 ①：考慮する優先順位

□ 2000年のARMAスタディで低1回換気量V_T 6mL/kg PBWとプラトー圧P_{plat}≦30cmH_2Oにより急性呼吸促迫症候群ARDSで死亡率低下のエビデンスが報告されました.

□ しかし2015年のAmatoらによる過去に発表された4つのRCTデータ解析で，

- **駆動圧ΔP増加を伴うプラトー圧上昇時のみ死亡リスク上昇**
- **予想体重PBWで標準化した1回換気量低下で死亡リスク変化なし**
- **コンプライアンスで標準化した1回換気量(V_T/C_{rs}=駆動圧ΔP)低下で死亡リスク低下**

が示され，とくにΔP＜15cmH_2OになるようV_TとP_{plat}を考慮することが重要と考えられるようになりました(☞18章p.638参照).

□ そのため実際の人工呼吸器初期設定の優先順位として，

① ΔP＜15cmH_2O

を満たした上で，

② V_T≒6mL/kg PBW，P_{plat}≦30cmH_2O

の順番で考えるとよいでしょう.

□ ARDS患者での「プラトー圧P_{plat}の安全上限値(＝低1回換気をそのP_{plat}以下にしても生存率がそれ以上改善しない)はあるのか？」について解析したところP_{plat}安全上限値を示せませんでした(＝プラトー圧は低いほど死亡リスクがさらに低下するようにみえる)(図19-16).

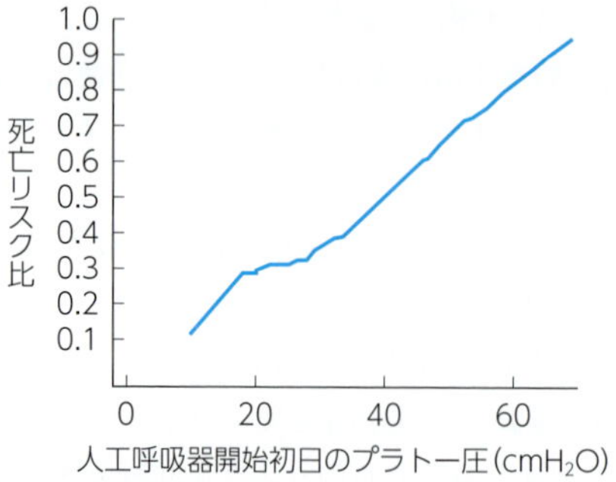

図19-16 人工呼吸器開始初日のプラトー圧と死亡リスクの関係(文献17より)

□ これはプラトー圧とは別の肺保護換気の指標(＝ΔP)がある可能性を示唆します.

MEMO プラトー圧P_{plat}と1回換気量V_T，駆動圧ΔPの関係 ②：実際の初期設定

□ 肺保護換気を意識した初期設定を維持し，量調節換気VCVから圧調節換気PCVモードへの変更を考えてみます.

□ 挿管・人工呼吸器IMV開始時は深鎮静±筋弛緩で自発呼吸がない状態に次の設定でチェックする測定値を表19-2(p.692参照)で示しました.

モードと初期設定：

矩形波量調節換気VCV

酸素濃度F_IO_2 1.0, PEEP 5cmH_2O，V_T 6mL/kg PBW，呼吸回数f 12〜16/分，吸気時間T_{insp} 1.0〜1.2秒

測定項目：

① 肺メカニクス-気道抵抗R，呼吸器系コンプライアンスC_{rs}，呼気時定数TC

② プラトー圧P_{plat}，駆動圧ΔP

③ Stress index(SI)

④ 気道開放圧AOPの有無(±リクルータビリティのチェック)

□ 上記でΔP≦14とΔP＞15のそれぞれでVCVからPCVへの変更の考えかたをみてみます.

例1：測定値ΔP16(＞15)の場合

□ ΔPが高いためΔP＜15になるようV_T 6→5mL/kg PBWに下げたところΔP 14(☞図18-13 p.644参照)

□ VCV→PCVモードへの変更：

・吸気圧P_{insp} 14，PEEP 5

・吸気時間-吸気フローがゼロ(フロー・時間曲線でプラトー)になるよう調整

となります.

□自発呼吸がないPCVモードでの人工呼吸器管理の経過で上記設定でV_T増加傾向ならばコンプライアンス改善を意味します．

例2：測定値ΔP10(≦14)の場合

□ΔPが十分低いためΔP 14まで許容できます．その場合，低1回換気のルールは必ずしも守る必要がなくなります(☞18章 p.638参照)．

□VCV→PCVモードへの変更：

・吸気圧P_{insp} 14(10のままでもよい)，PEEP 5

・吸気時間-吸気フローがゼロ(フロー・時間曲線でプラトー)になるよう調整

となります．

MEMO　プラトー圧P_{plat}と1回換気量V_T，駆動圧ΔPの関係③：推奨されるP_{plat}とΔP

□ガイドラインで推奨される肺保護換気での吸気圧は，最大駆動圧ΔP 15cmH_2Oと最大プラトー圧P_{plat} 30cmH_2Oを組み合わせるため，PEEPに加え一般的にこの2つの値を超えないように設定します．

□両方の基準を満たすためには，

・**PEEP 12の場合→最大P_{plat}** 12＋15＝**27cmH_2O以下**

・**PEEP 15の場合→最大P_{plat}** 15＋15＝**30cmH_2O以下**

となります．

□最大P_{plat} 30を超えないようにするため，

・**PEEP 18の場合→**ΔP 30－18＝**12cmH_2O以下**

となり，この条件下で理論上は動脈血二酸化炭素分圧$PaCO_2$とpHを一定範囲でコントロールする必要があり次に行う変更として呼吸回数を必要数増加させます(しかしP_{plat} 30よりΔP 15を優先させるべきかもしれません)．

□その際に呼吸回数4回/分上げて呼吸性アシドーシス補正によりΔPが1cmH_2O上がることに注意が必要です(☞18章 p.682参照)．

MEMO　プラトー圧P_{plat}＞30cmH_2Oが許容される胸壁異常や胸腔内圧上昇の病態

□食道内圧測定データを参照しながら，2つのプラトー圧P_{plat}＞30cmH_2Oが許容される胸壁異常や胸腔内圧上昇の病態についてみてみます．

□一つ目は開心術後胸郭癒着や胸郭変形・円背など胸壁エラスタンス(弾性力)E_{cw}が非常に高い病態です(図19-17A，B)．

□PEEP 8cmH_2O設定で，呼気終末と吸気終末の経肺圧はそれぞれ3と13cmH_2Oでありどちらも安全な範囲内にあります．

□次に肥満や腹部コンパートメント症候群，胸水・腹水貯留による体液過剰でみられる胸腔内圧が非常に高い病態です(図19-17C, D).

- □ 胸壁エラスタンス(弾性力)E_{cw}は正常で, 吸気終末食道内圧P_{es}は1番目の病態よりもわずかに高いことがわかります(BとDの比較).
- □ しかし呼気終末食道内圧P_{es}は34cmH_2O(CとD)と大きく異なり, 呼気終末時点での肺胞虚脱防止でPEEP 35cmH_2Oで設定されています.
- □ 注意すべき点は, 気道内圧上昇・プラトー圧上昇にもかかわらず呼気終末と吸気終末の経肺圧はそれぞれ2と9cmH_2Oでありどちらも安全な範囲内にあります.

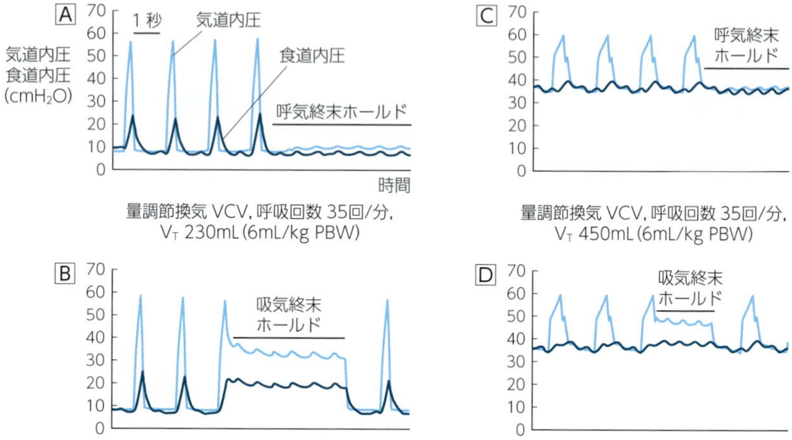

図19-17 胸壁エラスタンスが高いARDS患者(A・B)と胸腔内圧が高いARDS患者(C・D)の気道内圧(水色線)と食道内圧(濃紺線)モニタリング(文献18より)

A・B: 胸壁エラスタンスが上昇する胸部術後重度胸膜癒着でARDS合併の場合(臨床では比較的少ない)
C・D: 肥満でARDS合併の場合(臨床では頻繁にみられる)
食道内圧バルーンカテーテルを挿入し30°半坐位で呼気終末ホールド(AとC), 吸気終末ホールド(BとD)を行い, 呼気終末と吸気終末の経肺圧を測定

- □ このように胸壁エラスタンス(弾性力)が高い病態(胸郭変形・円背など)や胸腔内圧が上昇する病態(肥満, 腹部コンパートメント症候群など)ではプラトー圧P_{plat} >30cmH_2Oが肺保護換気からは許容されますが, 注意すべき点として, 高いプラトー圧許容による高い胸腔内圧は右室前負荷である中心静脈圧・静脈還流量に影響を与えます(☞2章p.50参照).
- □ 静脈うっ滞および静脈還流量低下による心拍出量低下は全身の血行動態に大きな影響を与え, 腎臓, 肝臓, 腸管での機能不全の可能性があるため, 血行動態と臓器機能不全について注意深いモニタリングが必要です.

＊この章でのポイント＊

☑ 急性呼吸促迫症候群ARDSではARDSNETの肺保護換気に基づく1回換気量V_T，プラトー圧P_{plat}，駆動圧ΔP設定を行う．

☑ 正常肺での人工呼吸器管理においても肺保護換気を意識した設定を行う．

☑ 肺気腫/COPDや喘息重積でのauto-PEEPの機序と対応，そして閉塞性障害での人工呼吸器設定を理解する．

☑ 中枢神経疾患での酸素化・換気パラメータが脳血流に与える影響を理解し適切な人工呼吸器設定を行う．

For Further Readings：さらに理解を深めるために

1. Pham T, Brochard LJ, Slutsky AS. Mechanical ventilation: state of the art. Mayo Clin Proc. 2017; 92: 1382-400.
2. Acute Respiratory Distress Syndrome Network; Brower RG, Matthay MA, Morris A, et al. Ventilation with lower tidal volumes as compared with traditional tidal volumes for acute lung injury and the acute respiratory distress syndrome. N Engl J Med. 2000; 342: 1301-8.
3. Amato MB, Meade MO, Slutsky AS, et al. Driving pressure and survival in the acute respiratory distress syndrome. N Engl J Med. 2015; 372: 747-55.
4. Slutsky AS, Ranieri VM. Ventilator-induced lung injury. N Engl J Med. 2013; 369: 2126.
5. Haas CF. Mechanical ventilation with lung protective strategies: what works? Crit Care Clin. 2011; 27: 469-86.
6. Hess DR. Approaches to conventional mechanical ventilation of the patient with acute respiratory distress syndrome. Respir Care. 2011; 56: 1555-72.
7. Ashworth L, Norisue Y, Koster M, et al. Clinical management of pressure control ventilation: an algorithmic method of patient ventilatory management to address “forgotten but important variables”. J Crit Care. 2018; 43: 169-82.
8. Barnes T, Zochios V, Parhar K. Re-examining permissive hypercapnia in ARDS: a narrative review. Chest. 2018; 154: 185-95.
9. Hess DR. Respiratory care management of COPD exacerbations. Respir Care. 2023; 68: 821-37.
10. Leatherman J. Mechanical ventilation for severe asthma. Chest. 2015; 147: 1671-80.
11. Demoule A, Brochard L, Dres M, et al. How to ventilate obstructive and asthmatic patients. Intensive Care Med. 2020; 46: 2436-49.
12. Pannu SR, Hubmayr RD. Safe mechanical ventilation in patients without acute respiratory distress syndrome (ARDS). Minerva Anestesiol. 2015; 81: 1031-40.
13. Malhotra A. Low-tidal-volume ventilation in the acute respiratory distress syndrome. N

Engl J Med. 2007; 357: 1113-20.
14. Rehder KJ, Alibrahim OS. Mechanical ventilation during ECMO: best practices. Respir Care. 2023; 68: 838-45.
15. Chang WT, Nyquist PA. Strategies for the use of mechanical ventilation in the neurologic intensive care unit. Neurosurg Clin N Am. 2013; 24: 407-16.
16. Asehnoune K, Roquilly A, Cinotti R. Respiratory management in patients with severe brain injury. Crit Care. 2018; 22: 76.
17. Sajjad H, Schmidt GA, Brower RG, et al. Can the plateau be higher than the peak pressure? Ann Am Thorac Soc. 2018; 15: 754-9.
18. Diehl JL, Talmor D. When could airway plateau pressure above 30cmH_2O be acceptable in ARDS patients? Intensive Care Med. 2021; 47: 1028-31.

Chapter 20

ASV/INTELLiVENT ASV

ケース

Case1

- □ ADL自立した65歳男性．急性冠症候群ACS−不安定狭心症UAP・冠動脈三枝病変に対し緊急冠動脈バイパス術後．挿管・ICU帰室．
- □ 自動ウィーニングを考慮してHAMILTON C6-ASVモード（Hamilton Medical社）を選択．
- □ 性別，身長入力し酸素濃度F_IO_2 1.0，PEEP 5cmH_2O設定で動脈血液ガス分析ABGはPaO_2/F_IO_2 250．そのためF_IO_2 0.4，PEEP 5，%分時換気量（%MV）120で開始したがpH 7.30，$PaCO_2$ 50mmHgのため，%MV 120→140に上げた．またASVリミット圧35cmH_2O設定．
- □ 3時間後ドレーンからの排液も少なくなり循環安定を確認し，鎮痛・鎮静のフェンタニル，ケタミン漸減し浅鎮静light sedationとしてまもなく自発呼吸出現し，%MV 25，F_IO_2 0.3に下げ自発呼吸トライアルSBTを行った．
- □ 自発呼吸がまもなく出現し，%MV 25で動脈血液ガス分析ABGが問題ないことを確認し人工呼吸器離脱．
- □ 抜管後は再挿管高リスク群と判断し同機種を用い非侵襲的人工呼吸器NIV・高流量鼻カニュラHFNCを使用した．
- □ 術後4病日にNIV/HFNC終了し再挿管することなく経過．

Case2

- □ ADL自立した40歳女性．うつ病の既往あり，意識障害でER救急搬送．
- □ いびき様呼吸で舌根沈下あり．抗うつ薬SSRI，ベンゾジアゼピン系睡眠薬大量服薬による急性薬物中毒の診断．上気道閉塞および誤嚥リスク高く呼吸不安定で気管挿管，人工呼吸器管理となり誤嚥性肺炎と舌根沈下の呼吸不全，急性薬物中毒でICU入室．
- □ 覚醒し次第迅速に人工呼吸器離脱ができるよう自動ウィーニングでHAMILTON C6-INTELLiVENT ASV・QuickWeanモード（Hamilton Medical社）を選択．
- □ センサーでの$P_{ET}CO_2$・SpO_2値と血液ガス分析ABGでPaO_2/SaO_2/$PaCO_2$値

の補正を行い，性別，身長を入力し，① %MV，② PEEP/CPAP，③ 酸素濃度を全て自動化し，QuickWean 30分設定，またアラームではASVリミット圧35とした．

□ ICU入室12時間後にSBT終了し人工呼吸器離脱できた．

Case3

□ 高血圧，重喫煙歴の65歳男性．178cm，75kg(PBW 73kg)．

□ 右上葉肺炎，急性呼吸不全にて入院加療．2病日に高流量鼻カニュラHFNC 50L/分，80%でSpO_2 70%と低酸素血症，胸部X線上両肺野透過性低下進行．重症肺炎による敗血症性ショック，急性呼吸促迫症候群ARDSの診断で気管挿管・人工呼吸管理となりICU入室．

□ フェンタニル・プロポフォールで鎮痛・鎮静し強い自発呼吸に対し筋弛緩薬ロクロニウム使用して深鎮静deep sedationとし，自動ウィーニングを考慮してHAMILTON C6-ASVモード(Hamilton Medical社)を選択．

□ 性別，身長を入力しF_IO_2 1.0，PEEP 10設定で動脈血液ガス分析ABGはPaO_2/F_IO_2(P/F比) 110．

□ そのため重症急性低酸素性呼吸不全・中等症から重症ARDS疑いであり，F_IO_2 0.6，PEEP 10，%分時換気量(%MV)150で開始した．またアラームではASVリミット圧35とした．

□ 2病日に循環動態が安定しF_IO_2 1.0，PEEP 10でP/F比 200まで改善したため，腹臥位療法は施行せず浅鎮静light sedationとし，ASVからINTELLiVENT ASV・QuickWeanモードに変更．

□ 性別，身長に追加し，① %MV，② PEEP/CPAP，③ 酸素濃度を全て自動化し，センサー装着し，死腔換気による$P_{ET}CO_2$値とABGの$PaCO_2$と乖離あり6時間ごとに補正した．その後も$P_{ET}CO_2$・SpO_2値と血液ガス分析ABGの$PaO_2/SaO_2/PaCO_2$値の補正を行った．

□ 呼吸・循環動態安定し3病日にQuickWeanを120分設定し4病日午前にSBT終了し人工呼吸器離脱．抜管後は再挿管高リスク群と判断し同機種を用い高流量鼻カニュラHFNCを使用した．

□ 状態改善しICU入室6病日に一般病棟転棟となった．

Section 1

Closed loop ventilation

現在のクリティカルケアをとりまく医療状況

□ 現在は人的・機器ともに限られた医療資源の中で質・安全性をどのように担保するかが急務となっています.

□ 米国の医療事故による死亡数は44,000〜98,000人/年といわれており死因の第5〜8位であり，とくにICUでの医療事故が多くを占めます.

□ その原因として複雑な治療内容・多数の医療機器，重症疾患・人工呼吸器患者の増加，医療スタッフ不足，限られた数のICUスタッフへの過剰ストレス，そして治療効果が認められているエビデンスに基づく医療行為の浸透率の低さがあげられています.

□ これは日本国内の地域の市中病院ICUにも当てはまり，一方で医療費増大に対する医療費抑制の動きから今後も現状が大きく変わることは少ないと思われます.

□ このような医療状況の中で，過去20年にわたり人工知能(artificial intelligence: AI)とマイクロプロセッサの技術革新によって人工呼吸器開発におけるClosed loop ventilationが急速に発展しました.

□ Closed loopによる自動ウィーニング，呼吸器離脱の早期認識により，医療事故減少および人工呼吸器管理期間やICU入室期間短縮の可能性が指摘されています.

Closed loop ventilationとは

□ Closed loop ventilationの機序は，人工呼吸器が患者の状態(生体情報)を取り入れて演算処理・自動換気制御を行い，より高い同調性や呼吸仕事量の低減，速やかな人工呼吸器離脱を可能にします.

□ その一方で患者の呼吸状態が増悪した際にも設定を適宜調節することで，医療スタッフの負担軽減を可能にします.

□ Closed loop ventilationの最初の報告は1957年に遡り，ポリオ流行時のいわゆる"鉄の肺iron lung"による陰圧人工呼吸器管理において呼気終末二酸化炭素分圧$P_{ET}CO_2$をモニタリングし陰圧調整での1回換気量適切化を目標としたものでした.

□ 初期のClosed loop ventilationは血液ガスデータの正常値維持という生理学的指標に基づき開発されてきましたが，その後患者背景・肺メカニクス(急性呼吸促迫症候群ARDSや肺気腫/COPDなど)に応じた設定や安全性が追求され今日に至っています.

□ 図20-1に$P_{ET}CO_2$モニタリングによる呼吸回数を介したClosed loop ventilationを示します.

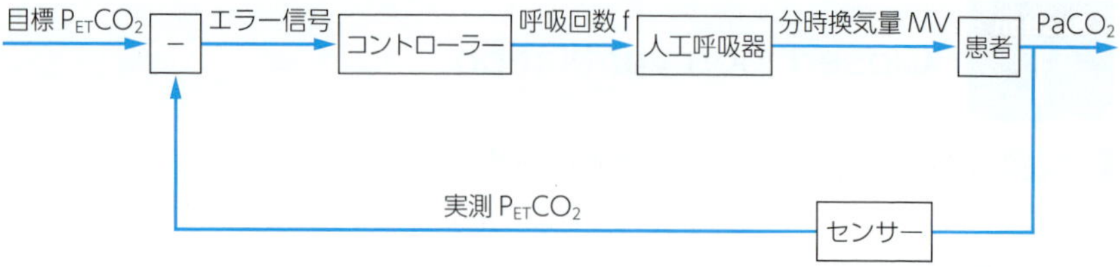

図 20-1 $P_{ET}CO_2$実測値からの呼吸回数変動によるClosed loopフィードバック機構(文献4より)
目標とする$P_{ET}CO_2$値を実測値と比較しエラー信号(実測値と目標値の差)をコントローラーに送り，コントローラーで出力変数を制御することで人工呼吸器に信号(呼吸回数)を送り，分時換気量MVが変動する．
結果として肺胞換気の増減により動脈血二酸化炭素圧$PaCO_2$および$P_{ET}CO_2$値の変化につながる．
再度$P_{ET}CO_2$実測値と目標値と比較するフィードバックが行われ，最終的に目標値になると呼吸回数は変化しなくなる．

- □ 2025年3月現在国内で使用可能なClosed loopによる人工呼吸器モードとして，① PAV+，② NAVA，③ SmartCare/PS，④ ASV，⑤ INTELLiVENT ASVがあります(表20-1，図20-2)．
- □ モードの適応として同調性改善(NAVA，PAV+)と自動ウィーニング(SmartCare/PS，ASV，INTELLiVENT ASV)の2つに分類されます．

表 20-1 国内で使用可能なClosed loop ventilationの特徴：PAV+，NAVA，SmartCare/PS，ASV，INTELLiVENET ASV

	PAV+	NAVA	SmartCare/PS	ASV INTELLiVENT ASV
原理	気道抵抗と呼吸器系コンプライアンスをもとにした呼吸仕事量に応じて吸気圧P_{insp}を変化させる	横隔膜電気的活動EAdiに応じて吸気圧P_{insp}を変化させる	コンフォートゾーンに入るよう呼吸回数を維持するために吸気圧P_{insp}を変化させる	呼吸仕事量が最小となるよう吸気圧P_{insp}と呼吸回数fを変化させる INTELLiVENT ASVではさらに$P_{ET}CO_2$とSpO_2モニタリングによりF_IO_2，PEEP，分時換気量を変化させる
呼吸形式	≒PSV	≒PSV	PSV	PSV，PCV，P-SIMV 算出された目標1回換気量V_Tとなるように呼吸ごとに吸気圧P_{insp}を変化させる
自発呼吸なし	使用不可	使用不可	使用不可	使用可能
自発呼吸あり	使用可能	使用可能	使用可能	使用可能
自動ウィーニング	なし	なし	あり	あり

自動換気の歴史

長年の人工呼吸の研究では多くの設定が手動であったが，Closed loop により人工呼吸管理が可能となった

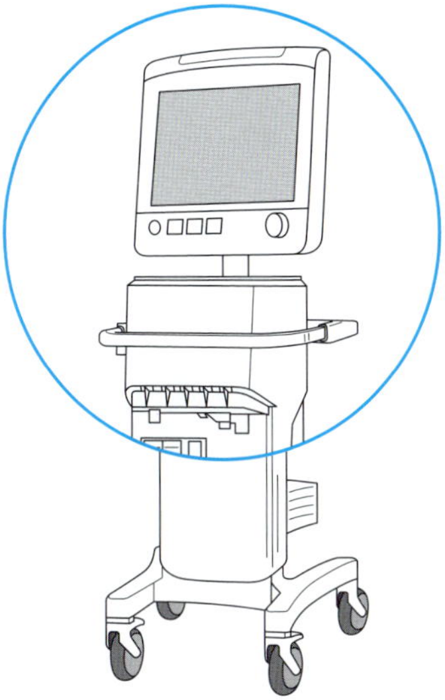

1992
PAV+
流量・換気量モニタリングにより患者呼吸努力に応じて吸気サポート

1998
ASV
最小呼吸仕事量（Otis の式）に従い 1 回換気量 V_T と呼吸回数 f を自動選択

2002
NAVA
横隔膜活動モニタリングにより横隔膜収縮に応じて吸気サポート

2006
SmartCare
自動ウィーニングモード
1 回換気量 V_T, 呼吸回数 f を, $P_{ET}CO_2$ モニタリングにより圧支持 PS を下げて自発呼吸トライアル SBT を行う

2011
INTELLiVENT ASV
最小呼吸仕事量（Otis の式）と最小吸気圧（Mead の式）に従い 1 回換気量 V_T と呼吸回数 f を自動選択
呼吸回数 f，$P_{ET}CO_2$，酸素濃度 F_IO_2 モニタリングにより分時換気量 MV，PEEP，F_IO_2 を自動調節
圧支持 PS を下げて MV を減らし，自発呼吸トライアル SBT を行う

図 20-2 **自動換気の歴史**（文献 15 より）

□ これら5つの中で人工呼吸器開始からウィーニング・離脱まで呼吸管理全期間において使用可能なASVとINTELLiVENT ASVモードについて取り上げます．

□ 一方，自動ウィーニングのSmartCare/PSは自発呼吸があるときのみ使用可能です（☞17章p.622参照）．

□ システムレビューやメタ解析からは自動換気を用いることでウィーニング時間，人工呼吸器管理時間，ICU入室期間の短縮につながる可能性が指摘されています．

□ 筆者としては，おそらく一般市中病院など常日頃から人員不足に悩まされ，限られたスタッフ数の中で安全かつ迅速に早期人工呼吸器離脱・早期離床を行わなければいけない医療機関で有効性が非常に高い呼吸器モードではないかと考えています．

□ 最小となる呼吸仕事量・吸気圧に基づいたASV，INTELLiVENT ASVモードは呼吸生理として理論的であり，また1回ごとに肺メカニクスに応じて自動調整されるため設定回数も少なく慣れればとても使い勝手がよいと感じています．

□ 実際に開心術後の早期人工呼吸器離脱・早期離床目的で，ASV/INTELLiVENT ASVを用いたSAT/SBTと人工呼吸器離脱後の高流量鼻カニュラHFNC併用によ

りウィーニング時間短縮と再挿管率低下を学会で発表しました.

□ ASVはHAMILTON C1/G5/C6含むHamilton Medical社の人工呼吸器全般に標準装備され，INTELLiVENT ASVはG5/C6/C1/T1で使用可能です(C1/T1は自動SBT機能のみ非搭載)(図20-3).

□ またHAMILTON C1/G5/C6では，挿管・人工呼吸器IMV以外に高流量鼻カニュラHFNC(HiFlowモード)，非侵襲的人工呼吸器NIV(NIV，NIV-STモード)が搭載可能であり1台で3つの呼吸ケアデバイスを兼ねるため，挿管前後，抜管前後でのシームレスな呼吸ケアを可能にする点で医療経済的にも大きなメリットがあります(抜管後呼吸不全高リスク群でのNIVとHFNC併用など).

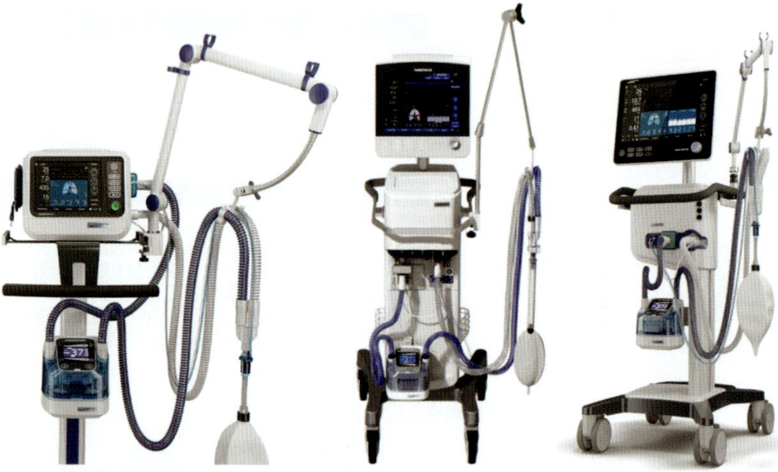

図20-3 HAMILTON C1/G5/C6 (Hamilton Medical社資料より)

Section 2 ASVの理論と実践

□ ASVはadaptive support ventilationの略で適応補助換気と訳されます.

□ 特徴として，① 自発呼吸の有無によるモードの切り替えの必要がないこと(＝人工呼吸器管理全期間で使用可能)(図20-4)，② 目標とする分時換気量MVを設定し肺メカニクスに応じて呼吸仕事量が最小となる呼吸回数fと1回換気量V_Tで換気され，③ 酸素化は酸素濃度F_IO_2とPEEPを設定すること，の3点があげられます(図20-5).

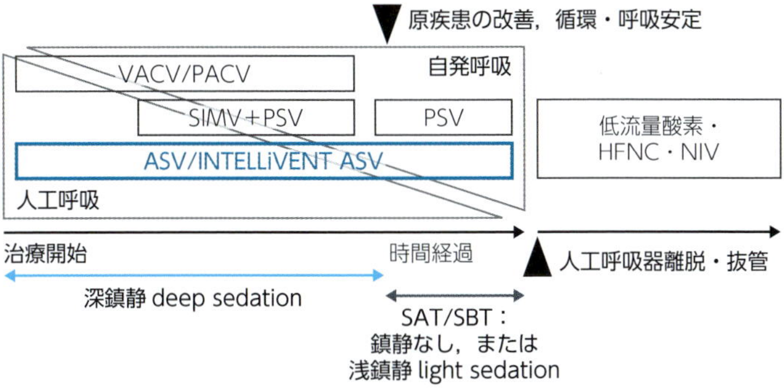

図20-4 ASV/INTELLiVENT ASVは人工呼吸器開始から離脱時までモード変更せず使用できる

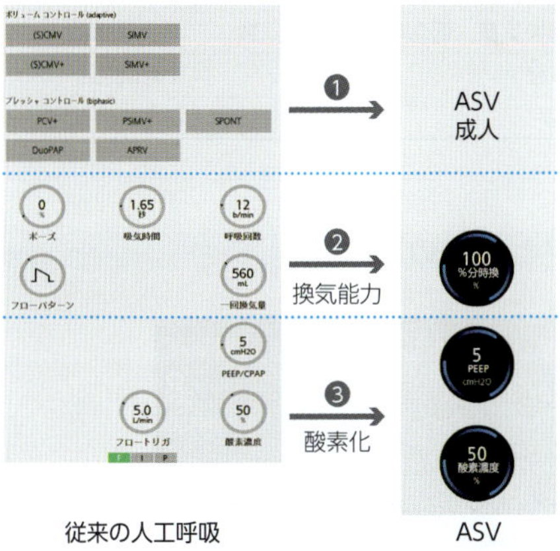

図20-5 ASVでは換気で① %分時換気量(%MV)，酸素化で② PEEP/CPAP，③酸素濃度F_IO_2の3項目を設定する

□ ASVモードでは，設定した分時換気量(%MV)になるよう，従来の呼吸器モード設定の1回換気量，呼吸回数，吸気時間を最小呼吸仕事量・吸気圧となるよう最適な

呼吸パターンを想定し算出されます.

□ セーフィティフレームが設定され有害な① 浅く速い呼吸, ② 死腔換気過剰, ③ auto-PEEP発生, ④ 圧肺損傷barotrauma・量肺損傷volutraumaを起こす呼吸パターンを回避します.

MEMO　ASV開発につながったMMVモード(表20-2)

□ ASV開発はMMV(mandatory minute ventilation)モードから始まりました.

□ MMVの基本コンセプトは患者の自発分時換気量が, 設定された分時換気量を下回った量だけ人工呼吸器が換気を補助し, 量補助調節換気VACVまたはSIMV+PSVで使用でき, 1回換気量と呼吸回数を設定し目標分時換気量が決まります.

□ 患者の自発呼吸が目標分時換気量に達するか超えた場合, 補助換気が入りません. 一方で, 目標分時換気量を下回る場合, 目標分時換気量になるよう呼吸回数が増加します.

□ しかしMMVアルゴリズムは限界があり頻呼吸, auto-PEEP, 過度な死腔換気といったリスクがあり自動ウィーニングには適していません.

表20-2　MMVとASVモードの違い

	MMV	ASV
呼吸サポート	VACV, SIMV+PSV	PACV, P-SIMV, PSV
作動原理	設定された分時換気量になるように呼吸回数を調整	設定された分時換気量になるように1回換気量と呼吸回数を調整
呼吸タイプ	強制換気, 自発換気	強制換気, 自発換気
設定項目	1回換気量, 吸気時間, 呼吸回数	分時換気量
作動頻度	7.5秒	1呼吸ごと
自動SBT	なし	なし

ASVグラフィックとASVの原理

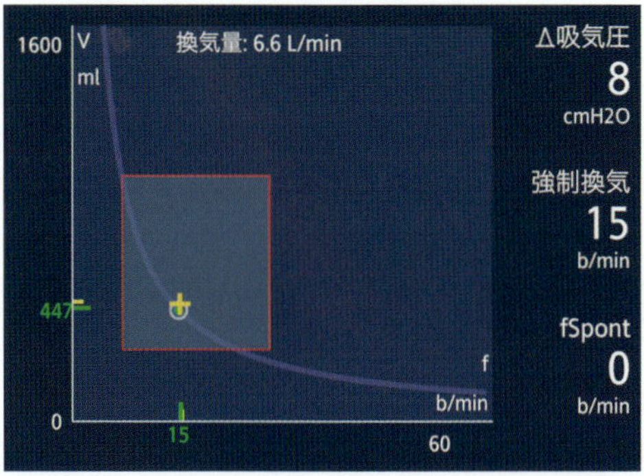

図20-6　ASVグラフィック

JCOPY 498-06694

□実際のASVグラフィックでは，① 横軸：呼吸回数f，② 縦軸：1回換気量V_T，③ 分時換気量曲線，④ セーフティーフレーム，⑤ 目標ポイント(目標となる1回換気量・呼吸回数)，⑥ 患者の実測値(測定1回換気量・呼吸回数)があります(図20-6)．

□自発呼吸の有無に関わらず，ASVでは患者換気を目標ポイントに向かって設定を調整します(図20-7)．

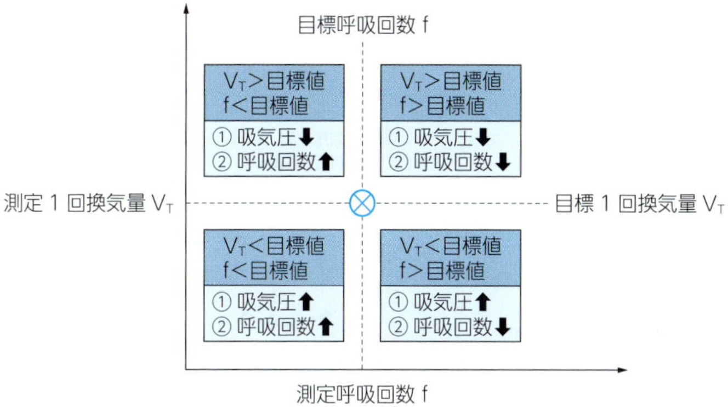

図20-7 目標とする呼吸回数，1回換気量に対するASVによる①吸気圧，②呼吸回数の調節(文献5より)

□「分時換気量MV＝1回換気量V_T×呼吸回数f」で求められるため，MV 7.5L/分となるV_Tとfの組み合わせは図20-8のようになります．

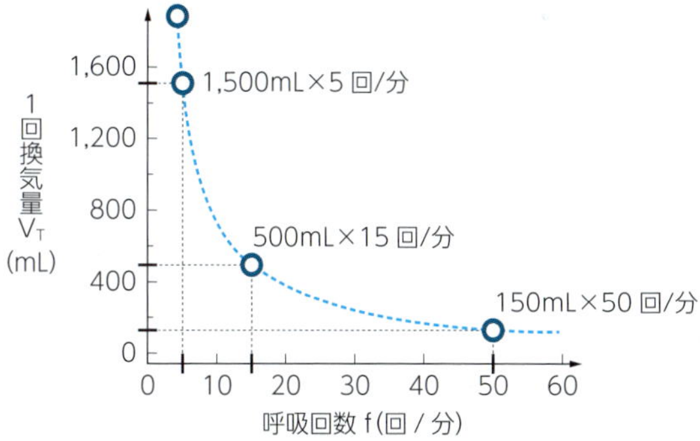

図20-8 分時換気量7.5Lのときの呼吸数と1回換気量の関係

□図20-8において，ASVではOtisの式を用いて呼吸仕事量が最小となる呼吸回数fを決めることで1回換気量V_Tを決めます(1回換気量V_T＝設定%MV/f)．

□「哺乳類の呼吸パターンは最も呼吸仕事量の少ない呼吸パターンを選択する」という仮説に基づく以下のOtisの式では，時定数，肺胞換気量，死腔換気量により最小呼吸仕事量となる呼吸回数fが導かれます(☞3章p.97参照).

$$f_W = \frac{\sqrt{1+4\pi^2 RC\ V_A/V_D} - 1}{2\pi^2 RC}$$

f_W：最小仕事量となる呼吸回数
RC：時定数
V_A：肺胞換気量
V_D：死腔換気量（V_D：2.2mL× 理想体重 IBW）

□実際に正常肺，拘束性肺障害，閉塞性肺障害での最小となる呼吸仕事量での呼吸回数は図20-9のようになります(☞3章p.98も参照).

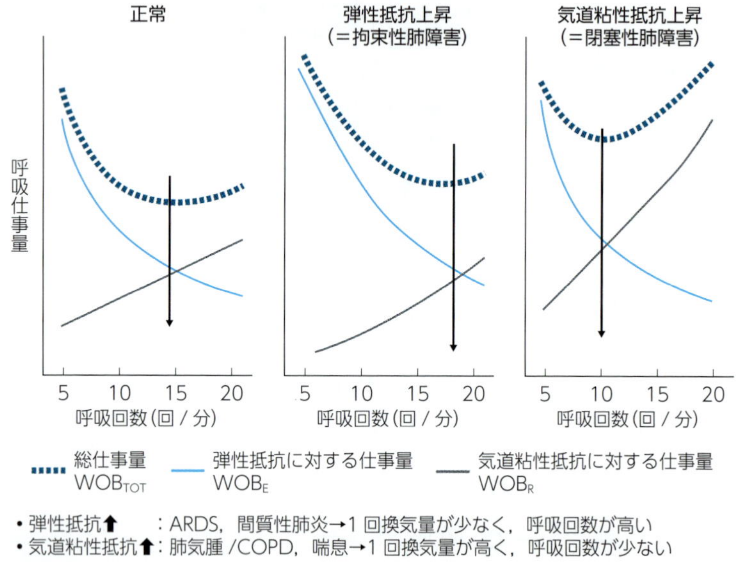

図20-9 正常肺と弾性抵抗上昇，気道粘性抵抗上昇での呼吸仕事量最小となる呼吸回数

□ASVモードで① 自発呼吸がない場合は圧調節換気PCV(実際はPRVCに近い)，② 自発呼吸がASV最小仕事量となる呼吸回数に達しない場合は圧換気の同期式間欠的強制換気P-SIMV，③ 自発呼吸のみの場合は圧支持換気PSVになります.

□しかし実際にASVモードを使用すると上記①と②においてPACVモードと同じ使用感です.

□ASVは肺保護ルールを用いて，① 高1回換気量および高い吸気圧，② 低肺胞換気，③ auto-PEEP・肺胞過膨張dynamic hyperinflation，④ 無呼吸が起こらないようにセーフティーフレーム設定を行います(図20-10).

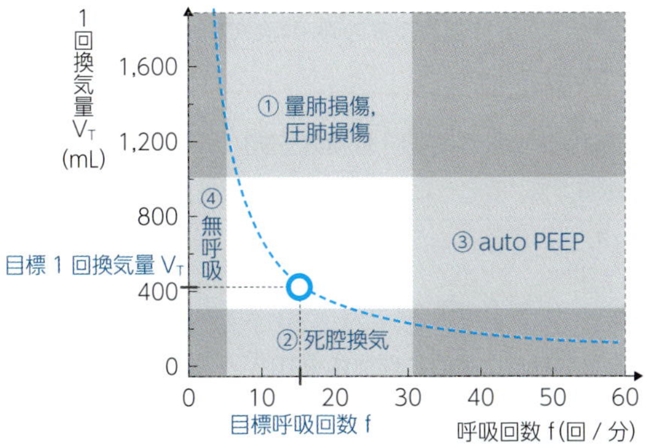

図20-10 セーフティーフレームによる肺保護

① 1回換気量上限リミット(量肺損傷volutrauma/圧肺損傷barotrauma予防)

- ASVの1回換気量上限は，高圧アラーム(またはASVリミット圧)設定，1回換気量上限アラームと体重設定の3つのうち一番低い値で設定されます．
- **ASVリミット圧は高圧アラーム設定値より10cmH$_2$O低い値**となります．
- 目標換気量の最大値は**1.5×1回換気量上昇リミット値**または**(ASVリミット圧−PEEP値)×コンプライアンス**となります．
- 体重設定(性別，身長による理想体重IBW)では**15mL/kg IBW**になります〔ASV1.1バージョン(以前のASV 1.0では22mL/kg IBW)〕．

② 1回換気量下限リミット(死腔換気による無効換気予防)

- ASVでは1回換気量下限は死腔量〔死腔量=2.2×体重(mL)〕で決められ，実際にはこの死腔量の2倍を制限値とし，
  最低1回換気量4.4×体重(mL)
  となります．

③ 呼吸回数上限リミット(auto-PEEP予防)

- 最大呼吸回数は%分時換気量と体重から求められます．
  ・呼吸回数上限=目標分時換気量÷最低1回換気量
  =(100×体重×%MV/100)÷(4.4×体重)≒**0.22×%MV/分**
- または呼気時に90%はききるために呼気の時定数RC_{exp}の2倍が必要であり，1×RC_{exp}と同じ最小吸気時間と2×RC_{exp}と同じ最小呼気時間から，
  ・呼吸回数上限=60÷(3×呼気時定数RC_{exp})=**20/RC_{exp}**
- さらに**呼吸回数上限≦60回/分**の3つから低い値が最大呼吸回数となります．

Chapter 20 ASV/INTELLiVENT ASV

• 呼吸回数上限リミットは強制換気の呼吸回数のみに用いられ，自発呼吸時には使用されません．

④ **呼吸回数下限リミット（無呼吸・低換気予防）**

• 最低呼吸回数は5回/分で一定です．

ASVの設定

□ 性別と身長を入力すると自動的に理想体重IBWが算出されます（図20-11）．

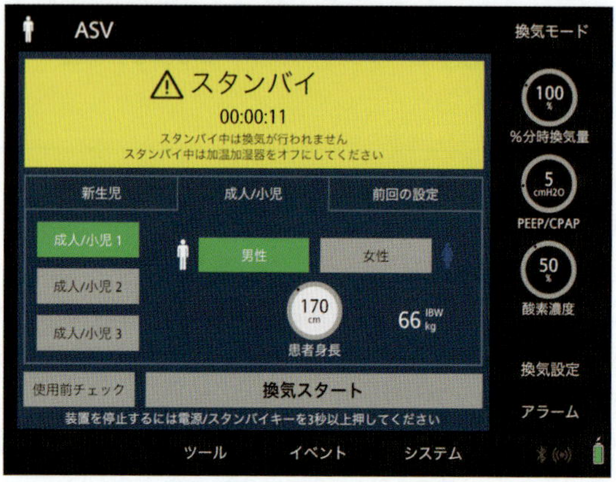

図20-11 ASV初期設定画面①

□ このときの理想体重IBWは，ARDSNETでの予想体重PBWと異なり以下の式が用いられています．

• 男性：IBW（kg）＝0.9079×身長－88.022
• 女性：IBW（kg）＝0.9049×身長－92.006

□ 理想体重IBWに0.1をかけて100%分時換気量MV（L/分）としています．

□ ASVでの理想体重IBWとARDSNETでの予想体重PBWはほぼ同じ値です．

□ 次に① 初期設定と② アラーム設定を行います．

① 初期設定パラメータ（図20-12）

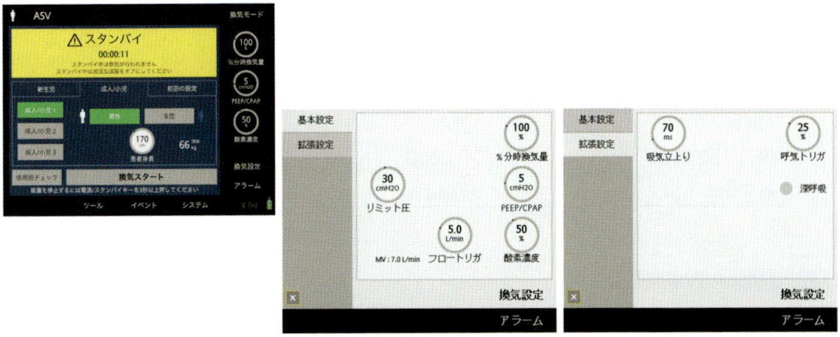

図20-12 ASV初期設定画面②

① %分時換気量（%MinVol）：通常患者での初期設定：100%

- 重症患者は一般的にストレス侵襲状態のため筆者は120%で開始することが多く，成人では分時換気量は0.1L/IBW kgで計算します．
- IBW70kgでは，100%MV→7L/分，50%MV→3.5L/分，200%MV→14L/分となります．

② PEEP/CPAP：初期設定 5cmH$_2$O（ARDSでは10cmH$_2$Oを筆者は選択）

③ 酸素濃度：初期設定 100%（適宜調整）

④ 換気設定：

- 基本設定
  - ・ASV設定最大圧（ASVリミット圧）はASVでの最大吸気圧のため，最も重要なパラメータです．デフォルト：30cmH$_2$Oですが筆者は35～40cmH$_2$Oで開始することが多く，とくにCOPD急性増悪や喘息重積では40～50cmH$_2$Oまで上げないと1回換気量，分時換気量が目標値に達しないため注意が必要です．
  - ・トリガー（フロー/圧）：フロートリガー 2L/分
- 拡張設定
  - ・吸気立ち上がり（Rise time, Ramp）：50ms，患者自発呼吸があり非同調の場合に調整
  - ・呼気トリガー感度ETS：25%，患者自発呼吸があり非同調の場合に調整

⑤ 換気スタートを押すと換気が開始します．

□ 肺の状態による%MVの設定は表20-3，初期設定は表20-4を参考にしてください．

表 20-3 推奨される%MV

肺の状態・肺疾患	推奨される%分時換気量(%MV)
正常	100%
急性期・ストレス侵襲時	120%
喘息，肺気腫/COPD	90%(喘息，肺気腫/COPDが安定した状態)
ARDS	120%
体温>38.5℃	20%追加
海抜500m以上	5%追加

表 20-4 ASV初期設定

ASVリミット圧	35〜40cmH_2O	喘息重積，肺気腫/COPD急性増悪 40〜50cmH_2O (実際の測定分時換気量MV/1回換気量V_Tで調整)
性別，身長	性別・身長を入力	性別・身長から理想体重IBWが算出 人工鼻HMEでは体重を+10%
%分時換気量(%MV)	表20-3参照	
トリガー	フロー 2L/分	
呼気トリガーETS	25%	喘息，肺気腫/COPD40〜70% ARDS5%

② アラーム設定(図20-13)

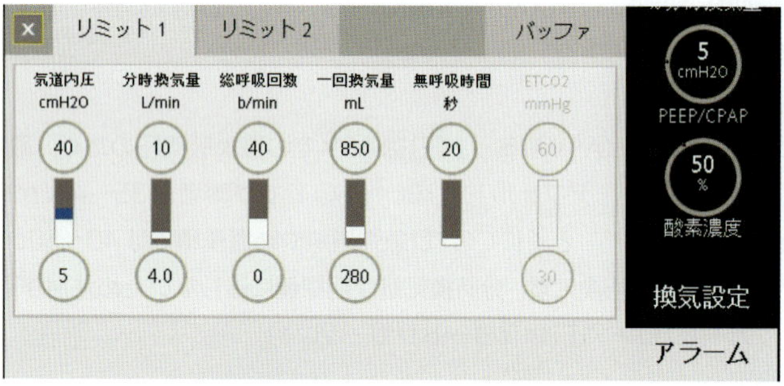

図20-13 ASVアラーム設定

- □ ASVリミット圧は気道内圧上限アラームから10cmH_2O低い値で自動的に設定されます.
- □ そのためASVリミット圧を変更すると気道内圧上限アラームも変更され，逆に気道内圧上限アラームを変更するとASVリミット圧も変更されます.
- □ 肺過膨張予防で1回換気量上限アラームに注意します.
- □ 筆者は次のように設定するようにしています.

① 気道内圧(ASVリミット圧＋10cmH$_2$O)
② 分時換気量(最小0.5倍×%MV，最大1.5倍×%MV)
③ 総呼吸回数(最小0，最大50/分)
④ 1回換気量(最小0.5倍×10mL/kg IBW，最大1.5倍×10mL/kg IBW)
⑤ 無呼吸時間(最小の15秒)

ASVのモニタリング

□ 気道抵抗Rと呼吸器系コンプライアンスCによる呼気時定数TCにより肺メカニクスを評価でき，ASVでのTCの正常範囲0.6〜0.9秒でありTC低下と上昇がダイナミックラング(図20-14)とASVセーフティーフレーム(図20-15)で可視化されています.

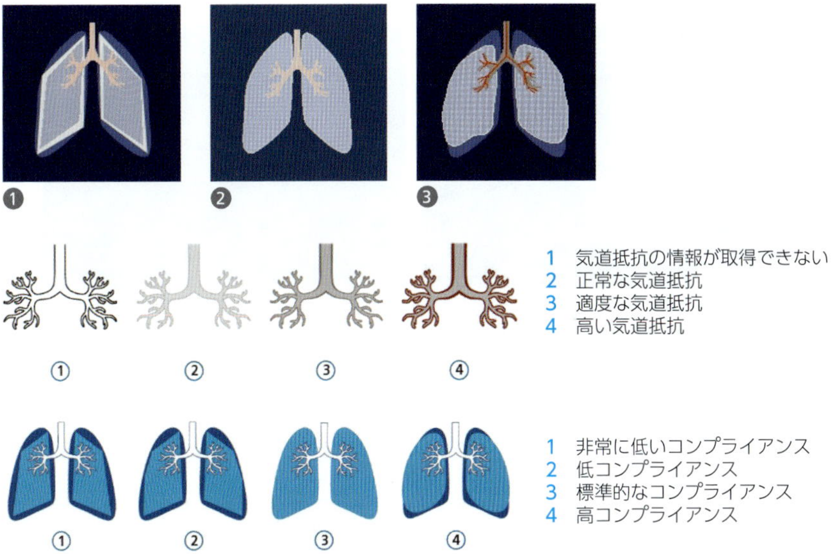

図20-14 ASVダイナミックラング
グラフィックにより肺メカニクス異常が描出され，拘束性では肺が硬く，閉塞性では気管支狭窄と肺膨張となる.

□ 患者の呼気時定数:

① **短い<0.6秒**: 拘束性肺疾患: ARDS，無気肺，胸壁硬化
② **正常0.6〜0.9秒**: 正常コンプライアンスと抵抗，または低コンプライアンスと高い抵抗(セーフティーフレームで判断)

③ **長い>0.9秒**：閉塞性肺疾患(肺気腫/COPD，喘息)，気管支攣縮，挿管チューブ閉塞または片肺挿管

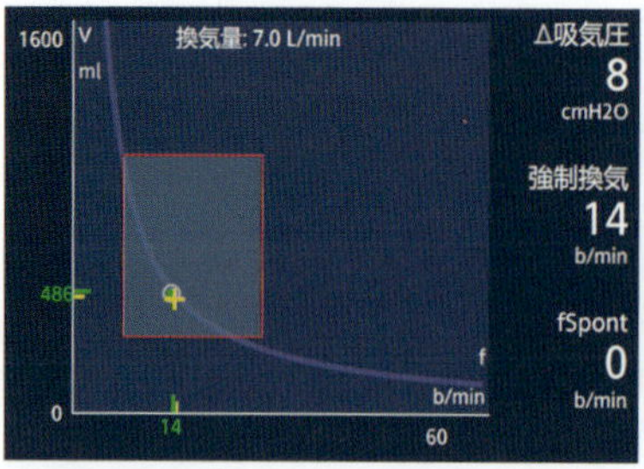

広い正方形型ボックス：正常な肺メカニクス(呼気時定数=0.6s)

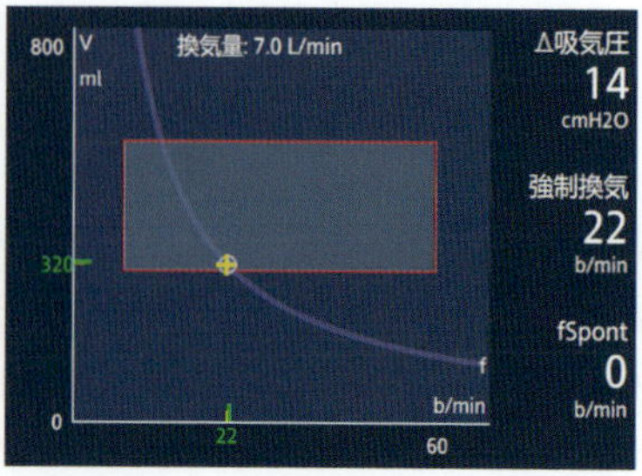

横長に広いボックス：低コンプライアンスまたは≪硬い≫肺(呼気時定数=0.3s)

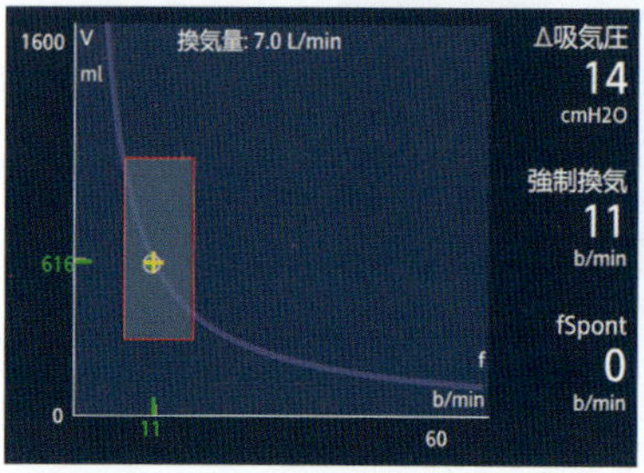

縦長のボックス：長い呼気時定数と高い抵抗をともなう閉塞(呼気時定数=1.2s)

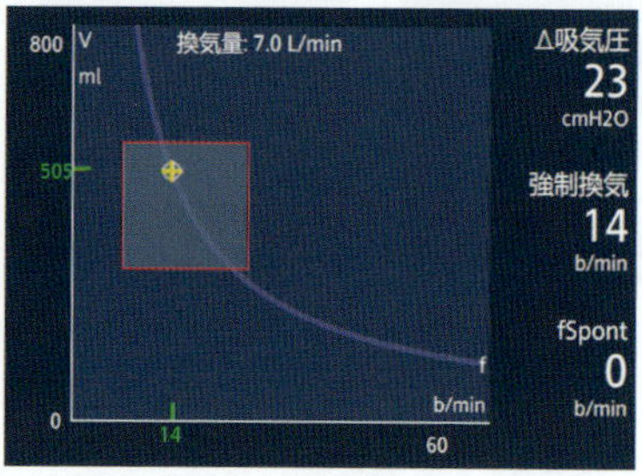

低く狭いボックス：高い抵抗および低コンプライアンス(呼気時定数=0.8s)

図20-15 肺メカニクスとASVセーフティーフレーム

呼気時定数が正常範囲内であっても高い抵抗と低コンプライアンスではセーフティーフレームが低く狭くなっていることで可視化されている.

ASVの調整

□ ASV設定項目の酸素化については酸素濃度F_IO_2とPEEP設定を適宜変更します.

□ 一方，換気については%分時換気量(%MV)設定を適宜変更します.

- 自発呼吸がない患者では，① $PaCO_2$が高い場合は%MV⬆，② $PaCO_2$が低い場合は%MV⬇
- 自発呼吸がある患者では，① 患者が過換気・呼吸努力が強い場合は%MV⬆，② 呼吸回数低下しサポート圧(吸気圧)が高い場合は%MV⬇

□ 血液ガス分析ABGでの設定変更は次のように考えます.

- PaO_2，$PaCO_2$ − 正常→そのまま
- $PaCO_2$ ⬆→%MV⬆，吸気圧PSVを確認（≒ASVリミット圧を調整）
- $PaCO_2$ ⬇→%MV⬇，吸気圧PSVと酸素化を確認（≒ASVリミット圧を調整）
- $PaCO_2$ ⬆ないし，$PaCO_2$ ➡か⬇で頻呼吸→%MV⬆を考慮，また深鎮静deep sedationを考慮
- PaO_2 ⬇，$PaCO_2$ ➡→F_IO_2 ⬆，PEEP⬆（%MVはそのまま）

ASVのウィーニング・離脱

□ ASVでのウィーニング・離脱は① スクリーニング，② 観察，③ 自発呼吸トライアルSBTの3段階で考えます（図20-16）．

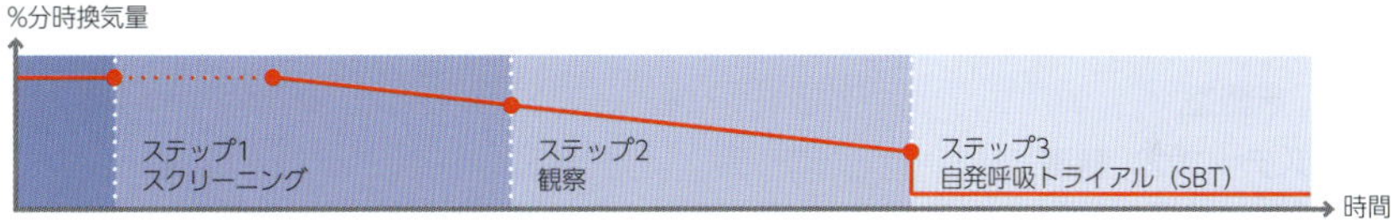

図20-16 ASVのウィーニング・離脱

□ ベントステータス（図20-17）が非常に有用であり，次の6項目がリアルタイムに表示されます．

① 酸素濃度 F_IO_2（21～40%）	
② PEEP（0～8cmH$_2$O）	⇒①＋②：酸素化
③ 換気量MV	
④ 吸気圧 P_{insp}（0～10cmH$_2$O）	⇒③＋④：換気
⑤ RSB〔呼吸回数÷1回換気量（L）〕（10～100）	
⑥ 自発呼吸頻度%fSpont（75～100）	⇒⑤＋⑥：自発呼吸可能か

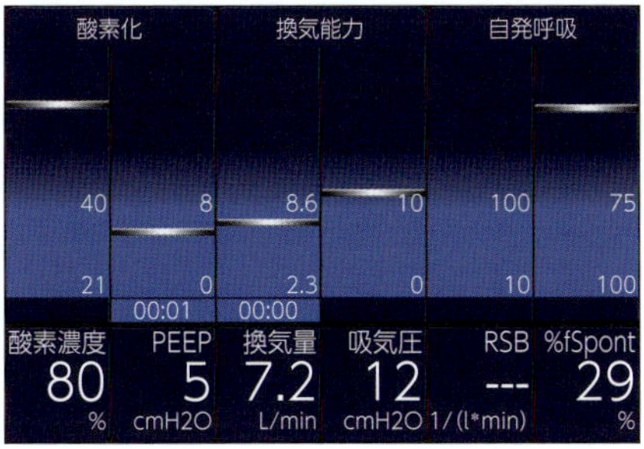

図20-17 ベントステータス

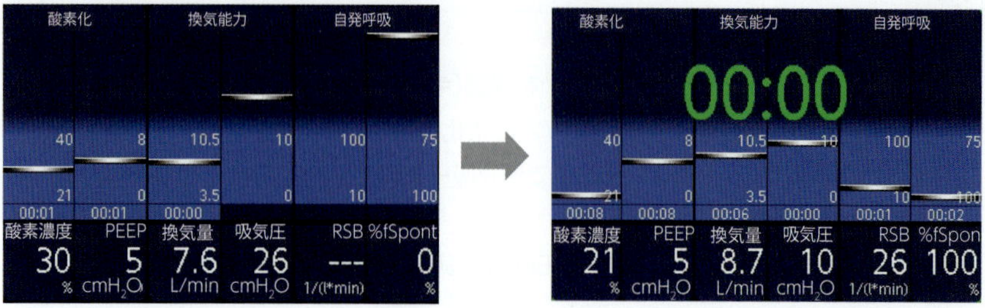

図20-18 ベントステータスで① 酸素化，② 換気能力，③ 自発呼吸が一定範囲内に入ると時間計測が始まる

ステップ1：スクリーニング(図20-18)

- 深鎮静から浅鎮静とし患者の覚醒を確認し%MV 70%で，酸素化でF_IO_2，PEEPを調整．

ステップ2：観察

- 呼吸回数<30回/分，吸気圧≦15，PEEP≦8，F_IO_2≦40%でSBT検討．

ステップ3：自発呼吸トライアルSBT

- SBT設定(PEEP 5，F_IO_2 30%，%MV 25%)で30分〜2時間施行し抜管検討．

ポイント!

- ASVモードは設定した分時換気量を維持する
- 無呼吸や自発呼吸が弱い患者でも十分な換気が保証され自発呼吸の有無に関係なく挿管直後からウィーニング・離脱時まで使用できる(≒PACV，PSVモードに類似)
- セーフティーフレーム内で調整され，強制的な換気による頻呼吸，auto-PEEP，過度の死腔換気，無呼吸が防止される

MEMO ASV 1.0とASV 1.1バージョン

□ ASVは2016年以降ASV 1.1にバージョンアップされています．従来のOtisの式による最小の呼吸仕事量となる呼吸回数に加え，Meadの式による最小の換気圧のアルゴリズムが用いられています．結果として，目標呼吸回数が高く，1回換気量が低く設定されています．

□ また時定数RCが高い場合や分時換気量が上昇している場合，ASVの最大1回換気量が15mL/kg(ASV 1.0では22mL/kg)に制限されています．

□ ASV1.1で採用されたOtisとMeadの式から最小の呼吸仕事量・換気圧となる呼吸回数の式は次のようになります．

$$f=\left(\frac{MV-f\cdot V_D}{V_D}\right)^{1/3}\cdot(2\pi\cdot RC_e)^{-2/3}$$

f：呼吸回数，V_D：死腔，RC_e：呼気時定数，MV：分時換気量

□ ASV1.0と1.1で実際にどのように変化したかについて，正常肺と肺メカニクス異常(ARDS，肺気腫/COPD)患者で調べた報告があります(表20-5，表20-6)．

□ ASV1.1でより低1回換気となり呼吸回数が上昇しています．

表20-5 肺メカニクス異常でのASV1.0と1.1の違い

	ASV1.0 正常肺	ASV1.1 正常肺	ASV1.0 ARDS	ASV1.1 ARDS	ASV1.0 COPD	ASV1.1 COPD
患者数n	27	20	13	13	12	9
分時換気量 MV(L/分)	8.4 (6.73〜9.7)	9.5 (7.4〜10.2)	7.9 (6.1〜8.8)	8.8 (7.7〜9.2)	7.8 (5.3〜9.0)	7.5 (7.1〜8.2)
V_T/IBW (mL/kg)	8.1 (7.3〜8.9)	7.3 (6.5〜8.1)	7.5 (6.9〜7.9)	6.7 (6.1〜8.0)	9.9 (8.3〜11.1)	8.6 (8.0〜10.1)
呼吸回数f (回/分)	17 (15〜21)	19 (16〜22)	16 (15〜20)	22 (19〜24)	13 (12〜15)	13 (11〜15)

表20-6 肺メカニクス異常でのASVバージョン1.1の駆動圧ΔPと1回換気量

	正常肺	全ARDS 患者	軽症 ARDS	中等度 ARDS	重症ARDS	COPD
患者数n	99	126	32	69	25	29
駆動圧ΔP (cmH_2O)	9 (8〜10)	9 (8〜11)	10 (9〜11)	10 (8〜13)	10 (8〜11)	10 (8〜12)
V_T/IBW (mL/kg)	6.9 (6.2〜7.7)	6.3 (5.5〜6.9)	6.6 (6.0〜7.3)	6.0 (5.4〜6.8)	5.9 (5.3〜6.8)	7.7 (7.1〜10.3)

Section 3 INTELLiVENT ASVの理論と実践

□ ASVは挿管直後の自発呼吸のない圧調節換気PCVからウィーニング・離脱直前の自発呼吸での圧支持換気PSVまで自発呼吸の有無に関係なく使用できるモードであり，① 酸素濃度F_IO_2と② PEEP，③ %分時換気量(%MV)の3つの設定項目を決めることで，設定した%MVと呼吸仕事量が最小となる呼吸回数により1回換気量が決まりました．

□ ASVをさらに進化させたINTELLiVENT ASVモードは，① 専用パルスオキシメータによるSpO_2値から最適な酸素濃度F_IO_2とPEEPの組み合わせを求め，② 専用カプノグラムによる呼気終末二酸化炭素分圧$P_{ET}CO_2$値から%MVが調整されるように呼吸回数と1回換気量を決めます．

□ つまりINTELLiVENT ASVでは，医師によって患者の$P_{ET}CO_2$とSpO_2目標を設定すると，呼吸器が患者の生理的な情報(SpO_2，$P_{ET}CO_2$)をモニタリングし，換気(%MV)と酸素化(PEEPと酸素濃度)をClosed loopにより自動調整し，**ASVで設定が必要であった3項目(F_IO_2，PEEP，%MV)が全自動化**されており，挿管直後の自発呼吸のない圧調節換気PCVからウィーニング・離脱直前の自発呼吸での圧支持換気PSVまで自発呼吸の有無に関係なく使用できるモードです(図20-19)．

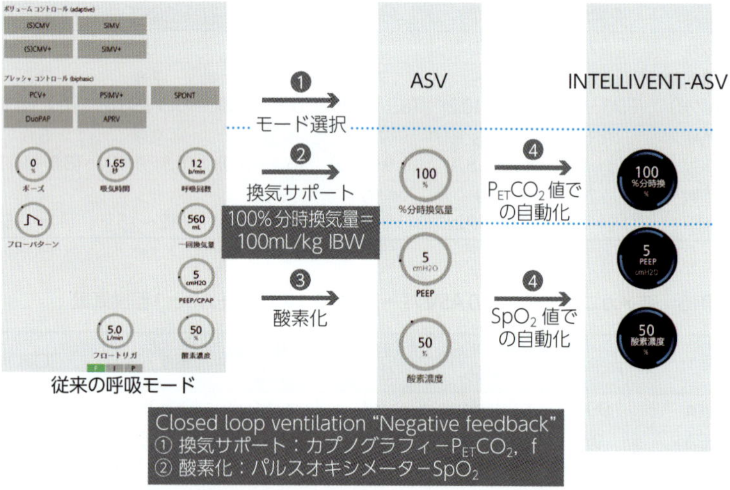

図20-19 従来の呼吸モードとASVとINTELLiVENT ASVの違い
INTELLiVENT ASVではASVで設定が必要だった%MV，PEEP，F_IO_2も自動化されている

□ 専用パルスオキシメータは過去15心拍数の平均SpO_2値，そしてカプノグラムは過

JCOPY 498-06694

去8回の呼吸で2番目に高い$P_{ET}CO_2$値を用いることで正確性を維持しています(図20-20).

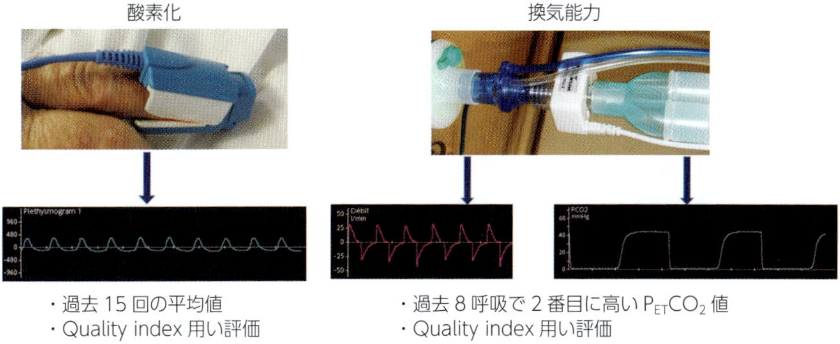

図20-20 INTELLiVENT ASVで使用される専用パルスオキシメータとカプノグラム

□ 専用カプノグラムは量・カプノグラフィ VCapであり肺胞死腔量, 死腔率, 呼気二酸化炭素排出量が計測可能となっています(☞18章p.662参照).

□ ASV同様に呼吸ごとに1回換気量V_T, 呼吸回数f, プラトー圧, 気道抵抗R, コンプライアンスC, 時定数RCを算出します.

□ INTELLiVENT ASVには, 早期ウィーニング・離脱目的で自動化された自発呼吸トライアルSBTを含むQuickWean機能があります.

□ INTELLiVENT ASVでの%MVに対する最小の呼吸仕事量・吸気圧となるアルゴリズムとセーフティーフレーム内での安全性を保証する換気制御についてASVと同様です.

INTELLiVENT ASVの動作原理

① INTELLiVENT ASVの換気(図20-21)

□ %MVの調整は自発呼吸がない場合と自発呼吸がある場合によって動作原理が変わります.

自発呼吸がない場合:

□ 目標%MVは$P_{ET}CO_2$値で調整されます.

□ これは重度の換気血流比不均等, シャントを除き, 通常の呼吸状態では$PaCO_2$は$P_{ET}CO_2$よりも3〜5mmHg高い値を示し相関することに基づいています.

□ $P_{ET}CO_2$が目標範囲より高い場合, 分時換気量を増加し%MV値を高く設定します.

□ $P_{ET}CO_2$が目標範囲より低い場合, 分時換気量を減少し%MV値を低く設定します(%MV 70〜200の範囲内).

□ %MVの増加・減少の調整幅は最大5%となります.

自発呼吸がある場合:

□目標%MVは呼吸回数で調整されます.

□呼吸回数が目標範囲より多い場合，分時換気量が増加し%MV値を高く設定します.

□呼吸回数が目標範囲より少ない場合，分時換気量が減少し%MV値を低く設定します.

□自発呼吸時もモニタリングしている$P_{ET}CO_2$値が過度に上昇した場合($P_{ET}CO_2$上限値+3mmHg)，自発呼吸時でも「自発呼吸がない」場合と同様$P_{ET}CO_2$値で%MVが高くなります(%MV 70～200の範囲内).

□%MVの増加・減少の調整幅は最大5%となります.

□自発呼吸がある場合のINTELLiVENT ASVでの呼吸回数の目標範囲を表20-7に示します.

表20-7 INTELLiVENT ASVでの自発呼吸回数の目標範囲

自発呼吸回数下限	ASV呼吸回数+2 (QuickWean有効時：ASV呼吸回数+3)
自発呼吸回数上限	ASV呼吸回数+d d=%MV×k (QuickWean有効時：k=0.10，QuickWean無効時：k=0.15)

MEMO **INTELLiVENT ASVでの「自発呼吸なし」と「自発呼吸あり」**(図20-21)

① 連続して補助換気が5回行われたとき
② $P_{ET}CO_2$値が目標上限値より3mmHg以上
③「患者の状態」で脳損傷が選択

の3項目で1つでも満たすと自発呼吸がないと判断します.

□自発呼吸がない場合，$P_{ET}CO_2$実測値と目標値の差に比例し呼吸ごとに%MVを調整します.

□一方，

① 連続して5回自発呼吸あり
② $P_{ET}CO_2$値が目標上限値より3mmHg未満
③「患者の状態」で脳損傷が選択されていない

の3項目全てを満たすと自発呼吸があると判断します.

□自発呼吸がある場合，呼吸回数の実測値と目標値の差に比例し呼吸ごとに%MVを調整します.

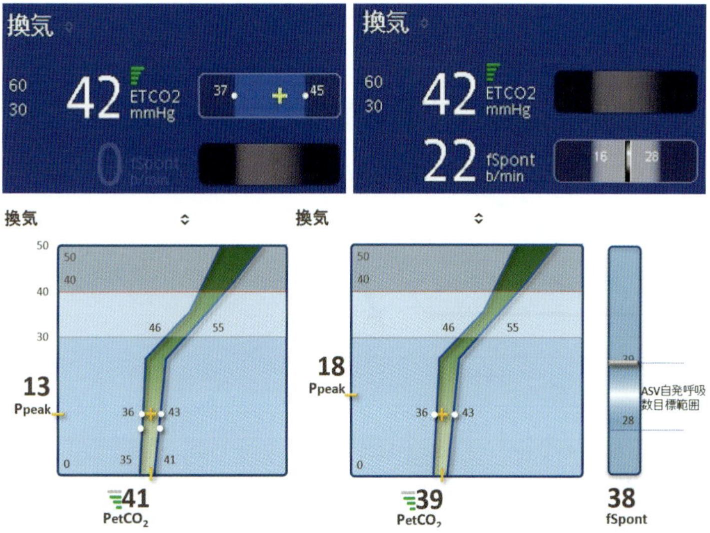

図20-21 自発呼吸がない場合(左)と自発呼吸がある場合(右)の INTELLiVENT ASV換気モニタリング

□ASVと同様に，自発呼吸の有無にかかわらず調整された%MVに対して呼吸仕事量と吸気圧が最小となる呼吸回数と1回換気量が目標値として設定されます.

□またセーフティーフレーム内での換気により，①無呼吸の予防，②圧肺損傷barotrauma/量肺損傷volutraumaの回避，③auto-PEEP予防，④死腔換気の回避の肺保護も行われます.

② INTELLiVENT ASVの酸素化

□SpO_2を目標範囲に維持するよう，PEEP/酸素濃度の組み合わせをエビデンスに基づいたプロトコルに従い調整されます.

F_IO_2	0.3	0.4	0.4	0.5	0.5	0.6	0.7	0.7	0.7	0.8	0.9	0.9	0.9	1.0
PEEP	5	5	8	8	10	10	10	12	14	14	14	16	18	18-24

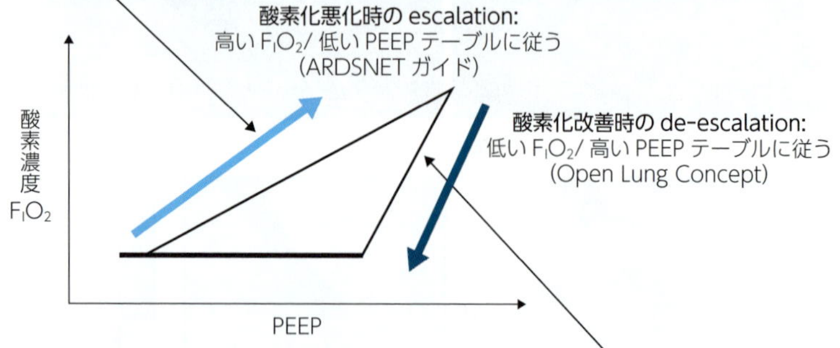

F_IO_2	0.3	0.3	0.3	0.3	0.3	0.4	0.4	0.5	0.5-	0.5-0.8	0.8	0.9	1.0	1.0
PEEP	5	8	10	12	14	14	16	16	18	20	22	22	22	24

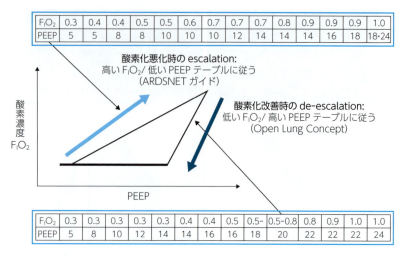

図20-22 PEEPとF_IO_2の組み合わせはPEEP/F_IO_2テーブルを用いた酸素化アルゴリズム

- □ 患者の状態と，PEEP/酸素濃度曲線のPEEP実測値と酸素濃度値の組み合わせに応じ，PEEP，酸素濃度，または両方を増やす/減らすかを決定します．
- □ PEEP/酸素濃度の関係は，① 増加させる場合はARDSNETガイドに従い，② 減少させる場合はOpen Lung Conceptに従って行われます(図20-22)．
- □ 酸素濃度の自動調節範囲は30～100%です．
- □ PEEPの自動調節範囲は5～25cmH_2Oです(PEEP上限値設定，HLI(>15)で制限されている場合を除きます)．

酸素濃度/PEEPを上げる場合(図20-23):

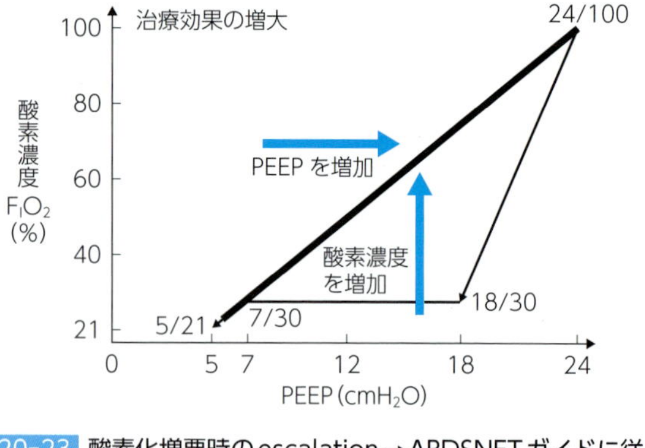

図20-23 酸素化増悪時のescalation→ARDSNETガイドに従う

□ 酸素化不良で増加させる場合はARDSNETガイド（高いF_IO_2/低いPEEP）テーブルに従います．
- 曲線より上→曲線上に移動するよう段階的にPEEPを上げる（6分ごと1cmH_2Oずつ）
- 曲線上→PEEP上限値まで段階的に上げる（6分ごと1cmH_2Oずつ），曲線上で酸素濃度を増加（30秒ごと1～10%ずつ）
- 曲線より下→曲線上に移動するように段階的に酸素濃度を増加（30秒ごと1～10%ずつ）

酸素濃度/PEEPを下げる場合（図20-24）：

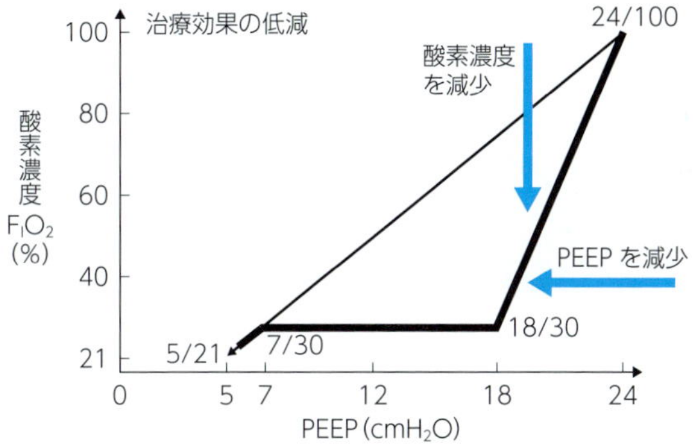

図20-24 酸素化改善時のde-escalation→Open Lung Conceptに従う

□ 酸素化が改善し減少させる場合はOpen Lung Concept（低いF_IO_2/高いPEEP）テーブルに従います．
- 曲線より上：曲線上に移動するように段階的に酸素濃度減少（60秒ごと1～5%ずつ）
- 曲線上：PEEP下限値まで段階的に下げる（6分ごとに1cmH_2Oずつ），曲線上で酸素濃度減少（60秒ごと1～5%ずつ）
- 曲線より下：曲線上に移動するように段階的にPEEP下げる（6分ごとに1cmH_2Oずつ）

□ PEEPと酸素濃度は次のように調整されます（表20-8，図20-25）．

表20-8　INTELLiVENT ASVでの酸素とPEEP調整

酸素調整	動作定義
酸素濃度を段階的に減少	現在の酸素濃度値を60秒ごとに5%ずつ減らし，最小調整幅1%
酸素濃度を段階的に増加	現在の酸素濃度値を30秒ごとに10%ずつ増やし，最小調整幅1%
PEEPを段階的に増加	6分ごとに1 cmH_2OずつPEEPを増やす
PEEPを段階的に減少	6分ごとに1 cmH_2OずつPEEPを減らす
	例外：30秒ごとに急速にPEEP減少（PEEP上限値以上，HLI＞15%の場合）

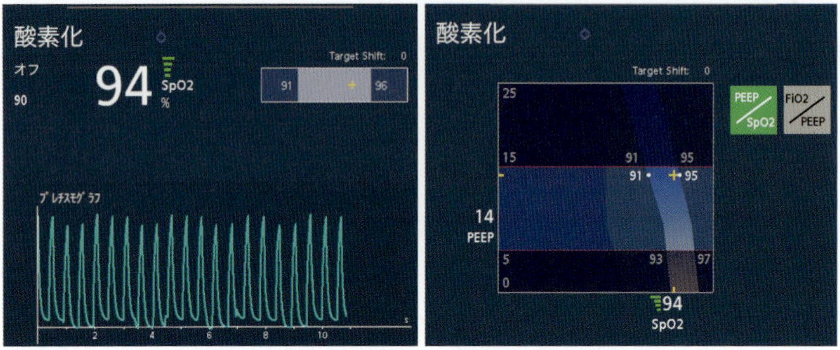

図20-25　INTELLiVENT ASV酸素化モニタリング

MEMO　HLIとPEEPリミット設定によるF_IO_2/PEEPテーブル制限

□INTELLiVENT ASVモードでF_IO_2/PEEPテーブル画面において12〜20cmH_2OでPEEPリミット設定を行うとその範囲内でF_IO_2/PEEPテーブルが制限されます（図20-26）．

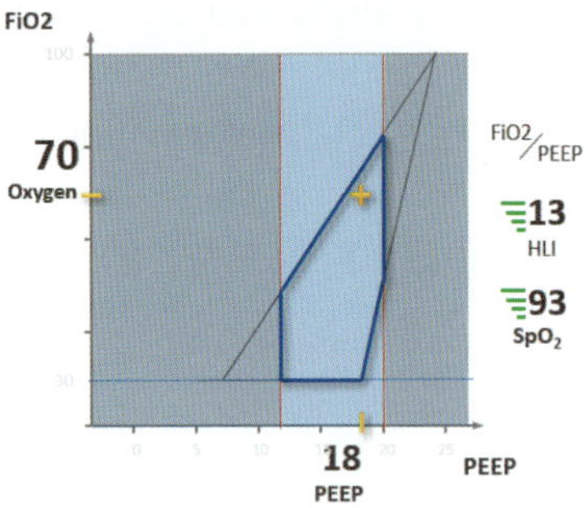

図20-26　PEEPリミット設定を行った際のF_IO_2/PEEPテーブル制限

□またHLI（heart lung interaction）が15%以上だとその時点でPEEP上限となります（図20-27）．

JCOPY 498-06694

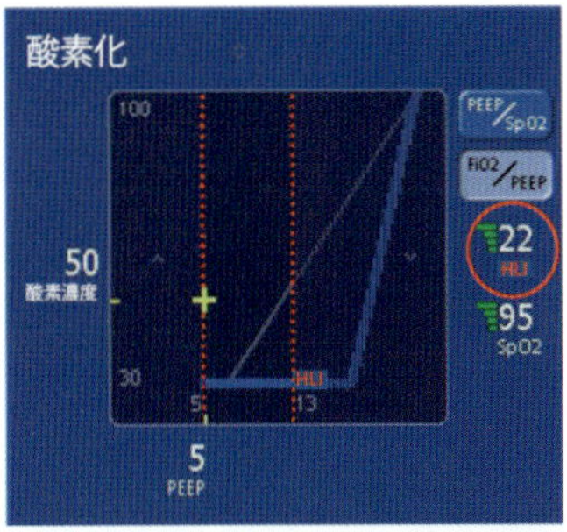

図20-27 HLI＞15％によるPEEP制限

INTELLiVENT ASVによる換気の準備と設定

□ INTELLiVENT ASVでの換気と酸素化の動作原則が理解できたら実際の初期設定とアラーム設定に進みましょう．

初期設定

□ ASVと同様に性別と身長を入力すると自動的に理想体重IBWが算出されます．

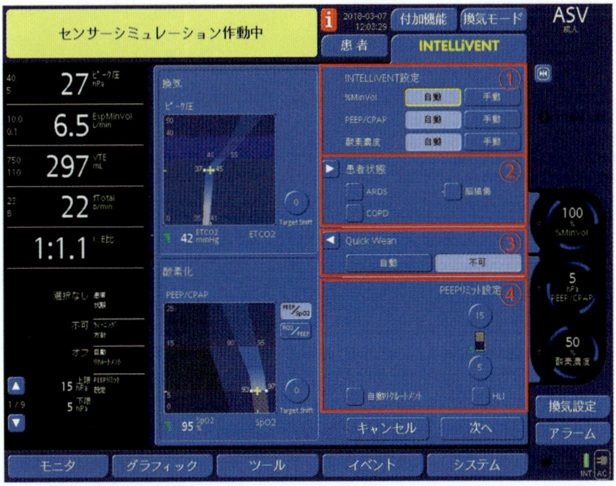

図20-28 INTELLiVENT ASVの初期設定項目

□ 続いて6項目について設定します(図20-28)．

① INTELLiVENT設定：

□ 自動化する項目設定〔％分時換気量(％MV)，PEEP/CPAP，酸素濃度F_IO_2〕の自動または手動管理を選択します．

② 患者状態(ARDS，COPD，脳損傷)：

□ 正常の肺ではチェックなし，ARDS，COPD，脳損傷でそれぞれ初期目標範囲が調整されます(表20-9)．

□ また患者状態設定により目標範囲が設定されます(図20-29，図20-30)．

表20-9　患者状態と初期設定値

	換気	酸素化		
	開始時の%MV (%)	ASVリミット圧	酸素濃度初期設定値 (%)	PEEP初期設定値
正常（選択なし）	100	30	自動60	自動5
ARDS	120	35	自動100	自動8
COPD	100	35	自動60	手動
脳損傷	100	30	自動60	手動

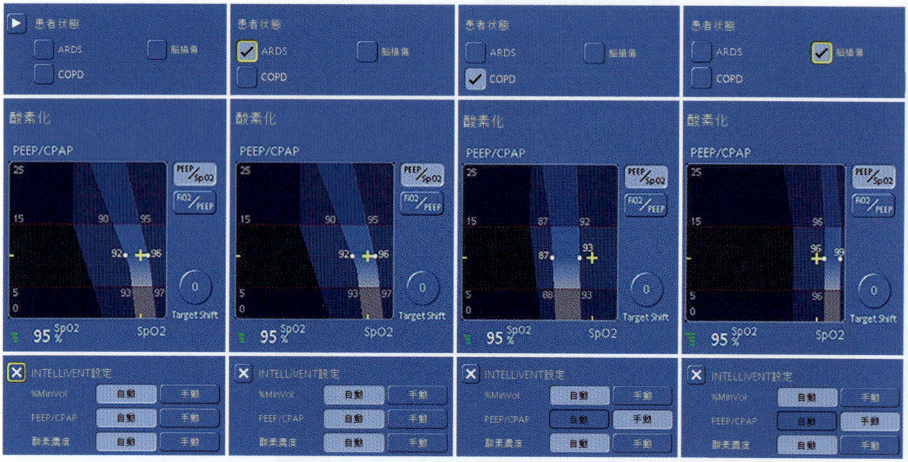

図20-29 INTELLiVENT ASVでのSpO_2目標範囲とSpO_2/PEEPコントロール

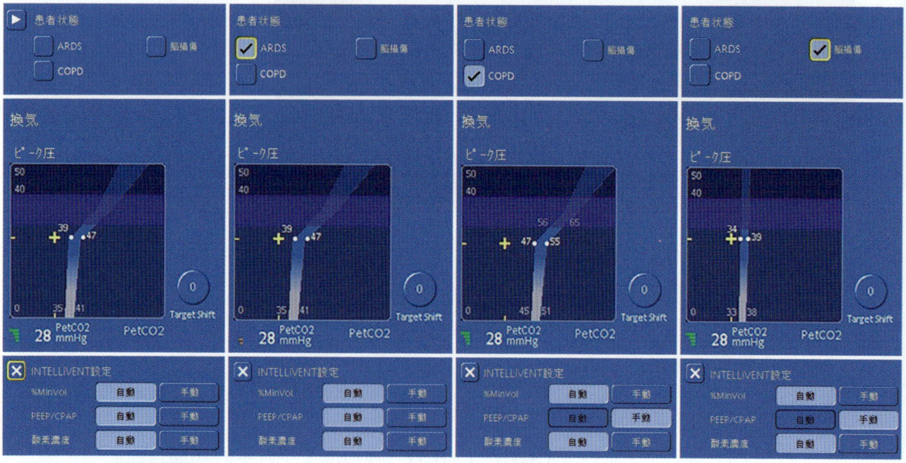

図20-30 INTELLiVENT ASVでの$P_{ET}CO_2$目標範囲と%MVコントロール

JCOPY 498-06694

□ ASV同様，INTELLiVENT ASVでもASVリミット圧は重要なパラメータでありデフォルト値から適宜調整します．

③ QuickWean:

□ 人工呼吸器離脱・ウィーニング可能と判断したらQuickWeanを有効にします．

④ 自動リクルートメント(☞MEMO p.758参照)：

□ 自動リクルートメントを使用する場合に選択します．

⑤ PEEPリミット設定:

□ 自動PEEPコントロール時の上限・下限値を設定します．

⑥ HLI(☞MEMO p.758参照)：

□ また換気と酸素化について目標範囲とTarget Shiftを適宜調整します(☞MEMO p.750参照)．

□ 6項目を設定し<次へ>を押すと，換気設定ウィンドウとなり初期設定をチェックします．

・トリガー(フロー/圧)：フロートリガー 2L/分

・吸気立ち上がり(Rise time, Ramp)：50ms，患者自発呼吸があり非同調の場合に調整

・呼気トリガー感度ETS：25%，患者自発呼吸があり非同調の場合に調整

アラーム設定(図20-31)

□ 換気とモニタリングのパラメータのアラーム設定(気道内圧，分時換気量，呼吸回数，1回換気量，無呼吸時間)についてはASVと同様に考えます(☞p.734参照)．

□ またINTELLiVENT ASVではSpO_2，E_TCO_2，酸素濃度，脈拍およびHLIアラームを必要に応じて設定します．

□ 換気についてE_TCO_2，酸素化についてSpO_2，酸素濃度，さらにHLIを用いる場合HLIアラームに注意します(PEEP上限・下限値についてはリミット設定で行う)．

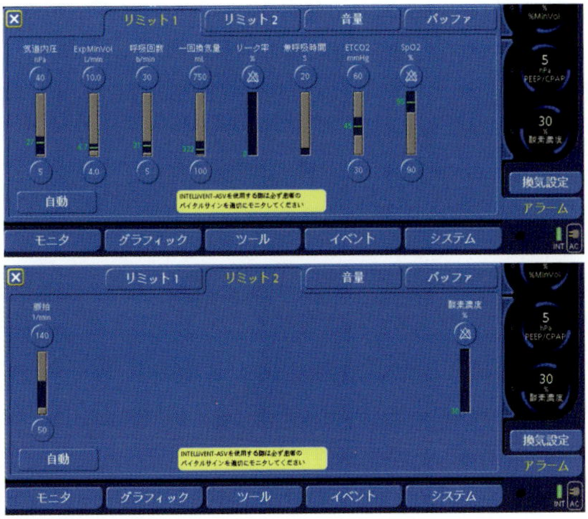

図20-31 INTELLiVENT ASVでのアラーム設定

INTELLiVENT ASVの調整(図20-32)

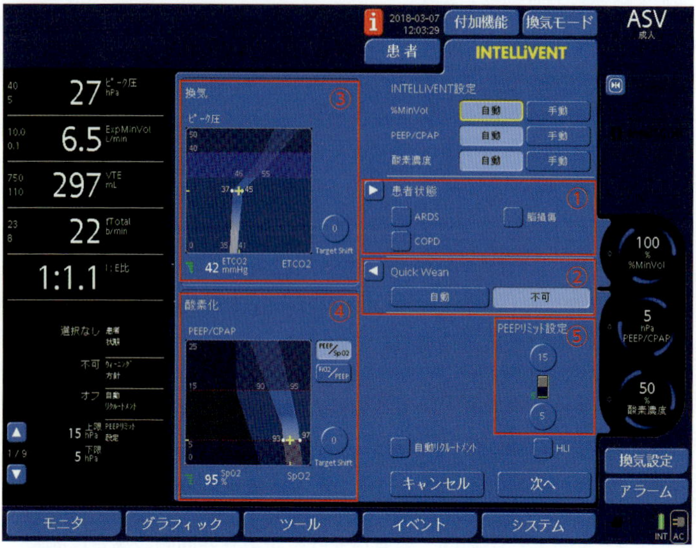

図20-32 INTELLiVENT ASVの調整

□ INTELLiVENT ASVでの人工呼吸器管理中は，個別の換気パラメータ設定が必要な人工呼吸器モードと異なり，人工呼吸管理の目標(酸素化と換気)を設定します.

□ 全自動化による呼吸管理が行われるINTELLiVENT ASVでは，

> ① **患者状態→**病態の変化に応じた酸素化・換気設定変更が必要かどうか
> ② **QuickWean→**人工呼吸器離脱・ウィーニングを行うかどうか
> ③ **換気→**E_TCO_2目標範囲を，患者と動脈血ガス分析($PaCO_2-P_{ET}CO_2$差)から$PaCO_2$値に応じTarget Shift再調整が必要かどうか
> ④ **酸素化→**SpO_2目標範囲を，患者と動脈血ガス分析からのPaO_2値に応じてTarget Shift再調整が必要かどうか
> ⑤ **PEEPリミット設定値**の再調整が必要かどうか

の5項目について検討します.

MEMO Target Shiftの調整

□ パルスオキシメータでのヘモグロビン酸素飽和度SpO_2と動脈血液ガス分析ABGでのヘモグロビン酸素飽和度SaO_2と② 呼気終末二酸化炭素分圧$P_{ET}CO_2$と動脈血二酸化炭素分圧$PaCO_2$にはそれぞれ乖離があります.

□ そして臨床的な酸素化と換気の目標範囲の設定は患者ごとに異なるため，Target Shiftを設定することで酸素化と換気の目標範囲の変更ができます．

□ INTELLiVENT ASVでは初期設定SpO_2目標範囲は，

・正常肺とARDS→93〜97%
・COPDなど慢性高二酸化炭素血症→88〜92%
・脳損傷→94〜98%

ですが，Target Shiftにより調整可能であり（図20-33），またこれらの初期設定目標値は高PEEPで自動的に低くなります．

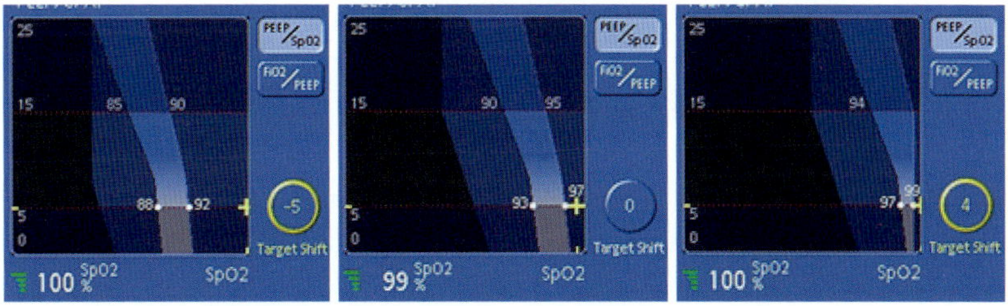

図20-33 Target Shiftによる酸素化目標の調整

□ 一般的に$PaCO_2$は$P_{ET}CO_2$より約3〜5mmHg高く，$PaCO_2$-$P_{ET}CO_2$圧較差と呼ばれます．

□ 換気血流比不均等やシャントでは$PaCO_2$-$P_{ET}CO_2$圧較差がさらに増加するため換気目標の再調整が必要です．

$PaCO_2$が高すぎる場合のTarget Shiftの考えかた：

□ $P_{ET}CO_2$実測値が目標範囲内にあれば，%MVを増やす必要はないと判断しますが，$PaCO_2$-$P_{ET}CO_2$圧較差のため，$P_{ET}CO_2$の目標範囲をTarget Shift調整で低くする必要があります（図20-34）．

□ 一方，動脈血液ガス分析ABGでの$PaCO_2$値が$P_{ET}CO_2$実測値と比較し高すぎる場合は，目標範囲を20mmHg左にシフト（Target Shift − 20mmHg）します．

□ 設定変更により%MVが増加し，患者のCO_2が減少します．

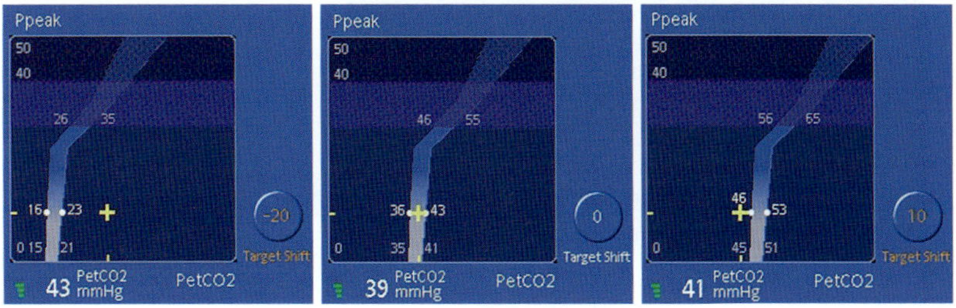

図20-34 Target Shiftによる換気能力目標の調整

QuickWean機能

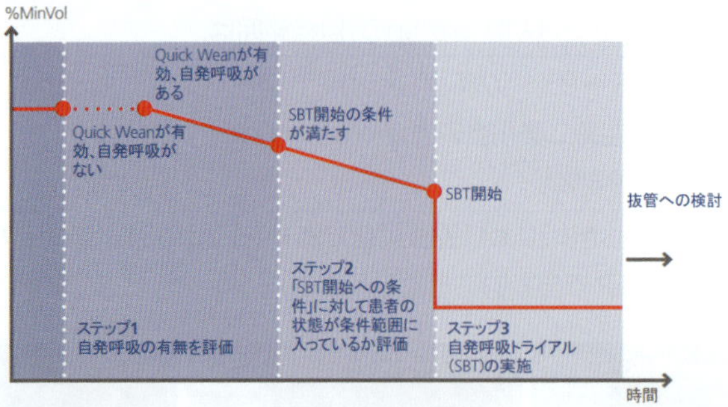

図20-35 QuickWean機能での人工呼吸器離脱・ウィーニングの3段階

□QuickWeanを作動すると全自動で自発呼吸トライアルSBTを含む人工呼吸器ウィーニングの可能性を評価できます.

□ASVでのウィーニング・離脱と同じく，QuickWeanでも① 自発呼吸の有無のスクリーニング，② 自発呼吸トライアルSBT開始条件を満たすか観察，③ SBT実施の3段階から構成されます(図20-35).

□INTELLiVENT ASV・QuickWeanで自動を選択しQuickWeanを有効にすると，SBTの詳細設定画面(① SBT設定，② SBT実施時間，③ SBT手動開始/停止)になります(図20-36).

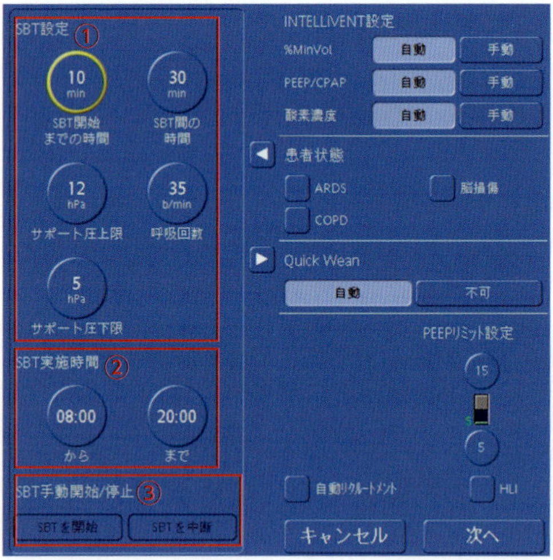

図20-36 QuickWeanで設定する3項目

□SBT設定では表20-10の4項目を決めます.

表20-10 SBT設定

① SBT開始までの時間(分): ・SBTを開始するまでに患者の状態が設定範囲内になければいけない時間. 初期設定はなし(=SBT無効となっている)
② SBT間の時間(分): ・次回のSBTまでに経過する時間間隔. 初期設定30分
③ サポート圧上限・下限(cmH_2O) ・SBT中の吸気圧の上限と下限. 初期設定5〜12cmH_2O
④ 呼吸回数 ・患者の自発呼吸上限値. 初期設定35回/分 ・③ サポート圧, ④ 呼吸回数が設定値未満のときSBTが開始し, どちらかのパラメータが設定上限値を超えるとSBTは中断します.

□ SBT実施時間では, 夜間にSBTを避ける場合など自動SBTを実行する時間枠を設定します. 初期設定8:00-20:00

□ SBT手動開始/停止では, SBTは患者に自発呼吸があればすぐに手動で開始でき, SBTを手動で開始, 停止する場合に使用します.

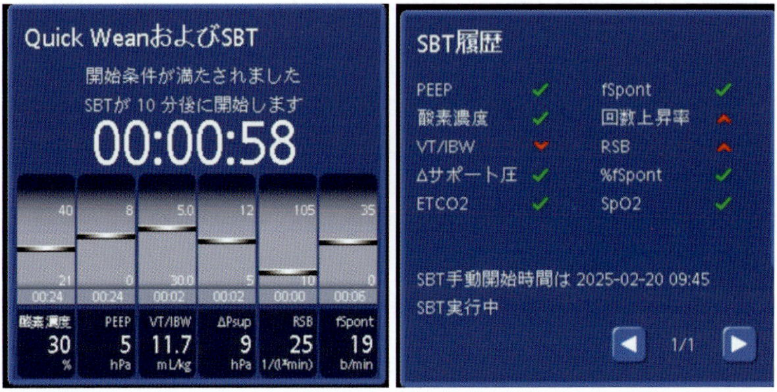

図20-37 QuickWeanステータスパネルとQuickWeanチェックリスト/SBT履歴

□ QuickWean機能を有効にすると, QuickWeanステータスとチェックリスト/SBT履歴が表示されます(図20-37).

□ QuickWeanステータスパネルはASVのベントステータスパネルと同様に, ① 酸素化(酸素濃度, PEEP), ② 換気能力(V_T/IBW, PS), ④ 自発呼吸(RSB, fSpont)について6項目でモニタリングします(表20-11).

表20-11 QuickWeanステータスパネルの6項目

① 酸素濃度(%): 21〜40
② PEEP(cmH_2O): 0〜8
③ 理想体重あたりの1回換気量，V_T/IBW(mL/kg): 5〜30
④ プレッシャーサポートPS圧(cmH_2O): 5〜12
⑤ Rapid shallow breathing(RSB)〔呼吸回数を1回換気量で割る[1/(L/分)]〕: 10〜105
⑥ 自発呼吸回数fSpont(回/分): 0〜35

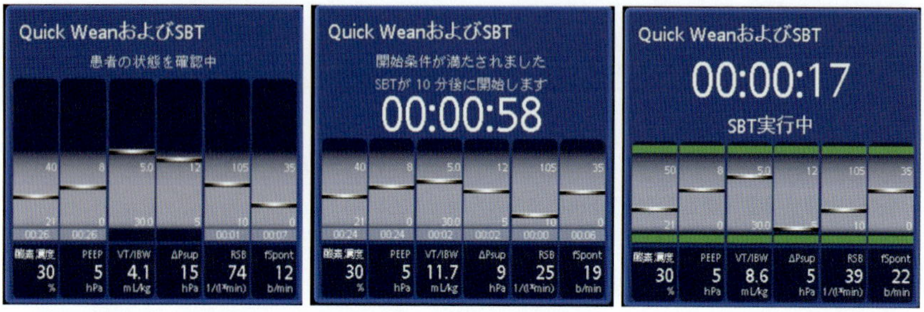

図20-38 QuickWeanステータスパネル(① スクリーニング，② 観察，③ SBT実施)

ステップ1: スクリーニング(図20-38左)

□ QuickWeanを作動すると，目標$P_{ET}CO_2$値を+5mmHgシフトさせて自発呼吸を促し補助換気に変更する(例: 標準$P_{ET}CO_2$目標範囲35〜41→40〜46mmHgにシフト).

□ 患者に自発呼吸があり呼吸回数が上限以内の場合，%MVを1呼吸あたり1%ずつ下げ70%まで下がります.

□ そしてQuickWeanステータスパネル6項目をモニタリングします.

□ 患者に自発呼吸がない場合，深鎮静から浅鎮静とするか鎮静中断を考慮します.

□ 自発呼吸がある場合，INTELLiVENT ASVが自発呼吸回数fSpont目標範囲を計算します.

ステップ2: 観察(図20-38中央)

□ 患者の自発呼吸が維持されQuickWeanステータスに「開始条件が満たされました」が表示され，%MVを5分ごとに少しずつ最低70%まで下げていきます.

□ 自動SBTが有効のとき，タイマーによりカウントダウンが始まります.

□「SBT開始までの時間(分)」で指定した時間は，SBT開始条件の範囲内で維持される必要があります.

ステップ3: SBT実施(図20-38右)

□ SBTが開始すると，SBT初期設定値に変更されます(表20-12).

表 20-12 QuickWean機能でのSBT初期設定値

パラメータ	初期設定
%MV(%分時換気量)	25%
PEEP	5cmH_2O
最小吸気圧	5cmH_2O

- SBT実施中は，SBT開始条件のパラメータに加えて他のパラメータもモニタリングされています．
- SBTが完了または中断(表20-13)になると，%MVはSBT開始直前の設定に戻り(最低%MV70%)，SBT開始のための基準とSBT間の時間に対して患者状態をモニタリングします．
- またSBT結果がSBT履歴に表示されます(図20-37)．

表 20-13 QuickWean機能でのSBT中断パラメータ

パラメータ	定義と初期設定
① %fSpont	定義：自発呼吸の割合 初期設定：＜100%，60秒間
② $P_{ET}CO_2$上昇(mmHg)	定義：呼気終末二酸化炭素分圧，SBT直前値からの上昇 初期設定：＞8
③ PEEP(hPa)	定義：SBT開始前・SBT中のPEEP上限値 初期設定：成人＞8，小児＞6
④ RSB〔1/(L*分)〕	定義：呼吸回数/1回換気量 初期設定：＞105(成人患者のみに適応)
⑤ SpO_2(%)	定義：パルスオキシメータでの酸素飽和度計測値 初期設定：正常下限－2%
⑥ V_T/IBW(mL/kg)	定義：SBT開始前，SBT中の許容される1回換気量/理想体重 初期設定：＜5
⑦ サポート圧上限(cmH_2O)	定義：SBT開始前・SBT中の最大サポート圧 初期設定：＞12
⑧ 回数上昇率	定義：呼吸回数が上昇した割合 初期設定：SBT開始直前の平均呼吸回数より＞50%上昇
⑨ 呼吸回数(回/分)	定義：SBT開始前・SBT中の許容される最大呼吸回数 初期設定：成人＞35，小児＞45
⑩ 最大時間(分)	定義：SBTを実行できる時間 初期設定：30
⑪ 酸素濃度(%)	定義：吸気時の酸素濃度 初期設定：＞50
⑫ 容認時間(秒)	定義：SBT実施中にパラメータが許容範囲外でSBTが中断されない時間 初期設定：成人180，小児30

□ SBTを1度でも施行するとSBT履歴ウインドウに記録が残り，SBT失敗の際に範囲外にあるパラメータを確認することができるため，次回のSBT施行までに改善すべき点が明確となります(図20-37，表20-14).

表20-14 SBT履歴ウインドウ項目

① PEEP，② fSpont，③ 酸素濃度，④ (呼吸)回数上昇率，⑤ V_T/IBW，⑥ RSB，⑦ サポート圧，⑧ %fSpont，⑨ $P_{ET}CO_2$，⑩ SpO_2

INTELLiVENT ASVのQuickWeanの使用を考慮してもよい病態

□ INTELLiVENT ASVは完全自動化されており，挿管・人工呼吸器管理となった患者全般に対応が可能です.

□ そのため急性期を過ぎ原疾患が改善し血行動態が安定した患者全てでQuickWean機能使用を考慮してよいと思われます.

INTELLiVENT ASVのQuickWean使用に慎重になるべき病態

□ QuickWean自体がウィーニング・離脱の可能性を検討する機能であるため，重症患者で血行動態が不安定な場合，そして重症ARDSやCOPD急性増悪AECOPDで人工呼吸器管理開始直後の使用は慎重になるべきです.

□ INTELLiVENT ASV自体が自発呼吸の有無に関係なく呼吸管理を可能にしており，QuickWean作動時に目標となる$P_{ET}CO_2$値を上げて自発呼吸をさらに誘発するため人工呼吸器関連肺傷害VILI，自発呼吸誘発性肺傷害P-SILIリスクが高まる可能性があります.

□ カプノグラムで死腔率が計算されますが死腔換気モニタリングに応じたINTELLiVENT ASV設定変更がないため(2025年3月時点)，重症肺塞栓，重症ARDS，重症COPD急性増悪など肺胞死腔換気が問題となる病態では動脈血液ガス分析ABGでのPaO_2，$PaCO_2$値を常にINTELLiVENT ASVでの$P_{ET}CO_2$値・SpO_2値と頻回に比較する必要があります.

□ 気管支肺胞瘻などリークがある場合も正確なClosed loopとならない可能性があります.

□ また脳損傷ではCO_2貯留による脳血流量増加の問題があるため，患者の病態で脳損傷を選択した場合，QuickWean機能は使えないよう設定されている点にも注意が必要です.

□ INTELLiVENT ASVのメリット・デメリットは表20-15のようになります.

表20-15 INTELLiVENT ASVのメリット・デメリット

利点	欠点
• 急性期を過ぎ原疾患が改善し血行動態が安定した患者すべてに用いることができる • 1回換気量，分時換気量が保証される • 頻呼吸，auto-PEEP，死腔換気を予防するアルゴリズムが用いられている • 設定変更が少ない • 人工呼吸器管理期間の短縮につながる可能性が高い • 患者の呼吸仕事量が最小限となる設定が選択される • 自動ウィーニングが可能である • 患者の状態に応じて臨機応変に流量が変化する	• 肺胞死腔換気の認識と調整ができない • ピーク圧が変動しやすい • 小児での使用経験が少ない • アルゴリズムでは低い1回換気量，呼吸回数増加につながりやすい • 肺気腫/COPDではより長い呼気時間が必要になる可能性がある • ASVの作動に精通している施設でなければ，急性期のARDSへの使用は慎重になる必要がある

MEMO INTELLiVENT ASVの便利な機能① 自動リクルートメントとHLI

□ INTELLiVENT ASVには自動リクルートメントとHLI機能が内蔵されています(ソフトウェアバージョンによっては使用できない可能性あり)(図20-39).

□ 使用する際にチェック✓を入れます.

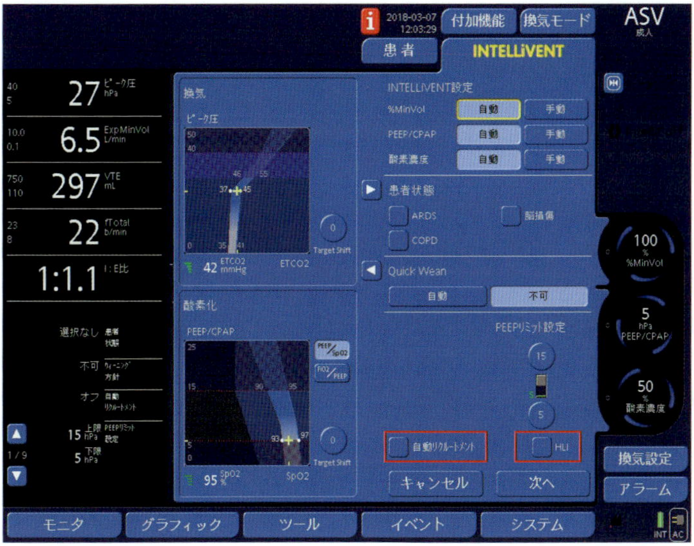

図20-39 INTELLiVENT ASVでの自動リクルートメントとHLI

① 自動リクルートメント

□ リクルートメントにより虚脱した肺胞を再拡張し，高いPEEPを維持して再虚脱を予防します．

□ 自発呼吸のない患者で自動リクルートメント機能が有効の場合，かつSpO_2が目標範囲未満の場合にのみ，INTELLiVENT ASVの自動肺胞リクルートメント手技は吸気圧40cmH_2Oを20秒間持続が実行されます．

□ 自動リクルートメント機能を有効にすると自発呼吸がなくSpO_2低値が続き，1cmH_2OのPEEP自動調整が6分ごとに2回続けて上昇した場合(＝リクルートメント12分間サイクル)に自動リクルートメントが施行され，リクルートメント前より1cmH_2O高いPEEP値となります(図20-40)．

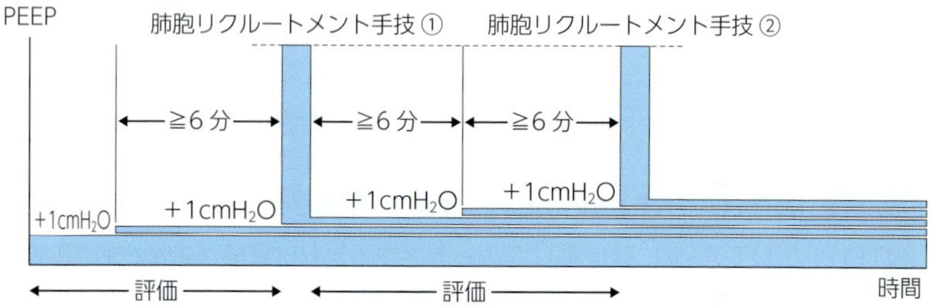

図20-40 自動リクルートメント

② HLI(heart-lung interaction)

□ 陽圧換気中は吸気時の右室1回拍出量減少が時間差によって呼気時の左室充満減少につながり，呼気時に左室1回拍出量が減少します．

□ 吸気時の右室1回拍出量減少は陽圧換気による右室前負荷低下，右室後負荷上昇によって起こります．

□ 結果として，吸気時の圧波(pulse pressure：PP)・脈波(pulse oximetry plethysmogram：POP)増加(PP_{max}，POP_{max})，呼気時の圧波・脈波減少(PP_{min}，POP_{min})となります(図20-41)(☞2章p.60参照)．

□ パルスオキシメータの脈波を解析するパルスオキシメータプレチスモグラム(pulse oximeter plethysmogram：POP)から，PEEPを含む気道内圧の血行動態への相互作用をみる指標としてHLIがあります．

$$HLI = 100 \times (POP_{max} - POP_{min}) \div \{(POP_{max} + POP_{min}) \div 2\}$$

とくにHLI>15%では気道内圧が循環に大きな変動をもたらしておりPEEP上昇が制限されます(図20-42)．

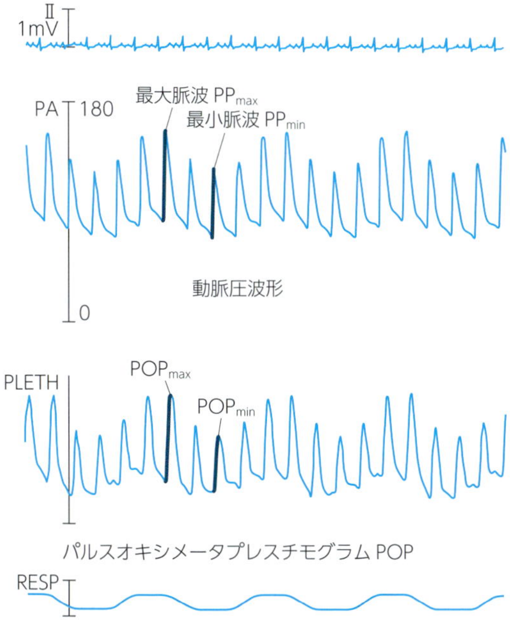

図20-41 心電図II誘導波形，動脈圧波形PA，パルスオキシメトリープレスチモグラフィー波形PLETH，と呼吸波形RESPの比較

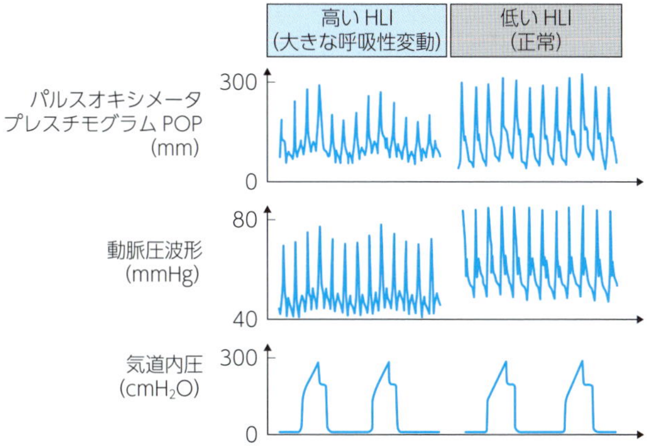

図20-42 脈波の変動

□脈波変動であるHLI (＝plethysmographic variation index：PVI)は，脈圧変動(pulse pressure variation：PPV)や1回拍出量変動(stroke volume variation：SVV）と同様，①1回換気量＜6mL/kg PBW，②自発呼吸がある患者，③駆動圧ΔP＜10cmH_2O，④心機能障害・不整脈がある場合，計測値が不正確になることに注意します．

MEMO　INTELLiVENT ASVの便利な機能②　P/V Tool Pro

□HAMILTON G5/C6にはP/V Tool Proのオプションがあり，ベッドサイドで簡単に肺リクルータビリティの評価と肺胞リクルートメント手技を実施できます（図20-43）．

□肺メカニクスを調べるために，人工呼吸器で流量フロー10L/分以下とする準静的圧・容量曲線（PVカーブ）quasi-static P-V curveは安全で信頼性が高いことわかっています．

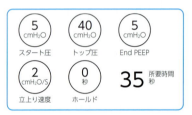

図20-43 P/V Tool Proでの準静的圧・容量曲線を求める設定

□開始時のスタート圧5cmH_2O（または0cmH_2O），最大となるトップ圧：40cm-H_2O，終了時のPEEP 5cmH_2O（または0cmH_2O），立ち上がり速度2cmH_2O/秒，最大圧での持続時間0秒としてPVカーブが得られます（図20-44）．

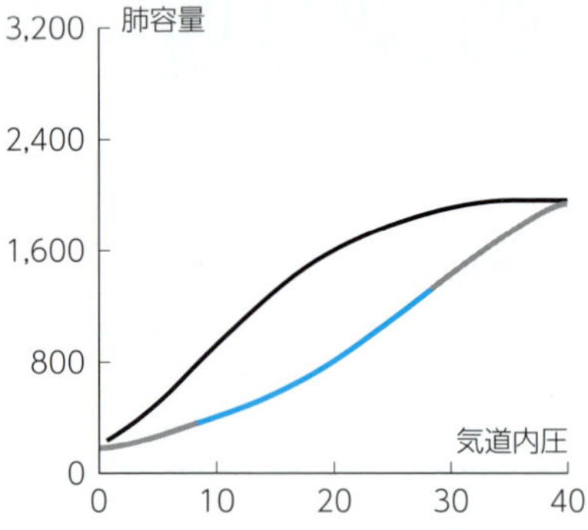

図20-44 P/V Tool ProでのPVカーブ

□PVカーブから正規化最大距離（normalized maximal distance：NMD）を求め（図20-45），

・NMD(%) = $\frac{\text{吸気・呼気間最大肺容量差}\Delta V}{\text{最大肺容量}}$

NMD≧41%でリクルートメントの反応性が高い(=リクルータビリティあり)と判断します(☞12章p.414も参照).

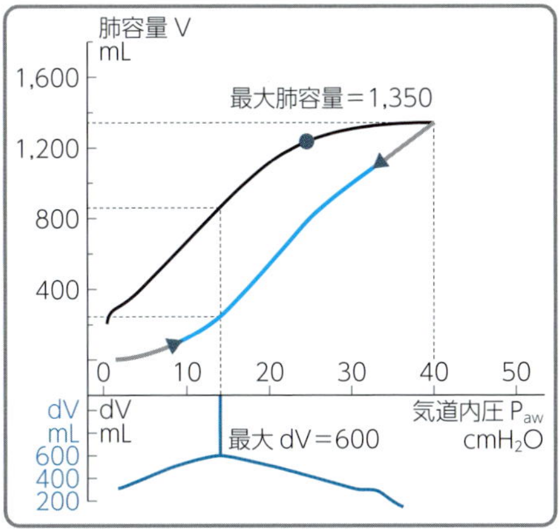

最大 dV/ 最大肺容量=600/1,350
NMD%=44%

図20-45
P/V Tool ProのPVカーブを用いたNMD%の求めかた

□ 肺胞リクルートメント手技の設定についてみてみます(図20-46).

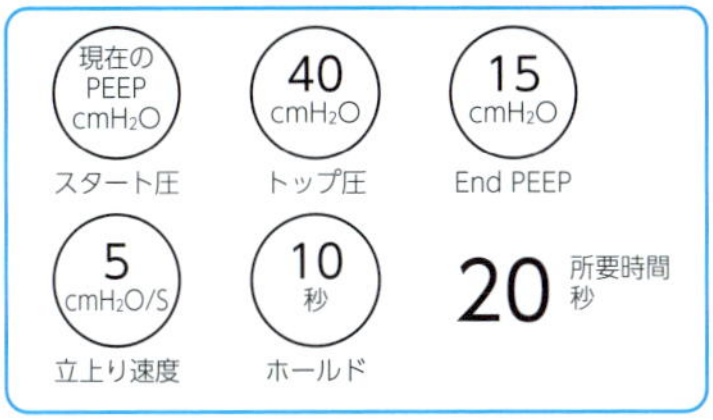
現在の PEEP cmH_2O
スタート圧
40 cmH_2O
トップ圧
15 cmH_2O
End PEEP
5 cmH_2O/S
立上り速度
10 秒
ホールド
20 所要時間 秒

図20-46
P/V Tool ProでのCPAP 40cmH_2O, 10秒での肺胞リクルートメント手技設定

□ 開始時の圧は現在PEEP最大となるトップ圧40cmH_2O, 終了時のPEEP 15cmH_2O, 立ち上がり速度5cmH_2O/秒, 最大圧での持続時間10秒の設定により,「CPAP 40cmH_2O, 10秒」
での肺胞リクルートメント手技が実施可能です.

MEMO Hamilton Medical社製人工呼吸器による各種オプション

□国内でICU/CCUの超急性期で使用されているHamiltonの人工呼吸器ごとの各種オプション機能は次のようになります.

Hamilton人工呼吸器	C1	C6	G5
高流量鼻カニュラHFNC	付属オプション	付属オプション	付属オプション
非侵襲的人工呼吸器NIV	付属オプション	標準装備	標準装備
INTELLiVENT ASV	付属オプション	付属オプション	付属オプション
食道内圧測定	搭載なし	標準装備	標準装備
P/V Tool Pro	搭載なし	付属オプション	付属オプション
HLI	搭載なし	搭載なし	付属オプション
IntelliCuff(自動調整カフ圧コントローラ)	搭載なし	付属オプション	付属オプション
IntelliSync+(同調性自動補正)	搭載なし	付属オプション	搭載なし
CPRモード(心肺蘇生中の換気モード)	標準装備	搭載なし	搭載なし

Section 4 ASVとINTELLiVENT ASVでのモニタリング

□Closed loop ventilationで自動ウィーニングができるASV, INTELLiVENT ASVモードでの設定とアラーム設定パラメータを確認します.

□また個別の換気パラメータ設定が必要な人工呼吸器モードと異なり, Closed loopで実測値が変化するためリアルタイムで変化する実測値のモニタリングと時間経過でのトレンドを追いかけることが重要です.

ASV設定パラメータ:
- 性別と身長→理想体重IBW
- 基本設定① %分時換気量%MV, PEEP, 酸素濃度F_IO_2の3項目→ASV作動条件
- 基本設定② トリガー(圧かフロー), ASVリミット圧(最も重要)
- 拡張設定 吸気立ち上がり(Rise time, Ramp), 呼気トリガー感度ETS

ASVアラーム設定:
- 気道内圧(ASVリミット圧+10cmH_2O)
- 分時換気量上限・下限
- 総呼吸回数上限・下限(0～50/分)
- 1回換気量上限・下限
- 無呼吸時間

INTELLiVENT ASV設定パラメータ:

- 性別と身長→理想体重IBW
- 基本設定① 自動化(%MV, PEEP/CPAP, 酸素濃度), 患者状態, QuickWean, その他(自動ウィーニング, PEEPリミット圧, HLI)
- 基本設定② 酸素化, 換気Target Shift
- 換気設定 トリガー(圧かフロー), 吸気立ち上がり(Rise time, Ramp), 呼気トリガー感度ETS

INTELLiVENT ASVアラーム設定:

- 気道内圧上限・下限(気道内圧上限→ASVリミット圧+10cmH_2O)
- 分時換気量上限・下限
- 呼吸回数上限・下限
- 1回換気量上限・下限
- リーク率
- 無呼吸時間
- E_TCO_2上限・下限
- SpO_2上限・下限
- HLI
- 脈拍上限・下限
- 酸素濃度

ASV, INTELLiVENT ASVでの実際のモニタリング

① **酸素化**

- 酸素濃度, PEEP
- パルスオキシメータSpO_2値と動脈血液ガス分析ABGのSaO_2/動脈血酸素分圧PaO_2値

② **換気**

- 1回換気量, 分時換気量, 呼吸回数, 吸気圧(ピーク・プラトー圧, 駆動圧), 吸気時間, 気道抵抗R, コンプライアンスC, 呼気時定数
- カプノグラム$P_{ET}CO_2$値と動脈血液ガス分析ABGの動脈血二酸化炭素分圧$PaCO_2$値

③ **自発呼吸努力と離脱・ウィーニング**

- P1.0, PTP
- ベントステータス・QuickWeanステータス

□ 実際には, ASVのベントステータス, INTELLiVENT ASVでのQuickWeanステータスパネルでの酸素化, 換気能力, 自発呼吸の3項目について注意すべきです.

ケースの解説：

Case1

□ 心臓外科での冠動脈バイパス術後でASVモードを用いて人工呼吸器管理開始時から離脱まで管理しています.

□ ASVモードは性別と身長，① 酸素濃度F_IO_2，② PEEP，③ %分時換気量(%MV)を入力します.

□ 術直後では動脈血液ガス分析でPaO_2，$PaCO_2$値より，F_IO_2，PEEP，%MVをそれぞれ調整します.

□ 状態が安定してから，%MVを下げることで人工呼吸器の換気サポートを減らして自発呼吸を誘発して最終的に離脱しています.

□ 人工呼吸器離脱後に再挿管高リスク群では非侵襲的人工呼吸器NIVおよび高流量鼻カニュラHFNC併用により再挿管率が減少します.

□ アラーム設定では最も重要である吸気圧・換気量を規定するASVリミット圧を35cmH_2Oとしています.

Case2

□ 急性薬物中毒での意識障害および気道トラブルによる呼吸不全に対して，INTELLiVENT ASVモードを使用し，性別と身長の入力のみでSpO_2値・$P_{ET}CO_2$値モニタリングで全自動化しQuickWean併用で薬物中毒改善後に覚醒度が上がる中でSBTが施行され速やかに人工呼吸器離脱が可能となっています.

□ アラーム設定では最も重要である吸気圧・換気量を規定するASVリミット圧を35cmH_2Oとしています.

Case3

□ 重症肺炎からの敗血症性ショックに重症急性低酸素性呼吸不全AHRF・中等症から重症急性呼吸促迫症候群ARDS合併に対してASVとINTELLiVENT ASVモードを使用しています.

□ ASVモードは性別と身長，① F_IO_2，② PEEP，③ %MVを入力します.

□ 一方，INTELLiVENT ASVモード変更後は，専用$P_{ET}CO_2$センサー，SpO_2センサー装着し動脈血液ガス分析ABGを比較し目標$P_{ET}CO_2$・SpO_2値補正を行って全自動化しています.

□ とくに敗血症性ショックではIV型呼吸不全により，挿管直後からのINTELLiVENT ASVモードでは目標$P_{ET}CO_2$・SpO_2値が影響を受け誤差が大きくなる可能性が高く，まずはASVモードで開始しています.

□ ASVモードで%MV設定することで呼吸仕事量が最小となる呼吸回数での換気となり，循環動態安定後にINTELLiVENT ASVで全自動化しQuickWeanで迅速に人工呼吸器離脱が可能となっています.
- アラーム設定では最も重要である吸気圧・換気量を規定するASVリミット圧を35cmH_2Oとしています.

＊この章でのポイント＊

- ☑ 自動ウィーニングを可能にするClosed loop ventilationを理解する.
- ☑ ASVは圧換気で自発呼吸の有無に関係なく，性別，身長，%分時換気量，酸素濃度，PEEPを入力することで人工呼吸器開始から離脱まで換気サポートが可能である.
- ☑ INTELLiVENT ASV・QuickWeanは自発呼吸の有無に関わらず換気のみならず酸素化サポートまで完全自動化されており，毎呼吸ごとにパルスオキシメータ，カプノグラフィから得られるSpO_2，$P_{ET}CO_2$値からSBTを施行し人工呼吸器離脱可能かを判断する.
- ☑ ASVとINTELLiVENT ASVを使いこなせると自動ウィーニングまでの迅速性・安全性が担保されるため，とくにスタッフの数が限られた多忙な市中病院ICUでは有効だと考えられる.

For Further Readings：さらに理解を深めるために

1. Branson RD. Automation of mechanical ventilation. Crit Care Clin. 2018; 34: 383-94.
2. Branson RD, Campbell RS, Davis K, et al. Closed loop ventilation. Respir Care. 2002; 47: 427-53.
3. Wysocki M, Brunner JX. Closed-loop ventilation: an emerging standard of care? Crit Care Clin. 2007; 23: 223-40.
4. Brunner JX. Principles and history of closed-loop controlled ventilation. Respir Care Clin N Am. 2001; 7: 341-62.
5. Branson RD. Mode to facilitate ventilator weaning. Respir Care. 2012; 57: 1635-48.
6. Lellouche F, Bouchard PA, Simard S, et al. Evaluation of fully automated ventilation: a randomized controlled study in post-cardiac surgery patients. Intensive Care Med. 2013; 39: 463-71.
7. Beijers AJR, Roos AN, Bindels AJGH. Fully automated closed-loop ventilation is safe and effective in post-cardiac surgery patients. Intensive Care Med. 2014; 40: 752-3.
8. Arnal JM, Wysocki M, Novotni D, et al. Safety and efficacy of a fully closed-loop control ventilation (intelliVent-ASV®) in sedated ICU patients with acute respiratory failure: a prospective randomized crossover study. Intensive Care Med. 2012; 38: 781-7.
9. Brunner JX, Iotti GA. Adaptive support ventilation (ASV). Minerva Anestesiol. 2002; 68:

365-8.
10. Burns K, Lellouche F, Lessard MR. Automating the weaning process with advanced closed-loop systems. Intensive Care Med. 2008; 34: 1757-65.
11. Lellouche F, Bojmehrani A, Burns K. Mechanical ventilation with advanced closed-loop systems. Eur Respir Mon. 2012; 55: 217-28.
12. 中島幹男. Adaptive support ventilation (ASV). 人工呼吸器. Intensivist. 2018; 10: 703-15.
13. 大野博司. 自動ウィーニング. 人工呼吸器. Intensivist. 2018; 10: 703-15.
14. Botta M, Wenstedt EFE, Tsonas AM, et al. Effectiveness, safety and efficacy of INTELLiVENT-adaptive support ventilation, a closed-loop ventilation mode for use in ICU patients - a systematic review. Expert Rev Respir Med. 2021; 15: 1403-13.
15. Buiteman-Kruizinga LA, Serpa Neto A, Schultz MJ. Automation to improve lung protection. Intensive Care Med. 2022; 48: 943-6.
16. ASV Quick Guide, INTELLiVENT ASV Quick Guide. Hamilton Medical社資料.

本章作成にあたりHamilton Medical社　Alexander Sasha Starcevic氏，日本光電株式会社　中村徹氏から多くのアドバイス・資料提供をいただきここに謝辞を申し上げます.

あとがき

クリティカルケアでは薬剤と同様，人工呼吸器や急性血液浄化療法においても多くの機種や様々な設定・使い方があるため，初学者にとってしばしば困惑する場面があるかと思います．そのため医師個人が歩んできた過去の経験や施設ごとのルーチンを踏襲せざるを得ないところがあります．とくに人工呼吸器管理は生命維持装置の一面も持ち合わせており，設定した本人の勤務帯だけで完結する治療ではないため，安全でよりよい管理を目指すためにはチームとしての共通理解とレベルアップが欠かせません．

クリティカルケアで最も使用される呼吸ケアデバイスからみた呼吸・循環管理についても，応用が利きなにかしらかのロジックに基づいて病態を理解することの大切さや興味深さを本にできないかと考え，以前の薬剤・急性血液浄化療法に続いて三部作の完結編として本書を執筆しました．

著者にとって本を作ることは，客観性をもたせるため膨大な論文と擦り合わせつつも，実際の現場でやっていることを表現していく作業です．医学書でも単独執筆するということは，何気ない臨床の日々のその時点・その瞬間をきりとった心情や出来事がロードムービーのように反映された記録であり，(コラムに記したとおり)未完成・不完全であるがゆえ力が入りすぎたり荒削りで力及ばずのところもありながら，その時々をパッケージすることに意義があるのではないかと考えています．

呼吸ケアデバイスを必要とする重症患者さんから学んだこと―術後挿管ICU帰室で速やかに改善していく姿や急性呼吸促迫症候群ARDSのなか回復の兆しがみえず死期が差し迫っている姿から身をもってベッドサイドで連日無言ながらも語りかけ続けてくれたこと―は自分自身数知れません．このことを「重症患者の呼吸・循環管理を通した呼吸ケアデバイス・人工呼吸器回路といった全体像」の視点から自分の言葉で形にすることで，本書を手に取っていただいた読者の役に立ち集中治療室でのチームワークの大切さを伝えられたらと思っています．

はじめにでふれたとおり，本書は前任の洛和会音羽病院および現在の京都医療センター，医誠会国際総合病院集中治療室での多くの医師，ナース，コメディカルとの日々のベッドサイドでのディスカッションが根幹となっています．本書が実際の現場で有用であるかどうかは最終的には読者のみなさんの判断におまかせするとして，現場での実践を意識して書き続けることができたのは，なんといっても日々のベッドサイドでの患者ケアから得たいくつものフィードバックがあったからです．

学生時代当たり障りなくみんなにいい顔しようと振る舞いながら，一方でこだわりが強い人間であった自分はあまり人を寄せ付けないところがありました．社会にでてこうして半世紀生きてきた月日の中で様々な人付き合いを通して少しはましな人間になれただろうかと振り返る日々ですが，2024～2025年のこの1年大きな方向転換の中で自分のような人間でもたくさんの人たちに支えされてきたことを感謝しています.

とくに京都医療センター救命救急センターと医誠会国際総合病院集中治療センター(ICU・CCU)スタッフのみなさん，クリティカルケアの現場でともにがんばれたことを誇りに思うとともに暖かく迎えてもらえたことを感謝しています.

藤田一成，居地篤子，大伴ツカサ，髙田美優，泉谷聖子，杉崎良史，井関芽生，塚本直子，沼田薫，前田恵，阿部美希代，山火大樹，田中鮎，欅田敦子，中村美奈，一瀬梨央，荒井優衣，尾崎梨沙，金沢優菜，高嶋華鼓，入口亜妃，田村佳奈，朴悠未，小野智波，岡部建俊，上山なつめ，越智礼蘭，金羽真穂，礪波采栞，宮口真，村山葉津季，山口良二，藤田彩夢美，佐藤綾香，飯森杏美，豊田みちる，宮宇地未来，保利静，岡田あゆみ，川瀬琴微，玄和美，前川祐香吏，野口春香，古賀聖羅，吉田風香，鈴木美保，山出梨帆，白石愛莉，丸山愛月，岩崎夢，岡村留華，老松夏美，友廣千里，田中亮介，井出舞波，濱口華夢，鵜飼裕希，長谷川なつみ，石原未悠，進戸佑夏，利根川奈那，正木杏奈，今藤紅葉，北林萌寧，横峯小春，荒谷華音，良本奈緒美，本石沙也加，松田帆花，宮本詢菜，志築愛実，近藤寿，久保瞳，上田奈々実，中川莉子，大和友唯，繁昌菜々，喜島健人，杉本れな，岡田伊織，楠本美詠，松村もも，才穂亮介，上羽伸哉，高橋涼菜(敬称略)

またクリティカルケアに関わる多くのスタッフ，応援し支えてくれたみなさん．そして20年以上ともに超急性期に病に立ち向かい，死の淵にいる患者さんのベッドサイドにこだわり続け，今では全国各地・世界で大きく飛躍し活躍している医師，また様々な施設で日々の臨床現場でともに病に苦しむ患者さんに寄り添い続けるみなさんには感謝の気持ちでいっぱいです.

山本綾，加藤尚，倉愛香，大塚詩織，藤野文男，長谷川智子，兼田知弥，鬼束直希，桜木紗理菜，山瀬洋恵，中村華，緒方陽菜，林希来里，三津川亮，守屋真里菜，梅津慎一，田中秀美，大石龍，加藤喜丈，加藤亜由子，住田鋼一，宮前伸啓，鈴木学，水野克彦，俵望，吉川美喜子，林理生，片山順平，林篤志，菅原政貴，板垣亮平，川口慎治，藤井友実，中妻賢志，生野真嗣，岩切正樹，山田登紀子，福留賢二，中村嘉，牛丸俊平，夜久英憲，夜久愛，小谷有希子，岡本真希，安冨珠里，小南亮太，荒隆紀，石塚あずさ，都築あゆみ，中島聡志，藤井元輝，泉谷梓，大角倫子，土岐博之，村上貴文，村上冴子，竹内沙永子，西山聖也，丸山高弘，坂正明，井上弘貴，井上麻由，榎本昌光，伊左治良太，淺野葵，倉壮ニ郎，山﨑岳志，大塚裕太，坂本恭矢，松田裕馬，岩内大佑，小池恵里奈，御供憂華，濱上貴司，榎並谷巧，桐山雄介，熊野大樹，呉山拓勇，小松勇介，東川卓也，廣永泰史，矢野晶大，丹羽友子，仁

科菜緒，加藤由実子(敬称略)

2005年初夏に当時レジデントを終えた5年目の怖いもの知らずの自分をICU/CCUに抜擢し，30代40代とずっと夢を追いかけ続けるチャンスを与えてくれ50を過ぎてもいつも応援してくれた矢野一郎前理事長，松村理司前総長，洛和会京都看護学校児島純司学校長に感謝しています．

2024年から京都医療センター 趙晃済先生，別府賢先生，笹橋望先生，田中博之先生，吉岡崇先生，吉田浩輔先生，村田真紀先生，増永直久先生，橋本賢吾先生，日垣太希先生，太田好紀先生，元濵啓介先生，藤沢聖哉先生，そして医誠会国際総合病院集中治療科 有元秀樹先生，宇城敦司先生，山本泰史先生，村上侑先生はじめ各施設のメディカル・コメディカルスタッフのみなさま，そして自分を暖かく受け入れてくれた中西智之社長と株式会社Vitaarsスタッフのみなさまに深謝します．

2024年春の再会から2025年の大学院への道に導いてくれた兵庫医科大学社会医学データサイエンス部門 森本剛先生，そしてスタッフ・大学院生のみなさまに新たな視点から集中治療を眺める機会を与えてもらえたことに御礼の気持ちでいっぱいです．

ここには書ききれない多くの友人たちの絶え間ない励ましと，つらく厳しい日々の仕事の中で“自分がやらなきゃだれがやるんだ”，“自分にこの人の命がかかっているんだ”と気持ちを常に奮い立たせ，今まで医師として自分を生かし続けてくれた多くの患者さん，なによりCOVID-19パンデミックのさなかICU/CCUにて最期の瞬間まで生きたことを奇跡といわれ謝意をいただいた患者さんとその家族に何度も合掌したいと思います．

そして仕事を離れ友との有意義な語らいの時間を粋な計らいで気兼ねなくつくってくれる割烹はらだ，燕，祇園一道，祇園にしかわ，小鍋やいさきち，割烹いいもり，てらまち福田，八寸，割烹もず，九朗右衛門，グリルバードは日々を明るく楽しくまた頑張ろうと生きていく活力を与え続けてくれました．

いよいよ50を過ぎ，自分にとってのヒーローたちが鬼籍に入るなか，自分なりに先を見据えながらそれでもなおやりたいことをやりとおし，わがままに生きようとする自分をここまで育ててくれ，陰で常に支え続けてくれた父と母，姉と兄に．そして穏やかな晴れの日も雨や風の強い日も昼も夜も，笑顔でいつもかわらず見守り続けてくれる妻 有美に．どこにでもある平凡な家族でも自分にとってはかけがえのない存在—日々の仕事に打ちのめされてもあきらめず，そしてもう一度立ち上がる勇気となにげない日々に輝きを与え続けてくれたあなたたちがいなければ今の自分はいませんでした．本当にありがとう．

2025年2月
たくさんの先輩，友人との新たな出会いと再会，
そして支えられている日々に感謝して

大野博司

索引

▶ き

す

せ

そ

ひ

ふ

へ

M

N

O

P

W

著者略歴

大野博司（おおの ひろし）

2001年　千葉大学医学部卒業
2001～2003年　麻生飯塚病院研修医
2003～2004年　舞鶴市民病院内科
2004年　米国ブリガム・アンド・ウィメンズホスピタル感染症科短期研修
2004～2005年　洛和会音羽病院総合診療科
2005～2021年　洛和会音羽病院ICU/CCU, 感染症科, 総合診療科, 腎臓内科
2021～2023年　洛和会音羽病院ICU/CCU
2024年　株式会社Vitaars　エバンジェリスト，医師
2025年　兵庫医科大学社会医学データサイエンス部門
京都医療センター救命救急科 非常勤
医誠会国際総合病院集中治療科 非常勤
龍ケ崎済生会病院救急科 非常勤
株式会社Vitaars 非常勤　など

・市中病院ICU/CCU単施設専属を離れ，大学院での研究とともに様々なタイプの救急・集中治療で助言も行いながら診療現場の第一線に関わり，よりよい国内の集中治療のありかたに思いを巡らせる日々を過ごしている．
・救急専門医，集中治療専門医

著書
「感染症入門レクチャーノーツ」2006年，医学書院
「ICU/CCUの薬の考え方，使い方」2011年，中外医学社
「ICU/CCUの薬の考え方，使い方ver.2」2015年，中外医学社
「人工呼吸管理ポケットガイド」2018年，中外医学社
「ICU/CCUの急性血液浄化療法の考え方，使い方」2014年，中外医学社
「ICU/CCUの急性血液浄化療法の考え方，使い方ver.2」2024年，中外医学社

ICU／CCUの人工呼吸器の考え方，使い方　©

発　行　2025年 3 月25日　　1 版 1 刷

著　者　大 野 博 司

発行者　株式会社　中外医学社
代表取締役　青木　滋
〒 162-0805　東京都新宿区矢来町 62
電　話　(03) 3268-2701(代)
振替口座　00190-1-98814 番

印刷・製本 / 三和印刷(株)　< HI・KN >
ISBN978-4-498-06694-6　Printed in Japan